Interdisziplinäre Gastroenterologie

Herausgeber: J.R. Siewert und A.L. Blum

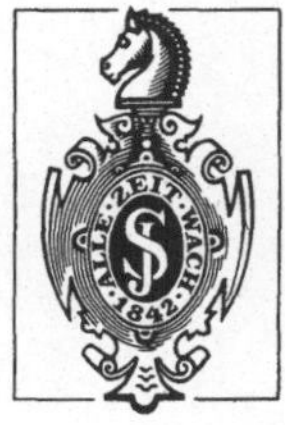

Die 1. Auflage von Ulkusalmanach 1
wurde herausgegeben von A. L. Blum, J. R. Siewert, R. Arnold,
M. Classen und G. E. Feurle

Die 1. Auflage von Ulkusalmanach 2
wurde herausgegeben von P. Bauerfeind, J. R. Siewert, A. L. Blum

Ulkusalmanach

1+2

Herausgegeben von
P. Bauerfeind und A.L. Blum

Zweite, erweiterte Auflage

Unter Mitarbeit von
P. Aeberhard, A. Akovbiantz, J. Alexander-Williams, R. Arnold,
A. Bauerfeind, P. Bauerfeind, A. L. Blum, E. J. S. Boyd, G. Börsch,
G. Brunner, P. Buchmann, R. Bumm, M. Classen, S. Domschke, G. Dorta,
C. Emde, E. H. Farthmann, G. Feifel, G. E. Feurle, F. Fröhlich,
H. Frotz, K. Gail, H. Goebell, L. Griebel, R. Güller, E. Hentschel,
A. H. Hölscher, J. Hotz, W. Hüttemann, H. Kaess, A. Karpf, H. R. Koelz,
M. J. S. Langman, F. Lies, J. J. Misiewicz, C. Muller, S. Müller-Lissner,
F. Pace, J. Popien, M. Rehner, E. O. Riecken, F. Roos, H. Säuberli,
E. Schütz, R. Sieber, J. R. Siewert, R. Simon, K. H. Soergel, A. Sonnenberg,
M. Strauch, G. Strohmeyer, K. Teubner, K. L. Tschaikowsky,
G. Volkheimer, T. Vonlanthen, L. Witzel, K. G. Wormsley

Springer-Verlag
Berlin Heidelberg New York
London Paris Tokyo
Hong Kong Barcelona

Mit 53 Abbildungen und 198 Tabellen

ISBN-13:978-3-642-75629-0

CIP-Titelaufnahme der Deutschen Bibliothek

Ulkusalmanach 1 + 2/hrsg. von P. Bauerfeind u. A. L. Blum. Unter Mitarb. von P. Aeberhard ...
– 2., erw. Aufl. – Berlin; Heidelberg; New York; London; Paris; Tokyo; Hong Kong; Barcelona:
Springer, 1990
(Interdisziplinäre Gastroenterologie)
ISBN-13:978-3-642-75629-0   e-ISBN-13:978-3-642-75628-3
DOI: 10.1007/978-3-642-75628-3
NE: Blum, André L. [Hrsg.]; Aeberhard, Peter [Mitverf.]

Gesamtherstellung: Brühlsche Universitätsdruckerei, Gießen
2121/3130-543210 – Gedruckt auf säurefreiem Papier

Vorwort zur zweiten Auflage

Die Diskussion um die Behandlung des Ulkusrezidivs hat sich in den letzten drei Jahren intensiviert. Die Frage nach Indikation und Notwendigkeit in einer Langzeittherapie wurde vor allem durch zwei Entwicklungen in der Ulkustherapie belebt: Einerseits steht mit dem Omeprazol ein besonders potentes Medikament zur Ulkusheilung zur Verfügung, und andererseits führt die Eradikation des Helicobacter pylori zu einer Senkung der Rezidivrate. Diese Entwicklungen werden in den völlig überarbeiteten Kapiteln 1 bis 7 diskutiert; die Behandlung des Ulkusschubes ist neu aufgenommen worden. Auch die Datensammlung ist entsprechend ergänzt worden; sie enthält jetzt Information aus ca. 2000 Arbeiten. Auf Wunsch unserer Leser wurden die 2 Bände der 1. Auflage nun in einem Band zusammengefaßt. Das Ziel des Ulkusalmanachs bleibt die Darstellung der aktuellen Ulkustherapie sowie die Beschreibung von epidemiologischen Faktoren, welche für die Behandlung von Bedeutung sind. Die Datensammlung erlaubt dem interessierten Leser einen raschen Überblick über die Literatur; insbesondere können die Originaldaten der publizierten Arbeiten überprüft werden. Damit soll ein weites Spektrum von Ärzten, vom niedergelassenen Arzt bis zum Grundlagenforscher, angesprochen werden.

Frühjahr 1990 P. Bauerfeind · A. L. Blum

Vorwort zur ersten Auflage, Band 1

Dieses Buch entsprang einer Serie von intensiven Expertengesprächen zur Bedeutung, Verhütung und Therapie des Ulkusrezidivs. Mit dem Ziel, ein möglichst praxisnahes Werk zu schaffen, statteten wir diesen Band nicht nur mit allgemeinen Kapiteln zur Epidemiologie, konservativen Therapie und chirurgischen Therapie der Ulkuskrankheit, sondern auch mit einer gründlich bearbeiteten Fallsammlung der im klinischen Alltag häufig angetroffenen Problemfälle aus. Allgemeine Kapitel und Fallsammlung sind mit dem 2. Band des Almanachs zu einer Einheit zusammengefaßt worden. Dadurch können die Probleme des klinischen Alltags mit einer vollständigen Serie von Zitaten belegt und umgekehrt die Resultate von klinischen Studien mit praktischen Problemen illustriert werden. Wir möchten mit diesem Vorgehen erreichen, daß ein weites Spektrum von Ärzten, vom niedergelassenen Arzt bis zum Grundlagenforscher, dasselbe Buch benutzen kann.

Herbst 1987   A. L. BLUM · J. R. SIEWERT · R. ARNOLD
M. CLASSEN · G. E. FEURLE

Vorwort zur ersten Auflage, Band 2

Das Ulkusrezidiv stellt zur Zeit das meist diskutierte klinische Problem der Ulkusforschung dar. Zu keinem anderen Thema der Gastroenterologie steht eine derart große Menge von Studien zur Verfügung; in keinem anderen Fall stößt man auf derart viele Widersprüche. Es stellt sich somit die Frage, wie sich die vorhandene Information übersichtlich darstellen läßt und wie eine Synthese des Dargebotenen möglich ist. Wir haben es uns als Aufgabe gestellt, das Ulkusrezidiv, seine Ursachen, Häufigkeit, Folgen, Therapie und vor allem seine Verhütung in Form eines Almanachs darzustellen.

Ein Almanach ist ein Nachschlagewerk, das dem Auffinden von Information dient. Der Benutzer soll in die Lage versetzt werden, eine rasche Entscheidungshilfe bei praktisch klinischen Problemen und präzise quantitative Antworten auf wissenschaftlich theoretische Fragen zu finden.

Die Schwierigkeiten beim Herstellen dieses Ulkusalmanachs werden schon durch das Volumen der Information illustriert. Die Datensammlung enthält 5460 Zitate aus 1735 Arbeiten. Die Voraussetzung einer guten Übersichtlichkeit ist die einheitliche Form der Darstellung; dem Benutzer müssen zudem zahlreiche Zugangswege offenstehen, die alle zur gewünschten Antwort führen. Die Darstellung dieser komplexen Thematik in Form eines Almanachs setzt ferner eine logische Klassifizierung des Themas, die Schaffung von Definitionen und von Beurteilungskriterien voraus. Alle diese Maßnahmen bilden zusammen den ersten Schritt zur Synthese der Information. Der zweite Schritt ist die Integration von wissenschaftlichen Informationen in die Problematik des klinischen Alltags. Zu diesem Zweck ist die Datensammlung des vorliegenden Almanachs mit dem klinisch ausgerichteten ersten Band zu einer Einheit zusammengefaßt worden. Dadurch läßt sich die aus der Datensammlung gewonnene Information beim diagnostischen und therapeutischen Vorgehen praktisch anwenden.

Voraussetzung für die Verwirklichung dieses Buches war eine Teamarbeit. Die theoretischen Grundlagen für die Strukturierung des Almanachs wurden von A. Bauerfeind, P. Bauerfeind, A. L. Blum und R. Sieber geschaffen. Zum Aufbau der Datensammlung erstellten F. Roos und P. Bauerfeind ein Computerprogramm (Zenith Z100). Bei der Literatursuche und dem Anlegen der Datensammlung wirkten mit: M. Berger, G. Bodendörfer, M. Cucala, A. H. Hölscher, U. Menzi, C. Murr, S. O'Conner, C. v. Ritter, B. Simonean, M. Traber, W. Watzlawik und A. Widmer. Die redaktionelle Bearbeitung erfolgte durch P. Bauerfeind, A. L. Blum, C. Emde, J. Popien und J. R. Siewert.

Herbst 1987　　　　　　　　P. Bauerfeind · J. R. Siewert · A. L. Blum

Inhaltsverzeichnis

8 Einführung in die Datensammlung

Datensammlung

Redaktion: P. BAUERFEIND, J. POPIEN, A. L. BLUM
Unter Mitarbeit von: R. SIEBER, C. EMDE, R. BUMM,
A. BAUERFEIND, R. SONNENBERG, R. L. MCISAAK, A. KARPF,
C. MULLER, PH. DUROUX, F. ROOS

Teil 1: Ergebnisse der chirurgischen Therapie des unkomplizierten Ulkus 257

Teil 2: Ergebnisse der konservativen Therapie des unkomplizierten Ulkus und Epidemiologie der Ulkuskrankheit . 329

Abkürzungen (siehe Ausklapptafel am Ende des Buchs)

Adressenverzeichnis

Reihenherausgeber:

Prof. Dr. ANDRÉ L. BLUM
Division de Gastroentérologie
Centre Hospitalier Universitaire
Vaudois
CH-1011 Lausanne

Prof. Dr. JÖRG RÜDIGER SIEWERT
Direktor der Chirurgischen Klinik
und Poliklinik der Technischen
Universität München, Klinikum
rechts der Isar,
Ismaninger Straße 22
D-8000 München 80

Bandherausgeber:

Dr. PETER BAUERFEIND
Kantonspital Liestal
Rheinstraße 26
CH-4410 Liestal

Prof. Dr. ANDRÉ L. BLUM
Division de Gastroentérologie
Centre Hospitalier Universitaire
Vaudois
CH-1011 Lausanne

Mitarbeiter:

AEBERHARD, P., Prof. Dr. med.
Chefarzt Klinik für
Allgemeine Chirurgie
Kantonsspital
CH-5001 Aarau

AKOVBIANTZ, A., Prof. Dr. med.
Chefarzt Chirurgie
Stadtspital Waid
Tièchestr. 99
CH-8037 Zürich

ALEXANDER-WILLIAMS, J.,
Prof. Dr. med.
Professor of Surgery
The General Hospital
Birmingham B4 6NH
Great Britain

ARNOLD, R., Prof. Dr. med.
Medizinische Klinik
Abteilung Gastroenterologie
Philipps-Universität Marburg
Baldingerstr.
D-3550 Marburg/Lahn

BAUERFEIND, A., Dipl.-Psych.
Division de Gastroentérologie
Centre Hospitalier Universitaire
Vaudois
CH-1011 Lausanne

BAUERFEIND, P., Dr.
Kantonspital Liestal
Rheinstraße 26
CH-4410 Liestal

BLUM, A. L., Prof. Dr. med.
Division de Gastroentérologie
Centre Hospitalier Universitaire
Vaudois
CH-1011 Lausanne

BOYD, E. J. S., Dr. med.
Dept. of Therapeutics
Ninewells Hospital and
Medical School Dundee,
DD1 9SY Scotland

BÖRSCH, G., Prof. Dr. med.
Medizinische Klinik
Moltkestr. 61
D-4300 Essen

BRUNNER, G., Prof. Dr. med.
Med. Hochschule Hannover
Abteilung für Gastroenterologie
und Hepatologie
Krankenhaus Oststadt
Podbielskistr. 380
D-3000 Hannover 51

BUCHMANN, P., PD Dr. med.
Chirurgische Klinik A
Universitätsspital
Rämistr. 100
CH-8091 Zürich

BUMM, R., Dr. med.
Chirurgische Klinik der
TU München
Klinikum rechts der Isar
Ismaninger Str. 22
D-8000 München 80

CLASSEN, M., Prof. Dr. med.
II. Med. Klinik der TU München
Klinikum rechts der Isar
Ismaninger Str. 22
D-8000 München 80

DOMSCHKE, S., Prof. Dr. med.
Med. Klinik mit Poliklinik
Universität Erlangen
Krankenhausstr. 12
Postfach 3560
D-8520 Erlangen

DORTA, G., Dr. med.
Medizinische Klinik
Stadtspital Triemli Zürich
Birmensdorferstr. 497
CH-8063 Zürich

EMDE, C., Dr. med.
Med. Klinik und Poliklinik
Klinikum Steglitz der FU Berlin
Hindenburgdamm 30
D-1000 Berlin 45

FARTHMANN, E. H.,
Prof. Dr. med.
Chir. Universitätsklinik
Hugstetterstr. 55
D-7800 Freiburg i. Br.

FEIFEL, G., Prof. Dr. med.
Abt. Allgemeine Chirurgie
Chirurgische Universitätsklinik
D-6650 Homburg/Saar

FEURLE, G. E., Prof. Dr. med.
Stadtkrankenhaus Neuwied
Marktstr. 74
D-5450 Neuwied 1

FRÖHLICH, F.
Division de Gastroentérologie
Centre Hospitalier Universitaire
Vaudois
CH-1011 Lausanne

FROTZ, H., Prof. Dr. med.
Marien-Krankenhaus
Innere Abteilung
Postfach 200 509
D-5060 Bergisch Gladbach

GAIL, K., Dr. med.
Innere Medizin I
Kreiskrankenhaus Bergstraße
Viernheimer Str. 2
D-6148 Heppenheim

GOEBELL, H., Prof. Dr. med.
Universitätsklinik Essen
Medizinische Klinik
Hufelandstr. 55
D-4300 Essen

GRIEBEL, L., Dr. med.
Marktplatz 13
D-6972 Tauberbischofsheim

GÜLLER, R., Dr. med.
Rosengartenstr. 2
CH-5430 Wettingen

HENTSCHEL, E., Dr. med.
I. Med. Abteilung des Hanusch-
Krankenhauses
Heinrich-Collin-Str. 30
A-1140 Wien

HÖLSCHER, A. H., Dr. med.
Chirurgische Klinik
Klinikum rechts der Isar
Ismaninger Str. 22
D-8000 München 80

HOTZ, J., Prof. Dr. med.
Allgemeines Krankenhaus
Postfach 142
D-3100 Celle 1

HÜTTEMANN, W., Dr. med.
Oppenhoffallee 48
D-5100 Aachen

KAESS, H., Prof. Dr. med.
II. Med. Abteilung
Städt. Krankenhaus
München-Bogenhausen
Englschalkingerstr. 77
D-8000 München 81

KARPF, A., Dr. med.
Medizinische Klinik
Stadtspital Triemli
CH-8063 Zürich

KOELZ, H. R., Dr. med.
Abteilung Gastroenterologie
Medizinische Klinik
Stadtspital Triemli
CH-8063 Zürich

LANGMAN, M. J. S.,
Prof. Dr. med.
Dept. of Therapeutics
Floor C. South Block
University Hospital
Nottingham, NG7 2UH
Great Britain

LIES, F., Dr. med.
Nauborner Str. 8
D-6330 Wetzlar

MISIEWICZ, J. J., Prof. Dr. med.
Dept. of Gastroenterology
Central Middlesex Hospital
Action Lane
London, NW10 7NS
Great Britain

MULLER, C., PD Dr. med.
Chirurgische Klinik
Kantonsspital
CH-8610 Uster

MÜLLER-LISSNER, S.,
PD Dr. med.
Medizinische Universitätsklinik
Innenstadt
Ziemssenstr. 1
D-8000 München 2

PACE, F.
Medicina Interna
Gastroenterologia
Università di Milano
I-20121 Milano

POPIEN, J., Cand. med.
Division de Gastroentérologie
Centre Hospitalier Universitaire
Vaudois
CH-1011 Lausanne

REHNER, M., PD Dr. med.
Neubertstr. 11
D-2000 Hamburg 76

RIECKEN, E. O., Prof. Dr. med.
Universitätsklinikum Steglitz
Med. Klinik und Poliklinik
Abt. Innere Medizin
Spez. Gastroenterologie
Hindenburgdamm 30
D-1000 Berlin 45

ROOS, F., Programmierer
Wermatswylerstr. 89
CH-8610 Uster

SÄUBERLI, H., Prof. Dr. med.
Chefarzt für viszerale Chirurgie
Kantonsspital Zug
Artherstr. 27
CH-6300 Zug

SCHÜTZ, E., Dr. med.
Landshuter Str. 19
D-8400 Regensburg

SIEBER, R., Cand. med.
Division de Gastroentérologie
Centre Hospitalier Universitaire
Vaudois
CH-1011 Lausanne

SIEWERT, J. R., Prof. Dr. med.
Direktor der Chirurgischen Klinik
und Poliklinik der Technischen
Universität München,
Klinikum rechts der Isar
Ismaninger Str. 22
D-8000 München 80

SIMON, R., Dr. med.
Iltener Str. 46
D-3160 Lehrte

SOERGEL, K. H., Prof. Dr. med.
Chief, Section of
Gastroenterology
Medical College of Wisconsin
Froedeert Memorial Lutheran
Hospital
9200 West Wisconsin Avenue
Milwaukee
Wisconsin 53225, USA

SONNENBERG, A., Prof. Dr. med.
Section of Gastroenterology
Medical College of Wisconsin
Froedeert Memorial Lutheran
Hospital
9200 West Wisconsin Avenue
Milwaukee
Wisconsin 53225, USA

STRAUCH, M., Dr. med.
Gastroenterologisches Institut
Karlsplatz 3
D-8000 München 2

STROHMEYER, G., Prof. Dr. med.
Direktor der II. med. Klinik
und Poliklinik
Klin. Anstalten der Universität
Moorenstr. 5
D-4000 Düsseldorf 1

TEUBNER, K., Dr. med.
Olgastr. 121
D-7000 Stuttgart 1

TSCHAIKOWSKY, K. L., Dr. med.
Lichthof 10/Am Heumarkt
D-5000 Köln 1

VOLKHEIMER, G., Prof. Dr. med.
Bayerischer Platz 9
D-1000 Berlin 62

VONLANTHEN, T.,
Grafenfels
CH-4500 Solothurn

WITZEL, L., Prof. Dr. med.
Chefarzt der II. Inneren Abteilung
DRK-Krankenhaus
Mark Brandenburg
Drontheimer Str. 39
D-1000 Berlin 65

WORMSLEY, K. G., Prof. Dr. med.
Dept. of Therapeutics
Ninewells Hospital and
Medical School
Dundee, DD1 9SY
Scotland

Benutzungsanleitung für den Ulkusalmanach

Der Ulkusalmanach besteht aus 5 Teilen:

- *Konventionelle Kapitel:* In 6 Kapiteln wird die heute angewandte Ulkustherapie und die Epidemiologie der Ulkuskrankheit beschrieben.
- *Fallsammlung:* Sie beschreibt 14 repräsentative Fälle von Ulkuspatienten.
- *Datensammlung:* Sie enthält die Schlagworte aus ca. 2000 Publikationen. Die Schlagworte sind alphabetisch geordnet, und fortlaufend numeriert (Schlagwortnummer). Näheres siehe Einführung in Kap. 8.1.
- *Alphabetisches Literaturverzeichnis:* Es enthält alle in der Datensammlung und in den Kapiteln verwendeten Literaturstellen. Bei den Literaturstellen, die in der Datensammlung verwendcet werden, werden die entsprechenden Schlagwortnummern vermerkt.
- *Alphabetischer Index:* Er verweist sowohl auf Seiten der konventionellen Kapitel als auch auf Schlagwortnummern in der Datensammlung.

Wichtiger Hinweis

In den Kapiteln 1 bis 6 sowie in der Fallsammlung werden zwei Zitierweisen gebraucht:
1) Autor und Jahr, z. B. (Sonnenberg A 1989); siehe alphabetisches Literaturverzeichnis.
2) Angabe einer Schlagwortnummer aus der Datensammlung z. B. [143.01]. Die Datensammlung enthält unter der entsprechenden Schlagwortnummer Informationen zur Untermauerung der Aussage im Text.

1 Ziele und Resultate der Rezidivprophylaxe des Ulkusleidens

A. L. BLUM

Ziel der Rezidivprophylaxe ist es, die Konsequenzen des Ulkusrezidivs, nämlich Schmerzen, Komplikationen, Operationen, Hospitalisationen und vor allem den tödlichen Ausgang soweit möglich zu vermeiden, und zwar bei einer minimalen Gefährdung des Patienten durch die unerwünschten Nebenwirkungen der Therapie (Abb. 1.1).

Der übliche Parameter zur Beurteilung der Rezidivprophylaxe ist die Rezidivfrequenz unter der Behandlung. Eine völlige Verhütung von Rezidiven ist dabei kein realistisches Ziel. Selbst invasive chirurgische Methoden wie die distale Magenresektion führen nicht zur völligen Rezidivfreiheit [119.07, 119.08]. Das Behandlungsziel besteht somit in einer adäquaten Senkung der Rezidivneigung auf ein Niveau, für welches keine allgemein anerkannten Richtlinien existieren.

Meßparameter von größerer praktischer Bedeutung als die Rezidivfrequenz sind Lebensqualität, Kosten und Mortalität. Die Lebensqualität ist schwer objektivierbar; die Kosten einer Erkrankung lassen sich schwer definieren und erfassen, und ein tödlicher Verlauf der Ulkuskrankheit ist glücklicherweise so selten, daß aussagekräftige Studien mit sehr vielen Patienten und während langer Zeit durchgeführt werden müßten. Eine nähere Diskussion dieser Parameter folgt in den nächsten Abschnitten.

In Zusammenhang mit therapeutischen Maßnahmen zur Elimination von Helicobacter pylori ist die Frage aufgetaucht, ob gewisse medikamentöse Maßnahmen zur Abheilung der Ulkuskrankheit führen können. Die Heilung der Ulkuskrankheit mit konservativen Methoden wäre zweifellos das wichtigste Ziel der Ulkustherapie. Zur Zeit ist jedoch kein zuverlässiges Verfahren bekannt.

1.1 Senkung der Mortalität

Die Übersterblichkeit, d. h. die im Vergleich zur Gesamtbevölkerung beobachtete Erhöhung der Sterblichkeit von Ulkuspatienten, ist heute ge-

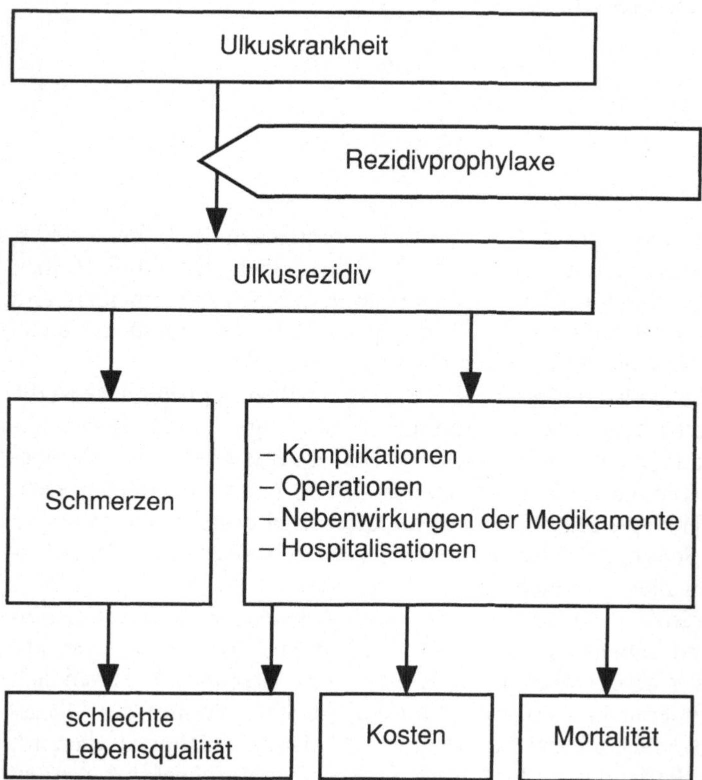

Abb. 1.1. Ziele der Rezidivprophylaxe

ring [257.17, 112.01]. Zudem war die Ulkusmortalität in den letzten 10–20 Jahren rückläufig. Diese Tendenz setzte schon vor der Einführung der Histaminantagonisten ein [257.20], wurde aber durch deren Einsatz weiter beschleunigt. Ein direkter Beweis für eine Senkung der Mortalität durch die Langzeittherapie ist bisher nicht erbracht worden; Kosten-Nutzen-Berechnungen lassen es dagegen sehr wahrscheinlich erscheinen, daß sie sowohl in Europa als auch in den Vereinigten Staaten die Mortalität im Vergleich zu anderen therapeutischen Verfahren – Therapie nach Bedarf oder Verzicht auf therapeutische Maßnahmen – senkt (Sonnenberg A 1989).

1.2 Verbesserung der Lebensqualität

Dieses besonders wichtige Kriterium ist bisher ungenügend untersucht worden. Bei der chirurgischen Therapie gibt die Visick-Gradierung zum Teil Aufschluß über die Lebensqualität [109.1–109.20]. Bei der konservativen Therapie herrscht hinsichtlich der Definition der Lebensqualität große Unsicherheit.

1.3 Senkung der Behandlungskosten

Es besteht kein Zweifel an der kostensparenden Wirkung der Kurativtherapie mit Histaminantagonisten [257.15]. Die Frage, ob eine Langzeittherapie die durch die Ulkuskrankheit entstehenden Kosten zu senken vermag, wird unterschiedlich beurteilt [257.11, 257.14, 257.15]. Aufgrund einer Kosten-Nutzen-Analyse (Sonnenberg A 1989) läßt sich folgendes festhalten:

a) Die durch die Ulkuskrankheit anfallenden Gesamtkosten belaufen sich zur Zeit beim Verzicht auf rezidivsenkende Maßnahmen in den Vereinigten Staaten auf 10 000 $, in der Bundesrepublik auf 21 000 DM. Sowohl in der Bundesrepublik als auch in den Vereinigten Staaten sind Langzeittherapie und Therapie nach Bedarf billiger als der Verzicht auf ein Verfahren zur Senkung der Rezidivneigung.
b) Die Langzeittherapie und die Therapie nach Bedarf mit Histaminantagonisten – der Patient hält sich zu Hause einen Vorrat des Medikaments und nimmt bei Beschwerden, nach Bedarf, Medikamente ein – halten sich hinsichtlich der Behandlungskosten etwa die Waage. Naturgemäß werden die anfallenden Kosten bei der Therapie nach Bedarf hauptsächlich durch Rezidive, bei der Langzeittherapie durch Medikamente verursacht.
c) Beim Vergleich der verschiedenen Verfahren muß der Zeitpunkt des Vergleichs berücksichtigt werden. Die Kosten der chirurgischen Verfahren sind initial hoch und erhöhen sich anschließend nur wenig, während die Langzeittherapie initial keine Kosten verursacht und parallel zur Behandlungsdauer teurer wird. Eine kostenbewußte Therapie berücksichtigt deshalb die voraussichtliche Behandlungsdauer, die hauptsächlich vom Alter des Patienten und seinen Zweitkrankheiten abhängt. In der Bundesrepublik ist eine Langzeittherapie innerhalb der ersten 5 Jahre in jedem Fall billiger als eine chirurgische Therapie. In den Vereinigten Staaten sind die Operationskosten wesentlich höher als in Europa, so

daß die Langzeittherapie auch noch nach 10–15 Jahren billiger ist als die chirurgische Therapie, während in der Bundesrepublik die Langzeittherapie dann teurer ist.

Die Ablehnung einer Langzeittherapie aus Kostengründen ist demnach nicht begründet. Zudem ist anzumerken, daß in den erwähnten Kosten-Nutzen-Berechnungen (Sonnenberg A 1989) nur drastische Einschränkungen der Lebensqualität berücksichtigt wurden. Eine differenziertere Untersuchung der Lebensqualität in zukünftigen prospektiven Studien würde wahrscheinlich zu einem noch günstigeren Urteil über die sozialökonomischen Auswirkungen einer Langzeittherapie führen.

Eine Kosten-Nutzen-Analyse der verschiedenen Anti-Helicobacter-Therapien liegt zur Zeit noch nicht vor. Falls sich die bisher in kurzdauernden Studien beobachteten Rezidivsenkungen bestätigen lassen, handelt es sich um kostengünstige Behandlungsverfahren.

1.4 Senkung der Rezidivrate

Eine Senkung der Rezidivrate durch eine Langzeittherapie ist in zahlreichen kontrollierten klinischen Studien belegt worden. Eindrücklich ist die Verminderung der symptomatischen Rezidive, während bei asymptomatischen Rezidiven der Effekt einer Langzeittherapie weniger überzeugend ist [241.03, 241.08, 241.11, 241.14 u. 237.01, 237.18, 237.12]. Von jenen Medikamenten, über die genügend Information zur Verfügung steht, ist Ranitidin aufgrund einer von uns durchgeführten Metaanalyse das wirksamste. Insgesamt haben zwei Drittel der Patienten mit Ulcus duodeni beim Verzicht auf rezidivsenkende Maßnahmen innerhalb eines Jahres ein Rezidiv, während unter einer Behandlung mit Histaminantagonisten die jährliche Rezidivrate ungefähr 20% beträgt (Tabelle 1.1). Beim Ulcus ventriculi wird die Rezidivrate durch die Langzeittherapie von 50% auf 20% gesenkt.

Das Hauptproblem der meisten kontrollierten Studien zum Thema der Rezidivsenkung ist die kurze Studiendauer und die Tatsache, daß die Patienten beim ersten beobachteten Rezidiv aus den Studien entfernt und nicht mehr weiter nachverfolgt werden. Gerade Patienten mit einem sogenannten Durchbruchrezidiv sind jedoch von besonderem Interesse, und Langzeitstudien mit Erfassung sämtlicher Patienten unabhängig davon, ob sie Rezidive durchmachen oder nicht, sind bedeutsam.

In der von den Herausgebern des Almanachs in Deutschland durchgeführten RUDER-Studie ist versucht worden, ein realistisches Bild

Tabelle 1.1. Metaanalysen von kontrollierten klinischen Studien zur Verhütung von Rezidiven (symptomatisch und asymptomatisch) beim Ulcus duodeni. (Aus Blum AL 1988)

Vergleich von	Gesamttenzahl Patienten	Anzahl Studien	"pooled rate diff."[b]	S.I.[c]	95%-VertrauensIntervall	Z	χ^2 für die Heterogenität
Antacidum vs. Placebo	169	2	−0,259	0,095	−0,466 bis −0,073	−2,72**	1,71
Cimetidin vs. Placebo	433	8	−0,517	0,076	−0,665 bis −0,369	−6,84***	25,97**
Pirenzepin vs. Kontrollgruppe[a]	229	5	−0,330	0,059	−0,446 bis −0,214	−5,60***	2,90
Ranitidin vs. Placebo	331	4	−0,482	0,101	−0,680 bis −0,284	−4,77***	11,2*
Sucralfat vs. Kontrollgruppe[a]	253	4	−0,404	0,068	−0,538 bis −0,270	−0,593***	4,11
Cimetidin vs. Ranitidin	675	6	0,130	0,049	+0,034 bis +0,227	2,64**	8,28
Cimetidin vs. Antacidum	177	2	−0,086	0,095	−0,272 bis +0,100	0,91	2,14
Cimetidin vs. Pirenzepin	91	2	−0,032	0,094	−0,215 bis +0,152	0,34	3,96*

[a] Kontrollgruppe: Placebo oder Therapia nulla.
[b] "pooled rate differences": die mittleren Differenzen der Häufigkeit und die Vertrauensintervalle wurden nach DerSimonian & Laired berechnet.
[c] S.I. = Standardirrtum
* $= p < 0,05$
** $= p < 0,01$
*** $= p < 0,001$

von der Langzeittherapie der Ulkuskrankheit zu erhalten. In die RUDER-Studie wurden 2109 Patienten mit einem rezidivierenden Ulcus duodeni aufgenommen, bis zur Heilung mit 300 mg Ranitidin behandelt und anschließend auf eine Langzeittherapie mit 150 mg Ranitidin gesetzt. Bei einem Durchbruchrezidiv während der Langzeittherapie war eine erneute Therapie mit 300 mg Ranitidin, gefolgt von einer erneuten Langzeittherapie mit 150 mg Ranitidin pro Tag, vorgesehen. Am Ende des ersten und des zweiten Jahres wurden sämtliche beschwerdefreien Patienten endoskopiert. Die Rezidivfrequenz in der RUDER-Studie betrug – einschließlich der bei der Pflichtendoskopie diagnostizierten asymptomatischen Rezidive – 14% im ersten und, nach vorläufigen Ergebnissen 14% im zweiten Jahr; die Frequenz der symptomatischen Rezidive betrug 10–11% pro Jahr. Die RUDER-Studie unterscheidet sich von anderen mehr als ein Jahr dauernden Langzeitstudien (243. Abb. 12, 13, 15) durch eine niedrige, in Verlauf und Zeit konstante Rezidivrate. Die relativ hohen Rezidivraten in anderen Studien sind zum Teil wohl die Folge einer ungenügenden Motivation der teilnehmenden Patienten. Die Mehrzahl der RUDER-Patienten mit Durchbruchrezidiven konnte wiederum erfolgreich mit 300 mg Ranitidin behandelt werden; nur wenige dieser Patienten erhielten mit einem Durchbruchrezidiv ein anderes Medikament oder wurden chirurgisch behandelt. Die RUDER-Studie zeigt somit an einem sehr großen Patientenkollektiv, daß eine Langzeittherapie mit Histaminantagonisten die Rezidivneigung auf ein sehr niedriges Niveau senkt und daß einer konservativen Weiterbehandlung der wenigen Patienten mit einem Durchbruchrezidiv nichts im Wege steht. Zu ähnlichen Resultaten kommen auch jene Studien, in denen eine kleine Zahl von Patienten bis zu 10 Jahre lang eine Langzeittherapie mit Histaminantagonisten erhielt.

1.5 Nebenwirkungen einer Langzeittherapie

Die medikamentöse Langzeittherapie mit Histaminantagonisten ist nach bisheriger Erfahrung ein gut verträgliches Therapieverfahren mit sehr wenigen Nebenwirkungen. Die größte in diesem Zusammenhang durchgeführte Untersuchung ist die RUDER-Studie, in welcher bei 2% der Patienten innerhalb einer 1jährigen Behandlungsperiode sogenannte „adverse drug events" registriert wurden. Dabei wurden sämtliche während einer Langzeittherapie aufgetretenen Symptome registriert, deren Verursachung durch das Medikament nicht mit Sicherheit ausgeschlossen werden kann. Selbstverständlich handelt es sich nur bei einem sehr

Tabelle 1.2. Häufigkeit von "adverse drug events" (Zusammenfassung aus [215])

	Pat.	Gynäkomastie		Impotenz		Diarrhö	
	n	n	[%]	n	[%]	n	[%]
Cimetidin	1 336	2 (0)	0,15	5 (1)	0,37	11 (1)	0,82
Ranitidin	532	0 (0)	0	2 (1)	0,37	2 (2)	0,38
Kontrollgruppe	1 214	1 (0)	0,08	2 (0)	0,15	4 (0)	0,33

( ) Patienten, bei denen die Behandlung unterbrochen wurde.

kleinen Teil der „adverse drug events" um Nebenwirkungen durch das Medikament; die Tabellen 1.1 und 1.2 zeigen deutlich, daß solche „adverse drug events" auch während einer Placebobehandlung beobachtet werden. In der RUDER-Studie waren weniger als 1% der Patienten mit „adverse drug events" Symptome, beispielsweise Libidoverlust und Ziehen in der Mamma, vorhanden, die eine Verursachung durch das Ranitidin als möglich erscheinen lassen. Alle übrigen „adverse drug events" bestanden aus unspezifischen Symptomen wie Müdigkeit und Kopfschmerzen, die auch unter Placebotherapie auftreten können.

Im Abschn. 215 der Datensammlung wird die Häufigkeit der „adverse drug events" in kontrollierten Langzeitstudien mit Histaminantagonisten gezeigt. Leichte und schwere, d.h. zu einem Behandlungsabbruch führende Symptome waren während einer Therapie mit Cimetidin, Ranitidin und Placebo etwa gleich häufig. In einer retrospektiven Analyse (Tabelle 1.2) läßt sich unter Langzeittherapie mit Cimetidin eine – wenn auch geringgradige – Häufung von Gynäkomastie, Impotenz und Diarrhö beobachten. Die gleiche Untersuchung bestätigt die gute Verträglichkeit einer Langzeittherapie mit Ranitidin.

Die Hauptbedenken gegenüber einer Langzeittherapie mit H_2-Antagonisten beziehen sich auf die Möglichkeit, daß eine solche Behandlung karzinogen sei. Theoretisch könnten die H_2-Antagonisten über eine Verminderung des pHs im Magensaft die Kolonisation des Magens mit Kolonbakterien fördern. Diese Bakterien könnten karzinogene Substanzen synthetisieren. Bisher haben sich keine Hinweise dafür ergeben, daß ein solcher Mechanismus während der Langzeittherapie mit Histaminantagonisten eine Rolle spielt. Zwar haben einige Autoren (Colin-Jones DG 1985 b) nach einer Therapie mit Histaminantagonisten eine erhöhte Frequenz von Malignomen beschrieben, doch handelte es sich um kurzdauernde kurative Therapien, und die Erhöhung der Karzinomfrequenz wurde nur im ersten und zweiten Jahr nach einer solchen Therapie, nicht aber in den darauf folgenden Jahren, beobachtet. Es ist so gut wie sicher, daß die Karzinome bereits bei Behandlungsbeginn bestanden hatten, übersehen worden waren und in den ersten beiden Jahren nach der Therapie einer vermeintlich benignen Läsion manifest wurden.

Eine weitere Überlegung hinsichtlich der möglichen Karzinogenität einer Langzeittherapie stützt sich auf die Situation beim operierten Magen. Seit Jahrzehnten wird die Frage diskutiert, ob die chirurgische Aziditätssenkung die Entstehung von Karzinomen fördert. Ein solcher Mechanismus wird von einigen Autoren negiert und von anderen postuliert (Dahm K 1976; Orlando RI 1981; Fischer AB 1983), aber mit einer wesentlichen Einschränkung: Die Expositionszeit bis zur Entwicklung der Malignome beträgt 15–25 Jahre. Somit könnte aufgrund der heutigen Erfahrung mit den Histaminantagonisten – die längste bisher publizierte Studie hat 10 Jahre gedauert – die Frage einer Karzinogenität noch gar nicht beantwortet werden.

Beim Vergleich von medikamentöser Langzeittherapie und chirurgischer Therapie ist schließlich zu berücksichtigen, daß Magenresektion und Vagotomie mit Pyloroplastik nicht nur die Azidität senken, sondern auch den duodenogastralen Reflux erhöhen. Es ist nicht ausgeschlossen, daß die Bestandteile des Duodenalsafts im Magen kokarzinogen wirken und daß die Erhöhung der Magenkarzinome nach Magenoperationen – falls dieses Phänomen überhaupt existiert – dem duodenogastralen Reflux und nicht der Aziditätssenkung zuzuschreiben ist. Aus dem Gesagten ergibt sich, daß die Gefahr einer Karzinomentstehung während der medikamentösen Langzeittherapie mit Aziditätssenkern vernachlässigt werden kann.

In den letzten Jahren ist die Möglichkeit diskutiert worden, daß die Aziditätssenkung über den Mechanismus einer Hypergastrinämie zu einer Proliferation der enterochromaffinartigen Zellen im Magen und schließlich zum Karzinoid führen könnte. Dieser Vorgang ist bisher nur an der weiblichen Ratte und – anekdotisch – bei Patienten mit langanhaltender Achlorhydrie beschrieben worden. Die geringe Aziditätssenkung durch eine Langzeittherapie mit H_2-Antagonisten bewirkt mit einer an Sicherheit grenzenden Wahrscheinlichkeit keine solchen Veränderungen; auch diese Möglichkeit kann deshalb vernachlässigt werden.

1.6 Senkung der Operationsrate

Die Operationshäufigkeit wird durch die Langzeittherapie mit Histaminantagonisten gesenkt [219.01]. Der Einfluß der Langzeittherapie auf den Rückgang der Operationshäufigkeit läßt sich jedoch nur schwer abschätzen. Die rückläufige Tendenz der Ulkusoperationen während der letzten 15 Jahre ist wahrscheinlich zum Teil die Folge einer wirksamen Kurativtherapie des Ulkus mit Histaminantagonisten; zu einem anderen Teil ist sie durch einen Rückgang der Ulkushäufigkeit unabhängig von der Therapie bedingt.

1.7 Senkung der Hospitalisationshäufigkeit und Hospitalisationsdauer

Die Hospitalisationen wegen Ulkuskrankheit waren in den meisten Ländern innerhalb der letzten 20–30 Jahre rückläufig; die Abnahme setzte schon vor der Einführung der Histaminantagonisten ein [247.08, 249.20]. In den letzten 15 Jahren ist ein zusätzlicher Abwärtsknick der Ulkushospitalisationen beobachtet worden; der Grund dafür liegt in der Möglichkeit, mit den Histaminantagonisten eine wirksame ambulante Ulkustherapie zu betreiben. In der RUDER-Studie wurde weit über die Hälfte der an einem Ulkusschub erkrankten Patienten nie krank geschrieben und blieb während der gesamten Ulkusepisode arbeitsfähig. Zudem setzt sich die Meinung durch, daß die Hospitalisation selbst keinen wesentlichen Einfluß auf die Ulkusheilung hat. Der Schutz des Patienten vor ungünstigen sozioökonomischen Faktoren spielt bei der Verhütung von Rezidiven eine wesentlich größere Rolle als bei der Therapie der Schübe. In der RUDER-Studie ist gezeigt worden, daß eine Langzeittherapie mit Histaminantagonisten die Komplikationsrate senkt; diese Senkung hat ebenfalls eine Reduktion der Hospitalisationsrate zur Folge. Somit scheint die Langzeittherapie mit Histaminantagonisten direkt die Hospitalisationshäufigkeit zu reduzieren.

1.8 Senkung der Komplikationsrate

Eine Langzeittherapie mit Histaminantagonisten senkt die Blutungshäufigkeit [203.02], vor allem bei Patienten mit hoher Blutungsneigung. In der RUDER-Studie betrug die Blutungsrate vor der Langzeittherapie 1,3% pro Jahr; während der Langzeittherapie fiel sie auf 0,3% pro Jahr.

1.9 Folgen der Anti-Helicobacter-Therapie

Eine Monotherapie des Ulcus-duodeni-Schubes mit Wismutsalzen führt im ersten Jahr nach Absetzen der Therapie zu einer 20%igen Reduktion der Rezidivfrequenz; der günstige Effekt verschwindet im zweiten Beobachtungsjahr. Aufgrund des sehr geringen Effekts einer Monotherapie mit Wismut auf den natürlichen Verlauf des Ulcus duodeni sind keine Auswirkungen auf Mortalität, Lebensqualität, Behandlungskosten,

Häufigkeit von Operationen, Hospitalisation und Komplikationen zu erwarten.

Anders könnten die Dinge bei einer Kombinationstherapie liegen. Falls mit einer der in Kap. 6 beschriebenen Anti-Helicobacter-Therapien eine vollständige Elimination des Keimes aus dem Magen gelingt, darf beim Ulcus duodeni mit einer sehr niedrigen Rezidivfrequenz gerechnet werden. Leider sind heute die Erfahrungen mit diesen Behandlungsmethoden noch sehr gering; Langzeitbeobachtungen, die sich über mehr als 1 Jahr erstrecken, fehlen gänzlich. Folgende Fragen sind noch völlig offen:

Wie hoch ist die Rezidivneigung des Ulcus duodeni beim helicobacterfreien Patienten?
Wie hoch ist die Reinfektionsrate bei den völlig helicobacterfreien Patienten?

Erst die Beantwortung dieser Fragen wird es erlauben, den Nutzen einer Anti-Helicobacter-Therapie bei der Rezidivverhütung abzuschätzen.

Die Elimination von Helicobacter scheint keinen Einfluß auf den natürlichen Verlauf des Ulcus ventriculi auszuüben; hier besteht nach wie vor die einzige Möglichkeit einer Rezidivverminderung in einer medikamentösen Langzeittherapie.

2 Epidemiologie, natürlicher Verlauf und Risikofaktoren der Ulkuskrankheit

A. L. BLUM, A. SONNENBERG und G. BÖRSCH

2.1 Einleitung

Da wir die Ätiologie und Pathogenese der Ulkuskrankheit nicht hinreichend verstehen, versuchen wir für die Betreuung des individuellen Patienten aus der Beobachtung des natürlichen Verlaufs und der Kenntnis der Epidemiologie mögliche prognostische und therapeutische Regeln abzuleiten. Im Hinblick auf das Ulkusrezidiv sind folgende Fragen von besonderer Wichtigkeit:

1) Wer wird ein Rezidivulkus entwickeln?
2) Wann wird das Rezidivulkus kommen?
3) Wird das Ulkusrezidiv zu einer Komplikation, wie Blutung, Penetration, Perforation, Stenose oder gar zum Tod führen?

Die Epidemiologie beschreibt die Prävalenz und Inzidenz der Ulkuskrankheit, ihre Alters- und Geschlechtsverteilung und charakterisiert äußere Risikofaktoren, welche die sozioökonomischen, die berufsbezogenen, die geographischen und zeitlichen Muster des Auftretens der Krankheit beeinflussen. Die Beschreibung des natürlichen Verlaufs der Ulkuskrankheit behandelt Heilung und Rezidive, Ulkussymptome sowie die Häufigkeit von Ulkuskomplikationen. Das meiste, was wir über die Epidemiologie und den natürlichen Verlauf wissen, entstammt aus kontrollierten klinischen Studien. Aus diesem Grund beginnt das vorliegende Kapitel mit der Frage nach der Verläßlichkeit und den Grenzen der Information aus derartigen Quellen. In einem zweiten Teil werden die Epidemiologie der Ulkuskrankheit besprochen, die Risikofaktoren für die Ulkusprevalenz analysiert und äußere Risikofaktoren mit der Pathophysiologie in Beziehung gesetzt. In einem weiteren Kapitel wird der natürliche Verlauf der Ulkuskrankheit hinsichtlich Heilung und Rezidivverhalten beschrieben. Einige der Risikofaktoren, welche die Prävalenz der Ulkuskrankheit bestimmen, sind auch für Heilung und Rezidive von Bedeutung. Auf die Behandlung allerdings hat der größte Teil der Risikofaktoren keinen Einfluß. Ebenso wenig sind Rückschlüsse auf die Langzeitentwicklung der Krankheit beim einzelnen Patienten möglich. Im letzten Abschnitt werden Komplikation der Ulkuskrankheit und ihre Risikofaktoren besprochen. Einzelne Risikofaktoren sind zugleich für Prävalenz, Heilung, Rezidive und Komplikationen von Bedeutung.

2.2 Schwierigkeiten bei der Interpretation bisheriger Studien

Unsere Kenntnisse beruhen auf Beobachtungen, die im Rahmen klinischer Studien erhoben wurden. Wie die Datensammlung dieses Buches zeigt, haben diese Studien oftmals widersprüchliche Ergebnisse erbracht. Dafür gibt es mehrere Gründe:

1) Die *Selektion von Patienten* variiert zwischen verschiedenen Studien. Neben geographischen und sozialen Unterschieden kann das Verhältnis von ambulanten zu stationären Patienten oder von blanden zu komplizierten Verläufen in der Studienpopulation das Ergebnis beeinflussen.
2) Wenn gleichzeitig die Wirkungen eines starken und eines schwachen Einflusses überprüft werden, *tendiert die starke Wirkung dazu, die schwache zu maskieren*. Beispielsweise könnte ein potentes Heilungsmittel die negative Wirkung des Rauchens kompensieren und für eine statistische Auswertung unkenntlich machen.
3) Es ist mittlerweile eine große Zahl von *Risikofaktoren* bekannt, denen eine Wirkung auf das Ulkus nachgesagt wird. Keine Studie kann alle Faktoren gleichzeitig werten, weil auf die einzelnen Faktorenkombinationen zu kleine Patientenzahlen entfallen würden.
4) Die Wirkung vieler exogener Faktoren auf den Verbleib der Ulkuskrankheit ist nur gering und zeigt sich erst bei *großen Fallzahlen.*
5) Die Autoren neigen dazu, *positive Ergebnisse herauszustellen* und Sachverhalte eindeutiger zu präsentieren, als sie sich möglicherweise aus der eigenen Studie tatsächlich ergeben. Eine statistische Signifikanz entspricht nicht zwangsläufig einer klinischen oder biologischen Relevanz.
6) Die *Kriterien für die Auswertung werden meist retrospektiv festgelegt.* Bei der Auswertung nach Abschluß der Studie wird eine neue Einteilung geschaffen, um statistische Signifikanz zu erzielen. Wichtige Informationen, die ein Ergebnis zweifelhaft erscheinen ließen, werden im Artikel ausgelassen.

7) Die *Zeitschriften* selbst bevorzugen „signifikante" und sensationelle Ergebnisse und fördern dadurch ein solches Verhalten.
8) Faktoren mit möglichem Einfluß auf das Ulkusverhalten werden gar nicht, falsch oder ungenau registriert. Patienten sind in ihren anamnestischen Angaben unzuverlässig und neigen zur Beschönigung. Die gleichen prognostischen Faktoren werden von verschiedenen Autoren unterschiedlich evaluiert. Wer ist ein Nichtraucher: Jemand, der überhaupt nicht raucht? Weniger als 7 Zigaretten pro Woche? Keine Zigaretten, aber dafür gelegentlich oder häufig Pfeife oder Zigarren? Für psychische Wirkungen scheint es besonders *schwer, einheitliche und allgemein akzeptierte Kriterien* zu entwickeln.
9) Phänomene werden übersehen, und *Wechselwirkungen* zwischen einzelnen Faktoren werden *nicht erkannt* oder vernachlässigt. Zwei Beispiele sollen diesen Aspekt beleuchten:
Alter führt über Gastritis zur Abnahme der Säuresekretion. Die Ausbildung der Gastritis selbst fördert möglicherweise das Rezidiv eines Magengeschwürs [254.12], während die Abnahme der Säuresekretion gleichzeitig die Rezidivneigung senkt [254.28]. Heilungsprozesse verlaufen im Alter langsamer als in der Jugend. Je nachdem, welche dieser Beziehungen in einem Patientenkollektiv am stärksten wirkt, gelangt man zu unterschiedlichen Aussagen bezüglich Alter und Ulkusrezidiv.
Ein Patient mit a) positiverFamilienanamnese und b) Blutgruppe 0 berichtet von einer c) langen Krankengeschichte seit seiner Jugend mit d) häufigen Rezidiven e) schlecht heilenden, f) stark schmerzhaften, g) großen Ulzera, die schließlich zu einer h) Stenose geführt haben. Obwohl jedem einzelnen dieser Faktoren a) bis h) ein Einfluß auf das Rezidivverhalten nachgesagt wird, könnten sie hypothetisch alle Ausdruck einer ererbten Disposition zur vermehrten Sekretion von Säure oder Pepsin sein und für das Rezidivverhalten selbst nur sekundäre Bedeutung besitzen.
Im folgenden wird versucht, aus der Vielzahl der im Almanach zitierten Aussagen einen „Mittelwert" zu extrahieren. Die vorliegende Übersicht stellt notwendigerweise das Ergebnis einer subjektiven Auswahl dar. Eine genauere Form der Wertung verschiedener Faktoren könnte durch multiple Metaanalysen erfolgen. In einer Metaanalyse werden die Rohdaten aus den einzelnen Publikationen gewertet, gewichtet, zusammengefaßt und einer neuen statistischen Auswertung unterzogen. Diese Technik wurde bei der Ulkuskrankheit für die Wirkung von Kortikosteroiden [247.36], Histamin-2-Rezeptorantagonisten (H_2-Antagonisten) (Jones DB 1987; Howden CW 1988) und Antazida

(Blum AL 1978, 1983), für Symptome bei Therapieversagern unter medikamentöser Therapie (Schiller LR 1986) und Rezidiven nach erfolgreicher Abheilung von Ulzera (Dobrilla G 1988) bereits erprobt.

2.3 Epidemiologie

2.3.1 Ulcus duodeni, Arbeitsschwere und Säuresekretion

Anhand epidemiologischer Untersuchungen zeigt sich eine Beziehung zwischen *Arbeitsschwere* und Prävalenz des Ulcus duodeni. Das Duodenalgeschwür tritt gehäuft bei Berufen mit körperlicher Belastung auf, dagegen selten bei sitzenden Tätigkeiten [248.22]. Eine akute körperliche Belastung führt zu einer *vermehrten Magensekretion* (Markiewicz K 1979; Øktedalen O 1984). Die Stimulation der Säuresekretion durch körperliche Belastung ist bei Patienten mit Ulcus duodeni ausgeprägter als bei gesunden Kontrollen (Markiewicz K 1979). Darüber hinaus könnte eine chronisch erhöhte Arbeitsbelastung in Zusammenhang mit der dadurch erhöhten Kalorienaufnahme zu einer Vergrößerung der Belegzellmasse und der Sekretionskapazität führen. Bei Personen mit hoher Säuresekretion entsteht eher eine Ulkuskrankheit als bei solchen mit normalen Säureresektionen (248.31).

Die sezernierte Säuremenge ist proportional zum Körpergewicht. *Männer* sezernieren entsprechend mehr Säure als *Frauen* (Arnold R 1982; Baron JH 1963 a, b). Die Hypothese der Assoziation zwischen Arbeitsbelastung und Ulcus duodeni könnte einen weiteren Grund hierfür liefern, warum das Duodenalgeschwür Männer 2- bis 4mal häufiger als Frauen befällt. In letzter Zeit hat sich dieses Verhältnis auf 2:1 reduziert [247.15], wahrscheinlich als Folge einer Angleichung in der Lebensführung und Berufsausbildung beider Geschlechter (Kurata JH 1985).

Der früher beschriebene Unterschied zwischen *Stadt- und Landbevölkerung* bei der Ulkushäufigkeit rührte von einer ehemals höheren Arbeitsbelastung der Stadtbevölkerung im industriellen Produktionsprozeß her [247.23].

Die *geographische Häufigkeitsverteilung* und die Seltenheit der Ulkuskrankheit beispielsweise in Afrika lassen sich zur Arbeitsbelastung korrelieren [247.14]. Der allgemeine Rückgang des Duodenalgeschwürs in allen westlichen Staaten während der letzten 20–30 Jahre läuft parallel zu einem markanten Abfall der Arbeitsschwere aufgrund der zunehmenden Mechanisierung und Automation der Arbeitswelt.

Das Phänomen des *Gastarbeiterulcus* entstand dadurch, daß Gastarbeiter, im Gegensatz zur einheimischen Bevölkerung, vor allem für die verbliebenen schweren körperlichen Tätigkeiten eingesetzt wurden [247.23]. Das „Ulkusgesicht" entspricht den typisch mageren Gesichtszügen eines Schwerarbeiters mit hohem Kalorienverbrauch aufgrund physischer Arbeit. Entsprechend beruht die günstige Wirkung einer Hospitalisation auf die Ulkusheilung auf dem Sistieren jeder körperlichen Belastung [250.14] (Binder HJ 1978; Malchow H 1979; Sewing KF 1979).

Die früher beobachtete *saisonale Schwankung* der Ulkushäufigkeit mit Spitzen im Frühjahr und Herbst und niedriger Inzidenz im Winter könnte mit gleichartigen Schwankungen der Arbeitsbelastung zusammenhängen. Manche Gewerbe, beispielsweise der Bau, ruhen im Winter. Eine Zunahme der Arbeitsbelastung folgt der Zunahme der Tageslänge im Frühjahr. Für andere Berufe findet eine maximale Belastung zur Herbstzeit statt, beispielsweise für Erntearbeiter. Die in letzter Zeit häufiger beschriebenen Senken der Ulkushäufigkeit im Sommer [247.17] fallen mit der Ferienzeit zusammen.

2.3.2 Ulcus ventriculi, Salzkonsum, Gastritis

Die Beziehungen zwischen *Arbeitsschwere* und Ulkusprävalenz findet sich weniger deutlich als beim Ulcus duodeni auch für das Ulcus ventriculi [248.22]. Um in einem thermodynamischen Gleichgewicht zu bleiben, muß jemand, der einen konstant erhöhten Kalorienverbrauch hat, diesen durch eine vermehrte Nahrungszufuhr ausgleichen. Beim Ulcus ventriculi könnte ein zusätzlicher Faktor zur reinen Arbeitsbelastung, wahrscheinlich mit der erhöhten Nahrungszufuhr assoziiert, das Aufgehen des Ulkus begünstigen.

In vereinzelten Studien ist auf den Zusammenhang zwischen *Salzkonsum* einerseits und Gastritis, Ulcus ventriculi und Magenkarzinom andererseits hingewiesen worden [247.25]. Zwischen dem Kochsalzkonsum verschiedener Länder und der Mortalität an Magengeschwür und Magenkarzinom, aber nicht Ulcus duodeni, bestehen signifikante lineare Korrelationen (Sonnenberg A 1986 b).

Die Hochdruckkrankheiten, wie zerebrovaskuläre Erkrankungen, ischämische Herzkrankheit und Nephrosklerose, stehen epidemiologisch in Beziehung zum Kochsalzkonsum.

Länder wie Japan und Portugal mit einer hohen Mortalität an Magengeschwür und Magenkarzinom (Ishimori A 1979; Segi M 1959; Sonnenberg A 1984 c, 1985 b) weisen ebenso eine hohe Mortalität an Hochdruckerkrankungen auf (Joossens JV 1981, 1980 a). In vielen Ländern ist die Mortalität wegen Magenkarzinom, Ulcus ventriculi und zerebrovaskulären Erkrankungen seit 40–60 Jahren parallel abgefallen (Joossens JV 1980; Sonnenberg A 1986 d; Tuomilehto J 1984). Patienten mit Magengeschwür oder Magenkarzinom erkranken gehäuft an Hochdruckkrankheiten als gemeinsamer Folge eines erhöhten Salzkonsums (Cobb S 1973; Junginger T 1986; McLean Ross AG 1982; Westlund K 1963; Sonnenberg A 1988).

Im Rahmen einer großen Arbeitsbelastung, die mit hohem Schweiß- und Salzverlust einhergeht, oder unabhängig davon könnte chronisch erhöhter Salzkonsum die Magenwand schädigen und über eine *Gastritis* die Entstehung des Magengeschwürs begünstigen. Die Schädigung der Magenmukosa führt über eine Gastritis weiter zur intestinalen Metaplasie (Sato T 1959; Stemmermann G 1977). Die intestinale Metaplasie hat eine erhöhte Neigung zur malignen Entartung, während eine Gastritis allein die Magenmukosa empfindlicher gegenüber der ätzenden Wirkung der Salzsäure macht. Mit zunehmendem Alter nehmen die Inzidenz und die Ausdehnung der Oberflächengastritis von distal nach proximal zu (Steinheber FC 1985; Tatsuta M 1986). Das Magengeschwür ist an der Grenze zwischen intakter und entzündlich veränderter Schleimhaut lokalisiert (Kirk RM 1982; Oi M 1969; Stadelmann O 1971; Tatsuta M 1975). Ein Fortgang der Entzündung mit nachfolgender Atrophie der säuresezernierenden Schleimhaut führt zu einer Abnahme der *Sekretionskapazität*. Entsprechend fällt parallel mit dem Alter die Sekretionskapazität im Mittel ab (Baron JH 1963 a; Fiddian-Green RG 1976 b).

Das Magengeschwür ist eher mit einer niedrigen und das Duodenalgeschwür eher mit einer hohen Säuresekretion assoziiert [247.34]. Wenn ein Patient nacheinander an beiden Ulkustypen erkrankt, tritt das Ulcus duodeni meist vor dem Ulcus ventriculi auf [247.37]. Beim gleichzeitigen Vorliegen beider Ulkustypen ist das Magenulkus meist distal, in der präpylorischen Region oder im Antrum, lokalisiert und die Säuresekretion, verglichen mit anderen Magenulzera, relativ hoch (Johnson HD 1964 a; Tatsuta M 1986; Thomas J 1980 a). Allgemein scheint die Regel zu gelten, daß ein Magenulkus sich um so mehr wie ein Duodenalgeschwür verhält, je distaler es im Magen lokalisiert ist (Tatsuta M 1986; Vesely KT 1968). Tiefsitzende Magenulzera sind kleiner und rezidivieren eher als hochsitzende [254.33]. Präpylorische und antrale Magenulzera haben eine besonders hohe Rezidivrate nach therapeutischer Hemmung der Säuresekretion durch Vagotomie ohne Pyloroplastik [119.13]. Daher ist diese Operation für solche Ulzera ungeeignet.

Beim Magengeschwür beträgt das Verhältnis zwischen *Männern und Frauen* nur 2:1, wobei, ähnlich wie beim Duodenalgeschwür, auch hier in den letzten Studien von einem Abfall des Verhältnisses auf 1:1 berichtet wird [247.15]. Das mittlere Alter von Patienten mit Magengeschwür ist 60 Jahre und damit 10–20 Jahre höher als das mittlere Alter von Patienten mit Duodenalgeschwür. Dieser Altersunterschied ist wahrscheinlich durch den Entwicklungsprozeß einer Gastritis bedingt. Mit der Ausbreitung der Gastritis von proximal nach distal und dem Rückgang der Säuresekretion wandert das Magenulkus im Verlauf der Krankengeschichte in höher gelegene Magenabschnitte.

Ein oberflächliches *Magenkarzinom* kann manchmal als makroskopisch benignes Ulkus imponieren. Nicht immer gelingt es, anhand der ersten Biopsien malignes Wachstum nachzuweisen (Farini R 1983a). Zudem kann die oberflächliche Ulzeration eines Magenkarzinoms abheilen und erst später wieder aufbrechen (Taylor RH 1978). Dieses Verhalten hat früher zur Vorstellung beigetragen, daß ein initial benignes Ulkus im Verlauf entartet ist. Es ist jedoch mittlerweile eindeutig geklärt, daß ein benignes Ulcus ventriculi nicht entartet, sondern stets benigne bleibt (Rollag A 1984). Andererseits weisen Magenkarzinom und Ulcus ventriculi gewisse epidemiologische Gemeinsamkeiten auf. Es findet sich eine hochsignifikante positive Korrelation zwischen der geographischen Verteilung beider Erkrankungen, die beispielsweise beide in Japan außerordentlich häufig und in Nordamerika selten sind. Die Häufigkeit beider Erkrankungen ist weltweit zurückgegangen (Joossens JV 1980a, Sonnenberg A 1984d). Die Gastritis als gemeinsame Ausgangsbasis für das Magengeschwür und das Magenkarzinom verursacht dieses parallele Verhalten. Der Rückgang des Magengeschwürs könnte (außer durch andere unbekannte Faktoren) durch einen Abfall des Salzkonsums verursacht worden sein. Neben einem Rückgang der Arbeitsbelastung ist dafür der Umstand verantwortlich, daß die Kühllagerung Salz als Konservierungsmittel in der Nahrung ersetzt hat. Trotz einer teils gemeinsamen Ätiologie bleibt die Wahrscheinlichkeit, beide Erkrankungen zu entwickeln, gering und betrifft nicht mehr als 3% der Patienten mit Magengeschwür (Montgomery RD 1975). Allerdings ist die Wahrscheinlichkeit, nach einer Teilresektion des Magens ein Stumpfkarzinom zu entwickeln, etwas größer, wenn die ursprüngliche Operation wegen eines Magengeschwürs als wegen eines Duodenalgeschwürs erfolgte [111.02].

2.3.3 Helicobacter pylori (H. pylori)

Die Rolle von Helicobacter pylori (H. pylori) für die Entstehung der Gastritis und der Ulkuskrankheit ist in mehreren Studien untersucht worden (Bartlett JG 1988; Blazer MJ 1987; Börsch G 1987; Dooley CP 1988a; Goodwin CS 1986; Graham DY 1987a; Hornick RB 1987; Marshall BJ 1986; Rathbone BJ 1986; Spiro H 1988; Talley NJ 1988; Tytgat GNJ 1988). Die kausale Beziehung zwischen dem spiralförmigen Bakterium und der chronischen Gastritis Typ B kann als gesichert angenommen werden. Die Ausrottung von H. pylori durch Wismutsalze (Dooley CP 1988b; McNulty CAM 1986), durch Antibiotika (Glupczynski Y 1988) oder durch eine Kombination von beiden (Rauws EAJ 1988) bewirkt eine Abheilung der aktiven Gastritis und führt zu einer deutlichen Verminderung der neutrophilen Leukozyten in der Lamina propria der Mukosa sowie im Epithel. Bei bestehender Remission vermindert sich auch die Anzahl der Lymphozyten und der Plasmazellen in der Mukosa (Rauws EAJ 1988a; Marshall BJ 1987a). Diese Ergebnisse lassen die chronische Gastritis Typ B als die immunologische Antwort auf die mukosale Besiedlung von H. pylori erscheinen.

Wenn in der duodenalen Mukosa eine gastrische Metaplasie vorliegt, kann der H. pylori auch das Duodenum besiedeln. Gastrische Metaplasie im Duodenum ist eine häufige Erscheinung bei asymptomatischen Patienten (Kreuning J 1978), bei „non-ulcer dyspepsia" (Wyatt JI 1987) sowie bei Vorliegen einer Duodenitis (Jenkins D 1985).

Die Prävalenz von H. pylori in einer normalen Bevölkerung ist unbekannt. Bekannt ist, daß parallel mit ansteigendem Alter die chronische Gastritis Typ B sowie die Prävalenz von H. pylori zunehmen. Beides findet sich bei bis zu 80% der asymptomatischen Patienten im Alter von 60 bis 84 Jahren (Graham DY 1988a). Nur ein kleiner Teil der H.-pylori-positiven Personen entwickelt eine symptomatische Ulkuskrank-

Tabelle 2.1. Antikörper gegen H. pylori bei Blutspendern (Wyatt JI 1988). Bestimmung der Antikörper mittels IgG-ELISA (Rathbone 1986)

Antikörper gegen H. pylori	Ulkuskrankheit	
	Ja	Nein
Vorhanden	10	64
Fehlend	3	170

heit. Jedoch sind Patienten mit Ulcus duodeni in 95–100%, Patienten mit Ulcus ventriculi in 70% H.-pylori-positiv. In einer prospektiven englischen Studie wurde bei Blutspendern ein relatives Risiko von 7,8 für die Assoziation einer Ulkuskrankheit mit Seropositivität für H. pylori festgestellt (Tabelle 2.1) (Wyatt JI 1988). Die Seropositivität für H. pylori zeigt eine Sensitivität von 77% und eine Spezifität von 73% hinsichtlich der Ulkuskrankheit. In der angesprochenen Studiengruppe von Blutspendern, die eine Ulkusprävalenz von 5,3% hatte, zeigte die Seropositivität für H. pylori eine positive Vorhersagekraft in 13,5% und eine negative Vorhersagekraft in 98% der Fälle. Dies zeigt, daß die meisten H.-pylori-positiven Personen keine Ulkuskrankheit haben (geringe positive Vorhersagekraft); andererseits gibt es kaum Ulkuspatienten, die H.-pylori-negativ sind (hohe negative Vorhersagekraft). Somit stellt H. pylori eine notwendige, aber nicht eine hinreichende Bedingung für die Ulkusentstehung dar.

Es bleibt offen, ob sich die Magenmukosa nur in eine oder in mehrere Formen von Gastritis umwandeln kann und ob einer oder mehrere äußere Faktoren die Umwandlung bewirken. Erhöhter Salzkonsum kann die Voraussetzung für die Entstehung einer Gastritis sein oder bei einer bestehenden Gastritis die Entwicklung von Ulzera erleichtern. Es ist unbekannt, ob erhöhter Salzkonsum mit dem Auftreten von H. pylori verbunden ist. Ebenso ist nicht bekannt, welches die natürlichen Quellen und der Übertragungsweg von H. pylori sind.

2.3.4 Aspirin, NSAID und Kortikosteroide

Aspirin führt zu einer Schädigung der Magen- und Duodenalmukosa (Hoftiezer JW 1980). Ein historisches Beispiel für die wichtige Rolle von Aspirin in der Pathogenese des Ulcus ventriculi zeigt die Epidemie dieser Krankheit bei jungen Australierinnen, welche chronisch große Mengen von Schmerztabletten mit Aspirin, Phenacetin und Koffein einnahmen (Chapman BL 1969). Patienten, welche 1 g oder mehr Aspirin pro Tag einnehmen, haben im Vergleich zu Kontrollgruppen ein 5- bis 10fach höheres Risiko Magenulzera zu entwickeln [247.26] (Levy M 1974). Die endoskopische Verlaufsbeobachtung von Patienten mit rheumatischen Erkrankungen und chronischem Aspirinkonsum zeigte bei 17% der Patienten Magenulzera (Silvoso GR 1979). Das Risiko, Duodenalulcera zu entwickeln, ist hingegen durch die Einnahme von Aspirin nur geringfügig erhöht. Andere nichtsteroidale entzündungshemmende Medikamente (NSAID), wie z.B. Indomethacin, Phenylbutazon oder

Ibuprofen führen zu einer zweifach erhöhten Inzidenz von Magenulzera. Kortikosteroide, in einer Dosis von mehr als 20 mg Prednison verabreicht über mehr als 3 Wochen erhöhen das Risiko, ein Ulkus zu entwikkeln um das Doppelte [247.36]. Die vorliegenden Studien machen keine Angaben darüber, ob dieses Risiko beide Ulkustypen oder eher Magenulzera betrifft.

Slow-release-Tabletten von Kaliumchlorid können ebenfalls zu einer Schädigung der Mukosa im oberen Gastrointestinaltrakt führen [247.18].

2.3.5 Streß und psychologische Faktoren

„Umweltstreß" ist ein unklar umschriebener Begriff. Umstände, die bei einem Individuum Streß hervorrufen, werden vom anderen Individuum gut ertragen. „Streß" entsteht aufgrund einer ungünstigen kognitiven Verarbeitung von Umgebungseinflüssen.

Hinweise darauf, daß Streß eine wichtige Rolle bei der Pathogenese der Ulkuskrankheit spielen kann, sind aus Studien über das soziale Umfeld von Ulkuskranken gewonnen worden. In neuerer Zeit wurde dem Streß bei Eintritt in eine fremde Umgebung viel Aufmerksamkeit geschenkt [247.23, 247.30]. Die rasche Zunahme der Ulkusinzidenz bei Schwarzen in Südafrika, das schlechte Ansprechen dieser Ulzera auf die Behandlung, das „Gastarbeiterulkus" in Süddeutschland und in der Schweiz und das Ulkus bei Ortswechsel in Australien illustrieren die Bedeutung solcher Mechanismen. Von Interesse ist die Beobachtung, daß Ulkusperforationen im 2. Weltkrieg während der Luftangriffe in England massiv zunahmen. Eine Zunahme der Ulkusinzidenz wurde ferner bei den englischen Soldaten in Nordirland beobachtet. All diese Beispiele illustrieren auf Streß beruhende Mechanismen in der Ulkusentstehung.

Die Annahme eines kausalen Zusammenhangs zwischen Ulkuskrankheit, Streß und Angst gründet sich auch auf die Beobachtung, daß Streß und Angst die Magenresektion beeinflussen können (Mittleman B 1942; Weiner H 1957; Peters MN 1983). Beispielsweise wurde bei 2 Patienten beobachtet, daß „Umgebungsstreß" zu einer Zunahme der Magensekretion und zu einem Ulkusrezidiv führte (Peters MN 1983). Die meisten Untersuchungen, die eine kausale Beziehung zwischen Streß, psychischen Abweichungen und Rezidiv eines Ulkusleidens beschreiben, sind retrospektiv und unkontrolliert. Die Relevanz solcher Studien für die Langzeittherapie der Ulkuskrankheit ist daher zweifelhaft.

In zahlreichen Studien ist versucht worden, ein spezifisches psychologisches Verhalten von Ulkuspatienten zu charakterisieren [247.30]. Zum Beispiel sollen die Patienten mit Ulcus duodeni ängstlicher, stärker introvertiert, aktiver, unabhängiger, ehrgeiziger, neurotischer und im Unbewußten stärker von anderen abhängig sein als Patienten ohne Ulkus und Gesunde. Andererseits ist wiederholt gezeigt worden, daß sich die psychologischen Charakteristika der Patienten mit Ulcus duodeni von Patienten mit anderen gastrointestinalen Erkrankungen nicht unterscheiden (Aitken C 1975) und daß die Behandlung der Ulkussymptome mit konservativen oder chirurgischen Maßnahmen zu einer Besserung der psychischen Probleme führt. Dies weist darauf hin, daß die beobachteten Abweichungen eher die Folge als die Ursache der Ulkuskrankheit sind.

2.3.6 Pepsin

Die Hauptzelle sezerniert *Pepsinogen I und II* ins Magenlumen, wo sie in Anwesenheit von Salzsäure zu Pepsin I und II umgewandelt werden. Ein Bruchteil der Enzymvorstufen leckt in die Blutbahn und kann dort radioimmunologisch nachgewiesen werden. Die Serumspiegel hängen von der Anzahl der Hauptzellen und von deren Sekretionszustand ab. Beim akuten Untergang von Hauptzellen, wie im Rahmen einer Gastritis, gelangt zusätzliches Pepsinogen in die Blutbahn. Im allgemeinen verlaufen Pepsin- und Säuresekretion parallel (Arnold R 1982). Bei 50% der Patienten mit Ulcus duodeni läßt sich ein erhöhter Serumspiegel von Pepsinogen I nachweisen [247.28], entsprechend der höheren Pepsin- und Säuresekretion dieser Patientengruppe. Es ist zu vermuten, daß die hohe Pepsinsekretion ebenso wie die Säuresekretion einen wichtigen Risikofaktor darstellt. Bei der *Oberflächengastritis* tauchen beide, Pepsinogen I und II, vermehrt im Blut auf, dabei steigt Pepsinogen II relativ stärker an. Ein hoher Pepsinogen-II/I-Quotient weist somit auf eine Oberflächengastritis und stellt einen prognostischen Faktor für das Auftreten eines Magenulkus dar (Samloff IM 1986).

2.3.7 Zigarettenrauchen

Magen- und Duodenalgeschwüre treten bei Rauchern ungefähr 1,5- bis 2mal häufiger als bei Nichtrauchern auf [247.32].

Da Rauchen zu chronischer Bronchitis führt und gleichzeitig das Auftreten der Ulkuskrankheit fördert, ist es möglicherweise die Ursache für die Koinzidenz beider Krankheiten beim selben Patienten [247.04] (Sonnenberg A 1988). Andere negative Folgen des Rauchens wie die Entwicklung der koronaren Herzerkrankung und des Lungenkarzinoms sowie Komplikationen der Ulkuskrankheit und postoperative Folgeerkrankungen nach Magenoperation beeinträchtigen die Lebenserwartung von Ulkuspatienten (Bonnevie O 1977; McLean Ross AG 1982).

2.3.8 Alkohol

Alkoholische Getränke stimulieren je nach Art des Getränks und nach der Höhe der Alkoholkonzentration die Magensekretion (McArthur K 1982). Bier und Wein stimulieren die Magensekretion stark, während Schnäpse einen relativ kleinen Einfluß ausüben (Lenz HJ 1983). Hochkonzentrierte Alkohole schädigen die Magenschleimhaut, erhöhen die Rückdiffusion von Säure und sollen die Entstehung der Gastritis fördern.

Die Bedeutung des Alkoholkonsums in der Pathogenese der Ulkuskrankheit ist aus der bestehenden Literatur schwer zu beurteilen. Viele ältere Studien unterscheiden nicht zwischen gemäßigtem und hohem Alkoholkonsum. Chronischer Konsum großer Alkoholmengen führt zur Leberzirrhose. Der entstehende portale Hochdruck kann die Magenschleimhaut direkt schädigen. Portaler Hochdruck, egal welchen Ursprungs, scheint die Entwicklung von Ulzera zu fördern (Gheorghiu T 1974; Sonnenberg A 1988). Bonnevie (1977) und Westlund (1963) berichteten, daß Magenulzera, Duodenalulzera und Leberzirrhose häufiger gemeinsam angetroffen werden, als üblicherweise erwartet wird. Studien, in denen ein negativer Einfluß von Alkohol auf die Ulkuskrankheit gefunden wurde, untersuchten in den meisten Fällen Alkoholiker oder Personen mit einem Alkoholkonsum von mehr als 60 g pro Tag [247.01]. Studien, in denen Patienten mit gemäßigtem Alkoholkonsum untersucht wurden, konnten keine negativen Einflüsse hinsichtlich der Ulkuskrankheit finden. Entsprechend diesen neueren Studien scheint gemäßigter Alkoholkonsum im Vergleich zu Abstinenz sogar mit einer geringeren Prävalenz mit einer schnelleren Heilung und geringeren Rezidivrate verbunden zu sein. Dies gilt für Ulcus duodeni und Ulcus ventriculi [247.01, 249.01, 254.01].

2.3.9 Kaffee und Tee

Kaffee ist ein starkes Stimulans der Magensekretion. Durch die Verabreichung von Koffein wird die Sekretion auf annähernd maximale Werte erhöht. Koffeinfreier Kaffe stimuliert die Magensekretion jedoch gleich stark wie koffeinhaltiger Kaffee. Koffein ist somit nicht der einzige den Magensaft stimulierende Bestandteil des Kaffees. Die chemische Struktur der anderen Stimulanzien ist noch unbekannt (Cohen S 1975).

Tee enthält mehr Koffein als Kaffee und übt ebenfalls eine starke sekretionsfördernde Wirkung auf den Magen aus. Der Zusatz von Milch vermindert diese Wirkung (Dubey P 1984 b).

Trotz der starken säurestimulierenden Wirkung von Kaffee existiert lediglich eine Studie, in der Kaffeekonsum als ein Risikofaktor für die Entwicklung der Ulkuskrankheit identifiziert werden konnte (Pfaffenbarger RS 1974). Amerikanische Studenten, die während ihrer Collegezeit Kaffee tranken, entwickelten häufiger eine Ulkuskrankheit während ihres späteren Lebens als Studenten ohne Kaffeekonsum. Die große Mehrheit aller anderen Studien jedoch konnte keinerlei Beziehung zwischen Kaffeekonsum und der Entstehung der Ulkuskrankheit feststellen [247.20, 249.15].

2.3.10 Blutgruppe

Träger der Blutgruppe 0 zeigen höhere Säuresekretionsmengen als Träger anderer Blutgruppen. Das Risiko, ein Duodenalulkus zu entwickeln, ist in dieser Gruppe 1,4fach erhöht [247.06].

2.4 Heilung und Rezidiv

Tabelle 2.2 zeigt die Heilungs- und Rezidivraten des Ulcus ventriculi und des Ulcus duodeni unter einer Therapie mit Placebo- oder H_2-Antagonisten. Die dargestellten Zahlen entsprechen den gerundeten Mittelwerten zahlreicher Studien. Unter einer Hemmung der Säuresekretion heilt das Duodenalgeschwür im Mittel rascher ab als das Magengeschwür; andererseits rezidiviert es aber auch eher und häufiger [249.37, 254.33].

Die 4-Wochen-Heilungsraten des Ulcus duodeni unter Placebomedikation lagen in 105 kontrollierten Studien zwischen 0 und 80%; mit wenigen Ausnahmen wurden Heilungsraten zwischen 20 und 60% beob-

Tabelle 2.2. Ulkusheilung und Rezidivhäufigkeit in %. Die Zahlen wurden aus der Literatur gemittelt und auf 5% gerundet

	Placebo		H_2-Blocker	
	Ulcus ventriculi	Ulcus duodeni	Ulcus ventriculi	Ulcus duodeni
Heilung				
4 Wochen	30	40	60	80
8 Wochen	50	60	90	95
Rezidive[a]				
pro Jahr	50	75	15	25

[a] Es handelt sich um die Summe von symptomatischen und asymptomatischen Rezidiven.

achtet (95%-Konfidenzintervalle 37–40%; Poynard T 1989). In Mitteleuropa, in der Schweiz, in Deutschland und in den Vereinigten Staaten ist die Spontanheilungsrate scheinbar höher und die Rezidivrate niedriger als in England und in Nordeuropa (Binder HJ 1978; Blum AL 1978; Sonnenberg A 1979). Das hängt teilweise damit zusammen, daß in England vor allem Patienten mit spontan schlecht heilenden Ulzera in die Studien rekrutiert wurden. In der RUDER-Studie haben wir auch geographische Einflüsse beobachtet; so hatte das Ulcus duodeni in Norddeutschland einen im Mittel ungünstigeren Verlauf als in anderen Gegenden der Bundesrepublik (s. Abschn. 2.5.8).

Medikamente, welche die Azidität im Magensaft senken, beschleunigen die Heilung des Ulkus. Beim Ulcus duodeni ist die Heilungsrate proportional zur Reduktion der 24-h-Azidität; die Reduktion der nächtlichen Azidität spielt eine größere Rolle als die Reduktion der Azidität während des Tages. Nach 2wöchiger Therapie ist der Unterschied zwischen stark und schwach wirksamen Medikamenten beträchtlich; die ersteren bewirken 2-Wochen-Heilungen von mindestens 80%, während die letzteren, ähnlich wie das Placebo, Heilungsraten von 20–30% bewirken. Nach 4 und vor allem nach 8 Wochen unterscheiden sich die Heilungsraten mit verschieden starken Medikamenten nicht mehr so stark; bei einer Erkrankung mit einer spontanen Heilungstendenz wird schließlich mit allen Therapieformen – auch den unwirksamen – eine Heilung erreicht (Jones 1987). Daraus ergibt sich, daß es vom Zeitpunkt der ersten Kontrolle abhängt, ob bei der Prüfung verschieden starker Medikamente ein Unterschied gesehen wird oder nicht.

Die Hälfte aller Ulzera rezidiviert an gleicher Stelle wie das vorangegangene Ulkus [228.01, 239.02–239.03]. Die Vermutung, daß Ulcera duodeni nach proximal wandern, ist bislang nicht näher untersucht worden.

Die ursprüngliche Befürchtung, daß ein Duodenalgeschwür nach erfolgreicher Behandlung mit H_2-Antagonisten besonders frühzeitig rezidiviert, hat sich nicht bestätigt; der natürliche Verlauf des Ulcus duodeni wird durch die Hemmung der Säuresekretion nicht beeinflußt [234.00, 235,00–235.05, 234.01, 234.03, 234.05]. Nach Beendigung einer Therapie mit einem H_2-Antagonisten zeigt sich eine unveränderte Rezidivneigung. Im Gegensatz dazu führt eine Behandlung des floriden Ulcus duodeni mit Wismutpräparaten nach der Akuttherapie zu einer verlängerten Remissionsphase [230.04, 230.08] (Abb. 2.1) (Dobrilla G 1988; Miller JP 1986). In kontrollierten Studien betrug die Rezidivrate nach einer Therapie mit H_2-Antagonisten im Mittel 70%, nach einer Therapie mit kolloidalem Wismutsubcitrat 50% (Abb. 2.1). Der 20%ige Unterschied hält allerdings nur 1 Jahr lang an; 2 Jahre nach Ende der Kurativtherapie ist bei praktisch allen – auch bei den mit Wismut be-

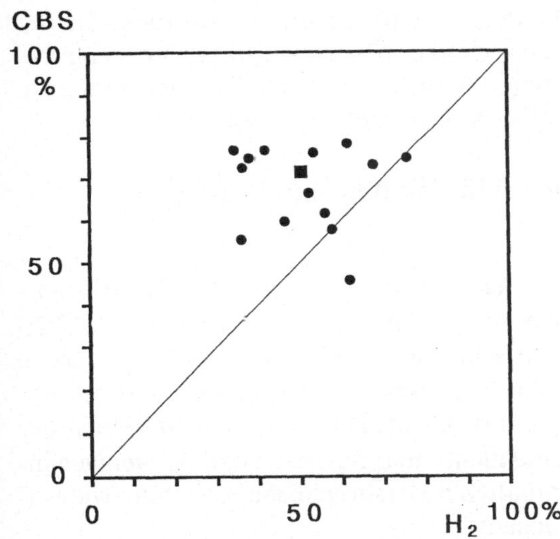

Abb. 2.1. Spontane Rezidivneigung des Ulcus duodeni nach Absetzen einer Akutbehandlung des floriden Geschwürs mit Wismut (CBS) oder einem H_2-Antagonisten. Jeder Punkt repräsentiert die Ergebnisse einer Studie; die Kontrollen wurden 12–18 Monate nach Ende der Akuttherapie durchgeführt (Bardhan KD 1989; Bianchi-Porro G 1988; Coghlan JG 1987; Gibinski K 1984; Hamilton I 1986; Kang JY 1982; Lane MR 1988; Lee FI 1985a; Marshall BJ 1988; Martin DF 1981; Pospai D 1988; Shreeve DR 1983; Smith AC 1988). ■ Mittelwert der Studien

handelten – Patienten ein Rezidiv aufgetreten. Das verzögerte Auftreten der Rezidive nach einer Wismuttherapie ist wahrscheinlich die Folge einer Elimination von Helicobacter pylori (s. Abschn. 2.5.1). Wismutpräparate haben einen – allerdings schwachen – bakteriziden Effekt auf diesen Erreger der Gastritis (Marshall JB 1988), und die Rezidivneigung der Ulcus-duodeni-Krankheit ist, solange Helicobacter nicht wieder in den Magen zurückkehrt, gering. Die völlige Elimination von Helicobacter pylori hat einen ähnlich starken Effekt auf die Rezidivrate wie eine Erhaltungstherapie mit H_2-Antagonisten. Neuerdings wird versucht, Helicobacter pylori durch Kombinationstherapien mit Wismutsalzen und Antibiotika zu eliminieren und dadurch die Rezidivneigung zu senken. Die Resultate sind besser als mit einer Wismutmonotherapie (näheres s. Kap. 6).

Aus seinen – bisher nicht bestätigten – Beobachtungen an 280 Patienten hat Fry (1964) gefolgert, daß die Ulkuskrankheit nach 8 Jahren das Maximum ihrer Intensität erreicht, um dann nach 15 Jahren auszubrennen. Eine mögliche Erklärung für dieses Ausbrennen könnte ein Fortschreiten der Helicobacter-pylori-induzierten oberflächlichen Gastritis in die Tiefe und eine Zerstörung der Parietalzellen sein. Bisher ist ein solches Phänomen allerdings nicht beschrieben worden. In der RUDER-Studie beobachteten wir eher den umgekehrten Vorgang: bei einer Anamnesedauer von über 10 Jahren nahm die Rezidivneigung zu. Wir glauben somit nicht, daß die Ulkuskrankheit „ausbrennt".

2.5 Prognostische Faktoren für Heilung und Rezidiv, RUDER-Studie

Die Kenntnis der Risikofaktoren eines ungünstigen Krankheitsverlaufs ist entscheidend für die Planung der Therapie. Angesichts der zahlreichen Arbeiten, die sich mit diesem Thema befassen (Tabelle 2.3), sollte man meinen, daß die Risikofaktoren bestens bekannt seien und zu einer rationalen Ulkustherapie geführt haben. Das Gegenteil ist jedoch der Fall; die meisten Arbeiten sind nicht interpretierbar, und die wenigen interpretierbaren Arbeiten enthalten widersprüchliche Resultate, wie beispielsweise im Falle des Rauchens.

Im Falle des Ulcus duodeni haben die Mitarbeiter des Ulkusalmanachs 1986 zusammen mit der Firma Cascan eine prospektive Studie, die RUDER-Studie (*R*ezidiv des *U*lcus *d*uodeni: *E*pidemiologie unter *R*anitidintherapie) begonnen, um die Risikofaktoren der verzögerten Heilung und des beschleunigten Rezidivs zu identifizieren. In diese Studie wurden zwischen September 1986 und März 1988 2109 Patienten

Tabelle 2.3. Risikofaktoren des Ulkusrezidivs

Risikofaktor	Schlagwort-nummern in der Daten-sammlung	Ulcus duodeni[c]			Ulcus ventriculi[c]		
		Kein Einfluß	Ungünstiger Einfluß	Sonstige Arbeiten[d]	Kein Einfluß	Ungünstiger Einfluß	Sonstige Arbeiten[d]
1 *Charakteristika des Patienten*							
1.1 Junges Alter	[254.03]	6	–	5	4	1	2
1.2 Männliches Geschlecht	[254.14]	4	1	8	3	–	1
1.3 Gastarbeiterstatus	[254.17]	2	–	1	–	–	1
1.4 Begleiterkrankungen	[254.06]	1	–	1	1	–	1
1.5 Blutgruppe 0	[254.07]	–	–	1	–	–	–
1.6 Alkoholkonsum[a]	[254.01]	5	–	5	2	–	–
1.7 Rauchen	[254.25]	4	10	17	2	–	6
1.8 Konsum von NSAID[b]	[254.20]	2	–	2	1	–	2
1.9 Psychischer Streß	[254.22]	1	–	3	–	–	1
1.10 Hohe Säuresekretion	[254.27]	–	1	9	–	1	1
2 *Anamnestische Angaben*							
2.1 Lange Anamnesedauer	[254.04]	6	2	9	1	–	1
2.2 Viele frühere Ulkusschübe	[254.30]	1	2	–	1	4	–
2.3 Positive Familienanamnese	[254.11]	2	–	2	–	–	–
2.4 Frühere Ulkuskomplikationen	[254.32]	–	2	–	–	–	–
2.5 Langsame Ulkusheilung	[254.29]	2	2	3	2	2	2
3 *Endoskopische Befunde*							
3.1 Großes Ulkus	[254.31]	2	–	1	1	2	1
3.2 Multiple Ulzera	[254.36]	–	1	–	1	–	–
3.3 Rote Ulkusnarbe	[254.34]	–	–	–	–	1	–
3.4 Gastroduodenitis	[254.12]	–	–	5	–	–	1

[a] Ohne Alkoholismus.
[b] "Nonsteroidal antiinflammatory drugs".
[c] Die Zahlen entsprechen der Anzahl publizierter Studien.
[d] Arbeiten, die keine eindeutigen Rückschlüsse zulassen (Definition vgl. Datensammlung).
Der Einfluß der Kurativtherapie auf das Rezidiv wird auf S. 24f. diskutiert.

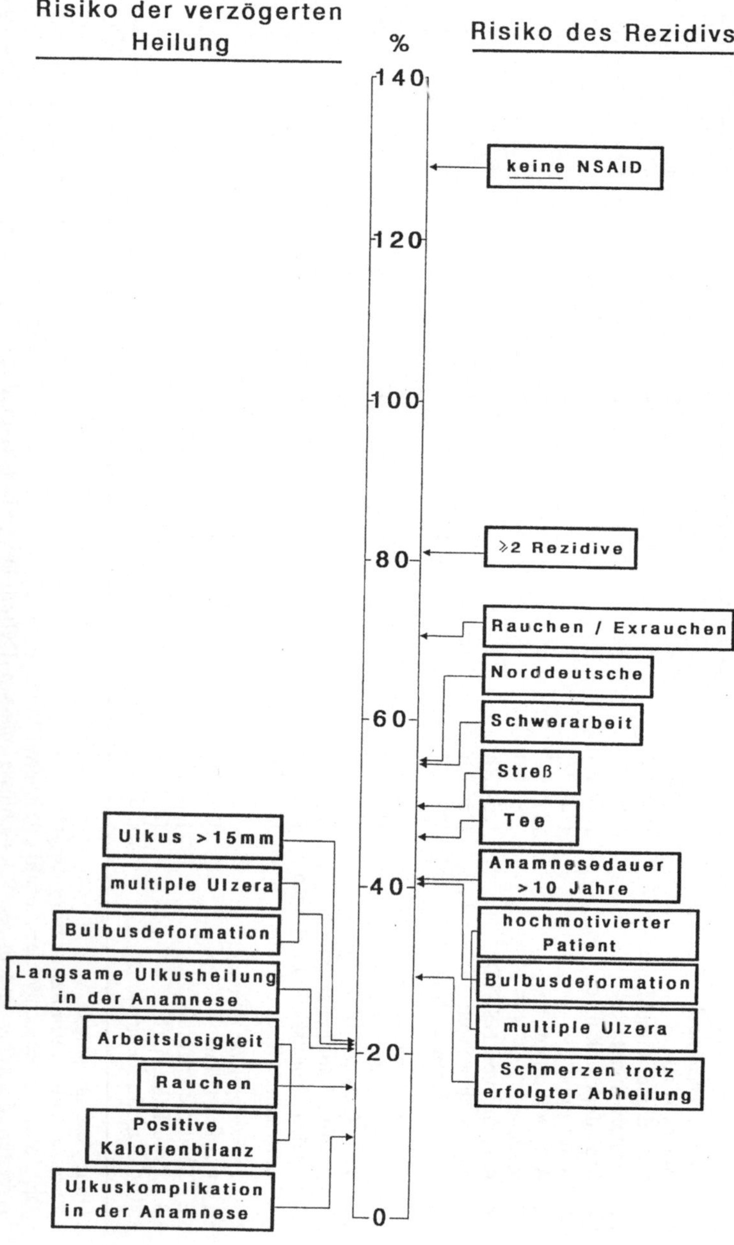
RISIKOFAKTOREN
Risiko der verzögerten Heilung
%
Risiko des Rezidivs
140
keine NSAID
120
100
80
≥2 Rezidive
Rauchen / Exrauchen
Norddeutsche
60
Schwerarbeit
Streß
Tee
Ulkus >15mm
Anamnesedauer >10 Jahre
40
multiple Ulzera
Bulbusdeformation
hochmotivierter Patient
Langsame Ulkusheilung in der Anamnese
Bulbusdeformation
multiple Ulzera
Arbeitslosigkeit
20
Rauchen
Schmerzen trotz erfolgter Abheilung
Positive Kalorienbilanz
Ulkuskomplikation in der Anamnese
0

mit einem endoskopisch nachgewiesenen rezidivierenden Ulcus duodeni aufgenommen, bis zur endoskopisch gesicherten Heilung mit 300 mg Ranitidin und anschließend (während einer zweijährigen Langzeittherapie) mit 150 mg Ranitidin behandelt. Dabei wurden die in Abb. 2.2 gezeigten Risikofaktoren beschrieben.

Insgesamt 7 Risikofaktoren fanden sich gehäuft bei Patienten mit einer verzögerten Heilung, nämlich, in der Reihenfolge ihrer abnehmenden Bedeutung, ein großer Durchmesser des Ulkus, multiple Ulzera, eine verzögerte Ulkusheilung in der Anamnese, Arbeitslosigkeit, Zigarettenrauchen im jetztigen Zeitpunkt und in der Anamnese, ein übermäßiger Kalorienkonsum und Komplikationen in der Anamnese.

Eine zweite Serie von Risikofaktoren fand sich bei Patienten mit einer erhöhten Rezidivneigung, nämlich, in der Reihenfolge ihrer abnehmenden Bedeutung, mindestens 2 Rezidive in der Vergangenheit, Rauchen, ein Wohnsitz in einer Gegend mit erhöhter Rezidivneigung (im Falle der RUDER-Studie handelte es sich um Norddeutschland), Schwerarbeit, psychologischer Streß, ein mit Kaffeeunverträglichkeit einhergehender großer Teekonsum, eine Krankheitsdauer von über 10 Jahren, multiple Ulzera, ein stark ausgeprägter Wunsch, eine Langzeittherapie zu erhalten und ein Persistieren der Beschwerden trotz endoskopischer Ulkusheilung. Patienten, die orale nichtsteroidale Antirheumatika einnahmen, hatten überraschenderweise eine wesentlich niedrigere Rezidivneigung als andere Patienten; daraus kann selbstverständlich nicht auf eine günstige Wirkung der Antirheumatika geschlossen werden (s. Abschn. 2.5.3).

Abbildung 2.2 zeigt auch den quantitativen Einfluß der einzelnen Risikofaktoren auf Heilung und Rezidiv; zum Beispiel ist die Ulkusheilung im Falle eines großen Ulkus stärker verzögert als bei einer Ulkuskomplikation in der Vergangenheit, und die Rezidivfrequenz ist bei Pa

Abb. 2.2. Risikofaktoren von Heilung und Rezidiv des Ulcus duodeni (RUDER-Studie, 2 109 Patienten). Die *linke* Hälfte der Abbildung zeigt 7 Risikofaktoren, in deren Gegenwart die Ulkusheilung verzögert abläuft (keine Heilung nach 4 Wochen). die *rechte* Hälfte zeigt 11 Risikofaktoren, in deren Gegenwart eine erhöhte Rezidivneigung beobachtet wird (Rezidive im ersten Jahr der Langzeittherapie). Für jeden Risikofaktor der Heilung wird angegeben, um wieviel Prozent der Risikofaktor die Heilung verzögert. Beispielsweise weisen Patienten mit einem Ulkusdurchmesser von über 15 mm eine um 54% langsamere Heilung als Patienten mit einem kleineren Ulkusdurchmesser auf. Ähnliches gilt für das Rezidiv. Beispielsweise findet sich bei Patienten mit mindestens zwei Ulkusrezidiven in der Anamnese eine um 81% höhere Rezidivrate als bei Patienten mit nur einem Ulkusrezidiv. Es werden nur solche Risikofaktoren aufgeführt, welche bei monovariater Testung (zweiseitiger exakter Test nach Fischer) Heilung oder Rezidiv statistisch signifikant beeinflussen

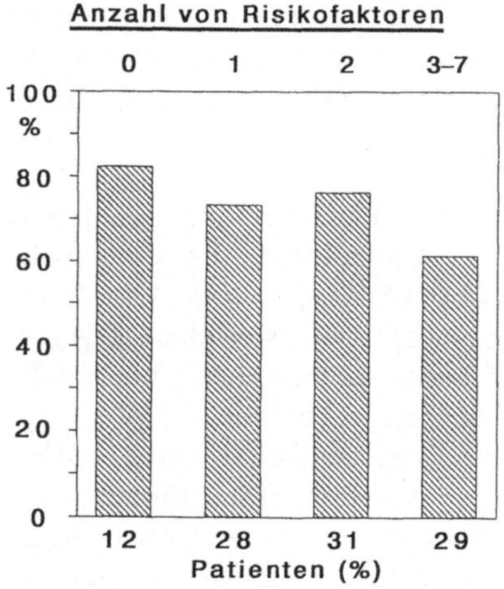

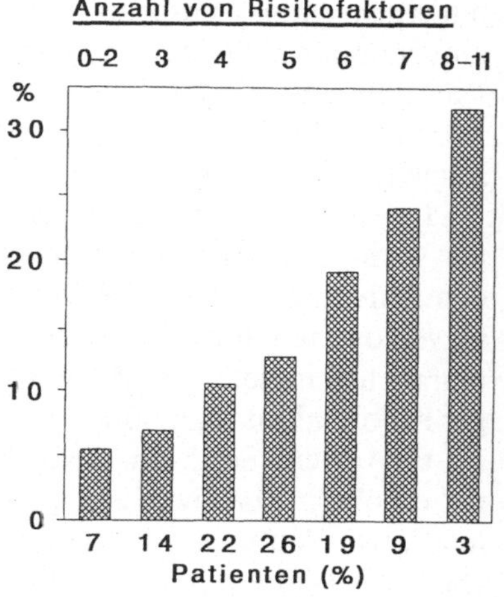

Abb. 2.3. Beziehung zwischen der Anzahl der Risikofaktoren, der Heilungsgeschwindigkeit innerhalb von 4 Wochen und der Rezidivfrequenz im ersten Jahr in der RUDER-Studie. Verwendet werden die in Abb. 2.2 gezeigten 7 Risikofaktoren der Ulkusheilung und die 11 Risikofaktoren des Rezidivs. Die *Säulen* zeigen die endoskopisch gesicherte Heilung innerhalb von 4 Wochen *(links)* bzw. die Häufigkeit der Rezidive im ersten Jahr einer Langzeittherapie *(rechts)*. Unter jeder Säule wird die Häufigkeit der Patienten mit 0–11 der Risikofaktoren angegeben. Beispielsweise hatten 29% der Patienten 3–7 Risikofaktoren der Ulkusheilung und 13% der Patienten 8–11 Risikofaktoren des Ulkusrezidivs

tienten mit mehreren Rezidiven in der Anamnese höher als bei Patienten mit Ulkusschmerzen, die nach der endoskopisch gesicherten Heilung persistieren. Insgesamt ist die Rezidivrate viel stärker abhängig von den Risikofaktoren als die Heilungsgeschwindigkeit. Bei Heilung und Rezidiv wirken die Risikofaktoren kumulativ; je mehr Risikofaktoren vorhanden sind, um so schlechter ist die Prognose (Abb. 2.3) Tabelle 2.4 zeigt Risikofaktoren, welche aufgrund der RUDER-Studie keinen Einfluß auf das Ulkusrezidiv ausüben.

Im Falle des Ulcus ventriculi fehlt eine große prospektive Studie von der Art der RUDER-Studie. Tabelle 2.5 faßt das bestehende Wissen hinsichtlich der Risikofaktoren für das Rezidiv beim Ulcus ventriculi zusammen. Die spärliche und widersprüchliche Information stammt aus den in Tabelle 2.3 zitierten Studien. Dies hat folgende Gründe: Erstens ist das Ulcus ventriculi in Europa und Nordamerika seltener als das Ulcus duodeni und eignet sich — wegen des höheren Erkrankungsalters und der entsprechend größeren Häufigkeit von Zweitkrankheiten

Tabelle 2.4. Kriterien, die in der RUDER-Studie keinen statistisch signifikanten Einfluß auf die Rezidivrate hatten. Die Spalte „Wirkung" zeigt die Erhöhung der Rezidivrate bei Patienten mit dem jeweiligen Kriterium im Vergleich zu den Patienten, bei denen dieses Kriterium nicht vorlag (z. B. Gastarbeiter im Vergleich zu einheimischen Patienten)

Kriterium	Patienten n	Wirkung [%]
Gastarbeiterstatus	86	5,1
Geschiedene Ehe	127	4,9
Berufstätig	1 636	2,7
Duodenitis	1 221	2,4
Keine Heilung nach 2 Wochen	1 144	2,0
Frühere Ulkuskomplikationen	383	1,8
Teekonsum	797	1,5
Junges Alter (40 Jahre)	597	0,9
Großes Ulkus (10 mm)	848	0,0
Schichtarbeiter	177	0,9
Positive Familienanamnese	150	0,8
Frauen	594	0,5

— weniger gut für kontrollierte Studien als das Ulcus duodeni. Zweitens ist das Ulcus ventriculi pathogenetisch weitaus heterogener als das Ulcus duodeni. Beispielsweise handelt es sich in Europa um eine häufig mit Hyposekretion einhergehende Erkrankung älterer Menschen, während in Ostasien vorwiegend jüngere Individuen befallen sind und das Ulcus ventriculi hier mit einer Hypersekretion assoziiert ist, die wir in unseren Gegenden vom Ulcus duodeni her kennen. Das Rauchen, welches in Tabelle 2.5 als Faktor von unsicherer Bedeutung aufgeführt ist, scheint in Ostasien ein wichtiger Risikofaktor zu sein (Stemmermann GN 1989), während es auf die europäische Form des Ulcus ventriculi offenbar keinen Einfluß ausübt. Dieses Beispiel soll deutlich machen, daß bei der Beurteilung der Risikofaktoren die persönliche Erfahrung des behandelnden Arztes eine wichtige Rolle spielt und daß bei der Entscheidung vor allem Studien aus der gleichen geographischen Region herbeigezogen werden sollen. Aufgrund von 306 von uns untersuchten Patienten mit Ulcus ventriculi war die Ulkusgröße der einzige prognostische Faktor einer verzögerten Heilung, und hinsichtlich des Ulkusrezidivs identifizierten wir einzig eine narbige Deformation des Pylorus.

Im folgenden werden die wichtigsten Risikofaktoren besprochen:

Tabelle 2.5. Risikofaktoren einer erhöhten Rezidivneigung beim Ulcus ventriculi

Erhöhte Rezidivfrequenz gesichert
Zollinger-Ellison-Syndrom
und ähnliche Hypersekretionssyndrome

Rezidivfrequenz wahrscheinlich erhöht
Anamnestisch hohe Rezidivfrequenz
Magenretention
Nichtsteroidale Antirheumatika
Chronische Niereninsuffizienz

Bedeutung unsicher, Studien nicht schlüssig
Dauer der Ulkuskrankheit
Psychosoziale Faktoren
Psychologischer Streß
Schwerarbeit
Status nach Komplikation (z. B. Blutung)
Salzkonsum
Rauchen
Hoher Kalorienkonsum
Chronischer Alkoholismus
Verzögerte Ulkusheilung
Beschwerden nach Ulkusheilung
Große und multiple Ulzera
Lage des Ulkus
Ulkusform
Duodenogastraler Reflux
Art und Ausdehnung der Gastritis
Helicobacter pylori
Rote Ulkusnarbe
Mäßige Erhöhung der Säure- und Pepsinsekretion (basal und stimuliert)
Portale Hypertension

Faktor wahrscheinlich bedeutungslos
Alter und Geschlecht
Mäßiger Alkoholkonsum
Blutgruppe

2.5.1 Helicobacter pylori

Praktisch alle Ulcera duodeni sind Helicobacter-positiv. Das übliche Ulcus duodeni entsteht durch ein Zusammenwirken von Helicobacter pylori und Säuresekretion (Abb. 2.4). Die Rezidivverhütung durch eine Anti-Helicobacter-Therapie wird in Abschn. 3.4 und in Kap. 6 diskutiert.

Diese Beobachtungen haben die folgenden Auswirkungen auf die Ulkustherapie:

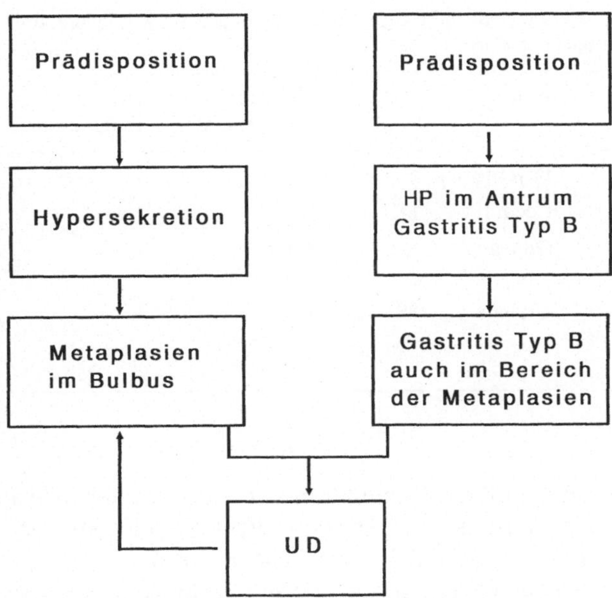

Abb. 2.4. Schematische Darstellung des Zusammenwirkens einer Hypersekretion und einer Helicobacter-pylori-induzierten Gastritis beim Ulcus duodeni

a) Falls es gelingt, Helicobacter pylori völlig zu eliminieren, sinkt die Rezidivrate des Ulcus duodeni auf sehr niedrige Werte ab. Diese jetzt in zahlreichen Arbeiten gesicherte Beobachtung stellt den wohl wichtigsten Fortschritt der Ulkusforschung der letzten Jahre dar. Nach bisheriger Erkenntnis können sich bei helicobacterfreien Patienten weiterhin Rezidive des Ulcus duodeni entwickeln. Allerdings ist die Rezidivrate nicht höher als unter einer Langzeittherapie mit H_2-Antagonisten. Einige Autoren glauben, daß die dauerhafte Elimination von Helicobacter pylori zur Heilung der Ulkuskrankheit führt, doch ist diese Ansicht unbewiesen. Über eine Zweitinfektion des helicobacterfreien Magens – nicht zu verwechseln mit der Rekolonisation nach unvollständiger Elimination von Helicobacter pylori – ist nichts bekannt. Möglicherweise neigt der Magen nach einer geheilten Helicobacterinfektion wegen einer Prädisposition zu Helicobacterinfekten zur raschen Reinfektion.

b) Es ist umstritten, ob eine Elimination von Helicobacter pylori die Ulkusheilung beschleunigt (Tabelle 2.6).

Tabelle 2.6. Beziehung zwischen Antibiotikatherapie, Heilungsgeschwindigkeit und Elimination von Helicobacter pylori

Behandlung	Autor		Heilung beschleunigt	Helicobacter-Elimination
Ofloxacin	Bayerdörfer	87	Ja	Ja
Furazolin	Coelho	88	Ja	Nein
Ampizillin + Metromidazol	Gilligan	88	Nein	Ja
Tetrazyklin + Metromidazol + Wismut	Graham	89	Ja	Ja

c) Aus der Beobachtung, daß die Elimination von Helicobacter pylori die Rezidivrate des Ulcus duodeni senkt, kann nicht geschlossen werden, daß eines der seltenen Ulzera bei einem helicobacterfreien Patienten rezidivfrei bleibt; solche Ulzera können ebenso rezidivieren wie die üblichen Ulcera duodeni. Pathophysiologie und natürlicher Verlauf des Ulcus duodeni beim helicobacterfreien Patienten ohne Antirheumatikakonsum und ohne Zollinger-Ellison-Syndrom sind noch weitgehend unbekannt.

d) Das Ulcus ventriculi findet sich im Gegensatz zum Ulcus duodeni recht oft bei helicobacterfreien Patienten. Zudem ist beim Ulcus ventriculi kein günstiger Einfluß einer Elimination von Helicobacter pylori auf das nachfolgende Rezidiv nachgewiesen worden.

2.5.2 Rauchen

Neben seiner Wirkung auf die Prävalenz ist der Zigarettenkonsum ein wichtiger exogener Faktor für die Ulkusheilung und die Rezidiventstehung [249.28, 254.25]. Beim Ulcus duodeni verzögert das Rauchen die Ulkusheilung und fördert die Rezidivneigung.

Die RUDER-Studie (s. Abb. 2.2) bestätigt die Beobachtung zahlreicher früherer Studien (s. Tabelle 2.3). Wegen der großen Zahl der untersuchten Patienten erlaubt jedoch die RUDER-Studie eine differenziertere Betrachtung, als dies früher möglich gewesen ist. Dabei hat es sich herausgestellt, daß die Heilungsrate jeweils in gleichem Maße verzögert ist, wenn ein Raucher weiterraucht, den Zigarettenkonsum vermindert oder ihn einstellt. Exraucher, d. h. Patienten, welche den Zigarettenkonsum schon vor mehr als einem Monat eingestellt haben, liegen hinsichtlich ihrer Heilungsraten zwischen Rauchern und Nichtrauchern. Die Rezidivneigung der Exraucher ist niedrig, d. h. im Bereich der Nichtraucher, während ein Rückfall ins Rauchen trotz der Langzeittherapie mit Ranitidin mit einer besonders hohen Rezidivfrequenz von 23% — im Vergleich zu 9% bei Nichtrauchern und 13% bei Exrauchern — assoziiert ist. Somit scheint die negative Wirkung des Rauchens nur teilweise an den akuten Zigarettenkonsum gebunden zu sein. Die Wirkung von Pfeife und Zigarre auf das Rezidiv des Ulcus duodeni ist nicht bekannt.

Bei der in Europa üblichen Form des Ulcus ventriculi ist eine ungünstigere Wirkung des Rauchens nicht bekannt, weder hinsichtlich der Heilung noch des Rezidivs (Tabelle 2.3). Auch in eigenen Studien konnten wir keine ungünstige Wirkung des Rauchens feststellen.

2.5.3 Aspirin und andere nichtsteroidale Antirheumatika (NSAID)

Einer verbreiteten Meinung zur Folge wird den oralen NSAID eine ungünstige Wirkung auf den Verlauf der Ulkuskrankheit zugeschrieben. Aufgrund der Literatur erfolgt allerdings die Heilung von Duodenalulzera unter einer Therapie mit Sekretionshemmern weitgehend normal, wenn weiterhin NSAID eingenommen werden [249.22]; nur einige Autoren wollen eine Verbesserung der Abheilung gesehen haben, wenn die antirheumatischen Medikamente abgesetzt wurden (Gerber LH 1981).

Die Heilung des Magenulkus wird möglicherweise durch Antirheumatika verzögert (Loiudice TA 1981); besonders günstige Resultate bei der Heilung des antirheumatikainduzierten Magenulkus sind mit Omeprazol beschrieben worden (Walan A 1989).

Eine ungünstige Wirkung der NSAID auf das Rezidiv des Ulcus duodeni ist mehrfach beschrieben worden. In der RUDER-Studie hatten dagegen NSAID-Konsumenten mit einem Ulcus duodeni wesentlich weniger Rezidive als die anderen Patienten (s. Abb. 2.2). Dies bedeutet selbstverständlich nicht, daß die NSAID eine protektive Wirkung ausüben, sondern impliziert unterschiedliche natürliche Verläufe des Antirheumatikaulkus und des Helicobacter-pylori-Säureulkus. Die letztere Form des Ulcus duodeni neigt zum häufigen unkomplizierten Rezidiv, während die erstere Form wenige, dafür aber oft blutende Rezidive verursacht. Eine andere Erkärung der Beobachtung in der RUDER-Studie ist ein im Vergleich zum üblichen Duodenalulkus besonders gutes Ansprechen des Antirheumatikumulkus auf eine Langzeittherapie mit Sekretionshemmern. Diese Erklärung ist aber wenig wahrscheinlich.

Beim Magenulkus ist der Zusammenhang zwischen NSAID-Konsum und Rezidiv unklar. In einer eigenen Studie beobachteten wir eine besonders geringe Rezidivrate, wenn Patienten mit Magenulzera den Konsum von Antirheumatika einstellten (Blum AL 1990). Diese Beobachtung stützt die Ansicht, daß die Antirheumatika das Magenulkus ungünstig beeinflussen. Ob sich, wie behauptet worden ist (Graham DY 1988), Prostaglandinanaloga in besonderem Maße zur Verhütung und Therapie von antirheumatikainduzierten Ulcera ventriculi eignen, ist unseres Erachtens nicht erwiesen.

2.5.4 Säuresekretion

Es ist gezeigt worden, daß Personen mit einer höheren Säuresekretion eher dazu neigen, im Laufe ihres Lebens an einem Ulcus duodeni zu erkranken [247.34]. Ulcus-duodeni-Patienten mit einer besonders hohen Säuresekretion im Vergleich zum übrigen Patientenkollektiv haben eine schlechtere Heilung [249.30] und entwickeln eher ein Rezidiv [254.27]. Je stärker die Säuresekretion vermindert wird, desto eher heilt das Ulcus duodeni ab. Der Zusammenhang ist jedoch nicht so eindeutig, daß das Anspechen auf eine Hemmung der Säuresekretion im Einzelfall vorausgesagt werden könnte. Ebenso ist die Messung der Säuresekretion aus prognostischen Gründen im Einzelfall nicht angezeigt. Die Säure spielt beim Ulcus duodeni offensichtlich eine größere Rolle als beim Ulcus ventriculi, wie die höhere Säuresekretion beim Ulcus duodeni und das bessere Ansprechen auf eine Hemmung der Säuresekretion belegen. Zudem gilt die beim Ulcus duodeni beschriebene Korrelation zwischen Ausmaß der Sekretionshemmung und Beschleunigung der Heilung für das Ulcus ventriculi nicht.

2.5.5 Ulkusgröße, Ulkuszahl, Gastritis und Duodenitis, Ulkusnarbe

Große Ulzera heilen langsamer als kleine Ulzera [254.29]. In der RUDER-Studie war die Ulkusgröße der wichtigste Risikofaktor für die verzögerte Heilung des Ulcus duodeni. In einer von uns durchgeführten Ulcus-ventriculi-Studie war die Ulkusgröße der einzige Risikofaktor der Ulkusheilung (Pace F 1990).

Unabhängig von der Ulkusgröße ist die Zahl der Ulzera ein Risikofaktor; in der RUDER-Studie heilten multiple Ulzera duodeni langsamer als Einzelulzera.

Die durch Helicobacter pylori hervorgerufene Gastritis wurde in Abschn. 2.4 und 2.5.1 besprochen. Falls infolge einer Hypersekretion Antrumschleimhautmetaplasien im Bulbus duodeni auftreten, kann es auch hier zu einer helicobacterinduzierten Gastritis kommen, welche einen Risikofaktor für das Auftreten des Ulcus duodeni darstellt (vgl. Abb. 2.4). Im übrigen ist die endoskopisch diagnostizierbare Duodenitis — charakterisiert durch Ödem, Rötung und erhöhe Verletzlichkeit — ein charakteristischer Befund nach Abheilung des Ulcus duodeni; in der RUDER-Studie stellte sie keinen Risikofaktor für das Rezidiv dar.

Die Frage, ob die Gastritis beim Ulcus ventriculi einen Risikofaktor für Heilung und Rezidiv darstellt, ist ungeklärt (s. auch Abschn. 2.5.8).

Ein ungünstiger Effekt der narbigen Deformation des Bulbus duodeni auf die Rezidivneigung ist in der RUDER-Studie beobachtet worden. Beim Ulcus ventriculi soll die Rezidivneigung durch endoskopische Untersuchung der Ulkusnarbe abgeschätzt werden können; rote Narben sollen rascher zum Rezidiv führen als weiße. Diese Ansicht wird nur von wenigen Autoren vertreten.

2.5.6 Heilungsgeschwindigkeit, Komplikationen, Anamnesedauer, Rezidivfrequenz, frühere Komplikationen

In der Literatur wird der Einfluß der Ulkusheilung, der Anamnesedauer, der Zahl früherer Ulkusschübe und der durchgemachten Ulkuskomplikationen auf den Verlauf des Ulcus duodeni und des Ulcus ventriculi unterschiedlich beurteilt. Ein klares Bild ergibt sich nur hinsichtlich des Einflusses früherer Ulkusschübe auf das Rezidiv des Ulcus ventriculi. Wenn der Patient zahlreiche Ulkusschübe durchgemacht hat, muß mit einer erhöhten Rezidivneigung auch in der Zukunft gerechnet werden (s. Tabelle 2.3).

In der RUDER-Studie hatten die Ulcus-duodeni-Patienten mit einer *verzögerten Heilung* in der Anamnese auch im jetzigen Schub eine verzögerte Heilung. Eine langsame Heilung hatte dagegen keinen Einfluß auf die Rezidivneigung. Eine erhöhte Rezidivfrequenz wurde bei einer *Krankheitsdauer* von mehr als 10 Jahren und einer hohen *Rezidivfrequenz* in der Anamnese beobachtet. Falls der Patient früher *Komplikationen* durchgemacht hatte, war die Heilung verzögert; dieser Einfluß war zwar statistisch signifikant, aber von quantitativ geringem Ausmaß.

Eine Beziehung zwischen früher durchgemachten Komplikationen und einer erhöhten Rezidivneigung bestand dagegen nicht.

2.5.7 Ulkusbeschwerden

Die Asynchronie von Ulkusheilung und Ulkusbeschwerden während der Therapie ist aus zahlreichen Studien bekannt (s. Abschn. 2.6; [207]). Persistierende Ulkusbeschwerden nach endoskopisch gesicherter Heilung stellten in der RUDER-Studie einen Risikofaktor für das Rezidiv dar (s. Abb. 2.2). Bei solchen Patienten könnten die persistierenden Beschwerden der Ausdruck eines bei der Kontrollendoskopie übersehenen Restulkus sein. Es handelt sich jedoch eher um die Persistenz eines – weitgehend unbekannten – pathophysiologischen Prozesses, der die Rezidiventstehung fördert. Es ist beispielsweise beschrieben worden, daß die Azidität im Bulbus duodeni während des Ulkusschubes abfällt und nach der Heilung wieder ansteigt; diese Übersäurung könnte Beschwerden verursachen (Kerrigan DD 1989).

2.5.8 Psychosoziale Faktoren

Die Angehörigen niederer sozialer Schichten, vor allem Schwerarbeiter und Gastarbeiter, sind häufiger vom Ulcus duodeni befallen als die Angehörigen höherer Schichten. Die Vermutung, daß eine schwere körperliche Belastung das Ulkusrezidiv fördert, ist erstmals in den 30er Jahren geäußert worden (Duesberg R 1938; Emery ES 1953). In der RUDER-Studie erwies sich die schwere körperliche Arbeit als ein wichtiger Risikofaktor für das Rezidiv (s. Abb. 2.2); Schwerarbeiter hatten 54% mehr Rezidive als andere Patienten. Die möglichen pathophysiologischen Zusammenhänge zwischen Arbeitsschwere und Ulcus duodeni wurden in Abschn. 2.3.1 besprochen.

Ein eindeutiger Einfluß der Arbeitsschwere auf die Ulkusheilung konnte weder in der RUDER-Studie noch in früheren Studien festgestellt werden. Dies hängt wohl damit zusammen, daß Schwerarbeiter mit einem ungünstigen Krankheitsverlauf krankgeschrieben werden und somit während der akuten Krankheitsphase nicht arbeiten. Eine prospektive Studie zur Klärung des Einflusses der Arbeitsschwere auf die Ulkusheilung ist bisher nicht durchgeführt worden.

Beim Ulcus ventriculi ist über eine ungünstige Auswirkung der Arbeitsschwere auf den Krankheitsverlauf nichts bekannt.

Das scheinbare Gegenteil der Schwerarbeit, nämlich die Arbeitslosigkeit, übte in der RUDER-Studie einen ungünstigen Einfluß auf die Heilung des Ulcus duodeni aus (s. Abb. 2.2). Der Grund liegt wohl in der psychischen Belastung der Arbeitslosen. In diesem Zusammenhang ist es von Interesse, daß in der RUDER-Studie die rascheste endoskopisch gesicherte Ulkusheilung bei freiberuflich tätigen Patienten festgestellt worden ist. Solche Patienten erleiden durch die Erkrankung einen Verdienstausfall. Der Wunsch nach rascher Heilung scheint somit die Heilung zu beschleunigen.

Dem psychologischen Streß ist in den bisherigen Studien kein Einfluß auf den Verlauf der Ulkuskrankheit zugesprochen worden (s. Tabelle 2.3). In der RUDER-Studie erwies sich der Streß als ein wichtiger Risikofaktor des Ulkusrezidivs. Wenn der behandelnde Arzt den Patienten als gestreßt betrachtete, war die Rezidivrate um 50% erhöht. Die RUDER-Patienten füllten auch einen Fragebogen aus, welcher je 10 Fragen zum Umweltstreß und zur Streßbewältigung enthielt. Die Patienten, welche sich in diesem Fragebogen als besonders robust darstell-

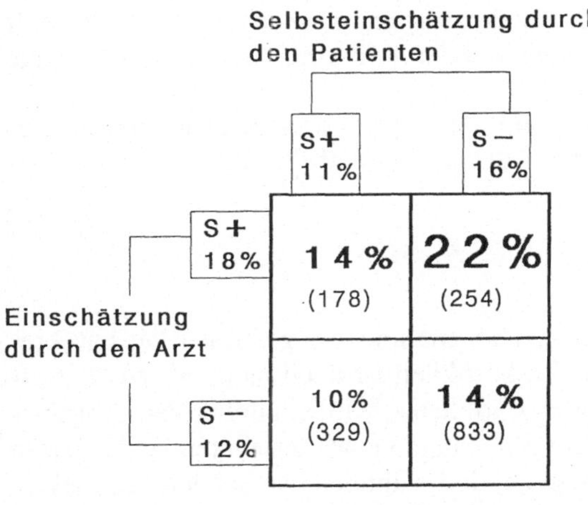

Abb. 2.5. Einfluß von Streß auf die Rezidivrate in der RUDER-Studie. Die Streßsituation des Patienten wurde auf zwei Arten ermittelt: Selbsteinschätzung mittels Fragebogen und Beurteilung durch den Arzt. $S+$ bedeutet, daß sich der Patient in einer Streßsituation befindet, bei $S-$ besteht keine Streßsituation. Die Selbsteinschätzung erfolgte mittels eines Streßfragebogens (nach A. Bauerfeind). 10 Fragen beziehen sich auf eine ungünstige Lebenssituation („externer Streß"), 10 Fragen auf die Bewältigung dieser Situation („interner Streß"). Die Prozentzahlen in der Vierfeldertafel zeigen die Patienten mit Rezidiv und die prozentualen Rezidivraten an

ten, hatten mehr Rezidive als die anderen, und jene Patienten, die vom Arzt als gestreßt betrachtet wurden und im Fragebogen keinen Streß zugaben, hatten mehr als doppelt soviel Rezidive als Patienten, die im Fragebogen ein ungünstiges Bild ihrer Lebenssituation beschrieben und vom Arzt nicht als gestreßt bezeichnet wurden (Abb. 2.5). Der in der RUDER-Studie verwendete Fragebogen ist in Tabelle 6.2 wiedergegeben.

Der Einfluß geographischer Faktoren auf den Verlauf der Ulkuskrankheit ist bisher aus anekdotischen Berichten hervorgegangen; beispielsweise sind besonders ungünstige Resultate der Ulkustherapie aus Nordengland und Schottland berichtet worden. In der RUDER-Studie hatten die in Norddeutschland ansässigen Patienten eine höhere Rezidivfrequenz als die Patienten aus Mitteldeutschland und Süddeutschland. Hinter diesem geographischen Muster verbirgt sich möglicherweise ein Unterschied zwischen Stadt- und Landbevölkerung; in ländlichen Gegenden ist die Rezidivneigung des Ulcus duodeni offenbar geringer als in der Stadt. Es ist naheliegend, psychosoziale Faktoren für diesen Unterschied verantwortlich zu machen; die Erklärung des Phänomens ist allerdings noch offen. Eine direkte therapeutische Empfehlung läßt sich aus dieser Beobachtung nicht ableiten; der behandelnde Arzt paßt die Dauer der Kurativtherapie und die Indikation zur Langzeittherapie automatisch dem Umfeld an.

Beim Ulcus ventriculi scheint der psychologische Streß keinen Einfluß auf den Krankheitsverlauf zu haben (s. Tabelle 2.3).

2.5.9 Pepsin

Die Bedeutung der Serumpepsinogene und der gastralen Pepsinsekretion für den Verlauf der Ulkuskrankheit ist noch nicht erforscht. Aufgrund der Ergebnisse klinischer Studien scheint ein hoher Pepsinogen-I-Spiegel im Serum beim Ulcus duodeni mit einer geringeren Heilungsrate einherzugehen. Es wäre möglich, daß – ähnlich wie bei der Säuresekretion – eine erhöhte Sekretion von Pepsin Ulkusrezidive fördert. Ein im Vergleich zu Pepsinogen I hoher Serumspiegel von Pepsinogen II weist auf eine chronische Gastritis hin, welche eine Voraussetzung für die Entstehung des Ulcus ventriculi ist [247.13]. Welche Bedeutung das Verhältnis von Pepsinogen I zu II hinsichtlich Heilung und Rezidiv der Ulzera hat, ist bislang unklar [249.11, 254.12]. Einige Autoren glauben, daß aus diesem Verhältnis prognostische Aussagen über Heilung und Rezidiv des Ulcus ventriculi möglich sind (Tatsuta M 1975). Diese Ansicht bedarf der Überprüfung in weiteren Studien. Die Möglichkeit, eine durch Helicobacter pylori hervorgerufene Gastritis zu heilen, ist dabei bedeutsam (s. auch Abschn. 2.5.5).

2.5.10 Alkohol, Kaffee, Tee

Gemäßiger Konsum von bis zu 20 g Alkohol pro Tag scheint die Ulkusheilung zu verbessern und Ulkusrezidive zu verhindern. Diese scheinbar paradoxe Beobachtung (Sonnenberg A 1981) ist möglicherweise darin begründet, daß geringe Dosen von Alkohol die mukosale Synthese von Prostaglandinen stimulieren. Im Tierexperiment zeigte eine intragastrale Verabreichung von Alkohol in kleinen Konzentrationen eine protektive Wirkung. Dieser Effekt wird durch die gleichzeitige Gabe von Prostaglandinsynthesehemmern verhindert. In der RUDER-Studie hatte ein gemäßigter Alkoholkonsum keinen Einfluß auf Heilung und Rezidivrate des Ulcus duodeni.

Die Ulkusheilung wird offenbar weder durch Kaffee noch durch Tee beeinflußt. In einer Studie wurde die Heilung von Ulzera, die auf Histaminantagonisten schlecht ansprechen, durch Kaffeekonsum nicht zusätzlich verzögert (Quatrini M 1984). Auch in der RUDER-Studie fand sich kein Einfluß des Kaffee- und Teekonsums auf die Ulkusheilung. Hingegen hatten Patienten mit einem hohen Teekonsum, insbesondere solche mit Kaffeeunverträglichkeit, eine erhöhte Rezidivrate. Es ist unwahrscheinlich, daß der Tee für diesen ungünstigen Einfluß verantwortlich ist; eher handelt es sich bei den Teekonsumenten um Patienten, die den Tee zur Linderung und Verhütung häufiger dyspeptischer Beschwerden benutzen und die zu den in Abschn. 2.5.7 beschriebenen Patienten mit Persistenz der Beschwerden nach Ulkusheilung gehören.

2.5.11 Ernährung

Der Einfluß einer faserreichen Kost auf Heilung und Rezidivprophylaxe beim Ulcus duodeni ist zu wenig gesichert, als das jedem Patienten die Last einer Diät aufgezwungen werden könnte [247.25, 249.21, 224.00].

In der RUDER-Studie hatten Patienten mit einem – gemessen an der physischen Arbeit – übermäßigen Kalorienkonsum eine schlechtere Heilung als Patienten mit einer ausgeglichenen Kalorienbilanz. Es ist zur Zeit noch nicht bekannt, ob der übermäßige Kalorienkonsum die Heilung ungünstig beeinflußt oder ob umgekehrt Patienten mit einem ungünstig verlaufenden Ulkusleiden zur Bekämpfung des Nüchternschmerzes mehr essen als andere Patienten. Therapeutische Empfehlungen können aus der Beobachtung der RUDER-Studie vorerst nicht abgeleitet werden.

In den letzten Jahren ist behauptet worden, daß der Konsum von Fischöl vor Ulzera schütze (Hollander D 1986) und daß eine linolsäurearme Diät einen Risikofaktor für die Ulkusentstehung darstelle (Daueshmend TK 1989). Auch in dieser Hinsicht sind noch zu wenige Fakten für diätetische Empfehlungen bekannt.

Bei der Ulkustherapie sind gewisse diätetische Maßnahmen, die sich aus Messungen der intragastralen Azidität ableiten empfehlenswert. Sie werden in Kap. 4 besprochen.

2.5.12 Andere mögliche prognostische Faktoren

Lam SK (1976, 1983) und seine Arbeitsgruppe glauben, bei jenen Ulkuspatienten mit einem Erkrankungsbeginn im jungen Alter, hoher Säuresekretion, Blutgruppe A, B oder AB und positiver Familienanamnese einen besonderen Typ des Ulcus duodeni entdeckt zu haben, der zu häufigen Rezidiven und zur Ulkusblutung neigt. Andere Arbeitsgruppen haben zwar auch eine Beziehung zwischen Familienanamnese und Ulkusheilung beschrieben, jedoch die Beobachtungen Lams hinsichtlich eines besonderen Ulkustyps nicht bestätigt. In der RUDER-Studie hatte eine positive Familienanamnese keinen ungünstigen Einfluß auf die Rezidivhäufigkeit (s. Tabelle 2.4). Für den einzelnen Patienten ist aufgrund der beschriebenen Zusammenhänge keine Prognose zu stellen. Möglicherweise verbirgt sich hinter den aufgelisteten Charakteristika eine (ererbte?) Mangelfunktion protektiver Faktoren der Schleimhaut oder ein Überwiegen aggressiver Faktoren, wie Säure- oder Pepsinsekretion (Fodor O 1968; Rotter JI 1979 b), die Heilung und Rezidiv ungünstig beeinflussen.

Nationalität und ethnische Herkunft, die die Prävalenz der Ulkuskrankheit stark beeinflussen, haben offenbar keine Wirkung auf Heilung und Rezidivverhalten [247.23, 249.12, 249.18, 249.26, 254.13, 254.17, 254.23].

Seit 30 Jahren befallen Ulcus ventriculi und duodeni zunehmend ältere Leute [247.02, 249.02]. Zahlreiche Autoren berichten von einer schnelleren Heilung des Geschwürs bei jungen als bei alten Patienten. Diese Beziehung ist jedoch zu vage, um für den Einzelfall prognostische Relevanz zu besitzen (s. Tabellen 2.3 und 2.4). Auch das Geschlecht spielt als Risikofaktor bei der Prävalenz eine weitaus größere Rolle als bei der Heilung und beim Rezidiv ([247.15, 249.13, 254.14] und Tabelle 2.4).

2.6 Symptomatik

Die häufigsten Symptome, die bei einem akuten Ulkus auftreten können sind ein uncharakteristischer Schmerz im Oberbauch bei 90% und Übelkeit bei 50% der Patienten (Müller-Lissner SA 1982; Soll AH 1983). Die Art der Symptome erlaubt keine Differenzierung zwischen Magen- und Zwölffingerdarmgeschwür. Von typischen Ulkussymptomen spricht man, wenn der Ulkusschmerz im Nüchternzustand auftritt, beispielsweise in den frühen Morgenstunden, und nach Nahrungsaufnahme oder nach Antazida sistiert. Nur ein Drittel der Ulkuspatienten klagt über typische Ulkusschmerzen. Die typischen Ulkusschmerzen treten eher bei jungen Patienten und bei Patienten ohne Zweiterkrankung auf, sie sind entsprechend seltener bei alten Patienten und solchen mit einer Zweiterkrankung (Hess H 1980). Beim Ulcus duodeni werden sie etwas häufiger als beim Ulcus ventriculi beschrieben. Es scheint, daß sowohl Ulcera duodeni als auch Ulcera ventriculi mit einer ausgeprägten Symptomatik langsamer als symptomarme Ulzera abheilen (Massarrat S 1981; Okada M 1984).

Während des akuten Ulkusschubs geht die Symptomatik im allgemeinen mit der Heilung des Ulkus parallel, wobei die Beschwerden während der Heilung aufhören, bevor das Ulkus vollständig epithelialisiert ist. Eine Hemmung der Säuresekretion führt zu einem raschen Abklingen der Ulkusbeschwerden. Es gibt jedoch zahlreiche Ausnahmen von diesem regelhaften Verlauf [207.01]: Beim einzelnen Patienten können die Ulkussymptome sistieren, lange bevor das Ulkus endoskopisch eine Heilungstendenz zeigt, und umgekehrt können die Ulkussymptome selbst nach vollständiger Heilung persistieren. In der RUDER-Studie hatten noch 30% der Patienten zum Zeitpunkt der endoskopisch dokumentierten Ulkusheilung Symptome, und die Persistenz der Symptome war ein Indikator einer erhöhten Rezidivfrequenz (s. Abschn. 2.5) (Abb. 2.6). Manche Patienten klagenüber typische Ulkussymptome, ohne daß sich endoskopisch ein Ulkus nachweisen läßt. In der Betreuung des einzelnen Patienten ist das Beschwerdebild daher ein unzuverlässiges Zeichen für die Abheilung des Ulkus.

Ein Ulkus kann vollständig symptomlos verlaufen und erst durch eine Mälena oder eine Hämatesis entdeckt werden. Dies ist charakteri-

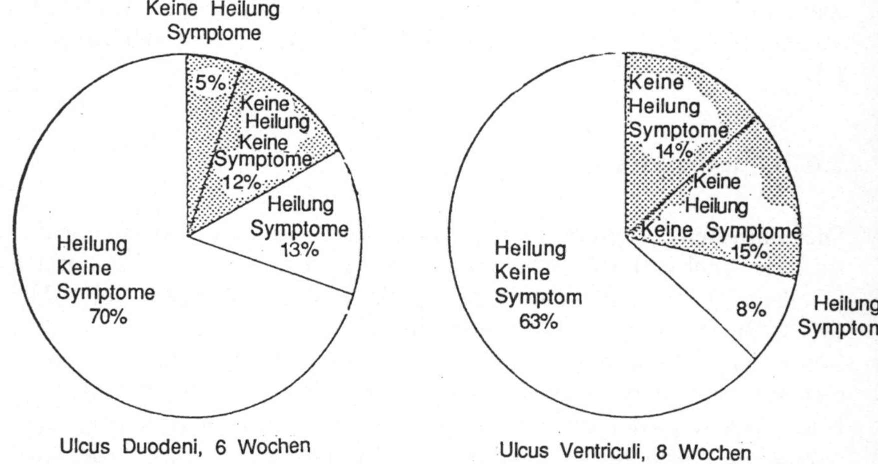

Abb. 2.6. Beziehung zwischen Ulkusheilung und Symptomen. Der *linke Kreis* basiert auf 94 Ulcus-duodeni-Patienten aus der Studie von Ippoliti et al. (1978). Der *rechte Kreis* basiert auf 101 Ulcus-ventriculi-Patienten aus der Studie von Isenberg et al. (1983). *In der RUDER-Studie lag der Anteil der Patienten mit Symptomen trotz Heilung bei 30%

stisch für das Antirheumatikaulkus. Ein Drittel der Perforationen tritt bei einem bislang symptomlosen Patienten auf (Walker C 1983). Aus Studien zur Rezidivprophylaxe des Ulcus duodeni, bei denen auch asymptomatische Patienten in regelmäßigen Abständen endoskopiert wurden, wissen wir, daß spontan 20% und unter Langzeit-H_2-Medikation sogar bis zu 50% der Ulzera symptomlos rezidivieren [237.01, 237.06, 238.01, 238.06]. Beim Ulcus ventriculi verläuft mehr als die Hälfte aller Rezidive ohne Langzeitprophylaxe asymptomatisch [231.01–232.03, 233.01, 226.01–226.04, 227.01–227.04]. Daraus ergibt sich, daß die Symptome weder zur Beurteilung der Heilung noch zur Erfassung eines Rezidivs zuverlässig sind.

Aus dem unterschiedlichen Verhalten von Symptomen und Ulkus folgt, daß wir in unseren bisherigen epidemiologischen und klinischen Studien die Prävalenz und die Rezidivhäufigkeit beider Ulkustypen unterschätzt haben. Es bleibt eine ungeklärte Frage, warum nur einTeil der Ulkusrezidive symptomatisch wird.

Ziel einer Rezidivprophylaxe ist die Vermeidung von Schmerzen und Komplikationen. Nur eine Minderzahl der Ulzera geht mit Komplikationen einher, und nur eine Minderzahl der Komplikationen ihrerseits tritt bei asymptomatischen Ulzera auf. Man kann sich daher auf den Standpunkt stellen, daß ein asymptomatisches oder kaum symptomatisches Rezidiv für den Verlauf der Erkrankung wenig Bedeutung hat.

2.7 Komplikationen

Da die Häufigkeit beider Ulkuserkrankungen zurückgegangen ist, bekommen die meisten Ärzte nur noch selten Komplikationen zu sehen und neigen dazu, die Gefährlichkeit der Erkrankung in Abrede zu stellen (Tabelle 2.7). Die jährliche Komplikationsrate von 2–5% ist tatsächlich klein [201.01–201.03, 220.01–220.04]. Nach einer erstmaligen *Blutung* oder *Perforation* ist jedoch für den Einzelfall das Risiko einer erneuten Komplikation gegenüber dem gewöhnlichen Ulkuspatienten 2- bis 3fach erhöht [248.17, 253.15]. Neben ihrer günstigen Wirkung auf die Rezidivneigung und die Rezidivsymptomatik senkt die Langzeitprophylaxe mit H_2-Antagonisten auch die Häufigkeit der Rezidive, die von Komplikationen begleitet sind [203.01–203.03, 222.01–222.03].

Bei etwa 5% der Ulkuspatienten kommt es im Laufe der Krankengeschichte zu einer *Perforation,* bei Männern häufiger als bei Frauen [253.06]. Im Mittel sterben 15% der Patienten an ihrer Perforation [344.01–344.03]. Die Letalität der Perforation ist bis zum 60. Lebensjahr annähernd konstant und steigt dann steil an, sie ist beim Ulcus ventriculi höher als beim Ulcus duodeni [349.10].

Eine *Blutung* tritt 3- bis 4mal häufiger als eine Perforation auf, diese Komplikation ist ebenfalls bei männlichen häufiger als bei weiblichen Ulkuskranken [248.07]. Ein Drittel der blutenden Ulzera muß operiert

Tabelle 2.7. Komplikationen der Ulkuskrankheit

Komplikation	Ulcus ventriculi [%]	Ulcus duodeni [%]
Blutung	15	20
Perforation	3	6
Penetration[a]	5	10
Stenose[a]	0,2	2
Tod/9 Jahre[b]	2,2	1,6

[a] Aus Operationsstatistiken (Balint JA 1959; Caruolo JE 1955; Kozoll DD 1964; Norbye E 1952) geschätzt und mit der Operationsfrequenz multipliziert.
[b] Aus Bonnevie O (1978).

werden, und ca. 15% der Patienten mit blutendem Ulcus duodeni und 30% derjenigen mit blutendem Ulcus ventriculi sterben an dieser Komplikation [313.01–04]. Die Inzidenz und die Letalität der Ulkusblutung steigen parallel zum Lebensalter [248.02, 322.02].

Die Prozentangaben *penetrierender Geschwüre* beruhen auf Schätzungen chirurgischer Patienten, die genaue Prävalenz ist nicht bekannt, da eine exakte Diagnose nur chirurgisch oder autoptisch gestellt werden kann (Caruolo JE 1955; Norris JR 1961).

Duodenalgeschwüre führen weitaus häufiger als Magengeschwüre zur *Magenausgangsstenose* [252.04]. Insgesamt handelt es sich um eine relativ seltene Komplikation. Die Magenausgangsstenose verzögert die Heilung und fördert die Entstehung eines Ulcus ventriculi (Dragstedt LL 1970). Die Stenose des Bulbus duodeni soll die Heilung des Duodenalgeschwürs verzögern (Massarrat S 1981).

Obwohl das Ulcus duodeni ungefähr zweifach häufiger als das Ulcus ventriculi auftritt, sterben ungefähr 1,5mal mehr Personen am Ulcus ventriculi, und mehr Patienten werden wegen eines Ulcus ventriculi als wegen eines Ulcus duodeni berentet [257.17, 257.19]. Das liegt daran, daß im Mittel Patienten mit Magenulzera älter sind als solche mit Duodenalulzera. Da Magenulzera schlechter als Duodenalulzera auf eine medikamentöse Therapie ansprechen, müssen diese Patienten häufiger operiert werden. Vor Einführung der H_2-Antagonisten und der Entwicklung der modernen chirurgischen Verfahren drohte dem Ulkuspatienten seitens der Chirurgie die größte Gefahr. Nach Bonnevie versterben während eines Beobachtungszeitraums von 9 Jahren 1,8% aller Ulkuspatienten an den unmittelbaren Folgen ihrer Ulkuserkrankung. Die Mortalität von Ulkuspatienten ist allerdings nur in den ersten 2 Jahren nach Erstmanifestation eines Ulkus signifikant höher als in der Normalbevölkerung. Danach bleibt die mittlere Lebenserwartung durch die Ulkuskrankheit unbeeinflußt.

2.7.1 Risikofaktoren hinsichtlich des Auftretens von Ulkuskomplikationen

Drei Risikofaktoren sind für die Ulkusblutung und für die Ulkusperforation von Bedeutung: frühere Komplikationen [248.17, 253.15], die Einnahme von NSAID [248.10, 253.09] und das Alter des Patienten [248.02, 253.01]. Hat bereits einmal eine Ulkusblutung oder Perforation stattgefunden, so ist das Risiko für ein Rezidiv um das 2- bis 3fache höher als bei Patienten ohne vorhergehende Komplikation [248.17,

253.15]. Bei hohem Alter ist das Risiko um das 3fache erhöht. Hinzu kommt, daß alte Patienten häufig an degenerativen Erkrankungen leiden und deshalb mit NSAID behandelt werden. Die Mortalität bei Ulkuskomplikationen ist bei alten Patienten höher als bei jungen Patienten. Die Beobachtung, daß Blutungen und Perforationen bei Magenulzera einen ungünstigeren Ausgang nehmen als bei Duodenalulzera [349.10, 322.09], hängt vermutlich damit zusammen, daß alte Patienten eher Magenulzera als Duodenalulzera haben.

Andere Risikofaktoren konnten entweder nur für die Blutung oder nur für die Perforation gefunden werden. Hoher Alkoholkonsum [248.01] sowie eine Behandlung mit Kortikosteroiden [248.15] scheinen Risikofaktoren für das Auftreten einer Ulkusblutung darzustellen. Im allgemeinen scheinen Magenulzera häufiger zu Blutungen zu führen als Duodenalulzera [248.18]. In extremen Streßsituationen wie sie im Krieg oder bei Naturkatastrophen auftreten [253.08], scheint das Risiko für das Auftreten von Ulkusperforationen erhöht zu sein. Ulkusperforationen treten häufiger bei Männern als bei Frauen auf [253.06].

3 Die Schubtherapie des Ulcus ventriculi und des Ulcus duodeni *

H. R. Koelz

3.1 Diagnose vor der Behandlung

3.1.1 Symptome

Nur bei ungefähr einem Drittel der Patienten mit einem floriden Ulkus findet man typische Ulkussymptome, d. h. Nüchternschmerz, der durch Nahrungsaufnahme verringert wird. Ein Drittel der Patienten beschreibt atypische Symptome, und ein Drittel der Patienten ist vollständig asymptomatisch.

3.1.2 Endoskopie, Radiologie, Histologie und Zytologie

Eine Ulkusdiagnose allein aufgrund der Symptomatik ist unzuverlässig. Zum Beweis des klinischen Verdachts ist eine endoskopische oder radiologische Untersuchung notwendig. Dabei ist die Endoskopie der Radiologie überlegen. Radiologisch sind sehr flache Ulzerationen gelegentlich nicht erkennbar, während narbige Veränderungen nach früheren Ulkusschüben schwer von einem akuten Ulkus unterschieden werden können. Bei Zustand nach Magenresektion ist als Erstuntersuchung eine Endoskopie wesentlich aussagekräftiger, da radiologisch oft unübersichtliche Verhältnisse eine sichere Interpretation unmöglich machen. Wenn radiologisch der Verdacht auf ein Magenulkus besteht, sollte der Patient anschließend zur Entnahme von Biopsien aus dem Rand und dem Krater des Ulkus endoskopiert werden, da nur die histologische Untersuchung den Beweis für die Dignität eines Magenulkus erbringen kann. Zusätzliche zytologische Untersuchungen erhöhen zwar die Sensitivität, eine maligne Veränderung zu finden; gleichzeitig wird dadurch aber die Spezifität verringert, so daß häufiger falsch-positive Resultate erhalten werden. Der Wert der Zytologie hängt in hohem Maße von der Erfahrung des Pathologen ab.

* Unterstützt durch den Schweizerischen Nationalfonds, Gesuch Nr. 3200-009353.

3.1.3 Magensekretionsanalyse, Bestimmung des Serumgastrinspiegels

Die Magensekretionsanalyse ist nur zum Ausschluß eines Zollinger-Ellison-Syndroms und anderer Erkrankungen mit erhöhter basaler Säuresekretion von klinischem Wert (Mignon M 1988). Diese Erkrankungen sollten bei folgenden Patienten vermutet werden: a) Riesenulkus oder multiple Ulzera im Duodenum, b) distal des Bulbus duodeni gelegene Ulzera, c) Ulzera, die von Diarrhö oder (normalerweise geringfügiger) Steatorrhö begleitet sind, d) Ulzera, welche unter einer üblichen Behandlung mit H_2-Antagonisten nicht abheilen oder sehr rasch nach der Heilung wieder auftreten. Bei diesen Patienten sollten die Nüchtern-Serumspiegel von Gastrin, Kalzium und Albumin bestimmt werden. Bei sicher erhöhtem oder grenzwertigem Serumgastrin sollten ein Provokationstest mit Sekretin und eine Magensekretionsanalyse durchgeführt werden.

3.1.4 Suche nach Helicobacter pylori

Der Heliobacter-pylori-Status spielt zwar für die Ulkusheilung keine nachgewiesene Rolle. Trotzdem sind Tests zur Suche nach Helicobacter pylori aus prognostischen und therapeutischen Gründen von praktischer Bedeutung. Ulcus-duodeni-Patienten mit negativem H. pylori-Test weisen ohne prophylaktische Langzeitbehandlung eine wesentlich geringere Rezidivrate auf als solche mit positivem Test; diesen Patienten kann somit ein wahrscheinlich günstiger Verlauf der Ulkuskrankheit vorausgesagt werden. Der Nachweis von H. pylori ist natürlich auch die Voraussetzung für eine antimikrobielle Therapie (Wismut und/oder Antibiotika) im Hinblick auf eine Eradikation des Keimes zur Rezidivprophylaxe.

3.2 Medikamente

Die üblichen Ulkustherapeutika sind in Tabelle 3.1 zusammengefaßt.

Die beschriebenen Ulkustherapeutika können zur Therapie sowohl des Ulcus duodeni wie auch des Ulcus ventriculi erfolgreich eingesetzt werden. Die Heilung von Magenulzera erfolgt allerdings meist etwas langsamer als diejenige von Duodenalgeschwüren. Präpylorische Ulzera scheinen noch langsamer zu heilen als andere Magenulzera (Halter F 1987).

Tabelle 3.1. Ulkusmedikamente zur Schubtherapie

Wirkungsmechanismus Substanz (empfohlene Tagesdosis)	Anzahl der Verabrei-chungen (pro Tag)	Wirksamkeit auf Ulkus-heilung	Nebenwirkungen bei Kurativtherapie
Hemmung der Säuresekretion			
H$_2$-Antagonisten			
– Ranitidin (300 mg)	1–2	Sehr gut	
– Cimetidin (800–1200 mg)	1–4	Sehr gut	Interaktion mit anderen Medikamenten Gynäkomastie
– Nizatidin (300 mg)	1–2	Sehr gut	(Beschränkte Erfahrung)
– Famotidin (40 mg)	1	Sehr gut	
– Roxatidin (150 mg)	1–2	Sehr gut	(Beschränkte Erfahrung)
Hemmer der H$^+$ K$^+$ ATPase			
– Omeprazol (20–40 mg)	1	Ausgezeich-net	(Beschränkte Erfahrung) Interaktion mit anderen Medikamenten
Anticholinergika			
– Pirenzepin (100–150 mg)	2	Gut	Anticholinerge Neben-wirkungen
Prostaglandin-Analoga			
– Misoprostol (0,8 mg)	4	Mittel	Diarrhö, Bauchkrämpfe, Abort
Trizyklische Antidepressiva			
– Trimipramin (50 mg)	1	Mittel	Anticholinerge Nebenwirkungen
Neutralisation der Säure			
Antazida			
– Al/Mg-Hydroxid (≥120 mmol Säure-bindungskapazität)	5	Gut	Diarrhö, verringerte Absorption anderer Medikamente
Schleimhautschutz			
– Sucralfat (4 g)	2–4	Sehr gut	Verstopfung, verringerte Absorption von Medikamenten
– Wismutsubcitrat (480 mg)	4	Sehr gut	Graufärbung des Stuhls, verringerte Absorption von Medikamenten, Neurotoxizität nicht ausgeschlossen

Die Heilungsraten mit den meisten in Tabelle 3.1 aufgeführten Medikamenten sind ähnlich. Mit H_2-Blockern, Wismutsalzen oder hochdosierten Antazida heilen innerhalb 4 Wochen 80–90% der Ulcera duodeni. Dagegen führt Omeprazol 20 mg täglich aufgrund einer Metaanalyse (Poynard T 1989) beim Ulcus ventriculi und duodeni zu einer rascheren Beschwerdefreiheit und Heilung als Ranitidin 300 mg täglich. Geringfügig, aber den H_2-Blockern statistisch signifikant unterlegen, sind Trimipramin und die bisher bekannten Prostaglandinanaloga. „Protektive" Substanzen haben den Ruf, die Ulkusschmerzen weniger gut zu lindern. Mit einigen wenigen Ausnahmen (Blum AL 1986) ließ sich dies jedoch in den meisten Studien nicht beweisen.

3.2.1 Histamin-H_2-Antagonisten

In der Akutbehandlung des peptischen Ulkus werden z. Z. die Histamin-H_2-Antagonisten am häufigsten verwendet. Cimetidin, Ranitidin, Famotidin, Nizatidin und Roxatidin sind in den meisten Ländern zugelassen. Viele andere H_2-Antagonisten werden hinsichtlich ihrer klinischen Anwendung zur Zeit getestet.

Die H_2-Antagonisten wirken über eine kompetitive Besetzung des Histamin-H_2-Rezeptors der Parietalzelle im Magen und die daraus resultierende Hemmung der Säuresekretion.

Die verschiedenen H_2-Antagonisten sind hinsichtlich ihrer pharmakologischen Eigenschaften sehr ähnlich. Zum Beispiel sind die Plasmahalbwertszeiten von Cimetidin, Ranitidin und Famotidin nahezu identisch. Allerdings unterscheiden sie sich in ihrer relativen Stärke: Bei gleicher täglicher Dosis führt Famotidin zu einer ungefähr 8mal stärkeren Hemmung der Säuresekretion, während Ranitidin ungefähr 6mal so stark wie Cimetidin wirkt. Diese Erkenntnisse wurden bei den üblicherweise empfohlenen Dosen von Cimetidin (800–1200 mg), Ranitidin (300 mg) und Famotidin (40 mg) nur unvollständig berücksichtigt. Die Säuresekretionshemmung ist deshalb bei der üblichen Dosierung mit Ranitidin stärker als mit Cimetidin. Da die Heilungsraten von Duodenalulzera mit dem Grad der Säuresekretionshemmung parallel gehen (Jones DB 1987), erstaunt es nicht, daß eine Metaanalyse von klinischen Studien eine signifikante Überlegenheit von Ranitidin gegenüber Cimetidin zeigen konnte (McIsaac RL 1987). Die Korrelation zwischen Hemmung der Säuresekretion und Ulkusheilung ist beim Ulcus ventriculi weniger eng (Howden CW 1988).

Eine zweimal tägliche Verabreichung eines H_2-Antagonisten ist hinsichtlich der Ulkusheilung ebenso wirksam wie die Einmalgabe am Abend. Die Abenddosis sollte mit oder kurz nach dem Abendessen gegeben werden, da dadurch eine optimale Säurehemmung und möglicherweise eine schnellere Ulkusheilung erreicht wird (Merki H 1988). Nach der Verabreichung der Abenddosis sollte nicht mehr gegesssen werden.

Unerwünschte Nebenwirkungen sind bei allen verfügbaren H_2-Antagonisten selten (Penston J 1986). Von klinischer Bedeutung sind hingegen Wechselwirkungen von Cimetidin (nicht aber von Ranitidin oder Famotidin) mit anderen Medikamenten, welche durch die hepatische Zytochromoxidase metabolisiert werden. Cimetidin hat eine etwas stärkere antiandrogene Wirkung als andere H_2-Antagonisten. Aus diesem Grund kann bereits unter üblichen Dosen von Cimetidin eine Gynäkomastie auftreten. Bei sehr hohen Dosen ist dies sogar ein recht häufiges Problem (Jensen RT 1983).

3.2.2 Hemmer der gastralen H^+K^+-ATPase: Omeprazol

Omeprazol ist in einigen europäischen Ländern zur Kurzzeittherapie des peptischen Ulkus zugelassen. Es ist gegenwärtig das wirksamste bekannte Ulkusmedikament. Dies gilt sowohl für die Wirkung auf die Ulkusheilung wie auch die Schmerzbefreiung (Clissold STP 1986; Walan A 1988). Omeprazol ist bereits seit einigen Jahren das Medikament der ersten Wahl bei therapierefraktären Patienten mit Zollinger-Ellison-Syndrom. Bei anderen therapieresistenten Ulzera hat es eine ähnliche Bedeutung erreicht.

Bei einem Patienten mit unkompliziertem Erstulkus ist Omeprazol allerdings nicht das Medikament der ersten Wahl. Andere Substanzen können aus folgenden Gründen bevorzugt werden: a) Die klinische Erfahrung mit Omeprazol ist noch beschränkt. b) Die meisten Ulzera heilen auch mit herkömmlichen Ulkusmedikamenten während 4–8 Wochen ab. c) Omeprazol führt wie Ranitidin bei langer Verabreichung (2 Jahre) in hohen Dosen bei Ratten zur Entwicklung von Karzinoidtumoren des Magens. Allerdings sind diese Tumoren nur bei Ratten beobachtet worden (nicht aber bei Mäusen, Hunden oder gar beim Menschen). Es handelt sich vermutlich um die Folge von massiver Hypergastrinämie aufgrund der Anazidität im Antrum. Diese Ansicht ist allerdings nicht unumstritten (Penston J u. Wormsley KG 1987a).

Omeprazol greift im letzten Schritt der Säuresekretion ein, indem es die H^+K^+-ATPase, d. h. die Protonenpumpe, hemmt. Es führt zu einer selektiven Verminderung der Säuresekretion aufgrund folgender Eigenschaften:

– Omeprazol ist eine schwache Base (pKa = 4,0) und akkumuliert in den Räumen, in denen das pH unter 4,0 liegt, d. h. nur in der Parietalzelle.

– Omeprazol selbst ist nicht aktiv. Die aktive Verbindung, ein Sulfenamidkation, bildet sich erst in Gegenwart von Säure.

– Der aktive Metabolit blockiert die gastrale H^+K^+-ATPase, indem er sich an 2 SH-Gruppen dieses Proteins bindet.

– In der Parietalzelle ist kein anderes Protein bekannt, das an diesen Metaboliten bindet.

– Die H^+K^+-ATPase kommt nur im Magen vor.

Die Dosis-Wirkungs-Kurve aller Sekretionshemmer verläuft steil. Aus diesem Grund findet sich bei kleinen Dosen von 10–20 mg Omeprazol eine beträchtliche interindividuelle Variation der Säurehemmung. Dies bedeutet, daß mit 20 mg Omeprazol bei einigen Patienten fast keine Säuresekretionshemmung erreicht wird, während bei anderen bereits mit 10 mg eine komplette Säurehemmung erfolgt. Bei den meisten Patienten findet sich erst mit 40 mg Omeprazol täglich eine subtotale Hemmung der Säuresekretion während 24 h.

Falls Omeprazol bei Patienten mit „normalen", d. h. nichttherapieresistenten Ulzera eingesetzt wird, so beträgt die übliche Dosis 20 mg pro Tag. Beim therapieresistenten Duodenalulzera sind 40 mg pro Tag zu empfehlen. Die Dosis bei Patienten mit Zollinger-Ellison-Syndrom sollte entsprechend der basalen Säuresekretion unter der Therapie gewählt werden.

Nebenwirkungen mit Omeprazol sind selten. Ähnlich wie Cimetidin führt Omeprazol zu einer Wechselwirkung mit Medikamenten, die in der Leber metabolisiert werden, z. B. Benzodiazepinen, Phenytoin und Warfarin.

3.2.3 Anticholinerge Substanzen: Pirenzepin

Pirenzepin ist ein anticholinerg wirkendes Medikament, welches vor allem die Muscarin(M1)-Rezeptoren der gastralen Parietalzelle hemmt. Systemische anticholinerge Nebenwirkungen sind damit weniger ausgeprägt als mit anderen anticholinergen Medikamenten, treten aber unter einer täglichen Doses von 2mal 50 mg Pirenzepin immerhin bei etwa 10% der Patienten auf [215.07].

Pirenzepin verlangsamt die Magenentleerung und senkt etwas den Tonus des unteren Ösophagussphinkters. Diese Nebenwirkungen sind bei Patienten mit gleichzeitigem gastroösophagealem Reflux unerwünscht. Die Kombination von Pirenzepin und H_2-Antagonisten verstärkt die sekretionshemmende Wirkung von H_2-Antagonisten.

3.2.4 Prostaglandinanaloga

Die zur Verfügung stehenden Prostaglandinanaloga (z. B. Misoprostol, Arboprostil, Enprostil u. a.) sind den H_2-Antagonisten hinsichtlich der Ulkusheilung und dem Erreichen der Schmerzfreiheit unterlegen. Hinzu kommt, daß Prostaglandine häufig zu Nebenwirkungen wie Diarrhö und Bauchkrämpfen führen (Hawkey CJ 1986). Bei schwangeren Patientinnen können sie einen Abort auslösen. Prostaglandinanaloga sind nur in säurehemmenden Dosen wirksam. Niedrige, sog. „zytoprotektive" Dosen bewirken keine Beschleunigung der Ulkusheilung. Ein weiterer Nachteil dieser Substanzen ist die Notwendigkeit einer 4mal täglichen Verabreichung.

3.2.5 Trizyklische Antidepressiva

Trimipramin in einer Einmaldosis von 50 mg abends ist dem Placebo hinsichtlich der Ulkusheilung überlegen, aber dem Cimetidin leicht unterlegen (Koelz HR 1984). Trimipramin ist ein schwacher Säuresekretionshemmer. Die unangenehmste Nebenwirkung ist Müdigkeit. Für andere Antidepressiva wie Misanserin und Doxepin liegen weniger klare Studienergebnisse vor.

3.2.6 Antazida

Die Wirksamkeit von Aluminium-Magnesium-Antazida entspricht etwa derjenigen der H_2-Antagonisten, sofern die verabreichte Dosis von Antazida mindestens 120 mmol einer In-vitro-Säurebindungskapazität enthält (Lam SK 1988). Höhere Dosen führen zu keiner rascheren Ulkusheilung, provozieren hingegen Nebenwirkungen wie Diarrhö.

3.2.7 Sucralfat

Sucralfat beeinflußt die intragastrale Azidität und Säuresekretion nicht. Seine Wirkungsweise ist nicht sicher bekannt. Nur sehr geringe Mengen von Sucralfat werden im Gastrointestinaltrakt absorbiert; dies führte zur Vermutung, daß die Wirkung von Sucralfat auf einem lokalen (und nicht einem systemischen) Weg wirkt. Dabei werden u. a. folgenden Mechanismen postuliert: eine selektive Bindung der Substanz an epitheliale Defekte mit Bildung einer „Schutzbarriere", eine lokale Hemmung der Pepsinaktivität, eine Adsorption von Gallesalzen und eine Steigerung von defensiven Mechanismen der gastroduodenalen Mukosa, wie z. B. Stimulierung der Prostaglandinsynthese und erhöhte Sekretion von Schleim und Bikarbonat.

Der Verabreichungsmodus ist weniger einfach als bei H_2-Antagonisten: 4mal 1 g pro Tag oder 2mal 2 g pro Tag sollten eingenommen werden. Dies sollte aufgrund theoretischer Überlegungen auf nüchternen Magen geschehen.

Aufgrund von gewissen Beobachtungen soll Sucralfat die negative Wirkung des Rauchens auf die Ulkusheilung (Lam SK 1987) und auf das Ulkusrezidiv (Lam SK 1987; Brandstätter B 1987) beim Duodenalulkus aufheben. Zu diesem Phänomen sind allerdings keine weiteren Studien erschienen.

Einige Autoren beschreiben nach einer Schubtherapie des Duodenalulkus mit Sucralfat eine geringere Rezidivrate als nach H_2-Antagonisten (Dobrilla G 1988; Koelz HR 1989; S. Marks persönliche Mitteilung). Die bislang vorliegenden Daten sind allerdings noch nicht ganz überzeugend; es handelt sich höchstens um einen geringen Effekt.

Nebenwirkungen unter Sucralfattherapie sind selten. Wie andere aluminiumhaltige Medikamente kann Sucralfat zu Verstopfung führen. Weiterhin kann die Absorption von anderen Medikamenten beeinträchtigt werden, z. B. bei gleichzeitiger Einnahme von Tetrazyklin, Phenytoin und Chenodeoxycholsäure.

3.2.8 Kolloidales Wismut (Wismut-Trikalium-Dizitrat oder Wismut-Subzitrat)

Größere klinische Erfahrung mit Wismut bei der Behandlung der Ulkuskrankheit liegt nur für Wismut-Trikalium-Dizitrat vor, nicht aber für andere Wismutsalze wie Wismutsubsalizylat oder Wismutsubnitrat. Aus diesem Grund wird an dieser Stelle nur über das Wismut-

Trikalium-Dizitrat berichtet, welches im folgenden als kolloidales Wismut bezeichnet wird.

Ähnlich wie Sucralfat beeinflußt kolloidales Wismut die intragastrale Azidität nicht.

Die Wirkungsweise von kolloidalem Wismut gleicht möglicherweise derjenigen von Sucralfat. Ein zusätzlicher Mechanismus von kolloidalem Wismut besteht vielleicht in der bakteriziden Wirkung gegen Helicobacter pylori.

Kolloidales Wismut ist beim akuten gastroduodenalen Ulkus zumindest ebenso wirksam wie Cimetidin, falls das Wismutpräprat 4mal täglich auf nüchternen Magen eingenommen wird (Tytgat GNJ 1987 b). Bei cimitidinresistenten Duodenalulzera scheint ein Wechsel auf kolloidales Wismut wirksamer als eine Fortsetzung der Behandlung mit H_2-Antagonisten (Bianchi Porro G 1987; Lam SK 1984). Zudem ist gesichert, daß Ulcera duodeni (nicht aber Ulcera ventriculi) nach einer Kurativtherapie mit Wismut deutlich später rezidivieren als nach einer Therapie mit H_2-Antagonisten (Dobrilla G 1988; Lane MR 1988). Die Absorption von kolloidalem Wismut ist gering, aber trotzdem nicht unbedenklich, da Wismut im Körper akkumuliert. Meßbare Wismutmengen werden von den Nieren noch mehrere Monate nach Beendigung einer Kurzzeittherapie ausgeschieden (Gavey CJ 1988). Im Gegensatz zu anderen Wismutmedikamenten konnte beim kolloidalen Wismut bisher keine Neurotoxizität nachgewiesen werden, obwohl sich die Serumspiegel auch nach Kurzzeittherapie in einem Bereich finden, bei denen mit früheren Präparaten Wismutenzephalopathien beobachtet wurden. Trotzdem sollte es nicht über längere Zeit oder bei Patienten mit Niereninsuffizienz verabreicht werden.

Die auffälligste unerwünschte Nebenwirkung, die bei allen Patienten auftritt, ist eine Graufärbung des Stuhls. Dies kann als Meläna fehlinterpretiert werden oder das Auftreten einer echten Meläna maskieren. Wie Sucralfat kann auch kolloidales Wismut die Absorption anderer gleichzeitig eingenommener Medikamente verringern.

3.3 Schubtherapie des unkomplizierten Ulkus

3.3.1 Akuter Schub eines unkomplizierten Duodenal- und Magenulkus

Medikamentöse Therapie
Die Medikamentenwahl bei der Schubtherapie steht heute im Brennpunkt des Interesses. Die prinzipiell zur Verfügung stehenden Substan-

zen sind in Tabelle 3.1 zusammengefaßt. Unter den H_2-Blockern wird heute Ranitidin bevorzugt. Gründe dafür sind gute Wirksamkeit, ausgezeichnete Verträglichkeit und große Erfahrung. Die Tagesdosis von 300 mg wird entweder einmal täglich zusammen mit dem Abendessen oder in zwei Hälften morgens und abends eingenommen. Vernünftige Alternativen zu den H_2-Blockern sind Omeprazol (morgens 20 mg) und Sucralfat (2mal 2 g pro Tag).

Bei Patienten mit häufig rezidivierenden Ulcera duodeni, welche sich wegen Nebenwirkungen oder ungenügender Mitarbeit zu einer Langzeittherapie nicht eignen, kann kolloidales Wismut (4mal 120 mg pro Tag), evtl. in Kombination mit Antibiotika, verwendet werden.

Zusätzlich verabreichte Antazida verbessern weder die Heilungsraten noch die Symptome. Dennoch kann – mehr aus psychologischen Gründen – für die ersten Behandlungstage die zusätzliche Verschreibung eines Antazidums zum Gebrauch bei akutem Ulkusschmerz sinnvoll sein.

Begleitende Maßnahmen

Zigarettenraucher sollten zum Einstellen des Rauchens angehalten werden, da Duodenalulzera, möglicherweise auch Magenulzera bei Rauchern langsamer heilen als bei Nichtrauchern [250.28]. Es ist allerdings unklar, wie rasch eine Nikotinabstinenz eine Verbesserung der Ulkusheilung bewirkt.

Mäßiger Alkoholkonsum hat keine negative Auswirkung auf die Heilung von Duodenalulzera.

Falls möglich, sollte eine gleichzeitige Behandlung mit Kortikosteroiden oder nichtsteroidalen entzündungshemmenden Medikamenten (NSAID) unterbrochen oder wenigstens in der Dosis reduziert werden. Als Ersatz eignet sich beispielsweise Acetaminophen. Beim Magenulkus scheint eine fortgesetzte Einnahme von NSAID die Wirksamkeit von H_2-Antagonisten zu beeinträchtigen (LoIudice TA 1981; Davies 1986; Roth SH 1988; Walan A 1989). Beim Duodenalulkus sind die Hinweise weniger klar [249.22].

Eine spezielle Ulkusdiät ist nicht notwendig [250.08]. Milch zur Bekämpfung des Ulkusschmerzes ist nicht zu empfehlen, da in einer randomisierten Studie in Indien gezeigt wurde, daß große Mengen von Milch (2 l/Tag) zu einer verzögerten Heilung von Duodenalulzera unter Cimetidin (1 g täglich) führen (Kumar N 1986). Eine ballaststoffreiche Kost verbessert die Ulkusheilung nicht. Hingegen scheint eine besonders ballaststoffarme Kost das Rezidivrisiko zu erhöhen (Ryding A 1985a). Psychischer Streß stellt einen Risikofaktor für eine verzögerte Ulkusheilung dar (Blum AL 1988, unpublizierte Ergebnisse). Über die Wirkung einer Psychotherapie hinsichtlich der Ulkusheilung fehlen jedoch kontrollierte Studien.

Dauer der Behandlung
Ulkussymptome verschwinden üblicherweise während der ersten Behandlungswoche. Die derzeit übliche Empfehlung hinsichtlich der Behandlungsdauer des Ulcus duodeni beträgt 4 Wochen; dabei heilen etwa 80% der Ulcera ab. Um eine zuverlässige Heilung bei möglichst vielen Patienten zu erreichen, sollte beim Ulcus duodeni ein H_2-Antagonist für 4–8 Wochen (abhängig von den in der RUDER-Studie erarbeiteten Risikofaktoren, vor allem von den Rauchgewohnheiten), beim Ulcus ventriculi für 6–8 Wochen (abhängig vorwiegend von der Ulkusgröße) durchgeführt werden (Bauerfeind P 1988).

Endoskopische Überprüfung der Ulkusheilung
Die Symptomatologie erlaubt keine sicheren Rückschlüsse auf die Ulkusheilung. Die Ulkusheilung und das Verschwinden von Symptomen nach einer 4wöchigen Kurativtherapie gehen nur bei zwei Drittel der Patienten parallel. Das bedeutet, daß ein Teil der Patienten trotz persistierender Symptome eine Ulkusheilung zeigt und bei anderen trotz fehlender Symptome das Ulkus persistiert.

Die Abheilung von Magenulzera sollte unabhängig von der Symptomatik endoskopisch-bioptisch überprüft werden, um mit bestmöglicher Sicherheit ein Malignom auszuschließen.

Bei Patienten mit unkompliziertem Ulcus duodeni sollte wenigstens dann eine Kontrollendoskopie durchgeführt werden, wenn die Symptome persistieren oder wenn eine Langzeittherapie geplant ist.

3.3.2 Vorgehen bei verzögerter Ulkusheilung und therapierefraktären Ulzera

Definition
Die Festlegung der Zeiträume, wann von „verzögerter Heilung" oder „therapierefraktären Ulzera" gesprochen werden kann, ist schwierig. Die Heilungsdauer hängt von der Wirksamkeit des Medikaments und von individuellen Faktoren, z. B. der Ulkusgröße ab. Im folgenden gehen wir davon aus, daß die primäre Therapie mit einem H_2-Antagonisten in üblicher Dosierung oder einem ähnlich potenten Medikament (Sucralfat, kolloidales Wismut oder Antazida) erfolgt ist. Unter diesen Bedingungen liegt eine verzögerte Heilung dann vor, wenn ein

Ulcus duodeni nach 6 Wochen und ein Ulcus ventriculi nach 8 Wochen nicht abgeheilt ist. Von einem therapierefraktären Ulkus sprechen wir, wenn trotz 3monatiger Therapie keine Abheilung erfolgt.

Ungefähr 5% aller Duodenalulzera können als therapierefraktär bezeichnet werden. Die Gründe für das Versagen der Therapie sind bei den meisten Patienten unbekannt, wobei das Nichteinnehmen der Medikamente jedoch vermutlich häufig vorkommt. Bei therapierefraktären Magen- und Duodenalulzera sollten Biopsien entnommen werden, um ein Karzinom, ein Lymphom oder seltene Krankheiten wie einen Morbus Crohn, eine Tuberkulose oder – bei Patienten mit einer Immunmangelkrankheit – eine Infektion mit dem Zytomegalievirus auszuschließen. Außerdem sollte ein Zollinger-Ellison-Syndrom ausgeschlossen werden (s. Abschn. 3.1.3).

Medikamentöse Therapie

Bei verzögerter Heilung kann die begonnene Ulkustherapie fortgesetzt werden. Die folgenden Maßnahmen scheinen gegenüber einer einfachen Fortsetzung der Therapie mit demselben Medikament keinen Vorteil zu haben: a) der Wechsel von einem H_2-Antagonisten zu einem anderen H_2-Antagonisten (Quatrini M 1984), b) die Erhöhung (z. B. Verdoppelung) der Dosis gegenüber der anfänglichen Behandlung (Bardhan KD 1984), c) eine kombinierte Therapie, z. B. H_2-Antagonisten mit Pirenzepin (Bardhan KD 1987) oder Sucralfat, d) der Wechsel von einer säurehemmenden Substanz auf Sucralfat (Guslandi M 1984) oder umgekehrt (Chilovi F 1988).

Falls neben einer verzögerten Heilung auch noch schwere Symptome persistieren oder neu auftreten, sollte eine Behandlung wie bei therapierefraktären Ulzera durchgeführt werden.

Die wirksamste Behandlung von therapierefraktären Ulzera ist eine 4wöchige Verabreichung von 40 mg Omeprazol morgens. Mit dieser Behandlung wird bei 90% der Patienten innerhalb von etwa 4 Wochen eine Ulkusheilung erreicht (Tytgat GNJ 1987a; Brunner G 1988; Bardhan KD 1988). Falls notwendig, kann die Behandlung auf 2–3 Monate verlängert werden. Vor einer Behandlung mit Omeprazol sollte ein Malignom möglichst sicher ausgeschlossen werden, da selbst maligne Ulzera unter Omeprazol vollständig abheilen können.

Kolloidales Wismut ist wahrscheinlich weniger wirksam als Omeprazol, beim Ulcus duodeni aber einer fortgesetzten Behandlung mit H_2-Antagonisten überlegen (Lam SK 1984; Bianchi Porro G 1987). Ein weiteres Argument für die Anwendung von kolloidalem Wismut mag der positive Nachweis von Helicobacter pylori sein, obwohl bis jetzt nicht gezeigt wurde, daß Helicobacter-pylori-negative Patienten nicht von einer Behandlung mit kolloidalem Wismut profitieren.

Chirurgische Behandlung
Nur wenige Ulzera sind gegenüber einer üblichen Therapie mit modernen Ulkustherapeutika therapierefraktär. Diese wenigen Ulzera werden bei Anwendung von Omeprazol nahezu alle geheilt. Aus diesem Grund ist die Notwendigkeit einer chirurgischen Behandlung wegen Vorliegen eines therapierefraktären Ulkus sehr selten geworden (Gustavsson S 1988). Wenn ein Zollinger-Ellison-Syndrom ausgeschlossen ist und die Gutartigkeit eines Magenulkus aufgrund wiederholter histologischer Untersuchungen belegt ist, sollte eine chirurgische Behandlung vorwiegend bei jungen Patienten oder Patienten mit geringem Operationsrisiko und starker Symptomatik in Erwägung gezogen werden. Die Persistenz eines symptomlosen unkomplizierten Ulkuskraters – selbst im Magen – ist keine zwingende Indikation zur Operation. Das Risiko, trotz mehrerer Endoskopien mit vielen Biopsieentnahmen ein Karzinom zu verpassen, ist gering im Vergleich zu den Risiken einer Operation. Es gibt keinen Beweis, daß Magenulzera sich zu einem Karzinom entwickeln können.

Bei Patienten mit einem therapierefraktären Ulkus sollte vielleicht trotz höherer Mortalität und Morbidität eher eine partielle Magenresektion als eine Vagotomie durchgeführt werden, da bei diesen Patienten ein hohes Risiko besteht, daß das Ulkus persistiert oder bald rezidiviert (Pounder RE 1987; Primrose JN 1988).

3.3.4 Die Behandlung von sogenannten Durchbruchulzera

„Durchbruchulzera" sind Ulzera, die sich unter einer Langzeittherapie entwickeln. Die Behandlung dieser Ulzera kann nach denselben Richtlinien erfolgen wie die der „normalen" Ulzera.

3.3.5 Die Behandlung von Ulkusrezidiven
nach chirurgischer Ulkustherapie

Die meisten Rezidivulzera nach Vagotomie sind wahrscheinlich Folge einer inkompletten Vagotomie. Sie werden praktisch mit gleichem Erfolg behandelt wie Ulzera bei nichtoperierten Patienten [354.03]. Bei früh auftretenden Rezidiven nach Magenresektion liegt entweder ein Zollinger-Ellison-Syndrom oder eine unvollständige Resektion vor. Beides sollte vor einer weiteren Behandlung ausgeschlossen werden. Rezidive, die lange Zeit nach der Resektion an der Anastomose oder im Magenstumpf auftreten, sind auf Malignität verdächtig. Ulzera nach Magenresektion neigen eher zu Ulkuskomplikationen und heilen üblicherweise langsamer ab als Ulzera beim nichtoperierten Patienten.

3.4 Behandlung von Ulkuskomplikationen

Das erstmalige Auftreten einer Blutung, Perforation oder Magenentleerungsstörung (als Folge stenosierender Ulzera) führt bei vielen Patienten gleichzeitig zur Erstdiagnose der Ulkuskrankheit. Manifestiert sich hingegen die Ulkuskrankheit erstmals in Form eines unkomplizierten Ulkus, so ist die Entwicklung von späteren Ulkuskomplikationen selten (Schiller LR 1986). Lag bereits einmal eine Komplikation vor, insbesondere eine Ulkusblutung, so besteht eine erhöhte Gefahr für das Wiederauftreten einer Komplikation [248.17].

3.4.1 Ulkusblutung

Die Ulkusblutung ist die häufigste Komplikation der Ulkuskrankheit. Sie kann sich als chronische Eisenmangelanämie, als akute Blutung mit Hypovolämie oder als Kombination beider Komplikationen äußern.

Ulzera mit gleichzeitig vorliegender chronischer Anämie werden wie unkomplizierte Ulzera behandelt. Bei Patienten mit schwerer Anämie kann eine Transfusionstherapie (vorzugsweise Erythrozytenkonzentrate) notwendig sein. Bei älteren Patienten mit langdauernder schwerer Anämie und Herzinsuffizienz sollen die Transfusionen sehr langsam gegeben werden, um eine Volumenüberlastung (Lungenödem) zu vermeiden.

Diagnose

Die diagnostische Methode der Wahl bei akuter Blutung ist die Endoskopie. Dies gilt, obwohl bei in den 70er Jahren durchgeführten randomisierten Studien hinsichtlich der Mortalität kein Vorteil einer frühen diagnostischen Endoskopie gezeigt werden konnte (Erickson RA 1986). Diese enttäuschenden Ergebnisse sind auf die geringen Mortaliätsraten und den nur kleinen Vorteil dieser Methode zurückzuführen. Für einen statistisch signifikanten Nachweis wäre der Einschluß von mehreren tausend Patienten notwendig gewesen (Blum AL 1988; Erickson RA 1986). Andererseits liegen der Analyse von Erickson aber die technischen Bedingungen von 1970 zugrunde. In der Zwischenzeit hat sich die

Endoskopie von einer rein diagnostischen zu einer therapeutischen Methode weiterentwickelt. Es gibt deshalb gute Gründe, so früh wie möglich eine Endoskopie durchzuführen:

a) Eine Notfallendoskopie hat in den Händen eines erfahrenen Untersuchers eine geringe Rate von ernsten Komplikationen.

b) Während derselben Sitzung kann eine therapeutische oder prophylaktische endoskopische Therapie durchgeführt werden, sofern es sich um eine Ulkusblutung oder um ein Ulkus handelt, bei welchem aufgrund endoskopischer Hinweise ein hohes Risiko für eine Rezidivblutung besteht (s. Abschn. 4.1.5).

c) Ein operativer Eingriff sollte vermieden werden, wenn die Blutungsquelle nicht vorher sicher identifiziert wurde. Bei Vorliegen von blutenden Ösophagusvarizen ist beispielsweise die sofortige endoskopische Sklerotherapie die derzeit beste therapeutische Maßnahme.

d) Die Lokalisation der Blutungsquelle kann die Indikationsstellung einer späteren Operation beeinflussen.

e) Bariumuntersuchungen ergeben unzuverlässige Resultate und verunmöglichen wegen Kontrastmittelüberlagerung für mehrere Tage eine Angiographie zur Lokalisation der Blutungsquelle.

Prognose

Die akute Ulkusblutung führt bei ungefähr 8% der Patienten zum Tode [314.03]. Die Mehrzahl der Ulkusblutungen (ungefähr 70–85%) sistiert spontan und führt zu keiner Rezidivblutung (Fromm D 1987). Es ist aber schwierig, im Einzelfall vorherzusagen, ob ein günstiger Ausgang ohne Rezidivblutung zu erwarten ist und ob deshalb auf eine spezielle Therapie (z. B. eine frühe Operation) verzichtet werden kann.

Die Kreislaufsituation des Patienten bei der Aufnahme und einige anamnestische Angaben erlauben, die Stärke der Blutung und damit die Wahrscheinlichkeit einer Rezidivblutung einzuschätzen: Erbrechen von frischem Blut zusammen mit Meläna weist eher auf eine starke Blutung hin als das alleinige Erbrechen von Frischblut. Alleinige Meläna oder Erbrechen von Kaffeesatz sind selten bei massiver Blutung (Wara P 1985c). Patienten im Schockzustand und/oder mit massivem Frischblutabgang im Stuhl bei der Klinikaufnahme scheinen häufiger Rezidivblutungen zu haben als solche ohne diese Zeichen (Bornman PC 1985; Hunt PS 1987).

Die Klassifikation von endoskopischen Blutungszeichen nach Forrest ist die verbreitetste Methode zur Abschätzung der Prognose. Eine Ulkusblutung vom Forrest-Typ Ia entspricht einer aktiven arteriellen

Blutung, Typ Ib einer Sickerblutung aus kleinen Venen oder Kapillaren. Typ II beschreibt Zeichen einer stattgefundenen Ulkusblutung, wie Hämatin oder ein Blutgerinnsel auf einem Epitheldefekt. Bei Typ III werden Mukosadefekte ohne Zeichen einer Blutung beobachtet. Der endoskopisch sichtbare Gefäßstumpf in einem Ulkuskrater ist mit hoher Wahrscheinlichkeit (50–80%) ein prognostischer Hinweis für eine frühe Rezidivblutung (Swain CP 1987). Das Risiko einer Rezidivblutung bei Vorliegen dieses Zeichens gleicht demjenigen bei Läsionen von Forrest-Typ Ia (Swain CP 1981; Swain CP 1986). Allerdings besteht keine vollständige Einigkeit über das endoskopische Kriterium eines „sichtbaren Gefäßstumpfes" (Fleischer D 1983).

Schwere und rezidivierende Blutungen sind häufiger bei Ulzera der proximalen Hinterwand des Ulcus duodeni und hochgelegenen Magenulzera an der Hinterwand der kleinen Kurvatur. Dies liegt vermutlich am Vorhandensein von großen Arterien an diesen Stellen (Swain CP 1987).

Allgemeine Behandlungshinweise

Die allgemeine Behandlung von Patienten mit Ulkusblutung entspricht der üblichen Behandlung einer Blutung: Überwachung von Herzfrequenz, Blutdruck, zentralvenösem Druck und häufige Bestimmung der Hämoglobinkonzentration. Koagulationsstörungen werden bei entsprechenden Hinweisen behandelt. Unnötige Transfusionen können die Fibrinolyse fördern und damit die Hämostase beeinträchtigen (Blair SD 1986). Sinnvoll erscheint die intermittierende Aspiration des Magensafts mit Hilfe einer Magensonde, da ein blutiges Aspirat eine Rezidivblutung oft früher anzeigt als kardiovaskuläre Parameter.

Magenspülungen mit Wasser oder Kochsalzlösungen sind für Patienten und Personal unangenehm. Gelegentlich wird behauptet, daß dadurch die Übersicht bei einer nachfolgenden Endoskopie verbessert wird. Andererseits kann die Magenspülung selbst zu Schleimhautläsionen führen, die schwer von bereits bestehenden Erosionen zu unterscheiden sind. Das Kühlen der Magenwände mit Eiswasser oder Eis-Kochsalz-Lösungen zur Blutstillung ist bislang in keiner klinischen Studie untersucht worden (Berstad A 1987). Experimentelle Untersuchungen zeigten keinen Nutzen dieser Maßnahme.

Medikamentöse Behandlung

Histamin-H_2-Antagonisten und andere Ulkustherapeutika. H_2-Antagonisten scheinen wenig oder gar keinen Einfluß auf das Sistieren der Blutung oder das Verhindern einer Rezidivblutung zu nehmen. Eine Metaanalyse der Ergebnisse von kontrollierten klinischen Studien mit H_2-Blockern bei akuter Ulkusblutung zeigt, daß diese Therapie beim Magenulkus nur geringfügige, beim Duodenalulkus überhaupt keine Vorteile bezüglich Rezidivblutung, Operationshäufigkeit und Mortalität ergibt (Collins R 1985).

Obwohl eine medikamentöse Behandlung möglicherweise keinen Einfluß auf die Ulkusblutung selbst hat, scheint es doch vernünftig, eine wirksame Ulkustherapie möglichst früh zu beginnen. Bei Patienten mit Hämatemesis ist eine parenterale Verabreichung der Medikamente notwendig, z. B. Ranitidin (50 mg 4mal täglich i.v.) oder Omeprazol (initial 80 mg, dann 40 mg alle 4 bis 6 Std. i. v.). Eine orale Verabreichung kann begonnen werden, sobald kein weiteres Erbrechen mehr zu erwarten ist.

Antazida und der Pepsinhemmer Pepstatin scheinen keinerlei günstige Wirkungen bei einer akuten Ulkusblutung zu haben (Berstad A 1987). Hinzu kommt, daß Antazida vor der Endoskopie nicht verabreicht werden sollten, da sie die Sicht erschweren. Das Prostaglandinanalogon Arboprostil war bei Patienten mit Ulkusblutung unwirksam (Lauritsen K 1988). Die einzige vorliegende Studie zur Wirkung von Sucralfat bei der akuten Ulkusblutung erlaubt wegen der sehr geringen Patientenzahl keine Schlußfolgerungen (Goldfarb JP 1985). Es besteht eine

Tabelle 3.2. Metaanalyse von randomisierten klinischen Studien zur Wirksamkeit von Tranexamsäure bei akuter Blutung im oberen Gastrointestinaltrakt. Die mittleren Differenzen der Häufigkeit ("pooled rate differences") und die Vertrauensintervalle wurden nach DerSimonian und Laired berechnet. Eine negative Differenz der Häufigkeit bedeutet, daß die Testbehandlung im Vergleich zur Kontrollbehandlung vorteilhaft ist

Beurteilungs-kriterium	Anzahl von Studien	Anzahl Patienten	"pooled rates" [%]		"pooled rate dif-ference" [%]	95%-Ver-trauens-intervall
			Kontroll-gruppe	Test-Gruppe		
Persistierende Blutung oder Blutungsrezidiv	2[a]	830	16,1	18,2	−1,3	−14,8−12,2
Operations-häufigkeit	4[b]	1 179	17,5	13,4	−9,0	−20,8− 0,2
Mortalität	4[b]	934	9,1	5,0	−3,4	−6,6−−0,2

[a] Barer D 1983; Stael von Holsten CCS 1987.
[b] Biggs JC 1976; Engquist A 1979; Barer D 1983; Stael von Holsten CCS 1987.

Tabelle 3.3. Metaanalyse von randomisierten klinischen Studien zur Wirksamkeit von Somatostatin bei akuter Blutung im oberen Gastrointestinaltrakt. Die mittleren Differenzen der Häufigkeit ("pooled rate differences") und die Vertrauensintervalle wurden nach DerSimonian und Laired berechnet. Eine negative Differenz der Häufigkeit bedeutet, daß die Testbehandlung im Vergleich zur Kontrollbehandlung vorteilhaft ist

Beurteilungs-kriterium	Anzahl von Studien	Anzahl Patienten	"pooled rates" [%]		"pooled rate dif-ference" [%]	95%-Ver-trauens-intervall
			Kontroll-gruppe	Test-Gruppe		
Persistierende Blutung oder Blutungsrezidiv	7[a]	876	26,7	16,1	−22,9	−38,5−−7,3
Operations-häufigkeit	6[b]	820	18,0	11,3	−14,4	−29,9− 1,2
Mortalität	4[c]	705	8,2	10,3	+2,5	− 3,8− 8,7

[a] Kayasseh L 1980; Corracio F 1984; Magnusson I 1985; Antonioli A 1986; Torres AJ 1986; Vantini I 1987; Sommerville KW 1985.

[b] Kayasseh L 1980; Corracio F 1984; Magnusson I 1985; Torres AJ 1986; Vantini I 1987; Sommerville KW 1985.

[c] Kayasseh L 1980; Magnusson I 1985; Torres AJ 1986; Vantini I 1987; Sommerville KW 1985.

gewisse Hoffnung, daß die vollständige Hemmung der Säuresekretion mit Omeprazol einen günstigen Einfluß auf den Vorlauf einer Ulkusblutung hat. Dazu liegen noch keine publizierten Studienergebnisse vor.

Tranexamsäure. Es ist nicht ausgeschlossen, daß die antifibrinolytische Substanz Tranexamsäure eine Ulkusblutung verringern oder zum Stillstand bringen kann. Allerdings sind die Ergebnisse der bislang publizierten Studien nicht überzeugend (Tabelle 3.2). Das Ergebnis in einer Studie, die ergab, daß die Mortalität mit Tranexamsäure signifikant reduziert wird, ohne einen Einfluß auf die Ulkusblutung zu nehmen, ist schwer verständlich (Barer D 1983).

Somatostatin. Somatostatin ist bei der akuten Ulkusblutung wahrscheinlich wirkungslos (Tabelle 3.3). Signifikante Unterschiede hinsichtlich einiger Meßgrößen sind widersprüchlich (Langman MJS 1985 b). Zudem ist die Behandlung mit Somatostatin sehr teuer.

Sekretin, Vasopressin. Synthetisches Sekretin verringert angeblich die nichtarteriellen Ulkusblutungen. Leider erlaubt die Studienanordnung der wenigen dazu vorliegenden kontrollierten Studien mit einer abwechselnden (statt randomisierten) Zuordnung der Behandlung keine sicheren Schlußfolgerungen (Berg P 1982; Rothmund M 1982).

Nur wenig Informationen liegen zur Anwendung von Vasopressin bei der Ulkusblutung vor. Die Ergebnisse der kontrollierten Studien lassen eine Anwendung dieser Substanz vor allem aufgrund der ernstzunehmenden Nebenwirkungen nicht sinnvoll erscheinen (Söderlung C 1987).

Endoskopische Therapie

Die endoskopische Therapie der akuten Ulkusblutungen in den Händen eines erfahrenen Endoskopikers erscheint sinnvoll (Fleischer D 1986). Die bisherigen Daten zeigen, daß aktive Blutungen gestoppt, Rezidivblutungen verhindert und Operationshäufigkeit wie Mortalität gesenkt werden können.

Die Ergebnisse von randomisierten klinischen Studien sind in den Tabellen 3.4–3.6 zusammengefaßt. Sie zeigen, daß die endoskopische Therapie die Rezidivblutungen, die Operationshäufigkeit und die Mortalität um ungefähr die Hälfte verringert. Dabei besteht kein wesentlicher Unterschied zwischen den verschiedenen Methoden. Offensichtlich überwiegen die Vorteile einer endoskopischen Therapie die Risiken wie langdauernde Endoskopie mit der Gefahr einer Aspiration und kardiovaskulären Komplikationen, Auslösung größerer Blutungen durch Entfernen von Blutgerinnseln oder Manipulation an Gefäßen im Ulkuskrater und die Gefahr, durch die Behandlung selbst neue Schleimhautläsionen zu setzen. Die direkten Klinikkosten werden durch die endoskopische Therapie verringert; dies gilt selbst bei Anwendung der teuersten Methode, der Laserbehandlung, sofern sie bei einer ausgewählten Patientengruppe eingesetzt wird (Nishioka NS 1987).

Zu bedenken ist jedoch, daß in Studien zur endoskopischen Therapie häufiger Patienten mit besser definierten Blutungsquellen, mit einem höheren Anteil von aktiven Ulkusblutungen und höherem Risiko einer Rezidivblutung aufgenommen werden als in Studien mit medikamentöser Therapie. Aufgrund der engeren Patientenauswahl haben die meisten dieser Studien noch eine relativ geringe Fallzahl. Schließlich können endoskopische Therapiemethoden nicht angewandt werden bei massiver Blutung mit fehlender Sicht auf die Blutungsquelle oder bei für einen direkten endoskopischen Zugang unerreichbaren Ulzera.

Injektionstherapie. Die technische Ausrüstung für diese Art der Behandlung ist billig und meist bereits zur Sklerosierung von Ösophagusvarizen

Tabelle 3.4. Metaanalyse von randomisierten klinischen Studien zur Wirksamkeit einer endoskopischen Injektionstherapie bei akuter Ulkusblutung. Die mittleren Differenzen der Häufigkeit ("pooled rate differences") und die Vertrauensintervalle wurden nach DerSimonian und Laired berechnet. Eine negative Differenz der Häufigkeit bedeutet, daß die Testbehandlung im Vergleich zur Kontrollbehandlung vorteilhaft ist

Beurteilungs- kriterium	Anzahl von Studien	Anzahl Patienten	"pooled rates" [%]		"pooled rate dif- ference" [%]	95%-Ver- trauens- intervall
			Kontroll- gruppe	Test- Gruppe		
Persistierende Blutung oder Blutungsrezidiv	2[a]	185	57,4	24,2	−32,1	−49,4−−14,8
Operations- häufigkeit	3[b]	253	27,3	7,2	−17,5	−39,4−4,3
Mortalität	3[b]	253	3,1	4,0	+ 0,5	− 4,5−5,6

[a] Panés J 1987; Balanzo J 1988.
[b] Panés J 1987; Chung SCS 1988; Balanzo J 1988.

vorhanden. Die Ergebnisse von randomisierten kontrollierten Studien sind in Tabelle 3.4 zusammengefaßt. Sie zeigen klar, daß mehr kontrollierte Studien notwendig sind, um den Nutzen dieser Methode zu beweisen. Zur Durchführung der Injektionstherapie erscheint es sinnvoll, zunächst einige wenige Milliliter Adrenalin (1 mg/10 ml NaCl-Lösung) zu injizieren, um eine lokale Gefäßkontraktion zu erreichen und um zu verhindern, daß die anschließende Manipulation im Ulkuskrater eine heftige Blutung auslöst. Erst dann erfolgt die Injektion eines Sklerosierungsmittels der Art, wie sie für die Sklerosierung von Ösophagusvarizen verwendet werden (z. B. Polidocanol).

Elektro- und Hitzekoagulation („Heater Probe"). Aus den bisher vorhandenen Studien geht nicht hervor, welche Art der Elektrokoagulation die beste ist: monopolare, bipolare oder multipolare Elektroden oder die sog. „Heater Probe" (Tabelle 3.5). Meist ist wenigstens eine dieser Koagulationsmethoden in den endoskopischen Einrichtungen bereits verfügbar. Die Anwendung ist komplizierter als die der Injektionssklerotherapie. Die „Heater Probe" war in einer nichtrandomisierten Vergleichsstudie der YAG-Lasermethode überlegen (Johnston JH 1985), in einer randomisierten Studie aber unterlegen (Matthewson K 1987) (Tabelle 3.5), ohne daß ein klarer Grund für diese Unterschiede erkennbar

Tabelle 3.5. Metaanalyse von randomisierten klinischen Studien zur Wirksamkeit einer endoskopischen Elektrokoagulation oder "Heater Probe" bei akuter Ulkusblutung. Die mittleren Differenzen der Häufigkeit ("pooled rate differences") und die Vertrauensintervalle wurden nach DerSimonian und Laired berechnet. Eine negative Differenz der Häufigkeit bedeutet, daß die Testbehandlung im Vergleich zur Kontrollbehandlung vorteilhaft ist

Beurteilungs-kriterium	Anzahl von Studien	Anzahl Patienten	"pooled rates" [%]		"pooled rate dif-ference" [%]	95%-Ver-trauens-intervall
			Kontroll-gruppe	Test-Gruppe		
Persistierende Blutung oder Blutungsrezidiv	12[a]	801	43,5	22,2	−25,8	−41,6−−10,0
Operations-häufigkeit	11[b]	692	43,6	21,9	−16,3	−25,9−−6,6
Mortalität	12[a]	801	11,5	6,1	− 4,0	− 8,3− 0,2

[a] Papp JP 1982; Goudie BM 1984; Freitas D 1985; Goff JS 1986; O'Brien JD 1986; Laine L 1987a; Laine L 1987b; Moreto M 1987; Northfield TC 1987; Fullarton CM 1988; Jensen DM 1988; Kernohan RM 1984.
[b] Papp JP 1982; Goudie BM 1984; Freitas D 1985; Goff JS 1986; O'Brien JD 1986; Laine L 1987a; Laine L 1987b; Moreto M 1987; Fullarton CM 1988; Jensen DM 1988; Kernohan RM 1984.

ist. Die Anwendung der Lasermethode verlangt mehr Erfahrung als diejenige der „Heater Probe".

Laserbehandlung. Der Neodymium-Yttrium-Aluminium-Garnet(Nd-YAG)-Laser erlaubt ein tieferes Eindringen in das Gewebe als der Argonlaser. Dieser mögliche Vorteil des Nd-YAG-Lasers findet keinen Niederschlag in den Ergebnissen der randomisierten Studien (Tabelle 3.6). Beide Methoden sind offensichtlich besser als gar keine endoskopische Behandlung. Voraussetzung dafür ist, daß sie von einem erfahrenen Endoskopiker angewandt werden. Ein wesentlicher Nachteil der Lasermethode ist neben den hohen Kosten der Ausrüstung ihre limitierte Beweglichkeit. Dies erschwert oder verhindert die Anwendung bei Patienten auf Intensivstationen (Krejs GJ 1987).

Chirurgische Behandlung

Indikation und Zeitpunkt des chirurgischen Eingriffs. Die Mortalität bei Noteingriffen wegen Ulkusbildung schwankt zwischen 10 und 20% [308.02].

Tabelle 3.6. Metaanalyse von randomisierten klinischen Studien zur Wirksamkeit einer endoskopischen Laserbehandlung bei akuter Ulkusblutung. Die mittleren Differenzen der Häufigkeit ("pooled rate differences") und die Vertrauensintervalle wurden nach DerSimonian und Laired berechnet. Eine negative Differenz der mittleren Häufigkeit bedeutet, daß die Testbehandlung im Vergleich zur Kontrollbehandlung vorteilhaft ist

Beurteilungskriterium	Anzahl von Studien	Anzahl Patienten	"pooled rates" [%]		"pooled rate difference" [%]	95%-Vertrauensintervall
			Kontrollgruppe	Test-Gruppe		
Persistierende Blutung oder Blutungsrezidiv	9 [a]	790	35,3	20,6	−17,1	−27,1−−7,0
Operationshäufigkeit	8 [b]	704	27,2	14,8	−15,5	−25,3−−5,6
Mortalität	9 [a]	790	10,7	4,1	− 6,0	−10,7−−1,3

[a] Goff JS 1986; Jensen DM 1984b; Vallon AG 1981; Swain CP 1981; Swain CP 1986; Rutgeerts P 1987b; MacLeod IA 1983; Krejs GJ 1987; Northfield TC 1987.
[b] Goff JS 1986; Jensen DM 1984b; Vallon AG 1981; Swain CP 1981; Swain CP 1986; Rutgeerts P 1987b; MacLeod IA 1983; Krejs GJ 1987.

Die Kriterien für die Indikation zu einem frühen chirurgischen Eingriff schwanken stark von Autor zu Autor (Miller TA 1988). Es ist oft außerordentlich schwierig, den optimalen Zeitpunkt für einen operativen Eingriff bei Patienten mit blutendem Ulkus zu wählen. Ein einzelnes Kriterium kann der komplexen Situation kaum gerecht werden. Frühoperationen senken die Mortalität unter den Operierten, erhöhen aber die Gesamtmortalität und die Morbidität an „Postgastrektomiesyndromen" durch diejenigen, welche überflüssigerweise operiert wurden (Saperas E 1987). Die Indikation für einen sofortigen chirurgischen Eingriff ist hauptsächlich von der aktuellen Blutungsintensität, dem Risiko einer gefährlichen Rezidivblutung und dem Operationsrisiko abhängig (z. B. Alter und Begleitkrankheiten). Während Zeichen einer massiven Blutung (z. B. instabiler Kreislaufzustand und große Zahl benötigter Blutkonserven) und eines hohen Risikos einer Rezidivblutung (z. B. endoskopischer Befund mit sichtbarem Gefäß oder Ulkuslokalisation an der Hinterwand des Bulbus duodeni) eindeutig für eine Frühoperation sprechen, ist das Operationsrisiko nur im Zusammenhang mit allen anderen Kriterien zu bewerten. Bei hohem Operationsrisiko sollte die Operation eher früh erfolgen, weil ein hohes Operationsrisiko meist mit einer gerin-

Tabelle 3.7. Kriterien für die Wahl des Operationszeitpunkts bei akuter Ulkusblutung (geordnet in absteigender Folge der Bedeutung)

Kriterium	Sofortige oder frühe Operation	Operation zu einem späteren Zeitpunkt oder keine Operation
Stärke der Blutung	– Fortgesetzte oder wiederholte Blutung und Zeichen der Hypovolämie trotz optimalem Blutersatz	– Stabile Kreislaufverhältnisse
Verträglichkeit der Blutersatztherapie	– Progressive Gerinnungsstörung – Unverträglichkeit eines Blutersatzes (z. B. Antikörper) – Seltene Blutgruppe, keine Blutbank	– Gute Verträglichkeit
Endoskopische Befunde	– Spritzende Blutung, sichtbarer Gefäßstumpf, Duodenalulkus an der Hinterwand und der Unterwand, präpylorisches Ulkus, Magenulkus der kleinen Kurvatur oberhalb des Angulus	– Keine aktive Blutung, Sickerblutung, vor allem bei sehr proximal gelegenen Magenulzera, oder wenn die Blutungsquelle nicht identifiziert werden kann
Aktuelle Anamnese	– Erbrechen von frischen Blut – Frisches Blut im Stuhl	– Erbrechen von Kaffeesatz
Ulkusanamnese	– Frühere Ulkusblutung – Jetzige Ulkusblutung trotz Langzeittherapie – Bisher keine Oberbauchoperation	– Erste Episode einer Ulkusblutung – Bisher keine Langzeittherapie – Frühere Oberbauchoperationen (insbesondere am Magen)
Allgemeinzustand des Patienten	– Keine Begleitumstände, die das Operationsrisiko erhöhen – Begleitumstände, die bei einer eventuellen Rezidivblutung den Patienten stark gefährden	– Für eine Operation ungünstige Begleitumstände, jedoch geringe Wahrscheinlichkeit einer Rezidivblutung
Compliance für eine zukünftige Langzeittherapie	– Wahrscheinlich schlecht	– Wahrscheinlich gut
Erfahrener Chirurg	– Vorhanden	– Nicht vorhanden

gen Toleranz gegenüber Blutverlust einhergeht. Umgekehrt sollten gerade bei diesen Patienten „unnötige" Operationen vermieden werden. Ein hohes Operationsrisiko spricht also nur so lange gegen eine Operation, als der Patient nicht durch eine persistierende oder rezidivierende Blutung in einen kaum oder nicht mehr operablen Zustand kommt. Einer randomisierten Studie entsprechend scheint eine weite Indikationsstellung bei über 60jährigen Patienten günstig (Morris DL 1984). In einer deutschen Studie ergab die frühe elektive Chirurgie innerhalb von 36 h nach einer Notfallendoskopie und der endoskopischen Behandlung von aktiven Ulkusblutungen bei Patienten mit hohem Rezidivblutungsrisiko ausgezeichnete Ergebnisse mit fehlender Mortalität bei 51 Patienten (Siewert JR 1989).

Die wesentlichen Argumente für und gegen eine frühe Operation sind in Tabelle 3.7 aufgeführt.

3.4.2 Perforation

Diagnose
Bei Patienten mit klinischem Verdacht auf eine Perforation, aber negativem oder unklarem radiologischem Befund kann die Diagnose gelegentlich durch Insufflieren von 500 ml Luft in den Magen erzwungen werden. Der Vorteil einer frühen Diagnosestellung und einer dementsprechend korrekten Behandlung wiegt den möglichen Nachteil auf, daß durch die Luftinsufflation Mageninhalt in die Bauchhöhle verschleppt wird (Maull KI 1984). Eine Alternative in dieser Situation stellt wohl die Endoskopie (Frage nach Ulkus) und nachfolgende Röntgenaufnahme (Frage nach freier Luft) dar.

Behandlung
Die Mortalität bei Perforation eines peptischen Ulkus schwankt zwischen 20 und 30% [342.00]. Die Behandlung ist in nahezu allen Fällen eine sofortige Operation. Ausnahmsweise kann auf eine nichtoperative Behandlung zurückgegriffen werden. Diese besteht in einer kontinuierlichen nasogastralen Aspiration, einer Breitspektrum-Antibiotikatherapie sowie parenteraler Ernährung. Unter dieser Behandlung treten ernste Komplikationen bei ungefähr einem Drittel der Patienten auf [337.00]. Ungefähr die Hälfte der so behandelten Patienten hat ein akzeptables Langzeitergebnis [342.00]. Normalerweise wird gleichzeitig eine parenterale Behandlung mit einem H_2-Antagonisten

begonnen, auch wenn dies theoretisch zu einer bakteriellen Besiedlung des Mageninhalts und in der Folge auch des Bauchraums führen kann.

Falls keine ulkusverhütende Operationsmethode (z. B. Vagotomie) durchgeführt wurde und wesentliche Risikofaktoren für ein Rezidiv nicht eliminiert werden können, wird anschließend eine medikamentöse Langzeittherapie empfohlen, obwohl dazu bislang keine kontrollierten Studien vorliegen.

3.4.3 Penetration

Diagnose

Die Penetration ist ein Durchwandern des Ulkus durch die Magen- oder Duodenalwand ohne Austritt von Gastroduodenalinhalt in den freien Bauchraum. In den meisten Fällen erfolgt die Penetration in das Pankreas. Es können allerdings auch andere Organe des oberen Bauchraums betroffen sein, wodurch Fisteln in das Kolon oder in die Gallengänge entstehen. Eine verläßliche Diagnose ist selten mittels Endoskopie oder Radiologie möglich. Üblicherweise werden Penetrationen erst intraoperativ diagnostiziert.

Behandlung

Eine konservative Behandlung ist nur dann erfolgversprechend, wenn keine zusätzlichen Komplikationen der Penetration, wie Fisteln oder Abszesse, vorliegen. In diesen Fällen ist eine Operation indiziert.

3.4.4 Magenentleerungsstörung

Die Magenentleerungsstörung ist die seltenste Ulkuskomplikation. Sie ist beim Erwachsenen meistens die Folge einer Ulkuskrankheit im Bereich des Pylorus oder (wesentlich häufiger) des Duodenums. Sie tritt bei 1% der Patienten innerhalb von 5–15 Jahren nach Diagnosestellung einer Ulkuskrankheit auf [211.00].

Diagnose

Typische Symptome einer Magenentleerungsstörung sind Erbrechen (vor allem Nahrungsbestandteile, die mehr als 12 h vor dem Erbrechen eingenommen wurden), epigastrische Schmerzen und Völlegefühl. Schwere und/oder lang andauernde Magenentleerungsstörungen führen zu Mangelernährung, Anämie und Elektrolytstörungen, insbesondere zu hypochlorämischer Alkalose.

Eine Abdomenübersichtsaufnahme zeigt einen dilatierten Magen, der mit Nahrung und Flüssigkeit angefüllt ist. Die organischen Ursachen der Magenentleerungsstörung können am besten endoskopisch ermittelt werden. Falls die Passage eines normalen Endoskops durch den Pylorus oder das Duodenum unmöglich ist, liegt vermutlich eine Magenretention aufgrund einer Stenose vor. Häufig findet sich gleichzeitig eine Ösophagitis als Folge des Erbrechens. Große Mengen von Nahrung und Flüssigkeit im Magen nach einer Nüchternperiode von mehr als 12 h weisen auf eine verzögerte Magenentleerung hin. Weitergehende Tests der Magenentleerung sind in solchen Fällen nicht notwendig.

Behandlung

Ungefähr 90% der Patienten mit einer Magenentleerungsstörung bedürfen früher oder später einer chirurgischen Therapie [332.00]. Trotzdem wird zunächst eine konservative Therapie eingeleitet. Der Magen wird mit Hilfe einer großlumigen Magensonde entleert. Mit Hilfe der Sonde wird während etwa 1 Woche zur Entlastung des dilatierten Organs der Magensaft kontinuierlich aspiriert. Eine parenterale Verabreichung von H_2-Antagonisten beschleunigt die Ulkusheilung und verringert den Flüssigkeits- und Elektrolytverlust durch die Magensonde. Flüssigkeit und Elektrolyte werden parenteral nach Bedarf ersetzt. Eine parenterale Ernährung ist bei unterernährten Patienten wichtig, vor allem im Hinblick auf eine mögliche chirurgische Therapie.

Bislang liegen sehr wenig Erfahrungen zur endoskopischen Dilatation von Magenausgangsstenosen vor. Da die Stenose eine seltene Ulkuskomplikation ist und invasivere endoskopische Methoden erst kürzlich eingeführt wurden, liegen bisher keine randomisierten kontrollierten Studien vor. In den Händen eines erfahrenen Endoskopikers scheint die Ballondilatation bei gewissen Patienten erfolgreich zu sein (Hogan RB 1986; Hogström H 1985; Lindor KD 1985).

4 Konservative Maßnahmen bei der Prophylaxe des Ulkusrezidivs

E. J. S. BOYD und K. G. WORMSLEY

Die Ursachen der Ulkuskrankheit sind noch nicht bekannt. Gewisse Umweltfaktoren erhöhen das Risiko einer Entwicklung von Ulcera ventriculi und duodeni. Bei der Verhütung von Rückfällen wird deshalb versucht, diese Umweltfaktoren auszuschalten. Die medikamentöse Therapie zielt darauf ab, pathologische Abweichungen der Magenfunktion – wie erhöhte Säuresekretion – zu normalisieren. Allgemein gilt, daß die Faktoren, die das Erkrankungsrisiko erhöhen, identisch sind mit denjenigen, die für eine verzögerte Ulkusheilung oder eine erhöhte Rezidivtendenz verantwortlich sind (Boyd EJS 1984a; Hirschowitz BI 1983b; Sonnenberg A 1981). Der Einfluß der Kurativtherapie auf die Rezidivrate, insbesondere die Frage nach dem Helicobacter pylori, wird auf S. 127ff. diskutiert.

4.1 Medikamente der Langzeittherapie zur Verhütung von Ulkusrezidiven

4.1.1 Allgemeines

Es ist bekannt, daß sich Ulkusrezidive durch diätetische und psychologische Maßnahmen nicht verhüten lassen. Erst kürzlich ist wieder gezeigt worden, daß eine Beratung hinsichtlich Rauchen, Alkoholkonsum und Diät die Ulkusbeschwerden kaum beeinflußt (Bulpitt CJ 1982). Die wirksame Verhütung von Ulkusrezidiven erfordert in den meisten Fällen entweder eine medikamentöse Langzeittherapie oder einen chirurgischen Eingriff. Vor Beginn einer Langzeittherapie muß die völlige Abheilung des Ulkus endoskopisch objektiviert werden. Bei unvollständiger Abheilung ist mit einem raschen Rezidiv zu rechnen, unabhängig davon, ob eine medikamentöse Langzeittherapie durchgeführt wird oder nicht (Paoluzi P 1985c).

Rückfälle während der Langzeittherapie sind häufiger asymptomatisch als Rückfälle bei unbehandelten Patienten (Boyd EJS 1984c). Das

Fehlen von Symptomen bei Auftreten eines Rezidivs ist offenbar die Folge der Behandlung mit Histaminantagonisten (Boyd EJS 1984c; Moshal MG 1983) oder Pirenzepin (Moshal MG 1982b). Patienten, die ihre Medikamente zuverlässig einnehmen, haben eher ein asymptomatisches Rezidiv, während bei unzuverlässiger Tabletteneinnahme eher ein symptomatisches Rezidiv auftritt. Die relative Häufigkeit des asymptomatischen Rezidivs hängt auch von der Dosis des verwendeten Medikaments ab; unter 2mal 400 mg Cimetidin sind asymptomatische Rezidive häufiger als unter 1mal 400 mg Cimetidin (Boyd EJS 1984c). Asymptomatische Rezidive während der Langzeittherapie verursachen im späteren Verlauf selten starke Beschwerden oder Komplikationen. Bei der Langzeitkontrolle von zunächst asymptomatischen Rezidiven beobachteten wir bei nur 20% der Patienten im späteren Verlauf Schmerzen; 25% der asymptomatischen Rezidive heilten wieder ab (Boyd EJS 1984c). Die übrigen Rezidive waren am Ende der Beobachtungsphase noch nicht geheilt und immer noch asymptomatisch. Somit zeigen die asymptomatischen Rezidive unter einer Langzeittherapie mit einem niedrig dosierten Histaminantagonisten eine schlechte Heilungstendenz. Unter therapeutischen Dosen eines Histaminantagonisten heilen auch die asymptomischen Ulzera prompt ab.

Blutung und Perforation sind sehr seltene Ereignisse während einer Langzeittherapie [203.01, 203.02, 222.01, 222.02]. Sie treten wesentlich häufiger (bis zu 10mal häufiger) im Anschluß an den Abbruch einer Langzeit- oder einer Kurativtherapie auf.

Wir schließen daraus, daß eine endoskopische Kontrolle von asymptomatischen Patienten mit Ulcus duodeni während einer Langzeittherapie nicht notwendig ist. Die Endoskopie ist erst beim Wiederauftreten von Schmerzen indiziert. Bei Patienten mit Ulcus ventriculi sind endoskopische Kontrollen während der ersten 1–2 Jahre der Langzeittherapie empfehlenswert, damit ein vorher übersehenes Malignom erfaßt werden kann.

Die in Tabelle 4.1 aufgeführten Medikamente werden im folgenden hinsichtlich ihrer Eignung bei der Rezidivprophylaxe geprüft.

4.1.2 Antazida

Zwei placebokontrollierte Studien zur Rezidivprophylaxe mit Antazida scheinen eine günstige Wirkung zu zeigen, z. Z. kann jedoch die Verabreichung von Antazida mit dem Ziel der Rezidivverhütung noch nicht empfohlen werden, da ihre Ungefährlichkeit in der Langzeitanwendung bislang nicht bewiesen ist.

Tabelle 4.1. Bei der Langzeittherapie angewandte Medikamente

Medikamente	Wirksamkeit		Schlagwortnummer in der Datensammlung	Einige unerwünschte Nebenwirkungen
	Ulcus ventriculi	Ulcus duodeni		
1. Wahl				
Ranitidin	$\oplus$	$\oplus$	240.08	Selten Kopfschmerzen
oder			241.10	Diarrhö
Nizatidin			241.12	Verwirrungszustände
2. Wahl				
2.1 Cimetidin	$\oplus$	$\oplus$	240.01	Arzneimittelinteraktionen
			241.02	Selten Impotenz
			241.03	Gynäkomastie
			241.04	Verwirrungszustände
			241.05	
2.2 Sucralfat	(+)	(+)	241.13	Phosphatbindung
			241.14	Obstipation
3. Wahl				
3.1 Pirenzepin	?	(+)	241.07	Anticholinerge Nebenwirkungen
3.2 Trimipramin	?	(+)	240.14	Schläfrigkeit
			241.16	Anticholinerge Nebenwirkungen
				Arzneimittelinteraktionen mit Antihypertensiva
3.3 Antazida	?	(+)	241.01	Phosphatbindung
			241.16	Aluminiumtoxizität nicht ausgeschlossen
4. Sonstige Medikamente				
4.1 Wismutsubcitrat	?	?	241.16	Wismuttoxizität nicht ausgeschlossen
4.2 Azetazolamid	?	?	241.16	Schwere Elektrolytstörungen
4.3 Carbenoxolon	?	?	241.16	Schwerer Hyperaldosteronismus

$\oplus$ Wirksam.
(+) Ebenfalls wirksam, jedoch in einem Teil der Studien den Histaminantagonisten unterlegen oder mit anderen Nachteilen behaftet.
? Nicht empfehlenswert, weil nicht geprüft, zu schwach wirksam, unwirksam oder mit anderen schwerwiegenden Nachteilen behaftet.

Bekannt ist, daß die Langzeitverabreichung Aluminium-Magnesium-haltiger Antazida zu Hypophosphatämie und Osteomalazie führen kann, besonders bei Patienten mit Niereninsuffizienz (Baker LR 1974). Resorbiertes Aluminium könnte neurotoxisch sein, doch ist dies umstritten (Wormsley KG 1984 b; Rickenbacher U 1983).

4.1.3 Histaminantagonisten

Die z. Z. bei der Rezidivprophylaxe am häufigsten eingesetzten Histaminantagonisten sind das Ranitidin und das Cimetidin. Beide sind recht starke Inhibitoren der Säuresekretion, zeigen aber wegen ihrer unterschiedlichen chemischen Struktur verschiedenartige Wirkungen außerhalb des Magens (Feely J 1983 a).

Eine erhöhte, ungepufferte nächtliche Säuresekretion spielt in der Pathogenese des Ulkus eine große Rolle; bei der Langzeittherapie mit Histaminantagonisten wird versucht, die nächtliche Säuresekretion zu reduzieren. Cimetidin in einer abendlichen Dosierung von 400 mg hemmt die nächtliche Säuresekretion, Ranitidin in einer abendlichen Dosierung von 150 mg wirkt etwas stärker (Gledhill T 1983 b). Famotidin in einer Dosierung von 20 mg entspricht hinsichtlich seiner Wirksamkeit dem Ranitidin. Die Dauer der Sekretionshemmung kann mindestens bei einem Teil der Patienten verlängert werden, wenn die Medikamente zusammen mit dem Abendessen statt vor dem Insbettgehen eingenommen werden (Bauerfeind P 1987 b). Die zweimal tägliche Verabreichung eines Histaminantagonisten verhütet die Rückfälle nicht besser als die abendliche Verabreichung einer niedrigen Dosis (Bardhan KD 1979 a; Burland WL 1980).

In zahlreichen zuverlässig durchgeführten Studien ist gezeigt worden, daß bei der Verabreichung von Cimetidin oder Ranitidin die Rückfallhäufigkeit des Ulcus duodeni von ca. 75% innerhalb von 12 Monaten auf ca. 25% gesenkt wird. Im Falle des Ulcus ventriculi wird die Rückfallhäufigkeit von ca. 50% innerhalb von 12 Monaten auf ca. 15% gesenkt. Beim Vergleich von Cimetidin und Ranitidin erwies sich Ranitidin im Mittel als stärker wirksam [240.09, 241.03, 241.04, 241.11] Neuere Studien zeigten, daß während 6jähriger Langzeittherapie mit Ranitidin bei 16% der Patienten symptomatische Rezidive auftraten (Penston J; Wormsley KG 1989). Unter einer 6jährigen Langzeitbehandlung mit Cimetidin blieben 72% der Patienten symptomfrei (Bardhan KD 1988).

Nebenwirkungen sind bei der Langzeitverabreichung von Histamin-antagonisten extrem selten (Penston J 1986). In einer der bereits er-wähnten Studien (Gough KR 1984c) wurden Nebenwirkungen, die ei-nen Abbruch der Behandlung notwendig machten, bei 5% der mit Ci-metidin und 2% der mit Ranitidin behandelten Patienten beobachtet.

Die kürzlich neueingeführten H_2-Rezeptorantagonisten Nizatidin und Famotidin scheinen bei einer Langzeitanwendung ebenfalls Rezidi-ve beim Ulcus duodeni zu verhindern; die Rezidivraten sind dabei ähn-lich wie unter einer Langzeittherapie mit Ranitidin. Allerdings ist die Medikamentensicherheit bei Langzeitanwendung für beide Substanzen bislang unbekannt. Beim Famotidin sind zudem gewisse Bedenken hin-sichtlich unerwünschter Nebenwirkungen kardiovaskulärer (Kirch 1989) und hämatologischer Art zu berücksichtigen.

4.1.4 Pirenzepin

Pirenzepin ist ein selektives peripheres Antimuskarinikum, das die basa-le und stimulierte Magensekretion hemmt (Feldman M 1984; Londong W 1982). In Dosen von 50–100 mg pro Tag vermindert Pirenzepin die Rückfallfrequenz des Ulcus duodeni [241.07]. In einigen Studien war Pi-renzepin dem Cimetidin gleichwertig oder sogar überlegen [241.06].

Die chemische Struktur von Pirenzepin ist derjenigen trizyklischer Antidepressiva sehr ähnlich. Da Pirenzepin jedoch die Blut-Liquor-Schranke nur in geringem Maße durchquert (Londong W 1982), verur-sacht es wenig zentralnervöse Nebenwirkungen. Die anticholinergen Nebenwirkungen des Präparats sind an sich kein Hinderungsgrund für eine Langzeitverabreichung; bei manchen Patienten sind allerdings An-passungen der Dosis nötig, einige Patienten zeigen starke Unverträg-lichkeiten [215.07].

4.1.5 Sucralfat

Sucralfat ist ein sulfatiertes aluminiumhaltiges Polysaccharid. Es wird angenommen, daß das Medikament eine Bindung zur Fibrinschicht im Ulkusgrund eingeht (Nagashima R 1981). In einer Dosis von 2mal 1 g täglich senkt Sucralfat die Rückfallneigung beim Ulcus duodeni. In der Rezidivprophylaxe des Ulcus ventriculi ist die Wirksamkeit von Sucral-fat umstritten [241.13, 241.14].

In therapeutischen Dosen verursacht Sucralfat Obstipation. Bei Langzeitverabreichung wird diese Nebenwirkung nur selten beobachtet [215.07]. Sucralfat bindet Phosphor und reduziert dadurch die Phosphatkonzentration im Serum (Sherman RA 1983). Auch diese Nebenwirkung scheint bei Langzeitverabreichung keine Rolle zu spielen. Nach oraler Verabreichung erscheinen bis zu 2% des Sucralfats im Urin (Giesing D 1982). Ob diese Resorption bei Langzeitverabreichung eine Rolle spielt und ob das resorbierte Aluminium toxische Wirkungen entfalten kann, ist zur Zeit noch unbekannt (Wormsley KG 1984b).

4.1.6 Wismut

Wismut kann aufgrund seiner schweren neurotoxischen Nebenwirkungen in der Langzeittherapie nicht angewandt werden.

4.1.7 Carbenoxolon, deglycyrhinisierter Süßholzextrakt

Carbenoxolon entfaltet bei einer Langzeitverabreichung keine günstige Wirkung auf die Rezidivneigung von Ulcus duodeni und ventriculi [241.16]. Wegen der schweren, mit diesem Medikament beobachteten Nebenwirkungen (Ganguli PC 1980) [215.07] soll Carbenoxolon bei der Ulkustherapie nicht mehr verwendet werden.

Deglycyrhinisierter Süßholzextrakt, im Kombinationspräparat Caved-S enthalten, verursacht keine Nebenwirkungen und hat sich in einer Vergleichsstudie mit Cimetidin bei der Rezidivprophylaxe des Ulcus ventriculi gut bewährt (Morgan AG 1985c) [241.16]. Da keine weiteren Studien zur Langzeitverabreichung von Caved-S erschienen sind, ist es zur Zeit nicht möglich, die Langzeittherapie mit diesem Präparat zu empfehlen.

4.1.8 Trimipramin

Durch die Langzeitverabreichung von Trimipramin lassen sich Rezidive verhüten, allerdings weniger gut als mit Cimetidin [241.16]. Die anticholinergen und zentralnervösen Nebenwirkungen von Trimipramin sprechen aber gegen die Verabreichung dieses Medikaments, mit Ausnahme von depressiven Patienten, bei denen ein Antidepressivum indiziert ist.

4.1.9 Omeprazol

Omeprazol ist als Langzeitbehandlung nicht zu empfehlen. Eine Ausnahme stellt die Behandlung bei Zollinger-Ellison-Syndrom dar. Näheres siehe Kap. 3.

4.2 Begleitende Maßnahmen

4.2.1 Psychotherapie

Die Psychotherapie erwies sich in einer randomisierten Studie bei der Ulkustherapie als wirksam [225.00]. Von besonderem Interesse war die Beobachtung, daß die Patienten 15 Monate nach Beendigung der Psychotherapie an weniger Beschwerden litten als Patienten, die keine Psychotherapie erhalten hatten. Es wäre allerdings denkbar, daß durch die Psychotherapie ausschließlich die Verarbeitung von Beschwerden verbessert wird. In einer neueren Studie wird behauptet, daß eine Hypnosetherapie Rezidive beim Ulcus duodeni verhindert (Colgan SM 1988). Dies mag auf einer verringerten Säuresekretion unter Hypnose beruhen (Klein KB 1989).

4.2.2 Diät

Das Verordnen von Ulkusdiäten war während Jahrzehnten der wichtigste Bestandteil der Ulkustherapie. Gewisse blande Diäten sollen eine hohe Pufferkapazität besitzen und wenig Säure stimulieren. In neuer Zeit ist gezeigt worden, daß sie besonders starke Säurelocker sind und so rasch aus dem Magen entleert werden, daß sie kaum einen Puffereffekt entfalten können (Welsh JD 1977; Castro LC 1975). Diese blanden Diäten haben zudem den Nachteil, daß sie ungenügende Mengen von Vitaminen, Mineralien und anderen essentiellen Nahrungsbestandteilen enthalten (McMillan DE 1965; Sandweiss DJ 1961). Es ist schwer verständlich, weshalb diese Diäten trotzdem mancherorts weiter bei der Ulkustherapie angewandt werden (Welsh JD 1977; Castro LC 1975; Truelove SC 1960; Buchman E 1969).

Von großer Bedeutung bei der Ulkuskrankheit ist der Fasergehalt der Nahrung. Geographische Unterschiede im Fasergehalt der Nahrung gehen mit großen Unterschieden in der Inzidenz der Ulkuskrankheit einher (Tovey FI 1974). Faserhaltige Nahrung soll einen günstigen Einfluß ausüben, indem sie zu verstärktem Kauen, verstärkter Salivation, Verminderung der gastralen Azidität und Inaktivierung von Gallensalzen im Magen führt (Dubey P 1984a; Rydning A 1985a; Malhotra SL 1978). Bei der Therapie des Ulcus duodeni und ventriculi wird die Heilungsgeschwindigkeit durch Zugabe von Faserprodukten zur Nahrung nicht beschleunigt. In einer norwegischen Studie wurde die Wirkung einer faserhaltigen Kost auf die Verhütung von Rezidiven des Ulcus duodeni untersucht (Rydning A 1982). Dabei hatten Patienten, denen eine faserreiche Kost verschrieben worden war, weniger Rezidive als die Patienten unter faserarmer Kost. Diese Studie zeigt eine erhöhte Rezidivtendenz bei faserarmer Kost und keine Verhütung von Rezidiven durch faserreiche Kost (Baron JH 1982). Bei der Behandlung der Ulkuskrankheit sollte demnach auf einen genügenden Fasergehalt der Nahrung geachtet werden; die Verordnung einer speziell faserreichen Kost ist dagegen von nicht erwiesener Wirksamkeit.

Andere diätetische Faktoren könnten ebenfalls eine Rolle spielen. Die hohe Inzidenz des Ulcus duodeni in Europa nach dem 2. Weltkrieg wurde auf Proteinmangel zurückgeführt. Im Tierversuch lassen sich Ulzera durch die Verfütterung einer proteinarmen Kost und den Entzug essentieller Aminosäuren provozieren (Hasik VJ 1975). Eine kohlehydratreiche Nahrung soll zu einer vermehrten Pepsinsekretion führen (Yudkin J 1980) und könnte für die relativ hohe Pepsinsekretion bei schottischen Frauen verantwortlich sein (Peden NR 1981). Bei diesen Frauen ist eine hohe Ulkusprävalenz, ein ungünstiges Ansprechen der Ulzera auf kurative Therapie und eine erhöhte Rezidivrate beobachtet worden. Ein Zusammenhang zwischen der Inzidenz des Ulcus ventriculi und dem Salzkonsum ist aufgrund von epidemiologischen Studien postuliert worden; der mögliche pathogenetische Zusammenhang von Salzkonsum und Ulkusentstehung ist noch nicht bekannt. Diätetische Empfehlungen bei Ulkuspatienten lassen sich aufgrund dieser Beobachtungen nicht ableiten. Mögliche ulzerogene Bestandteile der Nahrung sind natürlich vorkommende und industriell produzierte Nitrile (Szabo S 1975); sie lassen sich auch zur Erzeugung von experimentellen Ulzera verwenden (Szabo S 1984). Andererseits scheinen gewisse Pflanzen protektive Eigenschaften zu besitzen (Aguwa CN 1981; Jayaraj AP 1976). Das erste wirksame Ulkustherapeutikum, Carbenoxolon, war das Derivat eines Süßholzextrakts. Dieses Medikament hat heute in der Ulkustherapie allerdings keinen Platz mehr.

Zusammenfassend läßt sich sagen, daß es z. Z. keine Hinweise für die Wirksamkeit diätetischer Vorschriften bei Patienten, die eine Kost mit normalem Fasergehalt einnehmen, gibt. Der von Hafter (Hafter E 1956) beschriebene Trick, dem Patienten von Speisen abzuraten, die ihm Beschwerden verursachen, bewährt sich allerdings auch in der Langzeittherapie.

4.2.3 Fischöl

Über den Nutzen einer prophylaktischen Verwendung von Fischöl (Hollander D 1986) fehlen zuverlässige Angaben.

4.2.4 Kaffee, Tee und Cola

Kaffee und Tee führen zu einer Stimulation der Magensekretion; aus diesem Grund erscheint es sinnvoll, dem Ulkuspatienten einen gemäßigten Genuß dieser Getränke zu empfehlen. Cola scheint die Entwicklung von Ulzera zu fördern (Pfaffenbarger RS 1974). Der Wirkungsmechanismus dafür ist unbekannt, könnte aber mit seinem Koffeingehalt zusammenhängen.

4.2.5 Milch

Milch wird von alters her zur Linderung von Ulkusbeschwerden empfohlen (Sippy BW 1915; Doll R 1956b). Milch enthält Prostaglandine und Phospholipide, welche einen protektiven Einfluß auf die Magenschleimhaut ausüben können (Materia A 1984; Dial EJ 1984). Allerdings stimuliert die Milch die Magensekretion stark und besitzt eine nur geringgradige Pufferkapazität (Ippoliti AF 1976). In einer Studie entwickelten Individuen mit hohem Milchkonsum weniger Ulcera duodeni als Individuen, die keine Milch konsumiert hatten [248.24]. Eine günstige Wirkung von Milch auf Ulkusrückfälle ist nie gezeigt worden. Ein hoher Milchkonsum kann zu Stoffwechselstörungen führen und die Entstehung der Arteriosklerose fördern; er hat in der Ulkustherapie keinen Platz (McMillan DE 1965; Sandweiss DJ 1961).

4.2.6 Alkohol

Es gibt keinen Grund, Alkohol bei Patienten mit Ulkuskrankheit zu verbieten; gemäßigter Alkoholkonsum scheint die Rezidivhäufigkeit nicht zu beeinflussen.

4.2.7 Rauchen

Die Nikotinabstinenz ist die wichtigste Maßnahme bei der Senkung der Rückfallneigung des Ulcus duodeni; ob sie allerdings ebenso wirksam wie die Langzeittherapie mit einem Histaminantagonisten (Sontag S 1984; Penston J 1988; Bardhan KD 1988) ist, erscheint sehr fragwürdig.

4.2.8 Nichtsteroidale Antirheumatika

Eine ungünstige Wirkung der Antirheumatikatherapie auf das Ulkusrezidiv konnte bisher nicht sicher nachgewiesen werden [254.20]. Der Grund dafür liegt möglicherweise in einer kleinen Fallzahl der durchgeführten Studien.

Die therapeutischen Empfehlungen hinsichtlich der Einnahme nichtsteroidaler Antirheumatika sind deshalb rein empirisch. Wenn ein Patient an einer rheumatischen Erkrankung leidet, die mehr Beschwerden verursacht als das Ulkus selbst, kann das wirksame Medikament meist nicht abgesetzt oder durch ein anderes ersetzt werden (Gerber LH 1981). In solchen Fällen ist es notwendig, im Anschluß an die Ulkusheilung eine medikamentöse Langzeittherapie durchzuführen, um die unter Antirheumatikabehandlung zu erwartenden Magenbeschwerden und Ulzera im Magen und Duodenum zu verhindern (MacKercher PA 1977). Die Resultate der Langzeittherapie sind günstig (Penston JG; Wormsley KG 1989). Falls sich eine Therapie mit Aspirin als notwendig erweist, ist einer Verabreichung von magensaftresistenten Kapseln der Vorzug zu geben (Ivey KJ 1981; McDonald JWD 1985).

4.2.9 Glukokortikoide

Bei den meisten Ulkuspatienten, die eine Langzeittherapie mit hochdosierten Glukokortikoiden benötigen, kommt eine Dosisreduktion oder gar ein Absetzen der Behandlung nicht in Frage; in diesen Fällen ist eine Langzeittherapie zur Verhütung von Ulkusrezidiven indiziert.

4.3 Schlußfolgerungen

Epidemiologische Studien weisen darauf hin, daß das Auftreten des Ulcus ventriculi und Ulcus duodeni von zahlreichen Umweltfaktoren abhängt. Nikotinabstinenz, Reduktion von Alkoholkonsum, koffeinhaltigen Getränken, chronischer Einnahme von Aspirin und anderen die Magenschleimhaut schädigenden nichtsteroidalen Antirheumatika sind empfehlenswerte Maßnahmen. Eine ausgewogene Diät mit normalem Fasergehalt ist ebenfalls zu empfehlen; eine faser- und eiweißreiche Diät mag in gewissen Fällen günstig wirken. Diese allgemeinen Maßnahmen können eine Rückfallneigung aber nur geringfügig senken. Eine wirksame, nichtchirurgische Rezidivprophylaxe ist durch die Langzeitverabreichung von Ulkusmedikamenten möglich. Unter den anwendbaren Medikamenten sind die Histaminantagonisten z. Z. diejenigen mit der stärksten Wirksamkeit, den geringsten Nebenwirkungen und dem einfachsten Einnahmemodus. Wenn trotz einer medikamentösen Langzeittherapie Rezidive auftreten, sind diese im allgemeinen asymptomatisch oder verursachen nur geringe Beschwerden. Nach Abbruch der Langzeittherapie muß mit einem baldigen Rezidiv gerechnet werden. Über die optimale Dauer der Langzeittherapie ist z. Z. nichts bekannt; wahrscheinlich ist eine lebenslange Behandlung notwendig. Routineendoskopien während der Langzeittherapie sind bei asymptomatischen Patienten mit Ulcus duodeni nicht nötig. Bei Patienten mit Ulcus ventriculi sind solche Kontrollen angezeigt, damit bisher übersehene Malignome erfaßt werden können.

5 Chirurgische Therapieprinzipien bei der Rezidivprophylaxe

A. H. HÖLSCHER, R. BUMM und J. R. SIEWERT

5.1 Einleitung

Die Verhinderung von Rezidiven ist das selbstverständliche Ziel der chirurgischen Therapie der Ulkuskrankheit. Die konservative Therapie weist wegen ihrer Reversibilität insbesondere bei der medikamentösen Langzeittherapie eine starke Abhängigkeit von der Compliance des Patienten auf. Die chirurgische Therapie dagegen ist aufgrund ihrer Irreversibilität zugleich immer auch ein Langzeittherapeutikum und stellt damit konsequenterweise eine Prophylaxe gegen Ulkusrezidive dar.

Eine annähernde Garantie für diese Wirkung ist allerdings nur durch die richtige Auswahl und sorgfältige Ausführung der chirurgischen Maßnahmen zu erreichen. Die damit zwangsläufig verbundene Compliance des Chirurgen kann durch eine Standardisierung chirurgischer Therapieprinzipien verbessert werden.

Im folgenden sollen für die einzelnen Ulkustypen die chirurgischen Verfahren dargestellt werden, die aufgrund ihres Wirkungsmechanismus sinnvoll erscheinen, deren Wirksamkeit in kontrollierten Studien nachgewiesen wurde und die sich in der Praxis bewährt haben.

5.2 Ulcus duodeni, pylorisches und präpylorisches Ulkus

Zur Rezidivprophylaxe bei der Ulcus-duodeni-Krankheit stehen die Vagotomie und die Magenresektion in verschiedenen Varianten zur Verfügung. Bisher erfolgte die chirurgische Verfahrenswahl vorwiegend unter theoretischen Aspekten: Die proximal-gastrische Vagotomie führt zwar zu einer geringeren Säurereduktion als die Resektion, hat aber dafür ein niedrigeres Risiko und ist arm an Nebenwirkungen [109.01]. Die Magenresektion ist in der Säurereduktion effektiver, sie ist aber mit einem deutlich höheren Operationsrisiko behaftet [106.10, 107,06, 107.07] und zieht zu einem höheren Prozentsatz postoperative Folgekrankheiten nach sich [127.01].

Aufgrund dieser Überlegungen stellt die proximal-gastrische Vagotomie (PGV) das wünschenswerte Verfahren zur Rezidivprophylaxe des Ulcus duodeni dar. Die PGV ist aufgrund ihrer geringen Aggressivität ein dieser benignen Grundkrankheit adäquates chirurgisches Therapieprinzip; das Therapieverfahren wäre damit nicht gefährlicher als die Grundkrankheit.

In letzter Zeit ist es möglich geworden, die bisher vorwiegend auf theoretischen Überlegungen basierende Verfahrenswahl an Fakten, die aus Therapiestudien stammen, zu orientieren. Diese Fakten sind auch geeignet, die Frage zu beantworten, was die PGV nach 20 Jahren Anwendung an Ergebnissen gebracht hat.

Durch eine Analyse der vorliegenden Daten können Rückschlüsse auf die Verfahrenswahl und Operationstechnik gezogen werden. Die Zusammenstellung der verfügbaren Ergebnisse aus der Literatur zeigt, daß bei einer Nachbeobachtungszeit von 5 Jahren für die PGV im Durchschnitt eine Rezidivquote von 15% mit einem Bereich von 1–30% angegeben wird [119.13]. Neuere Studien mit einer längeren Nachbeobachtungszeit von 8–15 Jahren zeigen, daß die Zahl der Rezidive auch nach 5 Jahren noch ansteigt (Tabelle 5.1). Diese Beobachtung wurde bereits früher von Andersen und Sinn beschlossen (Andersen O 1982; Sinn C 1981).

Besonders gute Ergebnisse sind in den persönlichen Serien von Protagonisten der Vagotomie wie Holle oder Johnston erzielt worden (Holle F 1983; Johnston D 1977). Diese Ergebnisse waren aber nicht reproduzierbar. Krasse Unterschiede bestehen auch zwischen kontrollierten und unkontrollierten Studien. Unkontrollierte Studien weisen in der Regel bessere Resultate auf, dies um so mehr, als sie meist nur die klini-

Tabelle 5.1. Kumulative Rezidivraten (Akturas-Methode) 8–15 Jahre nach PGV wegen Ulcus duodeni

Autor	Jahr	n	Nachbeobachtungszeit (Jahre)	Rezidivraten [%]		
				8 Jahre	10 Jahre	15 Jahre
Jensen HE	1983	350	2–12	21	–	–
Teichmann RK	1987	524	4–10	–	20,4	–
Jordan PH	1987	100	8–10	–	6,0	–
Stäel v, Holstein C	1987	71	10–13	–	22,5	–
Busman DC	1988	262	4–12	17	–	–
Meisner S	1988	339	0,1–16,5	–	23	27
Hoffmann J	1988	108	14–18	–	–	30

schen Rezidivulkusquoten durch Erfassung der symptomatischen Rezidive angeben. Das Design kontrollierter Studien beinhaltet dagegen meistens endoskopische Kontrollen in bestimmten Zeitabständen, unabhängig von der klinischen Symptomatik. Dadurch werden auch die asymptomatischen Ulkusrezidive erfaßt, so daß zwangsläufig die angegebene totale Rezidivquote deutlich höher liegt. Im Mittel sind ca. 60% der postoperativen Rezidive asymptomatisch. Auch diese Ergebnisse können noch trügen, denn endoskopische Kontrollen zu einem bestimmten Zeitpunkt, z. B. einmal jährlich, sind nicht unbedingt repräsentativ. Das heißt, daß die tatsächlichen Rezidivulkusquoten durch zwischenzeitliche asymptomatische Rezidive noch höher liegen können. Dem Patienten ist aber eine höhere Endoskopiefrequenz im Rahmen von Studien nicht zumutbar. Grundsätzlich haben die Resultate kontrollierter Studien eine höhere Relevanz als die Ergebnisse von individuellen unkontrollierten Erfahrungsberichten. Hinsichtlich der Visick-Kriterien zeigen die Langzeitergebnisse der PGV keine derartigen Unterschiede zwischen kontrollierten und unkontrollierten Studien. Dieses ist darauf zurückzuführen, daß die asymptomatischen Ulkusrezidive, die in kontrollierten Studien zusätzlich erfaßt werden, von den Patienten subjektiv nicht als negativ eingestuft werden.

Im Hinblick auf das Risiko und die Nebenwirkungen hat die proximal-gastrische Vagotomie das gehalten, was von ihr erwartet wurde. Sie weist annähernd eine Null-Letalität auf [107.12]. Unerwünschte

Tabelle 5.2. Langzeitergebnisse der proximal-gastrischen Vagotomie mit oder ohne Drainageoperation beim Ulcus duodeni (kontrollierte Studien – Nachuntersuchungsquote >70%) *a* PGV allein, *b* PGV mit Drainageoperation

Postoperative Rezidive [%]	Dumping [%]	Diarrhö [%]	Visick I+II [%]	Patienten gesamt n	Nachuntersuchungszeitraum (Jahre)	Autor	Jahr
a 0	0	0	100	11	3	Aeberhard P	1978
b 0	15,7	10,5	84	19	3		
a 10	10	4	80	50	5	Emas S	1985
b 13,3	26,4	0	93	53	5		
a 0	0	0	100	25	1–3	Largiadèr F	1976
b 0	0	0	100	25	1–3		
a 6	6	8,5	–	50	3–7	Wastell C	1977
b 14,8	22,5	17,5	–	47	3–7		

Nebenwirkungen der alleinigen PGV ohne Pyloroplastik sind selten, so daß von einem sehr nebenwirkungsarmen Verfahren gesprochen werden kann (Tabelle 5.2) (Busman DC 1988 a).

Erste Schlußfolgerung

Mit der proximal-gastrischen Vagotomie steht für die Rezidivprophylaxe des Ulcus duodeni ein annähernd risikoloses, weitgehend nebenwirkungsfreies Operationsverfahren zur Verfügung, das aber eine nennenswerte Rezidivquote aufweist. Trotz exakter Zahlen aus kontrollierten Studien ist diese Rezidivquote immer noch nicht endgültig evaluierbar.

5.2.1 Ursachen der postoperativen Ulkusrezidive

Sind die vorliegenden Fakten geeignet zu erklären, warum die PGV mit einer relativ hohen Rezidivulkusrate einhergeht?

Zunächst ist interessant, wo sich die Rezidivulzera entwickeln.

Etwa 20% entstehen im Magen, 10–20% im Pylorus oder präpylorisch und 60–70% im Duodenum (Abb. 5.1) [118.02, 118.01]. Diese Rezidivulzera sind hinsichtlich ihrer Pathogenese unterschiedlich zu interpretieren:

Die Ergebnisse des Aarhus-County-Vagotomy-Trials haben gezeigt, daß nach proximal-gastrischer Vagotomie präpylorische Ulzera häufiger (33% in 5 Jahren) rezidivieren als Duodenalulzera (Andersen D 1982). Diese Erfahrung wurde in der Multicenterstudie von Müller bestätigt, der in 5 Jahren Rezidivraten von 20% für pylorische Ulzera und 29% für präpylorische Ulzera fand (Müller C 1985) [119.13]. Es ist noch nicht klar, warum präpylorische Ulzera schlechtere Ergebnisse nach PGV ohne Pyloroplastik zeigen als postpylorische Ulzera.

Andersen fand zwischen präpylorischen und Duodenalulzera keinen Unterschied hinsichtlich der Säuresekretion, der Parietalzellmasse und dem postprandialen Gastrinspiegel (Andersen D 1982). Die Säurereduktion nach PGV war in beiden Ulkusgruppen gleich, nur die Magenentleerung war bei den präpylorischen Ulzera verlangsamt. Der letzte Befund ist aber wahrscheinlich auf eine ödematöse Verschwellung des Magenausgangs bei floriden präpylorischen bzw. pylorischen Ulzera zurückzuführen. Ein grundsätzlicher Unterschied hinsichtlich der Pathogenese ist dadurch nicht zu erkennen. In einer weiteren Studie fand Ornsholt, daß die pentagastrinstimulierte Gipfelsekretion bei Ulcera duodeni höher lag als bei präpylorischen Ulzera (Bittner R 1983; Ornsholt J 1983 c). Die Befunde galten für beide Geschlechter, auch wenn die

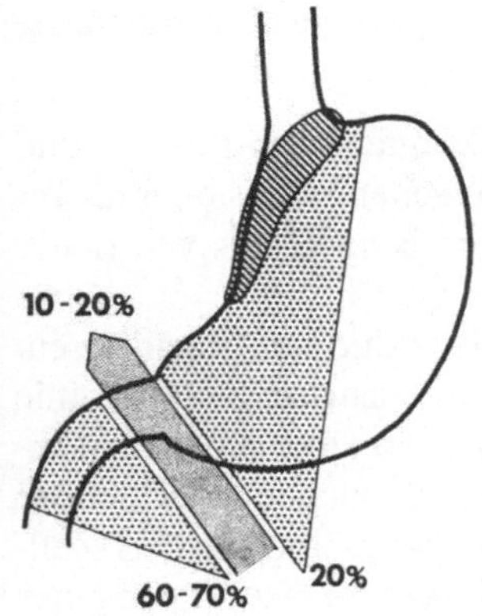

Abb. 5.1. Lokalisation von Rezidivulzera nach proximal-gastrischer Vagotomie. Zusammenstellung nach Literaturangaben (Blackett RL 1981; Koo J 1983 b; Lunde OC 1983; De Vries BC 1983)

Werte für das Körpergewicht und für Altersunterschiede korrigiert wurden.

Diese Ergebnisse deuten darauf hin, daß die Zwölffingerdarmgeschwüre und die pylorischen Ulzera pathogenetisch unterschiedlich zu bewerten sind und daß diese Ulzera möglicherweise einen Intermediärtypus zwischen Ulcera duodeni und Ulcera ventriculi darstellen.

Die oben genannten Studien haben bereits gezeigt, daß die Ergebnisse durch Hinzufügen eines Drainageverfahrens bei diesen Ulzera den PGV-Resultaten bei Ulcera duodeni vergleichbar werden [119.03].

Dennoch ist die Verfahrenswahl bei den präpylorischen bzw. pylorischen Ulzera nicht vollständig klar. Es kann entweder eine proximalgastrische Vagotomie mit Pyloroplastik, d. h. mit Ulkusexzision, oder ein kombiniertes Verfahren mit Antrektomie und selektiv-gastraler Vagotomie vorgenommen werden.

Bei der Entwicklung postoperativer Ulcera ventriculi nach PGV wegen Ulcus duodeni ist zu berücksichtigen, daß es sich um ein heterotopes Rezidiv handelt [118.01]. Dieser Wandel des Ulkustypus ist auf das Hinzutreten eines neuen pathogenetischen Faktors, möglicherweise einer Stase, zurückzuführen [110.03]. Aus chirurgischer Sicht sind dafür 4 Gründe denkbar:

1) Eine präexistente Duodenalstenose wird intraoperativ unterschätzt und nicht konsequent genug behandelt.
2) Durch eine mangelhaft ausgeführte Pyloroplastik wird eine narbige Abheilung und damit eine neue Narbenstenose induziert.
3) Wenn eine Pyloroplastik nicht auf der richtigen Höhe der präexistenten Stenose angelegt worden ist, kann die Enge persistieren.

4) Eine antrale Stase kann durch eine zu weit nach distal ausgeführte
Vagotomie hervorgerufen werden.

Lediglich 30% aller Rezidivulzera nach PGV können nach Punkt 1 und
2 entweder als Indikationsfehler beim präpylorischen Ulkus oder als In-
duktion eines neuen pathogenetischen Faktors beim Ulcus-ventriculi-
Rezidiv erklärt werden.

Im Gegensatz dazu stellen die „echten" Ulcus-duodeni-Rezidive ein
echtes Versagen des Therapieprinzips proximal-gastrische Vagotomie
dar. Die Ursachen dafür sind fast ausschließlich in einer technisch un-
vollständigen proximal-gastrischen Vagotomie zu suchen. Übersehene
ulzerogene Grundkrankheiten wie Gastrinom, antrale G-Zell-
Hyperplasie oder die Einwirkung exogener Faktoren wie ulzerogener
Medikamente sind nur in etwa 3% der Ulcus-duodeni-Rezidive nach
PGV als kausale Faktoren anzusehen.

5.2.2 Ursachen der technisch unvollständigen proximal-gastrischen Vagotomie

Zwei mögliche Ursachen der Unvollständigkeit bei diesem Therapieverfahren lassen sich differenzieren:

1) Die Unvollständigkeit aufgrund anatomischer Gegebenheiten. Dabei sind 3 Problemkreise bei der technischen Durchführung der PGV zu
berücksichtigen

– Bei der Skelettierung des distalen Ösophagus besteht weitgehende
Klarheit über ein Ausmaß von 6–7 cm Länge.
– Die Skelettierung in distaler Richtung am sog. Krähenfuß des N. Latarjet ist mangelhaft standardisiert. Unserer Erfahrung nach sollte
nur der ganz distale Ast des meist 3 Äste umfassenden „Krähenfußes"
stehengelassen werden.
– Das Auftreten von ungewöhnlichen anatomischen Varianten wie z. B.
des Rosati-Asts – einer Innervation von der großen Kurvatur her – ist
nur in seltenen Fällen für die Unvollständigkeit einer PGV verantwortlich.

Diese Tatsache der unzureichenden Säurereduktion durch die PGV aufgrund anatomischer Probleme hat zu vielen technischen Modifikationen
Anlaß gegeben. Vorgeschlagen worden sind:

– die Seromyotomie im Bereich der kleinen Kurvatur (Taylor TV 1984,
1985),

– die Seromyotomie im Bereich des Fundus (Petropoulos PC 1979),
– die Seromyotomie an der Vorderwand der kleinen Kurvatur in Kombination mit der hinteren trunkulären Vagotomie (Lygidakis NJ 1984; Oostvogel HJM 1988),
– die muköse Antrektomie (Becker JM 1983).

All diesen Verfahren gemeinsam ist eine wesentliche Risikovermehrung und möglicherweise auch eine Zunahme an Nebenwirkungen. Die gezeigten Modifikationen stellen somit derzeit noch keine akzeptable Alternative zur proximal-gastrischen Vagotomie dar.

2) Ein zweites, nicht minder wichtiges Faktum für die technisch unvollständige proximal-gastrische Vagotomie ist der Operateur. Diese Hypothese läßt sich anhand der Literatur untermauern: Es besteht eine gute Korrelation zwischen der Anzahl der an einer Studie beteiligten Operateure und der jweiligen Rezidivrate. Überdurchschnittliche Ergebnisse werden nur von einzelnen Operateuren erreicht; die Ergebnisse werden schlechter, wenn mehrere Operateure zum Einsatz kommen (Abb. 5.2). Diese Tatsache läßt sich auch anhand der Studie von Adami belegen. Es gibt Operateure, die das Prinzip der sorgfältigen Präparation zum Zweck der Vatotomie beherrschen, und solche, die es nicht erlernen. Offenbar ist dieses unabhängig von der Erfahrung und dem Ausbildungsstand eines Operateurs (Abb. 5.3) (Enskog L 1986).

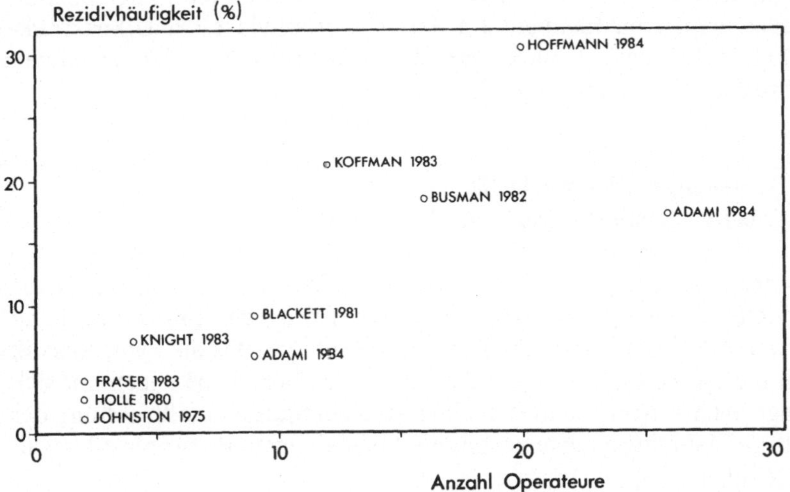

Abb. 5.2. Rezidivhäufigkeit nach PGV wegen Ulcus duodeni in Abhängigkeit von der Anzahl der Operateure (Siewert JR 1986a)

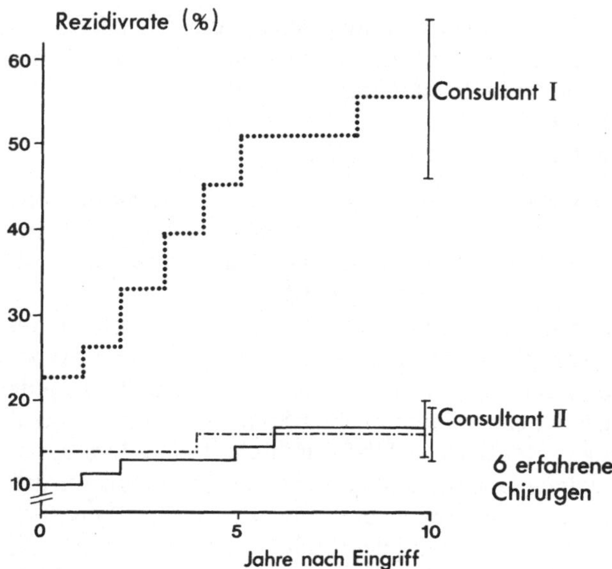

Abb. 5.3. Rezidivraten nach PGV wegen Ulcus duodeni in Abhängigkeit vom Ausbildungsstand des Chirurgen („Consultant": vom Krankenhaus nicht ständig angestellter Chirurg). (Nach Adami HO 1984)

In Anbetracht dieser Fakten ist der viel diskutierten Patientencompliance bei der medikamentösen Langzeitprophylaxe der Ulkuskrankheit [155.13] eine Compliance des Chirurgen bei der proximalgastrischen Vagotomie gegenüberzustellen.

5.2.3 Stellung der Pyloroplastik bei der proximal-gastrischen Vagotomie

Bei der proximal-gastrischen Vagotomie eines unkomplizierten Ulcus duodeni ist die Pyloroplastik zur Verbesserung der Entleerung nicht notwendig. Diese Feststellung ist um so wichtiger, als die Pyloroplastik kein inertes Verfahren ist, sondern vermehrt Nebenwirkungen mit sich bringt. Alle Autoren sind sich einig, daß zumindest eine Erhöhung der Rate an Dumpingsyndromen aus der hinzugefügten Pyloroplastik resultiert (Tabelle 5.3).

Aus einigen Studien kann der Eindruck gewonnen werden, daß die Pyloroplastik zu einer verminderten Rezidivulkusrate führt (Tabelle

Tabelle 5.3. Nebenwirkung der Pyloroplastik bei der Therapie des Ulcus duodeni mit einer proximal-gastrischen Vagotomie (*D* Drainageoperation). Angegeben ist der Anteil der Patienten mit Nebenwirkung bezogen auf die Gesamtzahl der nachuntersuchten Patienten

Dumping		Diarrhö		Visick I + II		Autor	Jahr
PGV [%]	PGV + D [%]	PGV [%]	PGV + D [%]	PGV [%]	PGV + D [%]		
11	37	9	25	40	55	Hoffmann J	1984
	27	4	14	84	82	Wastell C	1977

Tabelle 5.4. Häufigkeit eines postoperativen Rezidivs nach Vagotomie mit oder ohne Pyloroplastik in kontrollierten Studien (*PGV* proximal-gastrische Vagotomie, *SGV* selektiv-gastrische Vagotomie, *TV* trunkale Vagotomie, *PP* Pyloroplastik)

PGV [%]	PGV + PP [%]	SGV + PP [%]	TV + PP [%]	Autor	Jahr
0	0	–	–	Aeberhard P	1978
15	–	9,0	–	Andersen D	1982
10	–	–	2,7	De Vries BC	1983
10	13,3	–	–	Emas S	1985
1,5	–	–	5,8	Fraser AG	1983
30	–	19,8	13,6	Hoffmann J	1984
21	–	–	7,5	Koffman CG	1983
16	–	–	11,8	Koo J	1983b
0	0	–	–	Largiader F	1976
26	–	14,0	–	Madsen P	1980
19,2	–	10,6	–	Nilsell K	1979
6,0	15	–	–	Wastell C	1977

5.4). Dabei ist allerdings zu berücksichtigen, daß unterschiedliche Vagotomieverfahren (PGV, SGV, TV) in bezug auf Pyloroplastik verglichen wurden, so daß diese Untersuchungen fragwürdig erscheinen.

Dagegen gibt es 4 kontrollierte Studien, in denen zwischen PGV ohne Drainage und PGV mit Pyloroplastik randomisiert wurde (Tabelle 5.2). Alle 4 Untersuchungen zeigen keine signifikanten Unterschiede in der Rezidivrate mit oder ohne Pyloroplastik; 3 dieser Studien weisen aber wiederum eine größere Häufigkeit von Dumpingsyndromen in der Gruppe der Pyloroplastik auf.

Als Fazit ergibt sich: Die Pyloroplastik ist nicht geeignet, zu einer Rezidivverminderung nach proximal gastrischer Vagotomie beizutragen.

5.2.4 Intraoperative Vollständigkeitskontrollen bei der proximal gastrischen Vagotomie [119.20]

Ein geeignetes Prinzip zur Erreichung einer möglichst vollständigen Denervation von Magencorpus und -fundus wären intraoperative Vollständigkeitsuntersuchungen. Voraussetzung dafür, daß ein derartiger Test klinische Relevanz erlangt, ist, daß er intraoperativ mit relativ wenig Aufwand durchgeführt werden kann und verläßliche Ergebnisse liefert. Unter den vielen zum Zweck der intraoperativen Kontrolle diskutierten Tests der letzten Jahre kommt heute nur noch 2 Verfahren eine klinische Bedeutung zu:

- dem vagomotorischen Elektrostimulationstest, sog. Burge-Test (Feifel G 1982 b; Burge H 1958),
- der intraoperativen pH-Metrie, sog. Grassi-Test (Grassi G 1971),
- dem endoskopischen Kongorottest (Donahue PE 1987 a).

Alle Untersuchungen haben grundsätzliche Probleme. Um den Grassi-Test intraoperativ zuverlässig und aussagekräftig ausführen zu können, ist eine Gastrotomie Voraussetzung. Transösophageal eingeführte pH-Sonden haben sich bislang nicht bewährt. Mit der intraoperativen pH-Metrie sollen etwaige, nach PGV verbleibende säureproduzierende Areale lokalisiert werden, so daß eine gezielte Suche nach belassenen Vagusfasern möglich ist. Der von Grassi eingeführte Test zeigte nur in den Untersuchungen von Johnston zuverlässige Ergebnisse in bezug auf die Säurereduktion und Rezidivhäufigkeit (Eltringham WK 1982).

Der modifizierte Burge-Test beruht auf der Hypothese, daß die durch elektrische Vagusstimulation hervorgerufenen und gemessenen Motilitätsphänomene den Vaguswirkungen auf die Säuresekretion gleichzusetzen sind. Dieser Analogieschluß ist fragwürdig. Im Gegensatz zum Grassi-Test mißt jedoch der Burge-Test eine vagale Wirkung, während beim Grassi-Test zwar die Säuresekretion gemessen, aber nicht die durch den Vagus, sondern die durch Pentagastrin stimulierte Azidität erfaßt wird. Unbeschadet der theoretischen Vorbehalte zeigt der Burge-Test bei klinischer Anwendung eine hohe Zuverlässigkeit. In der Basler Multicenterstudie konnte bei postoperativ blinder Kontrollauswertung der Kurven gezeigt werden, daß bei den am Ende der Operation definitiv Burge-negativen Patienten nach 5 Jahren weniger Ulkusrezidive auftraten und eine geringere insulinstimulierte Säuresekretion bestand als in den Fällen, bei denen die PGV trotz positivem Testergebnis beendet wurde (5,3 zu 17,3% totale Rezidivrate, Muller C 1985).

Diesen Erfahrungen stehen die Ergebnisse anderer Studien gegenüber. In der kontrollierten Studie von Junginger wurden die Ergebnisse zweier Patientengruppen verglichen, von denen die eine mit und die andere ohne Test operiert worden war (Junginger Th 1979, 1982, 1986). Die postoperative Säuresekretion und die Rezidivrate waren in beiden Gruppen bei 5 Jahren Nachbeobachtungszeit nicht verschieden.

Beim Kongorottest wird nach Pentagastrinstimulation Kongorotlösung in den Magen instilliert, die bei einem pH < 3 einen Farbumschlag nach schwarz zeigt. Endoskopisch können dadurch persistierende säureproduzierende Areale ausgemacht werden. Die Problematik dieses Tests liegt in der Pentagastrinstimulation und in dem willkürlichen pH-Grenzwert von 3. Da keine Langzeitergebnisse zu dieser Methode vorliegen, kann eine sichere Beurteilung nicht erfolgen (Donahue PE 1987b).

Abschließend läßt sich zur Bewertung der Verfahren feststellen, daß kein allen Ansprüchen gerecht werdender Test zur Verfügung steht. Denjenigen Operateuren, die selten eine Vagotomie durchführen, ist der intraoperative Burge-Test zu empfehlen. Operateure, die in der Durchführung der PGV sehr erfahren sind, können auch ohne Test eine vollständige Vagotomie erreichen.

5.2.5 Ist eine Voraussage von Therapieversagern möglich?

Es gibt in der Literatur eine Reihe von Studien, die zu dieser Frage – allerdings sehr uneinheitlich – Stellung nehmen (Tabelle 5.5). Ein wichtiges, oft untersuchtes Faktum ist die präoperative Säuresekretion (Joffe SN 1985) [125.16]. Die Mehrzahl der Studien kommt zu der Auffassung, daß die präoperative Säuresekretion keine Voraussage über die Rezidivhäufigkeit zuläßt. Dennoch gibt es inzwischen auch Publikationen, die sehr wohl eine derartige Korrelation herstellen können (Koo J 1983a; Lunde OC 1983).

Die eigenen Erfahrungen zeigen, daß mit einer sog. normalen Vagotomie die Azidität (hinsichtlich der pentagastrinstimulierten Gipfelsekretion) ziemlich einheitlich um etwa 50–60% reduziert werden kann (Abb. 5.4). Diese Säurereduktion betrifft prozentual in gleicher Weise Patienten mit präoperativ hoher wie niedriger Säuresekretion. Es be-

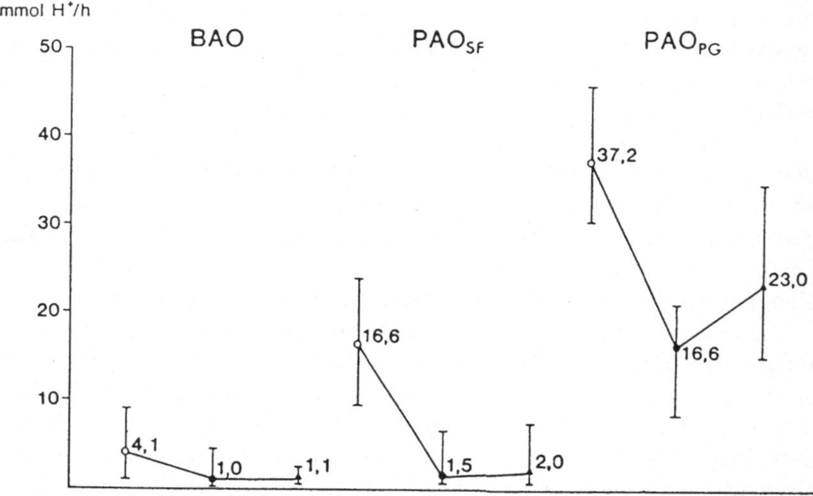

Abb. 5.4. Medianwerte und Quartile der Basalsekretion (*BAO*), der Gipfelsekretion nach Stimulation durch Scheinfütterung (*PAO*$_{SF}$) und der Gipfelsekretion nach Stimulation durch Pentagastrin (*PAO*$_{PG}$) präoperativ (○) und am 10. postoperativen Tag bei 61 Patienten (●). 16 Patienten wurden auch nach 1 Jahr untersucht (▲)

steht andererseits darüber Einvernehmen, daß postoperativ die Gipfelsekretion nach Pentagastrin (PAO$_{PG}$) möglichst unter einer Grenze von 15–20 mmol H$^+$/l liegen sollte (Blackett RL 1981). Dieser Grenzwert ist aber bei präoperativen Hypersekretoren nicht immer zu erreichen. Keinerlei Zweifel gibt es daran, daß die postoperative Säure das entscheidende prognostische Kriterium ist [125.14, 125.15]. Sie ist der einzige Faktor, der mit dem Rezidivrisiko zuverlässig korreliert (Junginger Th 1979; Madsen P 1980; Müller C 1985). Hohe Restsäureproduktion und damit unvollständige Vagotomie ist die Hauptursache für postoperative Rezidive (Andersen D 1982; Muller C 1985; Overgaard-Nielsen M 1982). Andere Faktoren sind ebenfalls analysiert worden. Dabei haben sich jedoch nur Faktoren von fraglicher Bedeutung ermitteln lassen.

5.2.6 Postoperative Qualitätskontrollen

Aus diesen Tatsachen geht hervor, daß ein Chirurg, der regelmäßig vagotomiert, prä- und postoperative Säuresekretionsanalysen als Qualitätskontrolle durchführen muß. Wir empfehlen diese Untersuchungen bereits zwischen dem 8. und 10. postoperativen Tag, also noch vor der

Tabelle 5.5. Einige der bisher untersuchten Parameter zur Voraussage des Rezidivulkus nach proximal-gastrischer Vagotomie (0 nicht untersucht, + Einfluß, − kein Einfluß)

Parameter	Lunde OC 1983	Busman DC 1982	Jensen HE 1983	Koo J 1983	Adami HO 1984	Andersen D 1982	Blackett RL 1981	Madsen P 1980	Schlagwortnummer in der Datensammlung
Präop. Säure	+	0	0	+	0	0	0	0	125.16
Magenentleerung	0	−	−	0	−	0	−	−	125.11
Anamneselänge	−	0	−	+	0	−	0	+	125.03
Ulkuslokalisation	−	−	0	0	+	+	−	−	125.22
Ulkusgröße	−	−	−	+	−	−	−	−	125.20
Postop. Säure	+	+	+	+	−	+	−	−	125.14 125.15

Entlassung, um den Hausarzt mit dem Entlassungsbrief darüber informieren zu können, ob das therapeutische Ziel der Vagotomie erreicht worden ist oder ob der Patient möglicherweise in eine Risikogruppe für Rezidivulzera eingeordnet werden muß. Weiterhin dient diese Information dazu, dem Operateur zu einem erzieherisch noch relevanten Zeitpunkt Auskunft über die Effektivität seiner Operation zu geben.

In Zukunft wird es interessant sein, Patienten mit Ulcera duodeni dahingehend zu analysieren, inwieweit sich unter diesem Krankheitsbild nicht doch verschiedene Ulkustypen verbergen. Eigene Untersuchungen zeigen, daß es Patienten mit Ulcera duodeni gibt, die besonders unter dem vagalen Reiz der Scheinfütterung Säure sezernieren, und solche, die stärker auf den Reiz der hormonalen Pentagastrinstimulation ansprechen. Möglicherweise sind Patienten mit starker Reaktion auf Scheinfütterung bessere Kandidaten für die Vagotomie; zumindest gelingt es bei diesen Patienten regelmäßig, durch Vagotomie die gewünschte und notwendige Säurereduktion zu erreichen. Im eigenen Krankengut lag die postoperative Gipfelsekretion nach Scheinfütterung im Mittel deutlich unter dem von Overgaard-Nielsen geforderten Grenzwert von 3,2 mmol H$^+$/l (Abb. 5.4) (Overgaard-Nielsen N 1982).

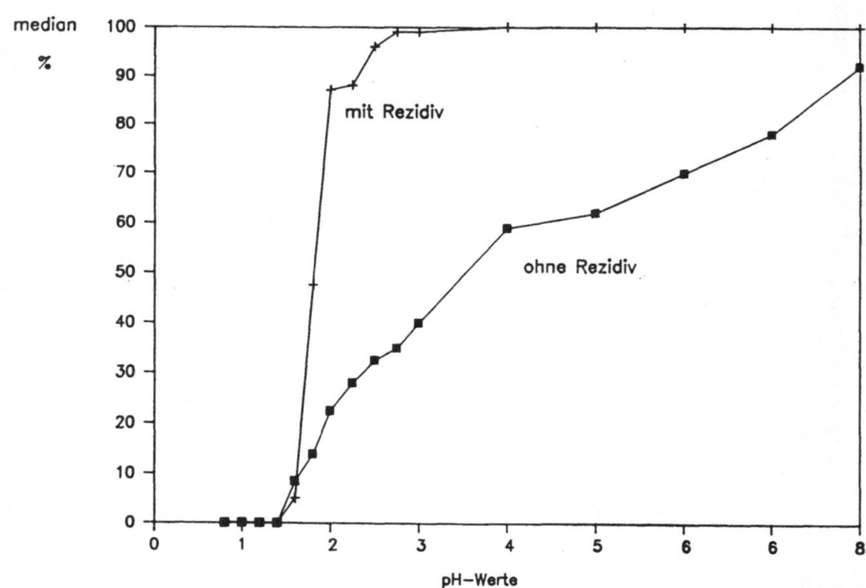

Abb. 5.5. Mediane Schwellenwertkurven der pH-Metrie der Schlafphase von Patienten mit (n = 10) bzw. ohne Rezidivulkus (n = 42) nach PGV

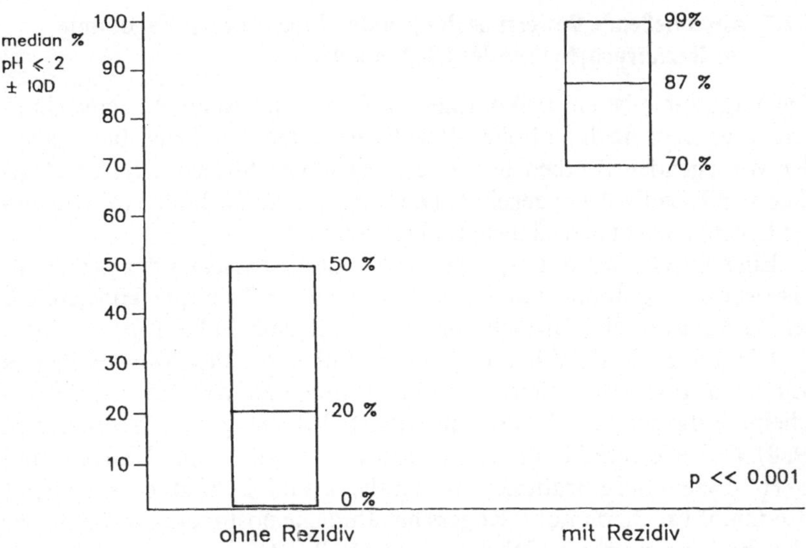

Abb. 5.6. Medianer Prozentsatz mit 25. und 75. Perzentile, der pH-Werte <2 der Schlafphase, der Gruppe mit bzw. ohne Rezidivulkus nach PGV

Leider stellen die prä- und postoperativen Magensaftanalysen eine erhebliche Belastung für den Patienten und die Klinik dar. Hier zeichnet sich für die Zukunft eine sehr viel einfachere und bessere Lösung in Form der intragastralen pH-Metrie ab (Hölscher AH 1985; Siewert JR 1986a).

Mit der intragastralen Langzeit-pH-Metrie am 8.–12. postoperativen Tag konnte gezeigt werden, daß eine hohe nächtliche Azidität nach proximal-gastrischer Vagotomie ein prädisponierender Faktor für die Entwicklung von Rezidivulzera ist (Gotthard R 1987; Hölscher AH 1988). Als Grenzwerte ließen sich für die Schlafphase (20 Uhr–6 Uhr) ein Median-pH <2 bzw. ein Prozentsatz der pH-Messungen <2 von über 70% definieren (Abb. 5.5 und Abb. 5.6). Für die postoperative Beurteilung des Rezidivulkusrisikos nach PGV ließ sich damit eine Sensitivität von 80% und eine Spezifität von 91% erreichen, die deutlich besser waren als die des Scheinfütterungstests.

5.2.7 Abschließende Bewertung der proximal-gastrischen Vagotomie zur Rezidivprophylaxe des Ulcus duodeni

Die Vagotomie ist ein risikoarmes Verfahren mit wenig Nebenwirkungen, aber einer noch zu hohen Rezidivulkusrate. Die kritische Analyse der vorliegenden Studien hat gute Aufschlüsse hinsichtlich der Ursachen von Rezidivulzera gegeben. Die chirurgische Technik wird von diesen Ergebnissen in den nächsten Jahren profitieren.

Eine entscheidende Frage ist der Vergleich zwischen der proximal-gastrischen Vagotomie und der medikamentösen Therapie. Hinsichtlich der Wirkung auf die Säuresekretion liegen folgende Fakten vor:

Die durch die PGV hervorgerufene Anhebung des 24-h-pH-Profils von Ulcus-duodeni-Patienten im Gesamtmedian von 1,5 auf 2,6 erscheint aufgrund der logarithmischen pH-Skala gering (Hölscher A 1988). Der erreichte Effekt der Säurereduktion wird durch Umrechnung in H^+-Ionenkonzentrationen verdeutlicht und beträgt entsprechend 31,6 mmol/l zu 2,5 mmol/l. Rogers hat ähnliche postoperative Werte beschrieben und sie mit der Wirkung von H_2-Blockern verglichen (Rogers M 1988). Er fand bei 13 Patienten mit Zwölffingerdarmgeschwür unter Placebogabe einen 24-h-Median-pH von 1,4, unter Ranitidineinnahme (300 mg um 22.00 Uhr) von 2,1 und nach PGV den höchsten Wert mit 2,8. Gledhill konnte mit stündlicher Sondenaspiration zeigen, daß die mittlere nächtliche H^+-Ionenkonzentration des Magens nach PGV signifikant besser und kontinuierlicher reduziert war als unter Einnahme von 1 g Cimetidin/Tag (10,5 vs. 27,3 mmol/l) (Gledhill T 1983). Feldman maß bei 7 Patienten nach PGV eine totale 24-h-Magensekretion von 86,7 mmol, während diese unter 2mal 400 mg Cimetidin/Tag mit 235,5 mmol signifikant höher lag (Feldman M 1986).

Diese Daten zeigen, daß die gastrale Azidität durch eine PGV besser und kontinuierlicher kontrolliert wird als durch H_2-Blocker in üblicher Dosierung. Ein idealer pH-Wert zum Verhindern von Ulkusrezidiven läßt sich anhand der eigenen Ergebnisse und der genannten Studien insbesondere für die gesamte 24-h-Phase nicht definieren. Diese Festlegung ist auch deshalb schwierig, weil ein zu hoher pH-Wert mit Nebenwirkungen wie einer bakteriellen Besiedelung des Magensafts verbunden ist. In bezug auf den klinischen Vergleich zwischen PGV und medikamentöser Langzeittherapie sind folgende Resultate von Bedeutung:

– In einigen Studien ist die Rate notwendig werdender Operationen unter Cimetidin-Langzeittherapie untersucht worden [219.01]. Von besonderem Interesse sind 2 prospektive Studien. Gray et al. (Gray GR 1982) berichten über 40% Operationen innerhalb von 5 Jahren wegen

Tabelle 5.6. Kontrollierte randomisierte Studien zum Vergleich der Cimetidin-Langzeittherapie mit der proximal-gastrischen Vagotomie beim Ulcus duodeni (und präpylorischen Ulzera)

Postoperatives Rezidiv [%]	Reoperation [%]	Operationsmortalität [%]	Postoperative Spät-Symptome [%]	Mittlere Therapiedauer bzw. postoperative Nachbeachtungszeit (Jahre)	Therapie	Patienten gesamt (n)	Autor	Jahr
54	~54	–	–	~3	400 mg Cimetidin	24	Gear	1983
10	0	0	5	>2	PGV	20		
88	35	–	–	5	400 mg Cimetidin	45	Harling	1985
20	14,6	0	9	5	PGV	41		

eines Rezidivs unter Cimetidin-Langzeittherapie. In einer Studie von Andersen et al. (Andersen D 1983) mußten innerhalb von 3 Jahren 58% der Patienten unter einer Cimetidin-Langzeittherapie wegen eines Rezidivs operiert werden.

– Aufschlußreicher sind die Studien zum direkten Vergleich der Cimetidin-Langzeittherapie mit der proximal-gastrischen Vagotomie beim Ulcus duodeni bzw. präpylorischen Ulkus [244.01]. 2 prospektive kontrollierte und randomisierte Studien sind in Tabelle 5.6 zusammengefaßt. Beide Studien zeigen nach proximal-gastrischer Vagotomie weniger Rezidive als unter der Cimetidintherapie.

Aufgrund dieser Resultate glauben wir, daß die proximal-gastrische Vagotomie eine gute Langzeitprophylaxe ermöglicht. Es bleibt die Frage, ob Therapieversager unter konservativer Therapie auch schlechte Ergebnisse nach proximal-gastrischer Vagotomie aufweisen werden (Hansen JH 1984; Pounder RE 1984). Dabei ist zu berücksichtigen, daß Therapieversager unter Langzeittherapie mit H_2-Rezeptorblockern wahrscheinlich in den meisten Fällen durch mangelnde Patientencompliance hervorgerufen werden. Diese Patienten sind aber keine schlechten Kandidaten für die säurereduzierende Operation (Goodman AJ 1987). Grundsätzlich haben Raucher und Patienten die nichtsteroidale Antirheumatika einnehmen nach PGV erhöhte Rezidivulkusraten (Goodman AJ 1987; Graffner H 1988). Aufgrund einer besonderen Konstellation pathogenetischer Faktoren dürfte eine kleine Gruppe von echten Therapieversagern unter H_2-Antagonisten-Therapie verbleiben, bei denen keine ausreichende Säureblockade möglich ist oder eine Säurereduktion allein nicht ausreicht. Dabei könnte es sich vor allem um Patienten mit verzögerter Heilung des Ulkus unter H_2-Antagonisten-Therapie handeln. Diese Gruppe könnte theoretisch auch schlechte Therapieergebnisse unter PGV erbringen. Eine genaue Definition dieser Patienten ist zum jetzigen Zeitpunkt noch nicht möglich [125.18] (Taylor TV 1987a).

5.3 Ulcus ventriculi

Die Vorteile der proximal-gastrischen Vagotomie – niedrige Letalität und wenig Folgekrankheiten – läßt dieses Verfahren auch für die Therapie des Ulcus ventriculi interessant erscheinen. Ein solches Vorgehen ist jedoch nur vertretbar, wenn das chirurgische Grundprinzip in der Behandlung des Magengeschwürs gewahrt bleibt, nämlich die vollständige Exzision des Ulkus und seine histologische Untersuchung.

Diese kombinierte Therapie – Ulkusexzision und proximal-gastrische Vagotomie – ist im Vergleich zur Magenresektion nach Billroth I in mehreren Studien zuverlässig untersucht worden [119.22]. In diesen Untersuchungen ist das Rezidivulkusrisiko nach proximal-gastrischer Vagotomie deutlich höher als nach Resektion (Johnston D 1977; Muller C 1985; Becker HD 1982). Da die klinischen Gesamtergebnisse in der Vagotomiegruppe jedoch gut waren, sollte die Spur dieses nichtresezierenden Verfahrens auch beim Ulcus ventriculi weiter verfolgt und eventuell in neuen Studien überprüft werden.

Derzeit gilt aber wegen der hohen Rate an Rezidivulzera bei der PGV plus Ulkusexzision die distale Magenresektion noch immer als Therapie der Wahl beim Ulcus ventriculi. Bei hochsitzenden subcardialen Ulcera ventriculi, die meist minorseitig lokalisiert sind, muß die Resektionslinie an der kleinen Kurvatur schräg nach kranial geführt werden, um das Ulkus mit in das Resektat einzuschließen (Schlauchresektion). Mit dieser Technik kann fast immer ein ausreichend großer Restmagen für die Rekonstruktion erhalten werden. Sollte diese Resektionsform technisch nicht möglich sein, so ist die totale Gastrektomie der alleinigen Fundusresektion vorzuziehen. Der Entschluß zur Fundektomie ist nicht empfehlenswert, da die Langzeitergebnisse der Ösophagoantrostomie schlecht sind (z. B. Refluxfolgen).

Da die Ergebnisse hinsichtlich des Operationsrisikos in den neueren Statistiken zwischen dem Resektionsverfahren nach Billroth I bzw. Billroth II keinen Unterschied ergeben, sollte die Wahl des Rekonstruktionsverfahrens unter dem Aspekt der unerwünschten postoperativen Nebenwirkungen getroffen werden [107.06, 107.07]. Die Nebenwirkungen der distalen Magenresektion wie Dumpingbeschwerden, Anämie und Gewichtsverlust sowie postoperative Diarrhö sind nach Billroth-II-Anastomose öfter anzutreffen als nach dem Billroth-I-Verfahren (Bekker HD 1981; Siewert JR 1986a, 1986b). Es erscheint daher sinnvoll, die Vorteile der erhaltenen Duodenalpassage bei der Billroth-I-Anastomose zu nutzen. Diese Vorteile sind aber bisher noch nicht in kontrollierten Studien belegt. Außer der geringen Rate an Folgekrankheiten finden sich auch Vorteile hinsichtlich der endokrinen Pankreasfunktion und der Funktion des unteren Ösophagussphinkters (Siewert JR 1986b).

Eine weitere Rekonstruktionsmethode nach Magenresektion ist das Verfahren mit Roux-Y-Anastomose. Diesem Vorgehen liegt die Argumentation zugrunde, daß der jejunogastrale Reflux die Hauptursache nachteiliger Wirkungen der Magenresektion ist. Die Ausschaltung des jejunogastralen Refluxes durch die Roux-Y-Anastomosierung soll durch die fehlende gallige Benetzung der Magenschleimhaut die Entwicklung einer atrophischen Gastritis nach Magenresektion verhindern und damit der Entstehung von Magenstumpfkarzinomen vorbeugen. Diese Begründung ist aber nicht schlüssig, da weder klinisch noch experimentell Beweise geliefert werden konnten. Im übrigen haben neuere Arbeiten über die Inzidenz des Stumpfkarzinoms nach Magenresektion Hinweise dafür erbracht, daß das Auftreten des Magenstumpfkarzinoms sehr viel seltener ist, als primär vermutet wurde [111.02, 119.06] (Clark CG 1985). Ein weiteres Argument gegen die Roux-Y-Anastomose ist, daß sowohl ältere als auch neuere Studien, z. B. von Arlt, gezeigt haben, daß die Magenresektion mit Roux-Y-Anastomosierung ein erhöhtes Rezidivulkusrisiko birgt (Arlt G 1984). Daher ist zu fordern, daß die Magenresektion mit Roux-Y-Anastomose mit einer Vagotomie (selektiv-gastrale Vagotomie) kombiniert wird [107.05, 106.06, 119.06].

5.4 Verfahrenswahl bei Ulcus duodeni und ventriculi

Die empfehlenswerten Verfahren bei der chirurgischen Rezidivprophylaxe des Ulcus duodeni und ventriculi sind in Tabelle 5.7 dargestellt.

Das Verfahren der Wahl für das Ulcus duodeni ist die Vagotomie ohne Pyloroplastik.

Pylorische und präpylorische Ulzera sollten durch Vagotomie und Exzision der Ulzera, z. B. in Form einer Pyloroplastik, behandelt werden. Ein alternatives Verfahren wäre die Antrektomie mit selektivgastraler Vagotomie.

Beim Ulcus ventriculi ist die distale Magenresektion nach Billroth I das Verfahren der Wahl. Aus technischen Gründen kann eventuell eine Billroth-II-Resektion oder Roux-Y-Anastomosierung notwendig werden. In Studien sollte die kombinierte Therapie von Ulkusexzision und Vagotomie weiter untersucht werden.

5.5 Komplizierte Ulzera

5.5.1 Ulkusblutung

Jede kreislaufwirksame Ulkusblutung muß durch eine Notfallendoskopie abgeklärt werden. Bei einer persistierenden Blutung im Sinne einer Blutungsaktivität von Typ Forrest 1a sollte sofort an die Endoskopie – wenn eine endoskopische Blutstillung nicht gelingt – die Operation angeschlossen werden. Bei den meisten Ulkusblutungen kommt es jedoch

Tabelle 5.7. Chirurgische Therapieprinzipien bei der Rezidivprophylaxe unterschiedlicher Ulkustypen

Ulkustyp	Standardverfahren
Unkomplizierte Ulzera	
Ulcus duodeni	PGV ohne Pyloroplastik
Präpylorisches bzw. pylorisches Ulkus	PGV mit Pyloroplastik oder selektivgastrale Vagotomie mit Antrektomie
Ulcus ventriculi	Distale Magenresektion mit Billroth-I-Anschluß (im Rahmen von prospektiven Studien Ulkusexzision + PGV)
Komplizierte Ulzera	
Blutendes Ulcus duodeni	Intra- und extraluminale Gefäßligatur, Ulkusübernähung, evtl. PGV
Blutendes Ulcus ventriculi + pylor./präpylor. Ulzera	Ulkusexzision + -übernähung, evtl. distale Magenresektion mit Billroth-I-Anschluß
Perforiertes Ulcus duodeni	Sparsame Ulkusexzision und Übernähung, evtl. PGV
Perforiertes Ulcus ventriculi + pylor./präpylor. Ulzera	Ulkusexzision und Übernähung, evtl. distale Magenresektion mit Billroth-I-Anschluß
Ulcus duodeni mit Magenausgangsstenose	PGV + Pyloroplastik
Ulcus ventriculi mit Magenausgangsstenose	Distale Magenresektion mit Billroth-I-Anschluß
Präpylor./pylor. Ulzera mit Magenausgangsstenose	PGV + Pyloroplastik oder selektivgastrale Vagotomie mit Antrektomie

zu einem Blutungsstillstand. Danach muß durch Endoskopie das Risiko für Rezidivblutungen ermittelt werden. Daher geht es bei der Notfallendoskopie in erster Linie darum, jene Blutungsquellen zu identifizieren, die zu Rezidivblutungen neigen. Die Problematik der Ulkusblutungen besteht aus unserer Sicht ausschließlich darin, die genannte Risikogruppe rechtzeitig und sicher zu diagnostizieren. Der prozentuale Anteil dieser Risikogruppe am Gesamtkrankengut sollte bei der Interpretation der Ergebnisse unterschiedlicher Arbeitsgruppen unbedingt berücksichtigt werden. Die Letalität der Ulkusblutung [308.01] resultiert zu ca. 85% aus Patienten dieser Risikogruppe. Man kann davon ausgehen, daß die Ergebnisse der Behandlung blutender Ulcera duodeni oder ventriculi nur zu verbessern sind, wenn die genannte Risikogruppe sicher erfaßt und therapiert werden kann. Daher läßt sich auch der Wert der Notfallendoskopie hinsichtlich einer Beeinflussung der Behandlungsergebnisse nur beweisen, wenn der Anteil derartiger Risikopatienten ausreichend groß ist.

Die wichtigste chirurgische Therapie für diese Risikogruppe ist die lokale Versorgung der Blutungsquelle.

Ulcus duodeni

Die Risikogruppe mit einer erhöhten Neigung zu Frührezidiven der Blutung und einer hohen Mortalität umfaßt besonders die prä-, intra- und postpylorischen Hinterwandulzera. Diese sind gefährlich, weil sie mit einer Arrosion großer Arterien, z. B. der A. gastroduodenalis, einhergehen können. Bei einer Rezidivblutung kann es innerhalb kurzer Zeit zu einem lebensgefährlichen Blutverlust kommen. Findet sich eine entsprechende Lokalisation der Ulzera und liegen Blutungsstigmata vor (z. B. ein deutlicher Gefäßstumpf), sollten diese Patienten innerhalb von 24–36 h operiert werden (Brearley S 1985; Swain CP 1986; Wara P 1985).

Bei persistierenden Blutungen ist, wie erwähnt, der Einsatz der endoskopischen Blutstillung wünschenswert (Siewert JR 1985). Dabei kann aber eine Forrest-1a- oder -1b-Blutung maximal in eine 2a-Blutung überführt werden. Nach gelungener endoskopischer Blutstillung gilt für Patienten mit einer primären Blutungsaktivität dieser Kategorie das gleiche wie für Patienten der genannten Risikogruppe, d. h. sie müssen unseres Erachtens innerhalb von 24–36 h operiert werden [324.07].

Das Verfahren der Wahl für das blutende Ulcus duodeni ist dabei die intra- und extraluminale Gefäßumstechung nach postpylorischer Duodenotomie. Eine alleinige intraluminale Versorgung des Ulkus hat sich nicht bewährt. Vielmehr muß bei diesem Ulkustyp die extraluminale Umstechung der A. gastroduodenalis infra- und suprapylorisch erfolgen, damit Rezidivblutungen vermieden werden können. Bei der Behandlung der genannten Risikogruppe ist zu beachten, daß alte Patienten nach einer Blutungsepisode schneller operiert werden sollten als jüngere Patienten. Ältere Patienten mit Risikofaktoren haben bei einer Rezidivblutung eine deutlich höhere Mortalität als jüngere (Siewert JR 1985; Morris DL 1984).

Die Frage, ob mit der Versorgung der Ulkusblutung gleichzeitig eine Therapie der Grundkrankheit durchgeführt werden soll, muß individuell je nach Ulkusanamnese entschieden werden. Da Patienten mit Blutungskomplikationen ein höheres Risiko zu Rezidivblutungen haben, ist in jedem Fall eine Langzeittherapie erforderlich (Farthmann EH

1982 a). Eine chirurgische Therapie ist sinnvoll bei Patienten, die trotz H_2-Blockern eine Blutung erleiden. In diesem Fall ist das Verfahren der Wahl die proximal-gastrische Vagotomie zusätzlich zur operativen Blutstillung.

Ulcus ventriculi

Blutungen aus Ulcera ventriculi fallen nicht in die genannte Risikogruppe. Insgesamt ist die Indikation zur chirurgischen Therapie beim blutenden Ulcus ventriculi etwas zurückhaltender zu sehen [308.01, 308.02]. Gründe für diese Haltung sind, daß bei blutenden Ulcera ventriculi sehr viel leichter eine endoskopische Blutstillung durchgeführt werden kann und daß Ulcera ventriculi hinsichtlich ihrer Blutungsaktivität endoskopisch besser einer Verlaufskontrolle zugänglich sind. Eine Rezidivblutung aus einem Ulcus ventriculi wird bei liegender Magensonde rasch sichtbar und kann schnell behandelt werden, ohne daß der Patient in einen Schockzustand gerät. Eine Indikation zur chirurgischen Blutstillung ergibt sich, wenn die Blutung nach endoskopischer Blutstillung nicht sistiert oder wenn nach endoskopischer Blutstillung eine Rezidivblutung auftritt. Das Verfahren der Wahl ist dabei die Ulkusexzision oder die distale Magenresektion. Die einfache Ulkusumstechung sollte nicht durchgeführt werden, da sie schlechtere Ergebnisse hinsichtlich der Rezidivblutung bringt als die Ulkusexzision. Grund für die stets notwendige Exzision des Ulkus ist der submuköse Verlauf arterieller Gefäße im Bereich des Magens (Literaturzusammenstellung s. Siewert JR 1985). Diese Technik der operativen Blutstillung ist auch bei subcardialen Ulzera gut anzuwenden.

Die Durchführung einer Magenresektion beim blutenden Ulcus ventriculi kann aus technischen Gründen indiziert sein, wenn für die Ulkusexzision die Entfernung eines größeren Magenanteils notwendig ist. Außerdem kann bei langjähriger Ulkusanamnese durch die gleichzeitige Magenresektion eine Therapie der Grundkrankheit vorgenommen werden.

5.5.2 Ulkusperforation

Die freie Perforation eines Ulcus duodeni oder ventriculi stellt nach wie vor eine absolute Operationsindikation dar. Die konservative Behandlung einer Ulkusperforation erscheint primär als ungeeignet [339.00] (Heinrich P 1968; Kristensen ES 1980; Taylor H 1957). Trotz der genannten, zum Teil guten Ergebnisse bei kontinuierlicher Dauerabsaugung des Magen- oder Duodenalinhalts und gleichzeitiger hochdosierter Gabe von Breitbandantibiotika sowie ständiger klinischer Kontrolle des Lokalbefundes kann eine konservative Therapie nur bei Patienten mit schweren Begleiterkrankungen, bei denen das Risiko einer Laparotomie unvertretbar hoch erscheint, diskutiert werden.

Die Ergebnisse der chirurgischen Behandlung der Ulkusperforation sind entscheidend abhängig vom Zeitintervall zwischen der Perforation und der chirurgischen Intervention (Allgöwer M 1982) [349.05].

Liegt zum Zeitpunkt der operativen Versorgung das Perforationsereignis weniger als 6 h zurück, so beträgt die Letalität 1,5%. Ist die Zeitspanne jedoch länger als 12 h, so erhöht sich die Letalität auf weit über 30%.

Von Bedeutung für die Prognose der Ulcus-duodeni-Perforation ist weiterhin, ebenso wie bei der Blutung, neben gravierenden Zweiterkrankungen das Alter des Patienten [348.01, 349.01]. So beträgt die Letalität bei Patienten unter dem 40. Lebensjahr 6,2%, während von den Patienten jenseits des 60. Lebensjahres 15,3% verstarben (Siewert JR 1984 b).

Die Ziele der operativen Behandlung beim perforierten Ulcus ventriculi und duodeni sind

– die Beseitigung der Perforation und damit der Peritonitisursache,
– die Behandlung der Peritonitisfolgen, d. h. der lokalen oder diffusen Peritonitis.
– die Therapie der Grundkrankheit.

Wichtigster Faktor für die Entscheidung, ob gleichzeitig mit dem Perforationsverschluß auch die operative Therapie der Ulkuskrankheit miterfolgen soll, ist die Länge der Ulkusanamnese [348.02, 349.02]. Nach den Untersuchungen von Sawyers und Mitarbeitern (Sawyers JL 1975) blieben 2 Drittel der Patienten mit einer Ulkusanamnese von weniger als einem Jahr nach alleiniger Übernähung beschwerdefrei, während Patienten mit einer Anamneselänge von über einem Jahr in 2 Drittel der Fälle Residualsymptome hatten bzw. reoperiert werden mußten (Abb. 5.7). Zur Beseitigung der Perforation stehen 2 Operationsverfahren zur Verfügung, einerseits die Übernähung mit und ohne Ulkusexzision beim Ulcus duodeni und andererseits die Magenresektion beim Ulcus ventriculi. Die Angaben in der Literatur über die Letalität [340.02, 340.03] dieser beiden Verfahren schwanken zwischen 3,9% und 7,1% für die Übernähung und zwischen 2,2% und 13% für die Resektion; sie zeigen damit keinen Unterschied [340.03].

Wird der Übernähung der frischen Perforation zur Therapie der Ulkuskrankheit eine proximal-gastrische Vagotomie hinzugefügt, so weist

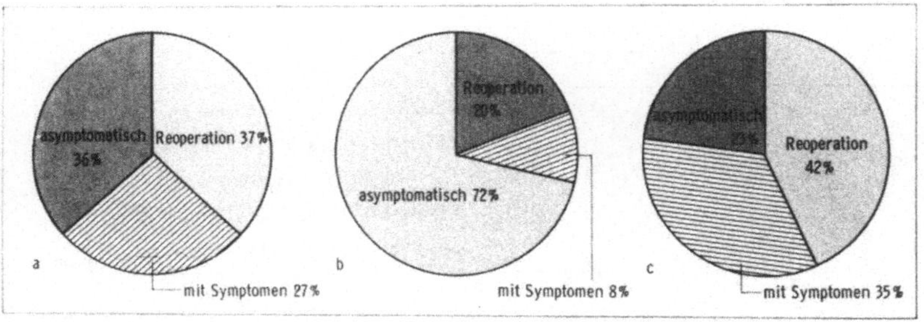

Abb. 5.7. Nachuntersuchungsergebnisse bei Patienten nach Übernähung eines perforierten Ulcus duodeni (**a**), ohne Ulkussymptome vor der Perforation (**b**), mit früherer Ulkusanamnese (**c**). (Nach Sawyers JL 1975)

sie keine höhere Letalität auf als die Übernähung allein. Eine schwerwiegende Zweiterkrankung stellt einen Risikofaktor hinsichtlich der Mortalität dar.

Aus diesen Fakten läßt sich für das perforierte Ulcus duodeni folgendes praktisches Vorgehen ableiten:

- Eine primäre definitive Versorgung (proximal-gastrische Vagotomie und Übernähung) erfolgt bei Patienten mit stabilen Vitalfunktionen, längerer Ulkusanamnese (länger als 1 Jahr) und noch lokalisierter Peritonitis (Perforation nicht älter als 8 h).
- Die alleinige Ulkusübernähung ist indiziert bei Risikopatienten mit schwerwiegender Zweiterkrankung, ausgedehnter Peritonitis (Perforation älter als 8 h) sowie nur sehr kurzer Ulkusanamnese (kürzer als 1 Jahr).

Das perforierte Ulcus ventriculi wird in folgender Weise versorgt:
- Eine definitive chirurgische Therapie (Magenresektion nach Billroth I, selten Billroth II) ist indiziert bei stabilen Vitalfunktionen, langer Ulkusanamnese (länger als 1 Jahr), begrenzter Peritonitis (Perforation nicht älter als 8 h) und nicht zu entkräftendem Karzinomverdacht. Eine alleinige Übernähung nach Ulkusexzision kommt vor allem bei schwerwiegenden Zweiterkrankungen, kurzer Ulkusanamnese (kürzer als 1 Jahr) und einer älteren Perforation (länger als 8 h) in Betracht.

5.5.3 Magenausgangsstenose

Ein wichtiger Gesichtspunkt für die chirurgische Therapie der benignen Magenausgangsstenose ist die genaue Lokalisation der Verengung. Die-

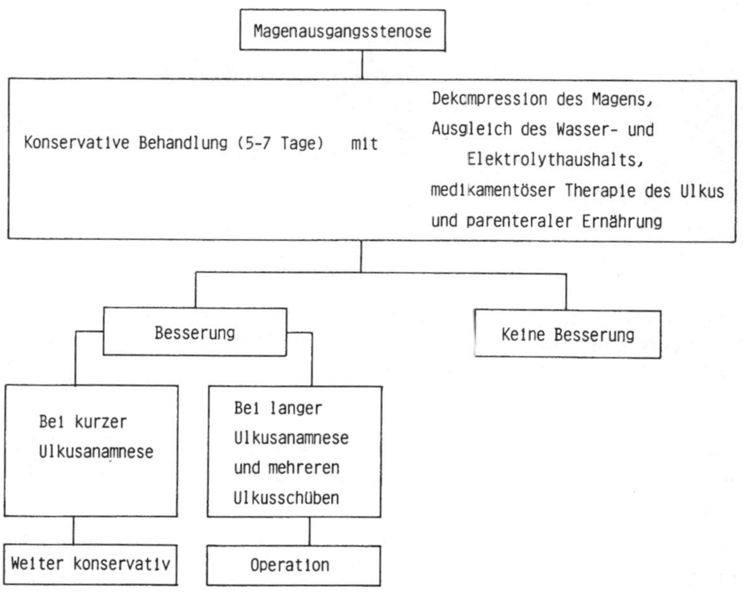

Abb. 5.8. Taktisches Konzept für die Behandlung der benignen Magenausgangsstenose

se Stenosen sind selten im eigentlichen Pyloruskanal lokalisiert, sie finden sich meistens postpylorisch (Hölscher AH 1982). In einer Zusammenstellung von 885 Patienten mit einer stenosierenden gastroduodenalen Ulkuskrankheit lagen nur 9% der Stenosen direkt im Pylorusbereich, 70% dagegen im Duodenum. Ulcera ventriculi waren immerhin in 17% der Fälle Ursache von Obstruktionen im Bereich des distalen Magens (Kozoll DD 1964).

Unter pathogenetischen Gesichtspunkten kann man unterscheiden zwischen

– einer floriden Magenausgangsstenose (Folge einer entzündlichen Reaktion mit begleitendem Ödem im akuten Ulkusschub) und
– einer narbigen Magenausgangsstenose (Narbenbildung z. B. nach Abheilung der peptischen Läsion).

Diese Differenzierung ist besonders wichtig für die Wahl zwischen konservativer und chirurgischer Therapie. In jedem Fall sollte eine Magenausgangsstenose zunächst durch eine Dekompression des dilatierten Magens, den Ausgleich des Wasser- und Elektrolythaushalts, eine totale parenterale Ernährung und medikamentöse Therapie des Grundleidens behandelt werden.

Die benigne Magenausgangsstenose ist nie als ein chirurgischer Notfall anzusehen, so daß eine Notfallindikation entfällt und genügend Zeit für die Schaffung elektiver Operationsbedingungen bleibt. Nach 5–7 Tagen kann anhand des klinischen Verlaufs, des gastroskopischen und radiologischen Befundes und der im folgenden genannten Kriterien über das weitere Vorgehen entschieden werden. Unseres Erachtens stellt das Versagen der konservativen Therapie jenseits des 5.–7. Tages eine Indikation zur Operation dar. Bei Patienten, die eine Rückbildung der Obstruktion unter konservativer Behandlung zeigen, hängt die Indikation zum chirurgischen Vorgehen insbesondere von der Dauer der Ulkuskrankheit ab. Im übrigen gelten die Indikationen der elektiven Ulkuschirurgie. Der Nachweis einer überwiegend narbigen Stenose läßt die Operationsindikation dringender erscheinen, während das Vorgehen bei einer weitgehend entzündlich-ödematös bedingten Enge durch ein frisches Ulkus eher eine abwartende Haltung erlaubt. Eine Koinzidenz von verschiedenen Ulkuskomplikationen, z. B. Stenose und Blutung, verlangt eine aktive Indikationsstellung zur Operation (Abb. 5.8).

Eine narbige Magenausgangsstenose kann nur chirurgisch saniert werden. Die therapeutischen Ziele des chirurgischen Vorgehens sind die Behebung der Stenose und die gleichzeitige Therapie der Grundkrankheit. Für die Therapie der Stenose stehen die Pyloroplastik, die Gastroenterostomie und die distale Magenresektion zur Verfügung (Hooks VM 1985; Lunde OC 1985). Je nachdem, ob es sich um eine Stenose aufgrund von Ulcera duodeni, pylorischer Ulzera oder Ulcera ventriculi handelt, sollte die proximal-gastrische Vagotomie, die Ulkusexzision in Form von Pyloroplastik mit PGV oder die Magenresektion hinzugefügt werden. Die Pylorusdilatation als alleinige Maßnahme hat sich nicht bewährt, da es in einem hohen Prozentsatz zu Restenosierungen kommt (Starlinger M 1984; Wille-Jorgensen P 1979; Johnston D 1973).

6 Indikation und Verfahrenswahl bei der Rezidivprophylaxe

A. L. Blum

6.1 Vorgehen bei der Indikationsstellung

Bei jedem Ulkuspatienten stellt sich die Frage der Notwendigkeit einer Rezidivprophylaxe. Die dringenden Indikationen werden in Tabelle 6.1 aufgeführt. Unter gewissen Umständen besteht schon nach dem ersten Schub eine dringende Indikation zur Durchführung einer Rezidivprophylaxe. Falls keine solche Indikation besteht und falls der Patient an einem rezidivierenden Ulcus duodeni leidet, stehen dem Arzt Entscheidungshilfen für die Indikation einer relativen Rezidivprophylaxe zur Verfügung (Abb. 6.1). Die Wahl der Maßnahmen richtet sich unter anderem nach der Ulkusart und nach dem Vorhandensein von Helicobac-

Tabelle 6.1. Dringende Indikationen für eine Rezidivprophylaxe bei der Ulkuskrankheit (UD + UV)

- Zollinger-Ellison-Syndrom (ZES)
  ZES-ähnliche Hypersekretionssyndrome ohne Gastrinom

- Status nach lebensbedrohlicher Komplikation bei Patienten ohne säurereduzierenden Eingriff

- Zweitkrankheit mit
  - Indikation zur Therapie mit ulzerogenen Medikamenten (z. B. orale nichtsteroidale Antirheumatika)
  - sehr hohem Risiko eines raschen Ulkusrezidivs (z. B. chronische terminale Niereninsuffizienz)
  - erfahrungsgemäß kompliziertem Verlauf der Ulkusschübe (z. B. Dauerantikoagulation, Gerinnungsstörung)
  - Gefahr einer Exazerbation der Zweitkrankheit während der Ulkusschübe (z. B. Thrombophlebitis bei Bettlägerigkeit im Ulkusschub)

- Versagen einer bereits angewandten Therapieform
  - Durchbruchrezidiv trotz zuverlässig durchgeführter medikamentöser Rezidivprophylaxe mit einem wirksamen Medikament, z. B. Ranitidin
  - postoperatives Rezidiv, speziell nach partieller Magenresektion
  - Therapieresistenz (Heilungsdauer $\geq$ 3 Monate)

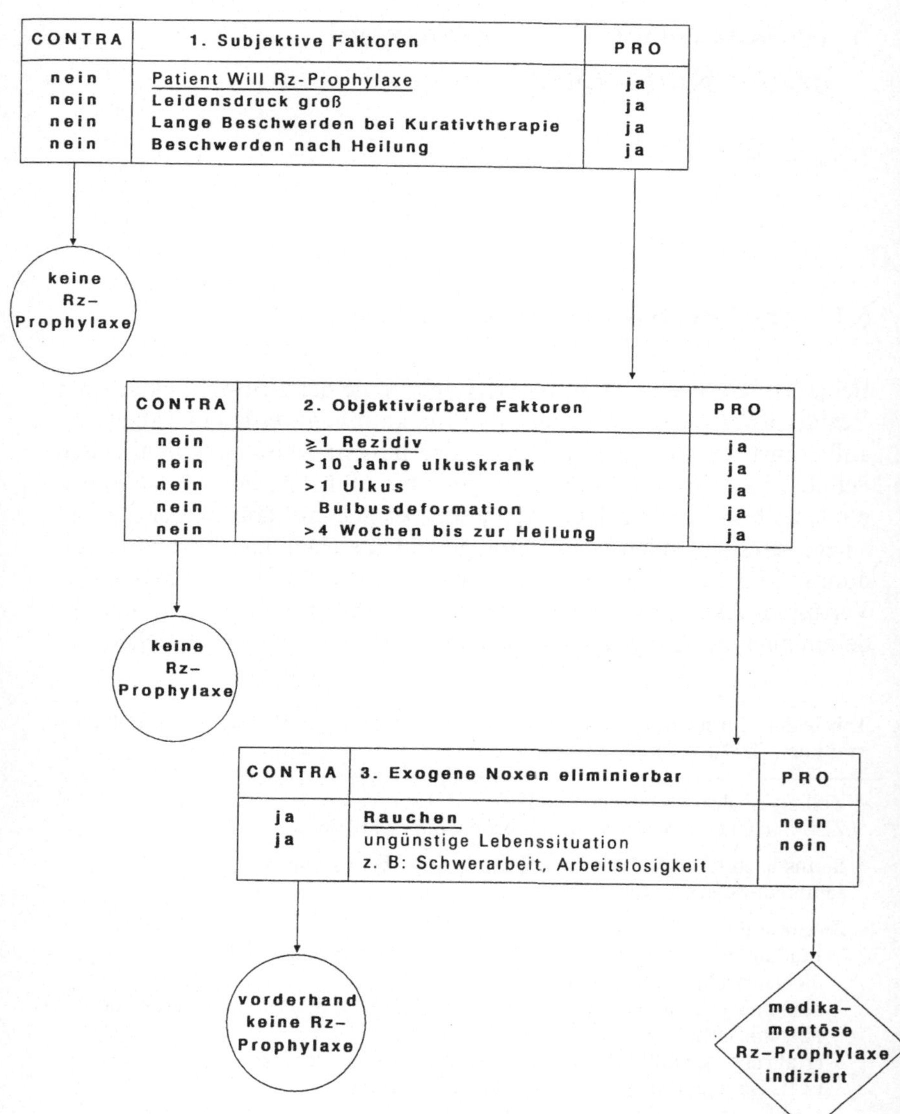

Abb. 6.1. Entscheidungshilfen bei der Prüfung der Frage: „Soll bei einem Ulcus duodeni-Patienten mit relativer Indikation zur Rezidivprophylaxe ein Medikament zur Rezidivsenkung verabreicht werden?" Die wichtigsten Argumente sind *unterstrichen*

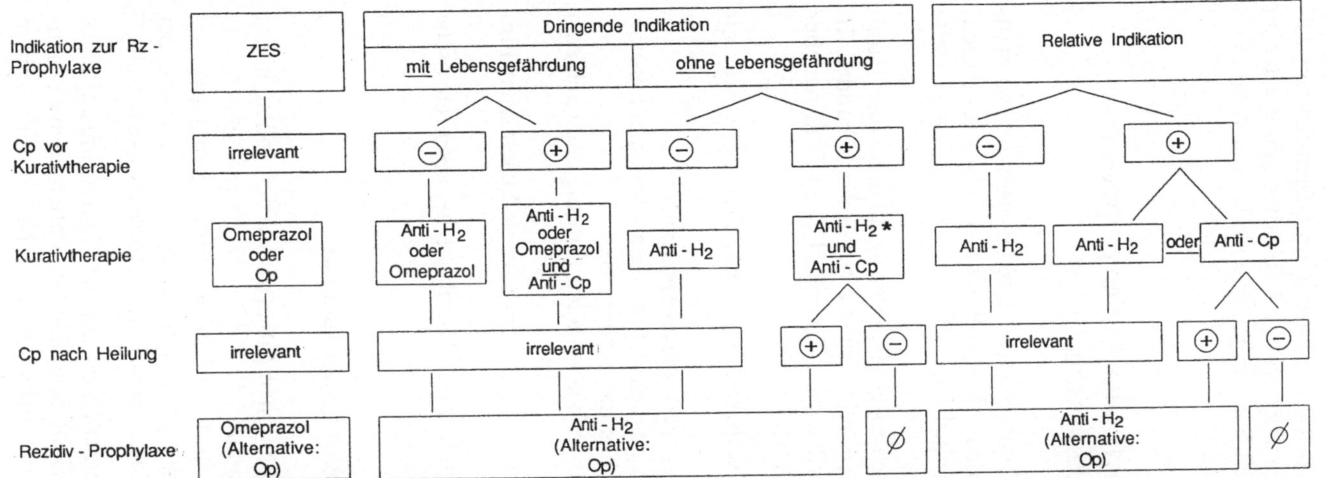

Abb. 6.2. Verfahrenswahl zur Rezidivprophylaxe beim Ulcus duodeni unter Berücksichtigung der Indikation und der Präsenz von Helicobacter pylori. *Anti-H₂*, H₂-Antagonisten (s. Kap. 3), *Anti-Cp*, Therapie zur Eradikation von C_p (s. Kap. 6), *Cp*, Helicobacter pylori, *Op*, Operation (s. Kap. 4), *Rz*, Rezidiv, *ZES*, Zollinger-Ellison-Syndrom, +, Cp im Antrum vorhanden, –, kein Cp im Antrum vorhanden, ∅, keine Indikation zur Rezidivprophylaxe, *, je nach Lage des Falles nur eine von beiden Therapieformen möglich

ter pylori (Abb. 6.2). Beim Ulcus ventriculi sind, im Gegensatz zum Ulcus duodeni, die Risikofaktoren einer erhöhten Rezidivneigung schlecht definiert; allgemeine Richtlinien hinsichtlich einer relativen Indikation zur Rezidivprophylaxe existieren nicht.

6.2 Dringende Indikationen für eine Rezidivprophylaxe (Ulcus duodeni und Ulcus ventriculi)

Solche Indikationen bestehen dann, wenn weitere Ulkusschübe unter allen Umständen vermieden werden sollen, weil sie das Leben des Patienten gefährden und/oder weil die bisherige Therapie versagt hat (Tabelle 6.1).

Die Entscheidung, ob eine chirurgische oder medikamentöse Langzeittherapie durchgeführt werden soll, wird in Abschn. 6.8 behandelt. In der Fallsammlung (Kap. 7) werden die folgenden Fälle mit dringender Indikation ausführlich besprochen:

- Fall 5.: Durchbruchrezidiv während einer Rezidivprophylaxe mit Histamin-Antagonisten;
- Fall 6: Riesenulcus duodeni mit verzögerter Heilung;
- Fall 7: Ulcus duodeni bei voraussichtlich während Jahrzehnten notwendiger hochdosierter Antirheumatikatherapie;
- Fälle 9 und 10: Status nach lebensbedrohlicher Blutung und nach Perforation;
- Fälle 12 und 14: Rezidivulkus nach einem säurereduzierenden Eingriff;
- Fall 13: Zollinger-Ellison-Syndrom und ähnliche hypersekretorische Zustände.

6.3 Relative Indikationen beim Ulcus duodeni

Die Entscheidung, ob hier Maßnahmen getroffen werden sollen, hängt von der Antwort auf die Fragen ab (Abb. 6.1), die hauptsächlich aufgrund unserer Beobachtungen in der RUDER-Studie formuliert worden sind. Die Fragen beziehen sich auf Patienten mit Ulcus duodeni, bei denen keine dringende Indikation zu einer Langzeitprophylaxe besteht.

- Zunächst wird der Wunsch dieser Patienten nach Durchführung einer Maßnahme geprüft. In der RUDER-Studie hatten Patienten mit besonders großem Wunsch, eine Langzeittherapie zu erhalten, eine höhere

Rezidivneigung als die weniger Motivierten. Je ungünstiger der bisherige Krankheitsverlauf und je höher der Leidensdruck, desto schlechter ist einerseits die Prognose und desto größer ist andererseits die Motivation, jetzt eine Rezidivprophylaxe zu erhalten (s. Abb. 3.3). Der Patient steuert somit durch seine bisherige Krankheitserfahrung die Indikationsstellung. Die Möglichkeit einer raschen Beschwerdefreiheit während der Kurativtherapie und die Persistenz der Beschwerden nach der Heilung – ein weiterer Risikofaktor in der RUDER-Studie – beeinflussen ebenfalls den Wunsch des Patienten. Wenn für einen individuellen Patienten ein Medikament gefunden wird, welches in sehr kurzer Zeit zur völligen Beschwerdefreiheit führt und zudem seine Wirksamkeit auch bei mehrfacher Anwendung beibehält, kann auf eine Rezidivprophylaxe verzichtet werden.

– Im zweiten Schritt prüft der Arzt die objektivierbaren Risikofaktoren des Rezidivs, nämlich die bisherige Rezidivhäufigkeit, die bisherige Krankheitsdauer, das Vorhandensein multipler Ulzera, die Dauer bis zur Ulkusheilung und das Vorliegen einer Bulbusdeformation.

– Im dritten Schritt wird überprüft, ob exogene Noxen eliminiert werden können. In diese Überlegung ist die Beobachtung der RUDER-Studie einbezogen, daß eine Nikotinabstinenz günstig wirken kann. Exraucher haben eine niedrigere Rezidivfrequenz als Raucher, aber eine höhere Rezidivfrequenz als Nichtraucher. Schwerarbeit, Arbeitslosigkeit und psychologischer Streß beeinflussen die Ulkuskrankheit ungünstig; es ist wahrscheinlich – aber nicht erwiesen – daß auch die Elimination dieser Noxen günstig wirkt. Zur Abklärung, ob sich der Patient in einer Streßsituation befindet, steht dem Arzt der in der RUDER-Studie evaluierte Streßfragebogen zur Verfügung (Tabelle 6.2). Ein Patient, der in diesem Fragebogen Streß negiert, aufgrund des Arztgesprächs jedoch gestreßt wirkt, ist besonders rezidivgefährdet.

6.4 Relative Indikationen beim Ulcus ventriculi

Prinzipiell gelten für das Ulcus ventriculi dieselben Überlegungen wie für das Ulcus duodeni.

Die Risikofaktoren eines erhöhten Rezidivs sind jedoch beim Ulcus ventriculi noch immer schlecht definiert (s. Tabelle 2.6). Die Entscheidungshilfen von Tabelle 6.1 lassen sich deshalb nicht benutzen.

Tabelle 6.2. Fragebogen an Patienten mit einem Ulkusleiden (nach A. Bauernfeind)

Wir wollen Sie und Ihre Krankheit besser verstehen. Unser Ziel ist eine möglichst wirksame und unkomplizierte Behandlung. Zu diesem Zweck bitten wir Sie die folgenden Feststellungen zu lesen und – so wie es Ihnen im ersten Augenblick in den Sinn kommt und für Sie am ehesten zutrifft – zu beantworten. Bitte lassen Sie keine Frage aus. Ihre Angaben werden vertraulich behandelt

	stimmt	gar nicht	wenig	ziemlich	vollkommen
1. Ich fühle mich allein gelassen		☐	☐	☐	☐
2. Bisher ist es mir weitgehend gelungen, meine Ziele und Wünsche in die Tat umzusetzen		☐	☐	☐	☐
3. Ich versuche oft unangenehme Ereignisse vorherzusehen, um sie eventuell zu verhindern		☐	☐	☐	☐
4. Mein Alltag ist unangenehm eintönig		☐	☐	☐	☐
5. Eigentlich habe ich mit meinen Mitmenschen immer gute Erfahrungen gemacht		☐	☐	☐	☐
6. Mein Beruf gilt allgemein als anstrengend und kann auch überfordern		☐	☐	☐	☐
7. Mein Familienleben ist intakt		☐	☐	☐	☐
8. Ich habe in der letzten Zeit Schicksalsschläge hinnehmen müssen		☐	☐	☐	☐
9. Manchmal überfällt mich eine Vorahnung, die mich in Aufregung und Angst versetzt		☐	☐	☐	☐
10. Nach einer Aufregung beruhige ich mich ziemlich schnell wieder		☐	☐	☐	☐
11. Ich gehe unvorbelastet an Probleme heran und versuche sie auf immer neue Art und Weise zu lösen		☐	☐	☐	☐
12. Ich glaube nicht, daß mich meine Umwelt oder meine Probleme krank gemacht haben		☐	☐	☐	☐
13. Unsere Gesellschaft erlaubt meist nicht, daß der einzelne seine wahren Gefühle zeigt		☐	☐	☐	☐
14. Ich erwarte in naher Zukunft Ereignisse, auf die ich mich wirklich freue		☐	☐	☐	☐
15. Immer wenn ich gerade ein Problem überstanden habe, folgt schnell die nächste Belastung		☐	☐	☐	☐
16. Voraussichtlich wird meine Krankheit wieder besser werden		☐	☐	☐	☐
17. Unbekannte Situationen oder Ereignisse lösen unangenehme Unruhe oder Spannung aus		☐	☐	☐	☐
18. Ich befinde mich derzeit in einer wirtschaftlichen oder finanziellen Notlage		☐	☐	☐	☐
19. Meine Wohnung erfüllt meine Ansprüche und Bedürfnisse		☐	☐	☐	☐
20. Ich habe Feinde, gegen die ich mich wehren muß, um Schaden zu verhindern		☐	☐	☐	☐

6.5 Helicobacter pylori und Indikation zur Rezidivprophylaxe

Die Diagnose einer Helicobacter-pylori-Infektion hat keinen Einfluß auf die Indikation einer Rezidivprophylaxe. Beim Ulcus duodeni beeinflußt sie die Verfahrenswahl (s. Abschn. 6.6).

6.6 Allgemeine Überlegungen zur Verfahrenswahl

Gemäß Abb. 6.2 ist beim Zollinger-Ellison-Syndrom die Therapie der Wahl eine kontinuierliche Langzeitverabreichung von Omeprazol, falls eine Resektion des gastrinproduzierenden Tumors nicht möglich ist, nur unvollständig gelingt oder von einem Rezidiv gefolgt ist.

Bei Patienten mit anderen Formen der Ulkuskrankheit wird im Regelfall eine Kurativ- und Langzeittherapie mit Histaminantagonisten verabreicht. Die Verfahrenswahl der konservativen Therapie hängt unter gewissen Umständen vom Vorhandensein von Helicobacter pylori ab. Abbildung 6.2 zeigt, in welchen Fällen von Ulcus duodeni wir eine Anti-Helicobacter-Therapie statt bzw. zusätzlich zu einer Therapie mit Histaminantagonisten empfehlen. Beim Ulcus ventriculi beeinflußt das Vorhandensein von Helicobacter pylori die Verfahrenswahl nicht.

Falls es gelungen ist, Helicobacter pylori aus der Magenschleimhaut vollständig zu eliminieren, so besteht eine nur noch geringfügige Rezidivneigung und somit keine Indikation zu einer Langzeittherapie (s. Kap. 2).

Wenn bei Helicobacter-pylori-Patienten ein zukünftiges Rezidiv eine Lebensbedrohung darstellt, empfehlen wir eine Therapie zur die Eradikation von Helicobacter pylori zusätzlich zur Durchführung einer Langzeittherapie mit einem H_2-Antagonisten. Der Erfolg dieser Therapie ist bislang noch nicht durch klinische Studien belegt worden; die Empfehlung erfolgt aufgrund eigener und unkontrollierter Erfahrungen.

Eine alleinige Eradikation von Helicobacter pylori ohne Therapie mit einem Sekretionshemmer ist unseres Erachtens bei Hochrisikopatienten derzeit nicht vertretbar.

Ein besonderes Problem bei einer Anti-Helicobacter-Therapie ist die Erfassung des Therapieerfolgs und der Reinfektion.

Die Diagnose einer vollständigen Elimination von Helicobacter pylori ist schwierig. Sie bedarf einen Monat nach Abbruch der bakteriziden bzw. antibiotischen Therapie einer Untersuchung. Vor Ablauf dieses Monats kann mit keiner Methode zuverlässig zwischen völliger Elimination und weitgehender, aber unvollständiger Unterdrückung unterschieden werden; im letzteren Fall kommt es anschließend rasch zur Rekolonisierung des Magens. Zur Zeit ist die einzige zuverlässige diagnostische Methode eine bakteriologische Untersuchung von Schleimhautbiopsien. Histologische Untersuchungen und Ureasetests, zum Beispiel CLO-Test und CU-Test, können bei Minimalbefall der Schleimhaut zu falsch-negativen Resultaten führen. Der Atemtest mit markiertem 13-C-Harnstoff ist bei geringem Helicobacterbefall unzuverlässig. Serologische Tests, mit deren Hilfe sich die Elimination von Helicobacter pylori kurz nach Absetzen der Therapie objektivieren läßt, sind zur Zeit noch nicht bekannt; solche Tests, die möglicherweise in den nächsten Jahren eingeführt werden, können die Helicobactertherapie und die davon abhängigen Entscheidungen wesentlich vereinfachen. Falls bei einem Ulcus-duodeni-Patienten eine vollständige Elimination nicht sicher dokumentiert ist, empfiehlt es sich, diesen Patienten so zu behandeln, als ob eine Helicobacterinfektion vorläge.

Wenn ein Patient nach vollständiger Elimination von Helicobacter pylori wieder ein Ulcus-duodeni-Rezidiv durchmacht, müssen zwei Möglichkeiten in Betracht gezogen werden. Entweder ist dem Rezidiv eine Reinfektion mit Helicobacter pylori vorausgegangen, oder es handelt sich nicht um eine übliche Ulcus-duodeni-Krankheit. Eine Abklärung hinsichtlich eines Zollinger-Ellison-Syndroms ist in solchen Fällen auch dann indiziert, wenn die Tests bei früheren Gelegenheiten negativ ausgefallen sind.

6.7 Maßnahmen beim Durchbruchrezidiv

Falls trotz einer medikamentösen Langzeittherapie ein Rezidiv auftritt, sind folgende Maßnahmen zu erwägen:

Kurativtherapie, gefolgt von einer Langzeittherapie in der gleichen Art wie vor dem Rezidiv: Die Maßnahme ist indiziert, wenn der Patient das Medikament nicht mehr regelmäßig eingenommen hat oder wenn unter regelmäßiger Tabletteneinnahme mehr als 1 Jahr nach Therapiebeginn ein unkompliziertes Rezidiv mit geringen Beschwerden aufgetreten ist.

Kurativtherapie, gefolgt von einer Langzeittherapie mit dem früher angewandten Medikament in höherer Dosierung oder mit einem anderen Medi-

kament: Diese Maßnahme ist indiziert bei einer dringenden Indikation zur Rezidivprophylaxe, bei Patienten mit einem rasch aufgetretenen, stark symptomatischen Rezidiv oder im Anschluß an eine Komplikation, falls die chirurgische Therapie infolge von internistischen Kontraindikationen nicht in Frage kommt.

Eradikation von Helicobacter pylori: Bei Helicobacter-pylori-positiven Patienten mit einer relativen Indikation zur Rezidivprophylaxe ist das Verordnen von Anti-Helicobacter-Medikamenten als alleinige Maßnahme indiziert.

Chirurgische Therapie: Die Indikationen zur chirurgischen Therapie werden in Kap. 5 besprochen.

6.8 Wahl zwischen chirurgischer und medikamentöser Rezidivprophylaxe

Im allgemeinen geben wir zunächst der medikamentösen Rezidivprophylaxe den Vorzug. Eine chirurgische Therapie kann aus dringenden Gründen a priori indiziert sein, falls die folgenden Bedingungen zutreffen:

a) Der Patient ist zu einer regelmäßigen Einnahme seiner Medikamente nicht in der Lage.
b) Der Patient empfindet die regelmäßige Medikamenteneinnahme als unzumutbar und zieht den einmaligen chirurgischen Eingriff vor.
c) Eine Langzeittherapie mit einem wirksamen Medikament erscheint aus sozioökonomischen Gründen nicht durchführbar.
d) Es besteht eine dringende Indikation zur chirurgischen oder endoskopischen Sanierung einer umschriebenen rezidivfördernden Läsion, beispielsweise einer Magenausgangsstenose.
e) Es handelt sich um ein Durchbruchrezidiv mit einer Uluskomplikation.
f) Es handelt sich um ein früh aufgetretenes Durchbruchrezidiv mit großem Leidensdruck, starken Beschwerden und langsamer Heilung. Dabei ist zu berücksichtigen, daß gerade bei solchen Durchbruchrezidiven ungünstige Resultate mit der proximal-gastrischen Vagotomie beschrieben worden sind.

Vor jeder chirurgischen Ulkustherapie muß ein Zollinger-Ellison-Syndrom durch einen Sekretintest ausgeschlossen werden.

Neben diesen dringenden Gründen können auch folgende Erwägungen für eine chirurgische Therapie sprechen:

g) Junges Lebensalter: Bei jugendlichen Ulkuspatienten, insbesondere bei Helicobacter-negativen Patienten mit einer voraussichtlich hohen Rezidivneigung, wird eher operiert, denn die Alternative ist eine jahrzehntelange medikamentöse Therapie,

h) Geringes Operationsrisiko: Ein solches besteht bei jugendlichen Patienten ohne Zweitkrankheit.

j) Ulcus bulbi duodeni: Bei dieser Ulkusart ist die wenig belastende proximal-gastrische Vagotomie ohne Drainageoperation das chirurgische Verfahren der Wahl. Beim Ulcus ad pylorum und beim Ulcus ventriculi sind größere Eingriffe mit einer entsprechend höheren Morbidität und Mortalität notwendig.

k) Zusammenarbeit mit einem in der proximal gastrischen Vagotomie erfahrenen Chirurgen: Falls der Patient im Einzugsgebiet eines Chirurgen mit ausgewiesen niedriger Rezidivrate nach proximal-gastrischer Vagotomie wohnt, wird die Indikation zur chirurgischen Therapie naturgemäß weiter gestellt als im Bereich einer chirurgischen Klinik mit einer hohen Rezidivrate.

Die folgenden Gründe können zum Abbruch einer medikamentösen Langzeittherapie und anschließend zu einer chirurgischen Therapie führen:

– Es ist trotz regelmäßiger Tabletteneinnahme zu einem Rezidiv, einem sogenannten Durchbruchrezidiv, gekommen (vgl. Abschn. 6.6).
– Es ist wegen unregelmäßiger Tabletteneinnahme zu einem Rezidiv gekommen, und in Zukunft kann nicht mit einer regelmäßigen Einnahme gerechnet werden (vgl. Abschn. 6.6).
– Es ist eine medikamentöse Nebenwirkung aufgetreten, und das Überwechseln auf ein anderes Medikament erscheint nicht angezeigt.
– Der Patient empfindet die weitere Medikamenteneinnahme als unzumutbar und zieht einen chirurgischen Eingriff vor.

6.9 Verfahrenswahl bei der medikamentösen Therapie

6.9.1 Medikamentöse ununterbrochene Lanzeittherapie

Langzeittherapie mit Histaminantagonisten
Die ununterbrochene Langzeittherapie mit Histaminantagonisten ist das klassische und am besten untersuchte Verfahren zur konservativen Rezidivprophylaxe.

Wahl des Medikaments: Von den in der Tabelle auf S. 128 aufgeführten Medikamenten erscheint uns Ranitidin für die Langzeittherapie am besten geeignet. Gegenüber Cimetidin hat es die Vorteile einer noch besseren Verträglichkeit und insgesamt etwas höheren Wirksamkeit (Näheres s. Kap. 4).

Anwendung der Medikamente: Im Regelfall wird der Histaminantagonist in der Hälfte der bei der Kurativtherapie verwendeten Dosierung verschrieben (z. B. Ranitidin 150 mg, Cimetidin 400 mg, Famotidin 20 mg). Das Medikament wird zusammen mit dem Abendessen oder beim Insbettgehen eingenommen. Wir ziehen die Verabreichung zusammen mit dem Abendessen einer späteren Verabreichung vor, weil dadurch der intragastrale pH schon in den Abendstunden erhöht wird (Bauerfeind P 1987; Merki H 1986). Dem Patienten wird empfohlen, auf späte Snacks zu verzichten, weil solche Spätmahlzeiten die nächtliche Sekretionshemmung vermindern (Walt RP 1988).

Die Einnahme des Abendessens sollte früh, vorzugsweise um 18 Uhr, erfolgen. Ein früh eingenommenes Abendessen hat eine bessere Wirkung auf den nächtlichen pH im Magen als ein spätes (Duroux Ph 1989).

Langzeittherapie mit Omeprazol

Eine ununterbrochene Langzeittherapie mit Omeprazol in Dosen von 40–160 mg/Tag ist die Therapie der Wahl beim Zollinger-Ellison-Syndrom; bei der unkomplizierten Ulkuskrankheit ist diese Therapie wegen der möglichen unerwünschten Folgen einer langanhaltenden Hypergastrinämie nicht indiziert. Diskutiert werden zur Zeit die Langzeittherapie mit 10 mg Omeprazol pro Tag, mit 20 mg Omeprazol jeden 2. Tag und die Wochenendtherapie. Dabei nimmt der Patient an 3 Tagen der Woche – Freitag, Samstag und Sonntag – 20 mg Omeprazol ein. An den übrigen 4 Tagen nimmt er keine Medikamente zu sich. Dieses Verfahren ist keine ernstzunehmende Alternative zur ununterbrochenen Langzeittherapie mit Histaminantagonisten; die Rezidivrate wird zwar gesenkt, bleibt aber auf einem immer noch recht hohen Niveau (Lauritsen K 1989). Eine Langzeittherapie mit 10 mg Omeprazol täglich ist nach ersten Berichten mäßig gut wirksam (Bianchi-Porro G 1990); größere Studien werden zur Zeit durchgeführt. Das Omeprazol ist zur Langzeittherapie der Ulkuskrankheit zur Zeit noch nicht zugelassen.

Andere Medikamente

Bei einer Langzeittherapie mit *Sucralfat* wird das Medikament morgens nach dem Aufstehen sowie abends vor dem Insbettgehen auf den leeren

Magen eingenommen. Die Tabletten werden unzerkaut mit etwas Wasser geschluckt. Die Resultate sind mäßig; diese Therapieform kommt dann in Frage, wenn ein Sekretionshemmer nicht indiziert erscheint, beispielsweise beim Ulcus ventriculi mit Hyposekretion (Blum AL 1990).

Eine Langzeittherapie mit anderen Medikamenten, beispielsweise mit *Pirenzepin, Antidepressiva, Antazida, Wismut-Salzen* und *Prostaglandinanaloga* wird hier nicht besprochen, da es sich unseres Erachtens um Alternativen dritter Wahl handelt, die kaum je praktische Anwendung finden (Näheres s. Kap. 4).

Dauer der medikamentösen Langzeittherapie
Die Richtlinien zur optimalen Dauer einer Langzeittherapie sind z. Z. rein empirisch; sie stützen sich nicht auf prospektive Studien. In den meisten Untersuchungen wurde während eines Jahres behandelt. Einzelne Studien dauerten bis zu 10 Jahre [204.00]. Studien zum Vergleich verschieden langer Behandlungen sind bis jetzt nicht durchgeführt worden.

Bei relativer Indikation sollte die Mindestdauer einer medikamentösen Langzeittherapie 1 Jahr betragen. Nach einer während 3 Jahren erfolgreich – ohne Rezidiv und Nebenwirkungen – durchgeführten Langzeittherapie ist ein Auslaßversuch gerechtfertigt. Nach einer mindestens 5jährigen Langzeittherapie soll angeblich eine Senkung der Rezidivneigung des Ulcus duodeni beobachtet werden (Wormsley KG 1990).

Bei dringender Indikation muß die Langzeittherapie lebenslang oder bis zum Wegfall der Indikation durchgeführt werden.

Ärztliche Kontrollen während der Langzeittherapie
Vor Beginn der Langzeittherapie ist beim Ulcus duodeni eine endoskopische Untersuchung wünschenswert. Dadurch soll die Abheilung des Ulkusschubs dokumentiert werden. Das Verschwinden der subjektiven Beschwerden allein ist kein zuverlässiges Kriterium für die Heilung. Während der Therapie sind keine weiteren endoskopischen oder blutchemischen Kontrollen notwendig, außer beim Wiederauftreten von Beschwerden oder beim Verdacht auf medikamentöse Nebenwirkungen.

Beim Ulcus ventriculi muß die Heilung endoskopisch dokumentiert werden. Erst durch multiple Biopsien aus der Ulkusnarbe kann ein Malignom ausgeschlossen werden. Zudem empfiehlt sich – auch bei Beschwerdefreiheit – ein Jahr nach der Ulkusheilung eine weitere Endoskopie mit Biopsien aus der Ulkusnarbe.

6.9.2 Intermittierende Langzeittherapie [236.01]

Der Patient nimmt den Histaminantagonisten während jener Episoden ein, in denen bei ihm erfahrungsgemäß Ulkusschübe auftreten, z. B. im Frühjahr und im Herbst. Dieses Verfahren kann nur bei wenigen Patienten mit regelmäßig auftretenden Ulkusschüben angewandt werden (vgl. Kap. 7, Fall 8).

6.9.3 Therapie nach Bedarf

Dabei nimmt der Patient beim ersten Wiederauftreten von Beschwerden während einiger Tage einen Histaminantagonisten ein. Es handelt sich somit nicht eigentlich um eine prophylaktische Maßnahme, sondern um ein therapeutisches Verfahren mit dem Ziel des „Kupierens" von Ulkusschüben in einem sehr frühen Stadium. Dieses Verfahren führt selbstredend zu einer größeren Rezidivhäufigkeit als die Langzeitverabreichung. Es wird wahrscheinlich häufig praktiziert, doch sind kritische Studien, welche den Einfluß der Therapie nach Bedarf und der ununterbrochenen Langzeittherapie auf die Lebensqualität miteinander vergleichen, nicht durchgeführt worden. Die Kosten dieser Therapie sind – wegen der höheren Rezidivrate – mindestens ebenso hoch wie die Kosten der ununterbrochenen Langzeittherapie (Sonnenberg A 1989).

6.9.4 Elimination von Helicobacter pylori

Die Ansichten über Resultate, Wert und praktische Durchführung dieser Therapie sind zur Zeit stark im Fluß. Falls eine Elimination von Helicobacter pylori auf einfache und sichere Weise möglich wäre, würde dieses Verfahren die Langzeittherapie beim Ulcus duodeni bald ersetzen.

Monotherapie mit kolloidalem Wismutsubcitrat

Das am häufigsten angewandte Medikament, kolloidales Wismutsubcitrat, führt jedoch nur bei 10% der Behandelten zu einem dauerhaften Erfolg hinsichtlich der Elimination von Helicobacter pylori. Es senkt die Rezidivrate um nur 20% und nur während eines Jahres (Lane MR 1988).

Kombinationstherapie

Nur Kombinationstherapien von zwei Antibiotika oder einem bzw. zwei Antibiotika und Wismut können in einer befriedigend hohen Rate eine Eradikation von Helicobacter pylori gewährleisten. Bei derartigen Kombinationstherapien muß mit einer hohen Nebenwirkungsrate gerechnet werden (Borody T 1988). Kombinationstherapien von einem Antibiotikum und einem Sekretionshemmer scheinen weit weniger erfolgreich zu sein. In Tabelle 6.3 werden die bis jetzt publizierten Therapieschemata angegeben, die bei mindestens 70% der Patienten zu einer erfolgreichen Eradikation von Helicobacter pylori führen. Es handelt sich durchweg um Studien mit relativ geringen Fallzahlen. Eine allgemeine Empfehlung, wie die Eradikation von Helicobacter pylori zu erfolgen hat, besteht zur Zeit nicht. Eine Therapie zur Eradikation von

Tabelle 6.3. Mögliche Therapieschemata zur Eradikation von Helicobacter pylori

Medikament	Dosis [mg]	Verab- reichung pro Tag	Behand- lungs- dauer	n	Eradi- kation [%]	Autor
Wismutsubcitrat	120	4 Tabl.	8 Wochen	27	70	Marshall BJ 1988
Tinidazol	500	2 Tabl.	10 Tagen			
Wismutsubcitrat	120	4 Tabl.	4 Wochen	43	81	Rauws EA.j 1989
Metronidazol	500	3 Tabl.	18–28 Tagen			
Amoxycillin	375	3 Tabl.	4 Wochen			
Wismutsubcitrat	120	4 Tabl.	4 Wochen	100	94	Borody T 1988
Metronidazol	200	4 Tabl.	1–4 Tagen			
Tetrazyklin	500	4 Tabl.	4 Wochen			
Amoxycillin	250	4 Tabl.	4 Wochen			
Wismutsubcitrat	120	3 Tabl.	4 Wochen	10	90	McColl KE 1989
Metronidazol	400	3 Tabl.	4 Wochen			
Amoxycillin	250	3 Tabl.	4 Wochen			
Wismutsubsalicylat	600	3 Tabl.	2 Wochen	26	81	Börsch G 1989
Amoxycillin	500	3 Susp.	2 Wochen			
Metronidazol	500	3 Tabl.	2 Wochen			
Wismutsubsalicylat	600	3 Tabl.	2 Wochen	55	80	Börsch G 1989
Amoxycillin	500	3 Susp.	1 Woche			
Metronidazol	500	3 Tabl.	1 Woche			
Wismutsubsalicylat	600	3 Tabl.	1 Woche	15	80	Börsch G 1989
Amoxycillin	500	3 Susp.	1 Woche			
Metronidazol	500	3 Tabl.	1 Woche			
Amoxycillin	500	3 Susp.	1 Woche	9	78	Börsch G 1989
Metronidazol	500	3 Tabl.	1 Woche			

Helicobacter pylori kann statt der üblichen Kurzzeittherapie mit Sekretionshemmern, als Zusatz zur kurativen Therapie mit Sekretionshemmern, im Anschluß an diese Therapie nach erfolgter Ulkusheilung, statt oder parallel zu einer Langzeittherapie mit Sekretionshemmern erfolgen (vgl. Abb. 6.2). Im Regelfall werden diese Behandlungen während des aktiven Ulkusschubs verabreicht; in der Fallsammlung werden Situationen diskutiert, in denen eine solche Therapie nach einer Ulkusheilung in Frage kommt.

Eine Kontrolle der Wirksamkeit einer Anti-Helicobacter-Therapie hat frühestens einen Monat nach Absetzen der Anti-Helicobacter-Medikamente zu erfolgen (s. Abschn. 6.6).

6.10 Verfahrenswahl bei der chirurgischen Therapie

Das Verfahren der Wahl bei der elektiven Therapie des unkomplizierten Ulcus duodeni ist die proximal-gastrische Vagotomie ohne Pyloroplastik. Beim präpylorischen und pylorischen Ulkus wird die proximal-gastrische Vagotomie mit Pyloroplastik durchgeführt. Einige Autoren bevorzugen die selektive Vagotomie mit Antrektomie. Beim Ulcus ventriculi geben wir der distalen Gastrektomie mit Billroth-I-Anastomose den Vorzug; die proximal-gastrische Vagotomie mit Exzision des Ulcus ventriculi ist unseres Erachtens kein Standardverfahren (vgl. Tabelle 5.6).

Bei der Entscheidung, ob die proximal-gastrische Vagotomie oder ein eingreifendes Verfahren, beispielsweise eine selektive Vagotomie mit Pyloroplastik oder eine partielle Magenresektion, angewandt werden soll, ist die Durchführung von Säuretests, beispielsweise der intragastralen pH-Metrie über 24 h, von Nutzen.

6.11 Flankierende Maßnahmen (s. auch Kap. 4)

Empfehlenswert ist eine vollständige Nikotinabstinenz. Eine günstige Wirkung kann jedoch, wenn überhaupt, erst viel später erwartet werden. Eine bloße Reduktion des Zigarettenkonsums ist nicht wirksam.

Abzuraten ist vom Konsum von Alkohol oder Kaffee auf leeren Magen sowie vom Konsum unverdünnter hochprozentiger alkoholischer Getränke.

Eine kleine Psychotherapie ist von großer Wichtigkeit. Eine Beratung des Patienten im Hinblick auf seine Lebensführung und eine Aussprache über Beziehungs- und Berufskonflikte ist sinnvoll, da psychologischer Streß und psychosoziale Faktoren wie Schwerarbeit und Arbeitslosigkeit ungünstig wirken. Eine Psychotherapie kann dazu beitragen, daß der Patient mit seiner Erkrankung zu leben lernt und seine Beschwerden besser erträgt. Möglicherweise können auch pathogene Mechanismen abgebaut werden. Ob die Psychotherapie tatsächlich den Verlauf der Ulkuskrankheit günstig zu beeinflussen vermag, ist unsicher [225.00]. Angeblich kann auch eine Hypnotherapie die Rezidivfrequenz senken (Coglan SM 1988); hier gelten ähnliche Einschränkungen wie bei der Psychotherapie. Das Vermeiden ulzerogener Medikamente wird in Kap. 4 besprochen.

Die Zusammensetzung der Mahlzeiten ist keinen festen Regeln unterworfen. Eine ballaststoffarme Nahrung wirkt sich offenbar ungünstig auf die Ulkuskrankheit aus [224.00].

7 Fallsammlung

G. Dorta, R. Sieber, J. Popien, F. Fröhlich, H. R. Koelz, A. L. Blum
und 31 internationale Experten

Einleitung

In diesem Kapitel werden 14 klinische Fälle von Patienten mit einer Ulkuskrankheit vorgestellt. Eine Zusammenfassung der Fälle einschließlich Fallnummer, Geschlecht, Alter, Problemstellung und therapeutischer Entscheidung eines Expertengremiums findet sich in Tabelle 7.1. Der Stichtag ist bei allen Patienten der 1.12.1989: Es wird angenommen, daß an diesem Tag eine Arztvisite stattfindet und eine Entscheidung im Hinblick auf eine Langzeittherapie getroffen werden muß. Dementsprechend wurden alle anamnestischen Angaben auf dieses Datum bezogen. Die Zusammenstellung dieser Kasuistiken erfolgte in der Absicht, dem praktischen Arzt das Einarbeiten in die Entscheidungskriterien zu erleichtern. Zudem eignet sich die Kasuistik als Zugangsweg zur Datensammlung des Ulkusalmanchas.

Auswahl der Fälle

Bei der Auswahl der Fälle war das Spektrum der Probleme, die vom niedergelassenen und im Krankenhaus tätigen Gastroenterologen häufig angetroffen wird, entscheidend. Der Fall 1 ist identisch mit dem Fall U. D., dessen Problematik in einem Lehrfilm dargestellt worden ist („Der Fall U. D., Entscheidungskriterien zur Rezidivprophylaxe und Langzeittherapie des Ulcus duodeni"). Auf die Darstellung sehr seltener Syndrome, z. B. Ulzera bei endokrin aktiven Tumoren, wurde verzichtet.

Beurteilung der Fälle durch ein internationales Expertengremium

Die 14 Fälle wurden 1935 anläßlich einer Konsensuskonferenz einem 33köpfigen internationalen Expertengremium, bestehend aus universitären und niedergelassenen Gastroenterologen und Abdominalchirurgen zur Beurteilung vorgelegt. Zu diesem Zeitpunkt beschäftigte die Abgrenzung der Indikationen der medikamentösen Langzeittherapie von der Indikation zur chirurgischen Therapie die Gemüter; Helicobacter pylori galt als eine Randerscheinung. Keiner der Experten glaubte, daß er bei der Indikation und der Verfahrenswahl für die Rezidivprophylaxe eine Rolle spielt. Zudem wurden damals die Ulkuspatienten nicht auf Helicobacter pylori untersucht. Aus diesem Grunde enthielten die präsentierten Fälle keine Information über Helicobacter pylori, und die ganze Entscheidungsfindung wurde ohne Berücksichtigung dieser Mikroorganismen vorgenommen.

Seither hat es sich herausgestellt, daß Helicobacter pylori sehr wohl eine wichtige Rolle in der Pathophysiologie des Ulkusrezidivs und bei der Rezidivprophylaxe spielt. Dies hat uns dazu bewogen, anläßlich der Neuauflage dieses Buches die 14 Fälle dem damaligen Expertengremium nochmals vorzulegen. Von den damals 33 Experten fanden sich 31 zur erneuten Mitarbeit bereit. Je ein niedergelassener und ein universitärer Gastroenterologe verzichteten auf die weitere Teilnahme. Für die zweite Befragung konstruierten wir für die Fälle Informationen über den Helicobacterstatus, und zwar so, daß wir überall dort eine Helicobacter-positive Antrumgastritis annahmen, wo im Regelfall Helicobacter pylori angetroffen wird. In jenen Fällen, bei denen die Suche nach Helicobacter pylori nicht selten negativ verläuft, wurde angenommen, es könne kein Helicobacter pylori nachgewiesen werden. Es handelt sich dabei um das Riesenulcus duodeni (Fall 6), das durch nichtsteroidale Antirheumatika verursachte Ulkus (Fall 7), das hochsitzende Ulcus ventriculi (Fall 11), das hypergastrinämische, hypersekretorische Ulkus (Fall 13) und das Anastomosenulkus nach partieller Magenresektion wegen eines präpylorischen Ulkus (Fall 14). In einem der 8 Fälle mit Ulcus duodeni (Fall 2) wurde angenommen, daß sich kein Helicobacter pylori nachweisen lasse. Auch das entspricht der Realität, da etwa 10% der Ulcera duodeni Helicobacter-negativ sind (Debognie J-C 1989; Schubert TT 1988).

Tabelle 7.1 zeigt die Resultate der 1. und 2. Befragung im Dezember 1986 und Dezember 1989. Ein Vergleich der beiden Befragungen ergibt: In den Helicobacter-negativen Fällen Nr. 2, Nr. 6, Nr. 7, Nr. 9, Nr. 11, Nr. 13 und Nr. 14 haben sich in den letzten 3 Jahren keine wesentlichen Veränderungen ergeben. Dagegen kommt es heute zu einer noch schärferen Ablehnung der medikamentösen Langzeittherapie im Falle eines Patienten, dessen Leidensdruck nicht durch die Ulkuskrankheit sondern durch funktionelle Störungen zustande kommt, und zu einer deutlicheren Befürwortung der Langzeittherapie mit Histaminantagonisten beim Riesenulkus duodeni, bei der Antirheumatikatherapie, beim Status nach lebensbedrohlicher Blutung, beim hochsitzenden Ulkus ventriculi, beim hypergastrinämischen, hypersekretorischen Ulkus und beim Anastomosenulkus nach Magenresektion mit Billroth-II-Anastomose. Die Zunahme der Indikationen zugunsten einer medikamentösen Langzeittherapie hat einen Rückgang der bereits 1986 wenig populären elektiven Chirurgie bewirkt. Damals wurde in 43 (9%) der 462 therapeutischen Empfehlungen die Indikation zur chirurgischen Therapie gestellt; heute wird noch in 15 (3%) der 434 Antworten zur Operation geraten. Anders präsentiert sich die Lage bei den Helicobacter-positiven Fällen. Hier lassen sich, neben dem bereits erwähnten Trend weg von der Chirurgie, folgende Bewertungen beobachten:

a) Die Anti-Helicobacter-Therapie mit dem Ziel einer Rezidivsenkung ist in kurzer Zeit ein populäres Verfahren geworden. In allen Helicobacter-positiven Fällen ist mindestens ein Drittel der Experten bereit, auch noch nach der Ulkusheilung eine Anti-Helicobacter-Therapie durchzuführen. Beim Rezidiv trotz Prophylaxe (Fall 5) und beim Gastarbeiterulkus (Fall 8) liegt der Prozentsatz solcher Therapieempfehlungen bei 58%, beim Rezidivulkus nach Vagotomie (Fall 12) sogar bei 68%.

b) Die Anti-Helicobacter-Therapie erfreut sich vor allem dort größerer Beliebtheit, wo vor 3 Jahren eine gewisse Ratlosigkeit hinsichtlich der Rezidivprophylaxe zu beobachten war.

– In Fall 3 war damals die Meinung darüber gespalten, ob bei einem beschwerdefreien jungen Mann nach einer 19monatigen Langzeittherapie weiterhin eine solche Therapie indiziert sei. 10 der damaligen 12 Gegner einer weiteren Langzeittherapie sprechen sich jetzt für eine Anti-Helicobacter-Therapie aus; nur noch 2 Experten sind gegen jede therapeutische Maßnahme.
– Bei Fall 5 mit einem Rezidiv trotz Prophylaxe sprachen sich damals 14 Experten für eine chirurgische Therapie aus. Heute würden nur noch 4 Experten operieren; alle anderen empfehlen eine Anti-Helicobacter-Therapie.
– In Fall 8 mit einem streng saisonal rezidivierenden Ulkus duodeni empfahlen damals 21 Experten eine intermittierende Langzeittherapie, wobei jedoch über die Art der Durchführung einer solchen Therapie wenig Klarheit herrschte. Heute wird eine intermittierende Therapie nur noch von 3 Experten empfohlen; 18 Experten empfehlen dagegen eine Anti-Helicobacter-Therapie.

– In Fall 10 sprachen sich damals 15 Experten gegen eine Langzeittherapie aus, weil sie diesem Verfahren bei einem Patienten mit alkoholischer Wesensveränderung wenig Erfolg zuschrieben. 13 dieser 15 Experten empfahlen eine chirurgische Therapie. Heute sind nur noch 4 Experten für eine chirurgische Therapie, während 13 Experten eine Anti-Helicobacter-Therapie empfehlen.
– In Fall 12 mit einem Rezidivulkus nach Vagotomie waren damals 13 Experten gegen eine Maßnahme zur Rezidivprophylaxe. Heute sprechen sich nur noch 2 Experten gegen jegliche Maßnahmen aus; insgesamt 21 Experten würden eine Anti-Helicobacter-Therapie durchführen.

Somit hat die Anti-Helicobacter-Therapie am einen Ende des Spektrums die chirurgische Therapie zurückgedrängt, während sie am anderen Ende dort eingesetzt wird, wo früher das Dilemma zwischen Tun und Nichtstun bestand.

c) Eine große Unklarheit herrscht darüber, ob die Anti-Helicobacter-Therapie nach, statt oder zusammen mit einem Sekretionshemmer verabreicht werden soll. Der Umstand, daß bei annähernd der Hälfte der Empfehlungen zur Anti-Helicobacter-Therapie eine gleichzeitige Langzeittherapie mit einem Sekretionshemmer vorgeschlagen wird, spiegelt die Tatsache wider, daß hinsichtlich der Wirksamkeit der Anti-Helicobacter-Therapie beträchtliche und sehr berechtigte Zweifel bestehen. Dieser Punkt wird sich klären, wenn zuverlässige, großangelegte Langzeitstudien zur Verfügung stehen.

Zusammenfassend ist die Frage „konservative Therapie oder Operation" heute kein kontroverses Thema mehr. Die Frage der Anti-Helicobacter-Therapie dagegen nimmt unter den Kontroversen in der Ulkustherapie eine zentrale Stellung ein. Dabei geht es sowohl um die Indikation als auch die Verfahrenswahl. Diese Verschiebung der Kräfte innerhalb von nur 3 Jahren ist erstaunlich.

Darstellung der Fälle

Der Fall wird zuerst in schematischer Weise dargestellt (Ulkusanamnese; Befunde medizinischer Untersuchungen; übrige medizinische Anamnese; soziale Anamnese, Familienanamnese). Anschließend wird der Fall aufgrund der durchgeführten Expertengespräche diskutiert. Die angeführten Argumente gründen auf der Datensammlung des Ulkusalmanachs. Dementsprechend wird zu jedem Argument die entsprechende Schlagwortnummer der Datensammlung angegeben.

Verzeichnis der Experten

Niedergelassene Gastroenterologen, Internisten und Allgemeinpraktiker:
Dr. med. R. Güller, CH-5430 Wettingen
Dr. med. L. Griebel, D-6972 Tauberbischofsheim
Dr. med. W. Hüttemann, D-5100 Aachen
Dr. med. Fritz Lies, D-6330 Wetzlar
Dr. med. E. Schütz, D-8400 Regensburg
Dr. med. Reinhard Simon, D-3160 Lehrte
Dr. med. Martin Strauch, D-8000 München 2
Dr. med. K. L. Tschaikowsky, D-5000 Köln 1
Prof. Dr. med. G. Volkheimer, D-1000 Berlin 62

Universitäre Gastroenterologen:
Prof. Dr. med. R. Arnold, D-3550 Marburg/Lahn
Prof. Dr. med. G. Brunner, D-3000 Hannover 51
Prof. Dr. med. H. Classen, D-8000 München 80
Prof. Dr. med. S. Domschke, D-8520 Erlangen
Prof. Dr. med. G. E. Feurle, D-5450 Neuwied
Prof. Dr. med. H. Frotz, D-5070 Bergisch Gladbach
Dr. med. K. Gail, D-6148 Heppenheim
Prof. Dr. med. J. Hotz, D-3100 Celle 1
Prof. Dr. med. H. Kaess, D-8000 München 81
PD Dr. med. S. Müller-Lissner, D-8000 München 2
Dr. med. Fabio Pace, I-20157 Milano
Prof. Dr. med. E. O. Riecken, D-1000 Berlin 45
Prof. Dr. med. A. Sonnenberg, Milwaukee, WI 53295, USA
Prof. Dr. med. G. Strohmeyer, D-4000 Düsseldorf 1
Prof. Dr. med L. Witzel, D-1000 Berlin 65
Prof. Dr. med. K. Wormsley, Dundee DD2 14 B, Scotland

Chirurgen:
Prof. Dr. med. P. Aeberhard, CH-5001 Aarau
Prof. Dr. med. A. Akovbiantz, CH-8037 Zürich
PD Dr. med. Peter Buchmann, CH-8091 Zürich
Prof. Dr. med. G. Feifel, D-6650 Homburg/Saar
PD Dr. med. Claude Muller, CH-8610 Uster
Prof. Dr. med. J. R. Siewert, D-8000 München 80

Tabelle 7.1. Zusammenfassung der Kasuistiken

Fall Nr.	Ge-schlecht	Alter (Jahre)	Stichwort	Cp-Status	Langzeit-therapie / Zusätzliche Therapie	Expertenbefragung Dez. 1986		Expertenbefragung Dez. 1989			
						Nein	Ja	Nein		Ja	
								Ja	Nein	Ja	Nein
1	m.	48	Durchschnittsfall	Positiv, Antrumgastritis		5	28	10	1	6	14
2	m.	38	Psychische Stigmatisierung	Negativ		30	3	1[e]	25	1[e]	4
3	m.	33	Weiterführen der Prophylaxe nach 19 Monaten	Positiv, Antrumgastritis		12	21	8	2	7	14
4	w.	41	5 Jahre Cimetidin	Positiv, Antrumgastritis		16	17	14	7	3	7
5	m.	54	Rezidiv trotz Prophylaxe	Positiv, Antrumgastritis		14[a]	18	11	7[f]	7	6
6	w.	73	Riesenulcus duodeni mit verzögerter Heilung	Negativ		1	32	–	2	–	29
7	m.	30	Antirheumatikatherapie	Negativ		4	29	–	1	–	30
8	m.	34	Gastarbeiterulkus	Positiv, Antrumgastritis		21[b]	12	12	6[g]	6	7[h]
9	m.	74	Lebensbedrohliche Blutung	Negativ		1	32	–	1[g]	–	30
10	m.	48	Übernähte Perforation	Positiv, Antrumgastritis		15[c]	18	6	7[f]	7	11
11	w.	62	Hochsitzendes Ulcus ventriculi	Negativ		4	29	–	4[g]	–	27
12	m.	45	Rezidivulkus nach Vagotomie	Positiv, Antrumgastritis		13	20	14	2	7	8
13	m.	22	Hypergastrinämisches hypersekretorisches Ulkus	Negativ		11[d]	22	–	4[f]	–	27
14	m.	56	Anastomosenulkus nach Magenresektion und Billroth-II-Anastomose	Negativ		2	31	–	1	–	30

[a] Alle 14 Experten befürworteten eine chirurgische Therapie mit proximal-gastrischer Vagotomie.
[b] 20 der 21 Experten befürworteten eine intermittierende Langzeittherapie (im Frühling und Herbst).
[c] 13 der 15 Experten befürworteten eine chirurgische Therapie mit Antrektomie und Vagotomie.
[d] 6 der 11 Experten befürworteten eine Laparotomie mit Tumorsuche und, bei negativem Resultat, eine proximal-gastrische Vagotomie, die anderen 5 Experten würden jetzt eine Vagotomie plus Antrektomie durchführen.
[e] Psychopharmaka.
[f] Davon empfehlen 4 Experten eine chirurgische Rezidivprophylaxe.
[g] Davon empfiehlt 1 Experte eine chirurgische Rezidivprophylaxe.
[h] Davon empfehlen 3 Experten eine intermittierende Langzeittherapie.

Fall 1

Durchschnittsfall

U. D.; 48 Jahre

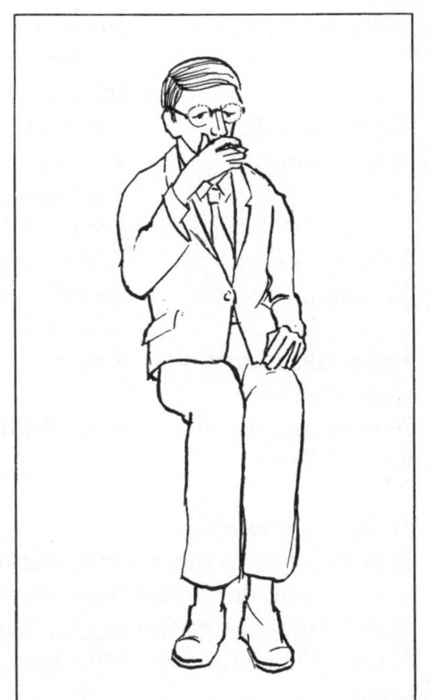

Ulkusanamnese

Zusammenfassung
Seit 5 Jahren besteht ein radiologisch und endoskopisch gesichertes unkompliziertes Ulcus duodeni, 5 Schübe innerhalb von 5 Jahren; die Schübe folgen in immer kürzeren Intervallen.

Besonderheiten des Falls
Durchschnittsfall, unkompliziertes Ulcus duodeni mit „Crescendoanamnese". Es besteht eine Raucheranamnese.

Bisheriger Verlauf der Ulkuskrankheit

Gesicherter Beginn:	1984.
Erstdiagnose mit:	Röntgen.
Komplikationen:	Keine.
Zeitpunkt der Schübe:	Beginn im Juli 84, Aug. 87, Sept. 88, März 89 und Juni 89; Nov. 1989 s. „Jetziger Ulkusschub".
Mittlere Dauer der Schübe:	Schmerzen 1–2 Wochen; im April 1989 war das Ulkus nach 4 Wochen radiologisch abgeheilt; jetziger Ulkus nach 4 Wochen endoskopisch abgeheilt.

Ulkusschmerzen:	Bohrend-brennender Nüchternschmerz im mittleren Oberbauch, durch Essen und Milchtrinken gebessert, gelegentlich Nachtschmerz.
Leidensdruck:	Recht groß
Behandlungen:	In allen Schüben Antazidapräparationen (Gele, Tabletten); im jetzigen Schub ein Histaminantagonist (2 Tabl. abends).
Prophylaktische Maßnahmen:	Bisher keine. Patient wünscht Maßnahmen zur Rezidivverhütung, überläßt Verfahrenswahl seinem Arzt.
Hospitalisationen wegen Ulkus:	Keine
Arbeitsunfähigkeit wegen Ulkus:	Juli 1984 für 5 Tage.

Jetziger Ulkusschub

Beginn im November 1989, stärkere Schmerzen als bisher, 2 Wochen nach Beginn der Behandlung mit einem Histaminantagonisten (2 Tabl. abends) beschwerdefrei; nach 4 Wochen Ulkus endoskopisch geheilt.
8. Dez. 1989 Arztvisite: Entscheidung im Hinblick auf eine Langzeittherapie.

Befunde medizinischer Untersuchungen

(speziell radiologische und endoskopische Untersuchungen des Magens, Sekretionstests)

August 1984 Magenpassage: Ulcus duodeni.
August 1987 Magenpassage: Ulcus duodeni, Hiatushernie.
April 1989 Magenpassage: deformierter Bulbus, abgeheiltes Ulcus duodeni, keine Magenretention.
Nov. 1989 Endoskopie (Ösophagogastroduodenoskopie): Ulcus-duodeni-Rezidiv an der Bulbusspitze, deformierter Bulbus.
Dez. 1989 Endoskopie: Ulcus duodeni geheilt, deformierter Bulbus, Kapillarsäume, keine Magenretention. Biopsie aus dem Antrum zeigt ausgeprägte granulozytäre Oberflächengastritis, reichlich Helicobacter-pylori-artige Mikroorganismen in der Giemsafärbung, CLO-Test nach 1 h positiv. Biopsie aus dem Corpus normal.

Übrige medizinische Anamnese

1980 Depressive Verstimmung; ambulante Therapie.
1984 Rezidiv der Depression, ambulante Therapie mit Ludiomil; Ursache s. „Psychologische Exploration".

Rauchgewohnheiten:	20 Zigaretten (gelegentlich mehr) pro Tag seit 21 Jahren
Alkoholkonsum:	Praktisch abstinent. Alkohol verursacht seit Jahren Sodbrennen
Kaffee-, Teekonsum:	5–10 Tassen Tee pro Tag, toleriert Kaffee nicht mehr.
Medikamentenkonsum:	Jetzt keine, früher Antidepressiva.

Soziale Anamnese

Familienstand:	Verheiratet seit 1979.
Kinder (Alter):	Sohn (9).
Beruf:	Sachbearbeiter in Versicherung: Ehefrau: Verkäuferin (halbtags).
Einkommen:	sfr 4300 (Ehefrau sfr 2000) im Monat.
Nationalität:	Schweizer.
Wohnung:	3-Zimmer-Wohnung in Zürich.
Hobbies, Sport:	Modellbauen, kein Sport.
Psychologische Exploration:	Verschlossen, korrekt, beflissen. Depressionen traten auf, nachdem er bei Beförderung übergangen worden war.
Wohnort:	Zürich

Familienanamnese (speziell bezüglich Ulkus)

Negativ:

Diskussion

Der Fall 1 ist für den praktischen Arzt deshalb von besonderer Wichtigkeit, weil er das häufigste Problem der Ulkustherapie illustriert, nämlich das Vorgehen bei einem Patienten mit immer häufiger auftretenden Rezidiven.

Indikation. Zunächst wird abgeklärt, ob bei diesem Patienten eine dringende Indikation für eine Rezidivprophylaxe besteht. Dies ist aufgrund von Tabelle 6.1 nicht der Fall. Im zweiten Schritt wird untersucht, welche Argumente sich für eine relative Indikation finden lassen. Zu diesem Zweck wird Abb. 6.1 konsultiert. Zunächst sprechen subjektive Kriterien für eine Rezidivprophylaxe: Der Patient betrachtet die Behandlung als nicht abgeschlossen. Der Leidensdruck der Ulkuskrankheit ist beträchtlich, der Patient ist beim jetzigen Ulkusschub erst nach 2 Wochen Kurativtherapie beschwerdefrei, und er hat nach der Ulkusheilung immer noch Beschwerden; der Patient wünscht ausdrücklich eine Rezidivprophylaxe. Auch die objektiven Faktoren sprechen für eine Rezidivprophylaxe: Es handelt sich um eine langjährige Ulkuskrankheit mit bisher 5 Rezidiven; exogene Noxen konnten nicht eliminiert werden – Versuche, das Zigarettenrauchen aufzugeben, sind bisher immer gescheitert – und an der seit langem gespannten psychosozialen Situation hat sich nichts geändert. Die Antworten zu den Fragen, welche sich mit der Dauer der Ulkuskrankheit, der Abheilungsgeschwindigkeit und der Anzahl der Ulzera beim letzten Schub befassen, sprechen gegen die Durchführung einer Rezidivprophylaxe, haben aber eine untergeordnete Bedeutung.

Insgesamt ist gemäß Abb. 6.1 eine relative Indikation zur Rezidivprophylaxe gegeben. Dies kommt auch in der Expertenbefragung zum Ausdruck: Nur ein Experte würde auf die Durchführung solcher Maßnahmen verzichten.

Verfahrenswahl. Die Empfehlungen zur Verfahrenswahl gehen aus Abb. 6.2 hervor. Bei einem Helicobacter-positiven Patienten mit einer relativen Indikation zur Rezidivprophylaxe wird im Anschluß an die Kurativtherapie mit einem Histaminantagonisten eine Langzeittherapie mit einem Histaminantagonisten durchgeführt. Als Alternative kommt nach der Ulkusheilung eine Anti-Helicobacter-Therapie in Frage. Als dritte Möglichkeit ist die Kombination einer Langzeittherapie mit einem Histaminantagonisten und eine zusätzliche Anti-Helicobacter-Therapie zu diskutieren, obwohl sie in Abb. 6.2 nicht für Patienten mit einer relativen Indikation zur Rezidivprophylaxe vorgesehen ist. Bei der Abwägung dieser Möglichkeiten spielen Durchführbarkeit und Verträglichkeit der Therapieformen eine wichtige Rolle. Zum Zeitpunkt der Konsultation, im Dezember 1989, ist eine Anti-Helicobacter-Therapie problematisch. Die zur Verfügung stehenden Anti-Helicobacter-Therapien sind entweder – wie im Fall der Monotherapie mit Wismutsalzen – unbefriedigend wirksam, oder – im Fall der Kombinationstherapien mit einem oder mehreren Antibiotika – kompliziert, teuer und schlecht verträglich. Aus diesem Grunde verordnen wir die Kombination von Histaminantagonisten und Anti-Helicobacter-Medikamenten nur bei gewissen Patienten mit dringender Indikation zur Rezidivprophylaxe, beispielsweise bei Helicobacter-positiven Patienten im Anschluß an eine lebensgefährdende Komplikation. Im vorliegenden Fall würden wir keine solche Therapie ins Auge fassen. 6 der 31 befragten Experten sind allerdings anderer Meinung und finden, daß diese „Gurt- und Hosenträger-Therapie" bei Fall 1 indiziert ist. Es ist möglich, daß sich die Ansichten in bezug auf die Anti-Helicobacter-Therapien und insbesondere in bezug auf die Kombination solcher Therapien mit einem Sekretionshemmer innerhalb der nächsten Jahre wandeln werden. Es läßt sich jedoch nicht voraussagen, ob solche Maßnahmen bald der Medizingeschichte angehören oder die Standardtherapie darstellen werden. Noch schwieriger ist die Entscheidung bei der Wahl zwischen einer Anti-Helicobacter-Therapie ohne Sekretionshemmer und einer Therapie mit Sekretionshemmern ohne Anti-Helicobacter-Medikamente. Zugunsten der ersten Möglichkeit spricht, wie in Kap. 3 ausgeführt wurde, die Tatsache, daß die Elimination von Helicobacter pylori zu ähnlich niedrigen Rezidivraten führt wie eine Langzeittherapie mit Histaminantagonisten. Das Problem liegt in der zuverlässigen und nebenwirkungsarmen Elimination von Helicobacter pylori. Eine solche Therapie ist noch nicht bekannt. Zudem fällt der Patient bei einer Neuinfektion mit Helicobacter pylori in den Zustand mit erhöhter Rezidivneigung zurück. Immerhin ist die Möglichkeit verlockend, mit einer kurzdauernden, wenn auch schlecht verträglichen Therapie ein gleich gutes Resultat zu erreichen wie mit einer gut verträglichen, aber möglicherweise lebenslänglichen Behandlung. 10 der befragten Experten haben sich denn auch für eine Anti-Helicobacter-Theraie ausgesprochen, während 14 Experten einer Langzeittherapie mit Histaminantagonisten den Vorzug geben. Dieses Befragungsresultat hat uns dazu bewogen, die Langzeitverabreichung eines Histaminantagonisten als Therapie der 1. Wahl zu bezeichnen, während die Anti-Helicobacter-Medikamente die 2. Wahl darstellen.

Bei unserer Empfehlung zur Therapie mit einem Histaminantagonisten spielt unsere Erfahrung in der RUDER-Studie eine große Rolle. Das an einem Kollektiv von über 2000 Patienten erzielte Ergebnis einer 14%igen Rezidivrate im ersten und im zweiten Jahr einer Langzeittherapie flößt Vertrauen ein. Die Nebenwirkungsrate war verschwindend klein. Auch in anderen Studien war die Häufigkeit von Nebenwirkungen im Rahmen einer Langzeittherapie mit niedrigdosierten Histaminantagonisten gering. Die Entstehung von Malignomen als Folge einer solchen Behandlung ist beim Menschen nicht beobachtet worden. Wir glauben nicht, daß diese Möglichkeit bei der Indikationsstellung ernsthaft in Betracht gezogen werden muß. Allerdings ist es zur Zeit unmöglich, die Entstehung von Magenkarzinomen bei langjähriger Verabreichung dieser Medikamente gänzlich auszuschließen. Bei einem relativ jungen Patienten bestehen deshalb gewisse, wenn auch schlecht objektivierbare Vorbehalte gegen eine zeitlich unbeschränkte Rezidivprophylaxe.

Damit muß eine weitere therapeutische Möglichkeit diskutiert werden, nämlich die elektive chirurgischer Therapie. Im vorliegenden Fall besteht keine dringende Indikation für eine solche Therapie – der Patient ist in der Lage und Willens, regelmäßig Medikamente einzunehmen, solche Medikamente sind verfügbar, und es besteht keine Magenausgangsstenose. Vier Gründe könnten allerdings zugunsten einer elektiven chirurgischen Therapie ins Feld geführt werden: das junge Lebensalter, das geringe Operationsrisiko, die Lokalisation des Ulkus im Bulbus, das mit einer proximal-gastrischen Vagotomie ohne Drainageoperation behandelt werden könnte, und die Zusammenarbeit des behandelnden Arztes mit einem in proximal-gastrischer Vagotomie erfahrenen Chirurgen. Diese Gründe wiegen jedoch nicht schwer genug zur Indikation des chirurgischen Eingriffs. Bei der Befragung empfahl kein einziger Experte a priori eine solche Therapie. Wenn allerdings unter der Langzeittherapie ein symptomatisches oder kompliziertes Rezidiv auftreten würde, wäre die Mehrzahl der befragten Experten bereit, dem Patienten eine Operation zu empfehlen.

Prognose

Beim Verzicht auf eine Rezidivprophylaxe wird mit 70%iger Wahrscheinlichkeit ein Rezidiv innerhalb des nächsten Jahres auftreten [230.03], wobei es sich in einem Fünftel der Fälle um ein asymptomatisches Rezidiv handelt [227.01–03]. Mit ca. 20%iger Wahrscheinlichkeit wird beim Patienten innerhalb der nächsten 10–20 Jahre eine Ulkusblutung auftreten [201.01–03]. Die Mortalität der Ulkusblutung liegt im Mittel bei 8% [308.01–04, 314.01–04]. Mit 5- bis 10%iger Wahrscheinlichkeit wird innerhalb der nächsten 10 Jahre eine Ulkusperforation auftreten [220.01–04]. Die Mortalität der Perforation eines Ulcus duodeni liegt im Mittel zwischen 20 und 30% [344.01–03, 340.01–03]. Eine Magenausgangsstenose wird mit 1-bis 3%iger Wahrscheinlichkeit innerhalb der nächsten 10 Jahre auftreten [211.01, 212.01–03]. Die Mortalität der Magenausgangsstenose liegt im Mittel zwischen 5 und 10% [329.01–02]. Es scheint, daß bei männlichen Patienten das Komplikationsrisiko größer ist als bei weiblichen Ulkusträgern [248.07, 253.06].

Der Einfluß von Helicobacter pylori auf das Komplikationsrisiko ist nicht bekannt. Die Wahrscheinlichkeit, an einem bis heute unkomplizierten Ulcus duodeni zu sterben, liegt bei ca. 2% [256.17, 257.19]. Die Übersterblichkeit des Ulcus-duodeni-Patienten ist gering; Patienten mit einem bis heute unkomplizierten Ulcus duodeni zeigen im Vergleich zur Durchschnittsbevölkerung keine meßbar erhöhte Mortalität [257.17].

Während des ersten Jahres einer Langzeittherapie mit einem Histaminantagonisten, z. B. mit 150 mg Ranitidin abends, wird aufgrund aller zur Verfügung stehender Studien mit ca. 25%iger Wahrscheinlichkeit ein Rezidiv auftreten [240.01, 240.08]. In der RUDER-Studie lag die Rezidivrate im ersten und zweiten Jahr der Langzeittherapie nur bei 14%. 80% der Rezidive sind symptomatisch und 20% asymptomatisch [238.01, 238.06]. In der RUDER-Studie lag der Anteil der asymptomatischen Rezidive sogar bei 35%. Dieser Unterschied in bezug auf den Anteil der asymptomatischen Rezidive läßt sich leicht erklären: Der Anteil der asymptomatischen Rezidive in Langzeitherapiestudien hängt von der Anzahl der durchgeführten Kontrollendoskopien ab. Je häufiger diese durchgeführt werden, um so mehr asymptomatische Rezidive können erfaßt werden. Zudem ist bekannt, daß in kontrollierten Studien der Anteil der asymptomatischen Rezidive unter einer Langzeittherapie mit Histaminantagonisten höher ist als unter Placebo. Die Rezidivfrequenz unter einer langjährigen Rezidivprophylaxe ist bisher nur in wenigen Arbeiten untersucht worden. Studien, in denen eine kleine Zahl von Patienten bis zu 10 Jahre lang eine Langzeittherapie mit Histaminantagonisten erhielt, zeigten ähnliche Resultate wie die RUDER-Studie. Entscheidend ist die Frage, in welchem Ausmaß solche Rezidive die Lebensqualität beeinflussen und wie oft eine Operation unumgänglich ist. Gerade in dieser Hinsicht herrscht jedoch große Unklarheit. Gewisse Autoren haben jedes Durchbruchrezidiv unter Langzeittherapie chirurgisch behandelt und berichten deshalb über eine bis zu 58%ige Operationsrate [257.01]; andere Autoren behandeln mindestens einen Teil der Durchbruchrezidive konservativ; die Operationsraten liegen in diesen Studien wesentlich niedriger. 16 Patienten der Deventer-Studie (van Deventer GM 1989) mit Durchbruchrezidiven wurden erneut mit 300 mg Ranitidin behandelt. Bei 8 Patienten heilte das Ulcus innerhalb von 8 Wochen ab. Dies zeigt, daß auch eine konservative Weiterbehandlung der wenigen Patienten mit einem Durchbruchrezidiv erfolgreich sein kann.

Nach Absetzen einer Rezidivprophylaxe tritt innerhalb von 1–5 Jahren bei 60% der Patienten ein Rezidiv auf [234.01, 235.01–05]. Die Rezidivquote nach Absetzen einer erfolgreichen medikamentösen Kurativtherapie liegt, wie oben erwähnt, bei ungefähr 70%. Somit scheint die

Rezidivfrequenz nach Absetzen einer medikamentösen Langzeittherapie geringer zu sein als nach Absetzen einer medikamentösen Kurativtherapie. Das bedeutet jedoch nicht, daß die Rezidivneigung unter einer medikamentösen Rezidivprophylaxe abnimmt. Vielmehr findet unter der Rezidivprophylaxe eine Selektion der Ulkuspatienten statt. Die Patienten mit großer Rezidivneigung scheiden unter der Langzeittherapie mit vielen symptomatischen Rezidiven aus und werden chirurgisch behandelt, die verbleibenden Patienten stellen eine positive Selektion dar.

Das Risiko des Auftretens von Komplikationen wird durch eine Rezidivprophylaxe vermindert [203.01–04, 222.01–04]. Eine Langzeittherapie mit Histaminantagonisten senkt die Blutungshäufigkeit [203.02], vor allem bei Patienten mit hoher Blutungsneigung. In der RUDER-Studie betrug die Blutungsrate vor der Langzeittherapie 1,3% pro Jahr; während der Langzeittherapie fiel sie auf 0,3% pro Jahr. Hier liegt ein wesentlicher Vorteil der Langzeittherapie.

Die möglichen Nachteile einer Langzeittherapie mit Histaminantagonisten sind in Tabelle 7.2 zusammengefaßt. Die Erfahrungen mit gegen Helicobacter gerichteten Therapien sind klein. Die Ansichten über die Resultate dieser Therapie sind stark im Fluß. Gelingt eine definitive Elimination von Helicobacter pylori, kann mit einer starken Senkung der Rezidivhäufigkeit gerechnet werden [254.08].

Die Prognosestellung wird durch die in der RUDER-Studie identifizierten Risikofaktoren für das Rezidiv während einer Langzeittherapie mit Histaminantagonisten erleichtert (s. Abb. 2.2). Das Rezidivrisiko

Tabelle 7.2. Klinisch relevante Nachteile einer Langzeittherapie mit H_2-Antagonisten

1) Gesicherte Nachteile
 – Keine
2) Wahrscheinliche Nachteile
 – Erhöhtes Risiko gastrointestinaler Infektionen bei entsprechender Exposition, z. B. Tropen (Cook GC 1985; Jones DGC 1985)
3) Zur Zeit diskutierte Nachteile; Hypothesen, nicht wahrscheinlich
 Folgen einer langdauernden Hypergastrinämie:
 – Magenkarzinoide [205.00] (Larsson H 1986; Hakanson R 1985)
 – Kolonkarzinome und andere gastrinabhängige Tumoren (Townsend CM 1986)
 Folgen der langdauernden Hypochlorhydrie:
 – Verminderte Vitamin-B_{12}-Freisetzung aus der Nahrung
 – Intrinsic-factor-Mangel
 – Verminderte Antigeninaktivierung
 Folgen der gastralen Besiedelung mit nitritbildender Kolonflora:
 – Gastritis (Hill M 1985)
 – Magenkarzinom (Hill M 1985)

unter einer Langzeittherapie mit Histaminantagonisten ist im Fall 1 mäßig erhöht wegen mehrerer Ulkusrezidive in der Anamnese, des Rauchens, des Teekonsums, der Kaffeeunverträglichkeit, des psychosozialen Stresses und der Bulbusdeformationen. Bei Vorliegen von 5 Risikofaktoren muß unter einer Ranitidin-Langzeittherapie mit einer erhöhten Rezidivfrequenz gerechnet werden.

Falls statt der medikamentösen Langzeittherapie eine proximalgastrische Vagotomie durchgeführt würde, müßten folgende Risiken in Kauf genommen werden. Die Operationsmortalität beträgt im Mittel 0,1–0,2% [107.13]. Bei 5% der Patienten treten Komplikationen auf [106.12]. Beim hier diskutierten relativ jungen Patienten würde die Operationsmortalität [122.01] und die Wahrscheinlichkeit des Auftretens einer Komplikation unterhalb des errechneten Mittel liegen. Die Wahrscheinlichkeit eines günstigen Langzeitergebnisses, erhoben 5 Jahre nach proximal-gastrischer Vagotomie, beträgt im Mittel ca. 80% [109.12]. Die Wahrscheinlichkeit eines postoperativen Rezidivs beträgt ca. 10–20% innerhalb der ersten 5 Jahre nach dem Eingriff. Der Einfluß der proximal-gastrischen Vagotomie auf den Helicobacter-Status wurde bisher nur in wenigen Studien geprüft. Durch den Eingriff wird Helicobacter pylori nicht eliminiert, jedoch Helicobacter quantitativ deutlich vermindert (Steer HW 1988). Der Einfluß einer solchen Reduktion von Helicobacter pylori auf den weiteren Verlauf der Ulkuskrankheit wurde bisher nicht untersucht.

Schlußfolgerungen

Fall 1 illustriert von allen 14 Fällen am deutlichsten den Wandel der Expertenmeinung hinsichtlich der Rezidivverhütung innerhalb der letzten 4 Jahre. Die zwei wichtigsten Veränderungen in der Meinung der Experten sind:

1. Die Indikation zur chirurgischen Therapie wird heute noch enger gestellt als vor 4 Jahren. Drei Experten, die damals noch eine chirurgische Therapie durchgeführt hätten, bevorzugen jetzt die medikamentöse Rezidivprophylaxe.
2. Die seit der letzten Befragung neu aufgetretene Möglichkeit einer Anti-Helicobacter-Therapie hat zu einer Dreiteilung des konservativen Lagers geführt. Die größte Gruppe würde Histaminantagonisten, die zweitgrößte Anti-Helicobacter-Medikamente allein verabreichen. Eine dritte Gruppe schließlich gäbe beide Medikamente zusammen.

Wir sind, zusammen mit der größten Gruppe der Experten, der Ansicht, daß bei diesem Patienten eine Langzeittherapie mit einem Histaminantagonisten durchgeführt werden sollte.

Fall 2

Psychische Stigmatisierung

N. S.; 38 Jahre

Ulkusanamnese

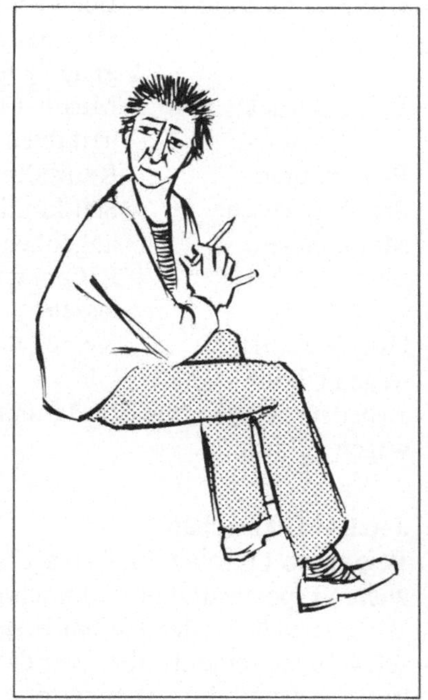

Zusammenfassung

Nach 17jähriger Anamnese mit funktionellen Beschwerden (Dyspepsie, irritables Kolonsyndrom, „Gastritis") und multiplen *negativen* Untersuchungen sind jetzt 2 Ulcus-duodeni-Schübe mit massivem Leidensdruck aufgetreten. Unter Ranitidin heilten die Ulzera ab. Der Patient möchte sich jetzt operieren lassen.

Besonderheiten des Falls

Bei einer bisher blanden Ulkusanamnese kommt ein massiver Leidensdruck durch eine psychische Überlagerung zustande; der Patient flüchtet sich in einen Operationswunsch.

Bisheriger Verlauf der Ulkuskrankheit

Vermutlicher Beginn:	Vor 11 Monaten.
Gesicherter Beginn:	Vor 11 Monaten.
Erstdiagnose mit:	Endoskopie.
Komplikationen:	Keine.
Zeitpunkt der Schübe:	Januar 1989; Okt. 1989s. „Jetziger Ulkusschub".
Mittlere Dauer der Schübe:	Dauer der Ulkusbeschwerden wegen Überlagerung durch funktionelle Störungen schwer bestimmbar.

Ulkusschmerzen:	Lokalisation schwer bestimmbar, eher im Oberbauch, vorwiegend postprandial, angeblich ist Patient nie schmerzfrei.
Leidensdruck:	Massiv (aber Abgrenzung von Beschwerden des irritablen Kolonsyndroms kaum möglich).
Behandlung:	Ranitidin im Jan. 1989.
Prophylaktische Maßnahmen:	Seit Jan. 1989 tage- bis wochenlang Ranitidin, angeblich mit Besserung der Beschwerden. Der Patient will jetzt eine Vagotomie vornehmen lassen.
Hospitalisation wegen Ulkus:	Keine.
Arbeitsunfähigkeit wegen Ulkus:	Im Januar 1989 für 3 Wochen.

Jetziger Ulkusschub

Beginn im Oktober 1989. Angeblich massive Schmerzen im Nüchternzustand, postprandial und auch nachts. Kleines Ulcus duodeni nach 4 Wochen geheilt, der Patient beschreibt eine gewisse Besserung der Beschwerden, verspürt aber immer noch „Ulkusschmerzen"; nach Absetzen von Ranitidin sofort wieder massive Schmerzen. Eine Endoskopie im Dezember zeigt kein Ulkus. Drei intensive einstündige Gespräche mit dem Patienten haben stattgefunden. Der Patient beharrt auf dem Wunsch, eine Vagotomie durchführen zu lassen, „falls ihm nicht anders geholfen werden kann". Der Chirurg einer Privatklinik ist bereit, den Eingriff durchzuführen. Zur Finanzierung will der Patient ein Darlehen aufnehmen.

8. Dez. 1989 Arztvisite: Entscheidung im Hinblick auf eine Langzeittherapie

Befunde medizinischer Untersuchungen

(speziell radiologische und endoskopische Untersuchungen des Magens, Sekretionstests)

Magenpassagen 1972, 1973, 1973, 1978, 1979, 1983: „Gastritis", „grobe Magenfalten", „schlecht entfaltetes Duodenum", „viel Nüchternsekret". Cholezystogramm und Cholangiogramm 1973 und 1983: o. B.; i. v.-Pyelographie 1972 o. B.; Bariumkontrasteinlauf 1973: o. B.

Endoskopie 1984, 1988, 1988:	Normal.
Endoskopie Jan. 89:	Kleines Ulcusduodeni, Bulbusspitze.
Endoskopie Feb. 89:	Geheiltes Ulcus duodeni nach 3 Wochen.
Endoskopie Okt. 89:	Ulkusrezidiv.
Endoskopie Nov. 89:	Geheiltes Ulcus duodeni.
Endoskopie Dez. 89:	Kein Rezidiv. Biopsien aus Corpus, Antrum und Duodenum normal, CLO-Test nach 24 h negativ.

Übrige medizinische Anamnese

Seit 1972 zahlreiche psychiatrische Behandlungen, 2 vorzeitig abgebrochene Psychoanalysen und multiple Behandlungen mit Psychopharmaka; z. Z. Surmontil 50 mg/Tag, Rohypnol ca. 1 mg/Tag und Dormicum 15–30 mg/Tag sowie zahlreiche Vitaminpräparate und Pflanzenextrakte.

Rauchgewohnheiten:	Zur Zeit Nichtraucher, rauchte bis zu 20 Zigaretten pro Tag.
Alkoholkonstum:	Unregelmäßig, gelegentlich Exzesse mit Rausch.
Kaffee-, Teekonsum:	5–6 Tassen Kaffee pro Tag.
Medikamentenkonsum:	Nahm 1971–1977 Haschisch, gelegentlich Kokain; seit 1977 angeblich keine Drogen mehr. Übrige Medikamente s. oben.

Soziale Anamnese

Familienstand:	Geschieden seit 4 Jahren.
Kinder (Alter):	Keine.
Beruf:	Reklametexter, Übersetzer, Journalist; seit 6 Monaten arbeitslos.
Einkommen:	Vor der Arbeitslosigkeit DM 3 400 und mehr im Monat.
Nationalität:	Deutscher.
Wohnung:	1-Zimmer-Studio.
Hobbies, Sport:	Keine
Psychologische Exploration:	Extrem ängstlich, unsicher, nervös, zugleich rechthaberisch, uneinsichtig, aggressiv, neurotisch-hysterische Charakterzüge. Kind aus Scheidungsehe, Mutter mehrfach wegen

| | Depressionen hospitalisiert. Siehe auch „Jetziger Schub". |
| Wohnort: | Süddeutsche Großstadt. |

Familienanamnese (speziell bezüglich Ulkus)

Negativ.

Diskussion

Der zweite Fall illustriert, in wie weit der Wunsch des Patienten nach einer chirurgischen oder medikamentösen Rezidivprophylaxe die Therapieentscheidung beeinflussen sollte.

Indikation. Bei diesem Patienten besteht nach Tabelle 6.1 keine dringende Indikation für eine Rezidivprophylaxe. Die Abklärung, ob eine relative Indikation für eine Rezidivprophylaxe besteht, wird gemäß Abb. 6.1 durchgeführt. Die folgenden subjektiven Kriterien sprechen zugunsten einer Rezidivprophylaxe: der Patient will eine Rezidivprophylaxe, der Leidensdruck ist groß und der Patient war sowohl während wie nach der Kurativtherapie nicht beschwerdefrei. Nach den objektiven Kriterien ist jedoch eine Rezidivprophylaxe nicht indiziert: Es handelt sich um das erste Rezidiv, die Ulkusanamnese ist kürzer als 10 Jahre, beim jetzigen Schub fand sich nur ein solitäres Ulcus duodeni, das Ulkus heilte rasch ab, und eine exogene Noxe – das Zigarettenrauchen – konnte kürzlich eliminiert werden.

Die Beurteilung des Leidensdrucks ist bei diesem Patienten recht schwierig, da die Ulkussymptome nicht von den Symptomen des Colon irritabile abgesetzt werden können. Nach Abb. 6.1 ist eine Rezidivprophylaxe nicht indiziert. Dies kommt auch in der Expertenbefragung zum Ausdruck. 25 Experten lehnen jegliche Rezidivprophylaxe ab. 4 Experten empfehlen eine Rezidivprophylaxe mit Histaminantagonisten, 1 Experte empfiehlt eine Rezidivprophylaxe mit Histaminantagonisten und eine Psychopharmakatherapie zu kombinieren und 1 Experte würde den Patienten allein mit Medikamenten aus der Gruppe der Psychopharmaka behandeln.

Schlußfolgerungen

Die Mehrheit der Experten empfiehlt bei diesem Patienten, keine Rezidivprophylaxe durchzuführen. Wir schließen uns der Meinung dieser Experten an und raten dem Patienten von einer Rezidivprophylaxe mit Histaminantagonisten ab. Zur Behandlung der Colon-irritabile-Beschwerden empfehlen wir eine Therapie mit Psychopharmaka.

Fall 3

Weiterführen der Prophylaxe nach 19 Monaten

W. P.; 33 Jahre

Ulkusanamnese

Zusammenfassung
Bei einem jungen Hochleistungs-
sportler mit langjähriger Ulcus-
duodeni-Anamnese ist eine erfolgreiche Ranitidin-Prophylaxe während 19 Monaten durchgeführt
worden. Der Patient stammt aus einer Ulkusfamilie. Während einer
Untersuchung zum Abschluß einer
Lebensversicherung kommt die
Weiterbehandlung zur Sprache.

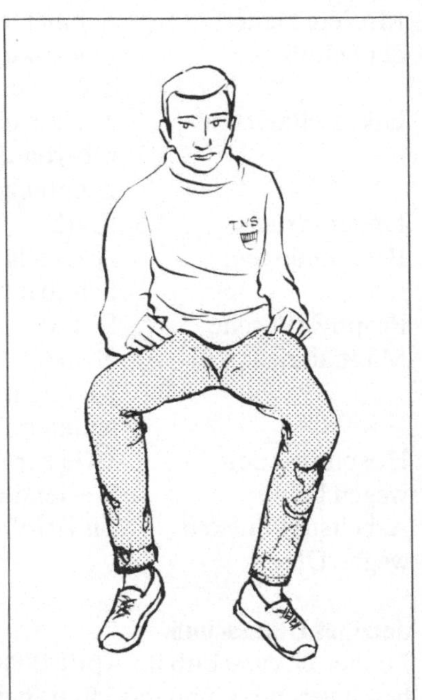

Besonderheiten des Falls
Der Fall illustriert das Problem der Dauer einer Langzeitprophylaxe:
Was soll nach 19monatiger erfolgreicher medikamentöser Prophylaxe
bei einem sonst gesunden jungen Mann geschehen?

Bisheriger Verlauf der Ulkuskrankheit

Vermutlicher Beginn:	1974.
Gesicherter Beginn:	1975.
Erstdiagnose mit:	Röntgen und Endoskopie.
Komplikationen:	Keine.
Zeitpunkt der Schübe:	Von 1974 bis 1980 0–1 Schübe/Jahr, von 1980 bis 1982 schubfrei, von 1982 bis 1988 1(–2) Schübe/Jahr, kein fester Jahreszeitrhythmus.

Mittlere Dauer der Schübe:	Schmerzdauer 1–3 Wochen; Heilung (endoskopisch geprüft) innerhalb von maximal 5 Wochen.
Ulkusschmerzen:	1- bis 3stündiger prostprandialer Oberbauchschmerz, zu Beginn der Schübe auch nächtliche Schmerzen.
Leidensdruck:	Stark.
Behandlungen:	Antazida, 3 Schübe mit Cimetidin, letzter Schub mit Ranitidin.
Prophylaktische Maßnahmen:	Seit Mai 1988 Ranitidin (1 Tabl. à 150 mg abends), keine weiteren prophylaktischen Maßnahmen. Patient würde weiter Ranitidin nehmen, „falls das nötig ist".
Hospitalisation wegen Ulkus:	1975 zur Abklärung 3 Tage lang in Universitätsklinik.
Arbeitsunfähigkeit wegen Ulkus:	Bis April 1988 jährlich ca. 4 Tage.

Jetziger Ulkusschub

Letzter Ulkusschub im April 1988. Der Patient war erst nach 3 Wochen beschwerdefrei, und das Ulkus heilte erst nach 8 Wochen ab. Seither unter Ranitidin schub- und beschwerdefrei.

8. Dezember 1989 Arztvisite: Entscheidung im Hinblick auf eine Langzeittherapie.

Befunde medizinischer Untersuchungen

(speziell radiologische und endoskopische Untersuchungen des Magens, Sekretionstests)

April 1975 Endoskopie: Ulcus duodeni an Bulbusspitze. Durchmesser 12 × 14 mm, in Magenpassage entsprechender Befund. Serumgastrin normal, BAO 6,5 mAeq, PAO 35 mAeq/h.

Juni 1978 Endoskopie nach 5 Wochen Antazidumtherapie: Ulkus geheilt.

Letzte Endoskopie Mai 1988: Deformation des Bulbus, Kapillarsäume, kein Ulkus; Biopsien aus Antrum: aktive oberflächliche Gastritis, CLO-Test schon nach 30 min positiv, im Bulbus ausgeprägte Duodenitis.

Übrige medizinische Anamnese

Keine weiteren Erkrankungen

Rauchgewohn-heiten:	Nichtraucher.
Alkoholkonsum:	Wenig.
Kaffee-, Teekonsum:	2–3 Tassen Kaffee pro Tag.
Medikamenten-konsum:	Keine.

Soziale Anamnese

Familienstand:	Ledig.
Kinder (Alter):	Keine.
Beruf:	Grundschullehrer.
Einkommen:	DM 4100im Monat.
Nationalität:	Deutscher.
Wohnung:	2-Zimmer-Wohnung.
Hobbies, Sport:	Regionaler Schwimmeister (100 m Brust), Bergsteigerdiplom, gibt Kletterkurse.
Psychologische Exploration:	Etwas verschlossen, anakastisch, ruhig, betont ausgeglichen.
Wohnort:	norddeutsche Großstadt

Familienanamnese

Vater hatte Ulcus duodeni, Mutter leidet an irritablem Kolonsyndrom, 1 Schwester hat ulkusartige Symptome (radiologisch angeblich Ulcus ventriculi).

Diskussion

Im Fall 3 wird diskutiert, ob eine seit 19 Monaten erfolgreiche Ranitidinprophylaxe bei einem jungen Patienten mit langjähriger Ulkusanamnese weitergeführt werden soll.

Indikation. Aufgrund von Tabelle 6.1 und Abb. 6.1 kann untersucht werden, ob eine Langzeittherapie mit Histaminantagonisten vor 1½ Jahren gerechtfertigt war. Damals bestand eine relative Indikation zur Rezidivprophylaxe, die durch folgende subjektive und objektive Faktoren gerechtfertigt war: Der Patient wünschte Maßnahmen zur Rezidivprophylaxe; der Leidensdruck war sehr stark; der Patient wurde erst nach 3 Wochen Kurativtherapie beschwerdefrei; bisher war es zu mehr als 10 Ulkusschüben gekommen; der erste Ulkusschub war vor mehr als 10 Jahren aufgetreten; das letzte Ulkus war erst nach 8 Wochen Therapie abgeheilt und die psychosoziale Situation des Patienten hatte sich in den letzten Jahren nicht geändert.

Zur Frage, ob zum jetzigen Zeitpunkt weiterhin Maßnahmen zur Rezidivprophylaxe gerechtfertigt sind, geben Tabelle 6.1 und Abb. 6.1 nur indirekt Aufschluß. Wir sind der Ansicht, daß bei Patienten mit dringender Indikation zur Rezidivprophylaxe eine unbefristete Langzeittherapie durchgeführt werden muß. In Fällen mit einer relativen Indikation behelfen wir uns mit den folgenden empirischen Richtzahlen: Eine Langzeittherapie mit einem Histaminantagonisten sollte mindestens 1 Jahr dauern. Besser ist eine Langzeittherapie von 3 Jahren, doch stößt eine solche Empfehlung vielerorts auf den Widerstand der Krankenkassen. In einem solchen Fall kann aus Kostengründen eine Anti-Helicobacter-Therapie ins Auge gefaßt werden. Der völlige Verzicht auf eine Maßnahme zur Rezidivprophylaxe ist dagegen in einem Fall wie dem hier vorliegenden nicht angezeigt. Dies kommt auch in der Expertenmeinung zum Ausdruck: 29 der 31 Experten empfehlen eine Rezidivprophylaxe.

Verfahrenswahl. Der Patient erhält heute eine Therapie, welche den Empfehlungen von Abb. 6.2 entspricht. Demnach wird bei einem Helicobacter-positiven Patienten mit relativer Indikation zur Rezidivprophylaxe eine Langzeittherapie mit einem Histaminantagonisten durchgeführt. Als Alternative kommt eine Anti-Helicobacter-Therapie in Frage. Die Frage, ob die Langzeittherapie mit dem Histaminantagonisten im heutigen Zeitpunkt fortgesetzt werden soll, wurde 1986 anders als 1989 beantwortet. 1986 traten zwei Drittel der befragten Experten dafür ein, die Langzeittherapie mit einem Histaminantagonisten weiterzuführen. 1989 empfiehlt nur noch knapp die Hälfte der Experten eine klassische Langzeittherapie. Die anderen Experten – mit 2 Ausnahmen – treten für eine Anti-Helicobacter-Therapie ein. Sie hoffen, nach einer Elimination von Helicobacter pylori auf eine medikamentöse Langzeittherapie verzichten zu können. Die Möglichkeit einer Anti-Helicobacter-Therapie hat somit bei einem Teil der damaligen Befürworter einer klassischen Langzeittherapie zu einem Meinungsumschwung geführt; gleichzeitig hat ein Teil der damaligen Gegner einer

Rezidivprophylaxe ein für sie akzeptables therapeutisches Konzept gefunden.

Die Meinung derjenigen 14 Experten, die weiterhin auf die Wirksamkeit einer Langzeittherapie mit Histaminantagonisten vertrauen, wird durch die Resultate der RUDER-Studie unterstützt. Diejenigen 8 Experten, die sich für eine Anti-Helicobacter-Therapie ausgesprochen haben, lassen sich durch die heute vorherrschende Politik der Krankenkassen leiten, welche die Kosten einer medikamentösen Rezidivprophylaxe in der Bundesrepublik Deutschland nur während eines Jahres übernehmen. Weitere 7 Experten würden gleichzeitig zur Rezidivprophylaxe mit einem Histaminantagonisten eine Anti-Helicobacter-Therapie durchführen. Falls die Eliminierung von Helicobacter pylori gelingt, würden diese Experten wohl den Histaminantagonisten absetzen. Die Weiterführung einer Langzeittherapie mit Histaminantagonisten trotz Elimination von Helicobacter pylori ist nur in Fällen mit dringender Indikation zur Langzeittherapie gerechtfertigt (siehe Abb. 6.2).

Eine chirurgische Therapie ist bei diesem Patienten nicht indiziert. Obwohl das junge Lebensalter, das geringe Operationsrisiko und die Lokalisation des Ulkus günstige Voraussetzungen für eine Operation darstellen würden, erscheint eine chirurgische Therapie bei diesem Patienten mit einer bisher erfolgreich und nebenwirkungsfrei durchgeführten medikamentösen Langzeittherapie nicht gerechtfertigt. Diese Ansicht kommt auch in den Expertenmeinungen zum Ausdruck; kein Experte befürwortet eine chirurgische Therapie.

Prognose

Es handelt sich hier um eine langjährige, bisher unkompliziert verlaufene Ulcus-duodeni-Krankheit. Angesichts des Verlaufs ist es wahrscheinlich, daß beim Patienten nach Absetzen der Langzeittherapie rasch ein Rezidiv auftreten wird. Die Ulcus-duodeni-Krankheit ist bisher ohne Komplikationen verlaufen. Es darf angenommen werden, daß das Komplikationsrisiko weiterhin niedrig bleiben wird. Es liegt jedoch wegen der positiven Familienanamnese [248.06], des Krankheitsbeginns im jugendlichen Alter [248.02] und des männlichen Geschlechts [248.07, 253.06] des Patienten über dem Durchschnitt. Falls die Langzeittherapie weitergeführt wird, ist die Prognose angesichts der 19 Monate dauernden Rezidivfreiheit unter der bisherigen Rezidivprophylaxe günstig. Nach Absetzen einer Rezidivprophylaxe tritt innerhalb von 1–5 Jahren bei 60% der Patienten ein Rezidiv auf [230.03]. Diese Resultate beziehen sich auf eine vorherige Therapie mit Cimetidin; beim Einsatz von Ranitidin sind die Verhältnisse wahrscheinlich ähnlich.

Schlußfolgerungen

Die seit der letzten Befragung neu aufgetretene Möglichkeit einer Anti-Helicóbacter-Therapie hat zu einer Dreiteilung des konservativen Lagers geführt. Die größte Expertengruppe würde Histaminantagonisten allein und die zweitgrößte Anti-Helicobacter-Medikamente allein verabreichen. Eine dritte Gruppe schließlich gäbe beide Medikamente zusammen. Wir sind, zusammen mit der größten Gruppe der Experten, der Ansicht, daß bei diesem Patienten eine Langzeittherapie mit Histaminantagonisten durchgeführt werden soll; diese soll während mindestens 3 Jahren durchgeführt werden, sofern die Krankenkasse die Medikamentenkosten übernimmt. Bei der Ablehnung durch die Kasse würden wir eine gegen Helicobacter pylori gerichtete Therapie durchführen.

Fall 4

5 Jahre Cimetidin

F. J.; 41 Jahre

Ulkusanamnese

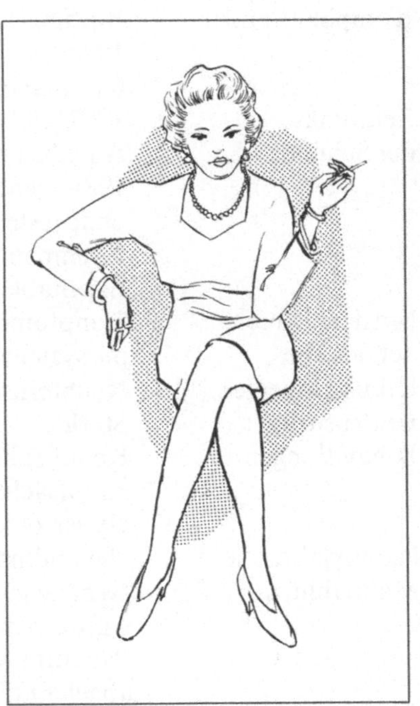

Zusammenfassung
41jährige Frau mit schwerer Ulkuskrankheit. Erstmanifestation war
1970 eine Blutung mit Hämatemesis
und Meläna in der Schwangerschaft, anschließend „Crescendoanamnese" mit zahlreichen Rezidiven bis 1984. Seitdem beschwerdefrei unter Cimetidin (400 mg
abends) mit Ausnahme eines fragli-
chen Rezidivs beim Versuch des
Absetzens von Cimetidin vor 3
Jahren. Die Weiterbehandlung
kommt anläßlich einer Erkrankung
an Hepatitis A zur Sprache.

Besonderheiten des Falls
Soll eine medikamentöse Langzeitprophylaxe „ad infinitum" fortgesetzt
werden, falls sie erfolgreich ist? Bei dieser 41jährigen, lebenslustigen
Frau mit schwerer Ulkuskrankheit brachte die Cimetidinprophylaxe
Beschwerdefreiheit; ein fragliches Rezidiv trat nur beim Versuch auf,
das Medikament abzusetzen.

Bisheriger Verlauf der Ulkuskrankheit

Vermutlicher Beginn:	1967.
Gesicherter Beginn:	1970
Erstdiagnose mit:	Blutung (Hämatemesis und Meläna).

Komplikationen:	Blutung während 5. Schwangerschaftsmonat 1970, 6 Transfusionen. Normale termingerechte Geburt. 1976 leichte Meläna.
Zeitpunkt der Schübe:	1967–1970 2 Schübe aufgrund anamnestischer Angaben nicht gesichert, 1970 Blutung. 1971–1984 „zahllose" Schübe, mindestens 2 pro Jahr, ohne festen Rhythmus, anschließend Eisenmangelanämie ambulant mit Eisentabletten und Vitaminen behandelt.
Mittlere Dauer der Schübe:	Symptome 2–4 Wochen, Dauer bis zur Heilung nie systematisch geprüft.
Ulkusschmerzen:	Nüchternschmerz, selten Nachtschmerz.
Leidensdruck:	Stark
Behandlungen:	Kennt „alle Ulkusmedikamente", hauptsächlich Antazida. Unter Carbenoxolon Hypertonie, Ödeme.
Prophylaktische Maßnahmen:	Cimetidin (400 mg abends) seit 1984. Keine Nebenwirkungen. Eine chirurgische Therapie wurde mehrfach vorgeschlagen und von der Patientin vor allem wegen der Narbe abgelehnt. Patientin würde „schon gerne einmal aufhören mit diesen Pillen".
Hospitalisationen wegen Ulkus:	1970 wegen Blutung.
Arbeitsunfähigkeit wegen Ulkus:	Kann sich an keinen Ausfall erinnern, außer bei Blutung.

Jetziger Ulkusschub

Letzter Schub vor Cimetidinprophylaxe war im Oktober 1984. Damals dauerte es mehr als 2 Wochen bis die Patientin unter der Schubtherapie beschwerdefrei war. Unter Cimetidin (400 mg abends) bis 1986 schubfrei, dann von sich aus Cimetidin abgesetzt. Nach 3 Monaten leichte Ulkusbeschwerden; keine diagnostischen Maßnahmen; Wiederbeginn mit Cimetidin, seither beschwerdefrei.

8. Dez. 1989 Arztvisite: Entscheidung im Hinblick auf eine Langzeittherapie.

Befunde medizinischer Untersuchungen

(speziell radiologische und endoskopische Untersuchungen des Magens, Sekretionstests)

November 1970 nach Ende der Schwangerschaft Röntgen: deformierter Bulbus duodeni.
1973 Röntgen: Ulcus duodeni.
1976 Endoskopie: Ulcus duodeni an Bulbusspitze 1×1 cm, starke Deformation des Pylorus und Bulbus.
Oktober 1984 Endoskopie: Ulcus duodeni an Bulbusspitze (keine Größenangabe).
Dezember 1989 Endoskopie: Deformation des Bulbus, bioptisch normale Bulbusschleimhaut. Im Antrum oberflächliche granulozytäre Gastritis, CLO-Test nach 3 h positiv.

Übrige medizinische Anamnese

1975 und 1976 Gonorrhö, 1976 Hepatitis, seit Jahren Bronchitis. Dezember 1989 Hepatitis A nach Kenia-Aufenthalt.

Rauchgewohnheiten:	Etwa 20 Zigaretten/Tag. Zahlreiche erfolglose Abstinenzversuche.
Alkoholkonsum:	Regelmäßig 3 Gläser Wein pro Tag, bei Parties erheblich mehr.
Kaffee-, Teekonsum:	4–5 Tassen Kaffee pro Tag.
Medikamentenkonsum:	Unregelmäßige Optalidon (wegen Kopfschmerzen), Einschlaf- und Durchschlafmittel.

Soziale Anamnese

Familienstand:	Verheiratet mit Kaufmann (36 Jahre)
Kinder (Alter):	Sohn (19).
Beruf:	Hausfrau, war Mannequin bis 1974.
Einkommen:	Ehemann: DM 10 000 im Monat.
Nationalität:	Schweizerin.
Wohnung:	5-Zimmer-Wohnung.
Hobbies, Sport:	Mode, Reisen, Skifahren; frühere Schweizer Schönheitskönigin.

| Psychologische Exploration: | Lebhaft, extroviert, „nervös", raucht während des Gesprächs 3 Zigaretten. |
| Wohnort: | norddeutsche Großstadt. |

Familienanamnese (speziell bezüglich Ulkus)

Negativ.

Diskussion

In Fall 4 stellt sich die Frage, ob eine 5jährige erfolgreiche Rezidivprophylaxe mit Cimetidin weitergeführt werden soll. Als Alternative zu einem Auslaßversuch wird die Indikation für eine gegen Helicobacter gerichtete Therapie diskutiert.

Indikation. Bei der Patientin trat vor 19 und 13 Jahren eine Ulkusblutung auf. Seither liefen die Ulkusschübe komplikationslos ab. Streng genommen handelt es sich um eine Ulkuskrankheit mit durchgemachten lebensgefährdenden Komplikationen. Aufgrund von Tabelle 6.1 würde eine dringende Indikation zur Rezidivprophylaxe bestehen. Die Ulkusblutung liegt aber weit zurück und alle danach aufgetretenen Ulkusschübe waren frei von Komplikationen. Bei einem derart langen komplikationsfreien Intervall kann bei der Patientin für die Therapieentscheidung eine unkomplizierte Ulkuskrankheit angenommen werden.

Aufgrund von Abb. 6.1 bestand 1984 eine relative Indikation für eine Rezidivprophylaxe. Sowohl die subjektiven als auch die objektiven Kriterien sprachen damals zugunsten einer Rezidivprophylaxe: Die Patientin hatte den Wunsch, eine Rezidivprophylaxe zu erhalten; beim letzten Ulkusschub dauerte es mehr als 2 Wochen, bis sie beschwerdefrei geworden war; der durch die Ulkuskrankheit verursachte Leidensdruck war stark; bis zu Beginn der Rezidivprophylaxe traten über 20 Ulkusschübe auf; die Ulkuskrankheit bestand seit mehr als 10 Jahren. Eine exogene Noxe – das Zigarettenrauchen – konnte nicht eliminiert werden. Die medikamentöse Rezidivprophylaxe ist nun 5 Jahre lang erfolgreich durchgeführt worden. Ulkusschmerzen nach einem von der Patientin durchgeführten Auslaßversuch lassen eine immer noch hohe Rezidivneigung annehmen. Im Regelfall wird – bei relativer Indikation zur Rezidivprophylaxe – nach einer 3jährigen Langzeittherapie ein Auslaßversuch durchgeführt. Der Großteil der Experten würde jedoch bei dieser Patientin trotz der 5jährigen Langzeittherapie nicht auf Maßnahmen zur Rezidivverhütung verzichten, obwohl die Patientin bereit wäre, erneut einen Auslaßversuch vorzunehmen. Nur 7 Experten empfehlen, im jetzigen Zeitpunkt auf jegliche Maßnahmen zur Rezidivprophylaxe zu verzichten.

Verfahrenswahl. Die Empfehlungen zur Verfahrenswahl gehen aus Abb. 6.2 hervor. Bei einem Helicobacter-positiven Patienten mit einer relativen Indikation zur Rezidivprophylaxe wird entweder eine Langzeittherapie mit Histaminantagonisten oder eine gegen Helicobacter gerichtete Therapie durchgeführt. 1986 waren die Expertenmeinungen geteilt. Die Hälfte der Experten hätte die Langzeittherapie mit Histaminantagonisten weitergeführt, die andere Hälfte hätte einen Auslaßversuch durchgeführt. Diese Uneinigkeit war auf der Verunsicherung über etwaige Langzeitwirkungen einer jahrelangen Histaminantagonistentherapie zurückzuführen. Auch heute können solche Langzeitwirkungen nicht restlos ausgeschlossen werden, werden aber mit zunehmender Erfahrung immer unwahrscheinlicher. Die Möglichkeit, Helicobacter pylori zu eliminieren, hat heute das Lager der Experten in 4 Gruppen gespalten. Knapp die Hälfte der Experten ist heute der Ansicht, daß die Indikation zu einer alleinigen Anti-Helicobacter-Therapie gegeben ist. Gelingt es, Helicobacter pylori zu eliminieren, ist eine Rezidivprophylaxe mit Histaminantagonisten nicht mehr indiziert. Dieser Meinung liegen ähnliche ökonomische Überlegungen wie im Fall 3 zugrunde. 7 Experten würden dagegen die Rezidivprophylaxe mit Histaminantagonisten weiterführen. Sie möchten bei dieser stark rezidivgefährdeten Patientin kein Risiko dadurch eingehen, daß sie eine wirksame, sichere Therapie absetzen oder durch eine schlecht dokumentierte unsichere Therapie ersetzen. 3 Experten würden neben einer Langzeittherapie mit Histaminantagonisten eine Anti-Helicobacter-Therapie durchführen und bei einer nachgewiesenen Elimination von Helicobacter pylori, die Rezidivprophylaxe mit Histaminantagonisten absetzen.

Eine proximal-gastrische Vagotomie im Anschluß an eine erfolgreiche medikamentöse Rezidivprophylaxe ist nicht indiziert.

Prognose

In diesem Fall liegt eine langjährige schwere Ulkuskrankheit vor; das Rezidivrisiko ist erhöht. Das Blutungsrisiko ist wegen der durchgemachten Ulkusblutung und des Beginns der Ulkuskrankheit im jugendlichen Alter erhöht [248.17, 248.02]; bei einer weit zurückliegenden Ulkusblutung kann allerdings angenommen werden, daß das Blutungsrisiko auf den Stand einer unkomplizierten Ulkuskrankheit zurückgeht. Die Patientin nimmt unregelmäßig Hypnotika und Analgetika – aber keine nichtsteroidalen Antirheumatika – ein. Der Konsum dieser Medikamente hat nach dem heutigen Wissensstand keinen Einfluß auf die Rezidivhäufigkeit und das Komplikationsrisiko. Falls die Langzeittherapie weitergeführt wird, ist die Prognose angesichts der 5 Jahre dauernden Rezidivfreiheit unter der bisherigen Rezidivprophylaxe günstig. Nach Absetzen einer Langzeittherapie mit Histaminantagonisten tritt im Mittel innerhalb 1–5 Jahren bei 60% der Patienten ein Rezidiv auf [234.01–05, 235.01–05]. Wegen der bisherigen Anamnese wird es in diesem Fall wahrscheinlich schnell zu einem Rezidiv kommen.

Schlußfolgerungen
Die Möglichkeit einer Anti-Helicobacter-Therapie hat in den letzten 3 Jahren zu einem Wandel in der Expertenmeinung geführt. Mehr als die Hälfte der Experten ist der Ansicht, daß eine gegen Helicobacter pylori gerichtete Therapie durchgeführt werden sollte. Gelingt die Elimination von Helicobacter pylori, so kann auf eine Rezidivprophylaxe mit Histaminantagonisten verzichtet werden. Wir empfehlen der Patientin eine Anti-Helicobacter-Therapie.

Fall 5

Rezidiv trotz Prophylaxe

R. Z.; 54 Jahre

Ulkusanamnese

Zusammenfassung
Nach 15jähriger Anamnese mit zahlreichen Schüben eines Ulcus duodeni bleibt der 54jährige Patient unter Ranitidin-Prophylaxe 11 Monate lang rezidivfrei. Anschließend kommt es unter Ranitidin (150 mg Tag) erneut zu einem Rezidiv, das unter 300 mg Ranitidin (abends) innerhalb von 4 Wochen abheilt.

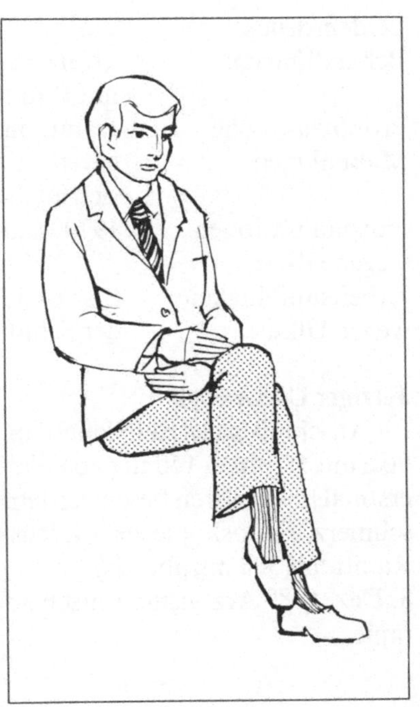

Besonderheiten des Falls
Rezidiv eines Ulcus duodeni trotz zuverlässiger Langzeittherapie nach 11 Monaten; das Rezidiv heilt unter Ranitidin ab.

Bisheriger Verlauf der Ulkuskrankheit

Vermutlicher Beginn:	1973.
Gesicherter Beginn:	1974.
Erstdiagnose mit:	Röntgen.
Komplikationen:	Blutung 1979, mit 4 Beuteln Blut behandelt.
Zeitpunkt der Schübe:	Zahlreiche; ca. 2 pro Jahr, auch zwischen den eigentlichen Schüben sehr oft Beschwerden.
Mittlere Dauer der Schübe:	Etwa 2 Wochen lang starke Beschwerden.
Ulkusschmerzen:	Typische Nüchternschmerzen, ca. 1 h nach dem Essen beginnend.

Leidensdruck:	Stark.
Behandlungen:	„Kennt alle Ulkusmedikamente", letzter Schub mit Ranitidin behandelt.
Prophylaktische Maßnahmen:	Ranitidin, s. „Jetziger Ulkusschub". Patient ist bereit, weiter Ranitidin einzunehmen; würde sich auch operieren lassen.
Hospitalisationen wegen Ulkus:	1979, s. „Komplikationen".
Arbeitsunfähigkeit wegen Ulkus:	Bis vor 5 Jahren häufig, seither auch während der Schübe gearbeitet.

Jetziger Ulkusschub

Im Anschluß an letzten Schub im Dez. 1988 Ranitidin-Langzeitprophylaxe mit 1 Tabl. à 150 mg abends; Tabl. regelmäßig eingenommen, dabei erstmals seit Jahren beschwerdefrei. Im Nov. 1989 jedoch erneut Ulkusschmerz, Endoskopie zeigt Ulcus duodeni. Heilung nach 3 Wochen mit Ranitidin (300 mg abends).

8. Dez. 1989 Arztvisite: Entscheidung im Hinblick auf eine Langzeittherapie.

Befunde medizinischer Untersuchungen

(speziell radiologische und endoskopische Untersuchungen des Magens, Sekretionstests)

1973, 1977, 1979 und 1983 Magenpassagen: Ulcus duodeni (Vorderwand), Deformation des Bulbus duodeni ab 1977; keine Magenretention.

1984 und 1987 Endoskopie: Ulcus duodeni an Vorderwand, Deformation des Bulbus duodeni.

Nov. 1988 Endoskopie: Ulcus duodeni an Vorderwand.

Dez. 1989 Endoskopie: Abgeheiltes Ulkus (nach 3 Wochen Ranitidin-Therapie). Antrumbiopsie: stark oberflächliche granulocytäre Gastritis, reichlich helicobacterähnliche Mikroorganismen in der Giemsafärbung. CLO-Test nach 1 h positiv.

Übrige medizinische Anamnese

Keine weiteren Erkrankungen

Rauchgewohnheiten:	Seit 4 Jahren nicht geraucht, vorher 20 Zigaretten/Tag.

Alkoholkonsum:	Keiner
Kaffee-,	1 Tasse Kaffee pro Tag.
Teekonsum:	
Medikamenten-	Keine.
konsum:	

Soziale Anamnese

Familienstand:	Verheiratet seit 1959; Ehefrau Hausfrau.
Kinder (Alter):	Sohn (28), Sohn (27), Tochter (24).
Beruf:	Dipl.-Ing.
Einkommen:	DM 6700 im Monat.
Nationalität:	Deutscher.
Wohnung:	5-Zimmer-Eigenheim in Kleinstadt. Der Chirurg des lokalen Krankenhauses stammt aus einer Uniklinik und gilt als guter Kenner der proximal-gastrischen Vagotomie.
Hobbies, Sport:	Schwimmen, Skilanglauf, Kunstturnen.
Psychologische Exploration:	Wirkt ruhig, zuverlässig, ausgeglichen.
Wohnort:	Mittelgroße Stadt in Süddeutschland.

Familienanamnese (speziell bezüglich Ulkus)

Negativ.

Diskussion

In Fall 5 werden die Behandlungsmöglichkeiten eines Durchbruchrezidivs diskutiert.

Indikation. Ein Durchbruchrezidiv während einer zuverlässig durchgeführten Rezidivprophylaxe stellt nach Tabelle 6.1 eine dringende Indikation für eine Rezidivprophylaxe dar. Dies kommt auch in den Expertenmeinungen zum Ausdruck; nur 3 Experten würden auf die Durchführung solcher Maßnahmen verzichten. Vor 10 Jahren trat beim Patienten eine Ulkusblutung auf. Seither sind alle Ulkusschübe komplikationslos velaufen. Bei einem derart langen komplikationslosen Intervall kann der Patient heute so behandelt werden, als ob nie eine Komplikation aufgetreten wäre. Die bisherige hohe Rezidivfrequenz und die lange

Dauer der Ulkuskrankheit sprechen für ein hohes Rezidivrisiko [254.30].

Verfahrenswahl. Die Empfehlungen zur Verfahrenswahl gehen aus Abb. 6.2 hervor. Bei einem Helicobacter-positiven Patienten mit einer dringenden Indikation zur Rezidivprophylaxe ohne Lebensgefährdung werden Anti-Helicobacter-Medikamente und Histaminantagonisten eingesetzt. Als Alternative kommt eine Operation in Frage. Eine Langzeittherapie mit niedrig dosiertem Ranitidin hat vielleicht die Intervalle zwischen den Ulkusschüben verlängert, aber Rezidive nicht verhindern können. Die Expertenmeinungen waren 1986 geteilt. Knapp die Hälfte befürwortete eine chirurgische Maßnahme zur Rezidivverhütung. Die übrigen Experten empfahlen, beim Patienten weiterhin eine medikamentöse Rezidivprophylaxe durchzuführen.

Die Möglichkeit einer Eliminierung von Helicobacter pylori hat zu einem Umschwung der Expertenmeinungen geführt. Heute raten nur noch 4 der damaligen 14 Befürworter eines chirurgischen Eingriffs zur Operation, die anderen würden zunächst versuchen, Helicobacter pylori zu eliminieren. Der Disput unter den Experten hat sich somit verlagert. Es geht heute nicht mehr um die Frage „Histaminantagonisten oder Operation", sondern die Diskussion dreht sich darum, ob Anti-Helicobacter-Medikamente allein, eine Anti-Helicobacter-Therapie mit Histaminantagonisten oder Histaminantagonisten allein zur Rezidivprophylaxe eingesetzt werden sollen. Die größte Gruppe der Experten – 11 von 31 – würde eine gegen Helicobacter pylori gerichtete Therapie ohne Sekretionshemmung durchführen. 7 Experten geben einer Kombination von Anti-Helicobacter-Medikamenten und Histaminantagonisten den Vorzug. Sie sind der Meinung, daß bei diesem stark rezidivgefährdeten Patienten alle vertretbaren konservativen Therapiemöglichkeiten ausgeschöpft werden müssen, um eine Operation zu verhindern. Für die weitere Verabreichung von Histaminantagonisten spricht auch die Tatsache, daß das Durchbruchrezidiv gut auf Histaminantagonisten angesprochen hat. Gelingt es, Helicobacter pylori zu eliminieren, kann zu einem späteren Zeitpunkt das Absetzen der Histaminantagonistentherapie diskutiert werden. Nur 6 Experten vertrauen weiterhin auf eine alleinige Rezidivprophylaxe mit Histaminantagonisten. Sie rechtfertigen ihre Therapieentscheidung damit, daß jene Rezidive, welche unter einer Langzeittherapie mit Histaminantagonisten auftreten, eine sehr niedrige Komplikationsrate aufweisen und in der Regel unter einer Therapie mit Histaminantagonisten rasch abheilen. Die Resultate der Deventer-Studie zeigen jedoch, daß nur 50% der mit 300 mg Ranitidin behandelten Durchbruchrezidive innerhalb 8 Wochen abheilten (van Deventer GM 1989). Es bleibt offen, ob diese Experten die Dosis des Histaminantagonisten erhöhen oder auf ein anderes Präparat wechseln würden. Ob durch diese Maßnahmen weitere Ulkusrezidive während einer Langzeittherapie vermieden werden können, ist bisher nicht untersucht worden.

Als Alternative zur medikamentösen Rezidivprophylaxe bietet sich die Operation an. Für ein chirurgisches Vorgehen spricht das Versagen der Histaminantagonisten. Zusätzliche Argumente für ein chirurgisches Vorgehen sind: das junge Lebensalter des Patienten, das geringe Operationsrisiko, die Lage des Ulkus und die große Erfahrung des lokalen Chirurgen in der proximal-gastrischen Vagotomie. Die Experten sind allerdings der Meinung, daß nach der Heilung des Durchbruchrezidivs ein chirurgisches Vorgehen nicht indiziert ist.

3 Experten verzichten trotz des hohen Rezidivrisikos auf jegliche Maßnahmen zur Rezidivprophylaxe.

Schließlich kann die Einbeziehung des Patienten in ein „compassionate use program" mit Omeprazol diskutiert werden. Außerhalb eines solchen Programms ist das Omeprazol zur Langzeittherapie der Ulkuskrankheit vorderhand nicht zugelassen. Unter der Therapie mit Omeprazol treten zwar kaum mehr Ulkusrezidive auf, aber es bestehen Zweifel hinsichtlich der Sicherheit der Langzeittherapie. In Toxizitätsstudien traten bei weiblichen Ratten unter Omeprazol Karzinoide des Magens auf. Wahrscheinlich handelt es sich dabei aber um ein art- und geschlechtsspezifisches Phänomen. Die Langzeiterfahrung mit diesem Medikament beim Menschen ist allerdings noch zu klein, als daß die Möglichkeit von Langzeitwirkungen völlig von der Hand zu weisen wäre. Bei der unkompliziert verlaufenden Ulkuskrankheit ist eine Langzeittherapie mit Omeprazol nicht zugelassen.

Prognose

Beim Verzicht auf eine Rezidivprophylaxe wird sicher ein Rezidiv auftreten. Allgemein ist das Risiko für Rezidivblutungen nach durchgemachter Blutung erhöht [248.17]. Die letzte Ulkusblutung liegt beim Patienten jedoch 10 Jahre zurück. Somit ist das Blutungsrisiko kaum höher als bei einem unkomplizierten Ulkus duodeni.

Schlußfolgerungen

In diesem Fall sind sich die Experten nicht einig. Wir schließen uns der Meinung derjenigen Experten an, welche einer Kombinationstherapie von Anti-Helicobacter-Medikamenten und Histaminantagonisten den

Vorzug geben. Wir sind der Meinung, daß bei diesem stark rezidivgefährdeten Patienten alle therapeutischen Möglichkeiten ausgeschöpft werden sollten. Gelingt es, Helicobacter pylori zu eliminieren, kann die Langzeittherapie mit Histaminantagonisten gestoppt werden. Eine chirurgische Rezidivprophylaxe vor dem Versuch einer Elimination von Helicobacter pylori ist nicht indiziert.

Fall 6

Riesenduodenalulkus
mit verzögerter Heilung

V. A.; 73 Jahre

Ulkusanamnese

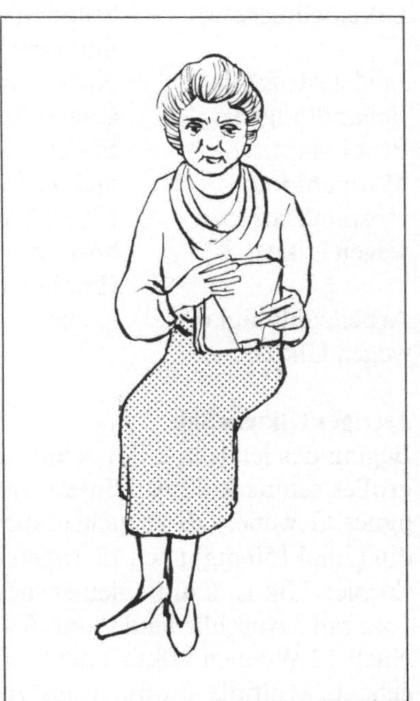

Zusammenfassung

Nach 8jähriger Ulkusanamnese mit recht weit auseinanderliegenden Schüben und eher geringem Leidensdruck ist jetzt ein Riesenulkus mit stark verzögerter Abheilung aufgetreten.

Besonderheiten des Falls

Ein Riesenduodenalulkus ist erst jetzt, nach 16wöchiger Therapie mit Ranitidin plus Sucralfat, abgeheilt. Bei dieser rüstigen alten Dame ist der Leidensdruck von seiten des Ulkus gering, und die bisherigen Schübe liegen weit auseinander. Während des letzten Ulkusschubs ist eine Dekompensation einer vorbestehenden biventrikulären Herzinsuffizienz aufgetreten.

Bisheriger Verlauf der Ulkuskrankheit

Vermutlicher Beginn:	1981.
Gesicherter Beginn:	1981.
Erstdiagnose mit:	Endoskopie.
Komplikationen:	Keine.
Zeitpunkt der Schübe:	1981, 1983, 1984, 1988 (Feb. und Sept.); 1989 s. „Jetziger Ulkusschub".
Mittlere Dauer der Schübe:	Schmerzdauer 2–3 Wochen. Dauer bis zur endoskopischen Abheilung 1981 4 Wochen.

Ulkusschmerzen:	Stundenlanger prostprandialer Druck, Nausea und Erbrechen.
Leidensdruck:	Nicht stark.
Behandlungen:	Cimetidin bis 1988, 1989 Ranitidin.
Prophylaktische Maßnahmen:	Bis jetzt keine. Möchte „mit Pillen aufhören" und wenn möglich keine Operation.
Hospitalisationen wegen Ulkus:	1981 1 Woche. Im jetzigen Schub 2 Wochen hospitalisiert, gleichzeitig Dekompensation der Herzinsuffizienz.
Arbeitsunfähigkeit wegen Ulkus:	Keine.

Jetziger Ulkusschub

Beginn des jetzigen Ulkusschubs im August 1989: die Endoskopie zeigt großes semizirkuläres Hinterwandulkus (2 × 4 cm), Biopsien ohne malignes Gewebe, Oberbauchsonographie und CT normal. Unter Ranitidin (2mal 150 mg) nach 10 Tagen beschwerdefrei; nach 4 Wochen Endoskopie: Ulkus kaum gleiner geworden, nach 8 Wochen Ulkus ca. 1 × 1 cm. Anschließend zum Ranitidin 4mal 1 g Sucralfat zugelegt. Nach 12 Wochen Ulkus noch immer 5 × 5 mm, nach 16 Wochen Ulkus geheilt. Multiple Biopsien aus Antrum und Corpus wurden anläßlich jeder Endoskopie entnommen. Im Corpus mittelschwere atrophische Gastritis, Antrum normal, CLO-Test negativ, mikrobiologisch kein Wachstum von Helicobacter pylori. Während des Ulkusschubs Dekompensation der Herzinsuffizienz, nach 2 Wochen unter Therapie mit Hygroton und Adalat Ödeme ausgeschwemmt und Dyspnoe gebessert. 8. Dez. 1989 Arztvisite: Entscheidung im Hinblick auf eine Langzeittherapie.

Befunde medizinischer Untersuchungen

(speziell radiologische und endoskopische Untersuchungen des Magens, Sekretionstests)

1981 Endoskopie: Hinterwandulkus, Endoskopie nach 4 Wochen zeigt abgeheiltes Ulkus.
1983 BAO: 2,1 mAeq/h, MAO 17,0 mAeq/h.
1988 Endoskopie: Hinterwandulkus ca. 2 × 1 cm.
Aug. 1989 Oberbauch-CT: normal; Endoskopie: Riesenulkus 2 × 4 cm an Hinterwand; multiple Biopsien zeigen akute Entzündungen und Ulkusgrund.

Endoskopie im Sept., Okt., Nov. und Dez. 1989: s. „Jetziger Ulkusschub".
Dez. 1989: Nüchterngastrin im Normbereich.
Helicobacter pylori: s. „Jetziger Ulkusschub".

Übrige medizinische Angaben

Ende 1987 wegen Unterschenkelthrombose während 5 Monaten antikoaguliert, jetzt keine Antikoagulation. Leichte biventrikuläre Herzinsuffizienz mit Anstrengungsdyspnoe und peripheren Ödemen, dekompensiert während des jetzigen Ulkusschubs. Leichtes psychoorganisches Syndrom.

Rauchgewohnheiten:	Abstinent.
Alkoholkonsum:	Abstinent
Kaffee-, Teekonsum:	1–2 Tassen Tee pro Tag.
Medikamentenkonsum:	Keine.

Soziale Anamnese

Familienstand:	Verheiratet mit Bankdirektor (76 Jahre).
Kinder:	49, 50, 53 Jahre.
Beruf:	Hausfrau.
Einkommen:	Vermögend.
Nationalität:	Deutsche.
Wohnung:	11-Zimmer-Villa in Großstadt.
Hobbies, Sport:	Porzellanmalen.
Psychologische Exploration:	Etwas gespannte und ängstliche Dame; leichtes psychoorganisches Syndrom.
Wohnort:	mitteldeutsche Kleinstadt.

Familienanamnese (speziell bezüglich Ulkus)

Negativ.

Diskussion

Im Fall 6 stellt sich die Frage, ob nach Auftreten eines therapieresistenten Riesenulkus im Bulbus duodeni bei einer älteren Patientin eine Rezidivprophylaxe indiziert ist

Indikation. Aufgrund von Tabelle 6.1 bestehen 2 Gründe für eine dringende Indikation zur Rezidivprophylaxe. a) Das Ulcus duodeni war therapieresistent und heilte erst nach 16 Wochen vollständig ab. b) Zudem kam es während des jetzigen Ulkusschubs zu einer akuten Verschlechterung der Herzinsuffizienz. Ein zusätzliches Argument zugunsten einer Rezidivprophylaxe ist das erhöhte Rezidivrisiko nach mehreren durchgemachten Ulkusschüben. Mit Ausnahme von 2 Experten befürworten alle Maßnahmen zur Rezidivprophylaxe.

Verfahrenswahl. Bei der Helicobacter-negativen Patientin sind seltene Ursachen für das Entstehen des Ulcus duodeni – ein Zollinger-Ellison-Syndrom oder eine Therapie mit nichtsteroidalen Antirheumatika – ausgeschlossen worden; das Nüchterngastrin war im Normbereich, die Säuresekretionsanalyse zeigte erniedrigte Werte, und eine sorgfältig durchgeführte Genußmittel- und Medikamentenanamnese fiel negativ aus. Die Empfehlungen zur Verfahrenswahl gehen aus Abb. 6.2 hervor. Bei einer Helicobacter-negativen Patientin mit einer dringenden Indikation zur Rezidivprophylaxe wird eine Langzeittherapie mit Histaminantagonisten durchgeführt. Dies kommt auch in der Expertenbefragung zum Ausdruck. Alle Experten, die eine Rezidivprophylaxe befürworten, schlagen eine Therapie mit Histaminantagonisten vor. Als Alternativen kommen eine Operation oder eine Langzeittheraie mit Omeprazol in Frage. Eine chirurgische Theraie ist nur dann angezeigt, wenn eine medikamentöse Langzeittheraie nicht durchführbar oder unzumutbar ist. Die Patientin ist – trotz eines gewissen Widerwillens gegen Pillen – bereit und in der Lage, die Medikamente regelmäßig einzunehmen. Neuauftretende Nebenwirkungen während einer Langzeittherapie sind unwahrscheinlich, nachdem eine 4-monatige Kurativtheraie mit Histaminantagonisten nebenwirkungsfrei war. Während des letzten Ulkusschubs kam es zur Dekompensation der biventrikulären Herzinsuffizienz. Es ist extrem unwahrscheinlich, daß die Therapie mit Histaminantagonisten zur Herzinsuffizienz geführt hat. Zwar sind Fälle von kardialen Arrhythmien unter Histaminantagonisten beschrieben worden [215.01, 215.05], aber keine Exazerbationen einer Herzinsuffizienz.

Gegen eine chirurgische Therapie sprechen das erhöhte Operationsrisiko bei fortgeschrittenem Alter, Status nach Dekompensation einer Herzinsuffizienz und Status nach Beinvenenthrombose. Bei Versagen oder Nebenwirkungen der Langzeittherapie mit Histaminantagonisten bietet sich als Alternative neben der Operation eine Langzeittherapie mit Omeprazol an (siehe Fall 5). Wegen des fortgeschrittenen Alters der Patientin und des stark erhöhten Operationsrisikos können die Bedenken hinsichtlich etwaiger Langzeitwirkungen von Omeprazol vernachlässigt werden.

Schlußfolgerungen

Die Expertenmeinung zu diesem Fall hat sich in den letzten 3 Jahren nicht verändert. Wir empfehlen wie die meisten Experten eine unbefristete medikamentöse Langzeittherapie mit einem Histaminantagonisten. Beim Versagen einer solchen Therapie würden wir die Patientin einem „compassionate use program" mit Omeprazol zuführen.

Fall 7

Antirheumatikatherapie

M. B.; 30 Jahre

Ulkusanamnese

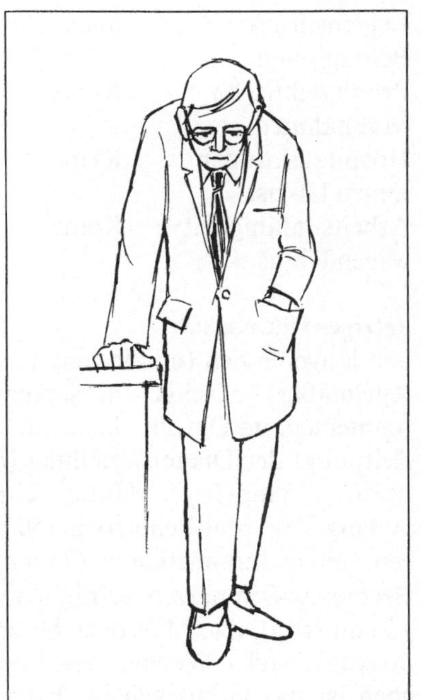

Zusammenfassung

Bei dem 30jährigen Arzt ist seit 4 Jahren ein M. Bechterew bekannt. Zur Behandlung sind Kortikosteroide und hohe Dosen nichtsteroidaler Antirheumatika nötig. Dabei ist erstmals ein Ulcus duodeni aufgetreten und unter Ranitidin verzögert abgeheilt.

Besonderheiten des Falls

Der junge Arzt benötigt wahrscheinlich lebenslang eine hochdosierte Behandlung mit nichtsteroidalen Antirheumatika, z. Z. erhält er auch Kortikosteroide.

Bisheriger Verlauf der Ulkuskrankheit

Vermutlicher Beginn:	Oktober 1989.
Gesicherter Beginn:	Oktober 1989.
Erstdiagnose mit:	Endoskopie.
Komplikationen:	Keine.
Zeitpunkt der Schübe:	Siehe „Jetziger Ulkusschub".
Mittlere Dauer der Schübe:	Siehe „Jetziger Ulkusschub".
Ulkusschmerzen:	Siehe „Jetziger Ulkusschub".

Leidensdruck:	Siehe „Jetziger Ulkusschub".
Behandlung:	Siehe „Jetziger Ulkusschub".
Prophylaktische Maßnahmen:	Keine.
Hospitalisationen wegen Ulkus:	Keine.
Arbeitsunfähigkeit wegen Ulkus:	Keine.

Jetziger Ulkusschub

Seit längerer Zeit (mindestens 1 Jahr) häufig Magenbrennen, nahm unregelmäßig Antazida. Im September 1989 postprandiale Oberbauchschmerzen, im Oktober bei Endoskopie 1 × 2 cm Vorderwandulkus. Im Zeitpunkt der Diagnosestellung Indomethazin (150 mg/Tag) und Prednison (25 mg/Tag). Unter Umstellung auf Carprofen (Imadyl, 300 mg/Tag) plus Pentazocin (50 mg/Tag) starke Zunahme der Schmerzen, unter Indomethacin (75 mg/Tag) plus Prednison (12,5 mg/Tag) Bechterew-Schmerzen erträglich. Ulkustherapie mit Ranitidin (2mal 150 mg/Tag); nach 1 Woche beschwerdefrei von seitens des Ulkus. Endoskopie nach 4 Wochen zeigt noch Ulkus von 0,6 × 0,8 cm; nach 9 Wochen ist das Ulkus geheilt. Recht starke Bechterew-Beschwerden zur Zeit der Ulkusheilung.
8. Dez. 1989 Arztvisite: Entscheidung im Hinblick auf eine Langzeittherapie.

Befunde medizinischer Untersuchungen

(speziell radiologische und endoskopische Untersuchungen des Magens, Sekretionstests)

Okt. 1989 Endoskopie: Ulcus duodeni an Vorderwand. Durchmesser 1 × 2 cm; Heilung erst nach 9 Wochen (endoskopisch verifiziert). Anläßlich der zweiten Endoskopie Biopsien aus Antrum und Corpus. Im Corpus fleckförmige mittelschwere lymphoplasmazelluläre Gastritis, Antrumbiopsien normal, CLO-Test negativ, mikrobiologisch kein Wachstum von Helicobacter pylori.
Okt. 1989 BAO: 4,7 mAeq/h, PAO: 31,2 mAeq/h.

Übrige medizinische Anamnese

Morbus Bechterew seit 4 Jahren bekannt, rasch progressiv, z. Z. schon ausgeprägte Ankylosierungen. Behandlungen s. „Medikamentenkonsum" und „Jetziger Ulkusschub". Mehrere Hospitalisationen.

Rauchgewohnheiten:	Abstinent.
Alkoholkonsum:	Abstinent.
Kaffee-, Teekonsum:	1 Tasse Kaffee pro Tag.
Medikamentenkonsum:	Zahlreiche Antirheumatika, 2 Goldkuren, Steroidtherapie, z. Z. 75 mg Indomethacin und 12,5 mg Prednison/Tag.

Soziale Anamnese

Familienstand:	Ledig.
Kinder:	Keine.
Beruf:	Assistenzarzt, z. Z. stellenlos.
Einkommen:	DM 3 200 im Monat bis vor 6 Monaten.
Nationalität:	Deutscher.
Wohnort, Wohnung:	Eltern.
Hobbies, Sport:	Keine
Psychologische Exploration:	Reaktiv depressiv verstimmt.
Wohnort:	mitteldeutsche Großstadt.

Familienanamnese (speziell bezüglich Ulkus)

Negativ.

Diskussion

In Fall 7 wird diskutiert, ob bei einer hochdosierten Therapie mit Kortikosteroiden und nichtsteroidalen Antirheumatika schon nach dem ersten Ulkusschub eine Rezidivprophylaxe gerechtfertigt ist.

Indikation. Dieser Patient wird während Jahrzehnten, wenn nicht gar lebenslänglich, eine Therapie mit potentiell ulzerogenen Medikamenten benötigen. Alle heute üblichen nichtsteroidalen Antirheumatika sind ulzerogen; allerdings ist eine solche ulzerogene Wirkung nur für das Ulcus ventriculi [247.26], nicht aber für das Ulcus duodeni nachgewiesen worden. Auch die Kortikosteroide haben eine ulzerogene Wirkung [247.36].

Nach Tabelle 6.1 besteht wegen der Einnahme von ulzerogenen Medikamenten eine dringende Indikation für eine Rezidivprophylaxe. Dies kommt auch in der Expertenmeinung klar zum Ausdruck. 30 der 31 Experten empfehlen eine Rezidivprophylaxe.

Verfahrenswahl. Die Empfehlungen für die Verfahrenswahl gehen aus Abb. 6.2 hervor. Bei einem Helicobacter-negativen Patienten mit einer dringenden Indikation für eine Rezidivprophylaxe wird eine Langzeittherapie mit Histaminantagonisten durchgeführt. Als Alternative kann eine chirurgische Rezidivprophylaxe oder eine Langzeittherapie mit Omeprazol durchgeführt werden. Die Experten sind sich einig und schlagen eine Langzeittherapie mit Histaminantagonisten vor. Nach einem ersten Ulkusschub ist in der Regel eine chirurgische Rezidivprophylaxe nicht indiziert. Nur in gewissen Fällen, beispielsweise bei Dialysepatienten mit schwerer Niereninsuffizienz, kann eine frühe chirurgische Therapie nötig sein. Man kann sich fragen, ob auch ein im jugendlichen Alter auftretender schwerer Morbus Bechterew zu jenen Erkrankungen gehört, bei denen früh eine definitive chirurgische Sanierung des Ulkusleidens angezeigt ist. Die Experten haben sich jedoch hinsichtlich dieser Möglichkeit negativ geäußert. Chirurgische Maßnahmen wären bei diesem Patienten erst nach Versagen der medikamentösen Langzeittherapie angezeigt. Eine Langzeittherapie mit Omeprazol kommt nicht in Frage, weil Omeprazol aus Sicherheitsgründen nicht zur Rezidivprophylaxe unkomplizierter Ulcera duodeni zugelassen ist.

Prognose

Die Frage, ob nichtsteroidale Antirheumatika oder Kortikosteroide das Rezidivrisiko erhöhen, ist nicht eindeutig beantwortbar, da sich nur wenige Studien mit dieser Problematik befaßt haben. In einer eigenen Studie (Blum, in press) zeigten Patienten, die eine Antirheumatikatherapie nach Auftreten des Ulcus ventriculi abbrachen, eine niedrigere Rezidivrate, als Patienten mit Ulcera ventriculi, welche nie Antirheumatika eingenommen hatten. In der RUDER-Studie fiel bei Patienten, die regelmäßig Antirheumatika einnahmen, eine auffallend niedrige Rezidivrate des Ulcus duodeni unter einer Langzeittherapie mit Ranitidin auf. Diese beiden Beobachtungen weisen darauf hin, daß Ulzera, welche unter einer Therapie mit Antirheumatika auftreten, möglicherweise weniger häufig rezidivieren werden als Ulzera, die ohne die Einnahme von Antirheumatika auftreten. Ob die während einer Therapie mit nichtsteroidalen Antirheumatika aufgetretenen Ulzera auch ohne eine Langzeittherapie eine geringe Rezidivneigung zeigen, ist bisher nicht untersucht worden. Gesichert ist, daß das Komplikationsrisiko bei gleichzeitiger Therapie mit nichtsteroidalen Antirheumatika oder Kortikosteroiden deutlich erhöht ist [249.10, 249.15, 254.09, 254.14].

Während einer Langzeittherapie mit Histaminantagonisten ist trotz weitergehender Therapie mit nichtsteroidalen Antirheumatika und Kortikosteroiden mit einer sehr kleinen Rezidiv- und Komplikationsrate zu rechnen. In der RUDER-Studie lag die Rezidivrate der Ulzera, welche während einer Therapie mit Antirheumatika auftraten, im Mittel bei 4% pro Jahr und die Komplikationsrate bei 0%.

Die Therapie mit Histaminantagonisten muß aller Wahrscheinlichkeit nach über Jahre, wenn nicht Jahrzehnte durchgeführt werden. Die Entstehung von Malignomen als Folge einer solchen Behandlung ist beim Menschen nicht beobachtet worden. Wir glauben nicht, daß diese Möglichkeit bei der Indikationsstellung ernsthaft in Betracht gezogen werden muß.

Schlußfolgerung

Die Expertenmeinung hat sich in den letzten 3 Jahren nicht geändert. 30 von 31 Experten empfehlen eine Rezidivprophylaxe mit Histaminantagonisten. Wir schließen uns der Meinung der Experten an und empfehlen dem Patienten eine vorerst unbefristete Langzeittherapie mit Histaminantagonisten.

Fall 8

Gastarbeiterulkus

G. A.; 34 Jahre

Ulkusanamnese

Zusammenfassung
Bei diesem als Gastarbeiter in der
Schweiz arbeitenden sizilianischen
Bauhandlanger treten seit 4 Jahren
zu regelmäßigen Zeiten Schübe eines Ulcus duodeni auf. Vor 5 Jahren reiste der Patient in die Schweiz
ein. Als Risikofaktor besteht ein
Nikotinabusus.

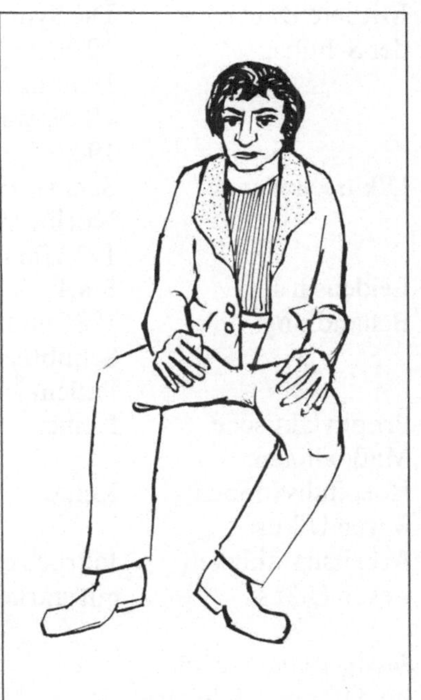

Besonderheiten des Falls
Es besteht ein zeitlicher Zusammenhang der Ulkuskrankheit mit der
Einreise in die Schweiz; die Ulkusschübe treten in regelmäßigen Abstän-
den auf.

Bisheriger Verlauf der Ulkuskrankheit

Vermutlicher Beginn:	April 1986.
Gesicherter Beginn:	Oktober 1986.
Erstdiagnose mit:	Endoskopie.
Komplikationen:	Keine.
Zeitpunkt der Schübe:	Die Schübe treten regelmäßig Ende März bzw. im Verlauf des Aprils und dann wieder im Oktober bzw. November auf.

Mittlere Dauer der Schübe:	Die Symptome dauern 1–2 Wochen. Im Herbst 1986, im Frühjahr und Herbst 1988 wurde die Heilungsdauer endoskopisch geprüft: Das Ulkus war nach 4 Wochen abgeheilt. Herbst 1989 s. „Jetziger Ulkusschub".
Ulkusschmerzen:	Sehr starke rechts-epigastrale Nüchternschmerzen vor allem auch nachts (ca. 1–3 Uhr).
Leidensdruck:	Stark.
Behandlung:	1986 und 1987 mit Antazida, seit 1988 Schubtherapie mit Cimetidin, auf das der Patient jetzt „schwört".
Prophylaktische Maßnahmen:	Keine.
Hospitalisationen wegen Ulkus:	Keine.
Arbeitsunfähigkeit wegen Ulkus:	Jährlich ca. 1 Woche. Der Patient geht auch mit starken Schmerzen zur Arbeit.

Jetziger Ulkusschub

Im Oktober 1989 trat der 8. Ulkusschub auf. Ungewöhnlich starke Schmerzen, deshalb Endoskopie: Ulcus duodeni 1 × 1 cm. Behandlung mit 2mal 400 mg Cimetidin. Nach 3 Wochen immer noch leichte Beschwerden. Nach 4 Wochen Kontrollendoskopie: Ulcus duodeni 4 × 1 mm. Weiterführung der Behandlung mit Cimetidin 3mal 400 mg pro Tag. Nach insgesamt 8 Wochen Therapie weitere Endoskopie: Ulkus geheilt, der Patient ist beschwerdefrei. Antrumbiopsie: granulozytäre Oberflächengastritis, reichlich Helicobacter-pylori-artige Mikroorganismen in der Wharton-Starry-Färbung, CLO-Test nach 1 h positiv. 8. Dez. 1989 Arztvisite: Entscheidung im Hinblick auf eine Langzeittherapie.

Befunde medizinischer Untersuchungen

(speziell radiologische und endoskopische Untersuchungen des Magens, Sekretionstests)

Okt. 1986 Endoskopie: Ulkus an der Hinterwand des Bulbus duodeni.
März 1988 Endoskopie: Gleicher Befund.
April 1988 Endoskopie: Abgeheiltes Ulkus, seither starke Bulbusdeformation.

Okt. 1988: Ulkusrezidiv.
Nov. 1988: Ulkus geheilt.
Okt./Nov. und Dez. 1989: Vergleiche „Jetziger Ulkusschub".
Helicobacter pylori: s. „Jetziger Ulkusschub".

Übrige medizinische Anamnese

Mehrere Bagatellunfälle.

Rauchgewohn-heiten:	20–30 Zigaretten pro Tag.
Alkoholkonsum:	0,4–1 l Rotwein pro Tag.
Kaffee-, Teekonsum:	5–6 Tasse Kaffee pro Tag.
Medikamenten-konsum:	Keine Medikamente.

Soziale Anamnese

Familienstand:	Verheiratet; Ehefrau Hausfrau.
Kinder (Alter):	Sohn (11), Tochter (9), Sohn (8), Sohn (6).
Beruf:	Bauhandlanger.
Einkommen:	sfr 3 000 im Monat.
Nationalität:	Italiener.
Wohnung:	3-Zimmer-Wohnung in Zürich.
Hobbies, Sport:	Keine.
Psychologische Exploration (durch Sozialarbeiterin, Hausarzt spricht nur wenig italienisch:	Einfach, verschlossen, schlechte Schulbildung, schreibt mit Schwierigkeiten. Spricht nur schlecht verständliches Italienisch. Vater war Landwirt bei Catania (Sizilien), 8 Geschwister. Fand in Italien keine Existenzgrundlage, reiste vor 5 Jahren in die Schweiz ein. Erst 3 Jahre lang Saisonarbeiter, sei 1 ½ Jahren ganzjähriger Aufenthalt, seit 6 Monaten ist die Familie zugezogen. Der Patient wohnt in einem vorwiegend von Italienern bewohnten Quartier in Zürich, zahlt eine auffallend hohe Miete in einem baufälligen Haus. Er ist froh, daß seine Familie jetzt bei ihm wohnt. Er spart Geld, um in ca. 10 Jahren nach Sizilien zurückzukehren, dort ein Haus zu bauen und in seinem Heimatort einen Sanitärbetrieb zu eröffnen.
Wohnort:	Zürich.

Familienanamnese (speziell bezüglich Ulkus)

Negativ.

Diskussion

Soll bei einem streng saisonal auftretenden Ulcus duodeni eine Rezidivprophylaxe mit Histaminantagonisten oder eine gegen Helicobacter pylori gerichtete Therapie durchgeführt werden?

Indikation. Eine dringende Indikation für eine Rezidivprophylaxe besteht nicht (Tabelle 6.1). Aufgrund von Abb. 6.1 lassen sich mehrere Argumente zugunsten einer relativen Indikation zur Rezidivprophylaxe
finden. Gewichtige subjektive und objektive Kriterien sprechen für die
Durchführung einer Rezidivprophylaxe: Der Patient selbst wünscht eine
Rezidivprophylaxe; der durch die Ulkuskrankheit verursachte Leidensdruck ist stark; die Beschwerden haben beim letzten Ulkusschub erst
nach 3 Wochen Kurativtherapie nachgelassen; bisher sind 8 Ulkusschübe aufgetreten; das letzte Ulkus ist erst nach 8 Wochen abgeheilt, und
exogene Noxen können nicht beseitigt werden. Die relative Indikation
zur Rezidivprophylaxe ist nach Abb. 6.1 gegeben. Dies kommt auch in
der Expertenmeinung zum Ausdruck; 26 von 31 Experten empfehlen eine Rezidivprophylaxe.

Verfahrenswahl. Bei einem Helicobacter-positiven Patienten mit einer
relativen Indikation zur Rezidivprophylaxe kann eine Langzeittherapie
mit Histaminantagonisten oder eine gegen Helicobacter pylori gerichtete Therapie durchgeführt werden (Abb. 6.2). Als dritte Möglichkeit ist
die Kombination einer Langzeittherapie mit einem Histaminantagonisten und einer Anti-Helicobacter-Therapie zu diskutieren.

Seit 1986 ist bei den Experten ein deutlicher Meinungsumschwung
festzustellen. Zwei Drittel aller Experten empfahl 1986 eine intermittierende, d.h. saisonale Langzeittherapie mit Histaminantagonisten. Die
übrigen Experten schlugen eine kontinuierliche Langzeittherapie mit
Histaminantagonisten vor. 1989 empfiehlt mehr als die Hälfte der Experten eine gegen Helicobacter pylori gerichtete Therapie. Die meisten
dieser Experten schlagen eine alleinige Therapie mit Anti-Helicobacter-
Medikamenten vor. Sie sind der Meinung, daß bei diesem Patienten eine
kontinuierliche Langzeittherapie nicht indiziert ist, weil die Ulkusschübe streng saisonal auftreten. Eine intermittierende Langzeittherapie lehnen sie ab, weil diese Therapieform hohe Anforderungen an die Motivation des Patienten stellt und deshalb schwer durchführbar ist. Die Wirk-

samkeit dieser Therapieform ist bislang kaum untersucht: In nur einer Arbeit wurde die Rezidivhäufigkeit während eines Jahres bei Patienten mit intermittierender oder kontinuierlicher Langzeittherapie verglichen. Es konnte dabei kein Unterschied in der Rezidivhäufigkeit bei den verschiedenen Therapieformen festgestellt werden [242.01]. Gelingt hingegen die Elimination von Helicobacter pylori, wird das Rezidivrisiko deutlich vermindert [254.08]. 6 Experten würden eine Anti-Helicobacter-Therapie und eine Langzeittherapie mit Histaminantagonisten kombinieren. Eine solche Therapie ist jedochbei einer relativen Indikation zur Rezidivprophylaxe nicht angezeigt (siehe Fall 1). 1989 empfahlen nur noch 7 Experten eine Langzeittherapie mit Histaminantagonisten. Drei schlugen trotz der erwähnten Schwierigkeiten eine intermittierende Langzeittherapie mit Histaminantagonisten vor; 4 befürworten eine kontinuierliche Langzeittherapie mit Histaminantagonisten. Diese Experten haben zu wenig Vertrauen in die Wirksamkeit der Anti-Helicobacter-Medikamente und möchten nicht anstelle einer sicheren und wirksamen eine noch wenig dokumentierte, unsichere Therapie durchführen.

Nur ein Experte schlägt eine chirurgische Rezidivprophylaxe vor. Eine proximal-gastrische Vagotomie ist jedoch, obwohl das Alter des Patienten, das geringe Operationsrisiko und die Lokalisation des Ulkus an sich günstige Voraussetzungen für ein operatives Vorgehen wären, nicht indiziert. Vorerst sollte ein Versuch einer medikamentösen Rezidivprophylaxe durchgeführt werden.

Prognose

Ohne geeignete Maßnahmen wird sich am bisherigen Krankheitsverlauf nichts ändern. Der Patient wird wahrscheinlich weiterhin im Frühling und Herbst Ulkusschübe durchmachen. Eine bisher unkompliziert verlaufende Ulkuskrankheit wird wahrscheinlich auch in Zukunft komplikationslos verlaufen. Das Ulkusleiden trat auf, nachdem der Patient als Gastarbeiter in die Schweiz eingereist war. Der Patient möchte in einigen Jahren wieder in seine Heimat Sizilien zurückkehren. Es ist möglich, aber nicht erwiesen, daß dadurch die Ulkuskrankheit günstig beeinflußt werden wird.

Schlußfolgerungen

Die Expertenmeinungen sind in diesem Fall geteilt. Mehr als die Hälfte der Experten befürwortet Maßnahmen gegen Helicobacter pylori. Die Mehrheit der Experten würde eine Therapie gegen Helicobacter pylori durchführen. Auch wir empfehlen diesem Patienten eine Anti-Helicobacter-Therapie. Eine kontinuierliche Langzeittherapie ist bei einem streng saisonal auftretenden Ulkus duodeni zu aufwendig und zu teuer; eine intermittierende Langzeittherapie ist ein ungesichertes und schwierig durchführbares Verfahren.

Fall 9

Lebensbedrohliche Blutung

P. D.; 74 Jahre

Ulkusanamnese

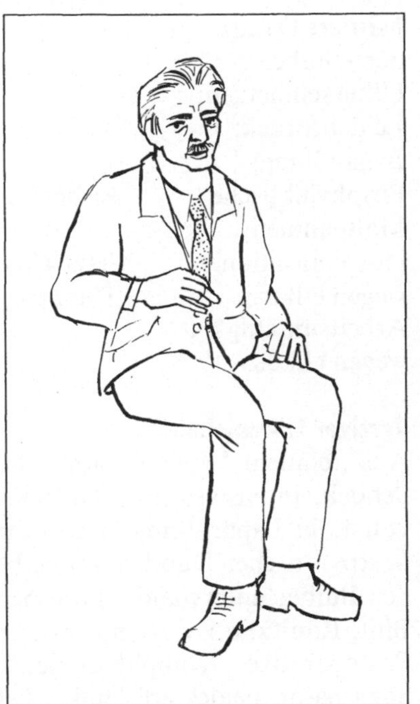

Zusammenfassung

Lebensbedrohlich blutendes, tief penetrierendes Ulcus duodeni bei Antikoagulation 6 Monate nach schwerem Herzinfarkt. Da Blutung nach 11 Blutkonserven innerhalb von 13 h nicht steht, Laparotomie; extramukosale Gefäßdurchstechung. Postoperative Komplikationen (Arrhythmien, Pneumonie) erfolgreich behandelt. Das Ulkus ist unter Ranitidin termingerecht abgeheilt.

Besonderheiten des Falls

Ein penetrierendes Hinterwandulkus hat eine lebensbedrohliche Blutung verursacht; zur Hämostase war bei diesem Hochrisikopatienten eine chirurgische extramukosale Gefäßdurchstechung nötig.

Bisheriger Verlauf der Ulkuskrankheit

Vermutlicher Beginn:	Vor 5 Wochen.
Gesicherter Beginn:	Vor 5 Wochen.
Erstdiagnose mit:	Endoskopie.
Komplikationen:	Blutung als Erstmanifestation.
Zeitpunkt der Schübe:	–

Mittlere Dauer der Schübe:	–
Ulkusschmerzen:	–
Leidensdruck:	–
Behandlung:	–
Prophylaktische Maßnahmen:	Bisher keine.
Hospitalisationen wegen Ulkus:	Jetzt 4 Wochen wegen Blutung, chirurgischer Therapie, internistischer Komplikationen.
Arbeitsunfähigkeit wegen Ulkus:	–

Jetziger Ulkusschub

Aus „blauem Himmel" am 1.11.1989 Meläna und hämorrhagischer Schock, Intensivstation, Notfallendoskopie. 11 Beutel Blut innerhalb von 13 h; Laparotomie mit intramukosaler Gefäßdurchstechung nach postpylorischer Duodenotomie bei einem tief penetrierenden Ulkus an der Bulbushinterwand. Intraoperativ 3 Beutel, postoperativ 4 Beutel Blut; Ranitidin i. v., dann p. o. bis zum 28.11.1989 2mal 150 mg/Tag. Postoperative Komplikationen: Kammertachykardien; Pneumonie links basal, beides erfolgreich behandelt (Elektrokonversion, Kefzol). Kontrollendoskopie nach 4 Wochen: Ulkus geheilt.
8. Dez. 1989 Arztvisite: Entscheidung im Hinblick auf eine Langzeittherapie.

Befunde medizinischer Untersuchungen

(speziell radiologische und endoskopische Untersuchungen des Magens, Sekretionstests)

1967 Cholezystographie: Normal.
1. November 1989 Notfallendoskopie: Tiefes Hinterwandulkus im Bulbus, sichtbarer Gefäßstumpf.
Kontrollendoskopie am 28. November: Leichte Bulbusdeformation, Kapillarsäume, kein Epitheldefekt. Biopsien aus Magencorpus: mittelschwere atrophische Gastritis; Biopsien aus Antrum: normaler Befund, CLO-Test negativ.
Fraktionierte Magenausheberung am 2.12.89, 5 Tage nach Absetzen von Ranitidin: BAO 1,7 mAeq/h, PAO: 11,2 mAeq/h.

Übrige medizinische Anamnese

1984 Prostatektomie, 1986 Hüftgelenkprothese links, Mai 1989 Hinterwand-Myokardinfarkt, Reanimation bei Kammerflimmern, seither antikoaguliert mit Phenprocoumon (Marcumar). Angina pectoris seit Klinikentlassung.

Rauchgewohn-heiten:	2–3 Zigarren pro Tag.
Alkoholkonsum:	1–2 Bier pro Tag.
Kaffee-, Teekonsum:	1 Tasse Kaffee pro Tag.
Medikamenten-konsum:	Antikoagulation mit Phenprocoumon (Marcumar) bis vor 4 Wochen, bei Beginn der Blutung abgesetzt; der Kardiologe rät jetzt zu einem Wiederbeginn der Antikoagulation. Nifedipin, keine Antirheumatika.

Soziale Anamnese

Familienstand:	Verwitwet.
Kinder (Alter):	Sohn (49), Tochter (42).
Beruf:	Lokomotivführer, pensioniert.
Einkommen:	Rente.
Nationalität:	Schweizer.
Wohnung:	3-Zimmer-Wohnung in Kleinstadt.
Hobbies, Sport:	Wandern, früher Preisturner.
Psychologische Exploration:	Ausgeglichen, leicht psychoorganisches Syndrom.
Wohnort:	Kleinstadt im Schweizer Mittelland.

Familienanamnese

Negativ.

Diskussion

Ein penetrierendes Hinterwandulkus hatte eine lebensbedrohliche Ulkusblutung verursacht; zur Hämostase war bei diesem Patienten mit einer schweren koronaren Herzkrankheit eine chirurgische extramukosale Gefäßdurchstechung nötig. Soll jetzt eine lebenslängliche medikamentöse Langzeittherapie durchgeführt werden?

Indikation. Beim ersten Ulkusschub trat eine lebensgefährliche Blutung auf. Der Patient leidet an einer schweren koronaren Herzkrankheit. Der Kardiologe empfiehlt eine Dauerantikoagulation, obwohl die Indikation zur Antikoagulation aufgrund der heutigen Erkenntnisse zur Verhütung von Myokardinfarktrezidiven (Goldberg RJ 1985) zu diskutieren wäre. Es muß befürchtet werden, daß bei einem neuen Ulkusrezidiv unter Antikoagulation erneut eine schwere Ulkusblutung auftritt. Eine dringende Indikation zur Rezidivprophylaxe besteht aus folgenden Gründen (Tabelle 6.1): Status nach lebensbedrohlicher Komplikation ohne eine säurereduzierende Operation, Zweiterkrankung mit Indikation zur Dauerantikoagulation und Gefahr einer Exazerbation der kardialen Zweiterkrankung während eines erneuten Ulkusschubs. Dies kommt auch in der Expertenmeinung zum Ausdruck: Alle empfehlen eine Rezidivprophylaxe.

Verfahrenswahl. Die Empfehlungen zur Verfahrenswahl gehen aus Abb. 6.2 hervor. Der Nachweis von Helicobacter pylori ist negativ ausgefallen. Seltene Ursachen einer Ulkuskrankheit – ein Zollinger-Ellison-Syndrom oder eine Therapie mit ulzerogenen Medikamenten – sind praktisch ausgeschlossen; die Säuresekretion liegt im Normbereich: die Genußmittel- und Medikamentenanamnese ist negativ ausgefallen. Bei einem Helicobacter-negativen Patienten mit einer dringenden Indikation zur Rezidivprophylaxe wird eine Langzeittherapie mit Histaminantagonisten durchgeführt (Abb. 6.2). Als Alternative bietet sich die chirurgische Rezidivprophylaxe oder eine Langzeittherapie mit Omeprazol an. Seit 1986 hat sich die Expertenmeinung nicht geändert. 30 oder 31 Experten würden eine Langzeittherapie mit Histaminantagonisten durchführen.

1 Experte schlägt eine chirurgische Rezidivprophylaxe vor. Eine chirurgische Rezidivprophylaxe ist unserer Meinung wegen des hohen Operationsrisiko nicht indiziert. Versagt die Langzeittherapie mit einem Histaminantagonisten, ist eine Langzeittherapie mit Omeprazol im Rahmen eines „compassionate use program" indiziert. Angesichts des hohen Komplikationsrisikos bei einem erneuten Rezidiv und des erhöhten Operationsrisikos sind die Befürchtungen etwaiger Nebenwirkungen einer Langzeittherapie mit Omeprazol belanglos.

Prognose
Das Risiko, daß bei einem erneuten Ulkusschub Komplikationen auftreten, ist wegen der Dauerantikoagulation und der Zweiterkrankung stark erhöht. Das Blutungsrisiko nach durchgemachter Ulkusblutung

beträgt in den ersten 6 Jahren 70% [310.01, 310.02]. Zusätzlich ist bei diesem Patienten das Risiko, daß eine Komplikation zum Tode führt, überdurchschnittlich hoch. Es ist schwierig, das Rezidivrisiko nach einem ersten Ulkusschub abzuschätzen. Das Rezidivrisiko ist nach einer Ulkuskomplikation größer als nach einem unkomplizierten Ulkus duodeni [254.32]; andererseits ist das Rezidivrisiko nach einem ersten Ulkusschub sicher kleiner als nach mehreren durchgemachten Ulkusschüben (RUDER-Studie). Die durchgeführte Operation beeinflußt weder das Komplikations- noch das Rezidivrisiko. Die Säuresekretionsanalyse ist beim Patienten normal ausgefallen. Es ist schwierig, aus der normalen Säuresekretion Schlüsse hinsichtlich Rezidivneigung und Komplikationsrisiko zu ziehen; die Ergebnisse in der Literatur sind kontrovers [254.27]. Es scheint jedoch wenig glaubwürdig, daß das Komplikationsrisiko bei einer normalen Säuresekretion größer sein soll als bei einer erhöhten Säuresekretion [253.13].

Während einer Langzeittherapie mit Histaminantagonisten beträgt das Rezidivrisiko im ersten Jahr 25% [240.01, 240.8] – in der RUDER-Studie sogar nur 14%. Komplikationen während der Langzeittherapie eines unkomplizierten Ulcus duodeni sind selten [203.01, 222.01, RUDER Studie]. Es ist zu erwarten, daß das Komplikationsrisiko bei einem komplizierten Ulcus duodeni durch die Langzeittherapie ebenfalls stark reduziert wird.

Schlußfolgerungen

Die Experten sind sich einig und empfehlen eine Langzeittherapie mit Histaminantagonisten. Wir schließen uns der Expertenmeinung an und empfehlen eine lebenslange Rezidivprophylaxe mit Histaminantagonisten.

Fall 10

Übernähte Perforation

P. P.; 48 Jahre

Ulkusanamnese

Zusammenfassung
Übernähung eines perforierten Ulcus praepyloricum bei einem Alkoholiker mit 2 früheren unkomplizierten Ulkusschüben.

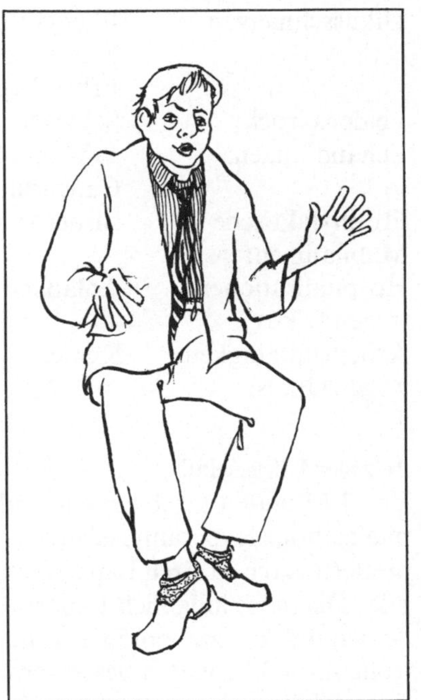

Besonderheiten des Falls
Bei einer zuerst als Pankreatitis fehlgedeuteten Perforation eines Ulcus
praepyloricum ist nur eine Übernähung durchgeführt worden. Es besteht eine positive Ulkusanamnese und ein jahrelanger Alkoholabusus.

Bisheriger Verlauf der Ulkuskrankheit

Vermutlicher Beginn:	1984.
Gesicherter Beginn:	1984.
Erstdiagnose mit:	Röntgen.
Komplikationen:	Perforation Sept. 1989.
Zeitpunkt der Schübe:	1984, 1986 (wahrscheinlich 2 Schübe), März 1989, Sept. 1989 Perforation (s. „Jetziger Ulkusschub").
Mittlere Dauer der Schübe:	Schub 1984 ca. 8 Wochen (radiologische Kontrolle), Schübe 1986 „einige Wochen", Schub im März 1989 ca. 8 Wochen (endoskopische Kontrolle).

Ulkusschmerzen:	Eher geringe postprandiale Schmerzen, starke Nausea, häufiges Erbrechen (morgendliches Erbrechen auch außerhalb der Ulkusschübe).
Leidensdruck:	Schwach.
Behandlungen:	1984 und 1986: Antazida, März 1989: Cimetidin.
Prophylaktische Maßnahmen:	Bisher keine, „macht alles was der Doktor will".
Hospitalisationen wegen Ulkus:	Anläßlich Perforation 9 Tage.
Arbeitsunfähigkeit wegen Ulkus:	Keine.

Jetziger Ulkusschub

Vor 3 Monaten rasch zunehmende, bohrende Rückenschmerzen, Hospitalisation; Hyperamylasämie, zuerst als äthylische Pankreatitis interpretiert. Nach ca. 16 h Laparotomie wegen freier Luft im Abdomenleerbild. Diagnose anläßlich Laparotomie: perforiertes präpylorisches Vorderwandulkus, ausgeprägte diffuse Peritonitis. Übernähung. Bei Kontrolle nach 3 Monaten beschwerdefrei; Endoskopie: präpylorische Erosionen, Ulkus abgeheilt.
8. Dez. 1989 Arztvisite: Entscheidung im Hinblick auf eine Langzeittherapie.

Befunde medizinischer Untersuchungen

(speziell radiologische und endoskopische Untersuchungen des Magens, Sekretionstests)

Mai 1984 Röntgen: Präpylorisches Ulkus, im Juli 1984 radiologisch abgeheilt.
März 1989 Endoskopie: Präpylorisches Vorderwandulkus $0,8 \times 1$ cm, Antrumdeformation, Pylorus deformiert; Biopsie: schwere z. T. erosive Antrumgastritis. Internistische Abklärung: keine weiteren Erkrankungen; Leber normal. BAO 4,9 mAeq/h, MAO 32 mAeq/h.
Mai 1989 Endoskopie: Ulkus abgeheilt.
Sept. 1989: Abdomenleerbilder mit freier Luft.
Dezember 1989: Antrumbiopsien: fibrinbedeckte Erosionen; auf erhaltenem Epithel reichlich Helicobacter-pylori-artige Mikroorganismen, stark ausgeprägte Oberflächengastritis, CLO-Test nach 1 h positiv.

Rauchgewohn-heiten:	5–10 Zigaretten pro Tag.
Alkoholkonsum:	Jahrelange Probleme wegen Alkoholabusus, z. Z. angeblich Konsum stark eingeschränkt (0,5 l Wein und 2–3 Schnäpse pro Tag, nach eigenen Angaben).
Kaffee-, Teekonsum:	2–4 Tassen Kaffee mit Schnaps.
Medikamenten-konsum:	Keine.

Soziale Anamnese

Familienstand:	Geschieden.
Kinder (Alter):	Sohn (23).
Beruf:	Vertreter.
Einkommen:	Etwa DM 3 500 im Monat (früher viel mehr).
Nationalität:	Deutscher.
Wohnung:	1-Zimmer-Studio in Großstadt.
Hobbies, Sport:	Fußball (passiv).
Psychologische Exploration:	Alkoholische Wesensveränderung, distanzlos, schwatzhaft, angeberisch. Vater war Alkoholiker.
Wohnort:	süddeutsche Großstadt.

Familienanamnese (speziell bezüglich Ulkus)

Negativ.

Diskussion

In Fall 10 stellt sich die Frage, welche Maßnahmen bei einem schwer führbaren Patienten mit einer dringenden Indikation zur Rezidivprophylaxe angewandt werden sollen.

Indikation. Anläßlich des fünften Ulkusschubs trat beim Patienten eine Ulkusperforation auf. Wegen des langen Intervalls zwischen Perforation und Laparotomie kam es zu einer Peritonitis. Es wurde deshalb nur eine Ulkusübernähung durchgeführt. Auf einen säurereduzierenden Eingriff wurde verzichtet, um die Operationszeit kurz und das postoperative Komplikationsrisiko möglichst klein zu halten. Nach Tabelle 6.1 besteht wegen des Zustands nach einer lebensbedrohlichen Komplikation ohne durchgeführten säurereduzierenden Eingriff eine dringende Indikation für eine Rezidivprophylaxe. Dies kommt auch in der Expertenmeinung zum Ausdruck. Nur 3 Experten würden auf eine Rezidivprophylaxe verzichten.

Verfahrenswahl. Bei einem Helicobacter-positiven Patienten mit einer dringenden Indikation für eine Rezidivprophylaxe wird eine Langzeittherapie mit Histaminantagonisten und eine gegen Helicobacter pylori gerichtete Therapie durchgeführt (Abb. 6.2). Als Alternative könnte eine chirurgische Rezidivprophylaxe oder eine Langzeittherapie mit Omeprazol empfohlen werden.

Bei der Abwägung dieser Möglichkeiten spielt in diesem Fall die Durchführbarkeit der verschiedenen Therapieformen eine wichtige Rolle. Das Rezidiv- und Komplikationsrisiko bei diesem Helicobacter-positiven Patienten ist so hoch, daß er einer zuverlässigen Rezidivprophylaxe bedarf. Der Patient ist ein chronischer Alkoholiker mit Wesensveränderung. Eine regelmäßige Tabletteneinnahme erscheint somit unsicher. Als einzige Möglichkeit einer zuverlässigen Rezidivprophylaxe bleibt die chirurgische Therapie.

Die Expertenmeinung war schon 1986 geteilt. Knapp die Hälfte der Experten empfahl eine chirurgische Rezidivprophylaxe; die übrigen befürworteten eine Langzeittherapie mit Histaminantagonisten. 1989 lassen sich 4 Arten von Expertenmeinungen erkennen. Die größte Expertengruppe – 11 von 31 – empfiehlt eine Langzeittherapie mit Histaminantagonisten. Sie sind überzeugt, daß diese Therapie wegen ihrer Einfachheit – einmalige Einnahme einer Tablette täglich – auch bei diesem schwierig führbaren Patienten über längere Zeit möglich sei. 7 Experten schlagen eine Kombinationstherapie mit Histaminantagonisten und Anti-Helicobacter-Medikamenten vor. Sie hoffen, den Patienten wenigstens zu Beginn der Therapie zur Tabletteneinnahme motivieren zu können. Gelingt die Elimination von Helicobacter pylori, würde das Rezidivrisiko stark abnehmen. Damit wäre das Rezidivrisiko deutlich vermindert, auch wenn die Langzeittherapie mit einem Histaminantagonisten wegen fehlender Compliance nicht über längere Zeit durchgeführt werden könnte. 6 Experten befürworten eine alleinige Therapie mit Anti-Helicobacter-Medikamenten. Sie sind der Ansicht, daß auch ein schwer führbarer Patient für eine zeitlich beschränkte Therapie motiviert werden kann. Gelingt die Eliminierung von Helicobacter pylori, würden diese Experten auf weitere Maßnahmen zur Rezidivprophylaxe verzichten. Keiner dieser Experten würde jedoch zögern, beim ersten Anzeichen eines Scheiterns der medikamentösen Therapie dem Patienten ein operatives Vorgehen vorzuschlagen. Nur 4 Experten schlagen a priori eine chirurgische Rezidivprophylaxe vor. Sie sind der Meinung, daß bei einem Patienten mit alkoholbedingter Wesensveränderung keine zuverlässige medikamentöse Rezidivprophylaxe durchgeführt werden kann.

Weitere Argumente zugunsten eines chirurgischen Eingriffs sind: das trotz des chronischen Alkoholismus noch vertretbar niedrige Operationsrisiko, das jugendliche Alter und das Einverständnis des Patienten zu einem solchen Eingriff. Wegen der Ulkuslokalisation schlagen diese Experten eine Antrektomie mit Vagotomie vor. Eine Langzeittherapie mit Omeprazol ist in einem solchen Fall nicht zugelassen.

Prognose

Wir nehmen an, daß das Rezidivrisiko durch eine Ulkusübernähung nicht beeinflußt wird. Es ist erstaunlich, daß in den vorliegenden Studien die Rezidivrate nach Ulkusübernähung nur 60% innerhalb der ersten 7 postoperativen Jahre beträgt. Sie ist somit deutlich geringer als diejenige des unkomplizierten Ulkus nach einer Kurativtherapie [339.02]. Wir gehen davon aus, daß bei diesem Patienten, falls auf eine Rezidivprophylaxe verzichtet wird, mit aller Wahrscheinlichkeit in den nächsten 1–2 Jahren ein Ulkusrezidiv auftreten wird. Studien, welche die Rezidivrate während einer medikamentösen Langzeittherapie mit Histaminantagonisten nach Perforation eines Ulkus untersucht haben, liegen nicht vor; wie beim unkomplizierten Ulkus duodeni kann mit einer 25%igen Rezidivrate innerhalb eines Jahres gerechnet werden [240.01, 240.08]. Das Risiko, daß bei einem erneuten Ulkusschub Komplikationen auftreten werden, sollte nach Übernähung einer Perforation ähnlich hoch sein wie beim unkomplizierten Ulkus nach Kurativtherapie; in den wenigen vorliegenden Arbeiten liegt es sogar niedriger. Reperforationen und Ulkusblutungen treten während der ersten 10 postoperativen Jahre jeweils bei ca. 5% der Patienten auf [338.02]. Eine Magenausgangsstenose entwickelt sich in 5–10% der Fälle während der ersten 7 postoperativen Jahre [340.01–03]. Die in den vorliegenden Studien erreichten niedrigen Raten an Rezidiven und Rezidivkomplikationen erscheinen uns zweifelhaft, weil die Häufigkeit von Spätkomplikationen nach Ulkusübernähungen durch eine weit geringere Anzahl von Arbeiten untersucht worden ist als im Falle des unkomplizierten Ulkus nach Kurativtherapie. Das Risiko von Komplikationen unter medikamentöser Langzeittherapie ist im allgemeinen gering [203.01, 222.01, RUDER-Studie]. Bei diesem Patienten ist zu beachten, daß Interaktionen von Histaminantagonisten mit Alkohol bekannt sind. Der Abbau von Alkohol im Körper wird in Gegenwart von Cimetidin oder Ranitidin verlangsamt, und die Blutalkoholspiegel bleiben länger erhöht [208.01, 208.02]. Klinische Konsequenzen durch den protrahierten Abbau des Alkohols sind nicht bekannt. Zumindest wird aber die Dauer der Fahruntüchtigkeit nach Alkoholgenuß verlängert. Es ist denkbar, daß bei einem verlangsamten Alkoholabbau die Leber stärker geschädigt wird als bei normalem Abbau.

Im Anschluß an eine Antrektomie mit Vagotomie treten in durchschnittlich 10–15% der Fälle Komplikationen auf [106.06]. Die Operationsmortalität liegt weit unter 1% [107.06, 107.05]. Postoperative Rezidive werden bei 0–5% der Fälle innerhalb der ersten 5–10 postoperativen Jahre beobachtet [119.06]. Die postopertive Rezidivrate wird durch den chronischen Alkoholabusus wahrscheinlich nicht beeinflußt [125.01].

Schlußfolgerungen

Bei diesem Fall sind die Expertenmeinungen geteilt. Wir sind der Auffassung, daß eine alleinige Therapie mit Anti-Helicobacter-Medikamenten oder Histaminantagonisten nicht genügt. Wir können zwar der Argumentation der Experten, die eine solche Therapie vorschlagen, folgen, aber das Rezidiv- und Komplikationsrisiko ist zu groß, um therapeutische Experimente durchzuführen. Eine kleine Expertengruppe empfiehlt eine Kombinationstherapie von Anti-Helicobacter-Medikamenten und Histaminantagonisten. Das Risiko, daß eine solche Therapie an der mangelnden Motivation des Patienten scheitert, ist groß. Wir schließen uns der Meinung der 4 Experten an, welche eine chirurgische Rezidivprophylaxe empfehlen. Dem Patienten schlagen wir die Antrektomie mit Vagotomie vor.

Fall 11

Hochsitzendes Ulcus ventriculi

C. N.; 62 Jahre

Ulkusanamnese

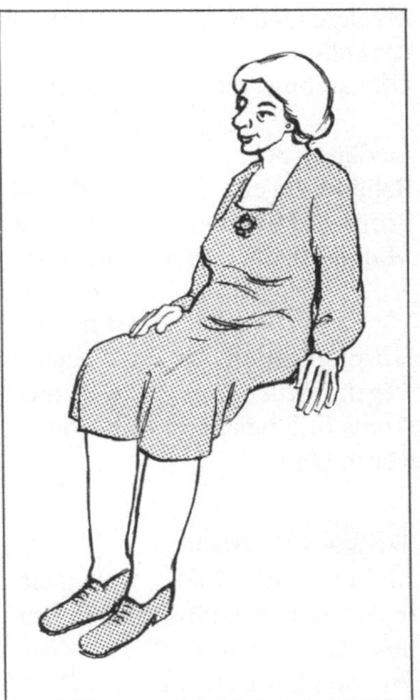

Zusammenfassung
Hochsitzendes Ulcusventriculi vom Typ I mit zahlreichen Rezidiven seit 9 Jahren; die Erstmanifestation war eine schwere Blutung. Der jetzige Schub begann mit einer leichten Blutung.
(Das Bild zeigt die Patientin nach einer Abmagerungskur 1987)

Besonderheiten des Falles
Ulcus ventriculi vom Typ I mit zahlreichen Rezidiven und 2 Blutungen. Bei niedriger Magensekretion hat das Ulkus jeweils gut auf Sekretionshemmer angesprochen. Eine chirurgische Sanierung ist wegen Adipositas und Thromboseneigung bisher abgelehnt worden.

Bisheriger Verlauf der Ulkuskrankheit

Vermutlicher Beginn:	1980.
Gesicherter Beginn:	1981.
Erstdiagnose mit:	Endoskopie.
Komplikationen:	März 1981 Magenblutung; Hämatemesis, Meläna (leicht); Hospitalisation, 5 Beutel Blut; Maalox-Gel. Jetzige Magenblutung s. „Jetziger Ulkusschub".
Zeitpunkt der Schübe:	März 1981 (Blutung), Mai 1982, Sept. 1982, Feb. 1983, Jan. 1985, Aug. 1986, Juni 1988, Sept. 1988, Okt. 1989.

Mittlere Dauer der Schübe:	2–3 Wochen.
Ulkusschmerzen:	Postprandialer Schmerz während 1–2 h, Nausea.
Leidensdruck:	Stark.
Behandlungen:	Zahlreiche Antazida, 1988 und 1989 Cimetidin.
Prophylaktische Maßnahmen:	Bisher keine. Eine operative Sanierung wurde mehrfach diskutiert, ist aber wegen der Adipositas und anderer Risikofaktoren nicht durchgeführt worden.
Hospitalisation: wegen Ulkus	Wegen Blutung 1981, 5 Beutel Blut, sonst keine wegen Ulkus.
Areitsunfähigkeit wegen Ulkus:	Keine.

Jetziger Ulkusschub

Im Oktober 1989 schwarzer Stuhl, Anämie, Hb 10,6 g/100 ml (6,6 mmol/l); Endoskopie: Ulkus 1 × 1 cm im Corpus, Koloskopie normal. Eher leichte Ulkusbeschwerden. Cimetidin 1 g pro Tag, nach 4 Wochen Ulkus fast abgeheilt; weitere 4 Wochen Cimetidin. Im Dezember 1989 Ulkus vollständig abgeheilt. Gastritis im Corpus und Antrum. Keine helicobacterartigen Mikroorganismen, CLO-Test negativ.
8. Dez. 1989 Arztvisite: Entscheidung im Hinblick auf eine Langzeittherapie.

Befunde medizinischer Untersuchungen

(speziell radiologische und endoskopische Untersuchungen des Magens, Sekretionstests)

1981 Endoskopie: Blutendes Ulkus 10 cm distal der Cardia, kleine Kurvatur 2 × 1 cm.
1982 und 1985 Endoskopie: Ulkus an gleicher Lokalisation, nicht blutend.
1989 Oktober Endoskopie: Ulkus 10 cm distal der Cardia, hämatinbelegt.
November: Strichförmiges Restulkus; Dezember: Ulkus geheilt, in zahlreichen Biopsien benignes Ulkusgewebe, daneben schwere, z. T. atrophische Antrumgastritis.

1988 fraktionierte Magenaushebung: BAO 1,1 mAeq/h, MAO 9,2 mAeq/h.
Helicobacter pylori: s. „Jetziger Ulkusschub"

Übrige medizinische Anamnese

Adipositas; bei einer Größe von 163 cm schon mit 30 Jahren 81 kg, jetzt 93 kg.
Obstipation, Stuhl nur mit Laxanzien (z. Z. Bisacodyl) und Einläufen.
Mehrere Thromboseschübe bei Varikose beider Beine; 1984 und 1987 antikoaguliert, 1987 im Anschluß an Lungenembolie.

Rauchgewohn-heiten:	Nichtraucherin.
Alkoholkonsum:	Abstinent.
Kaffee-, Teekonsum:	2–3 Tassen Kaffee pro Tag.
Medikamenten-konsum:	Zur Zeit Bisacodyl (2–5 Tabl./Tag).

Soziale Anamnese

Familienstand:	Verheiratet, Ehemann Gärtner.
Kinder (Alter):	Tochter (32), Tochter (31), Tochter (28).
Beruf:	Hausfrau.
Einkommen:	DM 3000 im Monat (Ehemann).
Nationalität:	Deutsche.
Wohnung:	4-Zimmer-Wohnung.
Hobbies, Sport:	Keine.
Psychologische Exploration:	Freundlich, „einfaches Gemüt".
Wohnort:	Dorf in Mitteldeutschland.

Familienanamnese (speziell bezüglich Ulkus)

Negativ; beide Eltern waren adipös.

Diskussion

In Fall 11 soll die Frage beantwortet werden, ob bei einem hochsitzenden Ulcus ventriculi mit niedriger Säuresekretion eine medikamentöse Rezidivprophylaxe indiziert ist.

Indikation. Seit 9 Jahren sind bei der Patientin fast jedes Jahr 1–2 Ulkusschübe aufgetreten. 1981 und 1989 traten Ulkusblutungen auf. Die Patientin leidet an einer Varikose beider Beine; wegen tiefer Beinvenenthrombosen mußte sie zweimal vorübergehend mit Antikoagulanzien behandelt werden. Einmal trat eine Lungenembolie auf. Nach Tabelle 6.1 sprechen zwei Gründe dringend für eine Rezidivprophylaxe: durchgemachte lebensbedrohliche Komplikationen und eine Zweiterkrankung, die während einem erneuten Ulkusschub exazerbieren könnte. Dies kommt auch in der Expertenmeinung zum Ausdruck: nur 3 Experten würden auf eine Rezidivprophylaxe verzichten.

Verfahrenswahl. Bei einem Helicobacter-negativen Patienten mit einer dringenden Indikation zur Rezidivprophylaxe wird eine Langzeittherapie mit Histaminantagonisten duchgeführt (Abb. 6.2). Als Alternative könnte eine chirurgische Rezidivprophylaxe oder eine Langzeittherapie mit Omeprazol durchgeführt werden.

27 der 31 Experten würden der Patientin eine Langzeittherapie mit Histaminantagonisten vorschlagen. Die Magensekretionsanalyse nach Absetzen des Cimetidins im Oktober 1985 ergab bei der Patientin eine niedrige Säuresekretion. Grundsätzlich kann man sich fragen, ob Histaminantagonisten bei Ulkuspatienten mit einer niedrigen Suresekretion überhaupt nützlich sind. Üblicherweise werden Histaminantagonisten angewandt, um eine pathologisch erhöhte Säuresekretion zu normalisieren. Es scheint zwar, daß die Sekretionshemmer auch bei einer primär erniedrigten Säuresekretion die Rezidivfrequenz senken, doch würde man in solchen Fällen aus pathophysiologischen Überlegungen lieber ein protektives Medikament anwenden. Leider ist die Wirksamkeit einer solchen Rezidivprophylaxe bei hochsitzenden Ulzera nicht bekannt. In einer eigenen Studie wirkte eine Sucralfatsuspension bei hochsitzenden Ulzera weniger günstig auf die Heilung als Histaminantagonisten.

Ein Experte empfiehlt trotz des stark erhöhten Operationsrisikos – Adipositas, Status nach Beinvenenthrombose und Lungenembolie – eine chirurgische Rezidivprophylaxe. Bei einer chirurgischen Therapie käme eine distale Magenresektion mit einer Anastomose nach Billroth I oder II nicht in Frage. Es müßte eine Treppenresektion, allenfalls kombiniert mit einer Vagotomie, oder eine subtotale Magenresektion durchgeführt werden. Die Treppenresektion ist ein technisch anspruchsvoller Eingriff. Bei der subtotalen Magenresektion ist im Mittel mit einer beträchtlichen früh- und spätpostoperativen Morbidität und Mortalität zu rechnen. Eine chirurgische Therapie erscheint uns allerdings ohnehin nicht indiziert, da bisher kein Versuch einer medikamentösen Langzeittherapie unternommen worden ist. Eine Langzeittherapie mit Omeprazol käme erst nach Versagen der Therapie mit Histaminantagonisten als Alternative zu einem chirurgischen Eingriff in Frage.

Prognose

Die Prognose des bisher unkompliziert verlaufenden Ulcus ventriculi ist weniger häufig untersucht worden als die Prognose des Ulcus duodeni. Im Mittel machen 50% der Patienten im ersten Jahr nach Ulkusheilung ein Rezidiv durch [230.03]. Die Rezidivrate liegt somit nur geringgradig unter derjenigen des Ulcus duodeni. Es herrscht noch große Unsicherheit über die Risikofaktoren für ein Mangenulkusrezidiv. Die folgenden Überlegungen beziehen sich auf das Magenulkus im allgemeinen. Beim Zollinger-Ellison-Syndrom ist eine erhöhte Rezidivfrequenz gesichert. Wahrscheinlich erhöhen eine bisher hohe Rezidivfrequenz, eine Magenretention, die Einnahme nichtsteroidaler Antirheumatika und eine chronische Niereninsuffizienz die Rezidivrate. Die Bedeutung aller anderen möglichen Risikofaktoren ist noch ungewiß (siehe Tabelle 2.5). Die Wahrscheinlichkeit einer tödlich verlaufenden Komplikation bei einem bisher unkomplizierten Ulcus ventriculi liegt bei ca. 2% [257.17]. Diese Übersterblichkeit des Ulcus-ventriculi-Patienten ist ähnlich wie beim Ulcus duodeni.

Das Ulcus ventriculi führt etwa gleich häufig zu Blutungen wie das Ulcus duodeni [248.18]. Während einer medikamentösen Langzeittherapie mit Histaminantagonisten wird bei 20% der Patienten innerhalb eines Jahres ein Rezidiv auftreten [240.01, 245.05]. Ein Drittel der Rezidive ist asymptomatisch [238.01, 238.06]. Das Auftreten von Komplikationen unter einer Langzeittherapie wird selten beobachtet [203.1, 222.01].

Bei einer chirurgischen Therapie mit Magenresektion nach Billroth I liegt die Operationsmortalität zwischen 0 und 13% [107.06]. Bei der proximal-gastrischen Vagotomie liegt sie zwischen 0 und 6% [107.12]. Nach distaler Magenresektion treten bei 30–35% [106.10] und nach proximal-gastrischen Vagotomie bei 4% der Patienten Klinikkomplikationen auf [106.12]. Die Wahrscheinlichkeit eines günstigen Langzeitergebnisses, erhoben 5 Jahre nach dem chirurgischen Eingriff, beträgt im Mittel 70% bei der distalen Magenresektion [109.07, 109.09, 109.10] und ca. 85% bei der proximal-gastrischen Vagotomie [109.12]. Die Wahrscheinlichkeit eines postoperativen Rezidivs innerhalb der ersten 5 Jahre nach dem Eingriff beträgt bei Magenresektion ca. 8% [109.07, 109.08, 109.10] und bei der proximal-gastrischen Vagotomie zwischen 4 und 12% [119.13]. Die Langzeitresultate nach Treppenresektion sind in keiner größeren Studie untersucht worden.

Im Anschluß an eine Ulkuskomplikation ist die Prognose ungünstiger als nach einem unkomplizierten Ulkusschub. Nach einer medikamentös behandelten Ulkusblutung tritt mit ca. 60%iger Wahrscheinlichkeit innerhalb der nächsten 6 Jahre eine Rezidivblutung auf [310.01–02]. Die Mortalität der Ulcus-ventriculi-Blutung liegt bei jedem Blutungsschub bei 10–15% [314.01–02].

Die Anamnese und die durchgemachten Komplikationen lassen bei dieser Patientin ein hohes Rezidiv- und Komplikationsrisiko vermuten. Wenn keine Rezidivprophylaxe durchgeführt wird, wird mit an Sicherheit grenzender Wahrscheinlichkeit innerhalb des nächsten Jahres ein Rezidiv auftreten.

Schlußfolgerungen

Die Mehrzahl der Experten schlägt eine Langzeittherapie mit Histaminantagonisten vor. Wir schließen uns dieser Meinung an und empfehlen der Patientin eine vorerst unbefristete Langzeittherapie mit einem Histaminantagonisten.

Fall 12

Rezidivulkus nach Vagotomie

V. T.; 45 Jahre

Ulkusanamnese

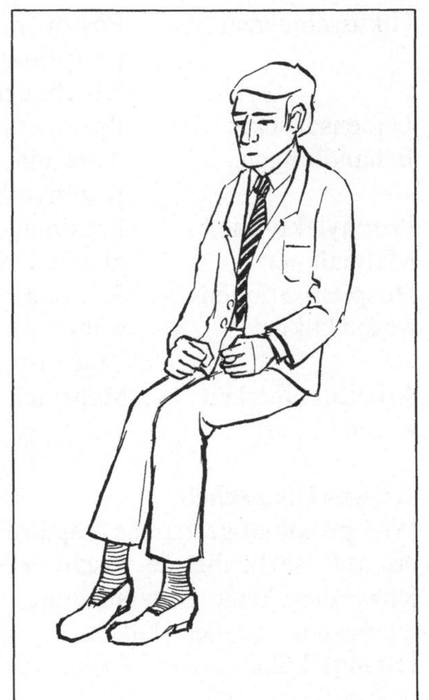

Zusammenfassung

Rezidivulkus 5 Jahre nach proximal gastrischer Vagotomie; gemäß Sekretionstest ist die Vagotomie vollständig. Nikotinabusus.

Besonderheiten des Falls

Ulcus-duodeni-Rezidiv nach offenbar kompletter proximal-gastrischer Vagotomie.

Bisheriger Verlauf der Ulkuskrankheit

Vermutlicher Beginn:	1967.
Gesicherter Beginn:	1975.
Erstdiagnose mit:	Endoskopie.
Komplikationen:	Keine.
Zeitpunkt der Schübe:	Etwa 3 Schübe von 1967 bis 1975, dann jährlich 1–3 Schübe; postoperativ Rezidivulkus s. „Jetziger Ulkusschub".
Mittlere Dauer der Schübe:	Etwa 3 Wochen lang Schmerzen, ca. 4–8 Wochen bis zur Heilung; jetziges Rezidivulkus bis zur Heilung 8 Wochen.

Ulkusschmerzen: Postoperatives Rezidivulkus: starke postprandiale und nächtliche Oberbauchschmerzen.

Leidensdruck: Postoperatives Rezidivulkus: stark.

Behandlungen: Antazida, Cimetidin; postoperatives Rezidivulkus: Ranitidin.

Prophylaktische Maßnahmen   Proximal-gastrische Vagotomie ohne Pyloroplastik 1984.

Hospitalisationen wegen Ulkus: Stationäre Ulkuskuren 1975, 1976 und 1984 während 1–3 Wochen; für Vagotomie 10 Tage lang hospitaliert.

Arbeitunfähigkeit wegen Ulkus: Mehrfach 1–4 Wochen.

Jetziger Ulkusschub

1984 proximal-gastrische Vagotomie ohne Pyloroplastik; anschließend bis auf Narbenhernie beschwerdefrei. 1988 leichte dyspeptische Beschwerden, keine Untersuchung. Im Oktober 1989 starke Oberbauchschmerzen: großes Ulkus an Bulbushinterwand. Ranitidin (2mal 150 mg). Ulkus nach 4 Wochen kleiner, nach 8 Wochen abgeheilt.

Befunde medizinischer Untersuchungen

(speziell radiologische und endoskopische Untersuchungen des Magens, Sekretionstests)

1975 Endoskopie: Ulcus duodeni, mehrere weitere Endoskopie bis 1984 mit gleichem Befund.
1984 präoperativ BAO 6,5 mAeq/h, MAO 35,2 mAeq/h.
Oktober 1989 Endoskopie: Ulcus duodeni an Bulbusspitze, $1 \times 0,8$ cm, Bulbus stark deformiert. Biopsien aus Antrum: starke teils atrophische teils aktive Oberflächengastritis, stellenweise Helicobacter-pylori-artige Mikroorganismen in der Giemsa- und Wharton-Starry-Färbung, CLO-test nach 3 h positiv.
November 1989: Ulkus $0,4 \times 0,1$ cm.
Dezember 1989 Endoskopie: Ulkus geheilt, radiologische Untersuchungen; keine Magenretention. Magensekretionstests nach Absetzen von Ranitidin: BAO 1,1 mAeq/h, nach Scheinfütterung 1,3 mAeq/h, MAO (Pentagastrin) 12,2 mAeq/h.

Übrige medizinische Anamnese

Eine weiteren Erkrankungen.

Rauchgewohn- heiten:	20 Zigaretten pro Tag, fühlt sich außerstande, das Rauchen zu reduzieren oder gar aufzuhören.
Alkoholkonsum:	Abstinent.
Kaffee-, Teekonsum:	1 Tasse Tee.
Medikamenten- konsum:	Keine.

Soziale Anamnese

Zivilstand:	Verheiratet; Ehefrau Journalistin.
Kinder (Alter):	Keine.
Beruf:	Architekt.
Einkommen:	DM 10000 im Monat (ohne Verdienst der Ehefrau).
Nationalität:	Deutscher.
Wohnort, Wohnung:	4-Zimmer-Penthousewohnung.
Hobbies, Sport:	Tennis, Jagd.
Psychologische Exploration:	Gespannt, nervös, intensiv.
Wohnort:	Großstadt in Norddeutschland.

Familienanamnese

Vater starb an Magenkarzinom.

Diskussion

Ein Rezidivulkus nach proximal-gastrischer Vagotomie hat auf eine Kurativtherapie gut angesprochen. Soll jetzt eine Rezidivprophylaxe durchgeführt werden?

Indikation. Zunächst wird abgeklärt, ob bei diesem Patienten eine dringende Indikation für eine Rezidivprophylaxe besteht. 5 Jahre nach einer proximal-gastrischen Vagotomie trat beim Patienten ein Rezidivulkus auf. Gemäß Säuresekretionsanalyse ist die Säurehemmung durch die proximal-gastrische Vagotomie ausreichend. Nach Tabelle 6.1 besteht wegen des postoperativen Rezidivulkus eine dringende Indikation für eine Rezidivprophylaxe. Dies kommt auch in der Expertenmeinung zum Ausdruck: nur 2 Experten würden auf eine Rezidivprophylaxe verzichten.

Verfahrenswahl. Bei einem Helicobacter-positiven Patienten mit einer dringenden Indikation zur Rezidivprophylaxe „ohne Lebensgefährdung" wird nach Versagen des Therapiekonzepts der chirurgischen Säurereduktion eine Therapie mit Anti-Helicobacter-Medikamenten in Kombination mit Histaminantagonisten durchgeführt (Abb. 6.2). Als Alternative kommt eine erneute chirurgische Therapie in Frage.

Seit 1986 hat die Expertenmeinung einen großen Umschwung durchgemacht. Damals verzichtete noch mehr als ein Drittel der Experten auf jegliche Maßnahmen zur Rezidivverhütung. Die übrigen Experten befürworteten mangels einer besseren Alternative erneut eine Langzeittherapie mit Histaminantagonisten. Damals herrschte eine große Unsicherheit, ob überhaupt eine Langzeittherapie mit Histaminantagonisten bei einem Rezidivulkus nach vollständiger Vagotomie indiziert ist.

Nachdem das Therapieprinzip der Säurereduktion bei diesem Patienten versagt hat, bieten sich die Anti-Helicobacter-Medikamente als neue Therapiemöglichkeit solcher Rezidive an. 1989 empfehlen zwei Drittel der Experten, ein Anti-Helicobacter-Medikament einzusetzen. 14 dieser 21 Experten würden nur Anti-Helicobacter-Medikamente einsetzen, während die anderen 7 eine Kombination mit einer Langzeittherapie mit Histaminantagonisten durchführen würden. 8 Experten erachten eine Langzeittherapie mit Histaminantagonisten als ausreichend. Sie begründen ihre Haltung damit, daß auch Patienten mit Rezidivulzera nach vollständiger Vagotomie günstig auf Histaminantagonisten ansprechen (Thomsen F 1980). Nur 2 Experten würden auf jegliche Maßnahmen zur Rezidivprophylaxe verzichten.

Wir sind der Meinung, daß bei einem Helicobacter-positiven Patienten mit einer dringenden Indikation zur Rezidivprophylaxe nur eine Kombinationstherapie mit Histaminantagonisten und Ant-Helicobacter-Medikamenten in Frage kommt. Auf eine Therapie mit Histaminantagonisten sollte nicht verzichtet werden, da ihre Wirksamkeit anläßlich des letzten Ulkusrezidives erwiesen wurde. In diesem Fall könnte man sich allerdings fragen, ob nicht eine alleinige Therapie mit Anti-Helicobacter-Medikamenten vertretbar wäre, da das lange Intervall zwischen Operation und Ulkusrezidiv auf ein niedriges Rezidivrisiko hinweist.

Nach einer vollständigen proximal-gastrischen Vagotomie kommt nur eine Magenresektion als chirurgische Maßnahme zur Rezidivprophylaxe in Frage. Allerdings steht eine erneute chirurgische Rezidivprophylaxe außer Diskussion, solange nicht der Versuch einer Rezidivprophylaxe mit Histaminantagonisten durchgeführt worden ist. Eine Langzeittherapie mit Omeprazol ist in diesem Fall nicht indiziert.

Prognose

Vorangestellt seien einige allgemeine Bemerkungen über die Prognose von postopertiven Rezidiven nach proximal-gastrischer Vagotomie. Während einer Langzeittherapie mit Histaminantagonisten nach Auftreten eines postoperativen Rezidivulkus lag die Rezidivrate im ersten Jahr zwischen 15 und 35% [366.01]. Nach Absetzen einer einjährigen Rezidivprophylaxe mit Histaminantagonisten trat in einer Studie innerhalb von 6 Monaten bei 70% der Patienten ein Rezidiv auf (Koo J 1982).

Zuverlässige Angaben zur Häufigkeit von Komplikationen bei postoperativen Rezidiven sind selten. Nur eine Arbeit untersuchte die Häufigkeit von Ulkuskomplikationen nach proximal-gastrischer Vagotomie (Martin G 1989). Die Autoren sind der Meinung, daß nach einer proximal-gastrischen Vagotomie die Komplikationsrate kleiner ist als nach resezierenden Verfahren. Einschränkend muß erwähnt werden, daß diese Untersuchung keine kontrollierte Studie war. Die Experten erachten aufgrund ihrer klinischen Erfahrung das Komplikationsrisiko beim postoperativen Rezidiv dagegen als hoch. Die Risikofaktoren für das Auftreten von Komplikationen beim postoperativen Rezidivulkus sind nicht bekannt. Exakte Daten über die Mortalität bei postoperativen Rezidiven sind ebenfalls nicht bekannt. Im Mittel werden 40% der postopertiven Rezidiven nach proximal-gastrischer Vagotomie innerhalb der ersten 6 Jahre nach der Operation reoperiert. Interessant ist die große Streubreite der Häufigkeit von Zweitoperationen. Sie schwankt zwischen 4 und 78% [356.01–02]. Dies weist darauf hin, daß die Indikation zur Operation sehr unterschiedlich gestellt wird; sie hängt wahrscheinlich weniger vom Auftreten von Komplikationen als vielmehr von der Ansicht des behandelnden Chirurgen ab.

In unserem Fall sind sowohl das Rezidiv- als auch das Komplikationsrisiko schwer abzuschätzen. Als prognostisch eher günstige Faktoren können das zeitlich lange Intervall bis zum Auftreten des postoperativen Rezidivs und die gemäß Sekretionstest vollständige Vagotomie betrachtet werden.

Schlußfolgerungen

Knapp die Hälfte der Experten ist der Meinung, daß nach dem Versagen der proximal-gastrischen Vagotomie keine säurehemmenden Medikamente, sondern nur Anti-Helicobacter-Medikamente zur Rezidivprophylaxe eingesetzt werden sollen. Wir können uns dieser Meinung nicht anschließen. Wir empfehlen dem Patienten eine Kombinationstherapie mit Anti-Helicobacter-Medikamenten und einem Histaminantagonisten. 4 Wochen nach Ende der Anti-Helicobacter-Therapie würden wir eine Kontrollendoskopie durchführen. Sollte zu diesem Zeitpunkt der Patient Helicobacter-negativ sein, würden wir die Langzeittherapie mit einem Histaminantagonisten stoppen. Gelingt es nicht, Helicobacter pylori zu eliminieren, empfehlen wir dem Patienten eine Langzeittherapie mit einem Histaminantagonisten über vorerst 3 Jahre.

Fall 13

Hypergastrinämisches, hypersekretorisches Ulkus

H. F.; 22 Jahre

Ulkusanamnese

Zusammenfassung
Ein rezidivierendes Ulkus an der Bulbushinterwand ist seit 5 Jahren bekannt, zweimalige Ulkusblutung; Hyperchlorhydrie und Hypergastrinämie.

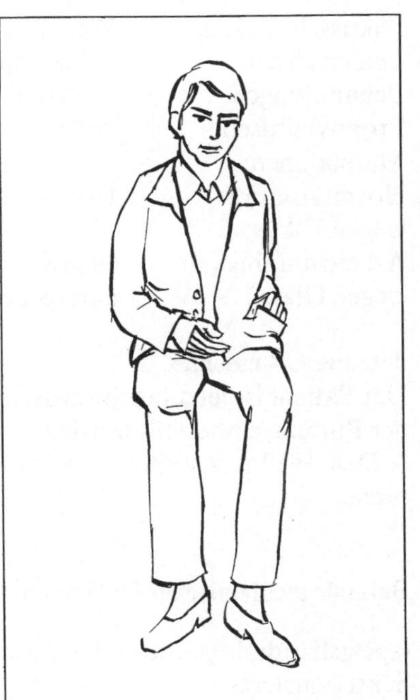

Besonderheiten des Falls
Erhöhter Gastrinspiegel und starke Hyperchlorhydrie ohne Anhalt für Gastrinom.

Bisheriger Verlauf der Ulkuskrankheit

Vermutlicher Beginn:	1984 leichte Schmerzen, keine Untersuchung.
Gesicherter Beginn:	1985.
Erstdiagnose mit:	Endoskopie anläßlich erster Ulkusblutung.
Komplikationen:	Aug. 1985 Ulkusblutung; Nov. 1988 erneute Ulkusblutung, 4 Blutkonserven erforderlich.
Zeitpunkt der Schübe:	Mai 1984 (Schmerzen, fraglicher Schub); Aug. 1985 Blutung, Okt. 1987 Schmerzen, Nov. 1988 Blutung.
Mittlere Dauer der Schübe:	4 Wochen bis zur endoskopischen Heilung.

Ulkusschmerzen:	Wenig ausgeprägt. Häufig Sodbrennen.
Leidensdruck:	Keine starken Schmerzen.
Behandlungen:	1985 und 1987 Antazida; 1988 Ranitidin.
Prophylaktische Maßnahmen:	Seit Nov. 1988 Ranitidin (150 mg abends).
Hospitalisation wegen Ulkus:	1985, 1988.
Arbeitsunfähigkeit wegen Ulkus:	1988 Studium wegen Ulkusblutung 4 Wochen unterbrochen.

Jetziger Ulkusschub

Der Patient ist jetzt beschwerdefrei, er ist zur Nachkontrolle 1 Jahr nach der Blutung einbestellt worden.

8. Dez. 1989 Arztvisite: Entscheidung im Hinblick auf eine Langzeittherapie.

Befunde medizinischer Untersuchungen

(speziell radiologische und endoskopische Untersuchungen des Magens, Sekretionstests)

Aug. 1985 Endoskopie: Blutendes Ulkus an der Bulbushinterwand.

Sept. 1985 Endoskopie: Ulkus geheilt.

Okt. 1987 Endoskopie: Hinterwandulkus.

Nov. 1988 Endoskopie: 1×1 cm großes blutendes Ulkus an der Bulbushinterwand.

Dez. 1988: BAO 19,5 mval/h, PAO 41,5 mval/h. Nüchterngastrin zwischen 70 und 90 pg/ml, nach Sekretion kein Anstieg, nach Kalziuminfusion Anstieg auf 120 pg/ml, nach einer Probemahlzeit Anstieg auf 300 pg/ml (Normalwerte: nüchtern 20–30 pg/ml, postprandial bis 120 pg/ml).

Endoskopie: Ulkus geheilt, Bulbusnarben. G-Zell-Zählung in multiplen endoskopischen Antrumbiopsien: viele G-Zellen, aber keine sicheren Anhaltspunkte für G-Zell-Hyperplasie. Kein Anhaltspunkt für Oberflächengastritis, keine Helicobacter-pylori-artigen Mikroorganismen in Spezialfärbungen, mikrobiologisch kein Wachstum von Helicobacter, CLO-Test negativ. Sonographie: kein Anhalt für Pankres- oder Lebertumor.

Dez. 1989 Endoskopie: Normale Befunde außer Narbenbulbus. G-Zell-Zählung in endoskopischen Antrumbiopsien: Befunde wie im Dez. 1988.

Übrige medizinische Anamnese

Keine weiteren Erkrankungen.

Rauchgewohnheiten:	Abstinent.
Alkoholkonsum:	Abstinent.
Kaffee-, Teekonsum:	Keiner.
Medikamentenkonsum:	Keiner.

Soziale Anamnese

Familienstand:	Ledig.
Kinder:	Keine
Beruf:	Medizinstudent.
Einkommen:	Keines.
Nationalität:	Deutscher.
Wohnung:	Wohnung am Studienort.
Hobbies, Sport:	Psychologie.
Psychologische Exploration:	Keine Auffälligkeiten.
Wohnort:	Süddeutsche Großstadt.

Familienanamnese (speziell bezüglich Ulkus)

Vater (Lehrer) 60 Jahre alt, chronische Ulkuskrankheit, keine Operation.

Diskussion

Im Fall 13 werden die Langzeitmaßnahmen bei einem Ulkusleiden mit massiver Hypersekretion besprochen.

Indikation. Das Ulkusleiden dieses Patienten zeigt ein dem Zollinger-Ellison-Syndrom ähnliches Bild. Die Säuresekretion ist massiv erhöht, es findet sich eine Hypergastrinämie ohne nachweisbares Gastrinom und ohne eindeutige G-Zell-Vermehrung im Antrum. Solche dem Zollinger-Ellison-Syndrom ähnliche Bilder sind häufiger als das Zollinger-Ellison-Syndrom mit nachgewiesenem Gastrinom. Es ist möglich, daß sich bei diesem Patienten zu einem späteren Zeitpunkt ein Gastrinom finden wird. Die Prognose ist in jedem Fall ungünstig. Das

Rezidiv- und das Komplikationsrisiko ist sehr hoch. Nach Tabelle 6.1 besteht bei einem dem Zollinger-Ellison-Syndrom ähnlichen hypersekretorischen Zustand eine dringende Indikation für eine Rezidivprophylaxe. Dies kommt auch in der Expertenmeinung zum Ausdruck: alle Experten empfehlen bei diesem Patienten eine Rezidivprophylaxe.

Verfahrenswahl. Bei einem Patienten mit einem dem Zollinger-Ellison ähnlichen Zustand wird in der Regel eine Langzeittherapie mit Omeprazol durchgeführt (Abb. 6.2). In ausgewählten Fällen kann auch eine Langzeittherapie mit Histaminantagonisten durchgeführt werden.

Dieser Patient erhielt seit mehr als einem Jahr eine erfolgreiche Rezidivprophylaxe mit Histaminantagonisten. Die meisten Experten empfehlen, die Langzeittherapie mit Histaminantagonisten weiterzuführen. Sie sind der Meinung, daß es nicht sinnvoll wäre, eine bisher erfolgreiche Therapie zu ändern.

Seit 1986 hat bei den Experten ein Meinungsumschwung stattgefunden. Die Indikation zur Operation wird heute enger gestellt. Damals befürworteten 11 Experten ein chirurgisches Vorgehen, heute schlagen noch 4 Experten eine chirurgische Rezidivprophylaxe vor. Dieser Umschwung der Expertenmeinungen ist wohl darauf zurückzuführen, daß keine Verunsicherung der Experten hinsichtlich der Gefahren einer Langzeittherapie mit Histaminantagonisten mehr besteht. Die Experten zögern nicht mehr, diese Medikamente auch bei einem jungen Patienten über Jahre anzuwenden. Zugunsten einer Langzeittherapie mit einem Histaminantagonisten spricht auch die Tatsache, daß diese Therapie bisher erfolgreich gewesen ist. Das Risiko von Komplikationen ist in der Regel unter einer medikamentösen Langzeittherapie mit Histaminantagonisten gering [RUDER-Studie, 203.00–04, 222.00–04]. Es entspricht aber unserer Erfahrung und derjenigen der Experten, daß auf lange Sicht eine Therapie mit Histaminantagonisten unzureichend sein wird. Es stellt sich schon jetzt die Frage, welche Maßnahmen beim Auftreten eines Durchbruchrezidivs getroffen werden sollen. Dazu bieten sich 2 Möglichkeiten an. Seit der Einführung des Omeprazols steht ein sehr wirksames Medikament zur Rezidivprophylaxe bei schweren hypersekretorischen Zuständen zur Verfügung. Unter einer Langzeittherapie mit Omeprazol können bei Zollinger-Ellison-Syndromen Ulkusrezidive wirksam verhütet werden. Es besteht wegen etwaiger Nebenwirkungen bei der Langzeitanwendung von Omeprazol ein gewisser Vorbehalt gegenüber diesem Medikament. Angesichts des stark erhöhten Rezidiv- und Komplikationsrisikos sind aber solche Überlegungen von geringer Bedeutung.

Nur 4 Experten befürworten a priori eine chirurgische Rezidivprophylaxe. Ein solches Vorgehen beruht auf folgenden Überlegungen:

1) Einige Experten sind der Ansicht, daß beim heutigen Wissensstand einem jungen Patienten ohne nachgewiesenes Zollinger-Ellison-Syndrom keine Langzeittherapie mit Omeprazol zugemutet werden darf (siehe oben). Die Vertreter der chirurgischen Therapie machen außerdem geltend, daß eine medikamentöse Langzeittherapie mit Histaminantagonisten die definitive Lösung des Problems unnötig lange hinausschiebt und daß zudem der Eingriff schließlich – nach Auftreten von Komplikationen – unter ungünsigen Bedingungen durchgeführt werden müßte.

2) Eine Gruppe von Experten ist der Ansicht, daß ein Zollinger-Ellison-Syndrom infolge eines gastrinproduzierenden Tumors noch nicht ganz ausgeschlossen worden ist. Ein negativer Sekretionstest ist kein sicherer Beweis gegen einen gastrinproduzierenden Tumor (Bonfils, persönliche Mitteilung). Diese Experten würden jetzt eine Laparotomie zur Tumorsuche durchführen. Falls kein Tumor gefunden würde, sollte in der gleichen Sitzung ein die Säureproduktion vermindernder Eingriff vorgenommen werden. Eine proximal-gastrische Vagotomie als alleinige Maßnahme würde die Säureproduktion wahrscheinlich zu wenig reduzieren. Eine zuverlässige chirurgische Rezidivprophylaxe müßte in einer selektiv-gastrischen Vagotomie und Antrektomie oder einer Dreiviertelresektion des Magens bestehen. Die Entfernung des Antrums ist auch deshalb indiziert, weil aufgrund der massiv erhöhten Serumgastrinwerte und vor allem aufgrund der massiv erhöhten postprandialen Werte ein Verdacht auf eine antrale G-Zell-Überfunktion besteht. Dieser Verdacht kann durch die histologische Untersuchung mit einer normalen Anzahl von G-Zellen in einigen Biopsien nicht ausgeschlossen werden, da die Biopsie keinen Aufschluß über die Funktion der antralen G-Zellen liefert.

Prognose

Bei einem Ulkusleiden, das einem Zollinger-Ellison-Syndrom gleicht, muß mit einem stark erhöhten Rezidiv- und Kompliktionsrisiko gerechnet werden. Bei Absetzen der medikamentösen Langzeittherapie ist in diesem Fall mit Sicherheit ein Rezidiv zu erwarten. Das Komplikationsrisiko ist sehr groß.

Bei der Langzeittherapie mit Histaminantagonisten ist im Mittel während des ersten Jahres beim unkomplizierten Ulcus duodeni mit 25%iger Wahrscheinlichkeit (RUDER-Studie 14%) ein symptomatisches oder asymptomatisches Rezidiv zu erwarten [241.01, 241.05]. Bei diesem Patienten ist das Risiko des Rezidivs unter Langzeittherapie mit Histaminantagonisten wahrscheinlich deutlich höher. Durch eine Langzeittherapie mit Omeprazol könnten wie beim Zollinger-Ellison-Syndrom Ulkusrezidive wahrscheinlich dauerhaft vermieden werden (Lloyd KA 1988; [203.00–04, 222.00–04].

Schlußfolgerungen

Nachdem seit 1986 ein Meinungsumschwung zugunsten medikamentöser Maßnahmen stattgefunden hat, empfehlen die meisten Experten eine Langzeittherapie mit Histaminantagonisten. Wir schließen uns dieser Meinung an und raten dem Patienten zu einer vorerst zeitlich unbeschränkten Langzeittherapie mit Histaminantagonisten. Bei den geringsten Anzeichen eines Durchbruchrezidivs muß der Patient mit Omeprazol behandelt werden.

Fall 14

Anastomosenulkus

A. U.; 56 Jahre

Ulkusanamnese

Zusammenfassung

Ein Jahr nach Durchführung einer Magenresektion und Billroth-II-Anastomose wegen eines präpylorischen Ulkus trat ein Anastomosenulkus auf. Es heilte unter Ranitidin innerhalb von 8 Wochen ab. Nach 4 Monaten kam es zu einem Rezidiv, das unter Ranitidin ebenfalls nach 8 Wochen abheilte. Die Resektion ist ausreichend: Mechanische Probleme an der Anastomose bestehen nicht.

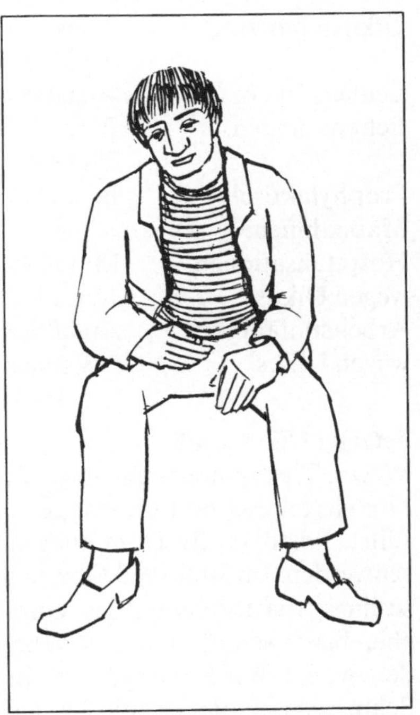

Besonderheiten des Falls

Rezidivierendes Anastomoseulkus nach offenbar ausreichender Dreiviertelresektion des Magens. Mechanische Probleme an der Anastomose lassen sich nicht finden.

Bisheriger Verlauf der Ulkuskrankheit

Gesicherter Beginn:	1976.
Erstdiagnose mit:	Endoskopie.
Komplikationen:	Keine.
Zeitpunkt der Schübe	Mai 1976, Aug. 1981, Sept. 1984; von 1985 bis 1988 2–3 Schübe pro Jahr; im Mai 1988 Magenresektion wegen Cimetidinresistenz; Anastomosenulzera im Juni und Okt. 1989 (s. „Jetziger Ulkusschub").
Mittlere Dauer der Schübe:	Anastomosenulzera: bis zur Heilung 8 Wochen.

Ulkusschmerzen:	Anastomosenulzera: starke postprandiale und nächtliche Oberbauchschmerzen.
Leidensdruck:	Anastomosenulzera: stark.
Behandlungen:	Bis zum Sept. 1984 mit Antazida, 1985 bis 1988 Cimetidin.
Prophylaktische Maßnahmen:	Bezüglich Anastomosenulzera bisher keine.
Hospitalisationen wegen Ulkus:	Mai 1988 3 Wochen wegen Magenresektion, Juni 1989 1 Woche wegen Anastomosenulkus.
Arbeitsunfähigkeit wegen Ulkus	Anläßlich Resektion 6 Wochen, im Juni 1989 2 Wochen, im Okt. 1989 3 Wochen.

Jetziger Ulkusschub

Wegen Therapieresistenz gegenüber Cimetidin wurde im Mai 1988 eine Dreiviertelresektion des Magens mit Billroth-II-Anastomose durchgeführt. Postoperativ Dumpingsyndrom; jetzt nur noch geringe Restbeschwerden. Im Juni 1989 Oberbauchschmerzen, endoskopische Diagnose eines Anastomosenulkus. Unter Ranitidin (2mal 150 mg) nach 3 Wochen beschwerdefrei, nach 4 Wochen endoskopisch Ulkus noch vorhanden, nach 8 Wochen abgeheilt. Im Okt. 1989 Rezidiv, wieder mit starken Schmerzen. Unter Ranitidin gleicher Verlauf von Beschwerden und Schmerzen wie im Juni 1989.
8. Dez. 1989 Arztvisite: Entscheidung im Hinblick auf eine Langzeittherapie.

Befunde medizinischer Untersuchungen

(speziell radiologische und endoskopische Untersuchungen des Magens, Sekretionstests)

Mai 1976 Endoskopie: Präpylorisches Ulkus.
Aug. 1981 Magenpassage: Antrumdeformation, präpylorisches Ulkus.
Feb. 1988 Endoskopie: präpylorisches Ulkus an der Hinterwand, überhängende Ränder, Größe schwer einschätzbar (ca. 1 × 1 cm), Antrum schwer deformiert, multiple Erosionen, Magenretention.
Mai 1988 Fraktionierte Magenausheberung: BAO 7,2 mAeq/h, MAO 36,4 mAeq/h, Serumgastrin im Rahmen der Norm.
Juni 1989 Endoskopie: Status nach Magenresektion, „Anastomositis", Anastomosenulkus ca. 15 × 12 mm von Anastomose bis in die abführende Schlinge reichend, keine Magenretention, keine Fadenreste, beide

Schlingen endoskopisch gut sichtbar. In allen Biopsien des Restmagens
starke, z. T. atrophische Gastritis.
Juli 1989 Endoskopie: Ulkus 6 × 3 mm.
Aug. 1989 Endoskopie: Ulkus abgeheilt.
Okt. 1989 Endoskopie: Befund wie im Juni.
Nov. 1989 Endoskopie: Ulkus 3 × 2 mm. Fraktionierte Magenausheberung 48 h nach Absetzen von Ranitidin: BAO 0,9 mAeq/h, MAO
4,3 mAeq/h; Wiederholung nach 2 Wochen: BAO 1,3 mAeq/h, MAO
8,7 mAeq/h; frakt. Magen unter Ranitidin: BAO 0, MAO 2,4 mAeq/h.
Serumgastrin 27 µg/ml (Normalwerte bis 30).
Dez. 1989 Endoskopie: Ulkus abgeheilt; histologisch, mikrobiologisch
und im CLO-Test kein Anhaltspunkt für Helicobacter. Magenpassage
mit Kinematographie: rasche Entleerung des Bariumbreis, Restmagen
mißt ca. 13–15 cm an großer Kurvatur, 2–4 cm an kleiner Kurvatur, keine mechanischen Probleme an der Anastomose erkennbar, abführende
Schlinge gut, zuführende Schlinge nur kurzzeitig gefüllt.

Übrige medizinische Anamnese

Keine weiteren Erkrankungen, kein Medikamentenkonsum.

Rauchen, Alkohol:	Abstinent.
Kaffee-,	2–3 Tassen Tee pro Tag.
und Teekonsum:	

Soziale Anamnese

Familienstand:	Verheiratet
Kinder (Alter):	Sohn (18), Tochter (17).
Beruf:	Garagist.
Einkommen:	DM 3 800 im Monat.
Nationalität:	Deutscher.
Wohnung:	4-Zimmer-Wohnung in Großstadt.
Hobbies, Sport:	Radfahren, Wandern.
Psychologische	Ausgeglichen, zur Zeit depressiv verstimmt, hat
Exploration:	wegen der postoperativen Ulkusrezidive Zukunftssorgen.
Wohnort:	Kleine Stadt im Norden Deutschlands.

Familienanamnese (speziell bezüglich Ulkus)

Negativ.

Diskussion

Ein Jahr nach distaler Magenresektion sind innerhalb von 4 Monaten 2 Rezidivulzera aufgetreten. Es stellt sich die Frage, ob eine Rezidivprophylaxe indiziert ist.

Indikation. Bei postoperativen Rezidiven nach Magenresektion besteht eine dringende Indikation für eine Rezidivprophylaxe (Tabelle 6.1). Dies kommt auch in der Expertenmeinung zum Ausdruck: mit einer Ausnahme empfehlen alle eine Rezidivprophylaxe.

Verfahrenswahl. Bei einem Helicobacter-negativen Patienten mit einer dringenden Indikation zur Rezidivprophylaxe wird eine Langzeittherapie mit Histaminantagonisten durchgeführt (Abb. 6.2). Als Alternative kommt eine chirurgische Rezidivprophylaxe oder eine Langzeittherapie mit Omeprazol in Frage.

Alle Experten, welche sich für eine Rezidivprophylaxe entschieden haben, empfehlen eine Langzeittherapie mit Histaminantagonisten. Grundsätzlich kann man sich auch in diesem Fall fragen (vgl. Fall 12), ob Histaminantagonisten bei postoperativ erniedrigter Säuresekretion indiziert sind. Aus pathophysiologischen Überlegungen würde man in solchen Fällen lieber ein protektives Medikament anwenden. Leider ist die Wirksamkeit solcher Medikamente bei postoperativen Rezidivulzera nach Magenresektion bisher ungenügend untersucht worden. Für eine Langzeittherapie mit Histaminantagonisten spricht der Erfolg der bisherigen medikamentösen Kurativtherapien.

Histaminantagonisten können im Nüchternzustand nach einer Magenresektion zu einer Achlorhydrie führen. Das Risiko, nach einer Magenresektion an einem Magenkarzinom zu erkranken, ist erhöht [111.02]. Ob das Karzinomrisiko durch eine jahrelange medikamentös induzierte Achlorhydrie zusätzlich erhöht wird, kann nicht beantwortet werden. Diese Überlegungen sind jedoch im vorliegenden Fall wegen des hohen Rezidiv- und Komplikationsrisikos nur von geringer Bedeutung.

Kein Experte schlägt eine chirurgische Rezidivprophylaxe vor. Ein entscheidendes Argument gegen eine chirurgische Therapie liegt in der Tatsache, daß die Abklärungen hinsichtlich chirurgisch eliminierbarer Ursachen eines Rezidivs negativ verlaufen sind. Die Magenpassage hat keine Retention oder Abknickung im Bereich der Anastomose gezeigt. Ein Antrumrest in der zuführenden Schlinge ist durch die Gastrinbestimmung ausgeschlossen worden. Als operative Maßnahme zur Rezidivverhütung kommt nur ein zweiter säurereduzierender Eingriff in Frage. Es müßte entweder eine Vagotomie oder eine subtotale Magenresektion, eventuell kombiniert mit Vagotomie, durchgeführt werden. Allerdings erscheint uns ein Zweiteingriff derzeit aus den folgenden Gründen nicht gerechtfertigt: Die Nachresektion ist ein technisch schwieriger Eingriff mit entsprechend hoher perioperativer Morbidität und Mortalität. Nach einer Zweitoperation mit einer subtotalen Magenresektion oder Vagotomie treten bei einer Vielzahl der Patienten postoperative Syndrome auf. Ein zusätzliches Argument gegen einen weiteren säurereduzierenden Eingriff bei diesem Patienten besteht darin, daß die Sekretionsanalyse eine gemäß den üblichen Kriterien genügende Reduktion der Säureproduktion durch die Magenresektion zeigt (Reduktion der BAO und MAO um 85%, s. Baron JH 1973). Ein weiterer säurereduzierender Eingriff zur Rezidivprophylaxe ist deshalb nicht indiziert.

Als Alternative käme eine Langzeittherapie mit Omeprazol in Frage. Eine solche wäre jedoch erst nach dem Versagen der Langzeittherapie mit Histaminantagonisten indiziert und müßte im Rahmen eines „compassionate use program" durchgeführt werden.

Prognose

Postoperative Ulkusrezidive nach Magenresektion haben aufgrund der klinischen Erfahrung hinsichtlich Rezidiv- und Komplikationsrisiko eine schlechte Prognose. Beim Verzicht auf eine Rezidivprophylaxe treten beim Patienten mit großer Sicherheit weitere Rezidive auf. Über die Rezidivhäufigkeit nach medikamentöser Kurativtherapie von postoperativen Ulzera lassen sich keine schlüssigen Arbeiten finden.

Während einer Langzeittherapie mit Histaminantagonisten ist in 15–35% der Fälle mit einem symptomatischen oder asymptomatischen Rezidiv während des ersten Jahres einer Langzeittherapie zu rechnen [365.01]. Nach Absetzen einer Rezidivprophylaxe mit Histaminantagonisten muß innerhalb von 6 Monaten bei 70% der Patienten mit einem Rezidiv gerechnet werden (Koo J 1982). Ulkuskompliktionen sind beim postoperativen Rezidiv nach Magenresektion sehr häufig; in einer Studie traten bei 50% der Rezidivulzera nach Magenresektion Komplikationen auf (Lataste J 1972). Hierbei handelt es sich jedoch um eine Arbeit aus der Zeit vor dem Einsatz von Histaminantagonisten. Die Komplikationsrate dürfte in den letzten Jahren wegen des Einsatzes von Histaminantagonisten zurückgegangen sein. Die Blutungshäufigkeit von Anastomosenulzera liegt insgesamt bei ungefähr 20% (Fagniez PL 1974), die Perforationsrate bei 5% (Cleator IGM 1973) und die Mortalität bei 10% (Stabile BE 1976). Auch hier handelt es sich um Arbeiten aus der Zeit vor dem Einsatz von Histaminantagonisten in der Ulkustherapie.

Schlußfolgerungen

Die Expertenmeinungen haben sich seit 1986 nicht verändert. Fast alle Experten empfehlen eine Langzeittherapie mit Histaminantagonisten. Wir schließen uns der Meinung der Experten an und raten dem Patienten zu einer vorerst zeitlich unbefristeten Langzeittherapie mit Histaminantagonisten.

8 Einführung in die Datensammlung

8.1 Anleitung zur Benutzung

Die Datensammlung ist eine systematisch angelegte Sammlung von Zitaten zu Themen der Ulkuskrankheit; der Schwerpunkt liegt auf den Problemen des Ulkusrezidivs.

Voraussetzung für die Benutzung der Datensammlung ist die Kenntnis der *Struktur* der Datensammlung, der in der Datensammlung verwendeten *Schlagwortnummern* und *Abkürzungen:*

– *Struktur der Datensammlung:* Die Datensammlung besteht aus drei Teilen (Abb. 8.1), welche hierarchisch aufgebaut sind. Die Themen

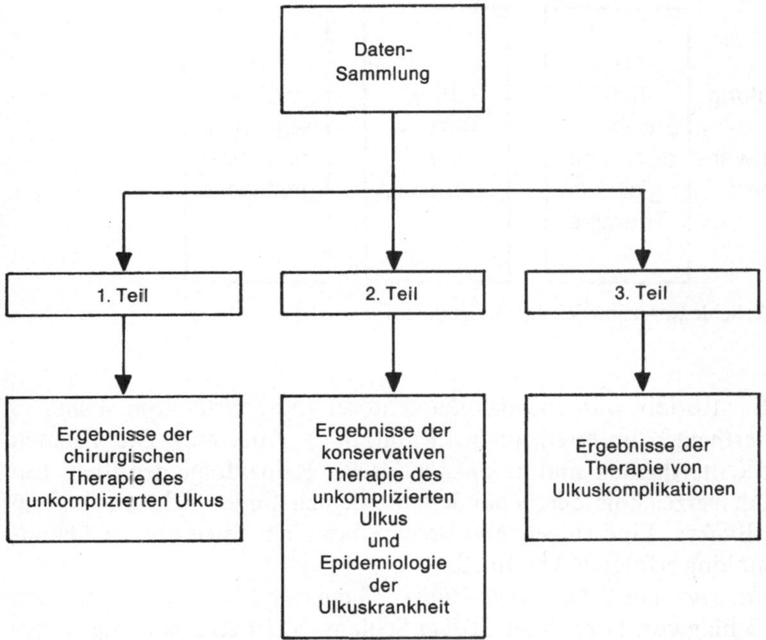

Abb. 8.1. Die 3 Teile der Datensammlung

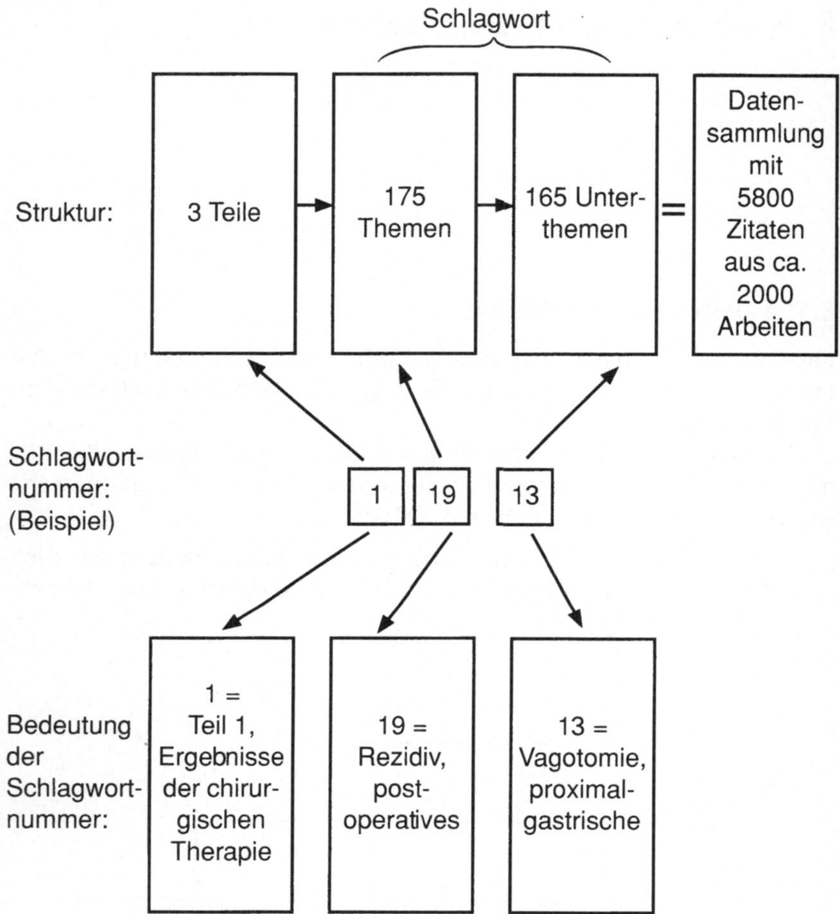

Abb. 8.2. Schlagwort und Schlagwortnummern

(z. B. „Rezidiv während medikamentöser Langzeittherapie") sind in Unterthemen unterteilt (z. B. „Ranitidin") (Abb. 8.2). Die Themen und Unterthemen sind in *alphabethischer* Reihenfolge geordnet. Ein Inhaltsverzeichnis der behandelten Themen findet sich am Anfang des Buches. Eine eingehende Beschreibung der Struktur der Datensammlung erfolgt in Abschn. 8.3.

Schlagwort und Schlagwortnummer: Thema und Unterthema werden als Schlagwort bezeichnet. Jedem Schlagwort ist eine Nummer zugeteilt. Die Schlagwortnummer hat die Struktur „000.00". Die erste

Stelle bezeichnet den Teil der Datensammlung (1–3); die zwei Stellen vor dem Punkt die Nummer des Themas (Teil 1: 1–27, Teil 2: 1–58, Teil 3: 1–89). Die beiden Stellen nach dem Punkt weisen auf das Unterthema hin. Jedem Schlagwort sind Zitate zugeordnet. Die Zitate geben Ergebnisse von Studien wieder, die das Schlagwort betreffen.

– Die *Abkürzungen* sind im Ausklappteil des Buches im hinteren Buchdeckel aufgelistet.

8.1.1 Zugang zur Datensammlung

Die Informationen der Datensammlung sind auf vier verschiedenen Arten zugänglich (Abb. 8.3):

– Die *konventionellen Kapitel und Fallbesprechungen:* In den Kapiteln 1–7 werden die Schlagwortnummern der Datensammlung zitiert. Ähnlich wie Zitate eines herkömmlichen Buches untermauern und erweitern die Aussagen dieser Kapitel.

– Das *alphabetische Autorenverzeichnis:* Bei jeder Arbeit wird angegeben, unter welchen Schlagwortnummern die Arbeit in der Datensammlung besprochen wird. Ausnahmen bilden jene Arbeiten, welche nur in den konventionellen Kapiteln, nicht aber in der Datensammlung Verwendung gefunden haben.

– Der *alphabetische Index:* Er enthält alle in der Datensammlung vorkommenden Begriffe einschließlich der zugehörigen Schlagwortnummern.

– Die *Datensammlung* kann direkt benutzt werden. In diesem Fall ist die Benutzung der Schlagwortnummern unnötig, da man sich aufgrund des alphabetischen Aufbaus orientieren kann.

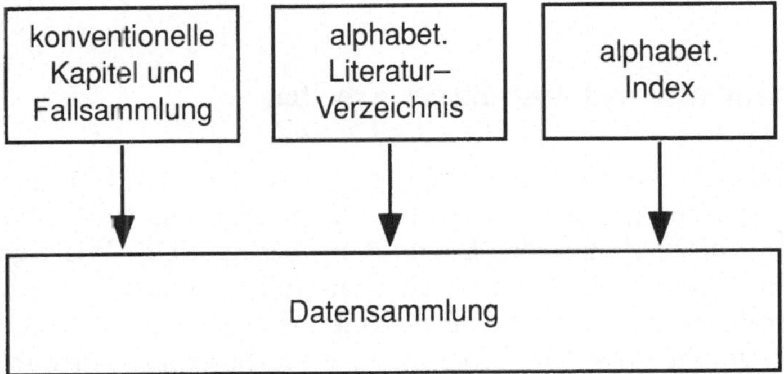

Abb. 8.3. Erschließung der Datensammlung

8.1.2 Beispiel zur Benutzung der Datensammlung

Bei selbst konstruierten Fragen findet der Leser das zur Beantwortung passende Schlagwort in der Datensammlung am einfachsten mit Hilfe des alphabetischen Indexes.

Frage: „Wie häufig sind *postoperative Rezidive* nach *proximal-gastrischer Vagotomie* beim Ulcus duodeni?"

Vorgehen: Zwei in dieser Frage enthaltene Begriffe können im alphabetischen Index gefunden werden:

Rezidiv, postoperatives 119.01–23

Das postoperative Rezidiv ist eines der Themen der Datensammlung. Im Index werden alle Themen der Datensammlung aufgeführt. Die angegebene Nummer entspricht der Nummer des Themas in der Datensammlung. Die dazu gehörenden Unterthemen erscheinen in der Datensammlung in alphabetischer Reihenfolge.

Vagotomie, proximal-gastrische, siehe

- Klinikskomplikation 106.12
- Kliniksmortalität 107.12
- Langzeitergebnis 109.12
- etc.

Die proximal-gastrische Vagotomie ist eines der Unterthemen der Datensammlung. Im Index werden alle Unterthemen der Datensammlung aufgeführt. Jedem Unterthema folgt im Index die Liste der Themen, unter denen das Unterthema in der Datensammlung erscheint. Die angegebene Nummer entspricht der Schlagwortnummer.

Die Datensammlung kann ohne das Studium der nachfolgenden Ausführungen benutzt werden. Um sie allerdings in vollem Umfang ausnutzen zu können, sollte der Leser sich ausführlich über ihre Struktur und Benutzung informieren.

8.2 Literatursuche und Auswahl der Arbeiten

Zur Literatursuche wurden konventionelle DOKDI- bzw. DIMDI- und MEDLARS-Suchprogramme verwendet. Für den Zeitraum 1980–1987 wurde nach Vollständigkeit der Literaturangaben gestrebt. Wichtige Arbeiten des Jahres 1988/89 wurden ebenfalls aufgenommen. Für den Zeitraum vor 1980 beschränkten wir uns auf uns wichtig erscheinende oder häufig zitierte Arbeiten. Trotz dieser eingeschränkten Auswahl sind 2000 Arbeiten in der Datensammlung enthalten. Eine vollständige

Erfassung aller publizierten Arbeiten kam nicht in Frage; sie hätte den Rahmen des Buches gesprengt.

Grundsätzlich wurden nur Originalarbeiten, die über Ulkuspatienten berichten, aufgenommen. Arbeiten über Gastritis, Duodenitis oder Erosionen wurden in der Datensammlung nur dann behandelt, wenn sie untersuchen, ob es sich bei diesen Läsionen um Risikofaktoren der Ulkuserkrankung handelt. Das gleiche galt für Studien über eine Einwirkung von Medikamenten auf die Säuresekretion. Untersuchungen an gesunden Versuchspersonen und Tierexperimente einschließlich der Experimente an Ulkusmodellen sind nicht bearbeitet worden. Bei den Originalarbeiten wurden nur jene Daten referiert, welche im Abschnitt „Resultate" aufgeführt sind. Die im Diskussionsteil der Studien zusätzlich erwähnten Beobachtungen wurden nicht berücksichtigt. Pharmakokinetische Studien und Studien an gesunden Freiwilligen fanden nur im Zusammenmhang mit dem Thema „Interferenz der Ulkustherapeutika mit anderen Medikamenten" Erwähnung. Übersichtsarbeiten wurden nicht aufgenommen, mit Ausnahme von Arbeiten zum Thema „Nebenwirkungen". Arbeiten zur Pathophysiologie wurden nur dann erwähnt, wenn sie Aussagen zur Epidemiologie der Ulkuserkrankung machen. Arbeiten, bei denen Metaanalysen von bereits veröffentlichten Studien durchgeführt wurden, fanden in die Datensammlung Aufnahme, auch wenn die Autoren nicht über eigene Ergebnisse berichten.

8.3 Die Struktur der Datensammlung

8.3.1 Die hierarchische Struktur der Datensammlung

Die Datensammlung ist hierarchisch aufgebaut (Abb. 8.2) und besteht aus 3 Teilen (s. Abb. 8.1). Die beiden ersten Teile beschäftigen sich mit dem primär unkomplizierten Ulkus und der Epidemiologie der Ulkuskrankheit, der 3. Teil mit den Ulkuskomplikationen. Aufgrund der gewählten Struktur der Datensammlung werden einige komplexe Problemkreise, beispielsweise die Ulkusblutung, in allen 3 Teilen der Datensammlung diskutiert. Im 1. Teil der Datensammlung wird die Häufigkeit einer Ulkusblutung im Anschluß an die chirurgische Therapie des unkomplizierten Ulkus abgehandelt, im 2. Teil kommen die Epidemiologie der Blutung sowie ihre Häufigkeit während oder nach konservativer Therapie eines zunächst unkomplizierten Ulkus und im 3. Teil die Ergebnisse einer Therapie der Ulkusblutung zur Sprache. Einfacher definierbare Problemkreise, z. B. die Häufigkeit von Rezidiven während der medikamentösen Langzeittherapie, werden nur in einem Teil der Datensammlung besprochen.

Jeder der 3 Teile der Datensammlung behandelt eine Anzahl von Themen. Diese Themen sind in den 3 Teilen der Datensammlung alphabetisch geordnet. Die Themen werden durch Unterthemen, welche ebenfalls alphabetisch sortiert sind, näher spezifiziert. Thema und Unterthema ergeben zusammen ein Schlagwort. Das Schlagwort entspricht einer „Fragestellung", deren Beantwortung die Zitate dienen, die dem jeweiligen Schlagwort zugeordnet sind.

8.3.2 Die logische Grundlage der Struktur der Datensammlung

In der Datensammlung wird die Frage beantwortet: „Inwieweit ist das Ulkusrezidiv ein therapeutisches Problem?" Bei der Beantwortung dieser Frage müssen folgende Faktoren in Betracht gezogen werden: die Ulkusart, die Art der Therapie, die Ergebnisse der konservativen und chirurgischen Therapie, die Risikofaktoren, welche den Verlauf der Ulkuskrankheit beeinflussen, die Häufigkeit ungünstiger Ereignisse, z. B. Rezidive, Blutungen und Perforationen, sowie das Ergebnis bei der Therapie einer Ulkuskomplikation.

Konventionelle Bücher, die Empfehlungen zur Therapie geben, sind nach Ulkusart und Therapieform gegliedert: die Ulkusart ist im allgemeinen das Sortierkriterium erster Ordnung und die Therapieform das Sortierkriterium zweiter Ordnung. Die Datensammlung ist in umgekehrter Form aufgebaut; dementsprechend wurden aus den folgenden Themenkreisen diejenigen Themen gebildet, welche die Sortierkriterien erster Ordnung darstellen:

- Ergebnisse der chirurgischen (Teil 1) oder medikamentösen Therapie (Teil 2),
- Epidemiologie der Ulkuskrankheit und der Ulkuskomplikationen (Teil 2),
- Ergebnisse der Therapie von Ulkuskomplikationen (Teil 3).

Ulkusarten, Risikofaktoren oder Therapieformen sind somit untergeordnet; sie tauchen unter mehreren Themen auf. Die Datensammlung gibt keine direkte Auskunft über Indikation und Verfahrenswahl in der Ulkustherapie. Stattdessen erfährt der Leser, welche Ergebnisse bei verschiedenen Therapieformen zu erwarten sind und inwieweit diese Ergebnisse durch Risikofaktoren beeinflußt werden. Aufgrund dieses Aufbaus können Ergebnisse einer Arbeit mehrfach in der Datensammlung

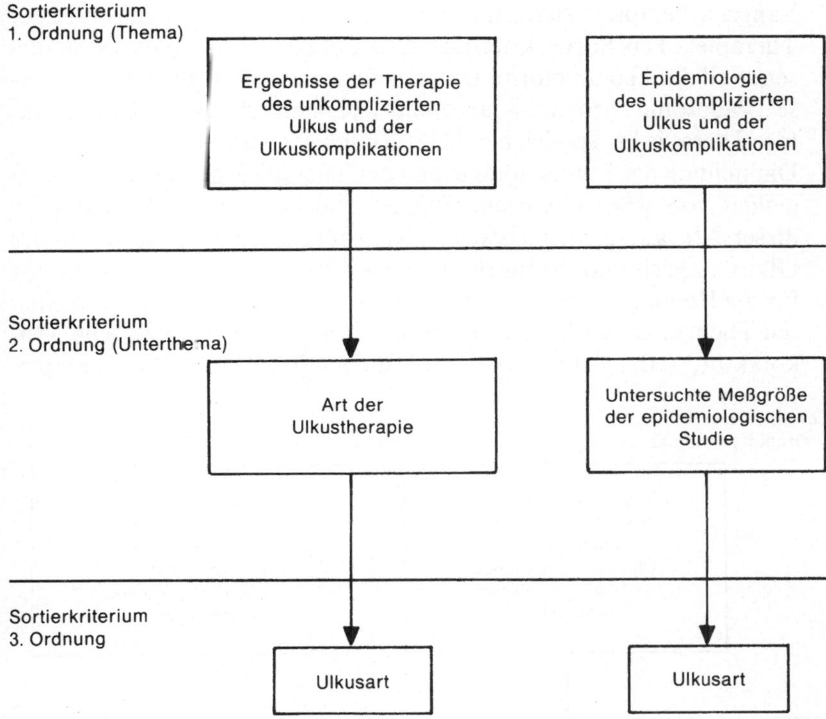

Abb. 8.4. Sortierkriterien bei Schlagwörtern, die die Ergebnisse der Therapie von unkomplizierten Ulzera und Ulkuskomplikationen sowie die Ergebnisse epidemiologischer Studien behandeln. Die *Pfeile* weisen vom übergeordneten zum untergeordneten Kriterium

erscheinen. Es gibt dementsprechend grundsätzlich 2 Arten, wie die Ergebnisse einer Therapie oder einer epidemiologischen Studie dargestellt sind:

– Einfache Darstellung ohne Berücksichtigung von Risikofaktoren (Abb. 8.4).
Die übergeordneten Themen (Sortierkriterien 1. Ordnung) im Rahmen der Epidemiologie lauten z.B. „Ulkuskrankheit" oder „Blutung", die Unterthemen (Sortierkriterium 2. Ordnung) beschreiben die untersuchte Meßgröße, z.B. „Häufigkeit in der Gesamtbevölkerung" oder „Mortalität".
Die Themen im Rahmen der Therapieergebnisse lauten zum Beispiel: „Rezidiv, postoperativ", „Rezidiv während der medikamentösen

Langzeittherapie" oder „Blutung: Kliniksmortalität bei chirurgischer Therapie". Das Sortierkriterium 2. Ordnung (Unterthema) ist in diesem Fall die Therapieform. Unterthemen dieser Art sind beispielsweise „Vagotomie, proximal-gastrische", „Cimetidin" und „Medikamentöse Therapie im Vergleich mit chirurgischer Therapie".

– Darstellung der Epidemiologie und der Therapieergebnisse in Abhängigkeit von Risikofaktoren. Themen (Sortierkriterien 1. Ordnung) dieser Art lauten beispielsweise „Risikofaktor für das Auftreten des Ulkus", „Risikofaktor für das postoperative Rezidiv", „Risikofaktor für die Heilung", „Blutung: Risikofaktor für die Mortalität". Bei diesen Themen ist das Sortierkriterium 2. Ordnung der spezifische Risikofaktor, z. B. „Alter", „Alkohol" oder „Rauchen". Die Therapie-

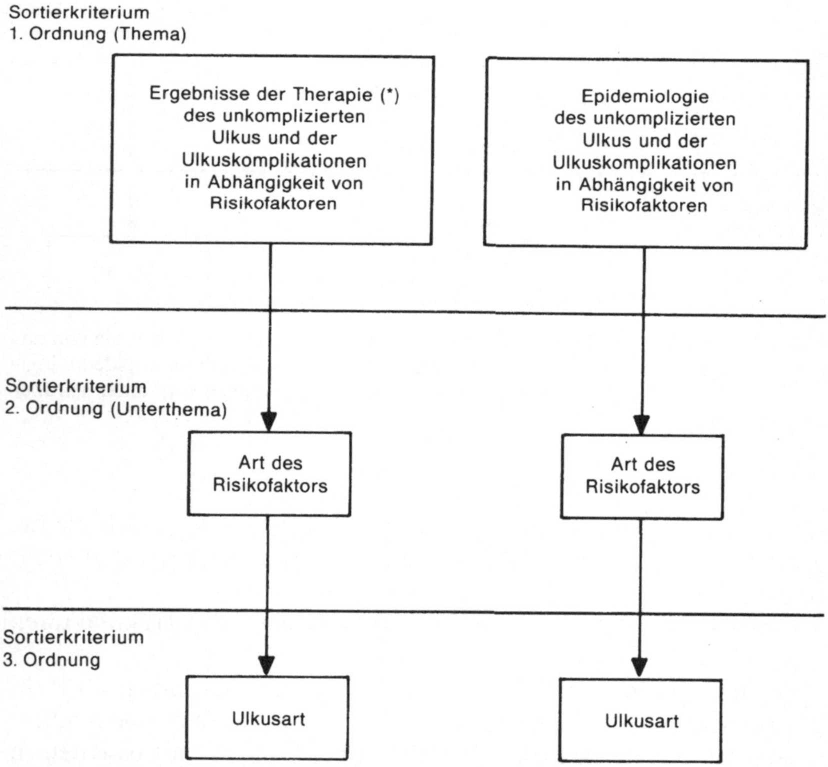

Abb. 8.5. Sortierkriterien bei Schlagwörtern, die die Ergebnisse der Therapie von unkomplizierten Ulzera und Ulkuskomplikationen sowie die Ergebnisse epidemiologischer Studien in Abhängigkeit von Risikofaktoren behandeln. Die *Pfeile* weisen vom übergeordneten zum untergeordneten Kriterium. (*) Die Form der Therapie wird im Zitat erwähnt

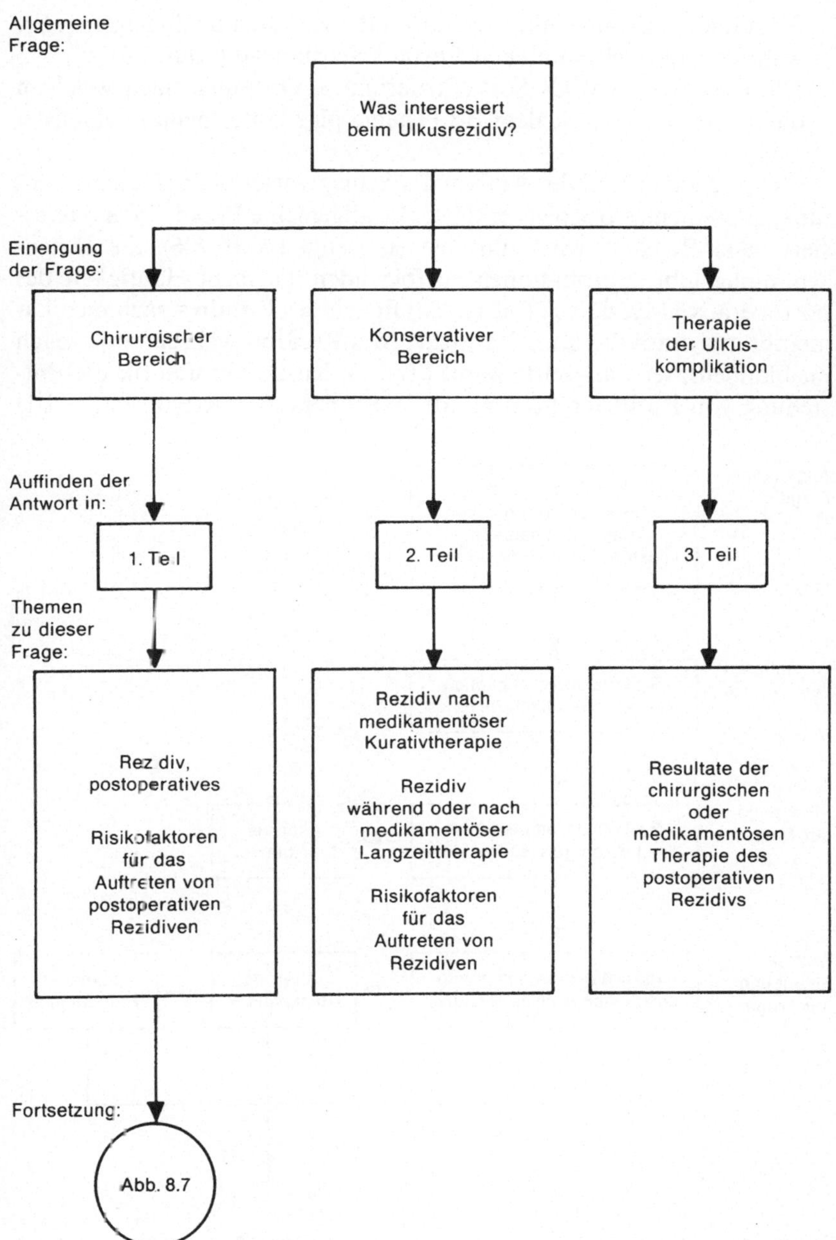

Abb. 8.6. Einengung einer allgemeinen Fragestellung auf die in der Datensammlung bearbeiteten Themen

form findet hier ausschließlich im Zitat, nicht aber im Schlagwort Erwähnung und stellt somit kein Sortierkriterium dar (Abb. 8.5).
Die Ulkusart dient als Sortierkriterium 3. Ordnung, nach welchem die Zitate zu jedem Schlagwort (Thema plus Unterthema) aufgelistet sind.

Im folgenden wird der Aufbau der Schlagwörter in der Datensammlung anhand eines Beispiels erklärt. Die allgemeine Frage „Was interessiert beim Rezidiv" wird zunächst eingeengt (Abb. 8.6), die Datensammlung gibt Informationen zu folgenden Themen: Häufigkeit des postoperativen Rezidivs (Teil 1), Häufigkeit des Rezidivs nach medikamentöser Kurativtherapie, Häufigkeit des Rezidivs während oder nach medikamentöser Langzeittherapie (Teil 2), Risikofaktoren für die Entstehung von Rezidiven (Teil 2) oder postoperativen Rezidiven (Teil 1)

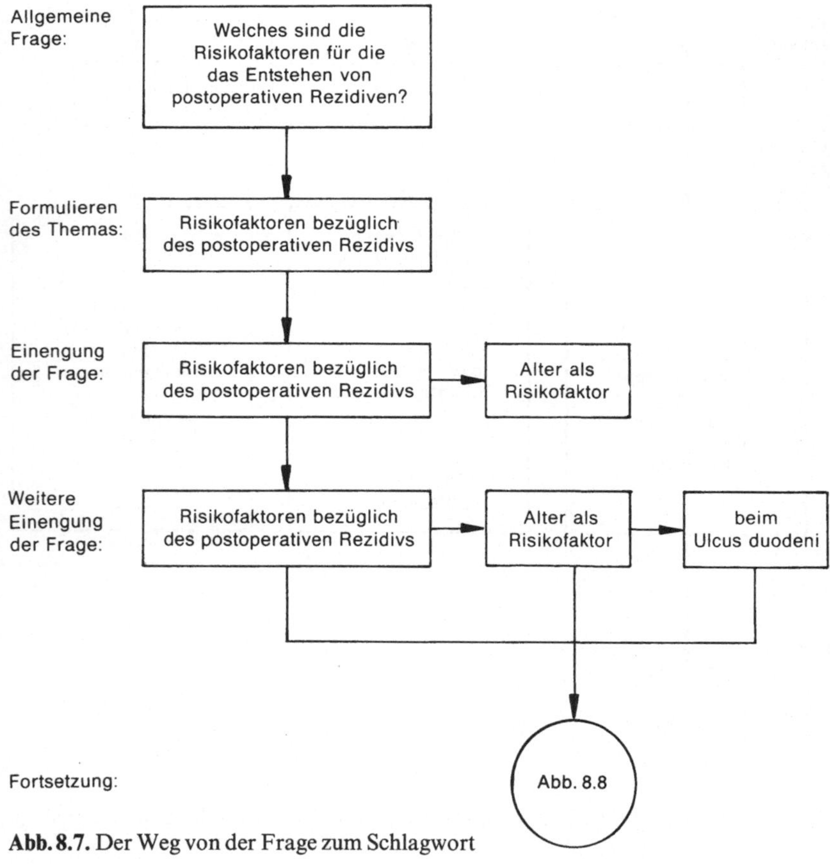

Abb. 8.7. Der Weg von der Frage zum Schlagwort

232

und die Resultate der Therapie von postoperativen Rezidiven (Teil 3). Im gewählten Beispiel soll die Frage nach den Risikofaktoren für die Entstehung von postoperativen Rezidiven näher untersucht werden (Abb. 8.7). Die weitere Einengung der Frage erfolgt durch die Unterthemen. Die Unterthemen in diesem Beispiel sind beispielsweise „Alkohol", „Alter", „Anamnesedauer" und „Begleiterkrankungen". (In der Datensammlung finden sich zu dieser Frage noch zahlreiche weitere Unterthemen.) Aus der Wahl des Themas und des Unterthemas ergibt sich das Schlagwort. Am Ende wird die Einteilung nach der Ulkusart vorgenommen.

8.4 Aufbau und Inhalt des Schlagworts

8.4.1 Schlagwortnummer und Struktur des Inhalts

Die Themen sind innerhalb eines jeden Teiles der Datensammlung fortlaufend numeriert und alphabetisch geordnet. Im Inhaltsverzeichnis (S. IX ff.) sind die Themen und Nummern wiedergegeben. Die Unterthemen sind innerhalb eines Themas fortlaufend numeriert und ebenfalls alphabetisch geordnet. Jedem Unterthema ist die entsprechende Schlagwortnummer zugeordnet (s. Abb. 8.2). Sie ergibt sich aus der Nummer des Themas und der Nummer des Unterthemas. Die auf der jeweiligen Seite bearbeiteten Themen und Schlagwortnummern werden in der linken Kopfzeile angegeben.

Die Schlagwörter geben die Information in Form von Zitaten wieder. Innerhalb eines Schlagworts sind die Zitate nach der Ulkusart sortiert. Bei Schlagwörtern mit mehreren Zitaten wird die Information wenn möglich tabellarisch wiedergegeben. Die Kolonnen, aufgrund derer der Inhalt der Tabelle sortiert ist, sind mit einer Zahl und einem * gekennzeichnet. „1*" gibt die Kolonne an, nach der in einem ersten Schritt sortiert wurde; es handelt sich dabei immer um die Ulkusart. Die weitere Sortierung, z. B. nach der Rezidivhäufigkeit oder der Mortalitätsrate, wird mit „2*", „3*" etc. gekennzeichnet.

Schlagwörter mit wenigen Zitaten oder solche, die tabellarisch nicht faßbare Informationen enthalten, werden in Form kurzer Texte wiedergegeben. Diese Zitate sind in alphabetischer Reihenfolge nach den Autoren sortiert. In einigen Schlagwörtern werden beide Darstellungsformen verwendet; zum Teil muß der Inhalt der Tabelle zusätzlich im Text erklärt werden. Einige Zitate, deren Aussage nicht zum Format der Tabelle paßt, werden ausschließlich in Textform wiedergegeben.

8.4.2 Aufbau eines Zitats

Die Zitate in Form von Texten oder Tabellen beginnen mit der Hauptaussage, in welcher das Ergebnis einer Therapie dargestellt wird (z. B. „80% günstige Langzeitergebnisse nach PGV mit Ulkusexzision innerhalb von 5 Jahren") oder die Ergebnisse zweier Therapieformen vergli-

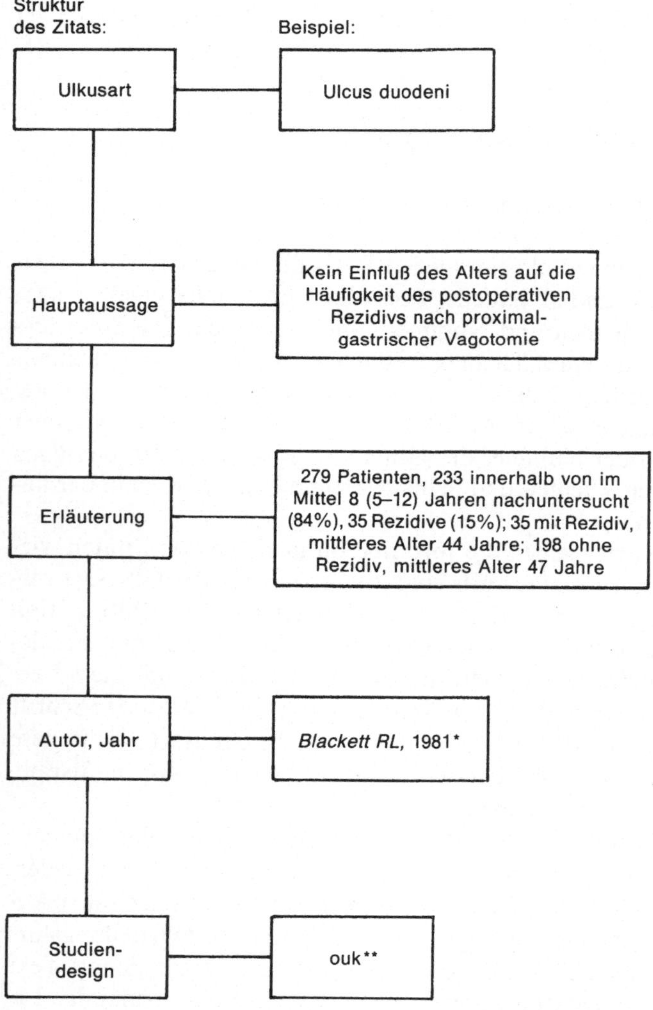

Abb. 8.8. Die gemeinsame Struktur aller in Textform wiedergegebenen Zitate

chen werden (z. B. „Ähnliche Langzeitergebnisse nach PGV und nach SV mit Drainage"). Die Hauptaussage kann auch den Einfluß eines Risikofaktors beschreiben, z. B. „Kein Einfluß des Alters auf die Häufigkeit postoperativer Rezidive nach proximal-gastrischer Vagotomie" (Abb. 8.8). Die Stichhaltigkeit der Hauptaussage kann der Leser durch die nachfolgenden Erläuterungen überprüfen. Bei jedem Zitat werden der Autor, das Jahr und das Studiendesign der Arbeit angegeben.

8.5 Beurteilungskriterien, Berechnungen und Definitionen in der Datensammlung des Ulkusalmanachs

8.5.1 Einleitung

Die Zitate der Datensammlung beschreiben Phänomene wie „Rezidiv", „Heilung", „Mortalität" und „Häufigkeit der Ulkuskrankheit" sowie den Einfluß von Risikofaktoren auf diese Phänomene. An sich wäre es wünschenswert, durch allgemeingültige Kriterien genau festzulegen, unter welchen Umständen z. B. von „Heilung" oder „Rezidiv" gesprochen werden soll. Solche Kriterien existieren jedoch nicht. Im besten Fall nennen die Autoren der Studien die von ihnen selbst entwickelten Kriterien. Diese Kriterien zeigen von Studie zu Studie derartig große Unterschiede, daß ein Vergleich verschiedener Studien grobe Vereinfachungen und Gleichschaltungen zur Voraussetzung hat. Das Problem wird dadurch verschärft, daß die überwiegende Zahl der Studien die Kriterien, nach denen Phänomene wie „Heilung" und „Rezidiv" beurteilt wurden, nicht einmal nennt. Der Leser bleibt im Ungewissen, ob die Kriterien prospektiv festgelegt wurden oder ob in Anlehnung an das übliche klinische Verhalten verschiedene Untersucher verschiedene Kriterien angewandt und diese Kriterien in Zusammenhang mit den gemachten Erfahrungen abgewandelt haben (Meier R 1986). Die einzig gangbare Lösung für die Datensammlung besteht darin, die beschriebenen Phänomene als gegeben hinzunehmen, vorausgesetzt, daß die Methode zur Erfassung dieser Phänomene adäquat erscheint. Wenn beispielsweise ein Autor das Ulkusrezidiv endoskopisch erfaßt, übernehmen wir seine Beobachtung und zitieren seine Aussage ausführlich, weil uns die endoskopische Erfassung des Rezidivs adäquat erscheint. Diese Übernahme erfolgt unabhängig davon, ob in der Arbeit eine Beschreibung der Kriterien des Rezidivs gegeben wird und, falls eine Beschreibung erfolgt, welche Kriterien vom Autor bevorzugt werden. Wenn ein Autor das Rezidiv teils endoskopisch, teils anamnestisch erfaßt, übernehmen wir seine

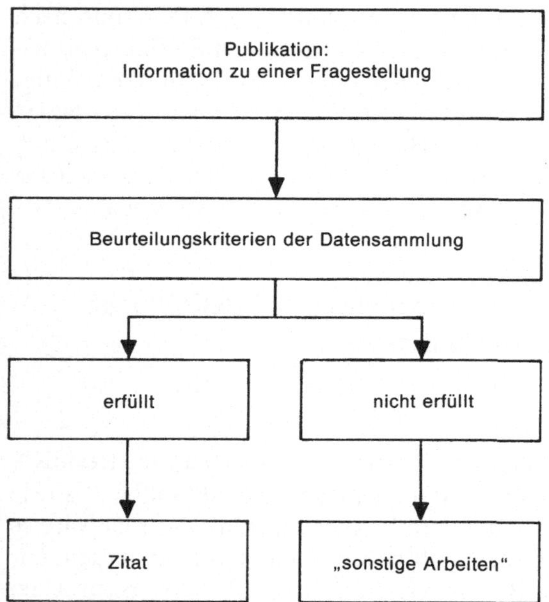

Abb. 8.9. Der Weg von einem in einer Studie beschriebenen Phänomen zum Zitat in der Datensammlung

Beobachtung nicht. Beobachtungen dieser Art werden in der Rubrik „Sonstige Arbeiten" erwähnt. Die Beurteilungskriterien zur Entscheidung, ob Aussagen entweder ausführlich wiedergegeben oder unter „Sonstige Arbeiten" zitiert werden, wurden prospektiv festgelegt.

In vielen Fällen war es notwendig, die zur Umschreibung eines Phänomens angewandten Begriffe zu vereinheitlichen. Beispielsweise wird in der Datensammlung grundsätzlich von proximal-gastrischer Vagotomie gesprochen, während in der Literatur für dieses Operationsverfahren viele verschiedene Begriffe angegeben sind (Müller C 1985). Der Weg von einem in einer Studie beschriebenen Phänomen zum Zitat in der Datensammlung ist in Abb. 8.9 dargestellt.

8.5.2 Beurteilungskriterien

Der Datensammlung liegen Beurteilungskriterien zugrunde, welche prospektiv, vor Bearbeitung der Studien, formuliert worden sind. Diese Beurteilungskriterien ermöglichen es, jene Aussagen in der Datensammlung wiederzugeben, denen ein adäquates Studiendesign zugrunde liegt, deren Phänomene mit adäquaten Methoden erfaßt wurden, die quantitativ belegbar und statistisch getestet sind. Das bedeutet, daß nur jene Aussagen die Beurteilungskriterien erfüllen, in denen quantitative Angaben zur Anzahl der Patienten und zu den Untersuchungszeiträumen sowie eine genaue Beschreibung der Behandlungsmethoden vorliegen. Die Beurteilungskriterien wollen sich nicht als Qualitätskriterien zur Kritik von Arbeiten verstanden wissen. Sie beziehen sich jeweils nur auf eine spezifische Aussage und nicht auf die gesamte Arbeit. Somit können in einer Arbeit Aussagen vorkommen, die die Beurteilungskriterien erfüllen, während andere Aussagen der gleichen Arbeit die entsprechenden Beurteilungskriterien nicht erfüllen. Die Beurteilungskriterien der einzelnen Fragestellungen werden bei den entsprechenden Begriffen in diesem Kapitel dargestellt. Aussagen, welche die Beurteilungskriterien erfüllen, werden in der Datensammlung ausführlich in Zitaten oder Tabellen wiedergegeben. Falls eine Aussage das angewandte Beurteilungskriterium nicht erfüllt, wird die entsprechende Arbeit in der Rubrik „Sonstige Arbeiten" erwähnt. Diese Kriterien sind subjektiv und spiegeln die Ansichten der Verfasser der Datensammlung wider. Sie erheben keinen Anspruch auf allgemeine Gültigkeit. Sie wurden nicht zur Kritik der zitierten Arbeiten, sondern zur möglichst großen Vereinheitlichung der Aussagen eines Themenkreises geschaffen.

8.5.3 Berechnung von Prozentwerten

Für einen sinnvollen Vergleich der Daten verschiedener Studien ist eine Vereinheitlichung des Datenmaterials durchgeführt worden: Das Ergebnis einer Therapie wird, unabhängig von der in der Publikation gemachten Angabe wie folgt angegeben:

$$\frac{\text{Häufigkeit des}}{\text{Ereignisses}\,(\%)} = \frac{\text{Anzahl Patienten mit Ereignis}\,*}{\text{Gesamtzahl der nachuntersuchten Patienten}}$$

* Ausgeschlossen sind alle nicht unseren Definitionen entsprechenden Ereignisse.

Da manche Autoren ihre Ergebnisse aufgrund anderer Berechnungen erhalten, können durchaus Unterschiede zwischen den in der Datensammlung zitierten und den in der Arbeit angegebenen Werten auftreten. Wenn eine Berechnung aufgrund fehlender Zahlenangaben nicht möglich war, wurde die Studie in der Datensammlung nicht ausführlich wiedergegeben (s. auch 8.5.2). Eine Ausnahme bilden Studien mit

„Lifetable-Analysen"; in diesen Fällen werden, wenn keine Rohwerte zur Verfügung stehen, die Prozentangaben der Autoren übernommen.

8.5.4 Vergleiche in der Datensammlung

In der Datensammlung werden Behandlungsergebnisse hinsichtlich zweier Behandlungsarten oder hinsichtlich der Risikofaktoren verglichen. Folgende Begriffe werden zur Beschreibung dieser Vergleiche verwendet:

„Mehr" und „weniger", bzw. „häufiger" und „seltener" bedeutet, daß aufgrund unserer Berechnungen ein statistisch signifikanter Unterschied zwischen zwei verglichenen Gruppen besteht.

„Gleich" bzw. „gleichviel" bedeutet, daß die Ergebnisse zweier Gruppen numerisch identisch sind.

„Ähnlich" bedeutet, daß die Ergebnisse zweier Gruppen numerisch unterschiedlich sind, der Unterschied jedoch nicht statistisch signifikant ist.

„Kein Einfluß" bedeutet, daß ein Risikofaktor keinen statistisch signifikanten Einfluß auf das untersuchte Behandlungsergebnis oder eine epidemiologische Meßgröße ausübt.

Die Vergleiche chirurgischer und internistischer Therapie werden im 2. Teil der Datensammlung abgehandelt, sofern es sich um unkomplizierte Ulzera handelt. Im Falle von Ulkuskomplikationen finden sich die entsprechenden Arbeiten im 3. Teil.

Die Vergleiche von zwei verschiedenen Therapieverfahren stehen in der Datensammlung unter dem im Alphabet zuerst erscheinenden Therapieverfahren. Beispielsweise wird der Vergleich von Cimetidin und Ranitidin unter Cimetidin abgehandelt.

8.5.5 Statistik

Ausführlich werden nur Arbeiten zitiert, deren Ergebnisse statistisch überprüft sind. Die Richtigkeit der angewandten Tests ist in Zweifelsfällen von uns überprüft worden. Beim Vorliegen eines großen Betafehlers wird die Aussage nicht ausführlich zitiert. Zur Beurteilung einer adäquaten Anzahl von Patienten wird folgende Faustregel angewandt: Bei Untersuchungen von häufig auftretenden Phänomenen, wie „Rezidiv" oder „Heilung" wird ein Kollektiv von mindestens 20 Patienten in jeder Gruppe gefordert. Bei seltenen Phänomenen werden auch kleinere Kollektive akzeptiert.

8.5.6 Definitionen und spezielle Aufnahme- und Beurteilungskriterien

Antazidatherapie

Definition: Es handelt sich um eine mit einem Antazidum durchgeführte Monotherapie oder um eine Kombinationstherapie mit Antazida und anderen Ulkustherapeutika, deren Ziel in der Ulkusheilung oder der Rezidivprophylaxe besteht. Nicht unter „Antazidatherapie" aufgeführt wird die unregelmäßige Verabreichung von Antazida, z. B. beim Auftreten von Schmerzen während der Therapie mit einem anderen Ulkustherapeutikum, einem Placebopräparat oder während einer Therapia nulla. Auf eine Dosisangabe wird bei den Zitaten zur Antazidatherapie verzichtet.

Antrektomie

Definition: Es handelt sich um eine Resektion des Antrums; sie wird in der Datensammlung unter dem Begriff „distale Magenresektion" abgehandelt.

Blutung

Definition: Es handelt sich um eine behandlungsbedürftige Ulkusblutung. Nicht eingeschlossen sind Streßulkusblutungen; das Streßulkus wird in der Datensammlung nicht behandelt, da es sich nicht um ein rezidivierendes Leiden handelt (s. auch „Komplikation").

Chirurgische Therapie

Definition: Eingeschlossen werden alle operativen Maßnahmen, die eine Laparotomie oder eine Thorakotomie erfordern und entweder der Rezidivprophylaxe oder der Therapie von Ulkuskomplikationen dienen. Die Operation kann bei unkomplizierten Ulzera elektiv erfolgen (s. Teil 1 der Datensammlung) oder, bei Vorliegen einer Ulkuskomplikation, elektiv oder als Notfalleingriff durchgeführt werden (s. Teil 3 der Datensammlung).

Wir unterscheiden in der Datensammlung folgende chirurgische Therapieformen:

– Distale Magenresektion,
– Übernähung,
– Ulkusexzision,
– Vagotomie,
– Vagotomie mit Drainage.

Zusätzlich existieren die Begriffe:

- Definitive Operationsverfahren bei Perforation oder Blutung,
- Vergleich von Elektivoperation und Notfalloperation.

Aufnahme- und Beurteilungskriterien: Ausführlich werden nur diejenigen Aussagen zur chirurgischen Ulkustherapie zitiert, die genaue Patientenzahlen enthalten und spezifizieren, welche Art von Eingriff(en) durchgeführt worden ist und ob es sich um einen Elektiv- oder einen Notfalleingriff gehandelt hat. Je nach Art der Fragestellung müssen ferner die Ulkuslokalisation und die Nachuntersuchungszeiträume angegeben werden. Die speziellen Definitionen, Aufnahme- und Beurteilungskriterien werden bei den einzelnen Operationsmethoden beschrieben.

Dosis

Definition: In der Datensammlung wird die verabreichte Gesamtmenge eines Medikamentes in Milligramm pro Tag angegeben. Nur in den Fällen, wo bei gleicher Dosis ein Vergleich verschiedener Verabreichungsformen erfolgt, wird die genaue Applikationsweise beschrieben. Bei Zitaten zur Antazida- oder Wismuttherapie wird auf eine Dosisangabe verzichtet.

Aufnahme- und Beurteilungskriterien: Ausführlich werden nur die Aussagen zur konservativen Ulkustherapie zitiert, die eine genaue Dosisangabe enthalten.

Drainage

Definition: In der Datensammlung werden alle chirurgischen Meßnahmen, die eine Beschleunigung der Magenentleerung bewirken sollen, als Drainage bezeichnet. Die resezierenden Verfahren mit den üblichen Anschlußverfahren bewirken zwar ebenfalls eine Drainage; in diesen Fällen sprechen wir jedoch nicht von einem Drainageverfahren.

Im einzelnen zählen zu den Drainageverfahren:

- Dilatation,
- Gastrojejunostomie, sofern nicht zusätzlich eine distale Magenresektion vorgenommen wurde,
- Pyloroplastik,
- Pylorusresektion, sofern sie lediglich der Drainage dient und nicht zum Zweck der Säurereduktion im Sinne einer Antrektomie durchgeführt worden ist.

Bei Vergleichen von verschiedenen Drainageverfahren wird in der Datensammlung die Art des Verfahrens genau beschrieben.

Heilung

Definition: Da eine allgemeine Definition der Ulkusheilung nicht existiert, werden die von den einzelnen Autoren gegebenen Definitionen verwendet. Es kann sich um folgendes handeln: „vollständige Reepithelisierung", „Heilung des Ulkus bis auf einen erosionsartigen Restzustand" oder „vollständige Normalisierung einschließlich des bioptischen Resultats".

Aufnahme- und Beurteilungskriterien: In der Datensammlung werden nur einige ausgewählte Aspekte der Ulkusheilung behandelt. Ausführlich werden nur diejenigen Arbeiten zitiert, in welchen die Heilung endoskopisch kontrolliert wurde.

Interferenz

Definition: Es handelt sich um die Wechselwirkung von H_2-Antagonisten mit anderen Medikamenten.

Aufnahme- und Beurteilungskriterien: Es wird lediglich eine Auswahl an Arbeiten zitiert, und zwar sowohl kontrollierte Studien als auch Fallberichte.

Intermittierende Therapie

Siehe „Medikamentöse Therapie"

Klinikskomplikation

Definition: Wir verstehen darunter ulkusunspezifische Komplikationen, die während eines Klinikaufenthalts wegen einer chirurgischen Therapie eines unkomplizierten Ulkus oder einer Ulkuskomplikation auftreten. Es handelt sich somit nicht um Ulkuskomplikationen; diese werden in der Datensammlung als „Komplikationen" bezeichnet (s. dort).

Aufnahme- und Beurteilungskriterien: Ausführlich werden nur diejenigen Arbeiten zitiert, die die Anzahl der untersuchten Patienten, die Anzahl der Patienten mit Klinikskomplikationen und die Art der Klinikskomplikation angeben. Es muß ferner aus der Arbeit auch hervorgehen, ob es sich um einen Elektiv- oder einen Notfalleingriff gehandelt hat.

Kliniksmortalität

Definition: Es handelt sich dabei um Todesfälle, die während eines Klinikaufenthalts zur chirurgischen Therapie eines unkomplizierten Ulkus oder einer Ulkuskomplikation auftreten. Alle prä-, intra- und postoperativen Todesfälle werden ohne Berücksichtigung ihrer Beziehung zur Ulkuskrankheit aufgenommen. Zusätzlich kommt im Ulkusalmanach der Begriff „Mortalität" vor (s. dort).

Aufnahme- und Beurteilungskriterien: Ausführlich werden nur diejenigen Arbeiten zitiert, die die Anzahl der Patienten und der Todesfälle angeben. Es muß aus der Arbeit auch hervorgehen, ob es sich um einen Elektiv- oder einen Notfalleingriff gehandelt hat.

Komplikation

Definition: Unter Komplikation verstehen wir alle ungünstigen Verläufe der Ulkuskrankheit einschließlich:

- Blutung,
- Perforation,
- Magenausgangsstenose,
- postoperatives Rezidiv,
- Riesenulkus,
- therapierefraktäres Ulkus oder Ulkus mit verzögerter Heilung.

Diese Definition der „Ulkuskomplikation" dient zur Abgrenzung gegenüber dem „normalen", unkomplizierten Ulkus.

Die Definitionen im einzelnen und die Aufnahme- und Beurteilungskriterien sind bei den einzelnen Begriffen angeführt.

Komplikation, früh nach ...; Komplikation, spät nach ...

Definition: Von einer Komplikation früh nach chirurgischer oder medikamentöser Therapie eines unkomplizierten Ulkus oder nach Therapie einer Ulkuskomplikation wird gesprochen, wenn diese im Verlauf weniger Tage nach Therapiebeginn auftritt und offensichtlich mit dem bereits bestehenden Ulkus in Zusammenhang steht. Die Komplikation spät nach ... ist die Folge eines erneuten Schubs der Ulkuskrankheit.

Konservative Therapie

Siehe „Medikamentöse Therapie"

Kurativtherapie

Siehe „Medikamentöse Therapie"

Kurativtherapie bei Bedarf

Siehe „Medikamentöse Therapie"

Langzeitergebnis

Definition: Dieser Begriff wird in der Datensammlung nur im Zusammenhang mit der chirurgischen Therapie verwendet. Das Langzeitergebnis wird mit Hilfe der Klassifizierung nach Visick dargestellt. Eine zusätzliche Bewertung des Erfolgs der chirurgischen Therapie ist möglich durch Betrachtung der Häufigkeit postoperativer Rezidive (s. dort), der Mortalität (s. dort) und Kliniksmortalität (s. dort), der Häufigkeit von Reoperationen (s. dort), der Komplikationen (s. dort) und Klinikskomplikationen (s. dort). Im Rahmen der konservativen Therapie wird das Langzeitergebnis anhand der Rezidivrate (s. „Rezidiv"), des Auftretens von Komplikationen (s. dort) und der Mortalität (s. dort) beschrieben.

Die Prozentangabe der Häufigkeit von Patienten mit Visick-Grad I oder II bezieht sich auf die Gesamtzahl der nachuntersuchten Patienten. Patienten mit einem postoperativen Rezidiv werden unter Visick-Grad IV eingestuft. Spezifische chirurgische Spätfolgen wie Dumping werden nicht gesondert dargestellt, da ihre Auswirkungen auf das Wohlbefinden des Patienten bei der Beurteilung nach Visick Ausdruck finden.

Aufnahme- und Beurteilungskriterien: Ausführlich werden nur diejenigen Arbeiten zitiert, die das Langzeitergebnis nach der Visick-Klassifikation beurteilen, in denen mindestens 70% der ursprünglich operierten Patienten nachuntersucht worden sind und die die Nachuntersuchungszeiträume und die Anzahl der Patienten angeben. Es muß aus der Arbeit hervorgehen, ob es sich um einen elektiven oder einen Notfalleingriff gehandelt hat.

Langzeittherapie
Siehe „Medikamentöse Therapie"

Magenentleerungsstörung
Definition: Wir verstehen darunter eine klinisch relevante Verzögerung der Magenentleerung. Im einzelnen werden folgende von den Autoren der Arbeiten verwendeten Begriffe darunter zusammengefaßt: Magenausgangsstenose, Pylorusstenose, Magenentleerungsstörung, verzögerte Darmentleerung, Bulbusstenose etc. Es wurde die Definition des Autors übernommen, ohne daß ein bestimmter Nachweis der Magenausgangsstenose zur Bedingung gemacht wurde.

Magenresektion
Siehe „Resektion"

Medikamentöse Therapie
Definition: Unter medikamentöser Therapie verstehen wir eine konservative Therapie mit dem Ziel der Ulkusheilung oder der Rezidivprophylaxe. Bei Ulkusblutung wird das Sistieren der Blutung und das Verhindern des Rezidivs angestrebt. Gesondert behandelt werden die endosko-

pische Therapie einer Blutung, die Absaugung bei Vorliegen einer Perforation, die Diättherapie, die Psychotherapie und die Therapie durch Hospitalisation.

Folgende Therapieformen werden in der Datensammlung besprochen: Intermittierende Therapie: Bei dieser Therapieform erfolgt in gewissen vorausbestimmten Zeitintervallen, in denen erfahrungsgemäß bei dem Patienten Rezidive auftreten, z. B. im Frühjahr und im Herbst, eine aktive Therapie. Es handelt sich somit um eine Variante der Langzeittherapie.

Kurative Therapie (= KT): Es handelt sich um die Therapie bis zur Heilung eines floriden Ulkus.

Medikamentöse Therapie bei Bedarf: Wir verstehen darunter die Einnahme eines Medikaments beim ersten Auftreten von Beschwerden während einiger Tage; es handelt sich hierbei nicht um eine Rezidivprophylaxe, sondern um das „Kupieren" des Ulkusschubs in einem sehr frühen Stadium.

Langzeittherapie (= LZT): Eine Langzeittherapie beinhaltet eine konsequent durchgeführte Maßnahme von beliebiger Zeitdauer nach erfolgter Abheilung des Ulkus mit dem Ziel der Verhütung von Ulkusrezidiven.

Therapia nulla: (s. dort).

Aufnahme- und Beurteilungskriterien: Ausführlich werden nur diejenigen Arbeiten zitiert, die die Anzahl der Patienten, die Art und Dosis des Medikaments, die Methoden zur Erfassung der Ergebnisse, den Zeitraum der Behandlung und die Anzahl der Dropouts angeben.

Mortalität

Definition: Es handelt sich um die Gesamtmortalität bei konservativer und/oder operativer Behandlung der Ulkuskrankheit oder von Ulkuskomplikationen. Mortalität während des Klinikaufenthalts bei chirurgischer Ulkustherapie siehe „Kliniksmortalität".

Aufnahme- und Beurteilungskriterien: Ausführlich werden nur diejenigen Arbeiten zitiert, die die Anzahl der Patienten und der Todesfälle angeben.

Nebenwirkungen

Definition: Die „Nebenwirkungen" werden im Wortlaut der Publikation aufgelistet. Unter „Nebenwirkungen" („adverse drug effects") verstehen wir Effekte, die nicht der erwünschten therapeutischen Wirkung eines Medikaments entsprechen und im Zusammenhang mit der Therapie auftreten. Die Kausalität kann – muß aber nicht – erwiesen sein.

Aufnahme- und Beurteilungskriterien: Aufgenommen werden Arbeiten zur Langzeittherapie, zur Therapie des Zollinger-Ellison-Syndroms und gewisse Übersichtsarbeiten („postmarket-surveillance-reports").

Ausführlich werden alle Arbeiten zitiert, die eine Aussage zu „Nebenwirkungen" enthalten. Unter „sonstigen Arbeiten" finden sich die Arbeiten, in denen sich keine Bemerkung über das Auftreten von „Nebenwirkungen" findet.

Perforation

Definition: Es handelt sich um eine Ulkusperforation (s. auch „Komplikation").

Reoperation

Definition: Es handelt sich um einen chirurgischen Eingriff, der wegen postoperativer Folgen oder wegen des Wiederauftretens der Ulkuskrankheit nach einer Ulkusoperation durchgeführt worden ist.

Resektion, distale des Magens

Definition: Es handelt sich um die Entfernung eines Teils des Magens mit dem Ziel der Reduktion der Säuresekretion. Die folgenden Resektionsverfahren sind eingeschlossen:
- Magenresektion,
- Zweidrittelresektion,
- Hemigastrektomie,
- Vierfünftelresektion,
- partielle Gastrektomie,
- subtotale Gastrektomie,
- Antrektomie.

Nicht eingeschlossen sind die Ulkusexzision und die Pylorusresektion, die lediglich der Drainage des Magens dient.

Die distale Magenresektion kann mit den Anschlußverfahren Billroth I, Billroth II oder Roux-en-Y verbunden sein oder die Form einer Polya-Gastrektomie haben.

Rezidiv

Definition: Da eine allgemeine Definition des Begriffs „Rezidiv" nicht existiert, werden die von den einzelnen Autoren gegebenen Definitionen verwendet. Es handelt sich um ein nach vollständiger Heilung des Ulkus neu auftretendes Ulkus, wobei gilt:
- Der Nachweis muß endoskopisch oder radiologisch erfolgen.
- Das Ulkus kann im Bereich des ehemaligen Ulkus (orthotop) oder an anderer Stelle (heterotop) auftreten.

– Die meisten Autoren sprechen auch beim Auftreten einer Erosion im Bereich des ehemaligen Ulkus von einem Rezidiv, ohne in der Arbeit ausdrücklich darauf hinzuweisen, daß der neu aufgetretene Epitheldefekt einer Erosion und nicht einem Ulkus entspricht. Eine Gastritis bzw. eine Duodenitis wird in keinem Fall als Rezidiv betrachtet.

– Das Rezidiv kann während oder im Anschluß an eine konservative Therapie oder im Anschluß an eine chirurgische Therapie auftreten; im letzteren Fall sprechen wir von einem postoperativen Rezidiv (s. „Rezidiv, postoperatives"). In den Arbeiten zur chirurgischen Therapie ist die Abheilung vor der Operation häufig nicht dokumentiert. In der Datensammlung werden folgende Informationen zum Rezidiv nach oder während einer Therapie gegeben:

a) Während oder nach einer konservativen Therapie:
   – Rezidiv, asymptomatisches
   – Rezidiv, asymptomatisches, Anteil an der Gesamtzahl der Rezidive,
   – Rezidiv, symptomatisches,
   – Rezidiv, symptomatisches und asymptomatisches,
   – Rezidiv, symptomatisches und asymptomatisches, Zeitpunkt des Auftretens,
   – Rezidiv, heterotopes,
   – Risikofaktoren für das Auftreten von Rezidiven.

b) Nach chirurgischer Therapie:
   – Rezidiv, heterotopes,
   – Rezidiv, postoperatives,
   – Rezidiv, postoperatives, Zeitpunkt des Auftretens,
   – Risikofaktoren für das Auftreten von postoperativen Rezidiven

Aufnahme- und Beurteilungskriterien: Ausführlich werden nur diejenigen Arbeiten zitiert, in denen die Anzahl der primär aufgenommenen Patienten, die Anzahl der nachuntersuchten Patienten, die Anzahl der Patienten mit Rezidiv und der Zeitpunkt der Nachuntersuchung angegeben werden.

Rezidiv, asymptomatisches

Definition: Es handelt sich um ein Rezidiv bei einem Patienten ohne Ulkussymptomatik.

Aufnahme- und Beurteilungskriterien: Aufgenommen werden Arbeiten, in denen am Ende einer definierten Zeitperiode alle Patienten endoskopisch oder radiologisch hinsichtlich eines Rezidivs untersucht werden.

Die Gesamtzahl der Rezidive wird unter „Rezidiv, asymptomatisch und symptomatisch" angegeben; der Anteil der asymptomatischen an der Gesamtzahl der Rezidive findet sich unter „Rezidiv, asymptomatisch, Anteil an Gesamtzahl der Rezidive".

Rezidiv, heterotopes

Definition: Im Falle des Ulcus ventriculi handelt es sich um ein Rezidiv im Bulbus duodeni oder am Pylorus. Sinngemäße Permutationen dieser Definition gelten für das heterotope Rezidiv des Ulcus duodeni und Ulcus ad pylorum.

Rezidiv, postoperatives

Definition: Es handelt sich um ein Rezidivulkus nach einem elektiven chirurgischen Eingriff, der der Rezidivprophylaxe bei Bestehen einer Ulkuskrankheit dienen soll.

Aufnahme- und Beurteilungskriterien: Ausführlich werden nur diejenigen Arbeiten zitiert, aus denen hervorgeht, ob es sich um einen Elektiv- oder einen Notfalleingriff gehandelt hat, und in denen mindestens 70% der ursprünglich in die Studie aufgenommenen Patienten nachuntersucht worden sind. Die Arbeiten werden unabhängig davon aufgenommen, ob eine Unterscheidung zwischen symptomatischen und asymptomatischen Ulzera getroffen wurde. In der Datensammlung werden die von den Autoren der Arbeiten angegebenen Zahlen übernommen.

Rezidiv, postoperatives, Zeitpunkt des Auftretens

Definition: In der Datensammlung wird der zeitliche Verlauf des Auftretens der postoperativen Rezidive dargestellt.

Aufnahme- und Beurteilungskriterien: Aufgenommen werden Arbeiten, in denen zumindest zu 2 Zeitpunkten im Verlauf einer definierten Beobachtungsperiode die Patienten hinsichtlich eines postoperativen Rezidivs untersucht worden sind. Die Arbeiten werden unabhängig davon aufgenommen, ob eine Unterscheidung zwischen symptomatischen und asymptomatischen Ulzera getroffen wurde. Im Ulkusalmanach werden die von den Autoren der Arbeiten angegebenen Zahlen übernommen. Ausführlich werden nur diejenigen Arbeiten zitiert, aus denen hervorgeht, ob es sich um einen Elektiv- oder einen Notfalleingriff gehandelt hat, und in denen mindestens 70% der ursprünglichen Patienten nachuntersucht worden sind.

Rezidiv, symptomatisches

Definition: Es handelt sich um ein Rezidiv bei einem Patienten mit Ulkussymptomatik.

Aufnahme- und Beurteilungskriterien: Aufgenommen werden Arbeiten, in denen bei Beschwerden des Patienten eine endoskopische oder radiologische Kontrolle durchgeführt wurde.

Rezidiv, symptomatisch und asymptomatisch

Definition: In der Datensammlung wird unter diesem Schlagwort die Summe der asymptomatischen und symptomatischen Rezidive dargestellt.

Aufnahme- und Beurteilungskriterien: Aufgenommen werden Arbeiten, in denen am Ende einer definierten Zeitperiode alle Patienten endoskopisch oder radiologisch hinsichtlich eines Rezidivs untersucht worden sind.

Die Anzahl der asymptomatischen Rezidive wird auch unter „Rezidiv, asymptomatisch" angegeben; der Anteil der asymptomatischen an der Gesamtzahl der Rezidive findet sich unter „Rezidiv, asymptomatisch, Anteil an Gesamtzahl von Rezidiven".

Rezidiv, symptomatisch und asymptomatisch, Zeitpunkt des Auftretens

Definition: In der Datensammlung wird der zeitliche Verlauf des Auftretens der Rezidive (Summe der asymptomatischen und symptomatischen Rezidive) dargestellt.

Aufnahme- und Beurteilungskriterien: Aufgenommen werden Arbeiten, in denen zumindest zu 2 Zeitpunkten im Verlauf einer definierten Beobachtungsperiode alle Patienten endoskopisch oder radiologisch hinsichtlich eines Rezidivs untersucht worden sind.

Riesenulkus

Definition: Es wird die in der jeweiligen Arbeit gegebene Definition übernommen. Im Regelfall sind die Ulzera größer als 2,5 cm.

Risikofaktoren

Definition: Es handelt sich hierbei um Faktoren, welche epidemiologische oder therapeutische Phänomene der Ulkuskrankheit ungünstig beeinflussen. Für viele der quantitativ faßbaren Risikofaktoren gelten keine allgemeingültigen Definitionen. Beispielsweise sprechen manche Autoren von „Rauchern" bei Individuen, welche mindestens eine Zigarette pro Tag rauchen, während andere Autoren die Grenze bei 5 oder 10 Zigaretten pro Tag festlegen. In allen diesen Fällen ist das Kriterium des Autors übernommen worden.

Liste der im Ulkusalmanach vorkommenden Risikofaktoren:

- Alkohol
- Alkoholabstinenz
- Alter
- Anamnesedauer
- Arbeit und Beruf
- Arzneimittelkonsum
- Begleiterkrankung
- Blutgruppe
- Compliance
- Endoskopischer Befund
- Familienanamnese
- Gallereflux
- Gastarbeiterstatus
- Gastrinsekretion
- Gastroduodenitis
- Geographische Einflüsse
- Geschlecht
- Helicobacter pylori
- HLA-Antigen
- Indikationsstellung
  zur chirurgischen Intervention
- Infektionskrankheit
- Intervall bis zum Rezidiv
- Jahreszeit
- Kaliumchlorid
- Kalziumspiegel im Serum
- Kochsalz
- Koffein
- Kohortenphänomen
- Körpergewicht
- Latenz bis zur Operation
- Lebensbedingungen
- Magenausgangsstenose
- Magenentleerung
- Medizinische Therapie,
  vorangegangene
- Nahrung oder Nahrungs-
  bestandteile
- NSAID (nichtsteroidale
  entzündungshemmende
  Medikamente)
- Operation, vorangegangene
- Operationserfahrung
- Pepsinogen und Pepsin
- Perforation, Größe der
- Persistierende Blutung
- Persönlichkeitsstruktur
- Psychosoziale Faktoren
- Rasse
- Rauchabstinenz
- Rauchen
- Rauchgewohnheit
- Säuresekretion
- Säuresekretion bei
  Therapiebeginn
- Säuresekretion unter
  Therapie
- Säuresekretion, postopera-
  tiv früh nach Operation
- Säuresekretion, postopera-
  tiv spät nach Operation
- Säuresekretion, präoperativ
- Säuresekretion, Vergleich
  verschiedener Meßmethoden
- Schock
- Schulbildung
- Steroide
- Ulkusepisoden, Anzahl
  früherer
- Ulkusform
- Ulkusgröße bei Therapie-
  beginn
- Ulkuskomplikation,
  zusätzliche
- Ulkuskomplikationen
  in der Anamnese

- Ulkuslokalisation
- Ulkusnarbe, Beschaffenheit der
- Ulkussymptome
- Ulkuszahl

- Unvollständige Heilung
- Unvollständige Vagotomie
- Vagomotorischer Elektrotest

Die Abhängigkeit der folgenden Phänomene von den obengenannten Risikofaktoren wird in der Datensammlung untersucht:

- Auftreten des Ulkus
- Auftreten eines therapierefraktären Ulkus oder eines Ulkus mit verzögerter Heilung
- Blutung, Häufigkeit der
- Blutungsrezidiv
- Heilung des postoperativen Rezidivs
- Heilung des unkomplizierten Ulkus
- Heterotopes Rezidiv nach chirurgischer Therapie
- Hospitalisationshäufigkeit wegen Ulkus
- Klinikskomplikation bei chirurgischer Therapie der Blutung
- Klinikskomplikation bei chirurgischer Therapie der Perforation
- Kliniksmortalität
- Kliniksmortalität bei chirurgischer Therapie der Blutung
- Kliniksmortalität bei chirurgischer Therapie der Perforation
- Komplikation bei medikamentöser Therapie der Blutung
- Komplikation nach chirurgischer Therapie der Blutung
- Komplikation nach chirurgischer Therapie der Perforation
- Langzeitergebnis bei chirurgischer Therapie des unkomplizierten Ulkus
- Langzeitergebnis bei chirurgischer Therapie der Blutung
- Langzeitergebnis nach chirurgischer Therapie der Perforation
- Magenausgangsstenose
- Magenkarzinom bei medikamentöser Therapie
- Magenkarzinom nach chirurgischer Therapie
- Mortalität der Ulkuskrankheit
- Mortalität bei der Perforation
- Mortalität bei der Blutung
- Mortalität nach chirurgischer Therapie
- Operationshäufigkeit nach medikamentöser Kurativtherapie
- Perforation, Häufigkeit der
- Postoperatives Rezidiv
- Reoperation nach chirurgischer Therapie der Perforation

– Rezidiv bei medikamentöser Therapie des unkomplizierten Ulkus
– Rezidiv bei medikamentöser Therapie des postoperativen Rezidivs
– Therapierefraktäres Ulkus, Häufigkeit des
   Aufnahme- und Beurteilungskriterien: Ausführlich werden nur diejenigen Arbeiten zitiert, welche exakte quantitative Angaben über den Einfluß von Risikofaktoren machen und bei welchen der Risikofaktor innerhalb der Patientenpopulation genügend häufig auftritt, um einen statistischen Test zu ermöglichen.

Studiendesign

Definition: In der Datensammlung wird die Strategie zur Erfassung eines Phänomens in einer klinischen Studie als „Studiendesign" bezeichnet. Wir unterscheiden folgende Arten eines Studiendesigns:

1   Prospektive Studien

1.1 Studien mit Kontrollgruppe:

   rdb: Randomisierte, doppelblinde Studie; bei chirurgischen Studien kennen der Patient und der Nachuntersucher die Operationsart nicht.

   reb: Randomisierte, einfachblinde Studie; bei chirurgischen Studien ist die Operationsmethode entweder dem Patienten oder dem Nachuntersucher unbekannt.

   neb: Nicht randomisierte, einfachblinde Studie.

   rok: Randomisierte, offen kontrollierte Studie; Vergleich zweier Behandlungsmethoden, wobei sowohl dem Patienten als auch dem Untersucher die Art der Behandlung bekannt ist.

   nok: Nicht randomisierte, offen kontrollierte Studie; Vergleich zweier Behandlungsmethoden, wobei sowohl dem Patienten als auch dem Untersucher die Art der Behandlung bekannt ist. Die Zuteilung der Patienten zu den Behandlungsgruppen erfolgt nicht randomisiert, sondern z. B. konsekutiv.

1.2 Studien ohne Kontrollgruppe:

   ouk: Offene, unkontrollierte Studie, im Gegensatz zu „ret" (s. unten) handelt es hierbei um eine prospektive Studie mit einem vor Einschluß der Patienten erstellten Studienprotokoll.

1.3 Retrograde Fragestellung im Rahmen von prospektiven Studien: Es wird im Rahmen einer prospektiven Studie eine Zusatzfrage beantwortet, im allgemeinen durch die Bildung von Subklassen. Die Frage ist im ursprünglichen Studienprotokoll nicht enthalten, oder das Kollektiv gestattet keine multiplen Tests zur Beantwortung solcher Zusatzfragen. In solchen Fällen wird das der Ausgangsfragestellung zugrundeliegende Studiendesign in Klammern gestellt, z. B. (rdb).

2   Retrospektive Studien
ret: Retrospektive Beobachtung oder Analyse; im Gegensatz zu „ouk" fehlt bei diesen Studien ein prospektiv erstelltes Studienprotokoll.
3   Metaanalyse
met: Zusammenfassende, statistische Analyse der Daten aus mehreren Studien zur gleichen Fragestellung.

Das Studiendesign ist eines der Beurteilungskriterien im Ulkusalmanach. Es werden grundsätzlich prospektive Studien bevorzugt. Wenn allerdings bei einem Themenkreis keine prospektiven Studien zur Verfügung stehen, weil die Durchführung solcher Studien sehr schwierig ist, werden auch retrospektive Studien oder auch Fallberichte ausführlich dargestellt. Bei den meisten epidemiologischen Studien stehen nur retrospektive Erhebungen zur Verfügung. Ähnliches gilt bei seltenen Krankheitsbildern wie dem Riesenulkus. Im Zusammenhang mit Nebenwirkungen („adverse drug events") können auch Fallberichte von Interesse sein.

Sonstige Arbeiten
Definition: Die in dieser Rubrik erwähnten Arbeiten enthalten eine sich auf das Schlagwort beziehende Aussage, die aufgrund unserer Beurteilungskriterien (s. dort) nicht ausführlich zitiert wird.

Therapia nulla
Definition: Bei einer Therapia nulla werden keine regelmäßig einzunehmenden Medikamente verabreicht. Es werden auch keine nichtmedikamentösen, konsequent durchzuführenden Maßnahmen wie Diättherapie und Psychotherapie getroffen. Eventuell auftretende Beschwerden kann der Patient mit nach Bedarf eingenommenen Medikamenten, z. B. Antazida, behandeln.

Therapierefraktäres Ulkus; Ulkus mit verzögerter Heilung
Definition: Üblicherweise ist ein therapierefraktäres Ulkus ein Ulkus, welches nach 12 Wochen adäquater Therapie nicht abgeheilt ist. Eine allgemein gültige Definition für das therapierefraktäre Ulkus existiert nicht, ebensowenig für das verzögert abheilende Ulkus.

Unter einem verzögert abheilenden Ulkus versteht man meist ein Ulkus, das nach einer vom Autor festgelegten Behandlungszeit nicht abgeheilt ist. In der Datensammlung wird die vom Autor der Studie verwendete Definition übernommen.

Ulkusarten

Definition: Der Begriff Ulkusart bezieht sich auf die Lokalisation des Ulkus vor Beginn der Therapie. Die Angaben des Autors zur Lokalisation werden übernommen. Folgende Unterscheidungen werden in der Datensammlung getroffen.

UD: Ulcus duodeni
Mindestens 90% der Patienten des untersuchten Kollektivs haben ein Ulcus duodeni.

UD+: Mindestens 70% der Patienten des untersuchten Kollektivs haben ein Ulcus duodeni, die anderen Patienten haben ein Ulcus ventriculi oder ein Ulcus ad pylorum.

UP: Ulcus ad pylorum
Mindestens 90% der Patienten des untersuchten Kollektivs haben ein Ulcus ad pylorum.

UV: Ulcus ventriculi
Mindestens 90% der Patienten des untersuchten Kollektivs haben ein Ulcus ventriculi.

UV+: Mindestens 70% der Patienten des untersuchten Kollektivs haben ein Ulcus ventriculi, die anderen Patienten haben ein Ulcus duodeni oder ein Ulcus ad pylorum.

nk: Nicht klassifizierte Ulzera
Diese Bezeichnung wurde gewählt, wenn: a) die Ulkusart in einer Studie nicht spezifiziert wird; b) die Studie an einem Patientenkollektiv durchgeführt wurde, in welchem bei weniger als 70% der Patienten eine Ulkusart vorliegt, und die Ergebnisse nicht für jede Ulkusart getrennt berichtet werden.

Unkompliziertes Ulkus

Definition: Von einem unkomplizierten Ulkus sprechen wir dann, wenn bei einem nicht operierten Patienten zu Beginn der jetzigen Therapie keine Komplikation (Blutung, Perforation oder Therapieresistenz) vorliegt. In solchen Fällen kann zu einem früheren Zeitpunkt eine solche Komplikation aufgetreten sein. Zu betonen ist, daß dies in den meisten Arbeiten nicht angegeben wird. Dieser Mangel an Information ist der Grund für die hier angeführte Definition. Die Ergebnisse der Therapie von unkomplizierten Ulzera werden in der Datensammlung im Teil 1 und 2 berichtet.

Vagotomie

Definition: Es handelt sich um operative Verfahren zur teilweisen oder vollständigen Durchtrennung des Nervus vagus mit dem Ziel der Reduktion der Säuresekretion.

In der Datensammlung werden die in der Literatur vorkommenden Bezeichnungen unter folgenden Begriffen zusammengefaßt:

Trunkuläre Vagotomie (= TV):	Totale Vagotomie Totale abdominale Vagotomie Thorakale Vagotomie
Selektive Vagotomie (= SV):	Selektive gastrale Vagotomie Selektive totale Vagotomie Totale gastrale Vagotomie Gastrale Vagotomie
Proximale gastrale Vagotomie (= PGV):	Selektive proximale Vagotomie Proximale selektive Vagotomie Hochselektive Vagotomie Parietalzellvagotomie Superselektive Vagotomie Säure-Fundus-Vagotomie Selektive restriktive Vagotomie

Datensammlung

Teil 1:

Ergebnisse der chirurgischen Therapie des unkomplizierten Ulkus

101 Anämie nach Resektion des Magens

Diese Spätkomplikation wird in der Datensammlung nicht besprochen.

102 Blutung (Ulkusblutung) nach chirurgischer Therapie

In der überwiegenden Anzahl von Studien werden keine Angaben über Häufigkeit von Blutungen gemacht; wahrscheinlich sind hier keine Blutungen aufgetreten. Im folgenden wird über eine selektionierte Gruppe von Studien mit spezifischen Angaben und meist auffallend großen Blutungshäufigkeiten berichtet.

102.01 Resektion + Vagotomie, verschiedene Verfahren

UD **Keine Blutung nach distaler Magenresektion mit BI + TV innerhalb von im Mittel 10 Jahren.** 57 Patienten, 50 nachuntersucht (88%), keine Blutung. *Henrion C, 1981, ret.*

102.02 Resektion, verschiedene Verfahren

Zu diesem Schlagwort stehen keine Arbeiten zur Verfügung, deren Inhalt sich aufgrund unserer Beurteilungskriterien für eine ausführliche Wiedergabe eignet.

Sonstige Arbeiten:

UD *Dinbar A, 1980, ouk.*

102.03 Vagotomie, Vergleich mit Vagotomie + Resektion

UD **Ähnlich viele Blutungen nach TV + distaler Magenresektion mit BI und nach TV + D.** 57 Patienten, TV + Antrektomie, 50 innerhalb von 10 Jahren nachuntersucht (88%), keine Blutung; 107 Patienten, TV + D, 100 innerhalb von 10 Jahren nachuntersucht (93%), 3 Blutungen (3,2%). *Henrion C, 1981, ret.*

102.04 Vagotomie, verschiedene Verfahren

UD **1,7% Blutungen nach PGV innerhalb von im Mittel 8 (5–12 Jahren).** 279 Patienten, 233 nachuntersucht (84%), 35 Rz, davon 4 Blutungen. *Blackett RL, 1981, ouk.*

3,0% Blutungen nach TV + D innerhalb von im Mittel 10 Jahren. 107 Patienten, 100 nachuntersucht (93%), 3 Blutungen. *Henrion C, 1981, ret.*
0,73% Blutungen nach TV + D innerhalb von im Mittel 11 (5–15 Jahren). 305 Patienten, 273 nachuntersucht (91%), 2 Blutungen. *Smith G, 1981, ret.*

UD+   **0,42% Blutung nach Vagotomie innerhalb von 2–5 Jahren.** 259 Patienten, SV + D oder TV + D oder PGV, 240 nachuntersucht (93%), 1 Todesfall wegen Blutung. *Christiansen J, 1981, rok.*
1,1% Blutung nach PGV innerhalb von 5 Jahren. 100 Patienten, 88 nachuntersucht (88%), 1 Blutung. *Paimela H, 1983, ret.*

Sonstige Arbeiten:

UV   *Duthie HL, 1973, reb.*

103 Diarrhoe

Das Thema „Diarrhoe" wird in der Datensammlung nicht besprochen. Der Einfluß der Diarrhoe auf das Befinden des Patienten geht in das Langzeitergebnis nach chirurgischer Therapie (Visick-Gradierung) ein: siehe unter 109 (Langzeitergebnis).

104 Dumping

Das Thema „Dumping" wird in der Datensammlung nicht besprochen. Der Einfluß des Dumping auf das Befinden des Patienten geht in das Langzeitergebnis nach chirurgischer Therapie (Visick-Gradierung) ein: siehe unter 109 (Langzeitergebnis).

105 Galleerbrechen, postoperatives

Das Thema „Postoperatives Galleerbrechen" wird in der Datensammlung nicht besprochen. Der Einfluß des postoperativen Galleerbrechens auf das Befinden des Patienten geht in das Langzeitergebnis nach chirurgischer Therapie (Visick-Gradierung) ein: siehe unter 109 (Langzeitergebnis).

106 Klinikskomplikation

106.01 Antrektomie

Siehe unter 106.06 (Resektion + Vagotomie, verschiedene Verfahren) und 106.10 (Resektion, verschiedene Verfahren).

106.02 Drainage, Vergleich verschiedener Verfahren

UD   **Weniger Klinikskomplikationen bei TV + Pylorusdilatation als bei TV + Pyloroplastik.** 20 Patienten, TV + Pylorusdilatation, 26 Komplikationen; 19 Patienten, TV +Pyloroplastik, 36 Komplikationen; Mehrfachnennungen. *Pringle R, 1983, rok.*

Sonstige Arbeiten:
Heyden WF, 1968, rok.

106.03 Drainage, Vergleich von Vagotomie mit und ohne

UD+ **Ähnlich viele Klinikskomplikationen bei PGV + D und ein PGV.** 56 Patienten, PGV + D, 6 Komplikationen (11%); 52 Patienten, PGV, 8 Komplikationen (15%). *Emas S, 1985, rok.*

Sonstige Arbeiten:
Van Heerden JA, 1980, ouk.

106.04 Elektivoperation, Vergleich mit Notfalloperation

UD **Ähnlich viele Klinikskomplikationen bei elektiver PGV und bei notfallmäßiger PGV-Übernähung einer Perforation.** 60 Patienten, elektive PGV, 6 Klinikskomplikationen (2 Wundinfektionen, je 1 respiratorische Infektion, Milzverletzung, duodenaler Serosariß, Magenausgangsstenose) (10%); 93 Patienten, notfallmäßige PGV-Übernähung einer Perforation, 6 Klinikskomplikationen (4 respiratorische Infektionen, je 1 Wundinfektion, obere Gastrointestinalblutung) (6,5%). *Choi S, 1986, ret.*
Weniger Klinikskomplikationen bei Elektivoperation als bei Notfalloperation. 209 Patienten, elektive TV + D, 48 Komplikationen (23%); 68 Patienten, Notfall-TV + D, 21 Komplikationen (31%). *Clark CG, 1985, ret.*

106.05 Polya-Gastrektomie

Siehe unter 106.06 (Resektion + Vagotomie, verschiedene Verfahren) und 106.10 (Resektion, verschiedene Verfahren).

106.06 Resektion + Vagotomie, verschiedene Verfahren

Ulkus	Operations-verfahren	Pat mit Kliniks-komp %	Pat mit Kliniks-komp n	Pat n	Autor, Jahr	Stu dsn
*1	*2					
UD	BI(c) +TV	6.0	3	50	*Sawyers JL, 1977b*	rok§
UD	BI/BII(c) +TV	0.24	3	1266	*Lygidakis NJ, 1984b*	ret§
UD	Resektion+TV	16	75	466	*Hubert JP, 1980*	ret§
UD+	BI(c) +TV	9.9	7	71	*Fiser WP, 1982*	ret§
UD+	BI/BII(c) +TV	14	13	92	*Jordan PH, 1970*	rok§
UD+	BII(c) +TV	11	8	71	*Fiser WP, 1982*	ret§
nk	BI(c) +SV	29	32	112	*Rehnberg O, 1983*	ouk§
nk	Roux-Y(c)+SV	36	9	25	*Karlqvist PA, 1986*	ret§

*1, *2: Kolonnen, nach denen der Inhalt der Tabelle sortiert ist.
(c) Hierbei handelt es sich laut Autor um eine Antrektomie.

§ Die folgenden Angaben ergänzen den Inhalt der Tabelle:

UD *Sawyers JL, 1977b, rok:* 3 Klinikskomplikationen: 2 Wundinfektionen, 1 Magenausgangsstenose.

Lygidakis NJ, 1984b, ret: 3 schwere Klinikskomplikationen: 3 Peritonitiden und Sepsis.

Hubert JP, 1980, ret: Klinikskomplikationen bei 75 Patienten: 23 Magenausgangsstenosen, 17 Wundinfektionen, 9 Pneumonien, 8 Duodenalstumpfinsuffizienzen, 7 Thrombophlebitiden, 3 Lungenembolien, 3 Wundhämatome, 3 Harnverhaltungen, 2 Klaffen der Wunde, 1 Pankreatitis, 1 intraperitoneale Blutung, 1 Myokardinfarkt, 1 Peritonitis, 1 Lähmung des Brachialplexus, 1 Cholezystitis oder Pneumonie, 1 Magenstein (Bezoar), 1 Sepsis, 1 Salmonellen-Diarrhoe, 1 Parotitis, 1 Ileus, 1 asthmatische Bronchitis, 1 Urogenitaltraktinfektion.

UD+   *Fiser WP, 1982, ret:* 7 Klinikskomplikationen: Wundinfektionen, kardiopulmonale Komplikationen, abdominale Komplikationen.

Jordan PH, 1970, rok: 13 Komplikationen: 8 Wundinfektionen, 3 Anastomosendysfunktionen, 2 Duodenalfisteln.

Fiser WP, 1982, ret: 8 Klinikskomplikationen: Wundinfektion, kardiopulmonale Komplikation, abdominale Komplikation.

nk   *Rehnberg O, 1983, ouk:* Klinikskomplikationen bei 32 Patienten: Wundriß und Inzisionshernie, Wundinfektion, Anastomoseninsuffizienz, Pankreatitis, intraperitoneale Blutung, Magenausgangsstenose, Pneumonie, subkutane Blutung, Insuffizienz des kutanen Gastrostomas, tiefe Venenthrombose, Pyrexie, Nahtgranulom.

Karlqvist PA, 1986, ret: 9 Klinikskomplikationen: 3 Magenausgangsstenosen, 2 Pneumonien, 1 intraabdominaler Abszeß, 1 Nahtinsuffizienz, 1 intraabdominale Blutung, 1 Stenose der Gastrojejunostomie.

Sonstige Arbeiten:

UD   *Gobbel WG, 1963, ret; Jordan PH, 1979a, rok; Koo J, 1983b, rok; Mulholland M, 1982, rok; Seidel W, 1973, nok.*

UV   *Gobbel WG, 1963, ret.*

nk   *Gleysteen JJ, 1983, rok; Herrington JL, 1984, ret.*

106.07   Resektion, distale des Magens mit Billroth I-Anastomose (BI)

Siehe unter 106.10 (Resektion, verschiedene Verfahren).

106.08   Resektion, distale des Magens mit Billroth II-Anastomose (BII)

Siehe unter 106.10 (Resektion, verschiedene Verfahren).

106.09   Resektion, Vergleich mit Vagotomie

UV   **Mehr Klinikskomplikationen bei distaler Magenresektion mit BI als bei TV + D.** 50 Patienten, BI, 17 Komplikationen (34%); 50 Patienten, TV + D, 5 Komplikationen (10%). *Duthie HL, 1973, reb.*

Sonstige Arbeiten:
Becker HD, 1982, rok.

106.10 Resektion, verschiedene Verfahren

Ulkus	Operations-verfahren	Pat mit Kliniks-komp %	Pat mit Kliniks-komp n	Pat n	Autor, Jahr	Stu dsn
UD	BII(Polya)	1.0	7	689	*Lygidakis NJ, 1984b*	ret§
UV	BI	34	17	50	*Duthie HL, 1973*	reb§
nk	BI(c)	31	55	177	*Rehnberg O, 1983*	ouk§
nk	BII	7.2	7	97	*Skarstein A, 1980*	ret§

(c) Hierbei handelt es sich laut Autor um eine Antrektomie.

106.10 Resektion, verschiedene Verfahren

§   Die folgenden Angaben ergänzen den Inhalt der Tabelle:

UD   *Lygidakis NJ, 1984b, ret:* 7 schwere Klinikskomplikationen: 4 Peritonitis und Sepsis, 3 Blutungen.

UV   *Duthie HL, 1973, reb:* 17 Klinikskomplikationen: 3 Nahtinsuffizienzen, 3 paralytische Darmverschlüsse, 3 Magenausgangsstenosen, 3 Wundrisse, 3 Lungenembolien, 2 Blutungen.

nk   *Rehnberg O, 1983, ouk:* Klinikskomplikationen bei 55 Patienten: Wundriß und Inzisionshernie, Wundinfektion, Anastomoseninsuffizienz, Pankreatitis, Blutung, Magenausgangsstenose, Pneumonie, subkutane Blutung, Insuffizienz der kutanen Gastrostomas, tiefe Venenthrombose, Pyrexie, Nahtgranulom.
Skarstein A, 1980, ret: 7 Klinikskomplikationen: 3 Bronchopneumonien, 2 Blutungen, 2 Nahtinsuffizienz.

Sonstige Arbeiten:

UD   *Gobbel WG, 1963, ret.*

UV   *Duthie HL, 1979, reb; Emas S, 1983, reb; Gobbel WG, 1963, ret.*

nk   *Horntrich J, 1983, ret; Weber PM, 1983, ret.*

106.11 Ulkusexzision mit Vagotomie

Zu diesem Schlagwort stehen keine Arbeiten zur Verfügung, deren Inhalt sich aufgrund unserer Beurteilungskriterien für eine ausführliche Wiedergabe eignet.

Sonstige Arbeiten:

UV   *Duthie HL, 1979, reb; Emas S, 1983, reb.*

106.12 Vagotomie, proximal gastrische

Ulkus *1	Pat mit Kliniks- komp % *2	Pat mit Kliniks- komp n	Pat n	Autor, Jahr	Stu dsn
UD	0.0	0	35	*Lygidakis NJ, 1984b*	ret
UD	1.2	1	86	*Sawyers JL, 1977b*	rok§
UD	3.1	8	260	*Starlinger M, 1984*	ret§
UD	3.6	4	110	*Salam IM, 1984*	ret§
UD	3.8	3	78	*Hedenstedt S, 1980*	ret§
UD	8.5	23	271	*Amdrup E, 1974b*	ret§
UD	8.1	11	136	*Goodmann A, 1987*	ret§
UD	9.8	12	122	*Schulze AS, 1985*	ouk§
UD	10	23	229	*Busman DC, 1982*	ouk§
UD	11	79	717	*Mühe E, 1982*	nok§
UD	20	54	272	*Clark CG, 1986*	nok§
UD+	1.2	10	829	*Gonzales EM, 1983*	nok§
UD+	3.0	3	100	*Paimela H, 1983*	ret§
UD+	6.7	22	326	*Enskog L, 1986*	ret§
UD+	7.1	4	56	*Selking Ö, 1981*	rok§
UD+	15	8	52	*Emas S, 1985*	rok§
UD+	19	16	83	*Christiansen J, 1981*	rok§

*1, *2: Kolonnen, nach denen der Inhalt der Tabelle sortiert ist.

§   Die folgenden Angaben ergänzen den Inhalt der Tabelle:

UD   *Sawyers JL, 1977b, rok:* 1 Klinikskomplikation: Wundinfektion.
Starlinger M, 1984, ret: 8 Klinikskomplikationen: 3 intraoperative Milzrupturen, 2 Darmverschlüsse, 2 extraluminäre Nachblutungen, 1 subphrenischer Abszeß.
Salam IM, 1984, ret: Klinikskomplikationen bei 4 Patienten: Diarrhoe, Dumping.
Hedenstedt S, 1980, ret: 3 Klinikskomplikationen: 3 intraoperative Milzrupturen.
Amdrup E, 1974b, ret: 23 Klinikskomplikationen: 19 Wundinfektionen, 2 subphrenische Abszesse, 2 thromboembolitische Komplikationen.
Goodman AJ, 1987, ret: 11 Klinikskomplikationen: 8 Wundinfektionen, 2 tiefe Venenthrombosen, 1 Lungenembolie.
Schulze AS, 1985, ouk: 12 Klinikskomplikationen: Lungenentzündung, tiefe Venenthrombose, Wundinfektion, Wundriß.
Busman DC, 1982, ouk: 23 Klinikskomplikationen: 9 pulmonale, 7 Wundinfektionen, 2 thromboembolitische Komplikationen, 2 Blutungen, 1 Perforation, 1 Ösophagusperforation, 1 Ileus.
Mühe E, 1982, nok: Klinikskomplikationen bei 79 Patienten: gastrointestinal: 7 Magenausgangsstenosen bei 79 Patienten: gastrointestinal: 7 Magenausgangsstenosen, 3 paralytische Darmverschlüsse, 2 Magendilatationen, 5

andere; abdominal: 16 Wundsepsis, 4 Inzisionshernien, 4 Abszesse, 1 Blutung, 1 Platzbauch, 1 Wundhämatom, 2 andere; allgemein: 33 respiratorische, 7 urogenitale, 5 tiefe Venenthrombosen, 4 Lungenembolien, 2 zentralnervöse, 2 Diabetes bedingt.
Clark CG, 1986, nok: 54 Klinikskomplikationen: 21 Pneumonien, 16 Wundinfektionen, 2 Nantdehiszenzen, 10 Venenthrombosen mit Lungenembolie, 3 Milzrisse, 1 Nekrose der kleinen Kurvatur, 1 Peritonitis.

UD+   *Gonzales EM, 1983, nok:* 8 Klinikskomplikationen: 3 intraoperative Magenperforationen, 3 Magenausgangsstenosen, 1 intraoperative Milzruptur, 1 Hämoperitoneum.
Paimela H, 1983, ret: 3 Klinikskomplikationen: 2 intraoperative Milzrupturen, 1 Wundinfektion.
Enskog L, 1986, ret: Klinikskomplikationen bei 22 Patienten: 7 Milzverletzungen, 6 Wundinfektionen, 5 Ösophagusperforationen, 5 pulmonale Komplikationen, 4 Blutungen, 3 Magenausgangsstenosen, 2 Wundrisse, 2 andere.
Selking Ö, 1981, rok: 4 Klinikskomplikationen: 4 intraoperative Milzrupturen.
Emas S, 1985, rok: Klinikskomplikationen bei 8 Patienten: 2 Wundinfektionen, 3 Pneumonien, 1 Nekrose der kleinen Kurvatur, 1 subphrenischer Abszeß, 1 Fieber unbekannter Ätiologie.
Christiansen J, 1981, rok: 16 Klinikskomplikationen: 7 Wundinfektionen, 4 Lungenentzündungen, 3 tiefe Venenthrombosen, 1 Lungenembolie, 1 Nahtinsuffizienz.

Sonstige Arbeiten:

UD   *De Vries BC, 1983, reb; Fraser AG, 1983, rok; Hollender LF, 1983, ret; Harling H, 1985, rok; Jordan PH, 1979a, rok; Koo J, 1983b, rok; Kobel T, 1984, ret; Kronborg O. 1975, rok; Lagache G, 1982, ret; Liavag L, 1979, ret; Macmillan JI, 1983, ret; Stoddard CJ, 1984, rok.*

UD+   *Hollinshead JW, 1982, ret; Ström M, 1984b, rok; Van Heerden JA, 1980, ouk; Zumtobel V, 1977, rok.*

nk   *Gleysteen JJ, 1983, rok; Muller C, 1985, nok; Thaler W, 1986, ret.*

106.13   Vagotomie, Vergleich mit Vagotomie + Resektion

UD   **Mehr Klinikskomplikationen bei SV + distaler Magenresektion mit BI als bei PGV.** 97 Patienten, SV + Antrektomie, 22 Komplikationen (23%); 97 Patienten, PGV, 12 Komplikationen (13%); Mehrfachnennungen möglich. *Jordan PH, 1979a, rok.*
Mehr Klinikskomplikationen bei TV + distaler Magenresektion mit BI als bei PGV. 50 Patienten, TV + Antrektomie, 3 Komplikationen (6,0%); 49 Patienten, PGV, 1 Komplikation (2,0%). *Sawyers JL, 1977b, rok.*

UD+   **Ähnlich viele Klinikskomplikationen bei TV + distaler Magenresektion mit BI und bei TV + D.** 71 Patienten, TV + BI, 7 Komplikationen (9,9%); 507 Patienten, TV + D, 32 Komplikationen (6,3%). *Fiser WP, 1982, ret.*

Sonstige Arbeiten:

UD   *Jacocks MA, 1980, ret; Koo J, 1983b, rok; Mulholland M, 1982, rok.*

UD+   *Fiser WP, 1982, ret.*

106.14 Vagotomie, Vergleich verschiedener Verfahren

UD   **Ähnlich viele Klinikskomplikationen bei PGV und bei TV + D.** 70 Patienten, PGV, 12 Komplikationen (17%); 70 Patienten, TV + D, 19 Komplikationen (27%); Mehrfachnennungen möglich. *Fraser AG, 1983, rok.*

Ähnlich viele Klinikskomplikationen bei PGV und bei TV + D. 272 Patienten, PGV, 54 Komplikationen (20%); 209 Patienten, TV + D, 48 Komplikationen (23%). *Clark CG, 1986, nok.*

Keine Klinikskomplikation bei PGV und bei SV + D. 37 Patienten, PGV, keine Komplikation; 37 Patienten, SV + D, keine Komplikation. *Sawyers JL, 1977 b, rok.*

UD+   **Ähnlich viele Klinikskomplikationen bei PGV und bei TV + D.** 83 Patienten, PGV, 16 Komplikationen (19%); 83 Patienten, TV + D, 13 Komplikationen (16%). *Christiansen J, 1981, rok.*

Ähnlich viele Klinikskomplikationen bei PGV und bei SV + D. 83 Patienten, PGV, 16 Komplikationen (19%); 93 Patienten, SV + D, 22 Komplikationen (24%). *Christiansen J, 1981, rok.*

Ähnlich viele Klinikskomplikationen bei SV + D und bei TV + D. 93 Patienten, SV + D, 22 Komplikationen (24%); 83 Patienten, TV + D, 13 Komplikationen (16%). *Christiansen J, 1981, rok.*

Sonstige Arbeiten:

UD   *De Vries BC, 1983, reb; Dunn DC, 1980, reb; Koo J, 1983 b, rok; Kronborg O, 1975, rok.*

106.15 Vagotomie, verschiedene Verfahren + Drainage

Ulkus	Vagotomie-verfahren	Pat mit Kliniks-komp %	Pat mit Kliniks-komp n	Pat n	Autor, Jahr	Stu dsn
*1	*2	*3				
UD	PGV+D	14	6	43	*Barroso FL, 1986*	ret§
UD	SV+D	0.0	0	37	*Sawyers JL, 1977b*	rok
UD	SV+D	0.0	0	50	*Kronborg O, 1975*	rok
UD	SV+D	24	22	93	*Christiansen J, 1981*	rok§
UD	TV+D	3.4	13	382	*Lygidakis NJ, 1984b*	ret§
UD	TV+D	4.9	2	41	*Pringle R, 1983*	rok§
UD	TV+D	7.9	5	63	*Fichardt JB, 1980*	ret§
UD	TV+D	19	13	70	*Salam IM, 1984*	ret§
UD	TV+D	20	41	209	*Clark CG, 1985*	ret§
UD	TV+D	22	34	153	*Pemberton JH, 1980*	ouk§
UD	TV+D	23	48	209	*Clarc CG, 1986*	nok§
UD+	PGV+D	11	6	56	*Emas S, 1985*	rok§
UD+	SV+D	15	8	53	*Emas S, 1985*	rok§
UD+	TV+D	4.0	2	50	*Selking Ö, 1981*	rok§
UD+	TV+D	6.3	32	507	*Fiser WP, 1982*	ret§
UD+	TV+D	16	13	83	*Christiansen J, 1981*	rok§
UD+	TV+D	24	26	108	*Jordan PH, 1970*	rok§
UV	TV+D	10	5	50	*Duthie HL, 1973*	reb§

*1, *2 etc.: Kolonnen, nach denen der Inhalt der Tabelle sortiert ist.

106.15 Vagotomie, verschiedene Verfahren + Drainage

§ Die folgenden Angaben ergänzen den Inhalt der Tabelle:

UD *Barroso FL, 1986, ret:* 6 Klinikskomplikationen: 1 Milzblutung, 5 Magenentleerungsstörungen.
Christiansen J, 1981, rok: 22 Klinikskomplikationen: 11 Wundinfektionen, 6 Lungenentzündungen, 3 Nahtinsuffizienzen, 1 Lungenembolie, 1 tiefe Venenthrombose.
Lygidakis NJ, 1984 b ret: 13 schwere Klinikskomplikationen: 10 verzögerte Magenentleerungen, 2 Blutungen, 1 Peritonitis und Sepsis.
Pringle R, 1983, rok: 2 Klinikskomplikationen: 2 paralytische Darmverschlüsse.
Fichardt JB, 1980, ret: 5 Klinikskomplikationen: 2 Wundinfektionen, 2 Magenausgangsstenosen, 1 Ileus.
Salam IM, 1984, ret: Klinikskomplikationen bei 13 Patienten: Diarrhoe, Dumping.
Clark CG, 1985, ret. 41 Klinikskomplikationen: 19 Pleuritiden, 9 Wundinfektionen, 4 Wundrisse, 2 Ileus, 3 Blutungsrz, 2 Nahtinsuffizienzen, 1 Peritonitis, 1 Milzriß.
Pemberton JH, 1980, ouk: 341 Klinikskomplikationen: Keine näheren Angaben.
Clark CG, 1986, nok: 48 Klinikskomplikationen: 19 Pneumonien, 9 Wundinfektionen, 4 Nahtdehiszenzen, 2 Ileus, 7 Venenthrombosen mit Lungenembolie, 3 gastrointestinale Blutungen, 2 Wundinsuffizienzen, 1 Milzriß, 1 Peritonitis.

UD+ *Emas S, 1985, rok:* Klinikskomplikationen bei 6 Patienten: 2 subphrenische Abszesse, 2 Pneumonien, 2 Herzinsuffizienzen, 1 Wundinfektion.
Emas S, 1985, rok: Klinikskomplikationen bei 8 Patienten: 6 Wundinfektionen, 1 Herzinsuffizienz, 1 Fieber unbekannter Ätiologie.
Selking Ö, 1981, rok: 2 Klinikskomplikationen: 1 intraoperative Milzruptur, 1 Pneumothorax.
Fiser WP, 1982, ret: 32 Klinikskomplikationen: Wundinfektionen, kardiopulmonale Komplikationen, abdominale Komplikationen.
Christiansen J, 1981, rok: 13 Klinikskomplikationen: 5 Lungenentzündungen, 5 Wundinfektionen, 1 Lungenembolie, 1 tiefe Venenthrombose, 1 Leberkoma.
Jordan PH, 1970, rok: 26 Klinikskomplikationen: 14 Anastomosendysfunktionen, 8 Wundinfektionen, 2 Wundrisse, 2 Duodenalfisteln.

UV *Duthie HL, 1973, reb:* 5 Klinikskomplikationen: 2 Blutungen, 1 Nahtinsuffizienz, 1 paralytischer Ileus, 1 Lungenembolie.

Sonstige Arbeiten:

UD *De Vries BC, 1983, reb; Fraser AG, 1983, rok; Koo J, 1983 b, rok; Mulholland M, 1982, rok; Seidel W, 1973, nok; Stoddard CJ, 1984, rok.*

UD+ *Heberer G, 1976, ret; Kronborg O, 1971, ret; Lehmann L, 1976, ret; Van Herden JA, 1980, ouk.*

UV *Kraft RO, 1984, ret.*

nk *Horntrich J, 1983, ret.*

106.16 Verschiedene chirurgische Verfahren im Vergleich

nk **Ähnlich verschiedene Klinikskomplikationen bei distaler Magenresektion mit BI und bei distaler Magenresektion mit BII.** 125 Patienten, BI, 34 Komplikationen (27%); 627 Patienten, BII, 191 Komplikationen (30%). *Weber PM, 1983, ret.*

Sonstige Arbeiten:

UD+ *Fiser WP, 1982, ret.*

UV *Duthie HL, 1979, reb; Emas S, 1983, reb.*

107 Kliniksmortalität

107.01 Antrektomie

Siehe unter 107.05 (Resektion + Vagotomie, verschiedene Verfahren) und 107.07 *(Resektion, distale des Magens, mit Billroth I-Anastomose (BI)*).

107.02 Drainage, Vergleich verschiedener Verfahren

UD **Ähnliche Kliniksmortalität bei TV + Gastroenterostomie und bei TV + Pyloroplastik.** 126 männliche Patienten, TV + Gastroenterostomie, kein Todesfall; 192 Patienten, TV + Pyloroplastik, 1 Todesfall (0,52%). *Goligher JC, 1972, rok.*
Keine Kliniksmortalität bei TV + D nach Finney und bei TV + D nach Heineke-Mickulicz. 33 Patienten, TV + D nach Finney, kein Todesfall; 27 Patienten, TV + D nach Heineke-Mikulicz, kein Todesfall. *Heyden WF, 1968, rok.*

107.03 Drainage, Vergleich von Vagotomie mit und ohne

UD **Keine Kliniksmortalität bei PGV + D und bei PGV.** 25 Patienten, PGV + D, kein Todesfall; 25 Patienten, PGV, kein Todesfall. *Largiader F, 1976, reb.*
Keine Kliniksmortalität bei PGV + D und bei PGV. 48 Patienten, PGV + Pyloroplastik, kein Todesfall; 52 Patienten, PGV, kein Todesfall. *Wastell C, 1978, rok.*

UD+ **Ähnliche Kliniksmortalität bei PGV + D und bei PGV.** 56 Patienten, PGV + D, 1 Todesfall (1,8%); 52 Patienten, PGV, kein Todesfall. *Emas S, 1985, rok.*
Keine Kliniksmortalität bei PGV + D und bei PGV. 29 Patienten PGV + D, kein Todesfall; 194 Patienten PGV, kein Todesfall. *Van Heerden JA, 1980, ouk.*

107.04 Elektivoperation, Vergleich mit Notfalloperation

UD **Keine Kliniksmortalität bei Elektivoperation und bei Notfalloperation.** 60 Patienten, elektive PGV, keine Kliniksmortalität; 93 Patienten, notfallmäßige PGV-Übernähung einer Perforation, keine Kliniksmortalität. *Choi S, 1986, ret.*

UV **Geringere Kliniksmortalität bei Elektivoperation als bei Notfalloperation.** 22 Patienten mit hochsitzendem UV, Elektivoperation, 2 Todesfälle (9,1%); 34

Patienten mit hochsitzendem blutendem oder perforiertem UV, 8 Todesfälle (24%). *Jensen H-E, 1987, ret.*
Geringere Kliniksmortalität bei Elektivoperation als bei Notfalloperation. 123 Patienten, elektive Vagotomie + D oder + Exzision, 2 Todesfälle (1,6%); 29 Patienten, Notfall-Vagotomie + D oder + Exzision, 2 Todesfälle (6,9%). *Johnson JA, 1980, ret.*

nk   **Geringere Kliniksmortalität bei Elektivoperation als bei Notfalloperation.** 785 Patienten, Elektivoperation, 14 Todesfälle (1,8%); 422 Patienten, Notfall-operation, 74 Todesfälle (18%). *Linder MM, 1985, ret.*

107.05 Resektion + Vagotomie, verschiedene Verfahren

Ulkus	Operations-verfahren	Todes-fälle %	Todes-fälle n	Pat n	Autor, Jahr	Stu dsn
*1	*2	*3				
UD	BI(c) +SV	0.0	0	97	*Jordan PH, 1979a*	rok
UD	BI(c) +TV	0.0	0	50	*Sawyers JL, 1977b*	rok
UD	BI(c) +TV	0.0	0	73	*Jordan PH, 1974*	rok
UD	BI/BII(c) +SV	0.0	0	39	*Sawyers JL, 1971*	rok
UD	BI/BII(c) +TV	0.25	1	408	*Sturniolo G, 1983*	ret
UD	BI/BII(c) +TV	0.70	1	142	*Fiser WP, 1982*	ret
UD	BI/Polya(c) +TV	2.0	1	51	*Koo J, 1983b*	rok
UD	BII(c) +TV	0.0	0	33	*Dean AC, 1966*	ret
UD	Versch +TV	1.1	5	466	*Hubert JP, 1980*	ret
UD+	BI/BII(c) +SV	0.0	0	54	*Amdrup E, 1978*	rok
UD+	BI/BII(c) +TV	0.0	0	92	*Jordan PH, 1970*	rok
nk	BI(c) +SV	0.0	0	112	*Rehnberg O, 1983*	ouk
nk	BI(c) +SV	0.0	0	22	*Gleysteen JJ, 1983*	rok
nk	BI/BII+Vagotomie	0.72	4	555	*McGuire HH, 1986*	ret
nk	Roux-Y(c)+SV	0.0	0	25	*Karlqvist PA, 1986*	ret

*1, *2 etc.: Kolonnen, nach denen der Inhalt der Tabelle sortiert ist.
(c) Hierbei handelt es sich laut Autor um eine Antrektomie.

Sonstige Arbeiten:

UD   *Gobbel WG, 1963, ret; Jacocks MA, 1980, ret; Kuzin MI, 1980, ret; Kummer D, 1982, ret; Mulholland M, 1982, rok; Postlethwait RW, 1973, rok; Seidel W, 1973, nok.*

UV   *Gobbel WG, 1963, ret.*

nk   *Herrington JL, 1984, ouk.*

107.06 Resektion, distale des Magens mit Billroth I-Anastomose (BI)

Ulkus *1	Todesfälle % *2	Todesfälle n	Pat n	Autor, Jahr	Studsn
UD	0.0(c)	0	57	Sawyers JL, 1974	rok
UD	0.0(c)	0	73	Jordan PH, 1974	rok
UD+	1.9	7	359	Wallensten S, 1954	ret
UV	0.0	0	50	Duthie HL, 1973	reb
UV	0.0	0	30	Duthie HL, 1979	reb
UV	0.0	0	20	Becker HD, 1982	rok
UV	13	4	30	Reid DA, 1982	reb
nk	0.0(c)	0	177	Rehnberg O, 1983	ouk
nk	0.90	2	221	Borg I, 1970	ret
nk	2.4	3	125	Weber PM, 1983	ret

*1, *2: Kolonnen, nach denen der Inhalt der Tabelle sortiert ist.
(c) Hierbei handelt es sich laut Autor um eine Antrektomie.

Sonstige Arbeiten:

UD   *Gobbel WG, 1963, ret; Kummer D, 1982, ret; Postlethwait RW, 1973, rok.*

UV   *Emas S, 1983, reb; Gobbel WG 1963, ret; Thomas WE, 1982, ret.*

nk   Horntrich J, 1983, ret; Krause U, 1963, ret.

107.07 Resektion, distale des Magens mit Billroth II-Anastomose (BII)

Ulkus *1	Todesfälle % *2	Todesfälle n	Pat n	Autor, Jahr	Studsn
UD	3.5	8	230	Dinbar A, 1980	ouk
UD+	4.4	39	881	Wallensten S, 1954	ret
nk	0.62	1	162	Borg I, 1970	ret
nk	1.0	1	97	Skarstein A, 1980	ret
nk	1.9	12	627	Weber PM, 1983	ret

*1, *2: Kolonnen, nach denen der Inhalt der Tabelle sortiert ist.

Sonstige Arbeiten:

UD   *Gobbel WG, 1963, ret; Jordan PH, 1974, rok; McKeown KC, 1972, ouk; Seitz W, 1982, ret.*

UV   *Gobbel WG, 1963, ret; Seitz W, 1982, ret.*

nk   *Horntrich J, 1983, ret; Krause U, 1963, ret.*

107.08 Resektion, Vergleich mit Vagotomie

UD **Ähnliche Kliniksmortalität bei distaler Magenresektion mit Polya-Anschluß und bei TV + D.** 117 männliche Patienten, distale Magenresektion mit Polya-Anschluß, kein Todesfall; 192 männliche Patienten, TV + D, 1 Todesfall (0,52%). *Goligher JC, 1972, rok.*
Keine Kliniksmortalität bei distaler Magenresektion mit Polya-Anschluß und bei TV + D. 117 männliche Patienten, distale Magenresektion mit Polya-Anschluß, kein Todesfall; 126 männliche Patienten, TV + D, kein Todesfall. *Goligher JC, 1970, rok.*

UV **Keine Kliniksmortalität bei distaler Magenresektion mit BI und bei TV + D.** 50 Patienten, BI, kein Todesfall; 50 Patienten, TV + D, kein Todesfall. *Duthie HL, 1973, reb.*

Sonstige Arbeiten:

UD *Postlethwait RW, 1973, rok.*

107.09 Resektion, Vergleich verschiedener Verfahren

UD+ **Ähnliche Kliniksmortalität bei distaler Magenresektion mit BI und bei distaler Magenresektion mit BII.** 359 Patienten, BI, 7 Todesfälle (3,7%); 881 Patienten, BII, 39 Todesfälle (4,4%). *Wallensten S, 1954, ret.*

nk **Ähnliche Kliniksmortalität bei distaler Magenresektion mit BI und bei distaler Magenresektion mit BII.** 125 Patienten, BI, 3 Todesfälle (2,4%); 625 Patienten, BII, 12 Todesfälle (1,8%). *Weber PM, 1983, ret.*

Sonstige Arbeiten:
Borg I, 1970, ret.

107.10 Resektion, verschiedene Verfahren

Siehe auch unter 107.06 *(Resektion, distale des Magens mit Billroth I-Anastomose (BI)*) und 107.07 *(Resektion, distale des Magens mit Billroth II-Anastomose (BII)*).

UD **2,3% Kliniksmortalität bei Schleimhaut-Antrektomie.** 44 Patienten, Schleimhaut-Antrektomie, 1 Todesfall. *Kirk RM, 1966, ouk.*
5,6% Kliniksmortalität bei Schleimhaut-Antrektomie mit Vagotomie. 18 Patienten, Schleimhaut-Antrektomie mit Vagotomie, 1 Todesfall. *Kirk RM, 1965, ouk.*

nk **0,4% Kliniksmortalität bei verschiedenen distalen Magenresektionen.** 235 Patienten, 1 Todesfall. *Brooks JR, 1964, ret.*
3,2% Kliniksmortalität bei distaler Magenresektion nach Billroth II mit Roux-Y-Anastomose. 31 Patienten, 1 Todesfall. *Mättig, H, 1987, ouk.*

Sonstige Arbeiten:

UD *Kuzin MI, 1980, ret; Postlethwait RW, 1973, rok.*

107.11 Ulkusexzision mit Vagotomie

Ulkus *1	Todes-fälle % *2	Todes-fälle n	Pat n	Autor, Jahr	Stu dsn
UV	0.0	0	26	*Duthie HL, 1979*	reb
UV	0.0	0	21	*Becker HD, 1982*	rok
UV	15	4	26	*Reid DA, 1982*	reb
UV+	1.3	1	80	*Goligher JC, 1978*	nok

*1, *2: Kolonnen, nach denen der Inhalt der Tabelle sortiert ist.

Sonstige Arbeiten:

UV   *Emas S, 1983, reb; Johnson JA, 1980, ret.*

nk   *Johnston D, 1977, ret.*

107.12 Vagotomie, proximal gastrische

Ulkus *1	Todes-fälle % *2	Todes-fälle n	Pat n	Autor, Jahr	Stu dsn
UD	0.0	0	52	*Wastell C, 1978*	rok
UD	0.0	0	76	*Teichmann RK, 1985*	ouk
UD	0.0	0	69	*Stoddard CJ, 1984*	rok
UD	0.0	0	122	*Schulze AS, 1985*	ouk
UD	0.0	0	110	*Salam IM, 1984*	ret
UD	0.0	0	120	*Storey DW, 1981a*	ouk
UD	0.0	0	21	*Saik RP, 1984*	rok
UD	0.0	0	402	*Romeo G, 1981*	ret
UD	0.0	0	24	*Nargund SB, 1982*	ret
UD	0.0	0	35	*Macmillan JI, 1983*	ret
UD	0.0	0	25	*Largiader F, 1976*	reb
UD	0.0	0	50	*Kronborg O, 1975*	rok
UD	0.0	0	181	*Kobel T, 1984*	ret
UD	0.0	0	50	*Koo J, 1983b*	rok
UD	0.0	0	77	*Koffman CG, 1983*	reb
UD	0.0	0	97	*Jordan PH, 1979a*	rok
UD	0.0	0	338	*Junginger Th, 1979*	ret
UD	0.0	0	54	*Harling H, 1985*	rok
UD	0.0	0	78	*Hedenstedt S, 1980*	ret
UD	0.0	0	70	*Fraser AG, 1983*	rok
UD	0.0	0	30	*ForliniA, 1983*	ret
UD	0.0	0	102	*De Vries BC, 1983*	reb

Tabelle 107.12 (Fortsetzung)

Ulkus *1	Todes-fälle % *2	Todes-fälle n	Pat n	Autor, Jahr	Stu dsn
UD	0.0	0	120	*Schröder H, 1987*	ouk
UD	0.0	0	136	*Goodmann AJ, 1987*	ret
UD	0.0	0	271	*Amdrup E, 1974b*	ret
UD	0.19	1	524	*Muller C, 1985*	nok
UD	0.24	1	421	*Goligher JC, 1978*	nok
UD	0.31	17	5539	*Johnston D, 1975a*	ret
UD	0.33	1	304	*Kennedy T, 1983*	ret
UD	0.37	1	272	*Clark CG, 1986*	nok
UD	0.38	1	260	*Starlinger M, 1984*	ret
UD	0.44	1	229	*Busman DC, 1982*	ouk
UD	0.60	1	167	*Cuilleret J, 1982*	ret
UD	0.63	1	158	*De Miguel J, 1982*	ouk
UD	0.76	1	131	*Herrington JL, 1986*	ouk
UD	0.87	2	230	*Hollender LF, 1983*	ret
UD	1.2	1	86	*Sawyers JL, 1977b*	rok
UD+	0.0	0	194	*Van Heerden JA, 1980*	ouk
UD+	0.0	0	56	*Selking Ö, 1981*	rok
UD+	0.0	0	100	*Paimela H, 1983*	ret
UD+	0.0	0	298	*Knight CD, 1983*	ret
UD+	0.0	0	326	*Enskog L, 1986*	ret
UD+	0.0	0	52	*Emas S, 1985*	rok
UD+	0.0	0	83	*Christiansen J, 1981*	rok
UD+	0.0	0	229	*Adami HO, 1980*	ret
UD+	0.24	2	829	*Gonzales EM, 1983*	nok
UD+	0.30	1	333	*Jensen HE, 1983*	ret
UD+	0.73	2	273	*Amdrup E, 1978*	rok
UV	0.0	0	56	*Mühe E, 1982*	nok
UV	5.8	3	52	*Muller C, 1985*	nok
UP	0.0	0	73	*Mühe E, 1982*	nok
nk	0.0	0	82	*O'Rourke IC, 1985*	ouk
nk	0.0	0	23	*Mühe E, 1982*	nok
nk	0.0	0	79	*Hoffmann J, 1984*	reb
nk	0.46	4	875	*Muller C, 1985*	nok
nk	2.1	1	48	*McGuire HH, 1986*	ret

*1, *2: Kolonnen, nach denen der Inhalt der Tabelle sortiert ist.

Sonstige Arbeiten:

UD   *Aeberhard P, 1978, rok; Dunn DC, 1980, reb; Henrion C, 1982, ret; Hedenstedt S, 1972, ouk; Jordan PH, 1979b, ret; Kummer D, 1982, ret; Lagache G, 1982, ret; Liavag L, 1979, ret; Mühe E, 1982, nok.*

UD+	*Heberer G, 1976, ret; Hollinshead JW, 1982, ret; Zumtobel V, 1977, rok.*
UP	*Ström M, 1984b, rok.*
nk	*Gleysteen JJ, 1983, rok; Horntrich J, 1983, ret; Thaler W, 1986, ret.*

107.13 Vagotomie, proximal gastrische mit Drainage

Ulkus *1	Todes-fälle % *2	Todes-fälle n	Pat n	Autor, Jahr	Stu dsn
UD	0.0	0	43	*Barroso PL, 1986*	ret
UD	0.0	0	48	*Wastell C, 1978*	rok
UD	0.0	0	22	*Saik RP, 1984*	rok
UD	0.0	0	25	*Largiader F, 1976*	reb
UD	1.0	1	96	*Junginger Th, 1979*	ret
UD+	0.0	0	29	*Van Heerden JA, 1980*	ouk
UD+	1.5	1	68	*Amdrup E, 1978*	rok
UD+	1.8	1	56	*Emas S, 1985*	rok

*1, *2: Kolonnen, nach denen der Inhalt der Tabelle sortiert ist.

Sonstige Arbeiten:

UD	*Knipping J, 1980, ret.*
UD+	*Heberer G, 1976, ret; Lehmann L, 1976, ret.*
nk	*Horntrich J, 1983, ret.*

107.14 Vagotomie, proximal gastrische, Vergleich mit trunkulärer Vagotomie + Drainage

Ulkus	Mehr Todes-fälle nach PGV als nach TV+D?	PGV Todes-fälle %	TV+D Todes-fälle %	PGV Todes-fälle n	TV+D Todes-fälle n	PGV Pat n	TV+D Pat n	Autor, Jahr	Stu dsn
UD	Ähnlich	0.0	0.0	0	0	24	24	*Nargund SB, 1982*	ret
UD	Ähnlich	0.0	0.0	0	0	50	51	*Koo J, 1983b*	rok
UD	Ähnlich	0.0	1.4	0	1	110	70	*Salam IM, 1984*	ret
UD	Ähnlich	0.0	0.0	0	0	77	76	*Koffman CG, 1983*	reb
UD	Ähnlich	0.37	0.49	1	1	272	209	*Clark CG, 1986*	nok
UD+	Ähnlich	0.0	1.2	0	1	83	83	*Christiansen J, 1981*	rok

Die folgenden Angaben ergänzen den Inhalt der Tabelle:
Keine Kliniksmortalität bei PGV und bei TV + D. 69 männliche Patienten, PGV, kein Todesfall; 68 männliche Patienten, TV + D, kein Todesfall. *Stoddard CJ, 1984, rok.*

107.15 Vagotomie, selektive mit Drainage

Ulkus *1	Todes- fälle % *2	Todes- fälle n	Pat n	Autor, Jahr	Stu dsn
UD	0.0	0	63	Sawyers JL, 1974	rok
UD	0.0	0	40	Sawyers JL, 1971	rok
UD	0.0	0	37	Sawyers JL, 1977b	rok
UD	0.0	0	50	Kennedy T, 1973	rdb
UD	0.0	0	50	Kronborg O, 1975	rok
UD	0.0	0	31	Forlini A, 1983	ret
UD	0.0	0	134	Amdrup E, 1974a	ret
UD	0.57	1	174	Siim C, 1981	ouk
UD	1.9	3	156	Hojlund B, 1980	ret
UD+	0.0	0	53	Emas S, 1985	rok
UD+	0.0	0	93	Christiansen J, 1981	rok
UD+	0.57	2	353	Amdrup E, 1978	rok
nk	0.0	0	81	Hoffmann J, 1984	reb

*1, *2: Kolonnen, nach denen der Inhalt der Tabelle sortiert ist.

Sonstige Arbeiten:

UD *Kummer D, 1982, ret.*

UD+ *Heberer G, 1975, ret.*

UV *Clarke RJ, 1972, ret; Kraft RO, 1984, ret.*

107.16 Vagotomie, trunkuläre mit Drainage

Ulkus *1	Todes- fälle % *2	Todes- fälle n	Pat n	Autor, Jahr	Stu dsn
UD	0.0	0	104	Thomson JD, 1979	ret
UD	0.0	0	68	Stoddard CJ, 1984	rok
UD	0.0	0	24	Saik RP, 1984	rok
UD	0.0	0	41	Pringle R, 1983	rok
UD	0.0	0	24	Nargund SB, 1982	ret
UD	0.0	0	50	Kennedy T, 1973	rdb
UD	0.0	0	51	Koo J, 1983b	rok
UD	0.0	0	76	Koffman CG, 1983	reb
UD	0.0	0	60	Heyden WF, 1968	rok
UD	0.0	0	126	Goligher JC, 1970	rok
UD	0.0	0	70	Fraser AG, 1983	rok
UD	0.48	1	209	Clark CG, 1985	ret

Tabelle 107.16 (Fortsetzung)

Ulkus *1	Todes-fälle % *2	Todes-fälle n	Pat n	Autor, Jahr	Stu dsn
UD	0.49	1	209	*Clark CG, 1986*	nok
UD	0.52	1	192	*Goligher JC, 1972*	rok
UD	0.66	2	305	*Smith G, 1981*	ouk
UD	1.1	1	90	*De Vries BC, 1983*	ret
UD	1.4	1	70	*Salam IM, 1984*	ret
UD	1.6	1	63	*Fichardt JB, 1980*	ret
UD	1.9	2	108	*Jordan PH, 1974*	rok
UD+	0.0	0	50	*Selking Ö, 1981*	rok
UD+	0.39	2	507	*Fiser WP, 1982*	ret
UD+	0.60	3	500	*Kronborg O, 1971*	ret
UD+	1.2	1	83	*Christiansen J, 1981*	rok
UD+	1.9	2	108	*Jordan PH, 1970*	rok
UV	0.0	0	50	*Duthie HL, 1973*	reb
UV	0.80	1	125	*Madsen P, 1982*	ret
UP	2.7	2	75	*Madsen P, 1982*	ret
nk	1.4	1	73	*Hoffmann J, 1984*	reb

*1, *2: Kolonnen, nach denen der Inhalt der Tabelle sortiert ist.

Sonstige Arbeiten:

UD   *Dunn DC, 1980, reb; Jacocks MA, 1980, ret; Mulholland M, 1982, rok; Pemberton JH, 1980, ouk; Postlethwait RW, 1973, rok.*

UD+   *Heberer G, 1976, ret.*

UV   *Clarke RJ, 1972, ret; Kraft RO, 1984, ret.*

UV+   *Madsen P, 1982, ret.*

107.17 Vagotomie, Vergleich mit Vagotomie + Resektion

UD   **Ähnliche Kliniksmortalität bei TV + distaler Magenresektion mit Polya-Anschluß und bei TV + D.** 132 männliche Patienten, TV + Antrektomie, kein Todesfall; 192 männliche Patienten, TV + Pyloroplastik, 1 Todesfall (0,52%). *Goligher JC, 1972, rok.*
Keine Kliniksmortalität bei TV + distaler Magenresektion mit Polya-Anschluß und bei TV + D. 132 männliche Patienten, TV + Antrektomie, kein Todesfall; 126 Patienten, TV + Gastroenterostomie, kein Todesfall. *Goligher JC, 1970, rok.*
Keine Kliniksmortalität bei SV + distaler Magenresektion mit BI und bei PGV. 97 Patienten, SV + Antrektomie, kein Todesfall; 97 Patienten, PGV, kein Todesfall. *Jordan PH, 1979 a, rok.*

Ähnliche Kliniksmortalität bei TV + distaler Magenresektion mit BI oder Polya-Anschluß und bei TV + D. 51 Patienten, TV + Antrektomie, 1 Todesfall (2,0%); 51 Patienten, TV + D, kein Todesfall. *Koo J, 1983 b, rok.*
Ähnliche Kliniksmortalität bei TV + distaler Magenresektion mit BI oder Polya-Anschluß und bei PGV. 51 Patienten, TV + Antrektomie, 1 Todesfall (2,0%); 50 Patienten, PGV, kein Todesfall. *Koo J, 1983 b, rok.*
Ähnliche Kliniksmortalität bei TV + distaler Magenresektion mit BI und bei PGV. 50 Patienten, TV + Antrektomie, kein Todesfall; 49 Patienten, PGV, 1 Todesfall (2,0%). *Sawyers JL, 1977b, rok.*
Keine Kliniksmortalität bei SV + distaler Magenresektion mit BI oder BII und bei SV + D. 39 Patienten, SV + Antrektomie, kein Todesfall; 40 Patienten, SV + D, kein Todesfall. *Sawyers JL, 1971, rok.*

UD+ **Ähnliche Kliniksmortalität bei TV + distaler Magenresektion mit BI oder BII und bei TV + D.** 142 Patienten, TV + distale Magenresektion, 1 Todesfall (0,70%); 507 Patienten, TV + D, 2 Todesfälle (0,39%). *Fiser WP, 1982, ret.*

Sonstige Arbeiten:

UD *Kuzin MI, 1980, ret; Mulholland M, 1982, rok; Postlethwait RW, 1973, rok.*

107.18 Vagotomie, Vergleich verschiedener Verfahren

Siehe auch unter 107.14 (Vagotomie, proximal gastrische, vgl. mit trunkulärer + Drainage).

UD **Keine Kliniksmortalität bei PGV und bei SV + D.** 50 Patienten, PGV, kein Todesfall; 50 Patienten, SV + D, kein Todesfall. *Kronborg O, 1975, rok.*
Keine Kliniksmortalität bei SV + D und bei TV + D. 49 Patienten, SV + D, kein Todesfall; 46 Patienten, TV + D, kein Todesfall. *Kennedy T, 1973, rdb.*
Keine Kliniksmortalität bei PGV und bei SV + D. 37 Patienten, PGV, kein Todesfall; 37 Patienten, SV + D, kein Todesfall. *Sawyers JL, 1977b, rok.*

UD+ **Ähnliche Kliniksmortalität bei SV + D und bei TV + D.** 93 Patienten, SV + D, kein Todesfall; 83 Patienten, TV + D, 1 Todesfall (1,2%). *Christiansen J, 1981, rok.*
Keine Kliniksmortalität bei PGV und bei SV + D. 83 Patienten, PGV, kein Todesfall; 93 Patienten, SV + D, kein Todesfall. *Christiansen J, 1981, rok.*
Keine Kliniksmortalität bei PGV und bei SV + D. 52 Patienten, PGV, kein Todesfall, 53 Patienten, SV + D, kein Todesfall. *Emas S, 1985, rok.*
Ähnliche Kliniksmortalität bei PGV + D und bei SV + D. 56 Patienten, PGV + D, 1 Todesfall (1,8%); 53 Patienten, SV + D, kein Todesfall. *Emas S, 1985, rok.*

Sonstige Arbeiten:

UD *Saik RP, 1984, rok.*

107.19 Vagotomie, verschiedene Verfahren

Siehe auch unter 107.12 (Vagotomie, proximal gastrische), 107.13 (Vagotomie, proximal gastrische + Drainage), 107.15 (Vagotomie, selektive + Drainage) und 107.16 (Vagotomie, trunkuläre + Drainage).

UD **Keine Kliniksmortalität bei transgastrischer PGV.** 74 Patienten, kein Todesfall. *Petropoulos PC, 1979, ret.*
0,16% Kliniksmortalität bei TV + Seromyotomie der vorderen kleinen Kurvatur. Fragebogen an Autoren, die TV + Seromyotomie der vorderen kleinen Kurvatur durchgeführt haben: 605 Patienten, 1 Todesfall. *Taylor TV, 1985 b, ret.*

Sonstige Arbeiten:

UD *Kuzin MI, 1980, ret; Kummer D, 1982, ret.*

nk *Kennedy T, 1972, ret; Linder MM, 1985, ret.*

107.20 Verschiedene chirurgische Verfahren im Vergleich

UV **Keine Kliniksmortalität bei PGV + Ulkusexzision und bei distaler Magenresektion mit BI.** 26 Patienten, PGV + Ulkusexzision, kein Todesfall; 30 Patienten, BI, kein Todesfall. *Duthie HL, 1979, reb.*
Ähnliche Kliniksmortalität bei PGV + Ulkusexzision und bei distaler Magenresektion mit BI. 26 Patienten, PGV + Ulkusexzision, 4 Todesfälle (15%); 30 Patienten, BI, 4 Todesfälle (13%). *Reid DA, 1982, reb.*

Sonstige Arbeiten:

UD *Postlethwait RW, 1973, rok.*

UV *Emas S, 1983, reb.*

108 Knochenfraktur nach Resektion des Magens

Diese Spätkomplikation wird in der Datensammlung nicht besprochen.

109 Langzeitergebnis

109.01 Antrektomie

Siehe unter 109.06 (Resektion + Vagotomie, verschiedene Verfahren) und 109.10 (Resektion, verschiedene Verfahren).

109.02 Drainage, Vergleich verschiedener Verfahren

UD **Ähnliche LZergebnisse nach TV + Gastroenterostomie und nach TV + Pyloroplastik.** 126 männliche Patienten, TV + Gastroenterostomie, 94 innerhalb von 10–16 Jahren nachuntersucht (75%), 70 Visick I oder II (74%); 192 männliche Patienten, TV + Pyloroplastik, 134 innerhalb von 10–16 Jahren nachuntersucht (70%), 94 Visick I oder II (70%). *Goligher JC, 1979, ouk.*
Ähnliche LZergebnisse nach TV + Gastroenterostomie und nach TV + Pyloroplastik. 126 männliche Patienten, TV + Gastroenterostomie, 119 innerhalb von 5–8 Jahren nachuntersucht (94%), 83 Visick I oder II (70%); 192 männliche Patienten, TV + Pyloroplastik, 164 innerhalb von 5–8 Jahren nachuntersucht (85%), 112 Visick I oder II (68%). *Goligher JC, 1972, ouk.*
Ähnliche LZergebnisse nach TV + Pylorusdilatation und nach TV + Pyloroplastik. 20 Patienten, TV + Pylorusdilatation, alle innerhalb von im Mittel 3

(2–3) Jahren nachuntersucht, 17 Visick I oder II (85%); 21 Patienten, TV +
Pyloroplastik, 19 innerhalb von 3 (2–3) Jahren nachuntersucht (90%), 15 Visick I oder II (79%). *Pringle R, 1983, rok.*

109.03 Drainage, Vergleich von Vagotomie mit und ohne

UD **Ähnliche LZergebnisse nach PGV + D und nach PGV.** 25 Patienten, PGV +
D, 23 innerhalb von 1–3 Jahren nachuntersucht (92%), 22 Visick I oder II
(96%); 25 Patienten, PGV, 23 innerhalb von 1–3 Jahren nachuntersucht
(92%), 22 Visick I oder II (96%). *Largiader F, 1976, reb.*

UD+ **Ähnliche LZergebnisse nach PGV + D und nach PGV.** 56 Patienten, PGV +
D, 53 innerhalb von im Mittel 3 (1–8) Jahren nachuntersucht (95%), 49 Visick I oder II (92%); 52 Patienten, PGV, 50 innerhalb von im Mittel 3 (1–8)
Jahren nachuntersucht (96%), 40 Visick I oder II (80%). *Emas S, 1985, rok.*
Ähnliche LZergebnisse nach PGV + D und nach PGV. Unklare Anzahl Patienten, PGV + D, 66 innerhalb von 7 (5-9) Jahren nachuntersucht (ca.
86%), 57 Visick I oder II (86%); unklare Anzahl Patienten, PGV, 52 innerhalb von 6 (5–9) Jahren nachuntersucht (ca. 86%), 37 Visick I oder II (71%).
Nilsell K, 1979, ret.

Sonstige Arbeiten:

UD *Aeberhard P, 1978, rok; Wastell C, 1978, rok.*

109.04 Elektivoperation, Vergleich mit Notfalloperation

UD **Ähnliche LZergebnisse nach Elektivoperation und nach Notfalloperation.** 209
Patienten, elektive TV + D, 162 innerhalb von im Mittel 6 (1–15) Jahren
nachuntersucht (78%), 132 Visick I oder II (81%); 68 Patienten, Notfall-TV
+ D, 54 nachuntersucht (79%), 46 Visick I oder II (85%). *Clark CG, 1985,
ret.*

Sonstige Arbeiten:

UD *Choi S, 1986, ret.*

109.05 Polya-Gastrektomie

Siehe unter 109.06 (Resektion + Vagotomie, verschiedene Verfahren) und
109.10 (Resektion, verschiedene Verfahren).

109.06 Resektion + Vagotomie, verschiedene Verfahren

siehe Tabelle 109.06

Sonstige Arbeiten:

UD *Gobbel WG, 1963, ret; Hubert JP, 1980, ret; Herrington JL, 1984, ret; Jordan
PH, 1979a, rok; Kummer D, 1982, ret; Mulholland M, 1982, rok; Postlethwait RW, 1973, rok; Seidel W, 1973, nok; Sawyers JL, 1974, rok.*

UD+ *Jordan PH, 1970, rok.*

UV *Gobbel WG, 1963, ret; Herrington JL, 1984, ouk; Herrington JL, 1984, ret.*

Tabelle 109.06 Langzeitergebnis
Resektion + Vagotomie, verschiedene Verfahren

Ulkus	Operations-verfahren	Visick I+II %	Visick I+II n	Pat n	Pat nachu n	Pat nachu %	Zeit mittl nachu Jahre	Zeit-raum nachu Jahre	Autor, Jahr	Stu dsn
*1	*2	*3								
UD	BI(c) +TV	94	47	50	50	100	(a)	0.5-4	*Sawyers JL, 1977b*	rok
UD	BI/BII(c) +SV	97	38	39	39	100	3	1-4	*Sawyers JL, 1971*	rok
UD	BI/Polya +TV	96	48	51	50	98	4	1.5-6	*Koo J, 1983b*	rok
UD	BII(Polya)+TV	83	84	132	101	77	(a)	10-16	*Goligher JC, 1979*	rok
UD	BII(c) +TV	96	26	33	27	82	(a)	10-15	*Dean AC, 1966*	ret
nk	BI/BII(c) +SV	71	15	21	21	100	3	2-5	*Gleysteen JJ, 1983*	rok
nk	BI/BII(c) +SV	72	193	289	268	93	5	3-5	*Rehnberg O, 1983*	ouk
nk	Roux-Y(c)+SV	92	23	25	25	100	2	1-5	*Karlqvist PA, 1986*	ret

*1, *2 etc.: Kolonnen, nach denen der Inhalt der Tabelle sortiert ist.
(a) Diese Angabe ist in der Arbeit nicht enthalten.
(c) Hierbei handelt es sich laut Autor um eine Antrektomie.

109.07 Resektion, distale des Magens mit Billroth I-Anastomose (BI)

Siehe unter 109.10 (Resektion, verschiedene Verfahren).

109.08 Resektion, distale des Magens mit Billroth II-Anastomose (BII)

Siehe unter 109.10 (Resektion, verschiedene Verfahren).

109.09 Resektion, Vergleich mit Vagotomie

UD **Ähnliche LZergebnisse nach distaler Magenresektion mit Polya-Anschluß und nach TV + D.** 117 männliche Patienten, distale Magenresektion mit Polya-Anschluß, 107 innerhalb von 5–8 Jahren nachuntersucht (91%), 82 Visick I oder II (77%); 192 männliche Patienten, TV + Pyloroplastik, 164 innerhalb von 5–8 Jahren nachuntersucht (85%), 111 Visick I oder II (68%). *Goligher JC, 1972, rok.*

Ähnliche LZergebnisse nach distaler Magenresektion mit Polya-Anschluß und nach PGV. 117 Patienten, distale Magenresektion mit Polya-Anschluß, 107 innerhalb von 5–8 Jahren nachuntersucht (91%), 82 Visick I oder II (77%), 136 Patienten, PGV, 117 innerhalb von 5–8 Jahren nachuntersucht (86%), 88 Visick I oder II (75%). *Goligher JC, 1978, nok.*

Sonstige Arbeiten:

UD *Postlethwait RW, 1973, rok.*

UV *Duthie HL, 1973, reb.*

nk *Johnston D, 1977, ret.*

109.10 Resektion, verschiedene Verfahren

Ulkus	Operations-verfahren	Visick I+II %	Visick I+II n	Pat n	Pat nachu n	Pat nachu %	Zeit mittl nachu Jahre	Zeit-raum nachu Jahre	Autor, Jahr	Stu dsn
*1	*2	*3								
UD	BI/BII	96	77	92	80	87	(a)	5-8	*Jordan PH, 1974*	rok
UV	BI	45	13	30	29	97	8	6-12	*Reid DA, 1982*	reb
UV	BI	74	20	30	27	90	4	(a)	*Duthie HL, 1979*	reb
nk	BII	89	68	97	76	78	12	12	*Skarstein A, 1980*	ret
nk	BII+Roux-Y	100	28	31	28	90	3.0	1-4.5	*Hättig H, 1987*	ouk

*1, *2 etc.: Kolonnen, nach denen der Inhalt der Tabelle sortiert ist.
(a) Diese Angabe ist in der Arbeit nicht enthalten.

Sonstige Arbeiten:

UD   *Dinbar A, 1980, ouk; Goligher JC, 1979, rok; Gobbel WG, 1963, ret; Kummer D, 1982, ret; McKeown KC, 1972, ouk; Postlethwait RW, 1973, rok.*

UV   *Duthie HL, 1973, reb; Emas S, 1983, reb; Gobbel WG, 1963, ret; Thomas WE, 1982, ret.*

nk   *Farrands PA, 1983, ret; Ibba F, 1980, ret; Linder MM, 1985, ret.*

109.11 Ulkusexzision mit Vagotomie

UV   **78% günstige LZergebnisse nach PGV + Ulkusexzision innerhalb von im Mittel 4 Jahren.** 26 Patienten, 23 nachuntersucht (88%), 18 Visick I oder II. *Duthie HL, 1979, reb.*
80% günstige LZergebnisse nach PGV + Ulkusexzision innerhalb von 5 Jahren. 16 Patienten, 15 nachuntersucht (94%), 12 Visick I oder II. *Emas S, 1983, reb.*

109.12 Vagotomie, proximal gastrische

siehe Tabelle 109.12

Sonstige Arbeiten:

UD   *Amdrup E, 1974b, ret; Aeberhard P, 1978, rok; Dua KS, 1987, nok; Dunn DC, 1980, reb; Hollinshead JW 1982, ret; Junginger Th, 1979, ret; Jordan PH, 1979a, rok; Jordan PH, 1979b, ret; Knipping J, 1980, ret; Kobel T, 1984, ret; Kummer D, 1982, ret; Kronborg O, 1975, rok; Liavag L, 1979, ret; Nargund SB, 1982, ret; Romeo G, 1981, ret; Saik RP, 1984, rok; Salam IM, 1984, ret; Wastell C, 1978, rok.*

UD+   *Stael von Holstein C, 1987a, ouk; Zumtobel V, 1977, ret.*

nk   *Thaler W, 1986, ret.*

UV   *Junginger Th, 1979, ret.*

UP   *Junginger Th, 1979, ret; Mühe E, 1982, nok; Muller C, 1985, nok.*

nk   *Gleysteen JJ, 1983, rok; Hollinshead JW, 1982, ret; Junginger Th, 1979, ret; Kennedy T, 1972, ret.*

Tabelle 109.12. Langzeitergebnis
Vagotomie, proximal gastrische

Ulkus	Visick I+II % *1	Visick I+II n *2	Pat n	Pat nachu n	Pat nachu %	Zeit mittl nachu Jahre	Zeit- raum nachu Jahre	Autor, Jahr	Stu dsn
UD	66	79	122	119	98	2	1-9	*Schulze AS, 1985*	ouk
UD	69	47	76	68	89	10	10	*Teichmann RK, 1985*	ouk
UD	72	51	77	70	91	4	3-6	*Koffman CG, 1983*	reb
UD	72	51	102	71	70	(a)	5-7	*De Vries BC, 1983*	ret
UD	74	40	54	54	100	5	2-7	*Harling H, 1985*	rok
UD	75	89	136	117	86	(a)	5-8	*Goligher JC, 1978*	nok
UD	78	189	304	243	80	(a)	5-13	*Kennedy T, 1983*	ret
UD	78	198	272	253	93	6	1-15	*Clark CG, 1986*	nok
UD	81	39	50	48	96	4	1.5-6	*Koo J, 1983b*	rok
UD	82	53	68	64	94	2	0.5-5	*O'Rourke IC, 1985*	ouk
UD	83	49	69	59	86	6	4-8	*Stoddard CJ, 1984*	rok
UD	84	92	131	109	83	(a)	6-13	*Herrington JL, 1986*	ouk
UD	84	185	229	222	97	4	1-8	*Busman DC, 1982*	ouk
UD	86	123	158	143	91	(a)	5-9	*De Miguel J, 1982*	ouk
UD	87	59	70	68	97	5	1.5-8	*Fraser AG, 1983*	rok
UD	88	181	260	206	79	4	(a)	*Starlinger M, 1984*	ret
UD	91	28	35	31	89	4	1-7	*Macmillan JI, 1983*	ret
UD	92	382	524	415	79	5	5	*Mühe E, 1982*	nok
UD	96	83	86	86	100	(a)	0.5-4	*Sawyers JL, 1977b*	rok
UD	96	22	25	23	92	(a)	1-3	*Largiader F, 1976*	reb
UD	96	65	78	68	87	5	(a)	*Hedenstedt S, 1980*	ret
UD	98	104	120	106	88	1.5	1-3	*Schröder H, 1987*	ouk
UD+	67	205	326	306	94	(a)	1-10	*Enskog L, 1986*	ret
UD+	70	160	249	229	92	(a)	1-6	*Adami HO, 1980*	ret
UD+	71	36	56	51	91	4	1-6	*Selking Ö, 1981*	rok
UD+	71	37	(a)	52	86(b)	6	5-9	*Nilsell K, 1979*	ret
UD+	72	55	83	76	92	(a)	2-5	*Christiansen J, 1981*	rok
UD+	80	40	52	50	96	3	1-8	*Emas S, 1985*	rok
UD+	82	72	100	88	88	5	5	*Paimela H, 1983*	ret
UD+	92	759	829	829	(a)	(a)	4-6	*Gonzales EM, 1983*	nok
UV	87	45	71	52	73	5	5	*Muller C, 1985*	nok
UV	88	22	30	25	83	3	1-5	*Muller C, 1979*	ret
UP	68	15	22	22	100	3	1-5	*Muller C, 1979*	ret
nk	61	48	(a)	79	90(b)	5	5	*Hoffmann J, 1984*	reb

*1, *2: Kolonnen, nach denen der Inhalt der Tabelle sortiert ist.
(a) Diese Angabe ist in der Arbeit nicht enthalten.
(b) Geschätzte Nachuntersuchungsquote; exakte Angaben fehlen in der Arbeit.

109.13 Vagotomie, proximal gastrische mit Drainage

Siehe unter 109.19 (Vagotomie, verschiedene Verfahren).

109.14 Vagotomie, proximal gastrische, Vergleich mit trunkulärer Vagotomie + Drainage

Ulkus *1	Besser nach PGV als nach TV+D? *2	PGV Visick I+II % *3	SV+D Visick I+II %	PGV Pat nachu n	SV+D Pat nachu n	Zeit mittl nachu Jahre	Zeit-raum nachu Jahre	Autor, Jahr	Stu dsn
UD	Besser	83	64	59	64	6	4-8	Stoddard CJ, 1984	rok
UD	Besser	87	71	68	69	5	1.5-8	Fraser AG, 1983	rok
UD	Ähnlich	72	82	70	67	4	3-6	Koffman CG, 1983	reb
UD	Ähnlich	72	62	71	74	(a)	5-7	De Vries BC, 1983	reb
UD	Ähnlich	75	70	117	119	(a)	5-8	Goligher JC, 1978	nok
UD	Ähnlich	78	79	253	163	6	1-15	Clark CG, 1986	nok
UD	Ähnlich	81	86	48	50	4	1.5-6	Koo J, 1983b	rok
UD+	Schlechter	71	83	51	46	4	1-6	Selking Ö, 1981	rok
UD+	Ähnlich	72	75	76	75	(a)	2-5	Christiansen J, 1981	rok
nk	Ähnlich	60	70	79	(a)	5	5	Hoffmann J, 1984	reb

*1, *2 etc.: Kolonnen, nach denen der Inhalt der Tabelle sortiert ist.
(a) Diese Angabe ist in der Arbeit nicht enthalten.

Sonstige Arbeiten:

UD *Dunn DC, 1980, reb; Goligher JC, 1978, ouk; Nargund SB, 1982, ret; Salam IM, 1984, ret.*

109.15 Vagotomie, selektive mit Drainage

Ulkus *1	Visick I+II % *2	Visick I+II n	Pat n	Pat nachu n	Pat nachu %	Zeit mittl nachu Jahre	Zeit-raum nachu Jahre	Autor, Jahr	Stu dsn
UD	59	80	170	136	80	(a)	6-9	Hojlund B, 1980	ret
UD	84	31	37	37	100	(a)	0.5-4	Sawyers JL, 1977b	rok
UD	85	85	134	100	75	5	5	Amdrup E, 1974a	ret
UD	95	38	40	40	100	3	1-4	Sawyers JL, 1971	rok
UD	96	47	50	49	98	5	5	Kennedy T, 1973	rdb
UD+	67	60	93	89	96	(a)	2-5	Christiansen J, 1981	rok
UD+	87	46	53	53	100	3	1-8	Emas S, 1985	rok
nk	44	36	(a)	81	90(b)	5	5	Hoffmann J, 1984	reb

*1, *2: Kolonnen, nach denen der Inhalt der Tabelle sortiert ist.
(a) Diese Angabe ist in der Arbeit nicht enthalten.
(b) Geschätzte Nachuntersuchungsquote; exakte Angaben fehlen in der Arbeit.

Sonstige Arbeiten:

UD *Geel C, 1983, ret; Kummer D, 1982, ret; Kronborg O, 1975, rok; Möhlen K, 1982, ret; Siim C, 1981, ouk; Seidel W, 1973, nok; Sawyers JL, 1974, rok.*

UV *Clarke RJ, 1972, ret; Geel C, 1983, ret.*

109.16 Vagotomie, trunkuläre mit Drainage

Ulkus	Visick I+II %	Visick I+II n	Pat n	Pat nachu n	Pat nachu %	Zeit mittl nachu Jahre	Zeitraum nachu Jahre	Autor, Jahr	Stu dsn
	*1	*2							
UD	61	45	90	74	82	(a)	5-7	De Vries BC, 1983	reb
UD	64	41	68	64	94	6	4-8	Stoddard CJ, 1984	rok
UD	68	112	192	164	85	(a)	5-8	Goligher JC, 1972	rok
UD	70	83	126	119	94	(a)	5-8	Goligher JC, 1970	rok
UD	71	49	70	69	99	5	1.5-8	Fraser AG, 1983	rok
UD	72	164	318	228	72	(a)	10-16	Goligher JC, 1979	ouk
UD	75	206	305	273	90	11	5-15	Smith G, 1981	ouk
UD	78	49	63	63	100	(a)	2-9	Fichardt JB, 1980	ret
UD	79	128	209	163	78	5.5	1-15	Clark CG, 1986	
UD	81	132	209	163	78	6	1-15	Clark CG, 1985	ret
UD	82	32	41	39	95	3	2-3	Pringle R, 1983	rok
UD	82	55	76	67	88	4	3-6	Koffman CG, 1983	reb
UD	86	43	51	50	98	4	1.5-6	Koo J, 1983b	rok
UD	87	40	50	46	92	5	5	Kennedy T, 1973	rdb
UD	91	490	634	536	85	2	1-5	Pickard WR, 1984	ouk
UD	99	85	108	86	80	(a)	5-8	Jordan PH, 1974	rok
UD+	75	56	83	75	90	(a)	2-5	Christiansen J, 1981	rok
UD+	83	38	50	46	92	4	1-6	Selking Ö, 1981	rok
nk	70	51	(a)	73	90(b)	5	5	Hoffmann J, 1984	reb

*1, *2: Kolonnen, nach denen der Inhalt der Tabelle sortiert ist.
(a) Diese Angabe ist in der Arbeit nicht enthalten.
(b) Geschätzte Nachuntersuchungsquote; exakte Angaben fehlen in der Arbeit.

Sonstige Arbeiten:

UD   *Dua KS, 1987, nok; Dunn DC, 1980, reb; Geel C, 1983, ret; Mulholland M, 1982, rok; Nargund SB, 1982, ret; Pemberton JH, 1980, ouk; Postlethwait RW, 1973, rok; Saik RP, 1984, rok; Salam IM, 1984, ret; Weinberg JA, 1956, ouk.*

UD+   *Jordan PH, 1970, rok.*

UV   *Clarke RJ, 1972, ret; Duthie HL, 1973, reb; Geel C, 1983, ret; Madsen P, 1982, ret.*

UV+   *Madsen P, 1982, ret.*

UP   *Madsen P, 1982, ret.*

nk   Farrands PA, 1983, ret.

109.17 Vagotomie, Vergleich mit Vagotomie + Resektion

UD **Bessere LZergebnisse nach TV + distaler Magenresektion mit Polya-Anschluß als nach TV + D.** 132 männliche Patienten, TV + Antrektomie, 101 innerhalb von 10–16 Jahren nachuntersucht (77%), 84 Visick I oder II (83%); 192 männliche Patienten, TV + Pyloroplastik, 134 innerhalb von 10–16 Jahren nachuntersucht (70%), 94 Visick I oder II (70%). *Goligher JC, 1979, ouk.*

Ähnliche LZergebnisse nach TV + distaler Magenresektion mit Polya-Anschluß und nach TV + D. 132 männliche Patienten, TV + Antrektomie, 101 innerhalb von 10–16 Jahren nachuntersucht (77%), 84 Visick I oder II (83%); 126 männliche Patienten, TV + Gastroenterostomie, 94 innerhalb von 10–16 Jahren nachuntersucht (75%), 70 Visick I oder II (74%). *Goligher JC, 1979, rok.*

Ähnliche LZergebnisse nach TV + distaler Magenresektion mit Polya-Anschluß und nach TV + D. 132 männliche Patienten, TV + Antrektomie, 116 innerhalb von 5–8 Jahren nachuntersucht (88%), 90 Visick I oder II (78%); 192 männliche Patienten, TV + Pyloroplastik, 164 innerhalb von 5–8 Jahren nachuntersucht (85%), 112 Visick I oder II (68%). *Goligher JC, 1972, rok.*

Ähnliche LZergebnisse nach TV + distaler Magenresektion mit Polya-Anschluß und nach PGV. 132 männliche Patienten, TV + Antrektomie, 116 innerhalb von 5–8 Jahren nachuntersucht (88%), 90 Visick I oder II (78%); 136 männliche Patienten, PGV, 117 innerhalb von 5–8 Jahren nachuntersucht (86%), 89 Visick I oder II (75%). *Goligher JC, 1978, nok.*

Ähnliche LZergebnisse nach TV + distaler Magenresektion mit Polya-Anschluß und nach TV + D. 117 männliche Patienten, TV + distale Magenresektion mit Polya-Anschluß, 107 innerhalb von 5–8 Jahren nachuntersucht (91%), 82 Visick I oder II (77%); 126 männliche Patienten, TV + Gastroenterostomie, 119 innerhalb von 5–8 Jahren nachuntersucht (94%), 83 Visick I oder II (70%). *Goligher JC, 1970, rok.*

Ähnliche LZergebnisse nach TV + distaler Magenresektion mit BI/BII und nach TV + D. 92 Patienten, TV + Antrektomie, 80 innerhalb von 5–8 Jahren nachuntersucht (87%), 77 Visick I oder II (96%); 108 Patienten, TV + D, 86 innerhalb von 5–8 Jahren nachuntersucht (80%), 85 Visick I oder II (99%). *Jordan PH, 1974, rok.*

Ähnliche LZergebnisse nach TV + distaler Magenresektion mit BI oder Polya-Anschluß und nach PGV. 51 Patienten, TV + Antrektomie, 50 innerhalb von 4 (1,5–6) Jahren nachuntersucht (98%), 48 Visick I oder II (96%); 50 Patienten, PGV, 48 innerhalb von 4 (1,5–6) Jahren nachuntersucht (96%), 39 Visick I oder II (81%). *Koo J, 1983b, rok.*

Ähnliche LZergebnisse nach TV + distaler Magenresektion mit BI oder Polya-Anschluß und nach TV + D. 51 Patienten, TV + Antrektomie, 50 innerhalb von 4 (1,5–6) Jahren nachuntersucht (98%), 48 Visick I oder II (96%); 51 Patienten, TV + D, 50 innerhalb von 4 (1,5–6) Jahren nachuntersucht (98%), 43 Visick I oder II (86%). *Koo J, 1983b, rok.*

Ähnliche LZergebnisse nach TV + distaler Magenresektion mit BI oder BII und nach SV + D. 39 Patienten, SV + Antrektomie, alle innerhalb von 3 (1–4) Jahren nachuntersucht, 38 Visick I oder II (97%); 40 Patienten, SV + D, alle innerhalb von 3 (1–4) Jahren nachuntersucht, 38 Visick I oder II (95%). *Sawyers JL, 1971, rok.*

Schlechtere LZergebnisse nach TV + distaler Magenresektion mit BI als nach PGV. 50 Patienten, TV + Antrektomie, alle innerhalb von 0,5–4 Jahren nachuntersucht, 28 Visick I oder II (56%); 49 Patienten, PGV, alle innerhalb von 0,5–4 Jahren nachuntersucht, 42 Visick I oder II (86%). *Sawyers JL, 1977 b, rok.*

Sonstige Arbeiten:

UD *Jordan PH, 1979 a, rok; Mulholland M, 1982, rok; Postlethwait RW, 1973, rok; Sawyers JL, 1974, rok.*

UD+ *Jordan PH, 1970, rok.*

109.18 Vagotomie, Vergleich verschiedener Verfahren

Siehe auch 109.14 (Vagotomie, proximal gastrische, Vergleich mit trunkulärer + Drainage).

UD **Ähnliche LZergebnisse nach SV + D und nach TV + D.** 50 Patienten, SV + D, 49 innerhalb von 5 Jahren nachuntersucht (98%), 47 Visick I oder II (96%); 50 Patienten, TV + D, 46 innerhalb von 5 Jahren nachuntersucht (92%), 40 Visick I oder II (87%). *Kennedy T, 1973, rdb.*
Ähnliche LZergebnisse nach PGV und nach SV + D. 37 Patienten, PGV, alle innerhalb von 0,5–4 Jahren nachuntersucht, 35 Visick I oder II (95%); 37 Patienten, SV + D, alle innerhalb von 0,5–4 Jahren nachuntersucht, 31 Visick I oder II (84%). *Sawyers JL, 1977 b, rok.*

UD+ **Ähnliche LZergebnisse nach PGV und nach SV + D.** 83 Patienten, PGV, 76 innerhalb von 2–5 Jahren nachuntersucht (92%), 55 Visick I oder II (72%); 93 Patienten, SV + D, 89 innerhalb von 2–5 Jahren nachuntersucht (96%), 60 Visick I oder II (67%). *Christiansen J, 1981, rok.*
Ähnliche LZergebnisse nach SV + D und nach TV + D. 93 Patienten, SV + D, 89 innerhalb von 2–5 Jahren nachuntersucht (96%), 60 Visick I oder II (67%); 83 Patienten, TV + D, 75 innerhalb von 2–5 Jahren nachuntersucht (90%), 56 Visick I oder II (75%). *Christiansen J, 1981, rok.*

nk **Bessere LZergebnisse nach PGV als nach SV + D.** Unklare Anzahl Patienten, PGV, 79 innerhalb von 5 Jahren nachuntersucht (ca. 90%), 48 Visick I oder II (61%); unklare Anzahl Patienten, SV + D, 81 innerhalb von 5 Jahren nachuntersucht (ca. 90%), 36 Visick I oder II (44%). *Hoffmann J, 1984, reb.*
Schlechtere LZergebnisse nach SV + D als nach TV + D. Unklare Anzahl Patienten, SV + D, 81 innerhalb von 5 Jahren nachuntersucht (ca. 90%), 36 Visick I oder II (44%); unklare Anzahl Patienten, TV + D, 73 innerhalb von 5 Jahren nachuntersucht (ca. 90%), 51 Visick I oder II (70%). *Hoffmann J, 1984, reb.*

Sonstige Arbeiten:

UD *Dua KS, 1987, nok; Kronborg O, 1975, rok; Saik RP, 1984, rok.*

109.19 Vagotomie, verschiedene Verfahren

Siehe auch unter 109.12 (Vagotomie, proximal gastrische) und 109.15 (Vagotomie, selektive mit Drainage) und 109.16 (Vagotomie, trunkuläre mit Drainage).

UD   **100% günstige LZergebnisse nach TV + vorderer oberflächlicher Seromyotomie innerhalb von 1 (0,5–2) Jahren.** 29 Patienten, alle nachuntersucht, alle Visick I oder II. *Lygidakis NJ, 1984 a, ret.*

UD+   **92% günstige LZergebnisse nach PGV + D innerhalb von 3 (1–8) Jahren.** 56 Patienten, 53 nachuntersucht (95%), 49 Visick I oder II. *Emas S, 1985, rok.*
63% günstige LZergebnisse nach PGV + D innerhalb von 0,5–6 Jahren. 464 Patienten, 349 nachuntersucht (75%), 220 Visick I oder II. *Lehmann L, 1976, ret.*
86% günstige LZergebnisse nach PGV + D innerhalb von 7 (5–9) Jahren. Unklare Anzahl Patienten, 66 nachuntersucht (ca. 86%), 57 Visick I oder II. *Nilsell K, 1979, ret.*

Sonstige Arbeiten:

UD   *Aeberhard P, 1978, rok; Knipping J, 1980, ret; Saik RP, 1984, rok; Wastell C, 1978, rok.*

UV   *Johnson JA, 1980, ret.*

nk   *Holle F, 1983, ret; Kennedy T, 1972, ret; Linder MM, 1985, ret.*

109.20 Verschiedene chirurgische Verfahren im Vergleich

UV   **Ähnliche LZergebnisse nach PGV + Ulkusexzision und nach distaler Magenresektion mit BI.** 26 Patienten, PGV + Ulkusexzision, 23 innerhalb von im Mittel 4 Jahren nachuntersucht (88%), 18 Visick I oder II (78%); 30 Patienten, BI, 27 innerhalb von im Mittel 4 Jahren nachuntersucht (90%), 20 Visick I oder II (74%). *Duthie HL, 1979, reb.*
Bessere LZergebnisse nach PGV + Ulkusexzision als nach distaler Magenresektion mit BI. 26 Patienten, PGV + Ulkusexzision, 25 innerhalb von 8 (6–12) Jahren nachuntersucht (96%), 15 Visick I oder II (60%); 30 Patienten, BI, 29 innerhalb von 8 (6–12) Jahren nachuntersucht (97%), 13 Visick I oder II (45%). *Reid DA, 1982, reb.*

Sonstige Arbeiten.

UD   *Postlethwait RW, 1973, rok.*

UV   *Emas S, 1983, reb.*

nk   *Becker HD, 1982, rok.*

110 Magenentleerungsstörung nach chirurgischer Therapie

110.01 Drainage, Vergleich verschiedener Verfahren

UD   **Ähnliche Magenentleerungsrate nach TV + Pylorusdilatation und nach TV + Pyloroplastik nach 6 Monaten; schnellere Magenentleerung nach TV + Pyloroplastik als nach TV + Pylorusdilatation nach 1 Jahr.** 2 Graphiken, die die Magenentleerungsrate 6 Monate und 1 Jahr nach Operation zeigen. *Pringle R, 1983, rok.*

Sonstige Arbeiten:
Heyden WF, 1968, rok.

110.02 Resektion + Vagotomie, verschiedene Verfahren

UD+   **7,4% Magenausgangsstenosen nach distaler Magenresektion mit BI oder BII + SV innerhalb von 2 Jahren.** 54 Patienten, SV + Antrektomie, alle nachuntersucht, 4 Magenausgangsstenosen. *Amdrup E, 1978, rok.*
3,1% Magenausgangsstenosen nach distaler Magenresektion mit BI + TV innerhalb von 0,5–11 Jahren. 73 Patienten, TV + Antrektomie, 65 nachuntersucht (89%), 2 Magenentleerungsstörungen. *Fiser WP, 1982, ret.*

nk   **20% Magenausgangsstenosen nach distaler Magenresektion mit Roux-Y + SV innerhalb von 2 (1–5) Jahren.** 25 Patienten, Roux-Y + SV, alle nachuntersucht, 5 Magenentleerungsstörungen. *Karlqvist PA, 1986, ret.*

110.03 Vagotomie, verschiedene Verfahren

siehe Tabelle 110.03

Sonstige Arbeiten.

UD   *Hedenstedt S, 1972, ouk.*
nk   *Muller C, 1985, nok.*

110.04 Verschiedene chirurgische Verfahren im Vergleich

UD   **Mehr Magenausgangsstenosen nach SV + distaler Magenresektion mit BI als nach PGV innerhalb von 10 Tagen.** 97 Patienten, SV + Antrektomie, 53 Bariumretentionen (55%); 97 Patienten, PGV, 26 Bariumretentionen (27%). *Jordan PH, 1979 a, rok.*

111 Magenkarzinom nach chirurgischer Therapie

Siehe auch 112 (Mortalität nach chirurgischer Therapie) und im 2. Teil der Datensammlung 214 (Magenkarzinom, Häufigkeit nach konservativer Therapie; Vergleich mit Häufigkeit nach chirurgischer Therapie).

111.01 Resektion + Vagotomie, verschiedene Verfahren

UD   **Kein Magenkarzinom nach TV + distaler Magenresektion mit BII innerhalb von 10–15 Jahren.** 33 Patienten, TV + Antrektomie, 27 nachuntersucht (82%), kein Magenkarzinom. *Dean AC, 1966, ret.*

111.02 Resektion, verschiedene Verfahren

siehe Tabelle 111.02

Die folgenden Angaben ergänzen den Inhalt der Tabelle:

UD   **Ähnlich viele Todesfälle wegen Magenkarzinom wie erwartet nach distaler Magenresektion mit BI in den ersten 19 Jahren nach Operation, aber mehr Todesfälle wegen Magenkarzinom als erwartet 20–45 Jahre nach Operation.** Unklare Anzahl Patienten, 113 innerhalb von 25–45 Jahren nachuntersucht (ca. 90%): kein Todesfall 0–19 Jahre postoperativ, 0,9 Todesfälle nach Analyse einer Kontrollgruppe erwartet; 1 Todesfall 20–45 Jahre postoperativ, 0,3 Todesfälle nach Analyse einer Kontrollgruppe erwartet. *Caygill CP, 1986, ret.*

Tabelle 110.03. Magenentleerungsstörung nach chirurgischer Therapie
Vagotomie, verschiedene Verfahren

Ulkus	Vagotomie-verfahren	Magen-ausgangs-stenose %	Magen-ausgangs-stenose n	Pat n	Pat nachu n	Pat nachu %	Zeit mittl nachu Jahre	Zeit-raum nachu Jahre	Autor, Jahr	Stu dsn
*1	*2	*3								
UD	PGV	6.5	6	120	93	78	(a)	5-9	*Storey DW, 1981a*	ouk
UD	SV+D	2.4	1	51	41	80	4	4	*Möhlen K, 1982*	ret
UD	SV+D	8.6	9	174	105	60	(a)	10-13	*Siim C, 1981*	ouk
UD+	PGV	0.0	0	273	271	99	2	2	*Amdrup E, 1978*	rok
UD+	PGV	1.0	1	100	100	100	5	5	*Paimela H, 1983*	ret
UD+	PGV	2.2	11	659	493	75	2	2	*Zumtobel V, 1977*	rok
UD+	PGV+D	4.5	3	68	67	99	2	2	*Amdrup E, 1978*	rok
UD+	SV+D	5.7	20	353	351	99	2	2	*Amdrup E, 1978*	rok

*1, *2 etc.: Kolonnen, nach denen der Inhalt der Tabelle sortiert ist.
(a) Diese Angabe ist in der Arbeit nicht enthalten.

Tabelle 111.02. Magenkarzinom nach chirurgischer Therapie
Resektion, verschiedene Verfahren

Ulkus	Operations-verfahren	Magen-karzinom %	Magen-karzinom n	Pat n	Pat nachu n	Pat nachu %	Zeit mittl nachu Jahre	Zeit-raum nachu Jahre	Autor, Jahr	Stu dsn
*1	*2	*3								
UD	BI	0.88	1	(a)	113	90(b)	(a)	25-45	*Caygill CP, 1986*	ret§
UD	BI/BII	0.29	3	(a)	1040	97(b)	16	(a)	*Tokudome S, 1984*	ouk§
UD	BII	1.4	13	1000	945	95	(a)	22-30	*Fischer AB, 1983*	ret§
UD	BII	1.5	29	(a)	1946	90(b)	(a)	25-45	*Caygill CP, 1986*	ret§
UD	BII	4.5	23	(a)	508	(a)	17	5-49	*Benedetti G, 1982*	ret§
UD	Versch	6.3	14	271	224	83	(a)	1-44	*Griesser G, 1964*	ret§
UD+	BI/BII	0.45	1	225	220	98	26	22-27	*Clark CG, 1983*	ouk§
UV	BI	2.8	29	(a)	1040	90(b)	(a)	25-45	*Caygill CP, 1986*	ret§
UV	BI/BII	0.23	5	(a)	2169	97(b)	16	(a)	*Tokudome S, 1984*	ouk§
UV	BII	4.4	15	(a)	340	90(b)	(a)	25-45	*Caygill CP, 1986*	ret§
UV	Versch	14	50	430	354	82	(a)	1-44	*Griesser G, 1964*	ret§
nk	BII	4.7	9	255	191	75	(a)	31-32	*Ovaska JT, 1986*	ret§
nk	BII	1.6	2	152	127	84	(a)	10-13	*Ovaska JT, 1986*	ret§
nk	BII	0.56	1	261	219	84	(a)	21-22	*Ovaska JT, 1986*	ret§
nk	BII	6.9	25	385	361	94	(a)	23-50	*Krause U, 1957*	ret§
nk	Versch	6.5	31	(a)	480	(a)	(a)	6-41	*Giarelli L, 1983*	ret§

*1, *2 etc.: Kolonnen, nach denen der Inhalt der Tabelle sortiert ist.
(a) Diese Angabe ist in der Arbeit nicht enthalten.
(b) Geschätzte Nachuntersuchungsquote; exakte Angaben fehlen in der Arbeit.
§ Für genauere Information zu dieser Arbeit siehe Text.

Weniger Magenkarzinome als erwartet innerhalb von im Mittel 16 Jahren nach distaler Magenresektion mit BI oder BII. 1 040 japanische Patienten, ca. 97% nachuntersucht: 3 Magenkarzinome, 11 Magenkarzinome aufgrund der Magenkarzinom-Inzidenz der Durchschnittsbevölkerung erwartet. *Tokudome S, 1984, ouk.*

Ähnlich viele Todesfälle wegen Magenkarzinom wie erwartet innerhalb von 22–30 Jahren nach distaler Magenresektion mit BII. 1 000 Patienten, 945 nachuntersucht (95%): 13 Todesfälle, 11 Todesfälle nach Life-Table erwartet. *Fischer AB, 1983, ret.*

Weniger Magenkarzinome als erwartet nach distaler Magenresektion mit BII in den ersten 19 Jahren nach Operation, aber mehr Magenkarzinome als erwartet 20–45 Jahre nach Operation. Unklare Anzahl Patienten, 1 946 innerhalb von 25–45 Jahren nachuntersucht (ca. 90%): 7 Magenkarzinome 0–19 Jahre postoperativ, 17 Magenkarzinome nach Analyse einer Kontrollgruppe erwartet; 12 Magenkarzinome 20–45 Jahre postoperativ, 4,3 Magenkarzinome nach Analyse einer Kontrollgruppe erwartet. *Caygill CP, 1986, ret.*

4,5% Magenstumpfkarzinome 17 (5–49) Jahre nach distaler Magenresektion mit BII. 508 Patienten endoskopiert, 23 Magenstumpfkarzinome. *Benedetti G, 1982, ret.*

6,2% Magenkarzinome innerhalb von 1–44 Jahren nach chirurgischer Therapie. 271 Patienten, Gastroenterostomie oder distale Magenresektion mit BI oder BII, 224 Patienten nachuntersucht (83%), 14 Magenkarzinome. *Griesser G, 1964, ret.*

UD+ **Ähnlich viele Magenkarzinome wie erwartet innerhalb von 26 (22–27) Jahren nach distaler Magenresektion mit BI oder BII.** 225 Patienten, 220 nachuntersucht (98%): 1 Magenkarzinom (0,45%), 0,1% Magenkarzinom-Inzidenz bei Durchschnittsbevölkerung gleichen Alters. *Clark CG, 1983, ouk.*

UV **Mehr Todesfälle wegen Magenkarzinom als erwartet nach distaler Magenresektion mit BI in den ersten 19 Jahren nach Operation, und auch mehr Todesfälle wegen Magenkarzinom als erwartet 20–45 Jahre nach Operation.** Unklare Anzahl Patienten, 1 040 innerhalb von 20–45 Jahren nachuntersucht (ca. 90%): 23 Todesfälle 0–19 Jahre postoperativ, 9,0 Todesfälle nach Analyse einer Kontrollgruppe erwartet; 6 Todesfälle 20–45 Jahre postoperativ, 1,5 Todesfälle nach Analyse einer Kontrollgruppe erwartet. *Caygill CP, 1986, ret.*

Weniger Magenkarzinome als erwartet innerhalb von im Mittel 16 Jahren nach distaler Magenresektion mit BI oder BII. 2 169 japanische Patienten, ca. 97% nachuntersucht: 5 Magenkarzinome, 35 Magenkarzinome aufgrund der Magenkarzinom-Inzidenz der Durchschnittsbevölkerung erwartet. *Tokudome S, 1984, ouk.*

Mehr Todesfälle wegen Magenkarzinom als erwartet nach distaler Magenresektion mit BII in den ersten 19 Jahren nach Operation, und auch mehr Todesfälle wegen Magenkarzinom als erwartet 20–45 Jahre nach Operation. Unklare Anzahl Patienten, 340 innerhalb von 25–45 Jahren nachuntersucht (ca. 90%): 9 Todesfälle 0–19 Jahre postoperativ, 3,0 Todesfälle nach Analyse einer Kontrollgruppe erwartet; 6 Todesfälle 20–45 Jahre postoperativ, 0,7 Todesfälle nach Analyse einer Kontrollgruppe erwartet. *Caygill CP, 1986, ret.*

14% Magenkarzinome innerhalb von 1–44 Jahren nach chirurgischer Therapie. 430 Patienten, Gastroenterostomie oder distale Magenresektion mit BI oder BII, 354 Patienten nachuntersucht (82%), 50 Magenkarzinome. *Griesser G, 1964, ret.*

Ähnlich viele Magenkarzinome wie erwartet innerhalb von 31–32 Jahren nach distaler Magenresektion mit BII. 255 Patienten, 191 nachuntersucht (75%), 9 Magenkarzinome (4,7%); 4 Magenkarzinome laut statistischen Daten in Finnland erwartet (2,1%). *Ovaska JT, 1986, ret.*

Ähnlich viele Magenkarzinome wie erwartet innerhalb von 10–13 Jahren nach distaler Magenresektion mit BII. 152 Patienten, 127 nachuntersucht (84%), 2 Magenkarzinome (1,6%); 0,9 Magenkarzinome laut statistischen Daten in Finnland erwartet (0,71%). *Ovaska JT, 1986, ret.*

Ähnlich viele Magenkarzinome wie erwartet innerhalb von 21–22 Jahren nach distaler Magenresektion mit BII. 261 Patienten, 219 nachuntersucht (84%), 1 Magenkarzinom (0,56%); 2,8 Magenkarzinome laut statistischen Daten in Finnland erwartet (1,3%). *Ovaska JT, 1986, ret.*

nk   **Mehr Todesfälle wegen Magenkarzinom als erwartet innerhalb von 23–50 Jahren nach distaler Magenresektion mit BII.** 385 Patienten, distale Magenresektion mit BII in den Jahren 1905–1933, 361 nachuntersucht (94%): 25 Todesfälle, 11 Todesfälle erwartet. *Krause U, 1957, ret.*

Mehr Magenkarzinome als erwartet innerhalb von 6–41 Jahren nach distaler Magenteilresektion. 480 Autopsien, 31 Magenstumpfkarzinome; 20 Magenkarzinome erwartet. *Giarelli L, 1983, ret.*

Zusätzliche, in der Tabelle nicht enthaltene Informationen:
Ähnlich viele Magenkarzinome wie erwartet innerhalb von im Mittel 17 Jahren nach chirurgischer Therapie bei Patienten mit 5jähriger postoperativer Karzinomfreiheit. Unklare Anzahl Patienten, distale Magenresektion mit BI oder Gastroenterostomie ohne Resektion oder andere chirurgischer Therapien, 338 Patienten (5 Jahre postoperativ ohne Karzinom) nachuntersucht: 2 Magenkarzinome; 2,6 Magenkarzinome gemäß Magenkarzinom-Inzidenz in Gesamtbevölkerung erwartet. *Schafer LW, 1983, ret.*

Weniger Todesfälle wegen Magenkarzinom als erwartet innerhalb von 15 Jahren nach distaler Magenresektion mit BII. 951 Patienten in den Jahren 1917–1939: Innerhalb von 4 Jahren kein Todesfall, 1,4 Todesfälle erwartet; innerhalb von 5–14 Jahren 3 Todesfälle, 3,4 Todesfälle erwartet; innerhalb von 15–40 Jahren 1 Todesfall, 2,6 Todesfälle erwartet. *Westlund K, 1963, ret.*

Sonstige Arbeiten:

UD   *Graem N, 1981, ret.*

UV   *Caygill CP, 1985, ret; Griesser G, 1964, ret; Thomas WE, 1982,* ret.

nk   *Brollo A, 1981, ret; Corcoran GD, 1985, ret; Dougherty SH, 1982, ret; Domelloef L, 1977, ret; Farrands PA, 1983, ret; Hofgaertner F, 1983, ret; Hilbe G, 1968, ret; Lygidakis NJ, 1981, ret; Orlando R, 1981, ret; Pickford IR, 1984, ret.*

111.03 Vagotomie, verschiedene Verfahren

siehe Tabelle 111.03

Die folgenden Angaben ergänzen den Inhalt der Tabelle:

UD   **Ähnlich viele Todesfälle wegen Magenkarzinom wie erwartet nach TV + D in den ersten 19 Jahren nach Operation, aber mehr Todesfälle wegen Magenkar-**

Tabelle 111.03. Magenkarzinom nach chirurgischer Therapie
Vagotomie, verschiedene Verfahren

Ulkus	Vagotomie-verfahren	Magen-karzinom %	Magen-karzinom n	Pat n	Pat nachu n	Pat nachu %	Zeit mittl nachu Jahre	Zeit-raum nachu Jahre	Autor, Jahr	Stu dsn
UD	PGV	0.24	1	524	413	79	5	5	*Muller C, 1985*	nok
UD	TV+D	1.7	7	(a)	518	90(b)	(a)	25-45	*Caygill CP, 1986*	ret§
UV	TV/SV+D	2.4	3	125	123	98	(a)	9-15	*Mudsen P, 1982*	ret
UV	TV+D	2.6	4	152	152	100	(a)	2-11	*Haukland H, 1981*	ret
UP	TV/SV+D	0	0	75	73	97	(a)	9-15	*Madsen P, 1982*	ret

(a) Diese Angabe ist in der Arbeit nicht enthalten.
(b) Geschätzte Nachuntersuchungsquote; exakte Angaben fehlen in der Arbeit.
§ Für genauere Informationen zu dieser Arbeit siehe Text.

zinom als erwartet 20–45 Jahre nach Operation. Unklare Anzahl Patienten, 518 innerhalb von 25–45 Jahren nachuntersucht (ca. 90%): 2 Todesfälle 0–19 Jahre postoperativ, 2,8 Todesfälle nach Analyse einer Kontrollgruppe erwartet; 7 Todesfälle 20–45 Jahre postoperativ, 0,9 Todesfälle nach Analyse einer Kontrollgruppe erwartet. *Caygill CP, 1986, ret.*

Sonstige Arbeiten:

UD   *Haukland H, 1981, ret; Siim C, 1981, ouk.*

UV   *Duthie HL, 1973, reb.*

nk   *Corcoran GD, 1985, ret; Farrands PA, 1983, ret; Geel C, 1983, ret.*

111.04 Zeitpunkt des Auftretens

UD   **Im Mittel 18 (15–25) Jahre bis zum Auftreten von Magenkarzinom nach distaler Magenresektion mit BII.** 1 000 Patienten, 945 nachuntersucht (95%), 13 Magenkarzinome (1,4%) im Mittel 18 (15–25) Jahre nach BII aufgetreten. *Fischer AB, 1983, ret.*

UD+   **17 Jahre bis zum Auftreten von Magenkarzinom nach distaler Magenresektion mit BI oder BII.** 225 Patienten, 220 innerhalb von im Mittel 26 (22–27) Jahren nachuntersucht (98%), 1 Magenstumpfkarzinom (0,45%) 17 Jahre nach BI aufgetreten. *Clark CG, 1983, ouk.*

UV   **Im Mittel 21 Jahre bis zum Auftreten von Magenkarzinom nach distaler Magenresektion mit BI oder BII oder nach Gastroenterostomie.** 931 Patienten, 580 innerhalb von 1–49 Jahren nachuntersucht (62%), 77 Magenkarzinome (13%) im Mittel 21 Jahre nach Operation aufgetreten. *Griesser G, 1964, ret.*

nk   **Ähnliches Erkrankungsalter bei Magenstumpfkarzinom und Magenkarzinom im nicht operierten Magen.** 59 Patienten mit Magenstumpfkarzinom erkrankten unabhängig vom Operationszeitpunkt im Mittel um das 63. Lebensjahr; 843 Patienten mit Karzinom im nicht operierten Magen erkrankten auch im Mittel um das 63. Lebensjahr. *Cappel J, 1982, ret.*
22–25 Jahre bis zum Auftreten von Magenkarzinom nach distaler Magenresektion. 72 Patienten mit Karzinom im Restmagen; bei 62 Männern im Mittel 22 Jahre nach Operation aufgetreten; bei 10 Frauen im Mittel 25 Jahre nach Operation aufgetreten. *Dahm K, 1976, ret.*
Im Mittel 19 (2–26) Jahre bis zum Auftreten von Magenkarzinom nach distaler Magenresektion. 678 Patienten mit Magenkarzinom, davon 17 mit Magenstumpfkarzinom im Mittel 19 (2–26) Jahre nach Operation. *Orlando R, 1981, ret.*
Im Mittel 19 (6–29) Jahre bis zum Auftreten von Magenkarzinom nach distaler Magenresektion mit BII. 668 Patienten, 537 innerhalb von 10–32 Jahren nachuntersucht, 12 Magenkarzinome (2,2%) innerhalb von im Mittel 19 (6–29) Jahren aufgetreten. *Ovaska JT, 1986, ret.*
Im Mittel 29 (1–61) Jahre bis zum Auftreten von Magenkarzinom nach verschiedenen resezierenden Verfahren. 819 Patienten mit Magenstumpfkarzinom, verschiedene resezierende Verfahren vor im Mittel 29 (1–61) Jahren. *Viste A, 1986, ret.*

Sonstige Arbeiten:

UD   *Ellis DJ, 1979, ret.*

nk   *Cappel J, 1982, ret; Corcoran GD, 1985, ret; Hofgaertner F, 1983, ret; Rheault MJ, 1982, ret.*

112 Mortalität nach chirurgischer Therapie

112.01 Verschiedene chirurgische Verfahren

UD   **Höhere Mortalität als erwartet innerhalb von 15–25 Jahren nach SV + D oder TV + D.** 737 Patienten, 711 nachuntersucht (96%), 281 Todesfälle (40%); 184 laut Sterbetafeln erwartete Todesfälle (26%); häufigere Todesursachen: Bronchopneumonie, Lungenkarzinom, zerebro-vaskuläre Erkrankungen, Magenkarzinom, Dickdarmkarzinom. *Watt PC, 1984, ret.*

nk   **Höhere Mortalität als erwartet innerhalb von 21 Jahren nach distaler Magenresektion mit BII.** 858 Patienten, 357 Todesfälle (42%); 274 erwartete Todesfälle (32%); häufigere Todesursachen bei UD: Bronchialkarzinom, Suizid, Leberzirrhose; bei UV: Magenstumpfkarzinom. *Junginger TH, 1986, ret.*

Höhere Mortalität als erwartet innerhalb von 23–50 Jahren nach distaler Magenresektion mit BII. 385 Patienten, BII in den Jahren 1905–1933, 361 nachuntersucht (94%), 210 Todesfälle (55%); 163 erwartete Todesfälle (45%). *Krause U, 1957, ret.*

Höhere Mortalität innerhalb von 20–29 Jahren nach chir. Therapie als in der Gesamtbevölkerung. 856 Patienten, 670 Gastrektomien, 101 Drainageoperationen, 779 nachuntersucht (91%); häufige Todesursachen: Lungenkarzinom, Raucherfolgeerkrankungen, Selbstmord, Leberzirrhose, Dickdarmkarzinom, Pankreaskarzinom. *McLean Ross AG, 1982, ret.*

Höhere Mortalität als erwartet innerhalb von 18–40 Jahren nach chir. Therapie. 1 564 Patienten, meist distale Magenresektion; Verhältnis der aufgetretenen Todesfälle zu erwarteten Todesfällen auf Basis der Mortalität in Norwegen: 1,55; häufigere Todesursache: Ulkus, Pneumonie, Lungentuberkulose, koronare Herzkrankheit, Magenkarzinom. *Westlund K, 1963, ret.*

Ähnliche Mortalität wie erwartet innerhalb von 1–36 Jahren nach chirurgischer Therapie. 333 Patienten, 323 nachverfolgt (96%), 118 Todesfälle (37%); 111 laut Sterbetafeln erwartete Todesfälle (34%). *Krause U, 1963, ret.*

Sonstige Arbeiten:

UV   *Steigmann F, 1952, ret.*

113 Osteomalazie nach Resektion des Magens

Diese Spätkomplikation wird in der Datensammlung nicht besprochen.

114 Osteoporose nach Resektion des Magens

Diese Spätkomplikation wird in der Datensammlung nicht besprochen.

115 Perforation nach chirurgischer Therapie

In der überwiegenden Anzahl der Studien werden keine Angaben über Perforationshäufigkeiten gemacht; wahrscheinlich sind hier innerhalb der

Nachuntersuchungszeit keine Perforationen aufgetreten. Im Folgenden wird über eine selektionierte Gruppe von Studien mit spezifischen Angaben über Perforationshäufigkeiten berichtet.

115.01 Verschiedene chirurgische Verfahren

UD **0,42% Perforation nach PGV innerhalb von 8 (5–12) Jahren.** 279 Patienten, 233 nachuntersucht (84%), 1 Perforation. *Blackett RL, 1981, ouk.*

UD+ **1,0% Perforation nach PGV innerhalb von 5 Jahren.** 100 Patienten, 88 nachuntersucht (88%), 1 Notoperation wegen Perforation. *Paimela H, 1983, ret.*

Sonstige Arbeiten:

UD *Hedenstedt S, 1972, ouk.*

116 Psychische Symptome nach chirurgischer Therapie

116.01 Vagotomie, verschiedene Verfahren

UD **Kein Einfluß von PGV und SV + D auf unspezifische psychische Symptome.** 119 Patienten, PGV oder SV + D, 94 nachuntersucht (79%); Angst, Appetit, Herzklopfen und Schlafstörungen gleich häufig 1 Jahr vor und ein Jahr nach Operation. *Aagard J, 1983, ouk.*

117 Reoperationshäufigkeit nach chirurgischer Therapie

Zu diesem Schlagwort werden nur einige ausgewählte Arbeiten zitiert. Siehe auch 360 (postoperatives Rezidiv: Operationshäufigkeit).

117.01 Drainage, Vergleich verschiedener Verfahren

UD **Weniger Reoperationen nach TV + Gastroenterostomie als nach TV + Pyloroplastik.** 126 männliche Patienten, TV + Gastroenterostomie, 119 innerhalb von 5–8 Jahren nachuntersucht (94%), 5 Reoperationen (4,2%); 192 männliche Patienten, TV + Pyloroplastik, 164 innerhalb von 5–8 Jahren nachuntersucht (85%), 20 Reoperationen (12%). *Goligher JC, 1972, ouk.*

117.02 Resektion, Vergleich mit Vagotomie

UD **Weniger Reoperationen nach distaler Magenresektion mit Polya-Anschluß als nach TV + D.** 117 männliche Patienten, distale Magenresektion mit Polya-Anschluß, 107 innerhalb von 5–8 Jahren nachuntersucht (91%), 4 Reoperationen (3,7%); 192 männliche Patienten, TV + Pyloroplastik, 164 innerhalb von 5–8 Jahren nachuntersucht (85%), 20 Reoperationen (12%). *Goligher JC, 1972, rok.*
Ähnlich viele Reoperationen nach distaler Magenresektion mit Polya-Anschluß und nach TV + D. 117 männliche Patienten, distale Magenresektion mit Polya-Anschluß, 107 innerhalb von 5–8 Jahren nachuntersucht (91%), 4 Reoperationen (3,7%); 126 männliche Patienten, TV + Gastroenterostomie, 119 innerhalb von 5–8 Jahren nachuntersucht (94%), 5 Reoperationen (4,2%). *Goligher JC, 1970, rok.*

Sonstige Arbeiten:

UV   *Duthie HL, 1973, reb; Emas S, 1983, reb.*

117.03   Resektion, Vergleich verschiedener Verfahren

UD+   **Weniger Reoperationen nach TV + distaler Magenresektion mit BI als nach TV + distaler Magenresektion mit BII.** 73 Patienten, TV + BI, 65 innerhalb von 0,5–11 Jahren nachuntersucht (89%), 2 Reoperationen (3,1%); 75 Patienten, TV + BII, 67 innerhalb von 0,5–11 Jahren nachuntersucht (89%), 12 Reoperationen (6,8%). *Fiser WP, 1982, ret.*

117.04   Vagotomie, Vergleich mit Vagotomie + Resektion

UD   **Weniger Reoperationen nach TV + distaler Magenresektion mit Polya-Anschluß als nach TV + D.** 132 männliche Patienten, TV + Antrektomie, 116 innerhalb von 5–8 Jahren nachuntersucht (88%), 5 Reoperationen (4,3%); 192 männliche Patienten, TV + Pyloroplastik, 164 innerhalb von 5–8 Jahren nachuntersucht (85%), 20 Reoperationen (12%). *Goligher JC, 1972, rok.*
Ähnlich viele Reoperationen nach TV + distaler Magenresektion mit Polya-Anschluß und nach TV + D. 132 männliche Patienten, TV + Antrektomie, 116 innerhalb von 5–8 Jahren nachuntersucht (88%), 5 Reoperationen (4,3%); 126 männliche Patienten, TV + Gastroenterostomie, 119 innerhalb von 5–8 Jahren nachuntersucht (94%), 5 Reoperationen (4,2%). *Goligher JC, 1970, rok.*
Ähnlich viele Reoperationen nach TV + distaler Magenresektion mit BI und nach TV + D. 57 Patienten, TV + BI, 50 innerhalb von im Mittel 10 Jahren nachuntersucht (88%), 3 Reoperationen (6,0%); 107 Patienten, TV + D, 100 innerhalb von im Mittel 10 Jahren nachuntersucht (93%), 6 Reoperationen (6,0%). *Henrion C, 1981, ret.*

UD+   **Mehr Reoperationen nach TV + distaler Magenresektion mit BII als nach TV + D.** 75 Patienten, TV + BII, 67 innerhalb von 0,5–11 Jahren nachuntersucht (89%), 12 Reoperationen (18%); 645 Patienten, TV + D, 574 innerhalb von 0,5–11 Jahren nachuntersucht (89%), 39 Reoperationen (6,8%). *Fiser WP, 1982, ret.*

117.05   Verschiedene chirurgische Verfahren

siehe Tabelle 117.05

Sonstige Arbeiten:

UD   *Dunn DC, 1980, reb; Hedenstedt S, 1972, ouk; McKeown KC, 1972, ouk; Saubier EC, 1980 ret.*

UD+   *Van Heerden JA, 1980, ouk; Zumtobel V, 1977, ret.*

UV   *Duthie HL, 1973, reb; Emas S, 1983, reb; Johnson JA, 1980, ret.*

Tabelle 117.05. Reoperationshäufigkeit nach chirurgischer Therapie
Verschiedene chirurgische Verfahren

Ulkus	Operations-verfahren	Reop % (d)	Reop n (d)	Pat n	Pat nachu n	Pat nachu %	Zeit mittl nachu Jahre	Zeit-raum nachu Jahre	Autor, Jahr	Stu dsn
*1	*2	*3								
UD	BI(c)+TV	6.0	3	57	50	88	10	(a)	*Henrion C, 1981*	ret
UD	PGV	1.2	1	86	86	100	(a)	0.5-4	*Sawyers JL, 1977b*	rok
UD	PGV	4.3	4	120	93	78	(a)	5-9	*Storey DW, 1981a*	ouk
UD	PGV	8.3	9	131	109	83	(a)	6-13	*Herrington JL, 1986*	ouk
UD	PGV	10	25	304	243	80	(a)	5-13	*Kennedy T, 1983*	ret
UD	PGV	13	15	122	119	98	2	1-9	*Schulze AS, 1985*	ouk
UD	TV+D	2.6	1	41	39	95	3	2-3	*Pringle R, 1983*	rok
UD	TV+D	4.2	5	126	119	94	(a)	5-8	*Goligher JC, 1970*	rok
UD	TV+D	6.0	6	107	100	93	10	(a)	*Henrion C, 1981*	ret
UD	TV+D	6.1	10	209	163	78	6	1-15	*Clark CG, 1985*	ret
UD	TV+D	8.9	9	104	101	97	6	(a)	*Thomson JD, 1979*	ret
UD	TV+D	12	20	192	164	85	(a)	5-8	*Goligher JC, 1972*	rok
UD+	BI(c)+TV	3.1	2	73	65	89	(a)	0.5-11	*Fiser WP, 1982*	ret
UD+	BII(c)+TV	18	12	75	67	89	(a)	1-11	*Fiser WP, 1982*	ret
UD+	PGV	13	40	326	306	94	(a)	1-10	*Enskog L, 1986*	ret
UD+	PGV	21	12	56	56	100	4	1-6	*Selking Ö, 1981*	rok
UD+	PGV+D	5.3	23	464	438	94	(a)	0.5-6	*Lehmann L, 1976*	ret
UD+	TV+D	6.8	39	645	574	89	(a)	0.5-11	*Fiser WP, 1982*	ret
UD+	TV+D	14	7	50	50	100	4	1-6	*Selking Ö, 1981*	rok
UV	BI	3.7	1	30	27	90	4	(a)	*Duthie HL, 1979*	reb
UV	PGV+Ulkus-exzision	13	3	26	23	88	4	(a)	*Duthie HL, 1979*	reb
nk	BII	2.7	17	625	625	100	(b)	(b)	*Weber PM, 1983*	ret
nk	PGV	4.9	30	717	616	86	5	5	*Muller C, 1985*	nok

*1, *2 etc.: Kolonnen, nach denen der Inhalt der Tabelle sortiert ist.
(a) Diese Angabe ist in der Arbeit nicht enthalten.
(b) Nur Reoperationen wegen Klinikskomplikationen.
(c) Hierbei handelt es sich laut Autor um eine Antrektomie.
(d) Anzahl an Reoperationen in % und als Absolutzahl.

118 Rezidiv, heterotopes, Anteil an Gesamtzahl der postoperativen Rezidive nach Vagotomie

118.01 Vagotomie, proximal gastrische

siehe Tabelle 118.01

Sonstige Arbeiten:

UD *Henrion C, 1982, ret; Hedenstedt S, 1972, ouk; Liavag L, 1979, ret; Stael von Holstein C, 1987a, ouk; Zumtobel V, 1977, rok.*

UD+ *Van Heerden JA, 1980, ouk.*

UV *Muller C, 1985, nok.*

Tabelle 118.01. Rezidiv, heterotopes
Anteil an Gesamtzahl der postoperativen Rezidive nach Vagotomie
Vagotomie, proximal gastrische

Ulkus *1	HetRz % von Rzges (c) *2	HetRz n (d)	Rz ges % (e)	Rz ges n (e)	Pat n	Pat nachu n	Pat nachu %	Zeit mittl nachu Jahre	Zeit-raum nachu Jahre	Autor, Jahr	Stu dsn
UD	8.3	2	26	24	120	93	78	(a)	5-9	*Storey DW, 1981a*	ouk
UD	10	3	14	29	(a)	204	94(b)	6	1-10	*Adami HO, 1984*	ouk
UD	11	1	19	9	50	48	96	4	1.5-6	*Koo J, 1983b*	rok
UD	13	2	14	15	110	110	100	(a)	1-10	*Salam IM, 1984*	ret
UD	15	2	27	13	50	49	98	(a)	6-8	*Madsen P, 1980*	rok
UD	25	3	3.8	12	(a)	316	100	(a)	5-8	*Goligher JC, 1978*	nok
UD	32	20	15	62	524	413	79	5	5	*Muller C, 1985*	nok
UD	33	6	26	18	76	68	89	10	10	*Teichmann RK, 1985*	ouk
UD	33	1	4.4	3	78	68	87	5	(a)	*Hedenstedt S, 1980*	ret
UD	34	12	15	35	279	233	84	8	5-12	*Blackett RL, 1981*	ouk
UD	61	36	10	59	605	569	94	7	0-12	*Lunde OC, 1983*	ret
UD	67	2	3.5	3	86	86	100	(a)	0.5-4	*Sawyers JL, 1977b*	rok
UD+	21	9	14	42	326	306	94	6	1-10	*Adami HO, 1984*	ouk
UD+	50	5	11	10	100	88	88	5	5	*Paimela H, 1983*	ret
UV	27	3	21	11	71	53	75	5	5	*Muller C, 1985*	nok
UP	46	6	14	13	102	102	100	6	1-10	*Adami HO, 1984*	ouk

*1, *2: Kolonnen, nach denen der Inhalt der Tabelle sortiert ist.
(a) Diese Angabe ist in der Arbeit nicht enthalten.
(b) Geschätzte Nachuntersuchungsquote; exakte Angaben fehlen in der Arbeit.
(c) Prozentualer Anteil heterotoper Rezidive bezogen auf die Gesamtzahl an Rezidiven.
(d) Anzahl heterotoper Rezidive.
(e) Gesamtzahl an Rezidiven in Prozent und als Absolutzahl.

118.02 Vagotomie, verschiedene Verfahren

siehe Tabelle 118.02
Siehe auch unter 118.01 (Vagotomie, proximal gastrische).

Sonstige Arbeiten:

UD *Dua KS, 1987, nok; Graffner HO, 1985, ret; Kennedy T, 1980a, ret; Linder MM, 1982, ret.*

119 Rezidiv, postoperatives

119.01 Antrektomie

Siehe unter 119.06 (Resektion + Vagotomie, verschiedene Verfahren) und 119.11 (Resektion, verschiedene Verfahren).

119.02 Drainage, Vergleich verschiedener Verfahren

UD **Ähnlich viele postop Rz nach TV + Gastroenterostomie und nach TV + Pyloroplastik.** 126 männliche Patienten, TV + Gastroenterostomie, 94 innerhalb

Tabelle 118.02. Rezidiv, heterotopes
Anteil an Gesamtzahl der postoperativen Rezidive nach Vagotomie
Vagotomie, verschiedene Verfahren

Ulkus	Vagotomie verfahren	HetRz % von Rzges (b)	HetRz n (c)	Rz ges % (d)	Rz ges n (d)	Pat n	Pat nachu n	Pat nachu %	Zeit mittl nachu Jahre	Zeit- raum nachu Jahre	Autor, Jahr	Stu dsn
*1	*2	*3										
UD	SV+D	0.0	0	2.7	1	37	37	100	(a)	0.5-4	Sawyers JL, 1977b	rok
UD	SV+D	7.7	2	19	26	170	136	80	(a)	6-9	Hojlund B, 1980	ret
UD	SV+D	33	1	7.3	3	51	41	80	4	4	Möhlen K, 1982	ret
UD	SV+D	61	11	17	18	174	105	60	(a)	10-13	Siim C, 1981	ouk
UD+	TV+D	7.1	2	5.9	28	500	478	96	(a)	3-4	Kronborg O, 1971	ret

*1, *2 etc.: Kolonnen, nach denen der Inhalt der Tabelle sortiert ist.
(a) Diese Angabe ist in der Arbeit nicht enthalten.
(b) Prozentualer Anteil heterotoper Rezidive bezogen auf die Gesamtzahl der Rezidive.
(c) Anzahl heterotoper Rezidive.
(d) Gesamtzahl der Rezidive in Prozent und als Absolutzahl.

von 10–16 Jahren nachuntersucht (75%), 10 Rz (11%); 192 männliche Patienten, TV + Pyloroplastik, 134 innerhalb von 10–16 Jahren nachuntersucht (70%), 21 Rz (16%). *Goligher JC, 1979, ouk.*

Ähnlich viele Rz nach TV + Gastroenterostomie und nach TV + Pyloroplastik. 126 männliche Patienten, TV + Gastroenterostomie, 119 innerhalb von 5–8 Jahren nachuntersucht (94%), 7 Rz (5,9%); 192 männliche Patienten, TV + Pyloroplastik, 164 innerhalb von 5–8 Jahren nachuntersucht (85%), 18 Rz (11%). *Goligher JC, 1972, ouk.*

Ähnlich viele Rz nach TV + Pylorusdilatation und nach TV + Pyloroplastik. 20 Patienten, TV + Pylorusdilatation, alle innerhalb von 3 (2–3) Jahren nachuntersucht, 1 Rz (5,0%); 21 Patienten, TV + Pyloroplastik, 19 innerhalb von 3 (2–3) Jahren nachuntersucht (90%), 2 Rz (11%). *Pringle R, 1983, rok.*

Weniger postop Rz nach SV + Pyloroplastik nach Finney als nach SV + Pyloroplastik nach Heineke-Mikulicz. 51 Patienten, SV + Pyloroplastik nach Finney, 40 innerhalb von 10–13 Jahren nachuntersucht (78%), 1 Rz (2,5%); 114 Patienten, SV + Pyloroplastik nach Heineke-Mikulicz, 83 innerhalb von 10–13 Jahren nachuntersucht (73%), 14 Rz (17%). *Siim C, 1981, ouk.*

UD+   **Ähnlich viele Rz nach TV + Gastroenterostomie und nach TV + Pyloroplastik.** 83, TV + Gastrojejunostomie, 75 innerhalb von 3–4 Jahren nachuntersucht (90%), 3 Rz (4,0%); 417 Patienten, TV + Pyloroplastik nach Heineke-Miculicz, 403 innerhalb von 3–4 Jahren nachuntersucht (97%), 25 Rz (6,2%). *Kronborg O, 1971, ret.*

Sonstige Arbeiten:

UD   *Postlethwait RW, 1973, rok.*

119.03 Drainage, Vergleich von Vagotomie mit und ohne

UD   **Keine postop Rz nach PGV + D und nach PGV.** Unklare Anzahl Patienten, PGV + D, 32 innerhalb von 1–5 Jahren nachuntersucht (ca. 86%), kein Rz; unklare Anzahl Patienten, PGV, 32 innerhalb von 1–5 Jahren nachuntersucht (ca. 86%), kein Rz. *Aeberhard P, 1978, rok.*

Kein postop Rz nach PGV + D und nach PGV. 25 Patienten, PGV + D, 23 innerhalb von 1–3 Jahren nachuntersucht (92%), kein Rz; 25 Patienten, PGV, 23 innerhalb von 1–3 Jahren nachuntersucht (92%), kein Rz. *Largiader F, 1976, reb.*

Ähnlich viele postop Rz nach PGV + D und nach PGV. Unklare Anzahl Patienten, PGV + D, 50 innerhalb von 1–5 Jahren nachuntersucht (ca. 93%), 9 Rz (10%); unklare Anzahl Patienten, PGV, 223 innerhalb von 1–5 Jahren nachuntersucht (ca. 93%), 35 Rz (16%). *Junginger Th, 1979, ret.*

Mehr postop Rz nach PGV + D als nach PGV. 48 Patienten, PGV + Pyloroplastik, 47 innerhalb von 3–7 Jahren nachuntersucht (98%), 7 Rz (15%); 52 Patienten, PGV, 50 innerhalb von 3–7 Jahren nachuntersucht (96%), 3 Rz (6,0%). *Wastell C, 1978, rok.*

UD+   **Ähnlich viele postop Rz nach PGV + D und nach PGV.** 56 Patienten, PGV + D, 53 innerhalb von 3 (1–8) Jahren nachuntersucht (95%), 4 Rz (7,5%); 52 Patienten, PGV, 50 innerhalb von 3 (1–8) Jahren nachuntersucht (96%), 5 Rz (10%). *Emas S, 1985, rok.*

Ähnlich viele postop Rz nach PGV + D und nach PGV. Unklare Anzahl Patienten, PGV + D, 66 innerhalb von 7 (5–9) Jahren nachuntersucht (ca. 86%), 7 Rz (11%); unklare Anzahl Patienten, PGV, 52 innerhalb von 6 (5–9) Jahren nachuntersucht (ca. 86%), 10 Rz (19%). *Nilsell K, 1979, ret.*

Ähnlich viele postop Rz nach PGV + D und nach PGV. 29 Patienten, PGV + D, alle innerhalb von 3 (0,5–7) Jahren nachuntersucht, 1 Rz (3,4%); 194 Patienten, PGV, alle innerhalb von 3 (0,5–7) Jahren nachuntersucht, 10 Rz (5,2%). *Van Heerden JA, 1980, ouk.*

Sonstige Arbeiten:

UD   *Linder MM, 1982, ret.*

119.04 Elektivoperation, Vergleich mit Notfalloperation

UD   **Ähnlich viele postop Rz nach Elektivoperation und nach Notfalloperation.** 209 Patienten, elektive TV + D, 162 innerhalb von 6 (1–15) Jahren nachuntersucht (78%), 23 Rz (14%); 68 Patienten, Notfall-TV + D, 54 innerhalb von 6 (1–15) Jahren nachuntersucht (79%), 8 Rz (15%). *Clark CG, 1985, ret.*

Sonstige Arbeiten:

UD   *Choi S, 1986, ret.*

119.05 Polya-Gastrektomie

Siehe unter 119.06 (Resektion + Vagotomie, verschiedene Verfahren).

119.06 Resektion + Vagotomie, verschiedene Verfahren

Ulkus	Operations-verfahren	Rz %	Rz n	Pat n	Pat nachu n	Pat nachu %	Zeit mittl nachu Jahre	Zeit-raum nachu Jahre	Autor, Jahr	Stu dsn
*1	*2	*3								
UD	BI(c) +SV	0.0	0	87	87	100	5	3-5	*Rehnberg O, 1983*	ouk
UD	BI(c) +SV	0.0	0	(a)	46	85(b)	5	4-12	*Donahue PE, 1984a*	rok
UD	BI(c) +TV	0.0	0	50	50	100	(a)	0.5-4	*Sawyers JL, 1977b*	rok
UD	BI(c) +TV	4.0	2	57	50	88	10	(a)	*Henrion C, 1981*	ret
UD	BI/BII(c) +SV	2.6	1	39	39	100	3	1-4	*Sawyers JL, 1971*	rok
UD	BI/Polya +TV	0.0	0	51	50	98	4	1.5-6	*Koo J, 1983b*	rok
UD	BII(Polya)+TV	1.0	1	132	101	77	(a)	10-16	*Goligher JC, 1979*	rok
UD+	BI(c) +TV	0.0	0	73	65	89	(a)	0.5-11	*Fiser WP, 1982*	ret
UD+	BI/BII(c) +TV	0.0	0	92	77	84	(a)	1-3	*Jordan PH, 1970*	ret
UD+	BII(c) +TV	3.0	2	75	67	89	(a)	0.5-11	*Fiser WP, 1982*	ret
UP	BI(c)+TV	11	2	19	19	100	5	3-5	*Rehnberg O, 1983*	ouk
nk	Roux-Y(c)+SV	4.0	1	25	25	100	2	1-5	*Karlqvist PA, 1986*	ret

*1, *2 etc.: Kolonnen, nach denen der Inhalt der Tabelle sortiert ist.
(a) Diese Angabe ist in der Arbeit nicht enthalten.
(b) Geschätzte Nachuntersuchungsquote; exakte Angaben fehlen in der Arbeit.
(c) Hierbei handelt es sich laut Autor um eine Antrektomie.

Sonstige Arbeiten:

UD *Jacocks MA, 1980, ret; Jordan PH, 1979 a, rok; Kummer D, 1982, ret; Mulholland M, 1982, rok; Mosimann F, 1984, ouk; Postlethwait RW, 1973, rok; Sturniolo G, 1983, ret; Seidel W, 1973, nok; Sawyers JL, 1974, rok.*

119.07 Resektion, distale des Magens mit Billroth I-Anastomose (BI)

Siehe unter 119.11 (Resektion, verschiedene Verfahren).

119.08 Resektion, distale des Magens mit Billroth II-Anastomose (BII)

Siehe unter 119.11 (Resektion, verschiedene Verfahren).

119.09 Resektion, Vergleich mit Resektion + Vagotomie

UD **Weniger postop Rz nach SV + distaler Magenresektion mit BI als nach distaler Magenresektion mit BI.** 87 Patienten, SV + Antrektomie, alle innerhalb von 5 (3–5) Jahren nachuntersucht, kein Rz; 81 Patienten, BI, 72 innerhalb von 5 (3–5) Jahren nachuntersucht (88%), 12 Rz (17%). *Rehnberg O, 1983, ouk.*

UP **Ähnlich viele postop Rz nach SV + distaler Magenresektion mit BI und nach distaler Magenresektion mit BI.** 19 Patienten, SV + Antrektomie, alle innerhalb von 5 (3–5) Jahren nachuntersucht, 2 Rz (11%); 31 Patienten, BI, 30 innerhalb von 5 (3–5) Jahren nachuntersucht (97%), 6 Rz (20%). *Rehnberg O, 1983, ouk.*

Sonstige Arbeiten:

UD *Postlethwait RW, 1973, rok.*

119.10 Resektion, Vergleich mit Vagotomie

UD **Ähnlich viele postop Rz nach distaler Magenresektion mit Polya-Anschluß und nach PGV.** 117 männliche Patienten, distale Magenresektion mit Polya-Anschluß, 107 innerhalb von 5–8 Jahren nachuntersucht (91%), 5 Rz (4,6%); 136 männliche Patienten, PGV, 117 innerhalb von 5–8 Jahren nachuntersucht (86%), 18 Rz (15%). *Goligher JC, 1978, nok.*
Weniger postop Rz nach distaler Magenresektion mit Polya-Anschluß als nach TV + D. 117 männliche Patienten, distale Magenresektion mit Polya-Anschluß, 107 innerhalb von 5–8 Jahren nachuntersucht (91%), 2 Rz (1,9%); 192 männliche Patienten, TV + Pyloroplastik, 164 innerhalb von 5–8 Jahren nachuntersucht (85%), 12 Rz (7,3%). *Goligher JC, 1970, rok.*
Weniger postop Rz nach distaler Magenresektion mit Polya-Anschluß als nach TV + D. 117 männliche Patienten, distale Magenresektion mit Polya-Anschluß, 107 innerhalb von 5–8 Jahren nachuntersucht (91%), 2 Rz (1,9%); 126 männliche Patienten, TV + Gastroenterostomie, 119 innerhalb von 5–8 Jahren nachuntersucht (94%), 7 Rz (5,9%). *Goligher JC, 1970, rok.*
Weniger postop Rz nach distaler Magenresektion mit BI und BII als nach TV + D. 92 Patienten, BI oder BII, 80 innerhalb von 5–8 Jahren nachuntersucht (87%), 1 Rz (1,3%); 108 Patienten, TV + D, 86 innerhalb von 5–8 Jahren nachuntersucht (80%), 9 Rz (10%). *Jordan PH, 1974, rok.*
Sonstige Arbeiten:
Postlethwait RW, 1973, rok.

119.11 Resektion, verschiedene Verfahren

Ulkus *1	Operations-verfahren *2	Rz % *3	Rz n	Pat n	Pat nachu n	Pat nachu %	Zeit mittl nachu Jahre	Zeit-raum nachu Jahre	Autor, Jahr	Stu dsn
UD	BI	20	23	(a)	115	85(b)	5	5	*Borg I, 1970*	ret
UD	BI(c)	17	12	81	72	89	5	3-5	*Rehnberg O, 1983*	ouk
UD	BI/BII	1.3	1	92	80	87	(a)	5-8	*Jordan PH, 1974*	rok
UD	BII	3.6	4	(a)	111	85(b)	5	5	*Borg I, 1970*	ret
UD	BII	6.8	9	230	133	58	(a)	5-20	*Dinbar A, 1980*	ouk
UD	Resektion	0.69	2	466	290	62(b)	17	13-25	*Hubert JP, 1980*	ret
UV	BI	0.0	0	22	22	100	4	1-5	*Madsen P, 1976*	rok
UV	BI	0.0	0	21	21	100	2	2	*Becker HD, 1982*	rok
UV	BI	4.0	2	50	50	100	5	1.5-9	*Duthie HL, 1973*	reb
UV	BI	7.4	2	30	27	90	4	(a)	*Duthie HL, 1979*	reb
UV	BI	10	5	(a)	48	85(b)	5	5	*Borg I, 1970*	ret
UV	BI	17	5	30	29	97	8	6-12	*Reid DA, 1982*	reb
UV	BI(c)	4.3	2	51	47	92	5	3-5	*Rehnberg O, 1983*	ouk
UV	BI/BII	5.1	23	549	455	83	9	1-14	*Davis Z, 1977*	ret
UP	BI(c)	20	6	31	30	97	5	3-5	*Rehnberg O, 1983*	ouk
nk	BII	0.0	0	97	76	78	12	12	*Skarstein A, 1980*	ret
nk	BII + Roux-Y	0.0	0	31	28	90	3.9	1-4.5	*Hättig H, 1987*	ouk

*1, *2 etc.: Kolonnen, nach denen der Inhalt der Tabelle sortiert ist.
(a) Diese Angabe ist in der Arbeit nicht enthalten.
(b) Geschätzte Nachuntersuchungsquote; exakte Angaben fehlen in der Arbeit.
(c) Hierbei handelt es sich laut Autor um eine Antrektomie.

Sonstige Arbeiten:

UD   *Goligher JC, 1979, rok; Ibba F, 1980, ret; Krause U, 1963, ret; Kummer D, 1982, ret; McKeown KC, 1972, ouk; Postlethwait RW, 1973, rok; Sturniolo G, 1983, ret; Seidel W, 1973, nok.*

UD+   *Wallensten S, 1954, ret.*

UV   *Borg I, 1970, ret; Emas S, 1983, reb; Ibba F, 1980, ret; Krause U, 1963, ret; Thomas WE, 1982, ret.*

nk   *Hofgaertner F, 1983, ret; Linder MM, 1985, ret.*

119.12 Ulkusexzision mit Vagotomie

siehe Tabelle 119.12

Sonstige Arbeiten:

nk   *Johnston D, 1977, ret.*

119.13 Vagotomie, proximal gastrische

siehe Tabelle 119.13

Tabelle 119.12 Rezidiv, postoperatives
Ulkusexzision mit Vagotomie

Ulkus	Rz %	Rz n	Pat n	Pat nachu n	Pat nachu %	Zeit mittl nachu Jahre	Zeit-raum nachu Jahre	Autor, Jahr	Stu dsn
*1	*2								
UV	9.5	2	21	21	100	2	2	*Becker HD, 1982*	rok
UV	13	2	16	15	94	5	5	*Emas S, 1983*	reb
UV	17	4	26	23	88	4	(a)	*Duthie HL, 1979*	reb
UV	24	6	26	25	96	8	6-12	*Reid DA, 1982*	reb

*1, *2: Kolonnen, nach denen der Inhalt der Tabelle sortiert ist.
(a) Diese Angabe ist in der Arbeit nicht enthalten.

Tabelle 119.13. Rezidiv, postoperatives
Vagotomie, proximal gastrische

Ulkus	Rz %	Rz n	Pat n	Pat nachu n	Pat nachu %	Zeit mittl nachu Jahre	Zeit-raum nachu Jahre	Autor, Jahr	Stu dsn
*1	*2								
UD	0.0	0	25	23	92	(a)	1-3	*Largiader F, 1976*	rok
UD	0.0	0	(a)	32	86(b)	(a)	1-5	*Aeberhard P, 1978*	rok
UD	1.5	1	70	68	97	5	1.5-8	*Fraser AG, 1983*	rok
UD	3.5	3	86	86	100	(a)	0.5-4	*Sawyers JL, 1977b*	rok
UD	3.8	4	120	106	88	1.5	1-3	*Schröder H, 1987*	ouk
UD	4.4	3	78	68	87	5	(a)	*Hedenstedt S, 1980*	ret
UD	4.4	6	141	136	97	4	2-7	*Goodman AJ, 1987*	ret
UD	4.7	3	68	64	94	2	0.5-5	*O'Rourke IC, 1985*	ouk
UD	6.0	3	52	50	96	(a)	3-7	*Wastell C, 1978*	rok
UD	6.5	2	35	31	89	4	1-7	*Macmillan JI, 1983*	ret
UD	6.8	14	260	206	79	4	(a)	*Starlinger M, 1984*	ret
UD	8.5	5	69	59	86	6	4-8	*Stoddard CJ, 1984*	rok
UD	9.2	10	131	109	83	(a)	6-13	*Herrington JL, 1986*	ouk
UD	9.7	14	158	143	91	(a)	5-9	*De Miguel J, 1982*	ouk
UD	9.9	7	102	71	70	(a)	5-7	*De Vries BC, 1983*	reb
UD	9.9	22	229	222	97	4	1-8	*Busman DC, 1982*	ouk
UD	10	2	20	20	100	(a)	1-4	*Gear MWL, 1983*	rok
UD	11	35	338	313	93	(a)	1-5	*Junginger Th, 1979*	ret
UD	11	49	605	428	71	7	0-12	*Lunde OC, 1983*	ret
UD	12	25	211	206	98	(a)	1-4	*Holst-Christensen J, 1977*	ouk
UD	13	32	304	243	80	(a)	5-13	*Kennedy T, 1983*	ret
UD	13	42	350	333	95	5	0-11	*Jensen HE, 1983*	ret
UD	13	29	249	229	92	(a)	1-6	*Adami HO, 1980*	ret
UD	14	15	110	110	100	(a)	1-10	*Salam IM, 1984*	ret
UD	14	62	524	431	82	5	5	*Muller C, 1985*	nok
UD	14	58	524	415	79	5	5	*Mühe E, 1982*	nok

Tabelle 119.13 (Fortsetzung)

Ulkus *1	Rz % *2	Rz n	Pat n	Pat nachu n	Pat nachu %	Zeit mittl nachu Jahre	Zeit- raum nachu Jahre	Autor, Jahr	Stu dsn
UD	14	34	247	245	99	(a)	1-4	*Kronborg O, 1977*	ret
UD	14	29	(a)	204	94(b)	6	1-10	*Adami HO, 1984*	ouk
UD	15	18	136	117	86	(a)	5-8	*Goligher JC, 1978*	nok
UD	15	35	279	233	84	8	5-12	*Blackett RL, 1981*	ouk
UD	17	9	54	54	100	5	2-7	*Harling H, 1985*	rok
UD	17	44	272	253	93	6	1-15	*Clark CG, 1986*	nok
UD	18	5	30	28	93	(a)	3-6	*Forlini A, 1983*	ret
UD	19	9	50	48	96	4	1.5-6	*Koo J, 1983b*	rok
UD	20	8	(a)	40	85(b)	5	4-12	*Donahue PE, 1984b*	rok
UD	21	15	77	70	91	4	3-6	*Koffman CG, 1983*	reb
UD	22	8	37	37	100	(a)	1-6	*Koo J, 1983a*	rok
UD	23	27	122	119	98	2	1-9	*Schulze AS, 1985*	ouk
UD	26	18	76	68	89	10	10	*Teichmann RK, 1985*	ouk
UD	26	24	120	93	78	(a)	5-9	*Storey DW, 1981a*	ouk
UD	27	13	50	49	98	(a)	6-8	*Madsen P, 1980*	rok
UD+	3.6	30	829	829	100	(a)	4-6	*Gonzales EM, 1983*	nok
UD+	5.2	10	194	194	100	3	0.5-7	*Van Heerden JA, 1980*	ouk
UD+	6.8	20	298	295	99	4	0-8	*Knight CD, 1983*	ret
UD+	10	5	52	50	96	3	1-8	*Emas S, 1985*	rok
UD+	11	10	100	88	88	5	5	*Paimela H, 1983*	ret
UD+	14	42	326	306	94	(a)	1-10	*Enskog L, 1986*	ret
UD+	14	42	326	306	94	6	1-10	*Adami HO, 1984*	ouk
UD+	16	9	56	56	100	4	1-6	*Selking Ö, 1981*	rok
UD+	17	13	83	76	92	(a)	2-5	*Christiansen J, 1981*	rok
UD+	19	10	(a)	52	86(b)	6	5-9	*Nilsell K, 1979*	ret
UD+	24	18	100	75	75	10	10	*Stael von Holstein C, 1987a*	ouk
UD+	44	17	40	39	98	3	(a)	*Ström M, 1984b*	rok
UV	4.0	1	(a)	25	90(b)	3	1-5	*Muller C, 1979*	ret
UV	19	11	71	57	80	5	5	*Muller C, 1985*	nok
UP	13	6	49	48	98	(a)	1-4	*Holst-Christensen J, 1977*	ouk
UP	13	13	(a)	102	94(b)	6	1-10	*Adami HO, 1984*	ouk
UP	23	5	(a)	22	90(b)	3	1-5	*Muller C, 1979*	ret
UP	24	9	58	37	64	5	5	*Mühe E, 1982*	nok
UP	28	20	94	71	76	5	5	*Muller C, 1985*	nok
nk	30	24	(a)	79	90(b)	5	5	*Hoffmann J, 1984*	reb

*1, *2: Kolonnen, nach denen der Inhalt der Tabelle sortiert ist.
(a) Diese Angabe ist in der Arbeit nicht enthalten.
(b) Geschätzte Nachuntersuchungsquote; exakte Angaben fehlen in der Arbeit.

Sonstige Arbeiten:

UD   *Amdrup E, 1974b, ret; Andersen D, 1982, rok; Dua KS, 1987, nok; Feifel G, 1982a, ret; Gorey TF, 1984, ret; Graffner HO, 1985, ret; Hollender LF, 1983, ret; Henrion C, 1982, ret; Hedenstedt S, 1972, ouk; Jordan PH, 1979a, rok; Jordan PH, 1979b, ret; Kobel T, 1984, ret; Kondo T, 1980, ret; Kronborg O, 1977, ret; Kronborg O, 1975, rok; Lagache G, 1982, ret; Liavag L, 1979, ret; Nargund SB, 1982, ret; Romeo G, 1981, ret; Saik RP, 1984, rok; Sturniolo G,*

1983, ret; Ström M, 1984b, rok; Saubier EC, 1983, ret; Zumtobel V, 1977, rok.

UD+   *Heberer G, 1976, ret; Hollinshead JW, 1982, ret.*

UV   *Junginger Th, 1979, ret; Zumtobel V, 1977, rok.*

UP   *Andersen D, 1982, rok; Graffner HO, 1985, ret; Junginger Th, 1979, ret.*

nk   *Gleysteen JJ, 1983, rok; Thaler W, 1986, ret; Zumtobel V, 1977, rok.*

119.14   Vagotomie, proximal gastrische mit Drainage

Siehe unter 119.21 (Vagotomie, verschiedene Verfahren).

119.15   Vagotomie, proximal gastrische, Vergleich mit selektiver Vagotomie + Drainage

siehe Tabelle 119.15

Sonstige Arbeiten:

UD   *Andersen D, 1982, rok; Kronborg O, 1975, rok.*

UP   *Andersen D, 1982, rok.*

119.16   Vagotomie, proximal gastrische, Vergleich mit trunkulärer Vagotomie + Drainage

siehe Tabelle 119.16

119.17   Vagotomie, selektive mit Drainage

siehe Tabelle 119.17

Sonstige Arbeiten:

UD   *Andersen D, 1982, rok; Kronborg O, 1975, rok; Seidel W, 1973, nok; Sawyers JL, 1974, rok.*

UP   *Andersen D, 1982, rok.*

119.18   Vagotomie, trunkuläre mit Drainage

siehe Tabelle 119.18

Sonstige Arbeiten:

UD   *Koo J, 1983b, rok; Mulholland M, 1982, rok; Nargund SB, 1982, ret; Postlethwait RW, 1973, rok; Saik RP, 1984, rok; Sturniolo G, 1983, ret; Weinberg JA, 1956, ouk.*

UD+   *Madsen P, 1982, ret.*

UV   *Duthie HL, 1973, reb.*

119.19   Vagotomie, Vergleich mit Vagotomie + Resektion

UD   **Weniger postop Rz nach SV + distaler Magenresektion mit BI als nach PGV.** Unklare Anzahl Patienten, SV + Antrektomie, 46 innerhalb von 5 (4–12)

Tabelle 119.15. Rezidiv, postoperatives
Vagotomie, proximal gastrische, Vergleich mit selektiver Vagotomie + Drainage

Ulkus	Mehr Rz nach PGV als nach SV + D?	PGV Rz %	SV+D Rz %	PGV Rz n	SV+D Rz n	PGV Pat nachu n	SV+D Pat nachu n	PGV Pat nachu %	SV+D Pat nachu %	Zeit mittl nachu Jahre	Zeit- raum nachu Jahre	Autor, Jahr	Stu dsn
*1	*2	*3											
UD	Mehr	27	15	13	7	49	48	98	96	(a)	6-8	*Madsen P, 1980*	rok
UD	Ähnl viel	2.7	2.7	1	1	37	37	100	100	(a)	0.5-4	*Sawyers JL, 1977b*	rok
UD	Ähnl viel	8.3	13	2	3	24	23	96	92	(a)	2-3	*Faxen A, 1978*	reb
UD	Ähnl viel	18	10	5	3	28	29	93	94	(a)	3-6	*Forlini A, 1983*	ret
UD+	Ähnl viel	17	15	13	13	76	89	92	96	(a)	2-5	*Christiansen J, 1981*	rok
nk	Ähnl viel	30	20	24	16	79	81	82(b)	82(b)	5	5	*Hoffmann J, 1984*	reb

*1, *2, *3: Kolonnen, nach denen der Inhalt der Tabelle sortiert ist.

(a) Diese Angabe ist in der Arbeit nicht enthalten.

(b) Geschätzte Nachuntersuchungsquote; exakte Angaben fehlen in der Arbeit.

Tabelle 119.16. Rezidiv, postoperatives
Vagotomie, proximal gastrische, Vergleich mit trunkulärer Vagotomie + Drainage

Ulkus	Mehr Rz nach PGV als nach TV + D?	PGV Rz %	TV+D Rz %	PGV Rz n	TV+D Rz n	PGV Pat nachu n	TV+D Pat nachu n	PGV Pat nachu %	TV+D Pat nachu %	Zeit mittl nachu Jahre	Zeit- raum nachu Jahre	Autor, Jahr	Stu dsn
*1	*2	*3											
UD	Mehr	19	12	9	6	48	50	96	98	4	1.5-6	Koo J, 1983b	rok
UD	Mehr	21	7.5	15	5	70	67	91	88	4	3-6	Koffman CG, 1983	reb
UD	Ähnl viel	0.0	0.0	0	0	24	24	100	100	2	1-2	Nargund SB, 1982	ret
UD	Ähnl viel	1.5	5.8	1	4	68	69	97	99	5	1.5-8	Fraser AG, 1983	rok
UD	Ähnl viel	8.5	9.4	5	6	59	64	86	94	6	4-8	Stoddard CJ, 1984	rok
UD	Ähnl viel	10	2.7	7	2	71	74	70	82	(a)	5-7	De Vries BC, 1983	reb
UD	Ähnl viel	14	4.3	15	3	110	70	100	100	(a)	1-10	Salam IM, 1984	ret
UD	Ähnl viel	15	14	18	41	117	283	86	89	(a)	5-8	Goligher JC, 1978	nok
UD	Ähnl viel	17	14	44	23	253	163	93	78	6	1-15	Clark CG, 1986	nok
UD	Ähnl viel	22	16	8	6	37	37	100	100	(a)	1-6	Koo J, 1983a	rok
UD+	Mehr	17	11	13	8	76	75	92	90	(a)	2-5	Christiansen J, 1981	rok
UD+	Ähnl viel	16	8.0	9	4	56	50	100	100	4	1-6	Selking Ö, 1981	rok
nk	Mehr	30	14	24	10	79	73	82(b)	82(b)	5	5	Hoffmann J, 1984	reb

*1, *2, *3: Kolonnen, nach denen der Inhalt der Tabelle sortiert ist.
(a) Diese Angabe ist in der Arbeit nicht enthalten.
(b) Geschätzte Nachuntersuchungsquote; exakte Angaben fehlen in der Arbeit.

Tabelle 119.17. Rezidiv, postoperatives
Vagotomie, selektive mit Drainage

Ulkus	Rz %	Rz n	Pat n	Pat nachu n	Pat nachu %	Zeit mittl nachu Jahre	Zeit- raum nachu Jahre	Autor, Jahr	Stu dsn
*1	*2								
UD	0.0	0	40	40	100	3	1-4	*Sawyers JL, 1971*	rok
UD	2.0	1	50	49	98	5	5	*Kennedy T, 1973*	rdb
UD	2.7	1	37	37	100	(a)	0.5-4	*Sawyers JL, 1977b*	rok
UD	6.0	6	134	100	75	5	5	*Amdrup E, 1974a*	ret
UD	7.3	3	51	41	80	4	4	*Möhlen K, 1982*	ret
UD	10	3	31	29	94	(a)	3-6	*Forlini A, 1983*	ret
UD	15	7	50	48	96	(a)	6-8	*Madsen P, 1980*	rok
UD	17	18	174	105	60	(a)	10-13	*Siim C, 1981*	ouk
UD	19	26	170	136	80	(a)	6-9	*Hojlund B, 1980*	ret
UD+	7.5	4	53	53	100	3	1-8	*Emas S, 1985*	rok
UD+	15	11	101	74	73	(a)	1-8	*Heberer G, 1976*	ret
UD+	15	13	93	89	96	(a)	2-5	*Christiansen J, 1981*	rok
nk	20	16	(a)	81	90(b)	5	5	*Hoffmann J, 1984*	reb

*1, *2: Kolonnen, nach denen der Inhalt der Tabelle sortiert ist.
(a) Diese Angabe ist in der Arbeit nicht enthalten.
(b) Geschätzte Nachuntersuchungsquote; exakte Angaben fehlen in der Arbeit.

Jahren nachuntersucht (ca. 85%), kein Rz; unklare Anzahl Patienten, PGV, 40 innerhalb von 5 (4–12) Jahren nachuntersucht (ca. 85%), 8 Rz (20%). *Donahue PE, 1984a, rok.*

Weniger postop Rz nach TV + distaler Magenresektion mit Polya-Anschluß als nach TV + D. 132 männliche Patienten, TV + Antrektomie, 101 innerhalb von 10–16 Jahren nachuntersucht (78%), 1 Rz (1,0%); 126 männliche Patienten, TV + Gastroenterostomie, 94 innerhalb von 10–16 Jahren nachuntersucht (75%), 10 Rz (11%). *Goligher JC, 1979, rok.*

Weniger postop Rz nach TV + distaler Magenresektion mit Polya-Anschluß als nach TV + D. 132 männliche Patienten, TV + Antrektomie, 101 innerhalb von 10–16 Jahren nachuntersucht (78%), 1 Rz (1,0%); 192 männliche Patienten, TV + Pyloroplastik, 134 innerhalb von 10–16 Jahren nachuntersucht (70%), 21 Rz (16%). *Goligher JC, 1979, rok.*

Weniger postop Rz nach TV + distaler Magenresektion mit Polya-Anschluß als nach TV + D. 132 männliche Patienten, TV + Antrektomie, 116 innerhalb von 5–8 Jahren nachuntersucht (88%), 2 Rz (1,7%); 192 männliche Patienten, TV + Pyloroplastik, 164 innerhalb von 5–8 Jahren nachuntersucht (85%), 12 Rz (7,3%). *Goligher JC, 1972, rok.*

Weniger postop Rz nach TV + distaler Magenresektion mit Polya-Anschluß als nach PGV. 132 männliche Patienten, TV + Antrektomie, 116 innerhalb von 5–8 Jahren nachuntersucht (88%), 6 Rz (5,1%); 136 männliche Patienten, PGV, 117 innerhalb von 5–8 Jahren nachuntersucht (86%), 18 Rz (15%). *Goligher JC, 1978, nok.*

Tabelle 119.18. Rezidiv, postoperatives
Vagotomie, trunkuläre mit Drainage

Ulkus	Rz %	Rz n	Pat n	Pat nachu n	Pat nachu %	Zeit mittl nachu Jahre	Zeit-raum nachu Jahre	Autor, Jahr	Studsn
*1	*2								
UD	2.7	2	90	74	82	(a)	5-7	De Vries BC, 1983	reb
UD	3.2	2	63	63	100	(a)	2-9	Fichardt JB, 1980	ret
UD	3.3	9	305	273	90	11	5-15	Smith G, 1981	ret
UD	4.0	4	104	101	97	6	6	Thomson JD, 1979	ret
UD	4.3	3	70	70	100	(a)	1-10	Salam IM, 1984	ret
UD	5.8	4	70	69	99	5	1.5-8	Fraser AG, 1983	rok
UD	6.0	6	107	100	93	10	(a)	Henrion C, 1981	ret
UD	6.7	36	634	536	85	2	1-5	Pickard WR, 1984	ouk
UD	7.3	12	192	164	85	(a)	5-8	Goligher JC, 1972	rok
UD	7.5	5	76	67	88	4	3-6	Koffman CG, 1983	reb
UD	7.7	3	41	39	95	3	2-3	Pringle R, 1983	rok
UD	8.7	4	50	46	92	5	5	Kennedy T, 1973	rdb
UD	9.4	6	68	64	94	6	4-8	Stoddard CJ, 1984	rok
UD	10	9	108	86	80	(a)	5-8	Jordan PH, 1974	rok
UD	14	18	153	132	86	11	1-17	Pemberton JH, 1980	ouk
UD	14	31	318	228	72	(a)	10-16	Goligher JC, 1979	rok
UD	14	23	209	163	78	6	1-15	Clark CG, 1985	ret
UD	14	23	209	163	78	5.5	1-15	Clark CG, 1986	nok
UD	16	6	37	37	100	(a)	1-6	Koo J, 1983a	rok
UD+	4.7	21	507	451	89	(a)	0.5-11	Fiser WP, 1982	ret
UD+	5.2	3	70	58	83	(a)	1-8	Heberer G, 1976	ret
UD+	5.9	28	500	478	96	(a)	3-4	Kronborg O, 1971	ret
UD+	8.0	4	50	50	100	4	1-6	Selking Ö, 1981	rok
UD+	11	8	83	75	90	(a)	2-5	Christiansen J, 1981	rok
UD+	14	11	98	(a)	82(b)	(a)	1-3	Jordan PH, 1970	ret
UV	14	10	125	70	56	(a)	9-15	Madsen P, 1982	ret
UP	22	10	75	45	60	(a)	9-15	Madsen P, 1982	ret
nk	14	10	(a)	73	90(b)	5	5	Hoffmann J, 1984	reb

*1, *2: Kolonnen, nach denen der Inhalt der Tabelle sortiert ist.
(a) Diese Angabe ist in der Arbeit nicht enthalten.
(b) Geschätzte Nachuntersuchungsquote; exakte Angaben fehlen in der Arbeit.

Weniger postop Rz nach TV + distaler Magenresektion mit Polya-Anschluß als nach TV + D. 132 männliche Patienten, TV + Antrektomie, 116 innerhalb von 5–8 Jahren nachuntersucht (88%), 2 Rz (1,7%); 126 männliche Patienten, TV + Gastroenterostomie, 119 innerhalb von 5–8 Jahren nachuntersucht (94%), 7 Rz (5,9%). *Goligher JC, 1970, rok.*
Weniger postop Rz nach TV + distaler Magenresektion mit BI oder BII als nach TV + D. 51 Patienten, TV + Antrektomie, 50 innerhalb von 4 (1,5–6)

Jahren nachuntersucht (98%), kein Rz; 51 Patienten, TV + D, 50 innerhalb von 4 (1,5–6) Jahren nachuntersucht (98%), 6 Rz (12%). *Koo J, 1983 b, rok.*

Weniger postop Rz nach TV + distaler Magenresektion mit BI oder BII als nach PGV. 51 Patienten, TV + Antrektomie, 50 innerhalb von 4 (1,6–6) Jahren nachuntersucht (98%), kein Rz; 50 Patienten, PGV, 48 innerhalb von 4 (1,5–6) Jahren nachuntersucht (96%), 9 Rz (19%). *Koo J, 1983 b, rok.*

Weniger Rz nach TV + distaler Magenresektion mit BI als nach PGV. 50 Patienten, TV + Antrektomie, alle innerhalb von 0,5–4 Jahren nachuntersucht, kein Rz; 49 Patienten, PGV, alle innerhalb von 0,5–4 Jahren nachuntersucht, 2 Rz (4,1%). *Sawyers JL, 1977 b, rok.*

Ähnlich viele postop Rz nach TV + distaler Magenresektion mit BI und nach TV + D. 57 Patienten, TV + BI, 50 innerhalb von im Mittel 10 Jahren nachuntersucht (88%), 2 Rz (4,0%); 107 Patienten, TV + D, 100 innerhalb von im Mittel 10 Jahren nachuntersucht (93%), 6 Rz (6,0%). *Henrion C, 1981, ret.*

Ähnlich viele postop Rz nach SV + distaler Magenresektion mit BI oder BII und nach SV + D. 39 Patienten, SV + Antrektomie, alle innerhalb von 3 (1–4) Jahren nachuntersucht, 1 Rz (2,6%); 40 Patienten, SV + D, alle innerhalb von 3 (1–4) Jahren nachuntersucht, kein Rz. *Sawyers JL, 1971, rok.*

UD+   **Weniger Rz nach TV + distaler Magenresektion mit BI oder BII als nach TV + D.** 92 Patienten, TV + Antrektomie, 77 innerhalb von 1–5 Jahren nachuntersucht (84%), kein Rz; 109 Patienten, TV + D, 84 innerhalb von 1–5 Jahren nachuntersucht (78%), 10 Rz (9,3%). *Jordan PH, 1970, ret.*

Sonstige Arbeiten:

UD   *Jacocks MA, 1980, ret; Mulholland M, 1982, rok; Postlethwait RW, 1973, rok; Sawyers JL, 1974, rok.*

119.20 Vagotomie, Vergleich verschiedener Verfahren

Siehe auch unter 119.15 (Vagotomie, proximal gastrische, Vergleich mit selektiver Vagotomie + Drainage) und 119.16 (Vagotomie, proximal gastrische, Vergleich mit trunkulärer Vagotomie + Drainage).

UD   **Weniger postop Rz nach PGV mit hoher Ösophagusskelettierung als nach PGV mit tiefer Ösophagusskelettierung.** 154 Patienten, PGV mit 4 cm Ösophagusskelettierung und Teilung des „Latarjet"-Nerven, 152 innerhalb von 1–4 Jahren nachuntersucht (99%), 12 Rz (7,9%); 93 Patienten, PGV mit 2 cm Ösophagusskelettierung und Belassen von 6 cm distaler Antruminnervierung unter Verwendung einer pH-Sonde, alle innerhalb von 1–4 Jahren nachuntersucht, 22 Rz (24%). *Kronborg O, 1977, ret.*

Ähnlich viele postop Rz nach SV + D und nach TV + D. 50 Patienten, SV + D, 49 innerhalb von 5 Jahren nachuntersucht (98%), 1 Rz (2,0%); 50 Patienten, TV + D, 46 innerhalb von 5 Jahren nachuntersucht (92%), 4 Rz (8,7%). *Kennedy T, 1973, rdb.*

nk   **Ähnlich viele postop Rz nach SV + D und nach TV + D.** Unklare Anzahl Patienten, SV + D, 81 innerhalb von 5 Jahren nachuntersucht (ca. 90%), 16 Rz (20%); unklare Anzahl Patienten, TV + D, 73 innerhalb von 5 Jahren nachuntersucht (ca. 90%), 10 Rz (14%). *Hoffmann J, 1984, reb.*

Sonstige Arbeiten:

UD   *Romeo G, 1981, ret; Saik RP, 1984, rok.*

119.21   Vagotomie, verschiedene Verfahren

Ulkus	Vagotomie-verfahren	Rz %	Rz n	Pat n	Pat nachu n	Pat nachu %	Zeit mittl nachu Jahre	Zeit-raum nachu Jahre	Autor, Jahr	Stu dsn
*1		*2								
UD	PGV+D	0.0	0	25	23	92	(a)	1-3	*Largiader F, 1976*	reb
UD	PGV+D	0.0	0	(a)	32	86(b)	(a)	1-5	*Aeberhard P, 1978*	rok
UD	PGV+D	10	9	96	90	94	(a)	1-5	*Junginger Th, 1979*	ret
UD	PGV+D	15	7	48	47	98	(a)	3-7	*Wastell C, 1978*	rok
UD+	PGV+D	3.4	1	29	29	100	3	0.5-7	*Van Heerden JA, 1980*	ouk
UD+	PGV+D	7.5	4	56	53	95	3	1-8	*Emas S, 1985*	rok
UD+	PGV+D	11	7	(a)	66	86(b)	7	5-9	*Nilsell K, 1979*	ret
UV	SV/TV +D	6.0	4	68	67	99	3	(a)	*Clarke RJ, 1972*	ret
nk	Versch	7.6	5	75	66	88	4	1-7	*Kennedy T, 1972*	ret

*1, *2: Kolonnen, nach denen der Inhalt der Tabelle sortiert ist.
(a) Diese Angabe ist in der Arbeit nicht enthalten.
(b) Geschätzte Nachuntersuchungsquote; exakte Angaben fehlen in der Arbeit.

Siehe auch unter 119.13 (Vagotomie, proximal gastrische), 119.17 (Vagotomie, selektive mit Drainage) und 119.18 (Vagotomie, trunkuläre mit Drainage).

Zusätzliche in der Tabelle nicht enthaltene Arbeit:
Kein postop Rz nach TV + vorderer oberflächlicher Seromyotomie innerhalb von 1 (0,5–2) Jahren. 29 Patienten, alle nachuntersucht, kein symptomatisches Rz, 6 asymptomatische Rz (21%). *Lygidakis NJ, 1984 a, ret.*

Sonstige Arbeiten:

UD   *Barroso FL, 1986, ret; Feifel G, 1982 a, ret; Geel C, 1983, ret; Holle F, 1983, ret; Kennedy T, 1980 a, ret; Knipping J, 1980, ret; Kuzin MI, 1980, ret; Kummer D, 1982, ret; Linder MM, 1982, ret; Petropoulos PC, 1979, ret; Saik RP, 1984, rok.*

UD+   *Heberer G, 1976, ret; Lehmann L, 1976, ret.*

UV   *Geel C, 1983, ret; Holle F, 1983, ret; Johnson JA, 1980, ret; Kraft RO, 1984, ret.*

nk   *Junginger Th, 1979, ret; Linder MM, 1985, ret.*

119.22   Verschiedene chirurgische Verfahren im Vergleich

Siehe auch unter 119.02 (Drainage, Vergleich verschiedener Verfahren), 119.03 (Drainage, Vergleich von Vagotomie mit und ohne), 119.10 (Resektion, Vergleich mit Vagotomie), 119.15 (Vagotomie, proximal gastrische, Vergleich mit selektiver Vagotomie + Drainage), 119.16 (Vagotomie, proximal gastrische, Vergleich mit trunkulärer Vagotomie + Drainage), 119.19

(Vagotomie, Vergleich mit Vagotomie + Resektion) und 119.20 (Vagotomie, Vergleich verschiedener Verfahren).

UV **Ähnlich viele postop Rz nach PGV + Ulkusexzision und nach distaler Magenresektion mit BI.** 21 Patienten, PGV + Ulkusexzision, alle innerhalb von 2 Jahren nachuntersucht, 2 Rz (9,5%); 20 Patienten, BI, alle innerhalb von 2 Jahren nachuntersucht, kein Rz. *Becker HD, 1982, rok.*

Ähnlich viele postop Rz nach PGV + Ulkusexzision und nach distaler Magenresektion mit BI. 26 Patienten, PGV + Ulkusexzision, 23 innerhalb von im Mittel 4 Jahren nachuntersucht (88%), 4 Rz (17%); 30 Patienten, BI, 27 innerhalb von im Mittel 4 Jahren nachuntersucht (90%), 2 Rz (7,4%). *Duthie HL, 1979, reb.*

Ähnlich viele postop Rz nach PGV + Ulkusexzision und nach PGV. Unklare Anzahl Patienten, PGV + Ulkusexzision, 19 innerhalb von 5 Jahren nachuntersucht (ca. 92%), 3 Rz (16%); unklare Anzahl Patienten, PGV, 29 innerhalb von 5 Jahren nachuntersucht (ca. 92%), 3 Rz (10%). *Muller C, 1985, (nok).*

Ähnlich viele postop Rz nach PGV + Ulkusexzision und nach distaler Magenresektion mit BI. 26 Patienten, PGV + Ulkusexzision, 25 innerhalb von 8 (6–12) Jahren nachuntersucht (96%), 6 Rz (24%); 30 Patienten, BI, 29 innerhalb von 8 (6–12) Jahren nachuntersucht (97%), 5 Rz (17%). *Reid DA, 1982, reb.*

Sonstige Arbeiten:

UD *Borg I, 1970, ret; Hubert JP, 1980, ret; Postlethwait RW, 1973, rok.*

UV *Borg I, 1970, ret; Emas S, 1983, reb; Junginger Th, 1979, ret.*

UP *Junginger Th, 1979, ret.*

119.23 Zeitpunkt des Auftretens

UD **Ähnlich viele Rz innerhalb von 3 Jahren und innerhalb der folgenden 2 Jahre nach PGV oder PGV + D.** 524 Patienten, 7,4% Rz nach 3 Jahren, 14% Rz nach 5 Jahren. *Muller C, 1985, nok.*

Ähnlich viele Rz nach PGV innerhalb von 1 Jahr und in den folgenden 4 Jahren. 100 Patienten; alle nachuntersucht nach 1 Jahr, 6 Rz (6%); 80 Patienten, alle nachuntersucht nach 5 Jahren, 10 Rz (13%). *Salam IM, 1984, ret.*

Mehr postop Rz in den ersten 5 Jahren als in den folgenden 12 Jahren nach TV + D. 182 Patienten, 154 nachuntersucht (85%), 8,0% Rz nach 5 Jahren, 12% Rz nach 17 Jahren. *Pemberton JH, 1980, ouk.*

Mehr Spätrz nach PGV als nach TV + D innerhalb von 5 Jahren. 80 Patienten PGV, 6,0% Rz nach 1 Jahr, 13% Rz nach 5 Jahren; 40 Patienten TV + D, 4,5% Rz nach 1 Jahr, 5,0% Rz nach 5 Jahren. *Salam IM, 1984, ret.*

UV **Mehr Rz innerhalb von 3 Jahren als in den folgenden 2 Jahren nach PGV + Ulkusexzision.** 71 Patienten, 16% Rz nach 3 Jahren, 18% Rz nach 5 Jahren. *Muller C, 1985, nok.*

UP **Ähnlich viele Rz innerhalb von 3 Jahren und innerhalb der folgenden 2 Jahre nach PGV oder PGV + D wegen UP.** 58 Patienten, 15% Rz nach 3 Jahren, 24% Rz nach 5 Jahren. *Muller C, 1985, nok.*

Ähnlich viele Rz innerhalb von 3 Jahren und innerhalb der folgenden 2 Jahre nach PGV oder PGV — D wegen UPP. 36 Patienten, 15% Rz nach 3 Jahren, 29% Rz nach 5 Jahren. *Muller C, 1985, nok.*

Sonstige Arbeiten:

UD   *Adami HO, 1984, ouk; Andersen D, 1982, rok; Fawcet AN, 1969, ret; Lagache G, 1982, ret; Siim C, 1981, ouk.*

UP   *Adami HO, 1984, ouk; Andersen D, 1982, rok.*

120   Rezidiv, postoperatives, Vergleich mit Rezidiv während oder nach medikamentöser Therapie

Siehe 2. Teil der Datensammlung 244 (Rezidiv während oder nach medikamentöser Langzeittherapie; Vergleich mit Rezidiv nach chirurgischer Therapie).

121   Risikofaktor bezüglich des heterotopen Rezidivs nach chirurgischer Therapie

121.01   Ulkuslokalisation

nk   **Mehr heterotope Rz nach PGV bei Patienten mit UP als bei Patienten mit UD.** 306 Patienten, alle innerhalb von 6 (1–10) Jahren nachuntersucht: 102 UP, 13 Rz, davon 6 heterotop (46%); 204 UD, 29 Rz, davon 3 heterotop (10%). *Adami HO, 1984, ouk.*

122   Risikofaktor bezüglich Kliniksmortalität

122.01   Alter

UD+   **Höhere Kliniksmortalität nach distaler Magenresektion mit BI oder BII bei älteren als bei jüngeren Patienten.** 403 Patienten über 50 Jahre, 25 Todesfälle (6,2%); 837 Patienten bis zu 50 Jahre alt, 21 Todesfälle (2,4%). *Wallensten S, 1954, ret.*

nk   **Höhere Kliniksmortalität nach distaler Magenresektion bei älteren als bei jüngeren Patienten.** 37 Patienten über 65 Jahre, 1 Todesfall (2,7%); 235 Patienten aller Altersstufen, 1 Todesfall (0,4%). *Brooks JR, 1964, ret.*

Sonstige Arbeiten:

UD   *Seitz W, 1982, ret.*

UV   Seitz W, 1982, ret.

122.02   Anamnesedauer

UD+   **Kein Einfluß der Anamnesedauer auf die Kliniksmortalität bei distaler Magenresektion mit BI oder BII.** 88 Patienten mit Anamnesedauer bis zu 2 Jahren, 5

Todesfälle (5,7%); 1 143 Patienten mit Anamnesedauer über 2 Jahre, 41 Todesfälle (3,6%). *Wallensten S, 1954, ret.*

123 Risikofaktor bezüglich Langzeitergebnis

123.01 Alkohol

Zu diesem Schlagwort stehen keine Arbeiten zur Verfügung, deren Inhalt sich aufgrund unserer Beurteilungskriterien für eine ausführliche Wiedergabe eignet.

Sonstige Arbeiten:

nk   *Rehnberg O, 1983, (ouk).*

123.02 Alter

nk   **Kein Einfluß des Alters auf das LZergebnis nach distaler Magenresektion mit BII.** 97 Patienten, BII (Krönlein-Methode), 76 innerhalb von 12 Jahren nachuntersucht (78%): 7 postoperative Beschwerden in der Altersgruppe bis 39 Jahre (23%); 7 postoperative Beschwerden in der Altersgruppe 40–59 Jahre (19%); 1 postoperative Beschwerde in der Altersgruppe ab 60 Jahre (10%). *Skarstein A, 1980, ret.*

Sonstige Arbeiten:

UD   *Smith G, 1981, ret.*

nk   *Mellstrom D, 1982, ret.*

123.03 Anamnesedauer

nk   **Kein Einfluß der Anamnesedauer auf das LZergebnis nach distaler Magenresektion mit BII.** 97 Patienten, BII (Krönlein-Methode), 76 innerhalb von 12 Jahren nachuntersucht (78%): 25 mit Anamnesedauer von 1 Jahr, 5 postoperative Beschwerden (20%); 51 mit Anamnesedauer von 5 Jahren, 10 postoperative Beschwerden (20%). *Skarstein A, 1980, ret.*

123.04 Geschlecht

UD   **Kein Einfluß des Geschlechts auf das LZergebnis nach PGV.** 131 Patienten, PGV, 109 innerhalb von 10–13 Jahren nachuntersucht (83%): 63 Männer, 54 Visick I oder II (86%); 46 Frauen, 38 Visick I oder II (83%). *Herrington JL, 1986, (ouk).*

nk   **Kein Einfluß des Geschlechts auf das LZergebnis nach distaler Magenresektion mit BII.** 97 Patienten, BII (Krönlein-Methode), 67 innerhalb von 12 Jahren nachuntersucht (69%): 51 Männer, 11 postoperative Beschwerden (22%); 16 Frauen, 4 postoperative Beschwerden (25%). *Skarstein A, 1980, ret.*

Sonstige Arbeiten:

UD   *O'Rourke IC, 1985*

123.05 Magenentleerung

UD   **Schlechteres Langzeitergebnis nach PGV bei Patienten mit präoperativ gemessener normaler Magenentleerung als bei Patienten mit präoperativ gemessener verzögerter Magenentleerung.** 77 Patienten mit UD oder UP, PGV, 67 innerhalb von 8–11 Jahren nachuntersucht (87%): 20 mit verzögerter Magenentleerung, 10 Visick I oder II (50%); 34 mit normaler Magenentleerung, 27 Visick I oder II (79%). *Paimela H, 1986, nok.*

123.06 Psychosoziale Faktoren

Zu diesem Schlagwort stehen keine Arbeiten zur Verfügung, deren Inhalt sich aufgrund unserer Beurteilungskriterien für eine ausführliche Wiedergabe eignet.

Sonstige Arbeiten:

UD   *Möhlen K, 1982, ret.*

123.07 Therapierefraktäres Ulkus oder Ulkus mit verzögerter Heilung

UD   **Ähnlich günstige LZergebnisse nach TV + D wegen therapierefraktärem Ulkus und nach TV + D wegen unkompliziertem Ulkus innerhalb von 2 (1–5) Jahren.** 683 Patienten; 52 mit cimetidinrefraktärem Ulkus. TV + D, 40 nachuntersucht (77%), 38 Visick I oder II (95%); 634 Patienten mit unkompliziertem Ulkus in der Prä-Cimetidin-Ära, TV + D, 536 nachuntersucht (85%), 490 Visick I oder II (91%). *Pickard WR, 1984, ouk.*

123.08 Ulkuslokalisation

Schlechtere LZergebnisse nach PGV bei UP als bei UV. 52 Patienten, 47 innerhalb von 3 (1–5) Jahren nachuntersucht (90%): 22 UV, 15 Visick I oder II (68%); 25 UV, 22 Visick I oder II (88%). *Muller C, 1979, ret.*
Kein Einfluß der Ulkuslokalisation auf das LZergebnis nach distaler Magenresektion mit BII. 97 Patienten, BII (Krönlein-Methode), 76 innerhalb von 12 Jahren nachuntersucht (78%): 46 UD, 10 postoperative Beschwerden (22%); 30 UV, 5 postoperative Beschwerden (17%). *Skarstein A, 1980, ret.*

Sonstige Arbeiten:
Herrington JL, 1984, ret; Hollinshead JW, 1982, ret.

124 Risikofaktoren bezüglich Magenkarzinom nach chirurgischer Therapie

124.01 Geschlecht

UD   **Kein Einfluß des Geschlechts auf die Häufigkeit von Todesfällen wegen Magenkarzinom nach distaler Magenresektion mit BI oder BII oder nach TV + D in den ersten 19 Jahren nach Operation, und auch kein Einfluß des Geschlechts 20–45 Jahre nach Operation.** Unklare Anzahl Patienten, 2 577 innerhalb von 25–45 Jahren nachuntersucht (ca. 90%); 0–19 Jahre postoperativ: 8 Todesfälle bei 2139 Männern (0,37%), 1 Todesfall bei 438 Frauen (0,23%); 20–45 Jahre postoperativ: 15 Todesfälle bei 2139 Männern (0,70%), 5 Todesfälle bei 438 Frauen (1,1%); nach Analyse von Kontrollgruppen erwartete Todesfälle: 19 (0,89%) bei Männern 0–19 Jahre postoperativ; 1,7 (0,39%) bei Frauen 0–19 Jahre postoperativ; 5,0 (0,23%) bei Männern 20–45 Jahre postoperativ; 0,5 (0,11%) bei Frauen 20–45 Jahre postoperativ. *Caygill CP, 1986, ret.*

UV **Kein Einfluß des Geschlechts auf die Häufigkeit von Todesfällen wegen Magenkarzinom nach distaler Magenresektion mit BI oder BII oder TV + D in den ersten 19 Jahren nach Operation, und auch kein Einfluß des Geschlechts 20–45 Jahre nach Operation.** Unklare Anzahl Patienten, 1385 innerhalb von 25–45 Jahren nachuntersucht (ca. 90%); 0–19 Jahre postoperativ: 26 Todesfälle bei 943 Männern (2,8%), 6 Todesfälle bei 442 Frauen (1,4%); 20–45 Jahre postoperativ: 10 Todesfälle bei 943 Männern (1,1%), 2 Todesfälle bei 442 Frauen (0,45%); nach Analyse von Kontrollgruppen erwartete Todesfälle: 9,9 (1,0%) bei Männern 0–19 Jahre postoperativ; 2,1 (0,48%) bei Frauen 0–19 Jahre postoperativ; 1,8 (0,19%) bei Männern 20–45 Jahre postoperativ; 0,4 (0,10%) bei Frauen 20–45 Jahre postoperativ. *Caygill CP, 1986, ret.*

nk **Kein Einfluß des Geschlechts auf die Häufigkeit von Magenkarzinom nach distaler Magenresektion mit BI oder BII.** 3827 japanische Patienten, 3701 innerhalb von im Mittel 16 Jahren nachuntersucht (97%): 27 Magenkarzinome bei 3159 Männern (ca. 0,88%), 7 Magenkarzinome bei 668 Frauen (ca. 1,1%); nach Magenkarzinom-Inzidenz in Gesamtbevölkerung erwartete Magenkarzinome: 90 bei Männern (2,8%), 11 bei Frauen (1,6%). *Tokudome S, 1984, ouk.*
Häufigere Magenkarzinome nach distaler Magenresektion mit BII bei Männern als bei Frauen. 668 Patienten, 537 innerhalb von 10–32 Jahren nachuntersucht, 12 Magenstumpfkarzinome (2,2%): 11 Magenkarzinome bei 400 Männern (2,75%); 1 Magenkarzinom bei 137 Frauen (0,73%). *Ovaska JT, 1986, ret.*

Sonstige Arbeiten:
Viste A, 1986, ret.

124.02 Ulkuslokalisation

Kein Einfluß der Ulkuslokalisation auf die Häufigkeit von Magenkarzinomen nach distaler Magenresektion mit BII. 668 Patienten, 537 innerhalb von 10–32 Jahren nachuntersucht (80%), 12 Magenkarzinome (2,2%): 207 Operationen wegen UD, 3 Magenkarzinome (1,4%); 330 Operationen wegen UV, 9 Magenkarzinome (2,7%). *Ovaska JT, 1986, ret.*

nk **Weniger Magenkarzinome nach distaler Magenresektion mit BI oder BII bei Patienten mit UD als bei Patienten mit UV.** Unklare Anzahl Patienten, 3444 innerhalb von 25–45 Jahren nachuntersucht (ca. 90%): 2059 mit UD, 20 Magenkarzinome (0,97%); 1385 mit UV, 44 Magenkarzinome (3,2%). *Caygill CP, 1986, ret.*
Weniger Magenkarzinome nach distaler Magenresektion mit BI oder BII oder nach Gastroenterostomie bei Patienten mit UD als bei Patienten mit UV. 701 Patienten, 578 innerhalb von 1–44 Jahren nachuntersucht (82%): 224 mit

UD, 14 Magenkarzinome (6,2%); 354 mit UV, 50 Magenkarzinome (14%). *Griesser G, 1964, ret.*

Sonstige Arbeiten:
Haukland H, 1981, ret; Lygidakis NJ, 1981, ret.

125 Risikofaktoren bezüglich des postoperativen Rezidivs

125.01 Alkohol

UD **Kein Einfluß des Alkohols auf die Häufigkeit postop Rz nach PGV oder TV + D.** 74 Patienten, alle innerhalb von 1–6 Jahren nachuntersucht, 14 Rz (19%): 12 Alkohol-Konsumenten, 3 Rz (25%); 62 Nicht-Konsumenten, 11 Rz (18%). *Koo J, 1983 a, rok.*

Sonstige Arbeiten:
Koo J, 1982, nok; Mulholland M, 1982, rok; Saubier EC, 1983, ret.

125.02 Alter

UD **Kein Einfluß des Alters auf die Häufigkeit postop Rz nach PGV.** 279 Patienten, 233 innerhalb von im Mittel 8 (5–12) Jahren nachuntersucht (84%), 35 Rz (15%): 35 mit Rz, mittleres Alter 44 Jahre; 198 ohne Rz, mittleres Alter 47 Jahre. *Blackett RL, 1981, ouk.*
Kein Einfluß des Alters auf die Häufigkeit postop Rz nach PGV oder TV + D. 74 Patienten, alle innerhalb von 1–6 Jahren nachuntersucht, 14 Rz (19%): 14 mit Rz, mittleres Alter 53 ± 14 Jahre; 60 ohne Rz, mittleres Alter 52 ± 11 Jahre. *Koo J, 1983 a, rok.*
Kein Einfluß des Alters auf die Häufigkeit postop Rz nach PGV. 605 Patienten, 569 innerhalb von 7 (0–12) Jahren nachuntersucht, 59 Rz (9,8%): 59 mit Rz, mittleres Alter 45 Jahre; mittleres Alter im Gesamtkollektiv 45 Jahre. *Lunde OC, 1983, ret.*
Kein Einfluß des Alters auf die Häufigkeit postop Rz nach PGV. 100 Patienten, PGV, mittleres Alter 43 Jahre, 88 innerhalb von 5 Jahren nachuntersucht (88%), 10 Rz (11%): 10 mit Rz, mittleres Alter 47 Jahre; mittleres Alter im Ausgangskollektiv 43 Jahre. *Paimela H, 1983, ret.*
Kein Einfluß des Alters auf die Häufigkeit postop Rz nach PGV oder PGV + D. 100 Patienten, 97 innerhalb von 3–7 Jahren nachuntersucht (97%), 10 Rz (10%): 10 mit Rz, mittleres Alter 45 ± 11 Jahre; 87 ohne Rz, mittleres Alter 42 ± 13 Jahre. *Wastell C, 1978, rok.*
Weniger postop Rz nach TV + D bei älteren Patienten als bei jüngeren Patienten. 305 Patienten, 273 innerhalb von im Mittel 11 (5–15) Jahren nachuntersucht (91%), 9 Rz (3,4%): 189 Patienten älter als 40 Jahre zum Operationszeitpunkt, 1 Rz (0,5%), 84 Patienten bis 40 Jahre alt zum Operationszeitpunkt, 8 Rz (9,5%). *Smith G, 1981, ret.*

UD+ **Kein Einfluß des Alters auf die Häufigkeit postop Rz nach PGV.** 326 Patienten, 306 innerhalb von im Mittel 6 (1–10) Jahren nachuntersucht (94%), 42 Rz (14%): 155 bis 50 Jahre alt zum Operationszeitpunkt, 18 Rz (12%); 151 Patienten über 50 Jahre alt zum Operationszeitpunkt, 24 Rz (16%). *Adami HO, 1984, (ouk).*

Kein Einfluß des Alters auf die Häufigkeit postop Rz nach PGV. 305 Patienten, 333 innerhalb von 5 (0–11) Jahren nachuntersucht (95%), 42 Rz (13%): 42 mit Rz, mittleres Alter 50 ± 12 Jahre; 291 ohne Rz, mittleres Alter 47 ± 13 Jahre. *Jensen HE, 1983, ret.*

Kein Einfluß des Alters auf die Häufigkeit postop Rz nach PGV oder SV. 770 Patienten, 665 innerhalb von 2–7 Jahren nachuntersucht (89%), 68 Rz (10%): ähnliches Alter bei Patienten mit und bei Patienten ohne Rz. *Ornsholt J, 1983 b, nok.*

Sonstige Arbeiten:

UD   *Graffner HO, 1985, ret; Mulholland M, 1982, rok; Saubier EC, 1983, ret.*

UD+   *Fiser WP, 1982, ret.*

UV   *Kraft RO, 1984, et.*

nk   *Krause U, 1963, ret.*

125.03 Anamnesedauer

siehe Tabelle 125.03

Sonstige Arbeiten:

UD   *Saubier EC, 1983, ret.*

125.04 Begleiterkrankung

UD   **Kein Einfluß von Gallensteinen oder früherer Cholezystektomie auf die Häufigkeit postop Rz nach PGV oder TV + D.** 74 Patienten, alle innerhalb von 1–6 Jahren nachuntersucht, 14 Rz (19%): 18 mit Gallensteinen oder früherer Cholezystektomie, 2 Rz (11%); 56 ohne Gallensteine oder früherer Cholezystektomie, 12 Rz (21%). *Koo J, 1983 a, rok.*

125.05 Blutgruppe

UD   **Kein Einfluß der Blutgruppe auf die Häufigkeit postop Rz nach PGV oder TV + D.** 74 Patienten, alle innerhalb von 1–6 Jahren nachuntersucht, 14 Rz (19%): 41 mit Blutgruppe 0, 7 Rz (17%); 33 mit anderer Blutgruppe, 7 Rz (21%). *Koo J, 1983 a, rok.*

Sonstige Arbeiten:

UD   *Graffner HO, 1985, ret.*

125.06 Familienanamnese

UD   **Kein Einfluß der Familienanamnese auf die Häufigkeit postop Rz nach PGV oder TV + D.** 74 Patienten, alle innerhalb von 1–6 Jahren nachuntersucht, 14 Rz (19%): 27 mit Familienanamnese, 7 Rz (26%); 47 ohne Familienanamnese, 7 Rz (15%). *Koo J, 1983 a, rok.*

125.07 Gastrinsekretion

Zu diesem Schlagwort stehen keine Arbeiten zur Verfügung, deren Inhalt sich aufgrund unserer Beurteilungskriterien für eine ausführliche Wiedergabe eignet.

Tabelle 125.03. Risikofaktoren bezüglich des postoperativen Rezidivs
Anamnesedauer

Ulkus	Hat die Anamnesedauer Einfluss auf das Rz? *1	Pat mit Rz n	Mittlere Anamnese- dauer bei Pat m Rz	Pat ohne Rz n	Mittlere Anamnese- dauer bei Pat o Rz	Operations- verfahren *2	Zeit nachu Jahre	Autor, Jahr	Stu dsn
UD	Einfluss	13	20 (2-40)	36	10 (1-30)	PGV	5.5-8	*Madsen P, 1980*	(rok)
UD	Einfluss	14	19.1 +/-10.8	60	11.1 +/-8.6	PGV/TV+D	1-6	*Koo J, 1983a*	(rok)
UD	Kein Einfluss	35	11.5 +/-7.4	198	9.8 +/-7.4	PGV	8(5-12)	*Blackett RL, 1981*	(ouk)
UD	Kein Einfluss	7	20 (2-30)	41	11 (2-41)	SV+D	6-8	*Madsen P, 1980*	(rok)
UD	Kein Einfluss	24	14.5	102	11	SV+D	6-9	*Hojlund B, 1980*	ret
UD+	Kein Einfluss	62	(a)	582	(a)	PGV/SV	2-7	*Ornsholt J, 1983b*	(nok)

*1, *2: Kolonnen, nach denen der Inhalt der Tabelle sortiert ist.
(a) Eine Angabe in dieser Form wird in der Arbeit nicht gemacht, die Anamnesedauer war in beiden Gruppen ähnlich verteilt.

Sonstige Arbeiten:

UD   *Andersen D, 1982, (rok); Madsen P, 1980, rok; Naik KS, 1987a, ouk.*

125.08   Geschlecht

UD   **Kein Einfluß des Geschlechts auf die Häufigkeit postop Rz nach PGV oder TV + D.** 74 Patienten, alle innerhalb von 1–6 Jahren nachuntersucht, 14 Rz (19%): 56 Männer, 11 Rz (20%); 18 Frauen, 3 Rz (17%). *Koo J, 1983a, rok.* **Kein Einfluß des Geschlechts auf die Häufigkeit postop Rz nach PGV.** 605 Patienten, 569 innerhalb von 7 (0–10) Jahren nachuntersucht (94%), 59 Rz (10%): 422 Männer, 34 Rz (8,1%); 183 Frauen, 25 Rz (13%). *Lunde OC, 1983, ret.*

UD+   **Kein Einfluß des Geschlechts auf die Häufigkeit postop Rz nach PGV.** 350 Patienten, 333 innerhalb von 5 (0–11) Jahren nachuntersucht (95%), 42 Rz (13%): 88 Männer, 14 Rz (16%); 245 Frauen, 28 Rz (11%). *Jensen HE, 1983, ret.*

Sonstige Arbeiten:

UD   *Blackett RL, 1981, ouk; Liavag L, 1979, ret; Muller C, 1985, (nok); McKeown KC, 1972, ouk; O'Rourke IC, 1985, ouk; Salam IM, 1984, ret; Saubier EC, 1983, ret.*

UD+   *Paimela H, 1983, ret.*

UV   *Kraft RO, 1984, ret.*

UP   *Muller C, 1985, (nok).*

nk   *Kennedy T, 1972, ret; Thaler W, 1986, ret.*

125.09   Kalziumspiegel im Serum

Zu diesem Schlagwort stehen keine Arbeiten zur Verfügung, deren Inhalt sich aufgrund unserer Beurteilungskriterien für eine ausführliche Wiedergabe eignet.

Sonstige Arbeiten:

nk   *Heberer G, 1977, ret.*

125.10   Körpergewicht

UD+   **Kein Einfluß des Körpergewichts auf die Häufigkeit postop Rz nach PGV.** 326 Patienten, 306 innerhalb von 6 (1–10) Jahren nachuntersucht (94%), 42 Rz (14%): Ähnlich viele Rz in verschiedenen Gewichtsklassen bei Männern und Frauen. *Adami HO, 1984, (ouk).*

125.11   Magenentleerung

Der Einfluß der Magenentleerung auf das postop Rz nach PGV ist mit wenig standardisierten und schwer interpretierbaren Methoden untersucht worden; dabei wurde kein Einfluß beschrieben *(Adami HO 1984, Blackett RL 1981, Busman DC 1982, Jensen HE 1983, Madsen P 1980, Paimela H 1986).*

125.12 Operationserfahrung

UD   **Weniger Rz nach PGV durch erfahrenen Chirurgen als nach PGV durch weniger erfahrenen Chirurgen.** Unklare Anzahl Patienten, 88 innerhalb von 4 (1–8) Jahren nachuntersucht (ca. 97%), 16 Rz (18%): 53 PGV durch erfahrenen Chirurgen, 5 Rz (9,4%), 35 PGV duch weniger erfahrenen Chirurgen, 11 Rz (31%). *Busman DC, 1982, ouk.*

UD+   **Kein Einfluß der Erfahrung des Chirurgen auf die Häufigkeit postop Rz nach PGV.** 249 Patienten, 229 innerhalb von 1–6 Jahren nachuntersucht (92%), 29 Rz (13%): 24 PGV von erfahrenem Chirurgen, 10 Rz (42%); 205 PGV von weniger erfahrenen Chirurgen, 19 Rz (9,3%). *Adami HO, 1980, ret.*
Kein Einfluß der Erfahrung des Chirurgen auf die Häufigkeit postop Rz nach PGV. 326 Patienten, 306 innerhalb von 6 (1–10) Jahren nachuntersucht (94%), 53 Rz (17%): 24 PGV von erfahrenem Chirurgen, 13 Rz (54%); 282 PGV von weniger erfahrenen Chirurgen, 29 Rz (10%). *Adami HO, 1984, (ouk).*
Weniger postop Rz nach PGV von erfahrenem Chirurgen als nach PGV von weniger erfahrenem Chirurgen. 326 Patienten, 306 innerhalb von 1–10 Jahren nachuntersucht, 42 Rz (14%): 142 PGV von erfahrenen Chirurgen, 8 Rz (5,6%); 24 PGV von weniger erfahrenem Chirurgen, 13 Rz (54%). *Enskog L, 1986, ret.*

Sonstige Arbeiten:

UD   *Blackett RL, 1981, ouk; Choi S, 1986, ret; Graffner HO, 1985, ret; Kobel T, 1984, ret; Salam IM, 1984, ret.*

125.13 Rauchen

UD   **Kein Einfluß des Rauchens auf die Häufigkeit postop Rz nach PGV oder TV + D.** 74 Patienten, alle innerhalb von 1–6 Jahren nachuntersucht, 14 Rz (19%): 46 Raucher, 10 Rz (22%); 28 Nichtraucher, 4 Rz (14%). *Koo J, 1983 a, rok.*

Sonstige Arbeiten:

UD   *Koo J, 1982, nok; Linder MM, 1982, ret; Saubier EC, 1983, ret.*

125.14 Säuresekretion, postoperative, früh nach Operation

UD   **Kein Einfluß der früh postoperativen Säuresekretion auf die Häufigkeit postop Rz nach PGV.** 50 Patienten, 49 innerhalb von 6–8 Jahren nachuntersucht (98%), 13 Rz (27%): 13 mit Rz, mittlerer PAO 16 mmol/h; 36 ohne Rz, mittlerer PAO 17 mmol/h. *Madsen P, 1980, rok.*
Kein Einfluß der 1–3 Monate postoperativen Säuresekretion auf die Häufigkeit postop Rz nach PGV. 44 Patienten, alle innerhalb von 1 Jahr nachuntersucht, 7 Rz (16%): 7 mit Rz, mittlerer PAO 27.5 mmol/h; 37 ohne Rz, mittlerer PAO 25,5 mmol/h. *Overgaard Nielsen H, 1982, ouk.*
Mehr postop Rz nach SV + D bei Patienten mit höherer früh postop Säuresekretion als bei Patienten mit niedrigerer früh postop Säuresekretion. 170 Patienten, 136 innerhalb von 6–9 Jahren nachuntersucht (80%), 24 Rz (18%): 20 mit Rz, mittlerer PAO 20 mmol/h; 102 ohne Rz, mittlerer PAO 15 mmol/h. *Hojlund B, 1980, ret.*

Mehr postop Rz nach PGV oder TV + D bei Patienten mit höherer früh postop Säuresekretion als bei Patienten mit niedrigerer früh postop Säuresekretion. 74 Patienten, alle innerhalb von 1–6 Jahren nachuntersucht, 14 Rz (19%): 14 mit Rz, mittlerer BAO (MAO) 3,1 (12) mmol/h; 60 ohne Rz, mittlerer BAO (MAO) 1,4 (8,3) mmol/h. *Koo J, 1983 a, rok.*

Mehr orthotope postop Rz nach PGV bei Patienten mit höherer früh postop Säuresekretion als bei Patienten mit niedrigerer früh postop Säuresekretion. 605 Patienten, 569 innerhalb von im Mittel 7 (0–12) Jahren nachuntersucht (94%), 59 Rz (9,8%): 23 mit Rz (UD), mittlerer BAO (MAO) 1,4 (22) mmol/h; 24 mit Rz (präpylorisch/pylorisch), mittlerer BAO (MAO) 1,2/0,4 (14/11) mmol/h; 12 mit Rz (UV), mittlerer BAO (MAO) 0,9 (13) mmol/h; 50 ohne Rz, mittlerer BAO (MAO) 0,8 (16). *Lunde OC, 1983, ret.*

Mehr postop Rz nach SV + D bei Patienten mit höherer früh postop Säuresekretion als bei Patienten mit niedrigerer früh postop Säuresekretion. 50 Patienten, 48 innerhalb von 6–8 Jahren nachuntersucht (96%), 7 Rz (15%): 7 mit Rz, mittlerer PAO 23 mmol/h; 41 ohne Rz, mittlerer PAO 15 mmol/h. *Madsen P, 1980, rok.*

Mehr postop Rz bei Patienten mit höherer 1–3 Monate postop Säuresekretion (PAO Sham Feeding) als bei Patienten mit niedrigerer 1–3 Monate postop Säuresekretion (PAO Sham Feeding). 44 Patienten, alle innerhalb von 1 Jahr nachuntersucht, 7 Rz (16%): 7 mit Rz, mittlerer PAO (Sham Feeding) 8,9 mmol/h; 37 ohne Rz, mittlerer PAO (Sham Feeding) 1,7 mmol/h. *Overgaard Nielsen H, 1982, ouk.*

Höherer Quotient PAO (Sham Feeding) / PAO (Pentagastrin) 1–3 Monate postoperativ bei Patienten mit postop Rz nach PGV als bei Patienten ohne Rz. 44 Patienten, alle innerhalb von 1 Jahr nachuntersucht, 7 Rz (16%): 7 mit Rz, mittlerer Quotient PAO (Sham Feeding) / PAO (Pentagastrin) 0,35; 37 ohne Rz, mittlerer Quotient 0,07. *Overgaard Nielsen H, 1982, ouk.*

UD+ **Mehr postop Rz nach distaler Magenresektion mit BI bei Patienten mit höherer früh postop Säuresekretion als bei Patienten mit niedrigerer früh postop Säuresekretion.** 112 Patienten, 102 innerhalb von 5 (3–5) Jahren nachuntersucht (91%), 18 Rz (18%): 12 mit Rz, mittlerer PAO 22 mmol/h; 51 ohne Rz, mittlerer PAO 13 mmol/h. *Rehnberg O, 1983, ouk.*

Mehr postop Rz nach PGV bei Patienten mit höherer 2 Monate postoperativer stimulierter Säuresekretion als bei Patienten mit niedrigerer 2 Monate postoperativer stimulierter Säuresekretion. 310 Patienten mit UD oder UP, PGV, 272 innerhalb von 5 (3–9) Jahren nachuntersucht (88%), 17 Rz: 6 mit Rz (UD), mittlerer BAO/PAO/Insulin-PAO in mmol/h 0,6/40,0/10,7; 10 mit Rz (UP oder UV), mittlerer BAO/PAO/Insulin-PAO in mmol/h 1,2/13,6/1,0; 75 ohne Symptome, mittlerer BAO/PAO/Insulin-PAO in mmol/h 0,5/16,8/2,2; 43 mit Dyspepsie ohne Ulkus, mittlerer BAO/PAO/Insulin-PAO im mmol/h 0,9/17,1/2,6. *Nylamo EI, 1987, ouk.*

Mehr postop Rz nach PGV bei Patienten mit geringerer 2 Monate postoperativ gemessener Reduktion der Säuresekretion als bei Patienten mit niedrigerer 2 Monate postoperativ gemessener Reduktion der Säuresekretion. 310 Patienten mit UD oder UP, PGV, 272 innerhalb von 5 (3–9) Jahren nachuntersucht (88%), 17 Rz: 6 mit Rz (UD), mittlere Reduktion von BAO/PAO/Insulin-PAO in % 89/16/62; 10 mit Rz (UP oder UV), mittlere Reduktion von BAO/PAO/Insulin-PAO in % 67/59/95; 75 ohne Symptome, mittlere Reduktion von BAO/PAO/Insulin-PAO in % 91/62/96; 43 mit Dyspepsie ohne

Ulkus, mittlere Reduktion von BAO/PAO/Insulin-PAO in % 79/53/92. *Nylamo EI, 1987, ouk.*

Sonstige Arbeiten:

UD   *Andersen D, 1982, rok; Blackett RL, 1981, ouk; Boulos PB, 1984, nok; Fawcet AN, 1969, ret; Graffner HO, 1985, ret; Kronborg O, 1977, ret; Kronborg O, 1975, rok; Linder MM, 1982, ret; Romeo G, 1981 ret; Sawyers JL, 1971, rok; Sawyers JL, 1974, rok; Saubier EC, 1983, ret; Schulze AS, 1985, ouk.*

UD+   *Christiansen J, 1981, (rok); Ornsholt J, 1983 b, nok; Selking Ö, 1981, rok.*

nk   *Thomsen F, 1980, ret.*

125.15 Säuresekretion, postoperative, spät nach Operation

UD   **Kein Einfluß der 1 Jahr postop Säuresekretion auf die Häufigkeit postop Rz nach PGV.** 524 Patienten, 415 innerhalb von 5 Jahren nachuntersucht (79%), 58 Rz (14%): 44 mit Rz, mittlerer BAO (PAO) 3,4 (23) mmol/h; 266 ohne Rz, mittlerer BAO (PAO) 2,0 (20) mmol/h. *Mühe E, 1982, nok.*
Mehr orthtope postop Rz nach PGV bei Patienten mit höherer 1–5 Jahre postop Säuresekretion als bei Patienten mit niedrigerer 1–5 Jahre postop Säuresekretion. 605 Patienten, 569 innerhalb von 7 (0–12) Jahren nachuntersucht (94%), 59 Rz (9,3%): 23 mit Rz (UD), mittlerer BAO (MAO) 4,1 (29) mmol/h; 24 mit Rz (präpylorisch/pylorisch), mittlerer BAO (MAO) 2,3/1,3 (18/16) mmol/h: 12 mit Rz (UV), mittlerer BAO (MAO) 1,7 (13) mmol/h; 50 ohne Rz, mittlerer BAO (MAO) 2,1 (18) mmol/h. *Lunde OC, 1983, ret.*
Mehr postop Rz nach PGV bei Patienten mit höherer 1 Jahr postop Säuresekretion als bei Patienten mit niedriger 1 Jahr postop Säuresekretion. 524 Patienten, 413 innerhalb von 5 Jahren nachuntersucht (79%), 62 Rz (15%): 54 mit Rz, mittlerer BAO (PAO) 3,4 (23) mmol/h; 299 ohne Rz, mittlerer BAO (PAO) 2,0 (20) mmol/h. *Muller C, 1985, (nok).*
Mehr postop Rz nach PGV bei Patienten mit höherer 10 Jahre postop Säuresekretion als bei Patienten mit niedrigerer 10 Jahre postop Säuresekretion. 76 Patienten, 68 innerhalb von 10 Jahren nachuntersucht (89%), 18 Rz (26%): 10 mit Rz, mittlerer BAO (MAO) 4,4 (26) mmol/h; 21 ohne Rz, mittlerer BAO (MAO) 2,5 (18) mmol/h. *Teichmann RK, 1985, ouk.*

UD+   **Mehr postop Rz nach distaler Magenresektion mit BI als Patienten mit höherer 5 Jahre postop Säuresekretion als bei Patienten mit niedrigerer 5 Jahre postop Säuresekretion.** 112 Patienten, 102 innerhalb von 5 Jahren nachuntersucht (91%), 18 Rz (18%): 12 mit Rz, mittlerer PAO 27 mmol/h; 51 ohne Rz, mittlerer PAO 12 mmol/h. *Rehnberg O, 1983, ouk.*

Sonstige Arbeiten:

UD   *Blackett RL, 1981, ouk; Busman DC, 1982, ouk; Goligher JC, 1972, rok; Graffner HO, 1985, ret; Hansen JH, 1984, ouk; Kjaergard J, 1984, ret; Seidel W, 1973, nok; Zumtobel V, 1977, rok.*

UD+   *Gonzales EM, 1983, nok; Jensen HE, 1983, ret; Zumtobel V, 1977, rok.*

125.16 Säuresekretion, präoperativ

UD   **Kein Einfluß der präop Säuresekretion auf die Häufigkeit postop Rz nach PGV.** 524 Patienten, 415 innerhalb von 5 Jahren nachuntersucht (79%), 58

Rz (14%): 58 mit Rz, mittlerer BAO (PAO) 5,0 (34) mmol/h; 422 ohne Rz, mittlerer BAO (PAO) 5,1 (34) mmol/h. *Mühe E, 1982, nok.*

Kein Einfluß der präop Säuresekretion auf die Häufigkeit postop Rz nach PGV. 50 Patienten, 49 innerhalb von 6–8 Jahren nachuntersucht (98%), 13 Rz (27%): 13 mit Rz, mittlerer PAO 43 mmol/h; 36 ohne Rz, mittlerer PAO 41 mmol/h. *Madsen P, 1980, rok.*

Kein Einfluß der präop Säuresekretion auf die Häufigkeit postop Rz nach PGV. 524 Patienten, 413 innerhalb von 5 Jahren nachuntersucht (79%), 62 Rz (15%): 59 mit Rz, mittlerer BAO (PAO) 4,4 (37) mmol/h; 424 ohne Rz, mittlerer BAO (PAO) 5,1 (34) mmol/h. *Muller C, 1985, (nok).*

Kein Einfluß der präop Säuresekretion auf die Häufigkeit postop Rz nach PGV. 44 Patienten, alle innerhalb von 1 Jahr nachuntersucht, 7 Rz (16%): 7 mit Rz, mittlerer PAO 40,0 mmol/h; 37 ohne Rz, mittlerer PAO 39.8 mmol/h. *Overgaard Nielsen H, 1982, ouk.*

Mehr postop Rz nach SV + D bei Patienten mit höherer präop Säuresekretion als bei Patienten mit niedrigerer präop Säuresekretion. 170 Patienten, 136 innerhalb von 6–9 Jahren nachuntersucht (80%), 24 Rz (18%): 19 mit Rz, mittlerer PAO 51 mmol/h; 102 ohne Rz, mittlerer PAO 38 mmol/h. *Hojlund B, 1980, ret.*

Mehr postop Rz nach PGV oder TV + D bei Patienten mit höherer präop Säuresekretion als bei Patienten mit niedrigerer präop Säuresekretion. 74 Patienten, alle innerhalb von 1–6 Jahren nachuntersucht, 14 Rz (19%): 14 mit Rz, mittlerer BAO (MAO) 6,6 (26) mmol/h; 60 ohne Rz, mittlerer BAO (MAO) 4,2 (21) mmol/h. *Koo J, 1983 a, rok.*

Mehr orthotope postop Rz nach PGV bei Patienten mit höherer präop Säuresekretion als bei Patienten mit niedrigerer präop Säuresekretion. 605 Patienten, 569 innerhalb von im Mittel 7 (0–12) Jahren nachuntersucht (94%), 59 Rz (9,8%): 23 mit Rz (UD), mittlerer BAO (MAO) 7,2 (42) mmol/h; 24 mit Rz (präpylorisch/pylorisch), mittlerer BAO (MAO) 5,6/3,7 (36/35) mmol/h; 12 mit Rz (UV), mittlerer BAO (MAO) 3,3 (35) mmol/h; 50 ohne Rz, mittlerer BAO (MAO) 4,6 (37) mmol/h. *Lunde OC, 1983, ret.*

Mehr postop Rz nach SV + D bei Patienten mit höherer präop Säuresekretion als bei Patienten mit niedrigerer präop Säuresekretion. 50 Patienten, 48 innerhalb von 6–8 Jahren nachuntersucht (96%), 7 Rz (15%): 7 mit Rz, mittlerer PAO 56 mmol/h; 41 ohne Rz, mittlerer PAO 38 mmol/h. *Madsen P, 1980, rok.*

UD+   **Kein Einfluß der präop Säuresekretion auf die Häufigkeit postop Rz nach PGV.** 326 Patienten, 306 innerhalb von 6 (1–10) Jahren nachuntersucht (94%), 293 mit Säuresekretionsmessung (90%): 75 mit PAO über 30 mmol/h, 11 Rz (15%); 218 mit PAO bis 30 mmol/h, 27 Rz (12%). *Adami HO, 1984, (ouk).*

Kein Einfluß der präop Säuresekretion auf die Häufigkeit postop Rz nach PGV. 333 Patienten, alle innerhalb von 5 (0–11) Jahren nachuntersucht, 42 Rz (13%): 39 mit Rz, mittlerer PAO 40 mmol/h; 264 ohne Rz, mittlerer PAO 37 mmol/h. *Jensen HE, 1983, ret.*

Kein Einfluß der präop Säuresekretion auf die Häufigkeit postop Rz nach PGV oder SV. 770 Patienten, 665 innerhalb von 2–7 Jahren nachuntersucht (89%), 68 Rz (10%): 68 mit Rz, mittlerer PAO Frauen/Männer 31/38 mmol/h; 617 ohne Rz, mittlerer PAO Frauen/Männer 28/39 mmol/h. *Ornsholt J, 1983 b, nok.*

Sonstige Arbeiten:

UD *Andersen D, 1982, rok; Blackett RL, 1981, ouk; Graffner HO, 1985, ret; Joffe SN, 1985, (reb); Kobel T, 1984, ret; Kronborg O, 1977, ret; Kjaergard J, 1984, ret; Linder MM, 1982 ret; Naik KS, 1987a, ouk; Saubier EC, 1983, ret; Teichmann RK, 1985, ouk; Wastell C, 1978, (rok).*

UV *Madsen P, 1982, ret.*

UV+ *Madsen P, 1982, ret.*

125.17 Säuresekretion, Vergleich verschiedener Meßmethoden

UD **Bessere Aussagekraft über Rz-Wahrscheinlichkeit nach PGV durch Messung von PAO (Sham Feeding) 1–3 Monate postop als durch alleinige Messung von PAO (Pentagastrin) 1–3 Monate postop.** 44 Patienten, alle innerhalb von 1 Jahr nachuntersucht, 7 Rz (16%): 7 mit Rz, mittlerer PAO (Sham Feeding) 8,9 mmol/h, mittlerer Quotient PAO (Sham Feeding) /PAO (Pentagastrin) 0,35, mittlerer PAO (Pentagastrin) 27,5 mmol/h; 37 ohne Rz, mittlerer PAO (Sham Feeding) 1,7 mmol/h, mittlerer Quotient PAO (Sham Feeding) / PAO (Pentagastrin) 0,07, mittlerer PAO (Pentagastrin) 25,5 mmol/h. *Overgaard Nielsen H, 1982, nok.*

125.18 Therapierefraktäres Ulkus oder Ulkus mit verzögerter Heilung

Vergleiche auch 119.13 (Rezidiv, postoperatives; Vagotomie, proximal gastrische) mit 3. Teil der Datensammlung 386 (Therapierefraktäres Ulkus oder Ulkus mit verzögerter Heilung: Rezidiv nach chirurgischer Therapie).

UD **Ähnlich viele postop Rz nach PGV wegen therapierefraktärem Ulkus wie nach PGV wegen Rz nach Heilung durch med KT.** 137 Patienten, PGV, 6 Rz innerhalb von 4 (2–7) Jahren: 30 mit therapierefraktärem Ulkus nach KT mit H_2-Antagonisten, 1 Rz (3,3%); 107 mit Rz nach Heilung durch KT mit H_2-Antagonisten, 5 Rz (4,7%). *Goodman AJ, 1987, ret.*
Ähnlich viele postop Rz nach TV + D wegen therapierefraktärem Ulkus und nach TV + D wegen unkompliziertem Ulkus. 52 Patienten mit Cimetidinrefraktärem Ulkus, TV + D, 40 innerhalb von 2 (1–5) Jahren nachuntersucht (77%), 2 Rz (5,0%); 634 Patienten mit unkompliziertem Ulkus (in der Zeit vor der Einführung von Cimetidin), TV + D, 536 innerhalb von unklarem Zeitraum nachuntersucht (85%), 36 Rz (5,7%). *Pickard WR, 1984, ret.*
Häufiger postop Rz nach PGV wegen Ulkus mit verzögerter Heilung als nach PGV wegen unkompliziertem Ulkus. 52 Patienten mit verzögert heilendem Ulkus unter Kurativtherapie mit H_2-Antagonisten, 45 innerhalb von 2 Jahren nachuntersucht (87%), 8 Rz (18%); 63 Patienten mit unkompliziertem Ulkus und ohne Rz während medizinischer Langzeittherapie, alle innerhalb von 2 Jahren nachuntersucht, 1 Rz (1,6%). *Primrose JN, 1986, nok.*

Sonstige Arbeiten:

UD *Primrose JN 1987, ouk.*

125.19 Ulkusform

Zu diesem Schlagwort stehen keine Arbeiten zur Verfügung, deren Inhalt sich aufgrund unserer Beurteilungskriterien für eine ausführliche Wiedergabe eignet.

Sonstige Arbeiten:

UD *Koo J, 1983 a, rok.*

125.20 Ulkusgröße bei Therapiebeginn

UD **Kein Einfluß der Ulkusgröße auf die Häufigkeit postop Rz nach PGV oder TV + D.** 74 Patienten, alle innerhalb von 1–6 Jahren nachuntersucht, 14 Rz (19%): 14 mit Rz, mittlere ursprüngliche Ulkusgröße 0,96 ± 0,27 cm; 60 ohne Rz, mittlere ursprüngliche Ulkusgröße 0,82 ± 0,33 cm. *Koo J, 1983 a, rok.*

125.21 Ulkuskomplikationen in der Anamnese

UD **Kein Einfluß früherer Ulkuskomplikation auf die Häufigkeit postop Rz nach PGV.** 279 Patienten, 233 innerhalb von 8 (5–12) Jahren nachuntersucht (84%), 35 Rz (15%): 35 mit Rz, 8% Perforationen und 19% Blutungen in Ulkusanamnese; 198 ohne Rz, 9% Perforationen und 21% Blutungen in Ulkusanamnese. *Blackett RL, 1981, ouk.*

Kein Einfluß früherer Perforation auf die Häufigkeit postop Rz nach PGV oder TV + D. 74 Patienten, alle innerhalb von 1–6 Jahren nachuntersucht, 14 Rz (19%): 21 mit früherer Perforation, 5 Rz (24%); 53 ohne frühere Perforation, 9 Rz (17%). *Koo J, 1983 a, rok.*

UD+ **Kein Einfluß früherer Ulkuskomplikation auf die Häufigkeit postop Rz nach PGV.** 326 Patienten, 306 innerhalb von 6 (1–10) Jahren nachuntersucht (94%), 42 Rz (14%): 20 mit Perforation in Ulkusanamnese, 3 Rz (15%); 116 mit einer oder mehreren Blutungen in Ulkusanamnese, 14 Rz (12%). *Adami HO, 1984, (ouk).*

Sonstige Arbeiten:

UD *Koo J, 1983 a, rok; Saubier EC, 1983, ret.*

125.22 Ulkuslokalisation

UD+ **Ähnlich viele Rz bei Ulcus duodeni bzw. Ulcus pylori und bei Ulcus praepylori nach PGV.** 350 Patienten, 333 innerhalb von 5 (0–11) Jahren nachuntersucht (95%), 42 Rz (13%): 224 Ulcus duodeni, 27 Rz (12%); 107 Ulcus praepylori, 15 Rz (14%). *Jensen HE, 1983, ret.*

Weniger postop Rz bei UD als bei UP nach PGV. 560 Patienten, PGV: 493 mit UD, 14% Rz innerhalb von 5 Jahren nach Life-Table-Analyse; 35 mit pylorischem Ulkus, 35% Rz innerhalb von 5 Jahren nach Life-Table-Analyse; 32 mit präpylorischem Ulkus, 33% Rz innerhalb von 5 Jahren nach Life-Table-Analyse. *Muller C, 1987, nok.*

nk **Ähnlich viele postop Rz bei UD und bei UP nach PGV.** 326 Patienten, 306 innerhalb von 6 (1–10) Jahren nachuntersucht (94%), 42 Rz (14%): 206 mit UD, 29 Rz (14%); 102 mit UP, 13 Rz (13%). *Adami HO, 1984, (ouk).*

Ähnlich viele postop Rz bei UD und bei UP nach distaler Magenresektion mit BI. 118 Patienten, 102 innerhalb von 5 (3–5) Jahren nachuntersucht (86%), 18 Rz (18%): 72 mit UD, 12 Rz (17%); 30 mit UP, 6 Rz (20%). *Rehnberg O, 1983, ouk.*

Weniger postop Rz bei UD als bei UP nach SV + D. 393 Patienten, 295 innerhalb von 2–5 Jahren nachuntersucht (75%), 31 Rz (11%): 222 mit UD, 20 Rz (9,0%); 73 mit UP, 11 Rz (15%). *Andersen D, 1982, rok.*

Weniger postop Rz bei UD als bei UP nach PGV. 298 Patienten, 218 innerhalb von 2–5 Jahren nachuntersucht (73%), 41 Rz (19%): 173 mit UD, 26 Rz (15%); 45 mit UP, 15 Rz (33%). *Andersen D, 1982, rok.*

Weniger postop Rz bei UD als bei UP nach PGV. 193 Patienten, 192 innerhalb von im Mittel 2,5 Jahren nachuntersucht (99%), 13 Rz (6,8%): 176 mit UD, 6 Rz (3,4%); 16 mit UP, 7 Rz (44%). *McGuire HH, 1985, ret.*

Mehr postop Rz bei einfachem UV als bei kombiniertem UV (mit UD oder UP) nach Vagotomie. 75 Patienten, 66 innerhalb von 4 (1–7) Jahren nachuntersucht (88%), 5 Rz (7,6%): 30 mit einfachem UV, 4 Rz (13%); 36 mit kombiniertem UV, 1 Rz (2,8%). *Kennedy T, 1972, ret.*

Mehr postop Rz bei UP als bei UV nach PGV. 52 Patienten, 47 innerhalb von 3 (1–5) Jahren nachuntersucht (90%), 6 Rz (13%): 22 mit UP, 5 Rz (23%); 25 mit UV, 1 Rz (4,0%). *Muller C, 1979, ret.*

Mehr postop Rz bei UD als bei UV nach distaler Magenresektion mit BI. 138 Patienten, 119 innerhalb von 5 (3–5) Jahren nachuntersucht (86%), 14 Rz (12%): 72 mit UD, 12 Rz (17%); 47 mit UV, 2 Rz (4,3%). *Rehnberg O, 1983, rok.*

Mehr postop Rz bei UP als bei UV nach distaler Magenresektion mit BI. 82 Patienten, 77 innerhalb von 5 (3–5) Jahren nachuntersucht (94%), 8 Rz (10%): 30 mit UP, 6 Rz (20%); 47 mit UV, 2 Rz (4,3%). *Rehnberg O, 1983, ouk.*

Mehr postop Rz bei präpylorischen Ulcera als bei UD nach PGV. 11 Patienten mit präpylorischem Ulkus oder früherem präpylorischen Ulkus und jetzigem UD, 9 Rz innerhalb von 3 Jahren (82%); 28 Patienten mit UD, 4 Rz innerhalb von 3 Jahren (14). *Ström M, 1986 b, (rok).*

Sonstige Arbeiten:

UD+   *Christiansen J, 1981, (rok); Enskog L, 1986, ret; Hovendal CP, 1987, (rok); Madsen P, 1982, ret; Stael von Holstein C, 1987 a, ouk.*

nk   *Holle F, 1983, ret; Graffner HO, 1985, ret; Kraft RO, 1984, ret.*

125.23 Ulkussymptome

UD   **Mehr postop Rz nach PGV oder TV + D bei Patienten mit starken präoperativen Ulkusschmerzen als bei Patienten mit weniger starken präoperativen Ulkusschmerzen.** 74 Patienten, alle innerhalb von 1–6 Jahren nachuntersucht, 14 Rz (19%): 17 mit starken Schmerzen, 8 Rz (47%); 57 ohne starke Schmerzen, 6 Rz (11%). *Koo J, 1983 a, rok.*

125.24 Unvollständige Vagotomie

Siehe auch unter 125.14 (Säuresekretion, postoperativ früh nach Operation) und 125.15 (Säuresekretion, postoperativ spät nach Operation).

UD **Ähnlich viele postop Rz nach PGV mit intraoperativer Verwendung einer pH-Sonde zur Markierung der Denervierungsgrenze während der Operation und nach PGV ohne Verwendung einer pH-Sonde.** 56 Patienten, PGV mit 2 cm Ösophagusskelettierung und Verwendung einer pH-Sonde, alle innerhalb von 1–4 Jahren nachuntersucht, 13 Rz (23%); 37 Patienten, PGV mit 2 cm Ösophagusskelettierung und Belassen von 6 cm Antruminnervierung ohne Verwendung einer pH-Sonde, alle innerhalb von 1–4 Jahren nachuntersucht, 9 Rz (24%). *Kronborg O, 1977, ret.*
Mehr postop Rz nach PGV bei Patienten mit positivem als mit negtivem vagomotorischen Elektrotest. 302 Patienten mit PGV und intraoperativem Elektrotest nach Burge, innerhalb von 5 Jahren nachuntersucht: 142 Patienten mit positivem Test, 23 Rz (16%); 160 Patienten mit negativem Test, 8 Rz (5,0%). *Muller C, 1985, (nok).*

Sonstige Arbeiten:

UD *Donahue PE, 1987, ret.*

125.25 Verschiedene chirurgische Verfahren

Siehe unter 119 (Rezidiv, postoperatives).

126 Tuberkulose nach Resektion des Magens

nk **Höhere Mortalität wegen Lungentuberkulose als erwartet innerhalb von 23–50 Jahren nach distaler Magenresektion mit BII.** 385 Patienten, BII in den Jahren 1905–1933, 361 nachuntersucht (94%): 24 Todesfälle wegen Lungentuberkulose (6,6%); 8,7 wegen Lungentuberkulose erwartete Todesfälle (2,4%). *Krause U, 1957, ret.*

127 Zweiterkrankung nach chirurgischer Therapie

Siehe auch 126 (Tuberkulose nach Resektion des Magens).

127.01 Verschiedene chirurgische Verfahren

nk **Häufiger Zweiterkrankungen 1 Jahr nach PGV als 1 Jahr vor Operation.** 75 Patienten ohne Rz-Symptome nach PGV: 1 Jahr nach PGV 80 andere Krankheiten (30 Infektionskrankheiten, 27 Lumbago bzw. Ischias, 16 psychische Beschwerden, 7 andere); 1 Jahr vor PGV 44 andere Krankheiten (20 Infektionskrankheiten, 16 Lumbago bzw. Ischias, 1 psychische Beschwerde, 7 andere). *Graffner H, 1983, ret.*
Häufiger Gallensteine 5 Jahre nach distaler Magenresektion mit BI (mit oder ohne Vagotomie) als vor Operation. 289 Patienten, Vagotomie + Antrektomie oder Antrektomie: 32 Gallensteine intraoperativ diagnostiziert (11%); 207 Patienten nachuntersucht (81%), 37 Gallensteine (18%). *Rehnberg O, 1985, nok.7*

Teil 2:

Ergebnisse der konservativen Therapie des unkomplizierten Ulkus und Epidemiologie der Ulkuskrankheit

201 Blutung

201.01 Häufigkeit des Auftretens bei Ulkuspatienten

UD **2,6% der Ulcera bluten im Verlauf von 1 Jahr.** 899 Patienten, 6 Jahre Beobachtungszeit: 694/205 Männer/Frauen, mittlere jährliche Blutungsrate 2,7%/2,5%. *Pulvertaft CN, 1968, ouk.*
15% Blutungen bei Ulkuspatienten innerhalb von 15 Jahren. 212 Patienten, 15 Jahre Beobachtungszeit, 32 Blutungen. *Fry J, 1964, ret.*
20% Blutungen bei Ulkuspatienten innerhalb von 13 Jahren. 227 Patienten, 154 mit 13 Jahren Beobachtungszeit (68%), 30 Blutungen. *Greibe J, 1977, ret.*
25% Blutungen innerhalb von 17–27 Jahren. 251 Patienten, 249 nachuntersucht (99%), 63 Erstblutungen oder Blutungsrz. *Krag E, 1966, ret.*

UV **9,4% Blutungen bei Ulkuspatienten innerhalb von 15 Jahren.** 53 Patienten, 15 Jahre Beobachtungszeit, 5 Blutungen. *Fry J, 1964, ret.*
21% Erstblutungen oder Blutungsrz der Ulkuspatienten innerhalb von 17–27 Jahren. 58 Patienten, 17–27 Jahre Beobachtungszeit, 12 Erstblutungen oder Blutungsrz. *Krag E, 1966, ret.*

Sonstige Arbeiten:

UD *Alsted G, 1953, ouk; Horntrich J, 1983, ret.*

UV *Alsted G, 1953, ouk; Horntrich J, 1983, ret.*

UP *Alsted G, 1953, ouk.*

nk *Chinn AB, 1950, ret; Emery ES, 1935, ret.*

201.02 Häufigkeit des Auftretens in der Gesamtbevölkerung

UD **20 Hospitalisationen wegen blutendem UD jährlich pro 100 000 Versicherte in Süd-Californien in den Jahren 1970–1980.** 0,8–1,5 Millionen Versicherte bei der Kaiser-Permanente-Gesundheitspflege: 18–23 Hospitalisationen wegen blutendem UD jährlich pro 100 000 Versicherte. *Kurata JH, 1982, ret.*

UV **9,5 Hospitalisationen wegen blutendem UV jährlich pro 100 000 Versicherte in Süd-Californien in den Jahren 1970–1980.** 0,8–1,5 Millionen Versicherte bei der Kaiser-Permanente-Gesundheitspflege: 5,7–12 Hospitalisationen wegen blutendem UV jährlich pro 100 000 Versicherte. *Kurata JH, 1982, ret.*

201.03 Häufigkeit des Auftretens in der Gesamtbevölkerung, Zeitverlauf

UD   **Abnehmende Häufigkeit an Blutungen in den USA in den Jahren 1970–1978.**
37% Abnahme der geschätzten jährlichen Anzahl Hospitalisationen wegen Blutung in nichtstaatlichen Krankenhäusern der USA von 1970 bis 1978. *Elashoff JD, 1980, ret.*

Sonstige Arbeiten:

UD   *Alsted G, 1953, ouk.*

UV   *Alsted G, 1953, ouk.*

UP   *Alsted G, 1953, ret.*

nk   *Langman MJS, 1976 a, ret.*

202 Blutung während medikamentöser Kurativtherapie

In der überwiegenden Anzahl der Studien werden keine Angaben über Blutungshäufigkeiten gemacht; wahrscheinlich sind bei den Patienten dieser Studien keine Blutungen aufgetreten. Im Folgenden wird über eine selektionierte Gruppe von Studien mit spezifischen Angaben oder auffallend großen Blutungshäufigkeiten während medikamentöser Kurativtherapie berichtet.

202.01 H_2-Antagonisten

UD   **2,6% Blutungen während 6wöchiger Cimetidin-KT.** 39 Patienten, Cimetidin 1 000 mg/d, 1 Blutung. *Hamilton, I, 1986, reb.*

UV   **3,7% Blutungen während 8wöchiger Cimetidin-KT.** 164 Patienten, Cimetidin 1 000 mg/d, 6 Blutungen. *Baron JH, 1983, reb.*
3,4% Blutungen während 8wöchiger Ranitidin-KT. 175 Patienten, Ranitidin 300 mg/d, 6 Blutungen. *Baron JH, 1983, reb.*

202.02 Plazebo oder Therapia nulla

UD   **3,7% Blutungen während 4wöchiger Plazebo-KT.** 27 Patienten, Plazebo, 1 Blutung. *Andersen OK, 1984, rdb.*
3,1% Blutungen während 4–8wöchiger Plazebo-KT. 32 Patienten, Plazebo, 1 Blutung. *Faizallah R, 1984, rdb.*
0,14% Blutungen während Plazebo-KT. 1 419 Patienten, Plazebo, 2 Blutungen; Zusammenfassung von Studien. *Schiller LR, 1986, ret.*

UD+   **0,86% Blutungen während 2–6wöchiger Therapia nulla.** 116 Patienten, Therapia nulla, 1 Blutung. *Frederiksen HJ, 1984, ouk.*

UV   **0,75% Blutungen während 2–12wöchiger Plazebo-KT.** 665 Patienten, Plazebo, 5 Blutungen; Metaanalyse von 32 Einzelstudien. *Coenen C, 1987, met.*

Sonstige Arbeiten:

UD+   *Sewing KF, 1978, rdb.*

202.03 Verschiedene Medikamente

UD **0,17% Blutungen bei med KT.** 1767 Patienten, verschiedene Medikamente, 3 Blutungen; Zusammenfassung von Studien. *Schiller LR, 1986, ret.*

UV **0,0% Blutungen während 2–12wöchiger med KT.** 781 Patienten, verschiedene Medikamente, keine Blutung; Metaanalyse von 32 Einzelstudien. *Coenen C, 1987, met.*

202.04 Verschiedene Medikamente, Vergleich mit Plazebo oder Therapia nulla

UV **Weniger Blutungen während med KT mit Aktivum als während Plazebo-KT.** 781 Patienten, verschiedene Medikamente, keine Blutung; 665 Patienten, Plazebo, 5 Blutungen (0,75%). Metaanalyse von 32 Einzelstudien. *Coenen C, 1987, met.*

203 Blutung während medikamentöser Langzeittherapie

In der überwiegenden Anzahl der Studien werden keine Angaben über Blutungshäufigkeiten gemacht; wahrscheinlich sind bei den Patienten dieser Studien keine Blutungen aufgetreten. Im Folgenden wird über eine selektionierte Gruppe von Studien mit spezifischen Angaben oder auffallend großen Blutungshäufigkeiten während med LZT berichtet.

203.01 H_2-Antagonisten

UD **Keine Blutung während 12monatiger Cimetidin-LZT.** 52 Patienten, Cimetidin 400 mg/d, keine Blutung. *Bader JP, 1980, rdb.*
1,6% Blutungen während 36monatiger Cimetidin-LZT. 253 Patienten, Cimetidin 400 mg/d, 4 Blutungen. *Hentschel E, 1987, ouk.*
7,7% Blutungen während 3–5monatiger Ranitidin-LZT. 26 Patienten, Ranitidin 150 mg/d, 2 Blutungen. *Noya G, 1983, ouk.*
10% Blutungen während 24monatiger Ranitidin-LZT. 20 Patienten mit Ulkusblutung beim letzten Ulkusschub, Ranitidin 150 mg/d, 2 Blutungen. *Murray WR, 1988, rdb.*

UD+ **0,79% Blutungen während 48monatiger Cimetidin-LZT.** 382 Patienten, Cimetidin 400 mg/d, 3 Blutungen. *Anglo...Stud Group, 1985, ouk.*

nk **Keine Blutung während 12monatiger Cimetidin-LZT.** 32 Patienten, Cimetidin 800 mg/d, keine Blutung. *Bodemar G, 1979, rdb.*
1,8% Blutungen während 36monatiger Cimetidin-LZT. 1687 Patienten, Cimetidin 400 mg/d, 30 Blutungen. *Walan A, 1987, ouk.*

203.02 H_2-Antagonisten, Vergleich mit Plazebo oder Therapia nulla

nk **Weniger Blutungen während Cimetidin-LZT als während Plazebo-LZT.** 32 Patienten, Cimetidin 800 mg/d/1 Jahr, keine Blutung; 36 Patienten, Plazebo 1 Jahr, 4 Blutungen (11%). *Bodemar G, 1979, rdb.*

Sonstige Arbeiten:

UD *Boyd EJS, 1984c, rdb; Bader JP, 1980, rdb.*

203.03 Plazebo oder Therapia nulla

UD **5,1% Blutungen während 12monatiger Plazebo-LZT.** 39 Patienten, Plazebo, 2 Blutungen. *Bader JP, 1980, rdb.*
3,3% Blutungen während 12monatiger Plazebo-LZT. 30 Patienten, Plazebo, 1 Blutung. *Valnes K, 1982, rdb.*
Keine Blutung während 24monatiger Plazebo-LZT. 20 Patienten mit Ulkusblutung beim letzten Ulkusschub, Plazebo, 0 Blutungen. *Murray WR, 1988, rdb.*

nk **11% Blutungen während 12monatiger Plazebo-LZT.** 36 Patienten, Plazebo, 4 Blutungen. *Bodemar G, 1979, rdb.*
6,0% Blutungen während im Mittel 8,5monatiger Plazebo-LZT. 67 Patienten, Plazebo, 4 Blutungen. *Cayer D, 1957, rdb.*

203.04 Verschiedene Medikamente

nk **5,2% Blutungen während im Mittel 8,5monatiger Antazida-LZT.** 77 Patienten, Antazida, 4 Blutungen. *Cayer D, 1957, rdb.*

204 Dauer der medikamentösen Langzeittherapie

In der überwiegenden Zahl von Arbeiten ist die medikamentöse Langzeittherapie während eines Jahres durchgeführt worden. In wenigen Arbeiten wird über eine medikamentöse Langzeittherapie während mindestens 3 Jahren berichtet (Ström M 1986, Rohner HG 1985, Anglo…Stud Group 1985): siehe auch unter 241.02 (Rezidiv während medikamentöser Langzeittherapie, symptomatisches und asymptomatisches; Cimetidin).

205 ECL-Hyperplasie (enterochrome-affine-like-cell-hyperplasia), Häufigkeit des Auftretens unter medikamentöser Therapie

Siehe auch unter 213 (Magenkarzinom bei medikamentöser Therapie).

Fallbericht über ECL-Hyperplasie bei einer Frau mit Zollinger-Ellison-Syndrom nach 6jähriger H_2-Antagonisten-Therapie. *Mignon M, 1986, ret.*

206 Heilung des unkomplizierten Ulkus

Zu diesem Thema werden im Ulkusalmanach nur einige ausgewählte Bereiche dargestellt.

206.01 Cimetidin, Vergleich mit Ranitidin

siehe Tabelle 206.01

206.02 Dauer der Behandlung

UD **Ansteigen der Heilungsrate mit längerer Dauer der Behandlung unabhängig vom verwendeten Medikament.** Übersichtsarbeit. *Bauerfeind P, 1988, ret.*

206.01 Cimetidin, Vergleich mit Ranitidin

Ul-kus *1	Pat geh %	Pat geh n	Pat ges n	Pat geh %	Pat geh n	Pat ges n	Autor, Jahr *2	Stu dsn
	Ranitidin 2×150 mg/d/ 4 Wochen			Cimetidin 1 g/d/ 4 Wochen				
UD	75	15	20	70	14	20	Ayoola EA, 1985	reb
UD	72	18	25	64	16	25	Barr GD, 1982	reb
UD	89	17	19	68	13	19	Broor SL, 1985	reb
UD	74	136	183	67	117	175	Cremer M, 1982	reb
UD	69	18	26	60	15	25	Van Dommelen CKV, 1982	reb
UD	79	27	34	73	29	40	Eugenidis N, 1984	reb
UD	75	43	57	65	28	43	Freitas D, 1982	reb
UD	85	17	20	85	17	20	Klinger J, 1984	reb
UD	74	292	395	68	271	399	Laverdant C, 1983 (1)	reb
UD	79	42	53	74	37	50	Lee FI, 1983	reb
UD	70	14	20	60	12	20	Lishman AH, 1982	reb
UD	78	14	18	65	11	17	Nanivadekar SA, 1983	reb
UD	85	17	20	85	23	27	Sanchez G, 1983	reb
UD	90	9	10	80	8	10	Santhiswaroop V, 1985	reb
UD	76	22	29	67	18	27	Schiller KFR, 1982	rdb
UD	87	21	24	80	20	25	Simon B, 1986	reb
UD	77	40	52	84	43	51	Walt RP, 1981a	reb
	Ranitidin 2×150 mg/d			Cimetidin 2×400 mg/d				
UD	78	36	46	78	38	49	Capria A, 1985 (2)	rok
UD	78	177	226	66	143	218	Cortot A, 1987 (3)	reb
UD	79	27	34	65	26	40	Eugenidis N, 1984	reb
UD	76	29	38	77	30	39	Familiari L, 1983	reb
UD	93	28	30	83	25	30	Hüttemann W, 1983	reb
UD	79	(a)	(a)	74	(a)	(a)	Jones DB, 1987	met
UD	89	17	19	76	13	17	Medina LA, 1984	reb
UD	86	43	50	70	35	50	Yeoh EK, 1984	reb
	Ranitidin (4)			Cimetidin (4)				
UD	80	78	97	63	63	100	Briglia R, 1984 (5)	reb
UD	100	13	13	88	14	16	Jones DB, 1982a (6)	reb
UD	84	42	50	68	34	50	Nowak A, 1984 (7)	reb
UD	78	14	18	45	9	20	Peden NR, 1981 (8)	rdb

*1, *2: Kolonnen, nach denen der Inhalt der Tabelle sortiert ist.
(a) Diese Angabe ist in der Arbeit nicht enthalten.
(1) Der Unterschied zwischen den Heilungsraten von Ranitidin und Cimetidin ist statistisch signifikant (P < 0,05).

(2) Ranitidin 2 × 150 mg/d/8 Wochen; Cimetidin 1000 mg/d/8 Wochen.
(3) Der Unterschied zwischen den Heilungsraten von Ranitidin und Cimetidin ist statistisch signifikant (P < 0,05).
(4) Dosis und Dauer der Behandlung siehe Fußnoten zu den einzelnen Studien.
(5) Ranitidin 2 × 150 mg/d/6 Wochen; Cimetidin 2 × 400 mg/d/6 Wochen. Der Unterschied zwischen den Heilungsraten von Ranitidin und Cimetidin ist statistisch signifikant (P < 0,05).
(6) Ranitidin 2 × 150 mg/d/6 Wochen; Cimetidin 1 g/d/6 Wochen.
(7) Ranitidin 2 × 150 mg/d/3 Wochen; Cimetidin 2 × 400 mg/d/3 Wochen.
(8) Ranitidin 320 mg/d/4 Wochen; Cimetidin 800 mg/d/4 Wochen.

206.02 Ranitidin, Vergleich mit Plazebo oder Therapia nulla

Ul-kus *1	Pat geh %	Pat geh n	Pat ges n	Pat geh %	Pat geh n	Pat ges n	Autor, Jahr *2	Stu dsn
	Ranitidin 2 × 150 mg/d/ 4 Wochen			Plazebo				
UD	77	65	84	29	23	80	*Bianchi Porro G, 1982c*	rdb
UD	79	50	63	30	18	59	*Dobrilla G, 1981*	rdb
UD	90	77	90	52	45	87	*Gibinski K, 1982c*	rdb
UD	73	137	187	45	76	168	*Hirschowitz BI, 1983a*	rdb
UD	67	8	12	26	6	23	*Jones DB, 1982b*	rdb
UD	80	20	25	16	4	25	*Korman MG, 1981*	rdb
UD	92	22	24	29	7	24	*Lee FI, 1982*	rdb
UD	78	87	112	30	33	111	*Lim CC, 1981*	rdb
UD	93	27	29	32	9	28	*Mac Kay C, 1981*	rdb
UD	70	14	20	4,5	1	22	*Makaliao AU, 1984*	rdb
UD	83	20	24	36	8	22	*Mangiameli A, 1982a*	rdb
UD	82	28	34	45	14	31	*Marks IN, 1982a*	rdb
UD	60	15	25	27	6	22	*Moshal MG, 1981e*	rdb
UD	80	16	20	25	5	20	*Murray WR, 1986 (1)*	reb
UD	90	18	20	52	11	21	*Pare P, 1982*	rdb
UD	80	16	20	55	11	20	*Theodoropoulos G, 1985*	rdb

(1) Es handelt sich um aus dem Krankenhaus entlassene Patienten, bei denen eine Blutung durch konservative Therapie gestoppt wurde.

Kein Unterschied der Heilungsraten bei 1wöchiger Cimetidin-KT und 4wöchiger Cimetidin-KT. 24 Patienten, 1 Woche Cimetidin-KT (1 g/d) gefolgt von Plazebo, 4 Wochen 16 geh. (67%). 24 Patienten, 4 Wochen Cimetidin-KT (1 g/d), 15 geh. (63%). 2 Dropout in der ersten Gruppe. *Johannessen T, 1968, rdb.*

Kein Unterschied der Heilungsraten bei 1wöchiger Cimetidin-KT und 4wöchiger Cimetidin-KT. 39 Patienten, 4 Wochen Cimetidin (1 g/d), 28 geh. (72%).

206.03 Ranitidin, Vergleich verschiedener Dosierungen oder Einnahmeformen

Ul-kus *1	Pat geh %	Pat geh n	Pat ges n	Pat geh %	Pat geh n	Pat ges n	Autor, Jahr *2	Stu dsn
	Ranitidin							
	150 mg bd 4 Wochen			300 mg nocte/ 4 Wochen				
UD	92	58	63	94	61	65	*Brackmann HP, 1984*	rdb
UD	84	38	45	86	38	44	*Farley A, 1985*	rdb
UD	92	130	141	94	132	141	*Gibinski K, 1985*	rdb
UD	92	23	25	92	23	25	*Goy A, 1985*	rdb
UD	84	148	176	82	147	180	*Granata F, 1985*	rdb
UD	84	48	57	96	43	45	*Ireland A, 1984*	rdb
UD	83	186	223	78	156	201	*Lee FI, 1986*	rdb
UD	82	18	22	81	17	21	*Ramalho R, 1985*	rdb
UD	82	246	301	76	230	304	*Simon B, 1986*	rdb

*1, *2: Kolonnen, nach denen der Inhalt der Tabelle sortiert ist.

36 Patienten, 1 Woche Cimetidin (1 g/d), danach 3 Wochen Cimetidin (1 g/d) bei Symptomen, 23 geh. (67%); im Mittel 20 d Cimetidin-KT in der 2. Gruppe. *Gustavsson S, 1986, rdb.*

206.03 Ranitidin, Vergleich mit Plazebo oder Therapia nulla

206.04 Ranitidin, Vergleich verschiedener Dosierungen oder Einnahmeformen

207 Heilung, Parallelität von Schmerzfreiheit und Heilung

207.01 Verschiedene Medikamente

siehe Tabelle 207.01

Sonstige Arbeiten:

UD *Nelis GF, 1982 b, (rdb).*

UD+ *Lauritsen K, 1985 a, (rdb).*

208 Interferenz der H_2-Antagonisten mit anderen Medikamenten

Zu diesem Thema werden im Ulkusalmanach nur einige ausgewählte Kapitel besprochen.

Tabelle 207.01. Heilung, Parallelität von Schmerzfreiheit und Heilung
Verschiedene Medikamente

Ulkus	Paralleler Verlauf?	Medikament	Geh mit Schm %	Geh mit Schm n	Pat geh n	Ngeh mit Schm %	Ngeh mit Schm n	Pat ngeh n	Ther dauer Woch	Autor, Jahr	Stu dsn
*1	*2	*3	*4								
UD	Nicht parallel	Antazidum/Plazebo	5.1	2	39	75	27	36	4	Berstad A, 1982	(rdb)
UD	Nicht parallel	Antazidum/Plazebo	27	12	45	33	13	39	4	Peterson WL, 1977	(rdb)
UD	Nicht parallel	Cim/Antaz	4.5	2	44	50	18	36	4	Ippoliti AF, 1978b	(rdb)
UD	Nicht parallel	Cim/Sucralfat	41	18	44	38	5	13	6	Marks IN, 1980	(nok)
UD	Nicht parallel	Cim/Wismuth	8.5	4	47	21	6	28	4	Martin DF, 1981	(rdb)
UD	Nicht parallel	Cimetidin	0.0	0	17	33	1	3	4	Gillespie G, 1977	(rdb)
UD	Nicht parallel	Plazebo	0.0	0	7	32	7	22	6	Moshal MG, 1980	(rdb)
UD	Nicht parallel	Plazebo	28	7	25	77	44	57	4	Dobrilla G, 1982b	(reb)
UD	Nicht parallel	Ranitidin	19	13	70	65	11	17	4	Dobrilla G, 1982b	(reb)
UD	Nicht parallel	Sucralfat	11	2	18	42	5	12	6	Moshal MG, 1980	(rdb)
Ud	Nicht parallel	Sucralfat	49	24	49	56	9	16	4	Marks IN, 1986b	(rdb)
UD	Parallel	Cimetidin	5.3	2	38	82	9	11	8	Capria A, 1985	(rok)
UD	Parallel	Placebo	0.0	0	5	92	12	13	4	Gillespie G, 1977	(rdb)
UD	Parallel	Ranitidin	5.6	2	36	90	9	10	8	Capria A, 1985	(rok)
UD+	Nicht parallel	Antazidum	56	25	45	80	28	35	3	Massarrat S, 1981	(ouk)
UD+	Nicht parallel	Cimetidin	19	10	52	30	7	23	4	Gustavsson S, 1986	(rok)
UD+	Nicht parallel	versch	24	15	62	52	13	25	6	Gotthard R, 1982	(rdb)
UD+	Nicht parallel	versch	35	15	43	61	11	18	6	Ström M, 1981	(rdb)
UV	Nicht parallel	Cim/Antaz/Plaz	14	6	43	36	24	67	4	Isenberg JI, 1983	(rdb)
UV	Nicht parallel	Cim/Ran	19	6	32	42	10	24	4	Wright JP, 1982	(rok)
UV	Nicht parallel	Cim/Sucralfat	45	17	38	82	14	17	6	Marks IN, 1980	(nok)

*1, *2, *3: Kolonnen, nach denen der Inhalt der Tabelle sortiert ist.

208.01 Cimetidin

Medikament	Autor, Jahr Interferenz JA	Stu dsn
Antikoagulantien: – Warfarin	*Choonara IA, 1986* · *Desmond PV, 1984* *O'Reilly RA, 1984* *Serlin MJ, 1979* *Serlin MJ, 1981* *Toon S, 1986a* *Toon S, 1986b*	Kontrollierte Studien
	Flind AC, 1978 *Hetzel DK, 1979* *Ovedoff DL, 1979* *Silver BA, 1979* *Wallin BA, 1979*	Fallberichte
Antiasthmatika: – Theophyllin (a)	*Bohning W, 1987* *Breen KJ, 1982* *Cohen IA, 1984* *Cusack BJ, 1984* *Dal Negro R, 1984* *Dal Negro R, 1985* *De Angelis C, 1983* *Ferrari M, 1984* *Ghabrial H, 1982* *Ghabrial H, 1984* *Green AW, 1984* *Grygiel JJ, 1984* *Gugler R, 1983* *Hsu K, 1984* *Kelly HW, 1986* *Lalonde RL, 1982* *McEwen J, 1986* *Miners JO, 1981* *Powell JR, 1984b* *Reitberg DP, 1981* *Roberts RK, 1981* *Roberts RK, 1984* *Sabate-Salvia J, 1984* *Schwartz JI, 1982* *Vestal RE, 1983* *Wood L, 1980*	Kontrollierte Studien

(a) In einer Studie wird behauptet, daß keine wesentliche Interferenz zwischen Cimetidin und Theophyllin besteht (*Ambrose PJ, 1981*). Die Studie wurde von Mendeles L, 1981 kritisiert.

Tabelle 208.01 (Fortsetzung)

Medikament	Autor, Jahr Interferenz JA	Stu dsn
	Anderson JR, 1983 *Baumann JH, 1982* *Cluxton RJ, 1982* *Colavolpe C, 1983* *Fenji PC, 1982* *Lofgren RP, 1982* *Mountain RD, 1984* *Uzzan D, 1982* *Weinberger MM, 1981*	Fallberichte
Antiepileptika: – Phenytoin	*Bartle WR, 1983* *Frigo GM, 1982* *Hetzel DJ, 1981* *Iteogu MO, 1983* *Neuvonen PJ, 1981* *Salem RB, 1983* *Watts RW, 1983*	Kontrollierte Studien
	Algozzine GJ, 1981 *Al Kawas FH, 1979* *Phillips P, 1984* *Sazie E, 1980*	Fallberichte
– Carbamazepin	*Dalton MJ, 1985a* *Webster LK, 1984*	Kontrollierte Studien
– Valproinsäure	*Webster LK, 1984*	
– Trimethadion	*Nakamura K, 1985*	
– Ethmozin	*Biollaz J, 1985*	
Antiarrhythmika: – Ca-Kanal-Blocker · Nifedipin	*Kirch W, 1982* *Kendall MJ, 1986b*	Kontrollierte Studien
· Verapamil	*Loi CM, 1985* *Smith MS, 1984*	
– Na-Kanal-Blocker · Diltiazem	*Winship LC, 1985*	Kontrollierte Studien
· Procainamid + N-acetyl- procainamid	*Somogyi A, 1983* *Christian CW, 1984*	
	Higbee MD, 1984	Fallbericht
· Chinidin	*Hardy BG, 1983* *Kolb KW, 1984*	Kontrollierte Studien
	Farringer JA, 1984	Fallbericht

Tabelle 208.01 (Fortsetzung)

Medikament	Autor, Jahr Interferenz JA	Stu dsn
· Lidocain	*Bauer LA, 1984* *Feely J, 1982c* *Knapp AB, 1983* *Powell JR, 1984c* *Wing LMH, 1984*	Kontrollierte Studien
	Anon. 1982 *Berk SI, 1987a* *Frank WO, 1983*	Fallberichte
– Benzodiazepane:		
· Alprazolam	*Abernethy DR, 1983a* *Pourbaix S, 1985*	Kontrollierte Studien
· Chlordiazepoxide	*Desmond PV, 1980* *Patwardham RV, 1981*	
· Clobazam	*Grigioleit HG, 1983*	
· Desmethyldiazepam	*Klotz U, 1980a*	
· Diazepam	*Abernethy DR, 1983a* *Greenblatt DJ, 1984a* *Gough PA, 1982* *Fee JPH, 1984* *Klotz U, 1980a* *Klotz U, 1980b* *Tsuru M, 1983*	Interferenz Nein:
· Desalkylflurazepam	*Greenblatt DJ, 1984b*	
· Midazolam	*Elliot P, 1984*	*Knüchel M, 1987*
· Nitrazepam	*Ochs HR, 1983*	
· Triazolam	*Abernethy DR, 1983b* *Parker WA, 1984* *Pourbaix S, 1985*	
	Brittan ML, 1985	Fallbericht
– Betaadrenergika:		
· Propranolol	*Duchin KL, 1984* *Feely J, 1981* *Heagarty AM, 1981* *Kirch W, 1982* *Markewicz A, 1984* *Patel L, 1983* *Reimann IW, 1981*	Kontrollierte Studien
· Labetalol	*Daneshmend IK, 1983*	
· Metoprolol	*Kirch W, 1982*	

Tabelle 208.01 (Fortsetzung)

Medikament	Autor, Jahr Interferenz JA	Stu dsn
– Opioid Analgetika:		
• Morphium	*Lam AM, 1984*	Kontrollierte Studien
	Fine A, 1981	
• Methadon	*Sorkin EM, 1983b*	
• Pethidin	*Guay DRP, 1984*	
• Alfentanil	*Levron JC, 1985*	
Tricyclische Antidepressiva:		
• Imipramin	*Abernathy DR, 1984*	Kontrollierte Studien
	Henauer SA, 1984	
	Pieper JA, 1986	
	Shapiro PA, 1984	
	Wells BG, 1986	
	Bismuth C, 1982	Fallberichte
	Miller DD, 1983b	
• Desmethylimipramin	*Amsterdam JD, 1984*	Kontrollierte Studien
• Amitriptylin	*Curry SH, 1985*	
	Kurowski von M, 1986	
• Nortriptylin	*Miller DD, 1983a*	
• Doxepin	*Brown MA, 1984*	Fallberichte
Andere Substanzen:		
– Coffein	*Broughton LJ, 1981*	Kontrollierte Studien
– Carmustin	*Volkin PL, 1982*	
– Chloramphenicol	*Farber BF, 1981*	Fallbericht
– Chlorpromazin	*Howes CA, 1983*	Kontrollierte Studien
– Chlormethiazol	*Shaw G, 1981*	
– Ethanol	*Feely J, 1982c*	
– 5-FU	*Harvey VJ, 1984*	
– AZQ(anti-cancer-agent)	*Loo TL, 1982*	
– Glipizid	*Feely J, 1983c*	
– Metronidazol	*Gugler R, 1983*	
– Tolbutamid	*Cate EW, 1986*	

(a) Diese Arbeit stellt die klinische Relevanz der Erhöhung der Lidocain-Konzentration durch Cimetidin in Frage.

208.02 **Ranitidin**

Medikament	Autor, Jahr Interferenz JA	Stu dsn	Autor, Jahr Interferenz NEIN	Stu dsn
Antikoagulantien:				
– Warfarin	*Desmond PV, 1984*	Kontrollierte Studie	*Mills JG, 1986* *O'Reilly RA, 1984* *Serlin MJ, 1981*	Kontrollierte Studien
	Kot T, 1984	Fallbericht	*Toon S, 1986 a*	
Antiasthmatika:				
– Theophyllin	Keine	Kontrollierte Studie	*Bohning W, 1987* *Breen KJ, 1982* *Dal Negro R, 1985*	Kontrollierte Studien
	Fernandez E, 1984 *Gardner ME, 1985 (a)*	Fallberichte	*Ferrari M, 1984* *Kelly HW, 1986* *McEwen J, 1986* *Powell JR, 1984 b* *Ruff F, 1982* *Segger JS, 1985*	
Antiepileptika:				
– Phenytoin			*Watts RW, 1983*	Kontrollierte
– Carbamazepin			*Dalton MJ, 1985 b* *Webster LK, 1984*	lierte Studien
– Valproinsäure			*Webster LK, 1984*	
– Trimethadion			*Nakamura K, 1985*	
Antiarrhythmika:				
– Ca-Kanal-Blocker				
· Nifedipin	*Kirch W, 1983 (b)*	Kontrollierte Studie	*Kirch W, 1982* *Kendall MJ, 1986 b*	Kontrollierte Studien
– Na-Kanal-Blocker				
· Diltiazem			*Winship LC, 1985*	
· Procainamid + Acetylprocainamid	*Somogyi A, 1984 (c)*		*Rocci ML, 1986*	
· Lidocain	*Robson RA, 1985 (d)*		*Feely J, 1983 b* *Robson RA, 1985 (e)*	

(a) Stellte sich später als Verapramil-Interferenz heraus.

(b) Anstieg der Nifedipinblutspiegel ohne Veränderung der Halbwertszeit unter Ranitidin.

(c) Verringerte renale Clearance von Procainamid + Acetylprocainamid; nicht randomisierte Studie an 3 Probanden, hohe Ranitidindosis (750 mg).

(d) Intravenöses Lidocain.

(e) Orales Lidocain.

Tabelle 208.02 (Fortsetzung)

Medikament	Autor, Jahr Interferenz JA Studsn	Autor, Jahr Interferenz NEIN	Stu dsn
Benzodiazepane			
· Chlor-diazepoxid		*Kurowski von M, 1986*	Kontrol-lierte Studien
· Diazepam (+Des-methyl-diazepam)		*Abernethy DR, 1984* *Fee JPH, 1984* *Klotz U, 1983* *Tsuru M, 1983*	
· Midazolam		*Klotz U, 1985* *Greenblatt DJ, 1986* *Knüchel M, 1987*	
Beta-Blocker:		*Heargarty AM, 1982*	Kontrol-lierte Studien
· Propranolol		*Markewicz A, 1984* *Patel L, 1983* *Reimann, IW, 1982*	
· Metoprolol	*Kirch W, 1982*	*Kelly JG, 1985* *Jack D, 1983* *Kendall MJ, 1986a*	
Opioid-Analgetika:			
· Pethidin		*Guay DRP, 1985*	Kontrol-lierte Studien
Tricyclische Antidepressiva:			
· Imipramin		*Wells BG, 1986*	Kontrol-lierte Studien
· Amitriptylin		*Kurowski von M, 1986*	
Andere Substanzen:			
− Chlor-methiazol		*Mashford ML, 1983*	Kontrol-lierte Studien
− Ethanol		*Seitz HK, 1983*	
− Tolbutamid		*Cate EW, 1986*	
− Sucralfat		*Mullersman G, 1986*	

209 Inzidenz

Siehe unter 257.03 (Ulkuskrankheit; Häufigkeit des Auftretens in der Ge-samtbevölkerung).

210 Karzinoid, Häufigkeit des Auftretens unter medikamentöser Therapie

Siehe unter 205 [ECL-Hyperplasie (enterochrome-affine-like-cell-hyperplasia); Häufigkeit des Auftretens unter med Therapie].

211 Magenentleerungsstörung

211.01 Häufigkeit des Auftretens bei Ulkuspatienten

UD **0,94% Magenausgangsstenosen innerhalb von 5–15 Jahren.** 212 Patienten, 5–15 Jahre Beobachtungszeit, 2 Pylorusstenosen. *Fry J, 1964, ret.*

Sonstige Arbeiten:

nk *Cooke SAR, 1977, ret; Hajdu I, 1972, ret; Jaffin BW, 1985, ret; Kozoll DD, 1964, ret.*

212 Magenentleerungsstörung während und nach medikamentöser Therapie

In der überwiegenden Anzahl der Studien werden keine Angaben über das Auftreten von Magenentleerungsstörungen gemacht; wahrscheinlich wurden in diesen Studien keine solchen Störungen beobachtet. Im Folgenden wird über eine selektionierte Gruppe von Studien mit spezifischen Angaben oder auffallend großen Häufigkeiten von Magenentleerungsstörungen während und nach medikamentöser Therapie berichtet.
Magenentleerungsstörung nach chirurgischer Therapie siehe 110.01–110.4.

212.01 H$_2$-Antagonisten

UD **4,8% Magenausgangsstenosen innerhalb von 12 Monaten nach Cimetidin-KT.** 21 Patienten, Cimetidin 1 000 mg/d/3 Wochen, 1 Pylorusstenose. *Hentschel E, 1984 a, reb.*

Sonstige Arbeiten:
Granelli P, 1984, ret.

UV *Brunner G, 1982, ouk.*

212.02 Plazebo oder Therapia nulla

UD **3,7% Magenausgangsstenosen während 4wöchiger Plazebo-KT.** 27 Patienten, Plazebo, 1 Pylorusstenose. *Andersen OK, 1984, rdb.*
0,07% Magenausgangsstenosen während Plazebo-KT. 1 419 Patienten, Plazebo, 1 Magenausgangsstenose; Zusammenfassung von Studien. *Schiller LR, 1986, ret.*

UD+ **0,86% Magenausgangsstenosen während 2–6wöchiger Therapia nulla.** 116 Patienten, Therapia nulla, 1 Pylorusstenose. *Frederiksen HJ, 1984, ouk.*

Sonstige Arbeiten:

UD *Gray GR, 1978, rdb.*

212.03 Verschiedene Medikamente

UD **0,056% Magenausgangsstenosen bei med KT.** 1767 Patienten, verschiedene Medikamente, 1 Magenausgangsstenose; Zusammenfassung von Studien. *Schiller LR, 1986, ret.*

213 Magenkarzinom bei medikamentöser Therapie

213.01 Verschiedene Medikamente

In den meisten Fällen von Magenkarzinom, die während konservativer Ulkustherapie auftreten, dürfte es sich um vorbestehende, bei Beginn der Therapie übersehene Malignome handeln. Im Folgenden wird neben großen prospektiven (Littman A, 1971) und retrospektiven (Colin Jones DG 1982a, Colin Jones DG 1985b, Porter JB 1985) Studien eine Auswahl von Kasuistiken gegeben, die diesen Sachverhalt illustrieren. Das Karzinoid des Magens wird unter 205 [ECL-Hyperplasie (enterochrome-affine-like-cell-hyperplasia), Häufigkeit des Auftretens unter medikamentöser Therapie] behandelt.

UD **Magenkarzinom nach 6wöchiger Cimetidin-KT.** 31 Patienten, Cimetidin 400 mg/d, 2 Patienten mit pylorischem Karzinom kurz nach Beendigung der Behandlung, bei beiden Ulkusanamnese von über 20 Jahren. *Berstad A, 1981a, (rdb).*
Kasuistik: 3 Patienten mit UD, Cimetidin oder Antazida oder Prostaglandin, Diagnose von Magenkarzinom bei Operation. *Goldin E, 1985, ret.*
Kasuistik: 2 Patienten mit Magenkarzinom nach langjähriger UD-Symptomatik. Aus weiteren Literaturstellen Auflistung von 289 Patienten mit gleichzeitig vorkommendem Magenkarzinom und UD. *Lewis JH, 1982, ret.*
Magenkarzinom während 1jähriger Pirenzepin-LZT. 17 Patienten, Pirenzepin 100 mg/d, 1 Magenkarzinom nach 6 Monaten. *Moshal MG, 1982b, rdb.*
Weniger Magenkarzinome als erwartet bei Patienten mit chronischem UD. 13000 Autopsien in den Jahren 1930–1949, davon 898/352 männliche/weibliche Patienten mit chronischem peptischem Ulkus und 6298/4458 männliche/weibliche Patienten ohne Ulkus: 1,6%/1,5% Magenkarzinome bei Patienten mit UD; 6,26/4,3% Magenkarzinome bei alterskorrigierter Kontrollgruppe ohne Ulkus. *Hole DJ, 1987, ret.*
Bessere Prognose des Magenkarzinoms bei Ulkuspatienten als des Magenkarzinoms bei Nicht-Ulkuspatienten durch frühere Diagnose wegen häufigeren endoskopischen Kontrollen. 4890 Endoskopien, 734 UD, davon 5 mit Magenkarzinom, davon 4 Magenkarzinome im Frühstadium. *Neeman A, 1987, ret.*
Kasuistik: 46jähriger schwarzer Patient mit UD, Cimetidin 500–1200 mg/d für ca. 5 Jahre, Ranitidin 300 mg/d/3 Monate, Diagnose eines Magenkarzinoms bei Operation. *Stockley I, 1987, ret.*

UV **8,4% Magenkarzinome innerhalb von 1–49 Jahren nach med Therapie.** 563 Patienten, med Therapie in den Jahren 1915–1930, 320 nachuntersucht (57%), 27 Magenkarzinome. *Griesser G, 1964, ret.*
Kasuistik: 71jährige Patientin mit UV, Cimetidin 1000 mg/d, geheilt, Cimetidin-LZT, rezidivierende Symptome, Diagnose eines präpylorischen Magenkarzinoms. *Hawker PC, 1980, ret.*

7,8% Magenkarzinome innerhalb von 5–10 Jahren nach med Therapie. 102 Patienten in den Jahren 1948–1952, med Therapie, 8 Magenkarzinome. *Larson NE, 1961, ret.*

14% Magenkarzinome bei Patienten mit UV. 265 Patienten, med Therapie, 37 Magenkarzinome. *Mountford RA, 1980, ret.*

Weniger Magenkarzinome als erwartet bei Patienten mit chronischem UV. 13000 Autopsien in den Jahren 1930–1949, davon 898/352 männliche/weibliche Patienten mit chronischem peptischem Ulkus und 6298/4458 männliche/weibliche Patienten ohne Ulkus: 2,3%/0,9% Magenkarzinome bei Patienten mit UV; 6,9%/4,6% Magenkarzinome bei alterskorrigierter Kontrollgruppe ohne Ulkus. *Hole DJ, 1987, ret.*

Kasuistik: 52jährige Patientin mit UV, Cimetidin 5 Wochen, symptomfrei, Diagnose eines Karzinoms bei Operation; 62jährige Patientin mit UV, Cimetidin 6 Wochen, geheilt, Rz nach 3 Monaten, Diagnose eines Karzinoms, Operation. *Taylor RH, 1978, ret.*

Kasuistik: 44jähriger Patient mit UV, Carbenoxolon, nicht geheilt, Cimetidin 800 mg/d, symptomfrei, Diagnose eines Karzinoms bei Operation; 40jähriger Patient mit UV, Carbenoxolon, geheilt, Rz nach 2 Monaten, Cimetidin 800 mg/d/6 Wochen, Rz, Diagnose eines Karzinoms bei Operation. *Taylor RH, 1978, ret.*

UV+   **3,9% Magenkarzinome während und innerhalb von 2 Jahren nach 12wöchiger KT mit Antazidum und Anticholinergikum.** 658 Patienten, Antacidum und Anticholinergikum, 25 Magenkarzinome während Therapie und 4 Magenkarzinome nach Therapie diagnostiziert. *Littman A (ed), 1971, ouk.*

nk   **0,41% Magenkarzinome innerhalb von 1 Jahr nach Beginn einer Cimetidin-Therapie.** 9481 Patienten, Cimetidin in verschiedenen Dosierungen, 39 Magenkarzinome, 8994 Kontrollpatienten, 4 Magenkarzinome (0,044%). *Colin Jones DG, 1982a, ret.*

Höhere Mortalität an Magenkarzinom als erwartet innerhalb von 1 bis 4 Jahren nach Cimetidin-Therapie verschiedener Krankheiten. 9928 Patienten mit Cimetidin-Einnahme, 45 Todesfälle wegen Magenkarzinom im 1. Jahr (0,45%), 12 im 2. Jahr (0,12%), 6 im 3. Jahr (0,06%), 8 im 4. Jahr (0,08%); 3,5 Todesfälle im Jahr laut Mortalitätsstatistiken von England und Wales erwartet (0,04%); kein kausaler Zusammenhang mit Cimetidin, da erhöhte Sterblichkeit schon durch vorliegendes Magenkarzinom oder Krankheiten mit gestörter Säuresekretion bedingt ist. *Colin Jones DG, 1985b, ret.*

0,70% Magenkarzinome bei Cimetidin-Therapie. 8552 Patienten mit Cimetidin-Einnahme, 2011 innerhalb von 5 Jahren hospitalisiert (24%), 14 Magenkarzinome, davon 12 kurz nach Therapiebeginn und 2 nach 16 bzw. 24 Monaten Cimetidin-Therapie diagnostiziert; kein kausaler Zusammenhang mit Cimetidin feststellbar. *Porter JB, 1984, ouk.*

Sonstige Arbeiten:

UV   *Westlund K, 163, ret; Walan A, 1987, ouk.*

214 Magenkarzinom, Häufigkeit nach medikamentöser Therapie, Vergleich mit Häufigkeit nach chirurgischer Therapie

UV **Weniger Magenkarzinome nach med Therapie als nach chir Therapie.** 563 Patienten, med Therapie, 320 innerhalb von 1–49 Jahren nachuntersucht (57%), 27 Magenkarzinome (8,4%); 931 Patienten, distale Magenresektion mit BI oder BII oder Gastroenterostomie, 580 innerhalb von 1–49 Jahren nachuntersucht (62%), 77 Magenkarzinome (13%). *Griesser G, 1964, ret.*

nk **Ähnlich viele Magenkarzinome nach med Therapie und nach chir Therapie.** Endoskopische Kontrollen: 508 Patienten nach distaler Magenresektion mit BII, 23 Magenstumpfkarzinome (4,5%), 17 (5–49) Jahre postoperativ; 2762 Patienten nach med Therapie, Zeitraum bis zur Nachuntersuchung nicht angegeben, 115 Magenkarzinome (4,2%). *Benedetti G, 1982, ret.*

215 Nebenwirkungen während medikamentöser Langzeittherapie

Die Dokumentation von Nebenwirkungen der bei der Ulkustherapie eingesetzten Medikamente ist problematisch. Es handelt sich um eine oft vernachlässigte, nicht standardisierte, dem subjektiven Empfinden des Untersuchers überlassene Nebentätigkeit im Rahmen kontrollierter Studien oder – häufiger – um Einzelbeobachtungen ohne Hinweise auf deren Häufigkeit. In den allermeisten Fällen ist der kausale Zusammenhang zwischen der „Nebenwirkung" (zutreffender ist der englische Ausdruck „adverse drug event") und dem angeschuldigten Medikament nicht untersucht worden. Die nachfolgenden Angaben unterscheiden sich deshalb grundsätzlich von allen anderen im Almanach enthaltenen Zitaten, indem die darin enthaltenen Informationen unseres Erachtens wenig zum Verständnis der Problematik beitragen. Da jedoch die möglichen Nebenwirkungen einer medikamentösen Langzeittherapie häufig diskutiert werden und einen wichtigen Faktor bei Indikation und Verfahrenswahl derselben darstellen, möchten wir den Leser mit der gesamten aus den kontrollierten Langzeitstudien erhältlichen Information konfrontieren. Wir haben dabei bewußt keine Auswahl getroffen und die „Nebenwirkungen" verbal so dargestellt, wie sie in den zitierten Arbeiten erwähnt werden. Im Gegensatz zu allen anderenTeilen des Almanachs haben wir wegen der Spärlichkeit der Information in kontrollierten Studien auch Übersichtsarbeiten zitiert, wenn den Autoren dieser Arbeiten Feldstudien sowie die Archive der Medikamentenhersteller zur Verfügung standen. Wahrscheinlich lassen sich die Nebenwirkungen besser aufgrund solcher Information als aufgrund von kontrollierten Studien erfassen.

Keine Angaben zu Nebenwirkungen in folgenden Studien:
Bianchi Porro G, 1984 b, nok; Harling H, 1985, nok; Korman MG, 1980, rdb; Ström M, 1986, ouk.

215.01 Cimetidin

Medikament	Nebenwirkungen			Studie
Dosis (mg/d) Patientenzahl	Schw grad*	Pat %	n · Art (Anzahl)**	Autor Jahr, Design Dauer
Cimetidin 400 n = 131	s l	2,3 3,8	3 Gynäkomastie (1) Schwindel/Albträume (1) Libidoverlust (1) 5 Leichte Veränderungen der Leber-, Nieren-, Blutwerte	*Andersen D,* *1983, rok* 30 Monate
Cimetidin 400 n = 528	s l	3,2 (a)	17 (a)	*Anglo Irish* *Study Group,* *1985, ouk* 48 Monate
Cimetidin 400 n = 261	s l	0 0,8	2 Arthralgie (1) Engegefühl in der Brust (1)	*Bardhan KD,* *1986b, ouk* 24 Monate
Cimetidin 400 n = 18	s l	0 22	4 Gynäkomastie (2) Zunahme von Impotenz (1) Verlust des Geschmacksinns, Verwirrtheit, Depression, Juckreiz mit Erythem (1)	*Berstad A,* *1981b, ouk* 15 Monate
Cimetidin 800 n = 14	s l	0 0		*Bianchi Porro G,* *1980b, ouk* 12 Monate
Cimetidin 400 n = 24	s l	(a)	Hepatitis (1) Keratokonjunktivitis (1) Transaminasenerhöhung (1)	*Gear MW,* *1983, nok* 24 Monate
Cimetidin 400 n = 50	s l	0 2,0	1 Wadenkrampf (1)	*Gray GR,* *1982, rdb* 7 Monate

(a) Hierzu findet sich keine Angabe in der Studie.
* Schweregrad der Nebenwirkung: s = schwer (Abbruch der Behandlung),
l = leicht.
** Anzahl der Nebenwirkungen, wenn in der Arbeit angegeben.
*** Bei Rezidiven wurde mit höheren Dosen weiter behandelt.

Tabelle 215.01 (Fortsetzung)

Medikament	Nebenwirkungen				Studie
Dosis (mg/d) Patientenzahl	Schw grad*	Pat %	n	Art (Anzahl)**	Autor Jahr, Design Dauer
Cimetidin 400 n = 131	s	3,8	5	Myalgie (1), Müdigkeit (1) Impotenz (1) Libidoverlust (2)	*Hentschel E,* *1987, ouk* 36 Monate
	l	20	26	Leichte Transaminasen-(16) oder Kreatinin-(7)erhöhungen, Libidoverlust und Brustschmerzen (3)	
Cimetidin 800 n = 24	s l	0 0			*Hetzel DJ,* *1980, rok* 12 Monate
Cimetidin 400 n = 100	s l	0 1,0	1	Libidoverlust (1)	*Kratochvil P,* *1983, ouk* 24 Monate
Cimetidin 400 n = 1842	s l	1,1 (a)	21	Nicht näher spezifiziert	*Rohner HG,* *1985, ouk* 36 Monate
Cimetidin 400–1600*** n = 43	s l	0 4,7	2	Transaminasenerhöhung (1) Impotenz (1)	*Ström M,* *1984b, rok* 36 Monate
Cimetidin 400 n = 1427	s	1,5	21	Libidoverlust oder Impotenz (7) Gynäkomastie (2) Erhöhungen der Leber- transaminasen (6) Proteinurie (1) Hautausschlag, Kopfweh, Myalgie/Müdigkeit (5)	*Walan A,* *1987, ouk* 48 Monate
	l	1	13	Müdigkeit, Asthenie Libidoverlust/Impotenz Kopfweh, Hautausschlag Gynäkomastie, Brustschmerzen	

(a) Hierzu findet sich keine Angabe in der Studie.
* Schweregrad der Nebenwirkung: s = schwer (Abbruch der Behandlung), l = leicht.
** Anzahl der Nebenwirkungen, wenn in der Arbeit angegeben.
*** Bei Rezidiven wurde mit höheren Dosen weiter behandelt.

Cimetidin Übersichtsarbeiten

Colin Jones DG, 1985 a, ret:
Übersichtsarbeit über die Nebenwirkungen unter Cimetidin- bzw. Plazebo-
therapie
Dauer der Einnahme:
 7062 (36%) der Patienten 6 Wochen
10188 (51%) der Patienten 6 Wochen bis 7 Monate
 2606 (13%) der Patienten mehr als 7 Monate
Dosis: im Mittel 1,0 g/d.
Nachbeobachtung: im Mittel 1 Jahr.

Tabelle zu Colin Jones DG, 1985a

Nebenwirkungen:	Cimetidin (n=9928, davon Männer 6240)		Kontrollen (n=9351, davon Männer 5868)	
	n	%	n	%
Diarrhoe	36	0,36	6	0,06
Agranulozytose	0	0	1	0,01
Thrombozytopenie	3	0,03	0	0
Gynäkomastie	20	0,32	3	0,05
Impotenz	12	0,2	1	0,02*

* Spironolaktonbedingt.

Honmou A, 1985, ret:
Übersichtsarbeit über die Nebenwirkungen unter Cimetidintherapie
Dauer der Einnahme:
90% der Patienten 4–8 Wochen
10% der Patienten hatten eine Langzeittherapie
Dosis: meist 0,8 g/d.
Nebenwirkungen (gesamt):
245 (0,79%) von 30824 Patienten hatten Nebenwirkungen.

Tabelle 1 zu Honmou A, 1985

Am häufigsten genannte Nebenwirkungen:	n	%
Hauterkrankungen	48	0,16
Gynäkomastie	38	0,12
Obstipation	37	0,12
Diarrhoe	27	0,09
Völlegefühl	13	0,04
Steifigkeit in den Extremitäten	10	0,03
Impotenz	3	0,01
Erhöhung von Leberwerten: GOT		0,49
GPT		0,86
GTP		0,28
Eosinophilie		0,20

Tabelle 2 zu Honmou A, 1985
Häufigkeit der Nebenwirkungen in Abhängigkeit von der Dosis

Dosis	Patienten	Nebenwirkungen	
mg/d	n	n	%
200	2957	7	0,24
400	6569	17	0,26
600	8425	44	0,52
800	24543	170	0,69
1000	874	7	0,80

Tabelle 3 zu Honmou A, 1985
Häufigkeit der Nebenwirkungen in Abhängigkeit von der Dauer der Einnahme

Dauer Monate	Patienten n	Nebenwirkungen	
		n	%
< 3	22391	176	0,79
< 6	5905	49	0,83
<12	1860	16	0,86
>12	279	4	1,43

Porter JB, 1984, ret:
Übersichtsarbeit über die Nebenwirkungen unter Cimetidintherapie bei 8553 Patienten (aufgeführt sind nur Nebenwirkungen, die zur Hospitalisation des Patienten führten)
Dauer der Einnahme: bei 75% der Patienten 3–8 Wochen.
Dosis: im Mittel 1,0 g/d.
Nachbeobachtung: im Mittel 5 Jahre.

Tabelle zu Porter JB, 1984

Nebenwirkungen	n	%
Augenerkrankungen:	3	0,03
Arrythmie:	2	0,02
Lebererkrankung:	2	0,02
Enzephalopathie:	1	0,01
Nierenversagen:	1	0,01
Quadriplegie:	1	0,01

Cimetidin, Nebenwirkungen bei Therapie des Zollinger-Ellison-Syndroms:

Andersen BN, 1985, ouk:
Kasuistik: 29jährige Frau mit Zollinger-Ellison-Syndrom und UD, Cimetidin 1 600 mg/d/36 Monate, Cimetidin 2 000–8 400 mg/d/24 Monate, hohe Serum-Gastrin-Konzentrationen, Serum-Kalzium- und Serum-Albumin-Konzentration normal.

Jensen RT, 1983, ret:
Bericht über Gynäkomastie (n = 5), Mißempfindungen in der Brust (n = 8) und Impotenz (n = 9) bei 11 von 22 Männern mit Zollinger-Ellison-Syndrom unter Cimetidintherapie (bei 5 Patienten zusätzliche Gabe eines Anticholinergikums).
Cimetidin-Dosis: 5,3 ± 3,6 g/d.
Dauer der Behandlung: 30 ± 23 Monate.
Die Autoren berichten, daß die Symptome nach Wechsel auf Ranitidin verschwanden.

McCarthy DM, 1978, ret:
6 von 61 Patienten mit Zollinger-Ellison-Syndrom entwickelten eine Gynäkomastie unter Cimetidintherapie.
In drei Fällen kam es zu einer Erhöhung der Leberwerte.
Dosis:
40 Patienten 1 200 mg/d
 4 Patienten 1 500 mg/d
10 Patienten 1 800 mg/d
 2 Patienten 2 400 mg/d
 5 Patienten 1 200 mg/d + Anticholinergikum
Dauer der Behandlung: bei über der Hälfte der Patienten mehr als 12 Monate.

Mignon M, 1982, ret:
3 Fälle von Gynäkomastie während Cimetidin-LZT bei 13 Patienten mit Zollinger-Ellison-Syndrom. Rückgang der Gynäkomastie nach Wechsel auf Ranitidin.
Dosis: ≥ 1 600 mg/d.

Keine Angaben zu Nebenwirkungen in folgenden Studien:
Habal FM, 1983, nok; Stabile BE, 1983, ret:

215.02 Cimetidin, Vergleich mit Plazebo oder Therapia nulla

Medikament	Nebenwirkungen			Studie
Dosis (mg/d) Patientenzahl	Schw grad*	Pat ——— % n	Art (Anzahl)**	Autor Jahr, Design Dauer
Cimetidin 400 n = 52	s l	0 7,7 4	Myalgie (1) Leichte Depression (1) Hautausschlag (1) Kopfschmerz (1)	*Bader JP,* *1980, rdh* 12 Monate
Plazebo n = 39	s l	0 5,1 2	Kopfschmerz (2)	
Cimetidin 800 n = 29	s l	0 24 7	Reflux (2) Kopfschmerz (1) Knochen/Muskelschmerz (3) Erythem (1) Bauchschmerz (1) Transaminasenerhöhung (4)	*Bardhan KD,* *1979b, reb* 6 Monate
Plazebo n = 31	s l	0 23 7	Reflux (5) Kopfschmerzen (3) Depression (2) Erhöhter Appetit (1) Benommenheit (1) Knochen/Muskelschmerz (1) Trockene Haut (1) Trockenes Haar (1) Erbrechen (1)	
Cimetidin 1000 n = 66	s l	0 4,5 3	Brustschmerzen (1) Schwitzen (1) Gelenkschmerzen (1)	*Bardhan KD,* *1982, rdb* 5 Monate
Plazebo n = 65	s l	0 0		
Cimetidin 800 n = 24	s l	8,3 2 0	Erythem (1) Exazerbation von Asthma (1)	*Barr GD,* *1983, rdb* 24 Monate
Plazebo n = 25	s l	8,0 2 0	Erythem (2)	

* Schweregrad der Nebenwirkung: s = schwer (Abbruch der Behandlung), l = leicht.
** Anzahl der Nebenwirkungen, wenn in der Arbeit angegeben.

Tabelle 215.02 (Fortsetzung)

Medikament	Nebenwirkungen			Studie
Dosis (mg/d) Patientenzahl	Schw grad*	Pat —— % n	Art (Anzahl)**	Autor Jahr, Design Dauer
Cimetidin 400 n = 23	s l	4,3 1 35 8	Transaminasenerhöhung (1) Kopfschmerz (2) Meteorismus Appetitlosigkeit (2) Migräne (1) Diarrhoe (1) Ängstlichkeit (1) Depression (1) Vertigo (1) Myokardinfarkt (1) Erhöhte ALAT (4)	*Berstad A, 1979, rdb* 12 Monate
Plazebo n = 20	s l	0 50 10	Schwindel (4) Schlafstörung (2) Meteorismus Vertigo (1) Kopfschmerz (1) Halsschmerz (1) Gastroenteritis (1) Verwirrtheit (1) Bluthochdruck (1) Hautexzem (1)	
Cimetidin 800 n = 10	s l	0 0		*Birger Jensen K, 1979, rdb* 12 Monate
Plazebo n = 12	s l	0 0		
Cimetidin 800 n = 21	s l	0 14 3	Palpitationen (1) Kopfschmerzen und Müdigkeit (1) Obstipation (1)	*Blackwood WS, 1978, rdb* 6 Monate
Plazebo n = 24	s l	4,2 1 8,3 2	Gewichtsverlust (1) Obstipation (1) Kopfschmerzen und Müdigkeit (1)	

(a) Hierzu findet sich keine Angabe in der Studie.
* Schweregrad der Nebenwirkung: s = schwer (Abbruch der Behandlung), l = leicht.
** Anzahl der Nebenwirkungen, wenn in der Arbeit angegeben.

Tabelle 215.02 (Fortsetzung)

Medikament	Nebenwirkungen			Studie
Dosis (mg/d) Patientenzahl	Schw grad*	Pat % n	Art (Anzahl)**	Autor Jahr, Design Dauer
Cimetidin 800 n=32	s l	0 (a)	Herzinsuffizienz (1) Vertigo (4) Transaminasenerhöhung (4)	*Bodemar G,* *1979, rdb* 12 Monate
Plazebo n=36	s l	2,7 1 (a)	Urticaria (1) Thyreotoxikose (1) Myocardinfarkt (1) Transaminasenerhöhung (1)	
Cimetidin 400/800 n=363	s	0,8 3	Impotenz (1) Schwindel (1) Kopfschmerz (1) Transaminasenerhöhung (1)	*Burland WL,* *1980, rdb* 12 Monate
Plazebo n=333	l s l	0 (a) (a)		
Cimetidin 800 n=22	s l	0 (a)	Kreatininerhöhung (9) Transaminasenerhöhung (4) Meteorismus (3) Obstipation (3) Vertigo-Nausea (3) Müdigkeit (2) Gynäkomastie (2) Diarrhoe (2) Bilirubinerhöhung (2) Myokardinfarkt (1) Arrhythmie (1) Schläfrigkeit (1) Kopfschmerz (1) Harnsäureerhöhung (1)	*Danielsson A,* *1981, rdb* 15 Monate

(a) Hierzu findet sich keine Angabe in der Studie.
*   Schweregrad der Nebenwirkung: s=schwer (Abbruch der Behandlung), l=leicht.
** Anzahl der Nebenwirkungen, wenn in der Arbeit angegeben.

Tabelle 215.02 (Fortsetzung)

Medikament	Nebenwirkungen			Studie
Dosis (mg/d) Patientenzahl	Schw grad*	Pat % □	Art (Anzahl)**	Autor Jahr, Design Dauer
Plazebo n = 23	s l	0 (a)	Transaminasenerhöhung (7) Diarrhoe (4) Kreatininerhöhung (4) Bilirubinerhöhung (2) Kolonkarzinom (1) Menorrhagie (1) Müdigkeit (1) Kopfschmerz (1) Obstipation (1) Meteorismus (1) Harnsäureerhöhung (1)	
Cimetidin 800 n = 10	s l	0 (a)		*Da Silva EP, 1981, rok* 3 Monate
Plazebo n = 10	s l	0 (a)		
Cimetidin 800 n = 20	s l	0 (a)	"Häufiger veränderte Leber- werte als bei Plazebo"	*Dronfield MW, 1976, rdb* 6 Monate
Plazebo n = 22	s l	0 (a)		
Cimetidin 400 n = 24	s l	0 17 4	Transaminasenerhöhung (4)	*Gray GR, 1978, rdb* 6 Monate
Plazebo n = 30	s l	0 13 4	Transaminasenerhöhung (4)	
Cimetidin 800 n = 29	s l	3,4 1 17 5	Diarrhoe (1) Lungenödem (1) Libidoverlust (1) Fingerödem (1) Presbyopie (1) Hochdruck (1)	*Gudman- Hoyer E, 1978, rdb* 12 Monate

(a) Hierzu findet sich keine Angabe in der Studie.
*   Schweregrad der Nebenwirkung: s = schwer (Abbruch der Behandlung), l = leicht.
** Anzahl der Nebenwirkungen, wenn in der Arbeit angegeben.

Tabelle 215.02 (Fortsetzung)

Medikament	Nebenwirkungen				Studie
Dosis (mg/d) Patientenzahl	Schw grad*	Pat %	n	Art (Anzahl)**	Autor Jahr, Design Dauer
Plazebo n = 28	s l	3,6 7,1	1 2	Impotenz (1) Kopfschmerz (1) Müdigkeit (1)	
Cimetidin 800 n = 20	s l	0 (a)		Kopfschmerz (1) Diarrhoe (1) Impotenz (1) Geschmacksmißempfindung (1)	*Hansky J, 1979, rdb* 12 Monate
Plazebo n = 20	s l	0 (a)		Kopfschmerz (1) Metallgeschmack (1) Impotenz (1) Transiente Leukopenie (1)	
Cimetidin 400 n = 54	s l	1,8 13	1 7	Müdigkeit (1) Kopfschmerz (1) Schlafstörung (1) Libidoverlust (1) Pruritus (1) Transiente Anämie (1) Transiente Leucozytose (1) Gynäkomastie (1) Abnorme Leberwerte (4)	*Hentschel E, 1983, rdb* 12 Monate
Plazebo n = 54	s l	5,6 13	3 7	Brustschmerz (1) Thrombozytopenie (1) Herpes zoster (1) Vertigo (1) Impotenz (1) Pruritus (1) Gynäkomastie (1) Abnorme Leberwerte (4)	

(a) Hierzu findet sich keine Angabe in der Studie.
* Schweregrad der Nebenwirkung: s = schwer (Abbruch der Behandlung), l = leicht.
** Anzahl der Nebenwirkungen, wenn in der Arbeit angegeben.

Tabelle 215.02 (Fortsetzung)

Medikament	Nebenwirkungen			Studie
Dosis (mg/d) Patientenzahl	Schw grad*	Pat	Art (Anzahl)**	Autor Jahr, Design Dauer
		% n		
Plazebo n = 51	s 1	0 (a)		
Cimetidin 800 n = 24	s 1	0 (a)		*Mekel RCPM, 1978, rdb* 12 Monate
Plazebo n = 14	s 1	0 (a)		
Cimetidin 400 n = 20	s 1	0 (a)		*Sonnenberg A, 1979, rdb* 12 Monate
Plazebo n = 18	s 1	0 (a)		
Cimetidin 400 n = 34	s 1	0 (a)	Müdigkeit (6) Exanthem (4) Miktionsbeschwerden (1) Diarrhoe (2) Gynäkomastie (1)	*Walters JM, 1980, rdb* 11 Monate
Plazebo n = 37	s 1	0 (a)	Müdigkeit (1) Exanthem (2) Miktionsbeschwerden (2)	
Cimetidin 1000 n = 11	s 1	0 0		*Machell RJ, 1979, rdb* 11 Monate
Plazebo n = 14	s 1	0 0		
Cimetidin 400 n = 17	s 1	0 (a)		*Marini U, 1980, rdb* 6 Monate
Plazebo n = 17	s 1	0 (a)		

(a) Hierzu findet sich keine Angabe in der Studie.

* Schweregrad der Nebenwirkung: s = schwer (Abbruch der Behandlung), l = leicht.

** Anzahl der Nebenwirkungen, wenn in der Arbeit angegeben.

Tabelle 215.02 (Fortsetzung)

Medikament	Nebenwirkungen			Studie
Dosis (mg/d) Patientenzahl	Schw grad*	Pat — % n	Art (Anzahl)**	Autor Jahr, Design Dauer
Cimetidin 400 n=29	s l	0 0	(b)	*Massarrat S, 1982, rok* 12 Monate
Cimetidin 2×200 n=23	s l	0 0		
Th nulla n=14	s l	0 0		
Cimetidin 400 n=49	s l	0 (a)	Transiente Veränderungen der Leberwerte	*McCarthy CF, 1979, rdb* 11 Monate

(a) Hierzu findet sich keine Angabe in der Studie

(b) Ein 26jähriger Chemiearbeiter erkrankt nach Abbruch einer 9-monatigen Cimetidin-LZT bei erneuter Cimetidintherapie an einer letalen Knochenmarksdepression; Kausalzusammenhang nicht nachprüfbar.

* Schweregrad der Nebenwirkung: s = schwer (Abbruch der Behandlung), l = leicht.

** Anzahl der Nebenwirkungen, wenn in der Arbeit angegeben.

Keine Angaben zu Nebenwirkungen in folgenden Studien:
Fitzpatrick WJ, 1982, rdb; Korman MG, 1980, rdb; Paoluzi P, 1985 c, rdb; Sonnenberg A, 1981, rdb; Sontag S, 1984, rdb.

215.03 Cimetidin, Vergleich mit Ranitidin und/oder anderen Medikamenten

Medikament	Nebenwirkungen			Studie
Dosis (mg/d) Patientenzahl	Schw grad*	Pat — % n	Art (Anzahl)**	Autor Jahr, Design Dauer
Cimetidin 400 n=12	s l	0 25 3	Diarrhoe (3)	*Bolin TD, 1983, rdb* 12 Monate
Ranitidin 150 n=26	s l	3,8 1 27 7	Diarrhoe (1) Keine genauen Angaben	

* Schweregrad der Nebenwirkung: s = schwer (Abbruch der Behandlung), l = leicht.

** Anzahl der Nebenwirkungen, wenn in der Arbeit angegeben.

Tabelle 215.03 (Fortsetzung)

Medikament	Nebenwirkungen				Studie
Dosis (mg/d) Patientenzahl	Schw grad*	Pat %	n	Art (Anzahl)**	Autor Jahr, Design Dauer
Cimetidin 400 n=40	s 1	0 0			*Bresci G, 1983, nok* 12 Monate
Ranitidin 150 n=40	s 1	0 0			
Therapia nulla n=30	s 1	0 0			
Cimetidin 400 n=33	s 1	0 0			*Bresci G, 1986, reb* 24 Monate
Ranitidin 150 n=35	s 1	0 0			
Pirenzepin 50 n=32	s 1	0 13	4	Mundtrockenheit (3) Visusstörung (1)	
Therapia nulla n=28	s 1	0 0			
Cimetidin 400 n=241	s	5,0	12	Nausea (1) Abdominalschmerz (2) Anasarka (1) Rückenschmerz (1) Schleier vor den Augen (1) Potenzstörung (2) Benommenheit und Kopfschmerz (1) Linksherzinsuffizienz (1) Erbrechen und Abdominalschmerz (1)	*Gough KR, 1984b, rdb* 12 Monate
Cimetidin 400 n=241	1	29	69	Am häufigsten: Erbrechen, Abdominalschmerz, Dyspepsia, Kopfschmerz und Schwindel	

* Schweregrad der Nebenwirkung: s=schwer (Abbruch der Behandlung), l=leicht.
** Anzahl der Nebenwirkungen, wenn in der Arbeit angegeben.

Tabelle 215.03 (Fortsetzung)

Medikament	Nebenwirkungen				Studie
Dosis (mg/d) Patientenzahl	Schw grad*	Pat %	n	Art (Anzahl)**	Autor Jahr, Design Dauer
Ranitidin 150 n = 243	s	2,9	7	Diarrhoe (1) Abdominalschmerz (1) Brustschmerz (1) Nausea (1) Sehstörung (1) Schwindel (1) Verwirrung (1) Schwindel, Tremor, Nausea (1) Gedächtnisverlust (1) Kopfschmerz (1) Schwächegefühl (1) Nausea, Angst, Unwohlsein (1)	
	l	29	71	Am häufigsten: Erbrechen, Abdominalschmerzen, Dyspepsia, Kopfschmerzen und Schwindel	
Cimetidin 400 n = 11	s l	0 0			Klinger J, 1984, rdb 7 Monate
Ranitidin 300 n = 20	s l	0 0			
Plazebo n = 4	s l	0 0			
Cimetidin 400 n = 66	s	6,1	4	Transaminasenerhöhung (1) Impotenz (1) Diarrhoe (1) Thrombozytopenie (1)	Silvis SE, 1985, rdb 12 Monate
	l	26	17	Keine genauen Angaben	
Ranitidin 150 n = 60	s	3,3	2	Schmerzen und subkutane Hautschwellung (1) Pathologische Leberwerte (1)	
	l	15	9	Keine genauen Angaben	

*   Schweregrad der Nebenwirkung: s = schwer (Abbruch der Behandlung), l = leicht.
** Anzahl der Nebenwirkungen, wenn in der Arbeit angegeben.

Tabelle 215.03 (Fortsetzung)

Medikament	Nebenwirkungen			Studie
Dosis (mg/d) Patientenzahl	Schw grad*	Pat ——— % n	Art (Anzahl)**	Autor Jahr, Design Dauer
Cimetidin 400 n = 22	s l	0 0		*Van Dommelen CKV, 1982, reb* 13 Monate
Ranitidin 150 n = 24	s l	0 0		
Cimetidin 400 n = 33	s l	0 (a)	Transaminasenerhöhung	*Walt RP, 1984, rok* 12 Monate
Ranitidin 150 n = 28	s l	0 3,5 1	Kopfschmerz Transaminasenerhöhung	

(a) Hierzu findet sich keine Angabe in der Studie.
*   Schweregrad der Nebenwirkung: s = schwer (Abbruch der Behandlung),
l = leicht.
** Anzahl der Nebenwirkungen, wenn in der Arbeit angegeben.

Keine Angaben zu Nebenwirkungen in:
Boyd EJS, 1982 c, nok.

215.04 Cimetidin, Vergleich mit verschiedenen Medikamenten und/ oder Plazebo

Medikament	Nebenwirkungen			Studie
Dosis (mg/d) Patientenzahl	Schw grad*	Pat ——— % n	Art (Anzahl)**	Autor Jahr, Design Dauer
Cimetidin 400 n = 47	s l	(a) (a)		*Bardhan KD, 1986 a, rdb* 12 Monate
Antazidum 3 Tabl hs n = 40	s l	2,5 1 (a)	Gynäkomastie (1)	

(a) Hierzu findet sich keine Angabe in der Studie.
*   Schweregrad der Nebenwirkung: s = schwer (Abbruch der Behandlung),
l = leicht.
** Anzahl der Nebenwirkungen, wenn in der Arbeit angegeben.

Tabelle 215.04 (Fortsetzung)

Medikament	Nebenwirkungen			Studie
Dosis (mg/d) Patientenzahl	Schw grad*	Pat % n	Art (Anzahl)**	Autor Jahr, Design Dauer
Antazidum 2×3 Tabl n=43	s	9,3 4	Nausea (2) Dyspepsie (2) Diarrhoe (1)	
	l	(a)		
Plazebo n=43	s l	(a) (a)		
Cimetidin 400 n=28	s l	7,1 2 11 3	Akute Taubheit (1) Erythem (1) Mundtrockenheit (1) Alpträume (1) Vertigo (1)	*Becker U, 1984, rdb* 6 Monate
Trimipramin 25 n=30	s l	3,3 1 10 3	Schwere Müdigkeit (1) Mundtrockenheit(2) Obstipation (1)	
Plazebo n=24	s l	(a) (a)		
Cimetidin 400 n=24	s l	0 0		*Bianchi Porro G, 1986a, rdb* 12 Monate
Antazidum 4 Tabl n=22	s l	0 0		
Cimetidin+ Antazidum 400+4 Tabl n=23	s l	0 0		
Cimetidin 400 n=42	s i	0 0		*Bleger G,* 1980, nok 6-36 Monate
Chlordiaze- poxid+	s	0		
Clidinium 3 Tabl „Librax"/d n=53	l l	(a) 0	Obstipation, Mundtrockenheit	

(a) Hierzu findet sich keine Angabe in der Studie.
*   Schweregrad der Nebenwirkung: s=schwer (Abbruch der Behandlung), l=leicht.
** Anzahl der Nebenwirkungen, wenn in der Arbeit angegeben.

Tabelle 215.04 (Fortsetzung)

Medikament	Nebenwirkungen				Studie
Dosis (mg/d) Patientenzahl	Schw grad*	Pat		Art (Anzahl)**	Autor Jahr, Design Dauer
		%	n		
Cimetidin 400 n = 20	s 1	0 0			*Capria A,* *1983, rok* 6 Monate
Pirenzepin 50 n = 20	s 1	0 0			
Antazidum bei Bedarf n = 20	s 1	0 0			
Cimetidin 400 n = 11	s 1	0 0			*Eichenberger P,* *1982, rdb* 12 Monate
Pirenzepin 30 n = 9	s 1	0 0			
Plazebo n = 12	s 1	0 0			
Cimetidin 400 n = 15	s 1	0 0			*Farini R,* *1983b, rok* 12 Monate
Pirenzepin 100 n = 15	s 1	0 0			
Cimetidin 400 n = 24	s 1	0 21	5	Nausea (1) Kopfschmerz (4)	*Galeone M,* *1983, rdb* 12 Monate
Pirenzepin 75 n = 23	s 1	0 13	3	Mundtrockenheit (3)	
Cimetidin 400 n = 15	s 1	0 0			*Marks IN,* *1986a, rdb* 12 Monate
Pirenzepin 50 n = 16	s 1	6,3 0	1	Hautausschlag und Dysurie (1)	

(a) Hierzu findet sich keine Angabe in der Studie.

*   Schweregrad der Nebenwirkung: s = schwer (Abbruch der Behandlung), l = leicht.

** Anzahl der Nebenwirkungen, wenn in der Arbeit angegeben.

Tabelle 215.04 (Fortsetzung)

Medikament	Nebenwirkungen				Studie
Dosis (mg/d) Patientenzahl	Schw grad*	Pat		Art (Anzahl)**	Autor Jahr, Design Dauer
		%	n		
Cimetidin 400 n=17	s l	0 0			*Moshal MG, 1982b, rdb* 12 Monate
Pirenzepin 100 n=20	s l	5 5	1 1	Diarrhoe (1) Leichter Blutdruckabfall (1)	
Plazebo n=20	s l	0 0			
Cimetidin 400 n=126	s l	0 4,0	5	2 veränderte Leberwerte 2 Erhöhung der Thrombozyten 1 Anämie	*Okabe H, 1987, rok* 12 Monate
Antazidum 2 mg n=127	s l	0 3,9	5	2 veränderte Leberwerte 1 Leukozytenerhöhung 1 Durstgefühl 1 Obstipation	
Cimetidin 800 n=15 Proglumid 90 n=15	s l s	13 6,6 6,6	2 1 1	Gynäkomastie (1) Schwindel (1) Kreatininerhöhung (1) Verstärkte Miktionsschwierigkeiten bei Patient mit Prostatavergrößerung (1)	*Paerregaard A, 1983, rok* 12 Monate
	l	0			
Cim/Pro 400 90 n=13	s l	0 0			

(a) Hierzu findet sich keine Angabe in der Studie.

* Schweregrad der Nebenwirkung: s=schwer (Abbruch der Behandlung), l=leicht.

** Anzahl der Nebenwirkungen, wenn in der Arbeit angegeben.

Keine Angaben zu Nebenwirkungen in folgenden Studien:
Bianchi Porro G, 1979b, rdb; Liebeskind M, 1983, reb; Morgan AG, 1982, rok.

Sonstige Arbeiten:
Rodrigo M, 1987, reb.

215.05 **Ranitidin**

Medikament	Nebenwirkungen			Studie
Dosis (mg/d) Patientenzahl	Schw grad*	Pat % n	Art (Anzahl)**	Autor Jahr, Design Dauer
Ranitidin 150 n = 54	s	1,8 1	Ejakulationsverzögerung, Veränderung des Wach- und Schlafrhythmus	*Bongiorno A, 1984, ouk* 6 Monate
	l	11 6	Verdauungsstörungen (2) Schwäche (2) Exanthem (1) Muskelkrampf (1)	
Ranitidin 150 n = 73	s l	0 0		*Boyd EJS, 1983e, ouk* 12 Monate
Ranitidin 150 n = 248	s l	0 (a)	Keine genauen Angaben	*Boyd EJS, 1982a, ouk* 24 Monate
Ranitidin 150 n = 20	s l	5 1 5 1	Libidoverlust (1) Diarrhoe (1)	*Cattaneo D, 1983b, ouk* 12 Monate
Ranitidin 150 n = 103	s l	0 0		*Celle G, 1983, nok* 12 Monate
Ranitidin 150 n = 238	s l	0 0		*Gibinsky K, 1984b, ouk* 12 Monate
Ranitidin 150 n = 92	s	3,2 3	Muskelverspannung (1) Müdigkeit (1) Depression und Nausea (1)	*Lee FI, 1984, ouk* 12 Monate
	l	(a)		
Ranitidin 150 n = 16	s l	6,0 1 0	Psoriasis-ähnliche juckende Dermatose (1)	*Lombardo L, 1983a, ouk* 12 Monate

(a) Hierzu findet sich keine Angabe in der Studie.
* Schweregrad der Nebenwirkung: s = schwer (Abbruch der Behandlung), l = leicht.
** Anzahl der Nebenwirkungen, wenn in der Arbeit angegeben.

Tabelle 215.05 (Fortsetzung)

Medikament	Nebenwirkungen			Studie
Dosis (mg/d) Patientenzahl	Schw grad*	Pat % n	Art (Anzahl)**	Autor Jahr, Design Dauer
Ranitidin 150 n=35	s	5,7 2	Hautrötung (1) Bilirubin und Transaminasen-erhöhung (1)	Marks IN, 1984, ouk 12 Monate
	l	(a) (a)	Veränderte Blutwerte (16)	
Ranitidin 150 n=100	s l	1 1 15 15	Exanthem (1) Abnorme Leberwerte (15)	Mazzacca G, 1983, ouk 12 Monate
Ranitidin 300 n=32	s l	0 16 5	Diarrhoe (3) Obstipation (1) Kopfschmerz (2) Hautausschlag und Pruritus (1)	Meryn S, 1983, ouk 12 Monate
Ranitidin 150 n=14	s l	0 0		Nelis GF, 1981, ouk 13 Monate
Ranitidin 150 n=5	s l	0 0		O'Keefe SJD, 1985a, ouk 36 Monate
Ranitidin 75–300 n=35	s l	0 0		Paul F, 1981, ouk 12 Monate
Ranitidin 75 oder 150 n=34	s l	0 0		Paul F, 1986, ouk 12 Monate
Ranitidin 150 n=32	s l	0 0		Poetzi R, 1982, ouk 12 Monate
Ranitidin 150 n=28	s l	0 0		Schütz E, 1982, ouk 11 Monate

(a) Hierzu findet sich keine Angabe in der Studie.
* Schweregrad der Nebenwirkung: s = schwer (Abbruch der Behandlung), l = leicht.
** Anzahl der Nebenwirkungen, wenn in der Arbeit angegeben.

Tabelle 215.05 (Fortsetzung)

Medikament	Nebenwirkungen				Studie
Dosis (mg/d) Patientenzahl	Schw grad*	Pat %	n	Art (Anzahl)**	Autor Jahr, Design Dauer
Ranitidin 150 n = 113	s l	0 (a)		Vereinzelte Transaminasen-Erhöhung	Schütz E, 1983a, ouk 40 Monate
Ranitidin 150 n = 46	s l	0 (a)		Vereinzelte Transaminasen-Erhöhung	Schütz E, 1983b, ouk 24 Monate
Ranitidin 100 n = 31	s l	0 0			Sheers R, 1982, ouk 12 Monate

(a) Hierzu findet sich keine Angabe in der Studie.
* Schweregrad der Nebenwirkung: s = schwer (Abbruch der Behandlung), l = leicht.
** Anzahl der Nebenwirkungen, wenn in der Arbeit angegeben.

Keine Angaben zu Nebenwirkungen in folgenden Studien:
Boyd EJS, 1984c, ouk; Mangiameli A, 1982b, ouk; Noya G, 1983, ouk; Palmas F, 1984a, rok; Witzel L, 1982, ouk; Weiner H, 1957, ret.

Ranitidin, Übersichtsarbeiten:

Bianchi Porro G, 1985c, ret:
Übersichtsarbeit über die Nebenwirkungen unter Ranitidintherapie
Anzahl an Verschreibungen von Ranitidin in Italien im Jahre 1982/83: 8 546 000
Keine Angaben über Dauer und Dosierung.

Tabelle zu Bianchi Porro G, 1985c

Nebenwirkungen:	(a)	(b)
Bradycardie	2	*
Gynäkomastie	3	3
Amenorrhoe (Hyperprolactinämie)	1	*
Diarrhoe	1	*
Libidoverlust, Impotenz	1	2
Hautausschlag	3	*
ZNS Nebenwirkung	5	*
Allergische Reaktion	1	*
Transaminasenerhöhung	13	3
Nausea	*	Einige

(a) Entnommen aus publizierten Fallberichten.
(b) Zahlen der Glaxo, Italien.
* Keine Angaben.

Spychal RT, 1985, ouk:
Kasuistik: 62jähriger Patient, Nierentransplantation, Cimetidin 2 Jahre, Wechsel auf Ranitidin 300 mg/d/8 Tage, Thrombozytopenie, nach weiteren 4 Wochen Wechsel auf Antazidum, Anstieg der Thrombozytenzahl.
Andere Medikation: Prednisolon, Cyclosporin A, Atenolol, 1alpha-Calcidol, Furosemid.

Ranitidin, Nebenwirkungen bei Therapie des Zollinger-Ellison-Syndroms:

Collen MJ, 1984, ret:
Bei 13 Patienten mit Zollinger-Ellison-Syndrom unter Ranitidintherapie wurden keine Nebenwirkungen beobachtet.
Dosis: im Mittel 2,2 g/d (0,45–6,3).
Dauer der Behandlung: 13,8 Monate (6–25).

Habal FM, 1983, nok:
Fallbericht über einen Patienten mit Zollinger-Ellison-Syndrom. Keine Nebenwirkungen.
Dosis: 900 mg/d.
Dauer der Behandlung: 18 Monate.

Keine Angaben zu Nebenwirkungen in folgenden Studien:
Bianchi Porro G, 1986 d, rok; Boyd EJS, 1987, ouk; Lam SK, 1987, rdb; Penston J, 1987 b, ouk.

215.06 Ranitidin, Vergleich mit Plazebo oder Therapia nulla

Medikament	Nebenwirkungen			Studie
Dosis (mg/d) Patientenzahl	Schw grad*	Pat % n	Art (Anzahl)**	Autor Jahr, Design Dauer
Ranitidin 150 n = 19	s l	5,3 1 (a)	Exanthem (1)	Cockel R, 1982, reb 6 Monate
Plazebo n = 20	s l	0 (a)		
Ranitidin 150 n = 23	s l	4,3 1 0,0 0	Trockene Haut um Augen unveränderte Blut-, Leber-, Nierenwerte	Dawson J, 1984, rdb 6 Monate
Plazebo n = 23	s i	0,0 0 (a)		
Ranitidin 150 n = 12	s l	0 0		De la Pierre M, 1983, rdb 8 Monate
Plazebo n = 12	s l	0 0		
Ranitidin 150 n = 31	s l	0 0		Di Mario F, 1982, rok 12 Monate
Plazebo n = 30	s l	0 0		
Ranitidin 100 n = 26	s l	3,8 1 0	Impotenz (1)	Gough KR, 1982, rdb 12 Monate
Ranitidin 150 n = 27	s l	0 0		
Plazebo n = 20	s l	0 0		

(a) Hierzu findet sich keine Angabe in der Studie.

* Schweregrad der Nebenwirkung: s = schwer (Abbruch der Behandlung), l = leicht.

** Anzahl der Nebenwirkungen, wenn in der Arbeit angegeben.

Tabelle 215.06 (Fortsetzung)

Medikament	Nebenwirkungen				Studie
Dosis (mg/d) Patientenzahl	Schw grad*	Pat %	n	Art (Anzahl)**	Autor Jahr, Design Dauer
Ranitidin 150 n=29	s l	0 0			*Hovdenak N, 1985, rdb* 12 Monate
Plazebo n=30	s l	0 0			
Ranitidin 150 n=25	s l	4,0 0	1	Kopfweh (1)	*Jorde R, 1987, reb* 12 Monate
Placebo n=25	s l	0 0			
Ranitidin 150 n=138	s l	0 25	35	Impotenz (1) Keine näheren Angaben Am häufigsten war Kopfschmerz	*Kozarek R, 1985, rdb* 12 Monate
Plazebo n=139	s l	0 28	39	Keine näheren Angaben Am häufigsten war Kopfschmerz	
Ranitidin 150 n=22	s l	0 4,5	1	Herzinsuffizienz	*Mekel RCPM, 1985, rdb* 12 Monate
Plazebo n=21	s l	0 0			
Ranitidin 150 n=31	s l	0 (a)			*Naccarato R, 1983, rok* 12 Monate
Therapia nulla n=43	s l	0 (a)			

(a) Hierzu findet sich keine Angabe in der Studie.
(b) In dieser Studie wurde lediglich die Gonadenfunktion untersucht.
* Schweregrad der Nebenwirkung: s = schwer (Abbruch der Behandlung), l = leicht.
** Anzahl der Nebenwirkungen, wenn in der Arbeit angegeben.

Tabelle 215.06 (Fortsetzung)

Medikament	Nebenwirkungen			Studie
Dosis (mg/d) Patientenzahl	Schw grad*	Pat — % n	Art (Anzahl)**	Autor Jahr, Design Dauer
Ranitidin 150–200 n=42	s l	0 (a)		*Oscarson J, 1982, reb* 12 Monate
Plazebo n=17	s l	0 (a)		
Ranitidin 150 n=11	s l	0 0	(b)	*Wang C, 1983, rdb* 12 Monate
Plazebo n=9	s l	0 0		

(a) Hierzu findet sich keine Angabe in der Studie.
(b) In dieser Studie wurde lediglich die Gonadenfunktion untersucht.
* Schweregrad der Nebenwirkung: s=schwer (Abbruch der Behandlung), l=leicht.
** Anzahl der Nebenwirkungen, wenn in der Arbeit angegeben.

Keine Angaben zu Nebenwirkungen in folgenden Studien:
Alstead EM, 1983, rdb; Cheli R, 1984, nok; Di Mario F, 1984, ouk; Hellier MD, 1982, rdb; Liedberg G, 1985, rdb; Meyrick Thomas J, 1985, nok; Record CO, 1982, neb.

215.07 Verschiedene Medikamente

Medikament	Nebenwirkungen			Studie
Dosis (mg/d) Patientenzahl	Schw grad*	Pat — % n	Art (Anzahl)**	Autor Jahr, Design Dauer
Famotidin 20 n=167	s l	2,4 4 3,0 5	ZNS/Psyche (1,2%), GI-Trakt (0,6%), Haut (0,6%), Laborparameter (1,8%)	*Baglioni A, 1985, rdb* 6 Monate
Plazebo n=177	s l	1,1 2 5,6 10	ZNS/Psyche (2,6%), GI-Trakt (3,4%), Haut (1,1%)	

(a) Hierzu findet sich keine Angabe in der Studie.
* Schweregrad der Nebenwirkung: s=schwer (Abbruch der Behandlung), l=leicht.
** Anzahl der Nebenwirkungen, wenn in der Arbeit angegeben.

Tabelle 215.07 (Fortsetzung)

Medikament	Nebenwirkungen				Studie
Dosis (mg/d) Patientenzahl	Schw grad*	Pat %	n	Art (Anzahl)**	Autor Jahr, Design Dauer
Pirenzepin 50–100 n=31	s l	0 0			*Barberani F, 1983, rdb* 6 Monate
Plazebo n=19	s l	0 0			
Enprostil 0,035 n=64	s l	0 31	20	Kopfweh (6) leichte Diarrhoe (6) andere (8)	*Bardhan KD, 1987a, reb* 12 Monate
Ranitidin 150 n=64	s l	0 23	15	Kopfweh (5) andere (10)	
Wismut 120 n=13	s l	0 0			*Bianchi Porro G, 1987b, rdb* 6 Monate
Placebo n=15	s l	(a) (a)			
Carbenoxolon 150 n=46	s l	2,2 2,2	1 1	Bluthochdruck (1) Bluthochdruck (1)	*Berndt H, 1981, rdb* 24 Monate
Plazebo n=35	s l	(a) (a)			
Antazidum 16 Tabl/d n=77	s l	1,3 20	1 (a)	Geschmacksstörung (1) Obstipation	*Cayer D, 1957, rdb* 8 Monate
Plazebo n=67	s l	(a) (a)			
Nizatidin 150 n=261	s l	0 73	(a)	Kopfweh, Benommenheit, Schlaflosigkeit, Ängstlichkeit, Nausea, Flatulenz, Diarrhoe, Erbrechen, Obstipation	*Cerulli MA, 1987, rdb* 12 Monate

(a) Hierzu findet sich keine Angabe in der Studie.
* Schweregrad der Nebenwirkung: s = schwer (Abbruch der Behandlung), l = leicht.
** Anzahl der Nebenwirkungen, wenn in der Arbeit angegeben.

Tabelle 215.07 (Fortsetzung)

Medikament	Nebenwirkungen				Studie
Dosis (mg/d) Patientenzahl	Schw grad*	Pat %	n	Art (Anzahl)**	Autor Jahr, Design Dauer
Placebo n=258	s l	0 80	(a)	Kopfweh, Benommenheit, Schlaflosigkeit, Ängstlichkeit, Depression, Nausea, Flatulenz, Diarrhoe, Erbrechen, Obstipation	
Pirenzepin 50 n=16	s l	0 19	3	Mundtrockenheit (2) Schwäche (1)	*Cheli R, 1982, rok* 6 Monate
Therapia nulla n=16	s l	(a) (a)			
Sucralfat 2000 n=66	s l	0 7,5	5	Nausea (1) Epigastrischer Schmerz (1) Diarrhoe (2) Obstipation (1)	*Classen M, 1983a, rdb* 6 Monate
Plazebo n=60	s l	0 5	3	Nausea (1) Epigastrischer Schmerz (1) Diarrhoe (1)	
Pirenzepin 50 n=15	s l	0 0			*Petrillo M, 1980, rdb* 12 Monate
Plazebo n=13	s l	0 0			
Pirenzepin 100 n=33	s l	0 42	14	Mundtrockenheit (14)	*Rutgeerts P, 1985, rdb* 12 Monate
Plazebo n=32	s l	0 16	5	Mundtrockenheit (14)(5)	

(a) Hierzu findet sich keine Angabe in der Studie.
* Schweregrad der Nebenwirkung: s=schwer (Abbruch der Behandlung), l=leicht.
** Anzahl der Nebenwirkungen, wenn in der Arbeit angegeben.

Tabelle 215.07 (Fortsetzung)

Medikament	Nebenwirkungen				Studie
Dosis (mg/d) Patientenzahl	Schw grad*	Pat		Art (Anzahl)**	Autor Jahr, Design Dauer
		%	n		
Famotidin 40 n=107	s l	8,4 39	9 42	Keine genaue Angaben Keine genauen Angaben	*Texter EC Jr, 1986, rdb* 12 Monate
Famotidin 20 n=97	s l	4,1 27	4 26	Keine genauen Angaben Keine genauen Angaben	
Plazebo n=99	s l	10 23	10 23	Keine genauen Angaben Keine grnauen Angaben	
Trimipramin 25 n=32	s l	0 (a)		Transaminasenerhöhung (1) Müdigkeit Mundtrockenheit	*Valnes K, 1982, rdb* 12 Monate
Plazebo n=30	s l	0 (a)		Müdigkeit Mundtrockenheit	
Pirenzepin 100 n=24	s l	0 4,1	1	Diarrhoe (1)	*Dal Monte PR, 1982, rdb* 12 Monate
Plazebo n=26	s l	0 0			
Pirenzepin 100 n=23	s l	0 0			*Federici T, 1983, ouk* 12 Monate
Famotidin 20 n=20	s l	0 0			*Hetzel DJ, 1985, rdb* 3 Monate
Plazebo n=20	s l	0 0			
Sucralfat 1000–2000 n=39	s l	2,6 (a)	1	Obstipation (1)	*Marks IN, 1985b, reb* 12 Monate

(a) Hierzu findet sich keine Angabe in der Studie.
* Schweregrad der Nebenwirkung: s=schwer (Abbruch der Behandlung), l=leicht.
** Anzahl der Nebenwirkungen, wenn in der Arbeit angegeben.

Tabelle 215.07 (Fortsetzung)

Medikament	Nebenwirkungen				Studie
Dosis (mg/d) Patientenzahl	Schw grad*	Pat %	n	Art (Anzahl)**	Autor Jahr, Design Dauer
Sucralfat 3000 n = 31	s l	0 9,7	3	Anstieg der alkalischen Phosphatase oder des Bilirubins (1) Erhöhtes Kreatinin (1) Anorganisches Phosphat erniedrigt (1)	*Marks IN, 1985c, rdb* 6 Monate
Plazebo n = 30	s l	0 13	4	Anstieg der alkalischen Phosphatase oder des Bilirubins (4)	
Antazidum 3 × 2500 Al-Mg n = 84	s l	0 (a)			*Miyake T, 1980, reb* 6 Monate
Sucralfat 4000 + Antazidum 3 × 2500 Al-Mg n = 83	s l	0 (a)			
Sucralfat 2500 n = 14	s l	0 (a)			*Moshal MG, 1983, rdb* 12 Monate
Plazebo n = 15	s l	0 (a)			

(a) Hierzu findet sich keine Angabe in der Studie.
* Schweregrad der Nebenwirkung: s = schwer (Abbruch der Behandlung), l = leicht.
** Anzahl der Nebenwirkungen, wenn in der Arbeit angegeben.

215.07 Verschiedene Medikamente

Lyon DT, 1986, ret.

13% Nebenwirkungen bei 336 weltweit mit Famotidin behandelten Patienten.
Kopfweh, Muskelkrampf, Desorientiertheit, Parästhesie, Hautausschlag, akuter Gichtanfall, Impotenz, Libidoverlust, Obstipation, Nausea, zerebrovaskuläre Komplikation, Leukozytose, verlängerte Erythrozyten-

Tabelle zu Herting RL, 1985

	Misoprostol 4 × 50 µg/d (n = 111)		Misoprostol 4 × 200 µg/d (n = 107)		Plazebo (n = 314)	
	n	%	n	%	n	%
Diarrhoe	4	4	14	13	12	3,8
Kopfschmerz	0	0	1	0,9	10	3,2
Müdigkeit	4	4	0	0	5	1,6
Obstipation	0	0	2	1,9	5	1,6

	Misoprostol 4 × 50 µg/d (n = 328)		Misoprostol 4 × 200 µg/d (n = 337)		Cimetidin 3 × 400 mg/d (n = 327)	
	n	%	n	%	n	%
Diarrhoe	10	3	19	5,8	6	1,8
Kopfschmerz	6	1,8	7	2,1	12	3,7
Müdigkeit	14	4,3	15	4,5	7	2,1
Obstipation	9	2,7	2	0,6	4	1,2

Sedimentationsrate, erhöhte alkalische Phosphatase im Serum, erhöhter Blut-Harnstoff-Spiegel, erhöhter Serum-Transaminase-Spiegel, Proteinurie, veränderter Serum-Bilirubin-Spiegel, veränderte Serum-Protein-Konzentration, veränderter Cholesterin-Blutspiegel, erhöhtes Serum-Keratinin, Thrombozytopenie, ähnliche und ähnlich viele Nebenwirkungen in Plazebo- bzw. Gefarnat-Kontrollpatienten.
Dosis: 40 mg/d.
Dauer der Behandlung: 4–8 Wochen.

Rhodes J, 1982, ret:
Übersichtsartikel über die Nebenwirkungen von Antazida. Die Autoren besprechen die Entstehung von:
Erhöhung des Serum-Na, metabolische Alkalose, Milch-Alkali-Syndrom, Phosphatmangel, Osteomalazie, Diarrhoe bei Mg-haltigen Antazida und Obstipation bei aluminiumhaltigen Antazida.

Keine Angaben zu Nebenwirkungen in folgenden Studien:
Behar J, 1986, rdb; Bertschinger PH, 1986, rdb; Buzas G, 1985, nok; Marks IN, 1983 b, ouk.

Verschiedene Medikamente, Übersichtsarbeiten:

Herting RL, 1985, ret:
Übersichtsarbeit über die Verträglichkeit von Misoprostol in den bisher durchgeführten Studien (es werden hier die von Patienten angegebenen ulkusunspezifischen Symptome wiedergegeben):
Dauer der Einnahme: 4–8 Wochen.

Verschiedene Medikamente, Nebenwirkungen bei Therapie des Zollinger-Ellison-Syndroms:

Bardram L, 1986, ouk:
Keine Nebenwirkungen bei 9 Patienten unter Omeprazoltherapie.
Dosis: 20–80 mg/d.
Dauer der Behandlung: bis zu 24 Monaten.

Bauer FE, 1987, ouk:
Keine Nebenwirkungen außer lokalem Injektionsschmerz bei 58jährigem Patienten mit Zollinger-Ellison-Syndrom nach Gabe von Somatostatin-Analog 201-995.
Dosis: 0,2 mg s.c., $2 \times 0,2$ mg/d.
Dauer der Behandlung: 1 Tag.

Delchier JC, 1986, ouk:
Keine Nebenwirkungen oder abnormale Laborwerte bei 7 Patienten mit Zollinger-Ellison-Syndrom unter Omeprazoltherapie.
Dosis: 60–180 mg/d.
Dauer der Behandlung: im Mittel 15 (4–24) Monate.

Delchier JC, 1986, ouk:
Bei einem von 7 Patienten mit Zollinger-Ellison-Syndrom trat unter Omeprazoltherapie eine transiente Erhöhung der Transaminasen auf.
Dosis: 60–180 mg/d.
Dauer der Behandlung: 6–24 Monate.

Lamers BHW, 1984, ret:
Keine Nebenwirkungen bei 7 Patienten mit Zollinger-Ellison-Syndrom unter Omeprazoltherapie.
Dosis: 30–80 mg/d.
Dauer der Behandlung: im Mittel 14 (8–19) Monate.

Lloyd-Davis KA, 1986, ret:
2 von 80 Patienten mit Zollinger-Ellison-Syndrom hatten Nebenwirkungen (Obstipation und Migräne) unter Therapie mit Omeprazol.
Dosis: Median 60–70 mg/d.
Dauer der Behandlung: im Mittel 19 Monate.

Ruszniewski Ph, 1987, ouk:
Bei einem von 5 Patienten mit Zollinger-Ellison-Syndrom trat unter Somatostatin eine milde Steatorrhoe auf.
Dosis: $2 \times 0,20$ mg/d s.c.
Dauer der Behandlung: im Mittel 5,4 (3–12) Monate.

Keine Angaben zu Nebenwirkungen in:
Marks IN, 1987, rdb; Maton P, 1986, ret.

Sonstige Arbeiten:
Bergemann W, 1987, reb; Bolin TD, 1987, rdb.

216 Operationshäufigkeit nach medikamentöser Kurativtherapie

216.01 Verschiedene Medikamente

In der überwiegenden Anzahl von Studien werden keine Angaben über Operationshäufigkeiten gemacht; wahrscheinlich ist während dieser Studien keiner der Patienten operiert worden. Im Folgenden wird über eine selektionierte Gruppe von Studien mit spezifischen Angaben und meist auffallend großen Operationshäufigkeiten nach medikamentöser Kurativtherapie berichtet.

UD **40% Operationen innerhalb von 5,5 Jahren während oder nach Cimetidin-LZT.** 50 Patienten, Cimetidin 400 mg/d/6–36 Monate, 20 Operationen. *Gray GR, 1982, rdb.*
20% Operationen innerhalb von 12 Monaten nach Cimetidin-KT. 65 Patienten, Cimetidin 1000 mg/d/4 Wochen, 13 Operationen. *Rune SJ, 1980 b, ouk.*

UD+ **73% Operationen innerhalb von 30 Monaten nach Cimetidin-KT.** 105 Patienten, Cimetidin 1000 mg/d/8 Wochen, 73% Operationen nach Life-Table-Analyse. *Andersen D, 1983, rok.*

UV **11% Operationen innerhalb von im Mittel 24 Monaten nach KT mit Cimetidin und Antazidum.** 100 Patienten, Antazidum und Cimetidin 1200 mg/d/4–12 Wochen, 11 Operationen. *Haddad W, 1985, ret.*
35% Operationen innerhalb von 6 Monaten nach med KT. 165 Patienten, keine Angabe über KT, 58 Operationen. *Wright JP, 1981, ret.*

Sonstige Arbeiten:

UD *Vantrappen G, 1982, rok.*

UV Sutton DR, 1982, ret.

217 Operationshäufigkeit nach medikamentöser Langzeittherapie

217.01 Verschiedene Medikamente

In der überwiegenden Anzahl von Studien werden keine Angaben über die Operationshäufigkeit nach medikamentöser Langzeittherapie gemacht, weil die Nachuntersuchung der Patienten mit Abschluß der Langzeittherapie meistens beendet ist. Im Folgenden wird über die Ergebnisse aus Langzeitstudien mit nachfolgender Beobachtungs- oder Nachuntersuchungszeit und spezifischen Angaben über Operationshäufigkeiten berichtet.

UV **3,6% Operationen innerhalb von 1 Jahr nach LZT mit Sucralfat und Antazidum.** 83 Patienten, Antazidum und Sucralfat 4000 mg/d/6 Monate, 3 Operationen. *Miyake T, 1980, reb.*
7,1% Operationen innerhalb von 1 Jahr nach einer Antazidum-LZT. 70 Patienten, Antazidum 6 Monate, 5 Operationen. *Miyake T, 1980, reb.*

nk **Weniger Operationen während oder nach Cimetidin-LZT als während oder nach Plazebo-LZT.** 32 Patienten, Cimetidin 800 mg/d/12 Monate, 7 Operationen während LZT oder innerhalb von 2 Jahren danach (22%); 36 Patienten, Plazebo 12 Monate, 22 Operationen während LZT oder innerhalb von 2 Jahren danach (61%). *Bodemar G, 1980, reb.*

22% Operationen während 12monatiger Cimetidin-LZT oder innerhalb von 2 Jahren danach. 32 Patienten, Cimetidin 800 mg/d/12 Monate, 7 Operationen. *Bodemar G, 1980, reb.*

61% Operationen während 12monatiger Plazebo-LZT oder innerhalb von 2 Jahren danach. 36 Patienten, Plazebo 12 Monate, 22 Operationen. *Bodemar G, 1980, reb.*

24% Operationen innerhalb von 1–4,5 Jahren nach Cimetidin-LZT. 37 Patienten, Cimetidin 400 mg/d/12 Monate, 9 Operationen. *Harling H, 1985, rok.*

218 Operationshäufigkeit während medikamentöser Kurativtherapie

218.01 Verschiedene Medikamente

In der überwiegenden Anzahl von Studien werden keine Angaben über die Operationshäufigkeit gemacht; wahrscheinlich ist während dieser Studien keiner der Patienten operiert worden. Im Folgenden wird über eine selektionierte Gruppe von Studien mit spezifischen Angaben und meist auffallend großen Operationshäufigkeiten während med KT berichtet.

UD   **7,4% Operationen während 4wöchiger Plazebo-KT.** 27 Patienten, Plazebo, 2 Operationen. *Andersen OK, 1984, rdb.*

18% Operationen während 4wöchiger Cimetidin-KT. 45 Patienten, Cimetidin 1000 mg/d, 8 Operationen. *Harling H, 1985, rok.*

2,6% Operationen während 6wöchiger Cimetidin-KT. 39 Patienten, Cimetidin 1000 mg/d, 1 Operation. *Hamilton I, 1986, reb.*

4,8% Operationen während 12wöchiger Antazidum-KT. 267 Patienten, Antazidum, 13 Operationen. *Kassier ZA, 1985, rok.*

6,5% Operationen während 12wöchiger Caved-S-KT. 169 Patienten, Caved-S, 11 Operationen. *Kassier ZA, 1985, rok.*

11% Operationen während 12wöchiger Gefarnat-KT. 90 Patienten, Gefarnat, 10 Operationen. *Kassier ZA, 1985, rok.*

7,1% Operationen während 12wöchiger Cimetidin-KT. 348 Patienten, Cimetidin 1000 mg/d, 25 Operationen. *Kassier ZA, 1985, rok.*

UV   **3,7% Operationen während 8wöchiger Cimetidin-KT.** 164 Patienten, Cimetidin 1000 mg/d, 6 Operationen. *Baron JH, 1983, reb.*

2,9% Operationen während 8wöchiger Ranitidin-KT. 175 Patienten, Ranitidin 300 mg/d, 5 Operationen. *Baron JH, 1983, reb.*

3,3% Operationen während 6wöchiger Wismut-KT. 30 Patienten, Wismut, 1 Operation. *Tanner AR, 1979, reb.*

7,45% Operationen während 6wöchiger Cimetidin-KT. 27 Patienten, Cimetidin 1000 mg/d, 2 Operationen. *Tanner AR, 1979, reb.*

6,3% Operationen während 4wöchiger Cimetidin-KT. 32 Patienten, Cimetidin 1000 mg/d, 2 Operationen. *Tytgat GN, 1982, rdb.*

nk   **0,23% Operationen während 4–6wöchiger Pirenzepin-KT.** 2173 Patienten, Pirenzepin 100–150 mg/d, 5 Operationen. *Giorgi-Conciato M, 1982, rok.*

0,92% Operationen während 4–6wöchiger Cimetidin-KT. 1 304 Patienten, Cimetidin 1 000 mg/d, 12 Operationen. *Giorgi-Conciato M, 1982, rok.*

Sonstige Arbeiten:

UV   *Morgan AG, 1978, reb.*

nk   *Colin Jones DG, 1985 a, ret.*

219   Operationshäufigkeit während medikamentöser Langzeittherapie

219.01   Verschiedene Medikamente

In der überwiegenden Anzahl von Studien werden keine Angaben über Operationshäufigkeiten gemacht; wahrscheinlich ist während dieser Studien keiner der Patienten operiert worden. Im Folgenden wird über eine selektionierte Gruppe von Studien mit spezifischen Angaben über Operationshäufigkeiten während med LZT berichtet.

UD   **Keine Notfalloperationen während 36monatiger Cimetidin-LZT.** 253 Patienten, Cimetidin 400 mg/d, keine Notfalloperation. *Hentschel E, 1987, ouk.*
4,3% Operationen während 12monatiger Plazebo-LZT. 23 Patienten, Plazebo, 1 Operation. *Berstad A, 1979, rdb.*
Ähnlich viele Operationen während Cimetidin-LZT und während Plazebo-LZT. 52 Patienten, Cimetidin 400 mg/d/12 Monate, 1 Operation (1,9%); 39 Patienten, Plazebo 12 Monate, 2 Operationen (5,1%). *Bader JP, 1980, rdb.*
27% Operationen während 40monatiger Cimetidin-LZT. 48 Patienten, Cimetidin 400 mg/d, 13 Operationen. Venables CW, 1980, ouk.
2,9% Operationen während 11monatiger Cimetidin-LZT. 35 Patienten, Cimetidin 400 mg/d, 1 Operation. *Walters JM, 1980, rdb.*

UD+   **Weniger Operationen während Cimetidin-LZT als während Therapia nulla nach KT.** 149 Patienten, Cimetidin 400 mg/d/30 Monate, 58% Operationen nach Life-Table-Analyse; 105 Patienten, Therapia nulla nach Cimetidin-KT, innerhalb von 30 Monaten 83% Operationen nach Life-Table-Analyse. *Andersen D, 1983, rok.*

UV   **4,7% Operationen während 6monatiger Antazidum-LZT.** 84 Patienten, Antazidum, 4 Operationen. *Miyake T, 1980, reb.*

nk   **Weniger Operationen während Cimetidin-LZT als während Plazebo-LZT.** 32 Patienten, Cimetidin 800 mg/d/12 Monate, 1 Operation (3,1%); 36 Patienten, Plazebo 12 Monate, 15 Operationen (42%). *Bodemar G, 1979, rdb.*
14% Operationen während 12monatiger Cimetidin-LZT. 43 Patienten, Cimetidin 400 mg/d, 6 Operationen. *Harling H, 1985, rok.*

Sonstige Arbeiten:

UD   *Berndt H, 1981, rdb; Gray GR, 1978, rdb; Marini U, 1980, rdb.*

UV   *Bleger G, 1980, ouk.*

220   Perforation

220.01   Häufigkeit des Auftretens bei Ulkuspatienten; global

UD   **7,1% Perforationen innerhalb von 5–15 Jahren.** 212 Patienten, 5–15 Jahre Beobachtungszeit, 15 Perforationen. *Fry J, 1964, ret.*
0,6% aller Ulcera perforieren im Verlauf eines Jahres. 899 Patienten, 6 Jahre Beobachtungszeit: Mittlere jährliche Perforationsrate bei 694/205 Männern/Frauen 0,8%/0,3%. *Pulvertaft CN, 1968, ouk.*

UV   **1,9% Perforation innerhalb von 5–15 Jahren.** 53 Patienten, 5–15 Jahre Beobachtungszeit, 1 Perforation. *Fry J, 1964, ret.*

Sonstige Arbeiten:

UD   *Krag E, 1966, ret.*

UV   *Krag E, 1966, ret.*

nk   *Emery ES, 1935, ret.*

220.02 Häufigkeit des Auftretens bei Ulkuspatienten, Geschlechtsverteilung

siehe Tabelle 220.02

Die folgenden Angaben ergänzen den Inhalt der Tabelle:

UD   *Coggon D, 1981, ret:* 1973–1977 in England: Tabellarische Übersicht über alters- und geschlechtsspezifische Perforationshäufigkeiten pro 100 000 Einwohner, häufiger perforierte Ulcera bei Männern als bei Frauen.

UV   *Coggon D, 1981, ret:* 1973–1977 in England: Tabellarische Übersicht über alters- und geschlechtsspezifische Perforationshäufigkeiten pro 100 000 Einwohner, häufiger perforierte Ulcera bei Männern als bei Frauen.

nk   *MacKay C, 1977, ret:* 1964–1973 in Westschottland: Zahlenverhältnis bei Gesamtzahl aller Perforationen Männer/Frauen 4:1.

220.03 Häufigkeit des Auftretens bei Ulkuspatienten, Zeitverlauf

siehe Tabelle 220.03

Die folgenden Angaben ergänzen den Inhalt der Tabelle:

UD   *Brown RC, 1976, ret:* 1958–1972 in Großbritannien: 25% Abnahme / 12% Zunahme der jährlichen Hospitalisationen wegen perforiertem UD pro 100 000 Männer/Frauen von 29/4,4 in den Jahren 1958–1960 auf 22/4,9 in den Jahren 1970–1972.
Coggon D, 1981, ret: 1958–1977 in England: Im Mittel 31% Abnahme / 14% Zunahme der altersspezifischen Perforationshäufigkeiten pro 100 000 mindestens 25jährige Männer/Frauen.
Langman MJS, 1976a, ret: 1958–1972 in England: 14% Abnahme der geschätzten Perforationen von 5 687 in den Jahren 1958–1960 auf 4 910 in den Jahren 1970–1972.
Walt R, 1986, ret: 1978–1982 in England und Wales: 38% Abnahme / 86% Zunahme der perforierten UD bei Männern/Frauen im Vergleich zu den Jahren 1958–1978 laut 10%iger Stichprobe aller Krankenhausentlassungen und Todesfälle; stärkste Zunahme bei über 65jährigen Frauen.
Walt R, 1986, ret: 1978–1982 in Schottland: 39% Abnahme / 69% Zunahme der perforierten UD bei Männern/Frauen im Vergleich zu den Jahren

Tabelle 220.02. Perforation
Häufigkeit des Auftretens bei Ulkuspatienten, Geschlechtsverteilung

Ulkus	Perforiertes Ulkus häufiger bei Männern?	Perforation auf 100000 Männer pro Jahr	Perforation auf 100000 Frauen pro Jahr	Land	Jahr(e)	Autor, Jahr	Stu dsn
*1	*2			*3			
UD	Häufiger	(a)	(a)	GB	1973-1977	*Coggon D, 1981*	ret§
UD	Häufiger	22	4.9	GB	1970-1972	*Brown RC, 1976*	ret
UV	Häufiger	(a)	(a)	GB	1973-1977	*Coggon D, 1981*	ret§
UV	Häufiger	5.3	2.6	GB	1970-1972	*Brown RC, 1976*	ret
nk	Häufiger	(a)	(a)	Westschottland	1964-1973	*MacKay C, 1977*	ret§

*1, *2, *3: Kolonnen, nach denen der Inhalt der Tabelle sortiert ist.
(a) Eine Angabe in dieser Form wird in der Arbeit nicht gemacht;
§ zur näheren Erläuterung siehe Text.

Tabelle 220.03. Perforation
Häufigkeit des Auftretens bei Ulkuspatienten, Zeitverlauf

Ulkus	Perforations-häufigkeit abnehmend?	Jahr(e)	Autor, Jahr	Stu dsn
*1	*2	*3		
UD	Abnehmend	1958-1972	*Langman MJS, 1976a*	ret§
UD	Abnehmend/Zunehmend(a)	1958-1972	*Brown RC, 1976*	ret§
UD	Abnehmend/Zunehmend(a)	1958-1977	*Coggon D, 1981*	ret§
UD	Abnehmend/Zunehmend(a)	1958-1978	*Walt R, 1986*	ret§
UD	Abnehmend/Zunehmend(a)	1978-1982	*Walt R, 1986*	ret§
UV	Abnehmend	1958-1972	*Langman MJS, 1976a*	ret§
UV	Abnehmend	1958-1972	*Brown RC, 1976*	ret§
UV	Abnehmend	1958-1977	*Coggon D, 1981*	ret§
UV	Abnehmend/Zunehmend(a)	1958-1978	*Walt R, 1986*	ret§
UV	Abnehmend/Zunehmend(a)	1978-1982	*Walt R, 1986*	ret§

*1, *2, *3: Kolonnen, nach denen der Inhalt der Tabelle sortiert ist.
(a) Männer/Frauen
§ Für genauere Information siehe Text:

1958–1978 laut 10%iger Stichprobe aller Krankenhausentlassungen und Todesfälle; stärkste Zunahme bei über 65jährigen Frauen.

UV *Brown RC, 1976, ret:* 1958–1972 in Großbritannien: 56%/15% Abnahme der jährlichen Hospitalisationen wegen perforiertem UV pro 100000 Männer/Frauen von 12/3,0 in den Jahren 1958–1960 auf 5,3/2,6 in den Jahren 1970–1972.
Coggon D, 1981, ret: 1958–1977 in England: Im Mittel 61%/25% Abnahme der altersspezifischen Perforationshäufigkeiten pro 100000 mindestens 25jährige Männer/Frauen.
Langman MJS, 1976a, ret: 1958–1972 in England: 44% Abnahme der geschätzten Perforationen von 2568 in den Jahren 1958–1960 auf 1445 in den Jahren 1970–1972.
Walt R, 1986, ret: 1978–1982 in England und Wales: 66% Abnahme / 11% Zunahme der perforierten UV bei Männern/Frauen im Vergleich zu den Jahren 1958–1978 laut 10%iger Stichprobe aller Krankenhausentlassungen und Todesfälle; stärkste Zunahme bei über 65jährigen Frauen.
Walt R, 1986, ret: 1978–1982 in Schottland: 39% Abnahme / 37% Zunahme der perforierten UV bei Männern/Frauen im Vergleich zu den Jahren 1958–1978 laut 10%iger Stichprobe aller Krankenhausentlassungen und Todesfälle; stärkste Zunahme bei über 65jährigen Frauen.

Sonstige Arbeiten:

UD *Smith MP, 1977, ret.*

220.04 Häufigkeit des Auftretens in der Gesamtbevölkerung

Ulkus *1	Perforation auf 100000 Einwohner pro Jahr *2	Land bzw. Stadt	Jahr(e)	Autor, Jahr	Studsn
UD	3.1	Südkalifornien	1970-1980	*Kurata JH, 1982*	ret§
UD	22/4.9(a)	Großbritannien	1970-1972	*Brown RC, 1976*	ret§
UV	0.94	Südkalifornien	1970-1980	*Kurata JH, 1982*	ret§
UV	3.9	Großbritannien	1970-1972	*Brown RC, 1976*	ret§
nk	9.0	England	1973-1982	*Collier DStJ, 1985*	ret§
nk	18	Göteborg	1957	*Norberg PB, 1959*	ret§
nk	24	Schottland	1971	*MacKay C, 1977*	ret§

*1, *2: Kolonnen, nach denen der Inhalt der Tabelle sortiert ist.
(a) Männer/Frauen
§ Für genauere Information siehe Text:

Die folgenden Angaben ergänzen den Inhalt der Tabelle:

UD *Brown RC, 1976, ret:* 1970–1972 in Großbritannien: 22/4,9 jährliche Hospitalisationen wegen perforiertem UD pro 100 000 Männer/Frauen.
Kurata JH, 1982, ret: 1970–1980 in Südkalifornien: 2,1–4,6 jährliche Hospitalisationen wegen perforiertem UD pro 100 000 Versicherte.

UV *Brown RC, 1976, ret:* 1970–1972 in Großbritannien: 5,3/2,6 jährliche Hospitalisationen wegen perforiertem UV pro 100 000 Männer/Frauen.
Kurata JH, 1982, ret: 1970–1980 in Südkalifornien: 0,5–1,2 jährliche Hospitalisationen wegen perforiertem UV pro 100 000 Versicherte.

nk *Collier DStJ, 1985, ret:* 1973–1982 in England: Ca. 300 000 Einwohner, 269 perforierte Ulcera.
MacKay C, 1977, ret: 1971 in Schottland: 24 perforierte Ulcera pro 100 000 Einwohner.
Norberg PB, 1959, ret: 1957 in Göteborg: 387 061 Einwohner, 71 Perforationen.

Sonstige Arbeiten:

UD+ *Brozin IH, 1977, ouk.*

221 Perforation während medikamentöser Kurativtherapie

In der überwiegenden Anzahl von Studien werden keine Angaben über Perforationshäufigkeiten gemacht; wahrscheinlich sind keine Perforationen aufgetreten. Im Folgenden wird über eine selektionierte Gruppe von Studien mit spezifischen Angaben und meist auffallend hohen Perforationshäufigkeiten während med KT berichtet.

221.01 Plazebo oder Therapia nulla

UD **Keine Perforation während Plazebo-KT.** 1 419 Patienten, Plazebo, keine Perforation; Zusammenfassung von Studien. *Schiller LR, 1986, ret.*
4,8% Perforation während 4wöchiger Plazebo-KT. 21 Patienten, Plazebo, 1 Perforation. *Zimmermann TW, 1985, rdb.*

UV **0,45% Perforationen während 2–12wöchiger Plazebo-KT.** 665 Patienten, Plazebo, 3 Perforationen; Metaanalyse von 32 Einzelstudien. *Coenen C, 1987, med.*
0,45% Perforationen während Plazebo-KT. 665 Patienten, Plazebo 3–12 Wochen, 3 Studienabbrüche wegen Perforation; Zusammenfassung von 32 Studien. *Coenen C, 1987, met.*

Sonstige Arbeiten:
nk *Sewing KF, 1978, rdb.*

221.02 Verschiedene Medikamente

UD **Keine Perforation während med KT.** 1 767 Patienten, verschiedene Medikamente, keine Perforation; Zusammenfassung von Studien. *Schiller LR, 1986, ret.*

UV **Keine Perforation während med KT.** 781 Patienten, verschiedene Medikamente 3–12 Wochen, kein Studienabbruch wegen Perforation; Zusammenfassung von 32 Studien. *Coenen C, 1987, met.*
Keine Perforation während 2–12wöchiger med KT. 781 Patienten, verschiedene Medikamente, keine Perforation; Metaanalyse von 32 Einzelstudien. *Coenen C, 1987, met.*

221.03 Verschiedene Medikamente, Vergleich mit Plazebo oder Therapia nulla

UV **Weniger Perforationen während med KT mit Aktivum als während Plazebo-KT.** 781 Patienten, verschiedene Medikamente, keine Perforation; 665 Patienten, Plazebo, 3 Perforationen (0,45%). Metaanalyse von 32 Einzelstudien. *Coenen C, 1987, met.*

222 Perforation während medikamentöser Langzeittherapie

In der überwiegenden Anzahl von Studien werden keine Angaben über Perforationshäufigkeiten gemacht; wahrscheinlich sind keine Perforationen aufgetreten. Im Folgenden wird über eine selektionierte Gruppe von Studien mit spezifischen Angaben und meist auffallend hohen Perforationshäufigkeiten während med LZT berichtet.

222.01 H_2-Antagonisten

UD **1,9% Perforation während 12monatiger Cimetidin-LZT.** 52 Patienten, Cimetidin 400 mg/d, 1 Perforation. *Bader JP, 1980, rdb.*

UD+ **0,26% Perforation während 48monatiger Cimetidin-LZT.** 382 Patienten, Cimetidin 400 mg/d, 1 Perforation. *Anglo...Stud Group, 1982, ouk.*

nk **0,059% Perforationen während 36monatiger Cimetidin-LZT.** 1 687 Patienten, Cimetidin 400 mg/d, 1 Perforation. *Walan A, 1987, ouk.*

222.02 H_2-Antagonisten, Vergleich mit Plazebo oder Therapia nulla

UD **Ähnlich viele Perforationen während Cimetidin-LZT und während Plazebo-LZT.** 52 Patienten, Cimetidin 400 mg/d/1 Jahr, 1 Perforation (1,9%), 39 Patienten, Plazebo, 1 Perforation (2,6%). *Bader JP, 1980, rdb.*

222.03 Plazebo oder Therapia nulla

UD **2,6% Perforation während 12monatiger Plazebo-LZT.** 39 Patienten, Plazebo, 1 Perforation. *Bader JP, 1980, rdb.*
6,3% Perforation während 12monatiger Therapia nulla. 16 Patienten, Therpia nulla, 1 Perforation. *Marks IN, 1985 b, rdb.*

nk **3,0% Perforationen während im Mittel 8,5monatiger Plazebo-LZT.** 67 Patienten, Plazebo, 2 Perforationen. *Cayer D, 1957, rdb.*

Sonstige Arbeiten:

UD *Marks IN, 1983 b, reb.*

222.04 Verschiedene Medikamente

Zu diesem Schlagwort stehen keine Arbeiten zur Verfügung, deren Inhalt sich aufgrund unserer Beurteilungskriterien für eine ausführliche Wiedergabe eignet.

Sonstige Arbeiten:

UD *Krag E, 1966, ret.*

UV *Krag E, 1966, ret.*

223 Prävalenz

Siehe unter 258.03 (Ulkuskrankheit; Häufigkeit des Auftretens in der Gesamtbevölkerung).

224 Rezidiv bei Diät-Therapie

UD **94% Rz während 6monatiger faserarmer Diät.** 16 Patienten, Diät mit weniger als 11,4 g/d Fasergehalt, 15 Rz. *Rydning A, 1982, rok.*
81% Rz innerhalb von 5 Jahren bei faserarmer Reis-Diät. 21 männliche Patienten aus Bombay, Beibehaltung der üblichen faserarmen Reiskost, 17 Rz. *Malhotra SL, 1978, rok.*
80% Rz innerhalb von 5 Jahren bei faserarmer Reis-Diät. 30 männliche Patienten, faserarme Reisdiät, 24 Rz. *Malhotra SL, 1978, rok.*
47% Rz während 6monatiger faserarmer Diät. 51 Patienten, Diät mit 11,4–46,7 g/d Fasergehalt, 24 Rz. *Rydning A, 1982, rok.*
14% Rz innerhalb von 5 Jahren bei faserreicher Weizen-Diät. 21 männliche Patienten aus Bombay, faserreiche Weizendiät, 3 Rz. *Malhotra SL, 1978, rok.*

Sonstige Arbeiten:
Flood CA, 1948, ouk.

nk   *Sandweiss DJ, 1961, ret.*

225 Rezidiv bei Psychotherapie

UD   **Weniger Rz bei Patienten mit Hypnose-Therapie als bei Patienten ohne Hypnose-Therapie.** 30 Patienten nach Heilung mit Ranitidin: 15 Patienten mit 10 Wochen Ranitidin 150 mg/d und Hypnose-Therapie während eines Jahres, 8 Rz (53%): 15 Patienten mit 10 Wochen Ranitidin 150 mg/d ohne Hypnose-Therapie, 15 Rz (100%). *Coglan SM, 1988, rok.*

nk   **Weniger Ulkusbeschwerden bei zusätzlicher Psychotherapie als beim Verzicht auf Psychotherapie.** 103 Patienten, versch med Therapien mit oder ohne Psychotherapie, Auswertung von 18 somatischen Symptomen, bessere Ergebnisse in Gruppe mit Psychotherapie; es wird nicht nach Ulkus- oder anderen Schmerzen differenziert, Psychotherapie könnte lediglich zur besseren Schmerztoleranz beigetragen haben. *Svedlund J, 1985, rok.*

Sonstige Arbeiten:
Stille M, 1985, ret.

226 Rezidiv nach medikamentöser Kurativtherapie, asymptomatisches

226.01 Cimetidin, Vergleich verschiedener Dosierungen oder Einnahmeformen

UD+   **Ähnlich viele asymptomatische Rz innerhalb von 12 Monaten nach KT mit 1 000 mg/d Cimetidin + Antazidum und nach KT mit 400 mg/d Cimetidin + Antazidum.** 26 Patienten, Antazidum + Cimetidin 1 000 mg/d/6 Wochen, kein asymptomatisches Rz; 29 Patienten, Antazidum + Cimetidin 400 mg/d/6 Wochen, 2 asymptomatische Rz (6,9%). *Berstad A, 1981 a, rdb.*

226.02 H$_2$-Antagonisten

siehe Tabelle 226.02

Sonstige Arbeiten:

UD   *Kang JY, 1982, reb; Marks IN, 1982 b, nok; O'Keefe SJD, 1985 b, rdb.*

UV   *Marks IN, 1982 b, nok; Morgan AG, 1978, reb.*

nk   *Ippoliti A, 1983, rdb.*

226.03 H$_2$-Antagonisten, Vergleich mit anderen Ulkustherapeutika

UD   **Ähnlich viele asymptomatische Rz innerhalb von 12 Monaten nach Cimetidin-KT und nach Antazidum-KT.** 21 Patienten, Cimetidin 1 000 mg/d/4 Wochen, 4 asymptomatische Rz (19%); 26 Patienten, Antazidum 4 Wochen, 8 asymptomatische Rz (31%). *Hentschel E, 1984 a, reb.*

226.02 H$_2$-Antagonisten

Ulkus	Medikament	Rz as %	Rz as n	Pat n	Dosis mg/d	Ther dauer Wochen	Endo-skopie Monate	Zeit nachu Monate	Autor, Jahr	Stu dsn
*1	*2	*4						*3		
UD	Cimetidin	15	6	40	1000	4	6	6	*Lauritsen K, 1985b*	rdb
UD	Cimetidin	23	6	26	1000	12	6	6	*Hentschel E, 1985*	rok
UD	Cimetidin	32	8	25	800	12	3;6	6	*Tandon RK, 1975*	rdb
UD	Cimetidin	0.0	0	27	1000	4	6;12	12	*Martin DF, 1981*	rdb
UD	Cimetidin	0.0	0	25	1000	4	12	12	*Bergoz R, 1985*	rok
UD	Cimetidin	7.1	2	28	800	4-8	6;12	12	*Becker U, 1987*	rdb
UD	Cimetidin	11	2	18	1000	6	9-16	12	*Hamilton I, 1986*	reb
UD	Cimetidin	19	4	21	1000	4	–	12	*Hentschel E, 1984a*	reb
UD	Cimetidin	12	14	115	1000	4	4;8;12;16;24	24	*Lam SK, 1987*	reb
UD	Ranitidin	20	5	25	300	4-8	3;6	6	*Bardhan KD, 1986c*	rdb
UD	Ranitidin	11	6	54	300	8	4;8;12	12	*Lee FI, 1985a*	reb
UV	Ranitidin	10	2	20	300	6	6	6	*Cipollini F, 1987*	reb
nk	Cimetidin	13	18	140	800	4	2-4;9-11	11	*Solhaug JH, 1987*	nok

*1, *2, *3: Kolonnen, nach denen der Inhalt der Tabelle sortiert ist.

Ähnlich viele asymptomatische Rz innerhalb von 6 Monaten nach Cimetidin-KT und nach Pirenzepin-KT. 26 Patienten, Cimetidin 1 000 mg/d/12 Wochen, 6 asymptomatische Rz (23%); 19 Patienten, Pirenzepin 100 mg/d/12 Wochen, 4 asymptomatische Rz (21%). *Hentschel E, 1985, rok.*

Ähnlich viele asymptomatische Rz innerhalb von 6 Monaten nach Ranitidin-KT und nach Omeprazol-KT. 25 Patienten, Ranitidin 300 mg/d/4–8 Wochen, 5 asymptomatische Rz (20%); 23 Patienten, Omeprazol 40 mg/d/4–8 Wochen, 6 asymptomatische Rz (26%); 24 Patienten, Omeprazol 20 mg/d/4–8 Wochen, 3 asymptomatische Rz (13%). *Bardhan KD, 1986 c, rdb.*

Ähnlich viele asymptomatische Rz innerhalb von 12 Monaten nach Cimetidin-KT und nach Antazidum-KT. 28 Patienten, Cimetidin 800 mg/d/4–8 Wochen, 2 asymptomatische Rz (7,1%); 28 Patienten, Antazidum 4–8 Wochen, 4 asymptomatische Rz (14%). *Becker U, 1987, rdb.*

Ähnlich viele asymptomatische Rz innerhalb von 12 Monaten nach Cimetidin-KT und nach Wismut-KT. 18 Patienten, Cimetidin 1 000 mg/d/6 Wochen, 2 asymptomatische Rz (11%), 24 Patienten, Wismut 6 Wochen, 2 asymptomatische Rz (8,3%). *Hamilton I, 1986, reb.*

Ähnlich viele asymptomatische Rz innerhalb von 6 Monaten nach Cimetidin-KT und nach Omeprazol-KT. 40 Patienten, Cimetidin 1 000 mg/g/4 Wochen, 6 asymptomatische Rz (15%); 51 Patienten, Omeprazol 30 mg/d/4 Wochen, 6 asymptomatische Rz (12%). *Lauritsen K, 1985, rdb.*

Ähnlich viele asymptomatische Rz innerhalb von 6 Monaten nach Cimetidin-KT und nach KT mit Cimetidin + Sulpirid. 25 Patienten, Cimetidin 800 mg/d/12 Wochen, 8 asymptomatische Rz (32%); 29 Patienten, Cimetidin 800 mg/d + Sulpirid 200 mg/d/12 Wochen, 6 asymptomatische Rz (21%). *Tandon RK, 1975, rdb.*

Ähnlich viele asymptomatische Rz innerhalb von 12 Monaten nach Ranitidin-KT und nach Wismut-KT. 54 Patienten, Ranitidin 300 mg/d/8 Wochen, 6

asymptomatische Rz (11%); 53 Patienten, Wismut 8 Wochen, 4 asymptomatische Rz (7,5%). *Lee FI, 1985 a, reb.*
Ähnlich viele asymptomatische Rz innerhalb von 12 Monaten nach Cimetidin-KT und nach Wismut-KT. 27 Patienten, Cimetidin 1000 mg/d/4 Wochen, kein asymptomatisches Rz; 30 Patienten, Wismut 4 Wochen, kein asymptomatisches Rz. *Martin DF, 1981, rdb.*

UD+ **Ähnlich viele asymptomatische Rz innerhalb von 12 Monaten nach KT mit Cimetidin + Antazidum und nach KT mit Trimipramin + Antazidum.** 55 Patienten, Antazidum + Cimetidin 400–1000 mg/d/6 Wochen, 2 asymptomatische Rz (3,6%); 33 Patienten, Antazidum + Trimipramin 25 mg/d/6 Wochen, 2 asymptomatische Rz (6,1%). *Berstad A, 1981 a, rdb.*

UV **Ähnlich viele asymptomatische Rz innerhalb von 6 Monaten nach Ranitidin-KT und Wismut-KT.** 20 Patienten, Ranitidin 300 mg/d/6 Wochen, 2 asymptomatische Rz (10%); 23 Patienten, Wismut 480 mg/d/6 Wochen, 2 asymptomatische Rz (8,7%). *Cipollini F, 1987, reb.*

nk **Ähnlich viele asymptomatische Rz innerhalb von 11 Monaten nach Cimetidin-KT und nach Sucralfat-KT.** 140 Patienten, Cimetidin 800 mg/d/4 Wochen, 18 asymptomatische Rz (13%); 112 Patienten, Sucralfat 4000 mg/d/4 Wochen, 14 asymptomatische Rz (13%). *Solhaug JH, 1987, nok.*

Sonstige Arbeiten:

UD *Kang JY, 1982, reb; Lam SK, 1987, reb; O'Keefe SJD, 1985 b; rdb.*

nk *Ippoliti A, 1983, rdb.*

226.04 Verschiedene Medikamente

siehe Tabelle 226.04

Sonstige Arbeiten:

UD *Kang JY, 1982, reb; Marks IN, 1982 b, nok; Marks IN, 1985 b, reb; O'Keefe SJD, 1985 b, rdb.*

UV *Marks IN, 1982 b, nok, Morgan AG, 1978, reb;*

nk *Ippoliti A, 1983, rdb.*

226.05 Verschiedene medizinische Therapien im Vergleich

UD **Ähnlich viele asymptomatische Rz innerhalb von 6 Monaten nach Antazidum-KT und nach Pirenzepin-KT.** 16 Patienten, Antazidum 4 Wochen, kein asymptomatisches Rz; 16 Patienten, Pirenzepin 100 mg/d/4 Wochen, 1 asymptomatisches Rz (6,3%). *Cheli R, 1982, rok.*

227 Rezidiv nach medikamentöser Kurativtherapie, asymptomatisches, Anteil an Gesamtzahl der Rezidive

227.01 H$_2$-Antagonisten

siehe Tabelle 227.01

Tabelle 226.04. Rezidiv nach medikamentöser Kurativtherapie, asymptomatisches
Verschiedene Medikamente

Ulkus	Medikament	Rz as %	Rz as n	Pat n	Dosis mg/d	Ther dauer Wochen	Endo- skopie Monate	Zeit nachu Monate	Autor, Jahr	Stu dsn
*1	*2	*4						*3		
UD	Antazidum	14	4	28	–	4-8	6; 12	12	Becker U, 1987	rdb
UD	Antazidum	31	8	26		4	–	12	Hentschel E, 1984a	reb
UD	Cimetidin/Antazidum	0.0	0	26	1000	6	6; 12	12	Berstad A, 1981a	rdb
UD	Cimetidin + Antazidum	6.9	2	29	400	6	6; 12	12	Berstad A, 1981a	rdb
UD	Cimetidin + Sulpirid	21	6	29	800 + 200	12	3; 6	6	Tandon RK, 1975	rdb
UD	Omeprazol	12	6	51	30	4	6	6	Lauritsen K, 1985b	rdb
UD	Omeprazol	13	3	24	20	4-8	3; 6	6	Bardhan KD, 1986c	rdb
UD	Omeprazol	26	6	23	40	4-8	3; 6	6	Bardhan KD, 1986c	rdb
UD	Omeprazol/Ranitidin	18	13	71	20-40/300	8	6	6	Walan A, 1985a	rdb
UD	Pirenzepin	6.3	1	16	100	4	6	6	Cheli R, 1982	rok
UD	Pirenzepin	21	4	19	100	12	6	6	Hentschel E, 1985	rok
UD	Sucralfat	16	16	101	4000	4	4; 8; 12; 16; 20; 24	24	Lam SK, 1987	reb
UD	Trimipramin + Antazidum	6.1	2	33	25	6	6; 12	12	Berstadt A, 1981a	rdb
UD	Wismut	0.0	0	30		4	6; 12	12	Martin DF, 1981	rdb
UD	Wismut	4.0	1	25		4	12	12	Bergoz R, 1985	rok
UD	Wismut	7.5	4	53		8	4; 8; 12	12	Lee FI, 1985a	reb
UD	Wismut	8.3	2	24	–	6	9-16	12	Hamilton I, 1986	reb
UD	Wismut	35	8	23		8	3; 6; 12	12	Bianchi Porro G, 1984b	nok
UD	Wismut + Cim/Wismut	6.5	2	31	1000	4	3; 6; 9; 12	12	Shreeve DR, 1983	reb
UV	Wismut	8.7	2	23	300	6	6	6	Cipollini F, 1987	reb
nk	Sucralfat	13	14	112	4000	4	2-4; 9-11	11	Solhaug JH, 1987	nok

*1, *2, *3: Kolonnen, nach denen der Inhalt der Tabelle sortiert ist.

Tabelle 227.01. Rezidiv nach medikamentöser Kurativtherapie, asymptomatisches
Anteil an Gesamtzahl der Rezidive
H_2-Antagonisten

Ulkus	Medikament	Rz as % von Rz ges (a) *1	Rz as n (b)	Rz ges % (c) *2	Rz ges n (c) *3	Pat n	Dosis mg/d	Ther dauer Wochen	Endo- skopie Monate	Zeit nachu Monate	Autor, Jahr	Stu dsn
UD	Cimetidin	0.0	0	85	23	27	1000	4	6;12	12	*Martin DF, 1981*	rdb
UD	Cimetidin	11	2	100	18	18	1000	6	9-16	12	*Hamilton I, 1986*	reb
UD	Cimetidin	13	2	54	15	28	800	4-8	6;12	12	*Becker U, 1987*	rdb
UD	Cimetidin	20	6	75	30	40	1000	4	6	6	*Lauritsen K, 1985b*	rdb
UD	Cimetidin	25	4	76	16	21	1000	4	–	12	*Hentschel E, 1984a*	reb
UD	Cimetidin	27	6	85	22	26	1000	12	6	6	*Hentschel E, 1985*	rok
UD	Cimetidin	44	8	72	18	25	800	12	3;6	6	*Tandon RK, 1975*	rdb
UD	Ranitidin	13	6	89	48	54	300	8	4;8;12	12	*Lee FI, 1985a*	reb
UD	Ranitidin	33	5	60	15	25	300	4-8	3;6	6	*Bardhan KD, 1986c*	rdb
UV	Ranitidin	18	2	55	11	20	300	6	6	6	*Cipollini F, 1987*	reb
nk	Cimetidin	22	18	59	82	140	800	4	2-4;9-11	11	*Solhaug JH, 1987*	nok

*1, *2 etc.: Kolonnen, nach denen der Inhalt der Tabelle sortiert ist.

(a) Prozentualer Anteil asymptomatischer Rezidive bezogen auf die Gesamtzahl der Rezidive.

(b) Anzahl asymptomatischer Rezidive.

(c) Gesamtzahl der Rezidive in Prozent und als Absolutzahl.

Sonstige Arbeiten:

UD *Lam SK, 1987, reb; Marks IN, 1982b, nok; O'Keefe SJD, 1985b, rdb; Paul F, 1986, rdb.*

UV *Marks IN, 1982b, nok; Morgan AG, 1978, reb;*

nk *Ippoliti A, 1983, rdb.*

227.02 H_2-Antagonisten, Vergleich mit anderen Ulkustherapeutika

UD **Geringerer Anteil asymptomatischer Rz an Gesamtzahl der Rz innerhalb von 12 Monaten nach Cimetidin-KT als nach Sucralfat-KT.** 21 Patienten, Cimetidin 1000 mg/d/4–6 Wochen, 17 Rz, davon 10 asymptomatisch (59%); 27 Patienten, Sucralfat 3000 mg/d/4 Wochen, 23 Rz, davon 20 asymptomatische (87%). *Hentschel E, 1984b, reb.*

Ähnlicher Anteil asymptomatischer Rz an Gesamtzahl der Rz innerhalb von 12 Monaten nach Cimetidin-KT und nach Antazidum-KT. 21 Patienten, Cimetidin 1000 mg/d/4 Wochen, 16 Rz, davon 4 asymptomatisch (25%); 26 Patienten, Antazidum 4 Wochen, 24 Rz, davon 8 asymptomatisch (33%). *Hentschel E, 1984a, reb.*

Ähnlicher Anteil asymptomatischer Rz an Gesamtzahl der Rz innerhalb von 6 Monaten nach Cimetidin-KT und nach Pirenzepin-KT. 26 Patienten, Cimetidin 1000 mg/d/12 Wochen, 22 Rz, davon 6 asymptomatisch (27%); 19 Patienten, Pirenzepin 100 mg/d/12 Wochen, 14 Rz, davon 4 asymptomatisch (29%). *Hentschel E, 1985, rok.*

Ähnlicher Anteil asymptomatischer Rz an Gesamtzahl der Rz innerhalb von 6 Monaten nach Ranitidin-KZT und nach Omeprazol-KT. 25 Patienten, Ranitin 300 mg/d/4–8 Wochen, 15 Rz, davon 5 asymptomatisch (33%); 23 Patienten, Omeprazol 40 mg/d/4–8 Wochen, 19 Rz, davon 6 asymptomatisch (32%); 24 Patienten, Omeprazol 20 mg/d/4–8 Wochen, 14 Rz, davon 3 asymptomatisch (21%). *Bardhan KD, 1986c, rdb.*

Ähnlicher Anteil asymptomatischer Rz an Gesamtzahl der Rz innerhalb von 12 Monaten nach Cimetidin-KT und nach Antazidum-KT. 28 Patienten, Cimetidin 800 mg/d/4–8 Wochen, 15 Rz, davon 2 asymptomatisch (13%); 28 Patienten, Antazidum 4–8 Wochen, 21 Rz, davon 4 asymptomatisch (19%). *Becker U, 1987, rdb.*

Ähnlicher Anteil asymptomatischer Rz an Gesamtzahl der Rz innerhalb von 12 Monaten nach Cimetidin-KT und nach Wismut-KT. 18 Patienten, Cimetidin 1000 mg/d/6 Wochen, 18 Rz, davon 2 asymptomatisch (11%); 24 Patienten, Wismut 6 Wochen, 13 Rz, davon 2 asymptomatisch (15%). *Hamilton I, 1986, reb.*

Ähnlicher Anteil asymptomatischer Rz an Gesamtzahl der Rz innerhalb von 12 Monaten nach Ranitidin-KT und nach Wismut-KT. 54 Patienten, Ranitidin 300 mg/d/8 Wochen, 48 Rz, davon 6 asymptomatisch (13%); 53 Patienten, Wismut 8 Wochen, 33 Rz, davon 4 asymptomatisch (12%). *Lee FI, 1985 ga, reb.*

Ähnlicher Anteil asymptomatischer Rz an Gesamtzahl der Rz innerhalb von 6 Monaten nach Cimetidin-KT und nach Omeprazol-KT. 40 Patienten, Cimetidin 1000 mg/d/4 Wochen, 30 Rz, davon 6 asymptomatisch (20%); 51 Patienten, Omeprazol 30 mg/d/4 Wochen, 29 Rz, davon 6 asymptomatisch (21%). *Lauritsen K, 1985, rdb.*

Ähnlicher Anteil asymptomatischer Rz an Gesamtzahl der Rz innerhalb von 6 Monaten nach Cimetidin-KT und nach KT mit Cimetidin + Sulpirid. 25 Patienten, Cimetidin 800 mg/d/12 Wochen, 18 Rz, davon 8 asymptomatisch (44%); 29 Patienten, Cimetidin 800 mg/d + Sulpirid 200 mg/d/12 Wochen, 11 Rz, davon 6 asymptomatisch (55%). *Tandon RK, 1975, rdb.*
Kein asymptomatisches Rz innerhalb von 12 Monaten nach Cimetidin-KT und nach Wismut-KT. 27 Patienten, Cimetidin 1 000 mg/d/4 Wochen, 23 Rz, kein asymptomatisches; 30 Patienten, Wismut 4 Wochen, 11 Rz, kein asymptomatisches. *Martin DF, 1981, rdb.*

UD+ **Ähnlicher Anteil asymptomatischer Rz an Gesamtzahl der Rz innerhalb von 12 Monaten nach KT mit Cimetidin + Antazidum und nach KT mit Trimipramin + Antazidum.** 55 Patienten, Antazidum + Cimetidin 400–1 000 mg/d/6 Wochen, 26 Rz, davon 2 asymptomatische (7,7%); 33 Patienten, Antazidum + Trimipramin 25 mg/d/6 Wochen, 21 Rz, davon 2 asymptomatisch (9,5%). *Berstad A, 1981 a, rdb.*

UV **Ähnlicher Anteil asymptomatischer Rz an Gesamtzahl der Rz innerhalb von 6 Monaten nach Ranitidin-KT und nach Wismut-KT.** 20 Patienten, Ranitidin 300 mg/d/6 Wochen, 11 Rz, davon 2 asymptomatisch (18%); 23 Patienten, Wismut 480 mg/d/6 Wochen, 5 Rz, davon 2 asymptomatisch (40%). *Cipollini F, 1987, reb.*

nk **Ähnlicher Anteil asymptomatischer Rz an Gesamtzahl der Rz innerhalb von 11 Monten nach Cimetidin-KT und nach Sucralfat-KT.** 140 Patienten, Cimetidin 800 mg/d/4 Wochen, 82 Rz, davon 18 asymptomatisch (22%); 112 Patienten, Sucralfat 4000 mg/d/4 Wochen, 57 Rz, davon 14 asymptomatisch (25%). *Solhaug JH, 1987, nok.*

Sonstige Arbeiten:

UD *Kang JY, 1982, reb; Lam SK, 1987, reb.*

nk *Ippoliti A, 1983, rdb.*

227.03 Verschiedene Medikamente

siehe Tabelle 227.03

Sonstige Arbeiten:

UD *Kang JY, 1982, reb; Lam SK, 1987, reb; Marks IN, 1982b, nok; Marks IN, 1985b, reb; O'Keefe SJD, 1985b, rdb; Shreeve DR, 1983, reb; Walan A, 1985a, rdb.*

UV *Marks IN, 1982b, nok; Morgan AG, 1978, reb.*

nk *Ippoliti A, 1983, rdb.*

227.04 Verschiedene medizinische Therapien im Vergleich

UD **Ähnlicher Anteil asymptomatischer Rz an Gesamtzahl der Rz innerhalb von 6 Monaten nach Antazidum-KT und nach Pirenzepin-KT.** 16 Patienten, Antazidum 4 Wochen, 7 Rz, davon keines asymptomatisch; 16 Patienten, Pirenzepin 100 mg/d/4 Wochen, 10 Rz, davon 1 asymptomatisch (10%). *Cheli R, 1982, rok.*

Tabelle 227.03. Rezidiv nach medikamentöser Kurativtherapie, asymtomatisches
Anteil an Gesamtzahl der Rezidive
Verschiedene Medikamente

Ulkus	Medikament	Rz as % von Rz ges (a) *3	Rz as n (b)	Rz ges % (c)	Rz ges n (c)	Pat n	Dosis mg/d	Ther dauer Wochen	Endo- skopie Monate	Zeit nachu Monate	Autor, Jahr	Stu dsn
*1	*2											
UD	Antazidum	0.0	0	44	7	16	–	4	6	6	Cheli R, 1982	rok
UD	Antazidum	19	4	75	21	28	–	4-8	6; 12	12	Becker U, 1987	rdb
UD	Antazidum	33	8	92	24	26		4	–	12	Hentschel E, 1984a	reb
UD	Cimetidin + Antazidum	0.0	0	54	14	26	1000	6	6; 12	12	Berstad A, 1981a	rdb
UD	Cimetidin/Antazidum	14	2	48	14	29	400	6	6; 12	12	Berstad A, 1981a	rdb
UD	Cim + Sulpirid	55	6	38	11	29	800 + 200	12	3; 6	6	Tandon RK, 1975	rdb
UD	Omeprazol	21	6	57	29	51	30	4	6	6	Lauritsen K, 1985b	rdb
UD	Omeprazol	21	3	58	14	24	20	4-8	3; 6	6	Bardhan KD, 1986c	rdb
UD	Omeprazol	32	6	83	19	23	40	4-8	3; 6	6	Bardhan KD, 1986c	rdb
UD	Pirenzepin	10	1	63	10	16	100	4	6	6	Cheli R, 1982	rok
UD	Pirenzepin	29	4	74	14	19	100	12	6	6	Hentschel E, 1985	rok
UD	Trimipramin + Antazidum	9.5	2	64	21	33	25	6	6; 12	12	Berstadt A, 1981a	rdb
UD	Wismut	0.0	0	37	11	30		4	6; 12	12	Martin DF, 1981	rdb
UD	Wismut	12	4	62	33	53		8	4; 8; 12	12	Lee FI, 1985a	reb
UD	Wismut	15	2	54	13	24	–	6	9-16	12	Hamilton I, 1986	reb
UD	Wismut	50	8	70	16	23		8	3; 6; 12	12	Bianchi Porro G, 1984b	nok
UV	Wismut	40	2	22	5	23	480	6	6	6	Cipollini F, 1987	reb
nk	Sucralfat	25	14	51	57	112	4000	4	2-4; 9-11	11	Solhaug JH, 1987	nok

*1, *2, *3: Kolonnen, nach denen der Inhalt der Tabelle sortiert ist.
(a) Prozentualer Anteil asymptomatischer Rezidive bezogen auf die Gesamtzahl der Rezidive.
(b) Anzahl asymptomatischer Rezidive.
(c) Gesamtzahl der Rezidive in Prozent und als Absolutzahl.

228 Rezidiv nach medikamentöser Kurativtherapie, heterotopes, Anteil an Gesamtzahl der Rezidive

In den meisten Arbeiten über das Ulkusrezidiv finden sich keine Angaben über die Lage des Rezidivs. Eine fehlende Angabe kann, muß aber nicht bedeuten, daß keine heterotopen Rezidive aufgetreten sind.

228.01 Verschiedene Medikamente

UD
7,4% der Rz innerhalb von 5 Jahren nach med KT sind heterotop. 171 Patienten mit UD, verschiedene Therapien, 121 Rz (71%), davon 9 heterotope Rz (6 UP, 3 UV). *Rösch W, 1973, ret.*

5,8% der Rz innerhalb von 2 Jahren nach med KT sind heterotop. 171 Patienten mit UD, verschiedene Therapien, 55 Rz (32%), davon 3 heterotope Rz (2 UP, 1 UV). *Rösch W, 1973, ret.*

8,3% der Rz innerhalb von 1 Jahr nach med KT sind heterotop. 155 Patienten mit UD, Cimetidin 800 mg/d/4 Wochen oder Sucralfat 4000 mg/d/4 Wochen, 84 Rz (54%), davon 7 heterotope Rz (6 präpylorisch, 1 UV). *Solhaug JH, 1987, nok.*

UP
19% der Rz innerhalb von 5 Jahren nach med KT sind heterotop. 37 Patienten mit UP, verschiedene Therapien, 26 Rz (70%), davon 5 UV. *Rösch W, 1973, ret.*

15% der Rz innerhalb von 1 Jahr nach med KT sind heterotop. 50 Patienten mit präpylorischem Ulkus, Cimetidin 800 mg/d/4 Wochen oder Sucralfat 4000 mg/d/4 Wochen, 27 Rz (54%), davon 4 heterotope Rz (4 UD). *Solhaug JH, 1987, nok.*

Keines der Rz innerhalb von 2 Jahren nach med KT ist heterotop. 37 Patienten, verschiedene Therapien, 16 Rz (43%), davon kein heterotopes Rz. *Rösch W, 1973, ret.*

UV
21% der Rz innerhalb von 1 Jahr nach med KT sind heterotop. 64 Patienten mit UV, Cimetidin 800 mg/d/4 Wochen oder Sucralfat 4000 mg/d/4 Wochen, 29 Rz (45%), davon 6 heterotope Rz (3 UD, 3 präpylorische Ulcera). *Solhaug JH, 1987, nok.*

Sonstige Arbeiten:

UD *Bytzer P, 1985, nok; Granelli P, 1984, ret.*

UP *Bytzer P, 1985, nok.*

229 Rezidiv nach medikamentöser Kurativtherapie, symptomatisches

Der Anteil symptomatischer Rezidive bei Studien, in denen nach bestimmten Zeiträumen endoskopische Kontrollen durchgeführt wurden, ist aus den Informationen zum Schlagwort: Rz nach medikamentöser Kurativtherapie, asymptomatische Rz, Anteil an Gesamtzahl der Rz (227) zu ersehen.

229.01 Cimetidin, Rezidiv nach medikamentöser Kurativtherapie, symptomatisches

Ulkus	Rz %	Rz n	Pat n	Dosis mg/d	Ther dauer Wochen	Endoskopie Monate	Zeit nachu Monate	Autor, Jahr	Stu dsn
*1	*3						*2		
UD	40	10	25	800	12	3; 6	6	*Tandon RK, 1975*	rdb
UD	60	24	40	1000	4	6	6	*Lauritsen K, 1985*	rdb
UD	62	16	26	1000	12	6	6	*Hentschel E, 1985*	rok
UD	46	13	28	800	4-8	6; 12	12	*Becker U, 1987*	rdb
UD	89	16	18	1000	6	9-16	12	*Hamilton I, 1986*	reb
UD	89	24	27	1000	4	6; 12	18	*Martin DF, 1981*	rdb
UD	84	85	101	1000	4	4; 8; 12; 16; 20; 24	24	*Lam SK, 1987*	reb
UD+	43	13	30	1200	6	(b)	12	*Hetzel DJ, 1978*	rdb
UD+	73	16	22	1000	6-12	(b)	12	*Ström M, 1981*	rdb
UD+	73	16	22	1000	6-12	12	12	*Gotthard R, 1982*	rdb
UD+	91	(a)	129	1000	8	(b)	24	*Andersen D, 1983*	rok
nk	46	64	140	400	4	2-4; 9-11	11	*Solhaug JH, 1987*	rok

*1, *2, *3: Kolonnen, nach denen der Inhalt der Tabelle sortiert ist.
(a) Life-Table-Analyse; Rohwerte nicht verfügbar.
(b) Keine Routine-Endoskopie; d.h. es wurde nur beim Auftreten von Schmerzen endoskopiert.

Sonstige Arbeiten:

UD   *Bianchi Porro G, 1984b, nok; Bergoz R, 1985, rok; Coughlan G, 1987, rok; Coghlan JG, 1987b, reb; Hamilton I, 1984, rdb; Kang JY, 1982, reb; Kassier ZA, 1985, rok; Kratochvil P, 1983, ouk; Marks IN, 1982b, nok; O'Keefe SJD, 1985b, rdb; Rune SJ, 1980b, ouk, Schenk J, 1980, reb; Shreeve DR, 1983, reb; Vantrappen G, 1982, rok.*

UD+   *Ström M, 1981, rdb.*

UV   *Marks IN, 1982b; Morgan AG, 1978, reb.*

nk   *Galmiche JP, 1980, rdb; Ippoliti A, 1983, rdb.*

229.02 Cimetidin, Vergleich mit Plazebo oder Therapia nulla

Sonstige Arbeiten:

UD+   *Ström M, 1981, rdb.*

229.03 Cimetidin, Vergleich verschiedener Dosierungen oder Einnahmeformen

UD   **Ähnlich viele symptomatische Rz innerhalb von 12 Monaten nach KT mit 1000 mg/d Cimetidin + Antazidum und nach KT mit 400 mg/d Cimetidin + Antazidum.** 26 Patienten, Antazidum + Cimetidin 1000 mg/d/6 Wochen, 14 symptomatische Rz (54%); 29 Patienten, Antazidum + Cimetidin 400 mg/d/6 Wochen, 12 asymptomatische Rz (41%). *Berstad A, 1981a, rdb.*

229.04 Cimetidin, Vergleich verschiedener Therapiedauer

Zu diesem Schlagwort stehen keine Arbeiten zur Verfügung, deren Inhalt sich aufgrund unserer Beurteilungskriterien für eine ausführliche Wiedergabe eignet.

Sonstige Arbeiten:

UD   *Rune SJ, 1980 a, rdb.*

229.05 H_2-Antagonisten, Vergleich mit anderen Ulkustherapeutika

UD   **Ähnlich viele symptomatische Rz innerhalb von 12 Monaten nach KT mit Cimetidin + Antazidum und nach KT mit Trimipramin + Antazidum.** 55 Patienten, Antazidum + Cimetidin 400–1 000 mg/d/6 Wochen, 26 symptomatische Rz (47%); 33 Patienten, Antazidum + Trimipramin 25 mg/d/6 Wochen, 19 symptomatische Rz (58%). *Berstad A, 1981 a, rdb.*

Ähnlich viele symptomatische Rz innerhalb von 6 Monaten nach Ranitidin-KT und nach Omeprazol-KT. 25 Patienten, Ranitidin 300 mg/d/4–8 Wochen, 8 symptomatische Rz (32%); 23 Patienten, Omeprazol 40 mg/d/4–8 Wochen, 13 symptomatische Rz (57%); 24 Patienten, Omeprazol 20 mg/d/4–8 Wochen, 11 symptomatische Rz (46%). *Bardhan KD, 1986 c, rdb.*

Ähnlich viele symptomatische Rz innerhalb von 12 Monaten nach Cimetidin-KT und nach Antazidum-KT. 28 Patienten, Cimetidin 800 mg/d/4–8 Wochen, 13 symptomatische Rz (46%); 28 Patienten, Antazidum 4–8 Wochen, 17 symptomatische Rz (61%). *Becker U, 1987, rdb.*

Ähnlich viele symptomatische Rz innerhalb von 6 Monaten nach Cimetidin-KT und nach Pirenzepin-KT. 26 Patienten, Cimetidin 1 000 mg/d/12 Wochen, 16 symptomatische Rz (62%); 19 Patienten, Pirenzepin 100 mg/d/12 Wochen, 10 symptomatische Rz (53%). *Hentschel E, 1985, rok.*

Mehr symptomatische Rz innerhalb von 12 Monaten nach Cimetidin-KT als nach Wismut-KT. 18 Patienten, Cimetidin 1 000 mg/d/6 Wochen, 16 symptomatische Rz (89%); 24 Patienten, Wismut 6 Wochen, 11 symptomatische Rz (46%). *Hamilton I, 1986, reb.*

Mehr symptomatische Rz innerhalb von 12 Monaten nach Ranitidin-KT als nach Wismut-KT. 54 Patienten, Ranitidin 300 mg/d/8 Wochen, 42 symptomatische Rz (78%); 53 Patienten, Wismut 8 Wochen, 29 symptomatische Rz (55%). *Lee FI, 1985 a, reb.*

Ähnlich viele symptomatische Rz innerhalb von 6 Monaten nach Cimetidin-KT und nach Omeprazol-KT. 40 Patienten, Cimetidin 1 000 mg/d/4 Wochen, 24 symptomatische Rz (60%), 51 Patienten, Omeprazol 30 mg/d/4 Wochen, 23 symptomatische Rz (45%). *Lauritsen K, 1985, rdb.*

Mehr symptomatische Rz innerhalb von 18 Monaten nach Cimetidin-KT als nach Wismut-KT. 27 Patienten, Cimetidin 1 000 mg/d/4 Wochen, 24 symptomatische Rz (89%); 30 Patienten, Wismut 4 Wochen, 12 symptomatische Rz (40%). *Martin DF, 1981, rdb.*

Mehr symptomatische Rz innerhalb von 6 Monaten nach Cimetidin-KT als nach KT mit Cimetidin + Sulpirid. 25 Patienten, Cimetidin 800 mg/d/12 Wochen, 10 symptomatische Rz (40%); 29 Patienten, Cimetidin 800 mg/d + Sulpirid 200 mg/d/12 Wochen, 5 symptomatische Rz (17%). *Tandon RK, 1975, rdb.*

UD+ **Ähnlich viele symptomatische Rz innerhalb von 12 Monaten nach Cimetidin-KT und nach KT mit Anticholinergikum + Antazidum.** 22 Patienten, Cimetidin 1 000 mg/d/6–12 Wochen, 16 symptomatische Rz (73%), 22 Patienten, Antazidum + L-Hyoscyamin 1,2 mg/d/6–12 Wochen, 11 symptomatische Rz (50%). *Gotthard R, 1982, rdb.*

UV **Mehr symptomatische Rz innerhalb von 6 Monaten nach Ranitidin-KT als nach Wismut-KT.** 20 Patienten, Ranitidin 300 mg/d/6 Wochen, 9 symptomatische Rz (45%); 23 Patienten, Wismut 480 mg/d/6 Wochen, 3 symptomatische Rz (13%). *Cipollini F, 1987, reb.*

nk **Ähnlich viele symptomatische Rz innerhalb von 11 Monaten nach Cimetidin-KT und nach Sucralfat-KT.** 140 Patienten, Cimetidin 800 mg/d/4 Wochen, 64 symptomatische Rz (46%); 112 Patienten, Sucralfat 4000 mg/d/4 Wochen, 43 symptomatische Rz (38%). *Solhaug JH, 1987, rok.*

Sonstige Arbeiten:

UD *Aenishänslin W, 1985, rdb; Bianchi Porro G, 1984b, nok; Bergoz R, 1985, rok; Bytzer P, 1986, rdb; Coghlan JG, 1987b, reb; Hamilton I, 1984, rdb; Kang JY, 1982, reb; Kassier ZA, 1985, rok; Lam SK, 1987, reb; O'Keefe SJD, 1985b, rdb; Schenk J, 1980, reb; Shreeve DR, 1983, reb; Vantrappen G 1982, rok; Walan A, 1985a, rdb.*

UD+ *Ström M, 1981; rdb.*

UV *Morgan AG, 1978, reb.*

UP *Bytzer P, 1986, rdb.*

nk *Galmiche JP, 1980, rdb; Ippoliti A, 1983, rdb.*

229.06 H$_2$-Antagonisten, Vergleich mit Plazebo oder Therapia nulla

Siehe auch Cimetidin und Ranitidin

Sonstige Arbeiten:

UD+ *Gotthard R, 1982, rdb; Hetzel DJ, 1978, rdb.*

229.07 Plazebo oder Therapia nulla

UD+ **37% symptomatische Rz innerhalb von 8 Monaten nach Plazebo-KT.** 16 Patienten, Plazebo 6 Wochen, 6 symptomatische Rz. Endoskopie nur beim Auftreten von Schmerzen. *Hetzel DJ, 1978, rdb.*

Sonstige Arbeiten:

UD+ *Gotthard R, 1982, rdb; Ström M, 1981, rdb.*

229.08 Ranitidin, Rezidiv nach medikamentöser Kurativtherapie, symptomatisches

Tabelle siehe S. 399

Sonstige Arbeiten:

UD *Aenishänslin W, 1985, rdb; Walan A, 1985a, rdb.*

Ulkus	Rz %	Rz n	Pat n	Dosis mg/d	Ther dauer Wochen	Endo- skopie Monate	Zeit nachu Monate	Autor, Jahr	Stu dsn
*1	*3						*2		
UD	32	8	25	300	4-8	3; 6	6	*Bardhan KD, 1986c*	rdb
UD	50	10	20	300	4	(a)	6	*Korman MG, 1982a*	rdb
UD	71	20	28	300	6	(a)	12	*Bytzer P, 1986*	rdb
UD	78	42	54	300	8	4;8;12	12	*Lee FI, 1985a*	reb
UV	45	9	20	300	6	6	6	*Cipollini F, 1987*	reb
UP	18	3	17	300	6	(a)	12	*Bytzer P, 1986*	rdb

*1, *2, *3: Kolonnen, nach denen der Inhalt der Tabelle sortiert ist.

(a) Keine Routine-Endoskopie; d.h. es wurde nur beim Auftreten von Schmerzen endoskopiert.

229.09 Verschiedene Medikamente

siehe Tabelle 229.09

Sonstige Arbeiten:

UD *Aenishänslin W, 1985, rdb; Bianchi Porro G, 1984b, nok; Bergoz R, 1985, rok; Bytzer P, 1985, nok; Coughlan G, 1987, rok; Coghlan JG, 1987b, reb; Hamilton I, 1984, rdb; Kang JY, 1982, reb; Kassier ZA, 1985, rok; Kassier ZA, 1985, rok; Lambert JR, 1987a, ouk; Marks IN, 1982b, nok; Nasiry RW, 1987, ouk; O'Keefe SJD, 1985b, rdb; Schenk J, 1980, reb; Shreeve DR, 1983, reb; Vantrappen G, 1982, rok; Walan A, 1985a, rdb.*

UD+ *Ström M, 1981, rdb.*

UV *Haddad W, 1985, ret; Marks IN, 1982b, nok; Morgan AG, 1978, reb; Tytgat GN, 1982, rok.*

UV+ *Littman A (ed), 1971, ouk.*

UP *Bytzer P, 1985, nok.*

nk *Galmiche JP, 1980, rdb; Ippoliti A, 1983, rdb; Zhi-Tian Z, 1985, ouk.*

229.10 Verschiedene Medikamente, Vergleich mit Plazebo oder Therapia nulla

Sonstige Arbeiten:

UD+ *Gotthard R, 1982, rdb; Ström M, 1981, rdb.*

229.11 Verschiedene medizinische Therapien im Vergleich

UD **Ähnlich viele symptomatische Rz innerhalb von 6 Monaten nach Antazidum-KT und nach Pirenzepin-KT.** 16 Patienten, Antazidum 4 Wochen, 7 symptomatische Rz (44%); 16 Patienten, Pirenzepin 100 mg/d/4 Wochen, 9 symptomatische Rz (56%). *Cheli R, 1982, rok.*

Sonstige Arbeiten:

UD *Kassier ZA, 1985, rok.*

Tabelle 229.09. Rezidiv nach medikamentöser Kurativtherapie, symptomatisches
Verschiedene Medikamente

Ulkus	Medikament	Rz %	Rz n	Pat n	Dosis mg/d	Ther dauer Wochen	Endoskopie Monate	Zeit nachu Monate	Autor, Jahr	Stu dsn
*1	*2	*4						*3		
UD	Antazidum	44	7	16		4	6	6	Cheli R, 1982	rok
UD	Antazidum	50	11	22		6		12	Bytzer P, 1986	rdb
UD	Antazidum	61	17	28		4-8	6; 12	12	Becker U, 1987	rdb
UD	Cimetidin + Antazidum	41	12	29	400	6	6; 12	12	Berstad A, 1981a	rdb
UD	Cimetidin + Antazidum	54	14	26	1000	6	6; 12	12	Berstad A, 1981a	rdb
UD	Cimetidin + Sulpirid	17	5	29	800 + 200	12	3; 6	6	Tandon RK, 1975	rdb
UD	Omeprazol	31	11	36	20-60	4		6	Meyrick-Thomas J, 1984	rok
UD	Omeprazol	45	23	51	30	4	6	6	Lauritsen K, 1985	rdb
UD	Omeprazol	46	11	24	20	4-8	3; 6	6	Bardhan KD, 1986c	rdb
UD	Omeprazol	57	13	23	40	4-8	3; 6	6	Bardhan KD, 1986c	rdb
UD	Pirenzepin	53	10	19	100	12	6	6	Hentschel E, 1985	rok
UD	Pirenzepin	56	9	16	100	4	6	6	Cheli R, 1982	rok
UD	Sucralfat	20	23	115	4000	4	4;8;12;16;20;24	24	Lam SK, 1987	reb
UD	Trimipramin + Antazidum	58	19	33	25	6	6; 12	12	Berstad A, 1981a	rdb
UD	Wismut	46	11	24		6	9-16	12	Hamilton I, 1986	reb
UD	Wismut	55	29	53		8	4;8;12	12	Lee FI, 1985a	reb
UD	Wismut	40	12	30		4	6; 12	18	Martin DF, 1981	rdb
UD+	L-Hyoscyamin + Antazidum	50	11	22	1200-1800 + A	6-12		12	Ström M, 1981	rdb
UD+	L-Hyoscyamin + Antazidum	50	11	22	1200	6-12	12	12	Gotthard R, 1982	rdb
UV	Wismut	13	3	23	480	6	6	6	Cipollini F, 1987	reb
UV	Wismut	45	13	29		4-12		12-44	Sutton DR, 1982	ret
UP	Antazidum	48	10	21		6		12	Bytzer P, 1986	rdb
nk	Sucralfat	38	43	112	4000	4	2-4; 9-11	11	Solhaug JH, 1987	rok
nk	Ranitidin/Sucralfat	28	14	50	300/4000	3-9	6; 12	12	Manniche C, 1987	reb

*1, *2, *3, *4: Kolonnen, nach denen der Inhalt der Tabelle sortiert ist.

230 Rezidiv nach medikamentöser Kurativtherapie, symptomatisches und asymptomatisches

Hier werden nur Studien behandelt, die mindestens eine Routineendoskopie im Beobachtungszeitraum aufweisen. Siehe auch unter 241.09 (Rezidiv während medikamentöser Langzeittherapie, symptomatisches und asymptomatisches; Plazebo oder Therapia nulla).

230.01 Cimetidin, Vergleich verschiedener Dosierungen oder Einnahmeformen

UD+ **Ähnlich viele Rz innerhalb von 12 Monaten nach KT mit 1 000 mg/d Cimetidin + Antazidum und nach KT mit 400 mg/d Cimetidin + Antazidum.** 26 Patienten, Antazidum + Cimetidin 1 000 mg/d/6 Wochen, 14 Rz (54%); 29 Patienten, Antazidum + Cimetidin 400 mg/d/6 Wochen; 14 Rz (48%). *Berstad A, 1981 a, rdb.*

230.02 Cimetidin, Vergleich verschiedener Therapiedauer

Zu diesem Schlagwort stehen keine Arbeiten zur Verfügung, deren Inhalt sich aufgrund unserer Beurteilungskriterien für eine ausführliche Wiedergabe eignet.

Sonstige Arbeiten:

UD *Cargill JM, 1978, rok.*

230.03 H$_2$-Antagonisten

siehe Tabelle 230.03

Sonstige Arbeiten:

UD *Coughlan G, 1987, rok; Galeone M, 1981, rok; Hamilton I, 1984, rdb; Kang JY, 1982, reb; Schenk J, 1980, reb; Shreeve DR, 1983, reb; Walan A, 1985 a, rdb.*

UV *Morgan AG, 1978, reb.*

nk *Witzel L, 1982, ouk.*

230.04 H$_2$-Antagonisten, Vergleich mit anderen Ulkustherapeutika

UD **Ähnlich viele Rz innerhalb von 6 Monaten nach Ranitidin-KT und nach Omeprazol-KT.** 25 Patienten, Ranitidin 300 mg/d/4–6 Wochen, 15 Rz (60%); 23 Patienten, Omeprazol 40 mg/d/4–8 Wochen, 19 Rz (83%); 24 Patienten, Omeprazol 20 mg/d/4–8 Wochen, 14 Rz (58%). *Bardhan KD, 1986 c, rdb.*
Ähnlich viele Rz innerhalb von 12 Monaten nach Cimetidin-KT und nach Antazidum-KT. 28 Patienten, Cimetidin 800 mg/d/4–8 Wochen, 15 Rz (54%); 28 Patienten, Antazidum 4–8 Wochen, 21 Rz (75%). *Becker U, 1987, rdb.*
Ähnlich viele Rz innerhalb von 12 Monaten während Cimetidin-LZT nach Cimetidin-KT und während Therapia nulla nach Wismut-KT. 19 Patienten, Ci-

Tabelle 230.03. Rezidiv nach medikamentöser Kurativtherapie, symptomatisches und asymptomatisches H_2-Antagonisten

Ulkus	Medikament	Rz %	Rz n	Pat n	Dosis mg/d	Ther dauer Wochen	Endo-skopie Monate	Zeit nachu Monate	Autor, Jahr	Stu dsn
*1	*2	*4						*3		
UD	Cimetidin	72	18	25	800	12	3; 6	6	*Tandon RK, 1975*	rdb
UD	Cimetidin	75	30	40	1000	4	6	6	*Lauritsen K, 1985b*	rdb
UD	Cimetidin	85	11	13	1200	4	6	6	*O'Keefe SJD, 1985b*	rdb
UD	Cimetidin	85	22	26	1000	12	6	6	*Hentschel E, 1985*	rok
UD	Cimetidin	54	15	28	800	4-8	6; 12	12	*Becker U, 1987*	rdb
UD	Cimetidin	67	12	18	800	6	12	12	*Cognlan JG, 1987b*	reb
UD	Cimetidin	73	16	22	1000	6	6; 12	12	*Marks IN, 1982b*	nok
UD	Cimetidin	76	16	21	1000	4	6; 12	12	*Hentschel E, 1984a*	reb
UD	Cimetidin	81	21	26	1000	6-12	6; 12	12	*Reed PI, 1983*	rdb
UD	Cimetidin	81	17	21	1000	4	6-12	12	*Hentschel E, 1984b*	reb
UD	Cimetidin	100	18	18	1000	6	9-10	12	*Hamilton I, 1986*	reb
UD	Cimetidin	89	24	27	1000	4	6; 12	18	*Martin DF, 1981*	rdb
UD	Cimetidin	100	101	101	1000	4	4;8;12;16;20;24	24	*Lam SK, 1987*	reb
UD	Ranitidin	60	15	25	300	4-8	3; 6	6	*Bardhan KD, 1986c*	rdb
UD	Ranitidin	60	18	30	300	4-8	6; 12	12	*Di Mario F, 1982*	rok
UD	Ranitidin	89	48	54	300	8	4;8;12	12	*Lee FI, 1985a*	reb
UV	Cimetidin	65	13	20	1000	6	6; 12	12	*Marks IN, 1982b*	nok
UV	Ranitidin	55	11	20	300	6	6	6	*Cipollini F, 1987*	reb
nk	Cimetidin	71	102	143	800	2-12	2-4; 9-11	11	*Galmiche JP, 1980*	rdb
nk	Cimetidin	59	82	140	800	4	2-4; 9-11	11	*Solhaug JH, 1987*	nok
nk	Cimetidin	73	30	41	1200	2-6	3; 6; 12	12	*Ippoliti A, 1983*	rdb

*1, *2, *3, *4: Kolonnen, nach denen der Inhalt der Tabelle sortiert ist.

metidin 800 mg/d, Cimetidin 400 mg/d, 13 Rz (68%); 23 Patienten, Wismut 8 Wochen, 16 Rz (70%). *Bianchi Porro G, 1984 b, rdb.*

Ähnlich viele Rz innerhalb von 12 Monaten nach Cimetidin-KT und nach Wismut-KT. 18 Patienten, Cimetidin 800 mg/d/6 Wochen, 12 Rz (67%); 21 Patienten, Wismut 20 mg/d/6 Wochen, 11 Rz (52%). *Coghlan JG, 1987 b, reb.*

Ähnlich viele Rz innerhalb von 12 Monaten nach H$_2$-Antagonisten-KT und nach Carbenoxolone, Sucralfate, Antazida oder Pirenzepin. Metaanalyse von 25 Studien. *Dobrilla G, 1988 g, met.*

Ähnlich viele Rz innerhalb von 12 Monaten nach Cimetidin-KT und nach Sucralfat-KT. 21 Patienten, Cimetidin 1 000 mg/d/4–6 Wochen, 17 Rz (81%); 27 Patienten, Sucralfat 3 000 mg/d/4–6 Wochen, 23 Rz (85%). *Hentschel E, 1984 b, reb.*

Ähnlich viele Rz innerhalb von 12 Monaten nach Cimetidin-KT und nach Antazidum-KT. 21 Patienten, Cimetidin 1 000 mg/d/4 Wochen, 16 Rz (76%); 26 Patienten, Antazidum 4 Wochen, 24 Rz (92%). *Hentschel E, 1984 a, reb.*

Ähnlich viele Rz innerhalb von 6 Monaten nach Cimetidin-KT und nach Pirenzepin-KT. 26 Patienten, Cimetidin 1 000 mg/d/12 Wochen, 22 Rz (85%); 19 Patienten, Pirenzepin 100 mg/d/12 Wochen, 14 Rz (74%). *Hentschel E, 1985, rok.*

Ähnlich viele Rz innerhalb von 12 Monaten nach Cimetidin-KT und nach Carbenoxolon-KT. 26 Patienten, Cimetidin 1 000 mg/d/6–12 Wochen, 21 Rz (81%); 21 Patienten, Carbenoxolon 200 mg/d/6–12 Wochen, 16 Rz (76%). *Reed PI, 1983, rdb.*

Mehr Rz innerhalb von 6 Monaten nach Ranitidin-KT als nach Wismut-KT. 46 Patienten, Ranitidin 300 mg/d/8 Wochen, Plazebo-LZT, 30 Rz (65%); 44 Patienten, Wismut 8 Wochen, Plazebo-LZT, 14 Rz (32%). *Bianchi Porro G, 1985 b, rdb.*

Mehr Rz innerhalb von 12 Monaten nach H$_2$-Antagonisten-KT als nach TDB (tripotassium dicitrato bisunthate) KT. Metaanalyse von 25 Studien. *Dobrilla G, 1988 g, met.*

Mehr Rz innerhalb von 24 Monaten nach Cimetidin-KT als nach Proglumid-KT. 17 Patienten, Cimetidin 1 000–1 200 mg/d, 15 Rz (88%); 12 Patienten, Proglumid 1 200–1 600 mg/d, 4 Rz (33%). *Galeone M, 1981, rok.*

Mehr Rz innerhalb von 12 Monaten nach Cimetidin-KT als nach Wismut-Kt. 18 Patienten, Cimetidin 1 000 mg/d/6 Wochen, 18 Rz (100%); 24 Patienten, Wismuth 6 Wochen, 13 Rz (54%). *Hamilton I, 1986, reb.*

Mehr Rz innerhalb von 24 Monaten nach Cimetidin-KT als nach Sucralfat-KT. 123 Patienten, Cimetidin 1 000 mg/d/4 Wochen, 123 Rz (100%); 115 Patienten, Sucralfat 4 000 mg/d/4 Wochen, 37 Rz (32%); kumulative Rz-Raten aus Graphik. *Lam SK, 1987, reb.*

Mehr Rz innerhalb von 12 Monaten nach H$_2$-Antagonisten TK als nach TDB (tripotassium dicitrato bisunthate) KT. 137 Patienten, TDB, 35 Rz (37%); 159 Patienten, Cimetidin, 91 Rz (69%); 93 Patienten, Ranitidin 56 Rz (74%). Nach 24 Monaten kein Unterschied mehr feststellbar. *Laue MR, 1988, reb.*

Mehr Rz innerhalb von 6 Monaten nach Cimetidin-KT als nach Omeprazol-KT. 40 Patienten, Cimetidin 1 000 mg/d/4 Wochen, 30 Rz (75%); 51 Patienten, Omeprazol 30 mg/d/4 Wochen, 29 Rz (57%). *Lauritsen K, 1985 b, rdb.*

Mehr Rz innerhalb von 12 Monaten nach Ranitidin-KT als nach Wismut-Kt. 54 Patienten, Ranitidin 300 mg/d/8 Wochen, 48 Rz (89%); 53 Patienten, Wismut 8 Wochen, 33 Rz (62%). *Lee FI, 1985 a, reb.*

Ähnlich viele Rz innerhalb von 12 Monaten nach Cimetidin-KT und nach Sucralfat-KT. 22 Patienten, Cimetidin 1000 mg/d/6 Wochen, 16 Rz (73%); 27 Patienten, Sucralfat 4000 mg/d/6 Wochen, 17 Rz (63%). *Marks IN, 1982 b, nok.*

Mehr Rz innerhalb von 12 Monaten nach H_2-Antagonisten-KT ($\pm$ Tinidazol) als nach Wismut (Kolloidales Wismut Subzitrat) ($\pm$ Tinidazol). 22 Patienten Wismut, 53% Rz; 27 Patienten Wismut + Tinidazol, 25% Rz; 22 Patienten Cimetidin, 90% Rz; 29 Patienten Cimetidin + Tinidazol, 85% Rz. *Marshall BJ, 1988 rdb.*

Mehr Rz innerhalb von 18 Monaten nach Cimetidin-KT als nach Wismut-KT. 27 Patienten, Cimetidin 1000 mg/d/4 Wochen, 24 Rz (89%); 30 Patienten, Wismut 4 Wochen, 12 Rz (40%). *Martin DF, 1981, rdb.*

Mehr Rz innerhalb von 6 Monaten nach Cimetidin-KT als nach Prostaglandin-KT. 13 Patienten, Cimetidin 1200 mg/d/4 Wochen, 11 Rz (85%); 12 Patienten, Prostaglandin E1 0.20 mg/d/4 Wochen, 6 Rz (50%). *O'Keefe SJD, 1985 b, rdb.*

Mehr Rz innerhalb von 6 Monaten nach Cimetidin-KT als nach Prostaglandin-KT. 13 Patienten, Cimetidin 1200 mg/d/4 Wochen, 11 Rz (85%); 25 Patienten, Prostaglandin E1 0.20–0.80 mg/d/4 Wochen, 11 Rz (44%). *O'Keefe SJD, 1985 b, rdb.*

UD+ **Ähnlich viele Rz innerhalb von 12 Monaten nach KT mit Cimetidin + Antazidum und nach KT mit Trimipramin + Antazidum.** 55 Patienten, Antazidum + Cimetidin 400–1000 mg/d/6 Wochen, 28 Rz (51%); 33 Patienten, Antazidum + Trimipramin 25 mg/d/6 Wochen, 21 Rz (64%). *Berstad A, 1981 a, rdb.*

UV **Ähnlich viele Rz innerhalb von 12 Monaten nach Cimetidin-KT und nach Sucralfat-KT.** 20 Patienten, Cimetidin 1000 mg/d/6 Wochen, 132 Rz (65%); 17 Patienten, Sucralfat 4000 mg/d/6 Wochen, 14 Rz (82%). *Marks IN, 1982 b, nok.*

Mehr Rz innerhalb von 6 Monaten nach Ranitidin-KT als nach Wismut-KT. 20 Patienten, Ranitidin 300 mg/d/6 Wochen, 11 Rz (55%); 23 Patienten, Wismut 480 mg/d/6 Wochen, 5 Rz (22%). *Cipollini F, 1987, reb.*

nk **Ähnlich viele Rz innerhalb von 12 Monaten nach Cimetidin-KT und nach Antazidum-KT.** 41 Patienten, Cimetidin 1200 mg/d/2–6 Wochen, 30 Rz (73%); 40 Patienten, Antazidum 2–6 Wochen, 28 Rz (70%). *Ippoliti A, 1983, rdb.*

Ähnlich viele Rz innerhalb von 11 Monaten nach Cimetidin-KT und nach Sucralfat-KT. 143 Patienten, Cimetidin 800 mg/d/2–12 Wochen, 102 Rz (71%); 115 Patienten, Sucralfat 4000 mg/d/2–12 Wochen, 78 Rz (68%). *Galmiche JP, 1980, rdb.*

Ähnlich viele Rz innerhalb von 11 Monaten nach Cimetidin-KT und nach Sucralfat-KT. 140 Patienten, Cimetidin 800 mg/d/4 Wochen, 82 Rz (59%); 112 Patienten, Sucralfat 4000 mg/d/4 Wochen, 57 Rz (51%). *Solhaug JH, 1987, nok.*

Sonstige Arbeiten:

UD *Bergoz R, 1985, rok; Hamilton I, 1984, rdb; Hamilton I, 1986, reb; Kang JY, 1982, reb; Shreeve DR, 1983, reb; Walan A, 1985 a, rdb.*

230.05 H$_2$-Antagonisten, Vergleich mit Plazebo oder Therapia nulla

Zu diesem Schlagwort stehen keine Arbeiten zur Verfügung, deren Inhalt sich aufgrund unserer Beurteilungskriterien für eine ausführliche Wiedergabe eignet.

Ähnlich viele Rz innerhalb von 6, 12, 24, 36 und 48 Monaten nach Ranitidin, Cimetidin, Sucralfat und Pirenzepin und Plazebo. 159 Patienten Cimetidin, 93 Patienten Ranitidin, 78 Patienten Pirencepin, 60 Patienten Sucralfat und 35 Patienten Plazebo: Rz nach 48 Monaten 92%, 92%, 89%, 96% und 98%. *Lane MR, 1988, reb.*

Weniger Rz nach TDB-KT als nach Plazebo innerhalb von 6 und 12 Monaten. Bei Kontrolle nach 24 Monaten kein Unterschied. 137 Patienten, TDB; 5 Patienten Plazebo; Rz nach 6, 12 und 24 Monaten: TDB: 19%, 37% und 88%; Plazebo: 29%, 64% und 93%. *Lane MR, 1988, reb.*

230.06 Plazebo oder Therapia nulla

UD+ **84% Rz innerhalb von 24 Monaten nach Therapia nulla.** 81 Patienten, Therapia nulla 2–6 Wochen, 68 Rz, Endoskopie alle 3 Monate. *Frederiksen HJ, 1984, ouk.*
29%, 64%, 93%, 93% und 98% Rz nach Plazebo KT nach 6, 12, 24, 36 und 48 Monaten. 35 Patienten. *Lane MR, 1988, reb.*

Sonstige Arbeiten:

UD+ *Ström M, 1981, rdb.*

230.07 Sucralfat

Ulkus	Rz %	Rz n	Pat n	Dosis mg/d	Ther dauer Wochen	Endoskopie Monate	Zeit nachu Monate	Autor, Jahr	Stu dsn
*1	*2								
UD	32	37	115	4000	4	4;8;12;16;20;24	24	*Lam SK, 1987*	reb
UD	63	17	27	4000	6	6;12	12	*Marks IN, 1982b*	nok
UD	85	23	27	3000	4-6	–	12	*Hentschel E, 1984b*	reb
UV	82	14	17	4000	6	6;12	12	*Marks IN, 1982b*	nok
nk	68	87	115	4000	2-12	2-4;9-11	11	*Galmiche JP, 1980*	rdb
nk	51	57	112	4000	4	2-4;9-11	11	*Solhaug JH, 1987*	nok

*1, *2: Kolonnen, nach denen der Inhalt der Tabelle sortiert ist.

230.08 Verschiedene Medikamente

siehe Tabelle 230.08

Sonstige Arbeiten:

UD *Coughlan G, 1987, rok; Galeone M, 1981, rok; Hamilton I, 1984, rdb; Kang JY, 1982, reb; Marks IN, 1985b, reb; Shreeve DR, 1983, reb; Walan A, 1985a, rdb.*

UV *Morgan AG, 1978, reb.*

Tabelle 230.08. Rezidiv nach medikamentöser Kurativtherapie, symptomatisches und asymptomatisches Verschiedene Medikamente

Ulkus	Medikament	Rz %	Rz n	Pat n	Dosis mg/d	Ther dauer Wochen	Endo-skopie Monate	Zeit nachu Monate	Autor, Jahr	Stu dsn
*1	*2	*4						*3		
UD	Antazidum	44	7	16		4	6	6	Cheli R, 1982	rok
UD	Antazidum	75	21	28		4-8	6; 12	12	Becker U, 1987	rdb
UD	Antazidum	92	24	26		4		12	Hentschel E, 1984a	reb
UD	Carbenoxolon	76	16	21	200	6-12	6; 12	12	Reed PI, 1983	rdb
UD	Cimetidin + Antazidum	48	14	29	400	6	6; 12	12	Berstad A, 1981a	rdb
UD	Cimetidin + Antazidum	54	14	26	1000	6	6; 12	12	Berstad A, 1981a	rdb
UD	Cimetidin + Sulpirid	38	11	29	800 + 200	12	3; 6	6	Tandon RK, 1975	rdb
UD	Omeprazol	57	29	51	30	4	6	6	Lauritsen K, 1985b	rdb
UD	Omeprazol	58	14	24	20	4-8	3; 6	6	Bardhan KD, 1986c	rdb
UD	Omeprazol	83	19	23	40	4-8	3; 6	6	Bardhan KD, 1986c	rdb
UD	Pirenzepin	63	10	16	100	4	6	6	Cheli R, 1982	rok
UD	Pirenzepin	74	14	19	100	12	6	6	Hentschel E, 1985	rok
UD	Prostaglandin	38	5	13	0.8	4	6	6	O'Keefe SJD, 1985b	rdb
UD	Prostaglandin	50	6	12	0.2	4	6	6	O'Keefe SJD, 1985b	rdb
UD	Wismut	40	(a)	20		8	6; 12	12	Lambert JR, 1987a	ouk
UD	Wismut	52	11	21	(20 ml)	6	12	12	Coghlan JG, 1987b	reb
UD	Wismut	54	13	24		6	9-16	12	Hamilton I, 1986	reb
UD	Wismut	62	33	53		8	4; 8; 12	12	Lee FI, 1985a	reb
UD	Wismut	70	16	23		8	3; 6; 12	12	Bianchi Porro G, 1984b	rdb
UD	Wismut	40	12	30		4	6; 12	18	Martin DF, 1981	rdb
UD+	Trimipramin + Antaz	64	21	33	25	6	6; 12	12	Berstad A, 1981a	rdb
UV	Wismut	22	5	23	480	6	6	6	Cipollini F, 1987	reb
nk	Antazidum	70	28	40		2-6	3; 6; 12	12	Ippoliti A, 1983	rdb

*1, *2 etc.: Kolonnen, nach denen der Inhalt der Tabelle sortiert ist.
(a) Diese Angabe ist in der Arbeit nicht enthalten.
(b) 2 × 500 mg für 10 Tage.

UV+   *Littman A (ed), 1971, ouk.*

nk   *Zhi-Tian Z, 1985, ouk.*

230.09   Verschiedene medizinische Therapien im Vergleich

UD   **Ähnlich viele Rz innerhalb von 6 Monaten nach Antazidum-KT und nach Pirenzepin-KT.** 16 Patienten, Antazidum 4 Wochen, 7 Rz (44%); 16 Patienten, Pirenzepin 100 mg/d/4 Wochen, 10 Rz (63%). *Cheli R, 1982, rok.*
Ähnlich viele Rz innerhalb von 24, 36 und 48 Monaten nach KT und Pirenzepin, TDB, Sucralfat. 78 Patienten Pirenzepin, 89% Rz; 60 Patienten Sucralfat, 96% Rz; 137 Patienten TDB, 95% Rz. *Lane MR, 1988, reb.*
Weniger Rz nach TDB-KT als nach Sucralfat oder Pirenzepin innerhalb von 6 und 12 Monaten. Nach 24 Monaten kein Unterschied. 137 Patienten TDB; 78 Patienten Pirenzepin; 60 Patienten Sucralfat; Rz nach 6, 12 und 24 Monaten: TDB: 19%, 37% und 88%; Pirenzepin: 30%, 59% und 86%; Sucralfat: 38%, 63% und 87%. *Lane MR, 1988, reb.*

231   Rezidiv nach medikamentöser Kurativtherapie, Zeitpunkt des Auftretens

231.01   Verschiedene Medikamente

Siehe Abb. 231.01; die folgende Liste ergänzt die Angaben der Abbildung.

UD   (1) Therapia nulla nach KT mit Cimetidin 400 mg/d/6–8 Wochen, 29 Patienten. *Berstad A, 1981 a, rdb.*

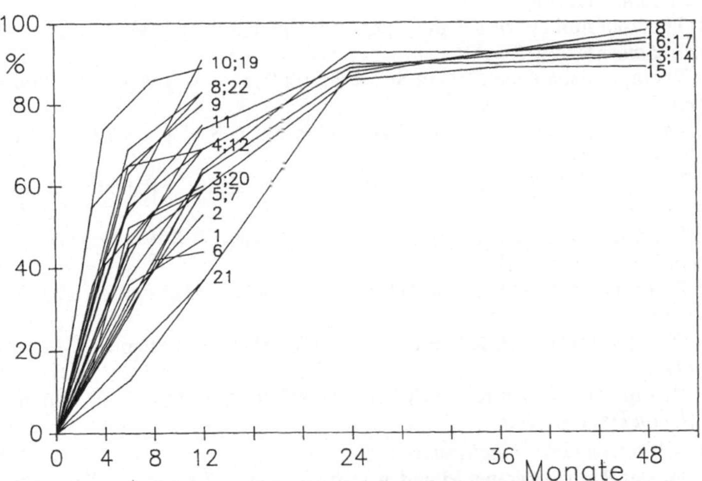

Abb. 231.01. Die x-Achse gibt den Zeitpunkt des Auftretens der Rezidive an, die y-Achse die Anzahl der Rezidive in %. Mit Hilfe der in der Abbildung angegebenen Zahlen können aus der untenstehenden Liste die Autoren, die Medikamente und die Anzahl der Patienten entnommen werden. Es wurden nur Studien behandelt, die mindestens zwei Routineendoskopien im Beobachtungszeitraum aufweisen. Siehe auch „Rezidiv während medikamentöser Langzeittherapie, Zeitpunkt des Auftretens"

(3) Therapia nulla nach KT mit Trimipramin 25 mg/d/6–8 Wochen, 33 Patienten. *Berstad A, 1981 a, rdb.*

(2) Therapia nulla nach KT mit Cimetidin 1 000 mg/d/6–8 Wochen, 26 Patienten. *Berstad A, 1981 a, rdb.*

(4) Therapia nulla nach KT mit Wismut 8 Wochen, 25 Patienten. *Bianchi Porro G, 1984 b, nok.*

(5) Antazida bei Bedarf nach KT mit Cimetidin oder Ranitidin oder Pirenzepin 8 Wochen, 30 Patienten. *Bresci G, 1983, rok.*

(6) Antazida bei Bedarf nach KT mit Cimetidin, Ranitidin, Pirenzepin oder Sucralfat 8 Wochen, 40 Patienten. *Bresci G, 1986, reb.*

(7) Therapia nulla nach KT mit Ranitidin 300 mg/d/4–8 Wochen, 30 Patienten. *Di Mario F, 1982, rok.*

(8) Therapia nulla nach KT mit Sucralfat 3 000 mg/d/4–6 Wochen, 27 Patienten. *Hentschel, E, 1984 b, rdb.*

(9) Therapia nulla nach KT mit Cimetidin 1 000 mg/d/4–6 Wochen, 21 Patienten. *Hentschel E, 1984 b, rdb.*

(10) Therapia nulla nach KT mit Antazida qid 4 Wochen, 26 Patienten. *Hentschel E, 1984 a, reb.*

(11) Therapia nulla nach KT mit Cimetidin 1 200 mg/d/2–6 Wochen, 41 Patienten. *Ippoliti A, 1983, rdb.*

(12) Therapia nulla nach KT mit Antazida 2–6 Wochen, 40 Patienten. *Ippoliti A, 1983, rdb.*

(13) Therapia nulla nach KT mit Cimetidin 800 mg/d, 6–8 Wochen, 159 Patienten. *Lane M R, 1988, reb.*

(14) Therapia nulla nach KT mit Ranitidin 300 mg/d, 6–8 Wochen, 93 Patienten. *Lane M R, 1988, reb.*

(15) Therapia nulla nach KT mit Pirenzepin 100 mg/d, 6–8 Wochen, 78 Patienten. *Lane M R, 1988, reb.*

(16) Therapia nulla nach KT mit Sucralfat 4 000 mg/d, 6–8 Wochen, 60 Patienten. *Lane M R, 1988, reb.*

(17) Therapia nulla nach KT mit TDB 4 000 mg/d, 6–8 Wochen, 137 Patienten. *Lane M R, 1988, reb.*

(18) Therapia nulla nach KT mit Plazebo, 6–8 Wochen, 35 Patienten. *Lane M R, 1988, reb.*

(19) Therapia nulla nach KT mit Ranitidin 300 mg/d/4–8 Wochen, 54 Patienten. *Lee FI, 1985 a, rdb.*

(20) Therapia nulla nach KT mit Wismut 4–8 Wochen, 53 Patienten. *Lee FI, 1985 a, reb.*

(21) Therapia nulla nach KT mit Wismut 4 Wochen, 28 Patienten. *Martin DE, 1981, rdb.*

(22) Therapia nulla nach KT mit Cimetidin 400 mg/d/4 Wochen, 27 Patienten. *Martin DF, 1981, rdb.*

In der Abbildung nicht enthaltene Arbeit:

UD+ **Häufung der Rz in den ersten Monaten nach Heilung.** 377 Patienten, Therapia nulla nach Heilung (in den Jahren 1960–1964), 33% Rz nach 3 Monaten, 74% Rz nach 12 Monaten, 94% Rz nach 24 Monaten. *Littman A (ed), 1971, ret.*

Sonstige Arbeiten:

UD *Cheli R, 1982, rok; Kang JY, 1982, nok; Marks IN, 1982 b, nok; Schenk J, 1980, nok; Shreeve DR, 1983, reb.*

UV   *Lupano F, 1986, ouk; Marks IN, 1982 b, nok.*
nk   *Solhaug JH, 1987, nok.*

232 Rezidiv nach medikamentöser Langzeittherapie, asymptomatisches

232.01 H_2-Antagonisten

UD   **2,0% asymptomatisches Rz innerhalb von 5,5 Jahren nach Cimetidin-LZT.** 50
Patienten, Cimetidin 400 mg/d/6 Monate, 1 asymptomatisches Rz. *Gray GR,
1982, rdb.*
29% asymptomatisches Rz innerhalb von 3 Monaten nach Cimetidin-LZT. 21
Patienten, Cimetidin 400 mg/d/3 Monate, 6 asymptomatische Rz. *Guslandi
M, 1980, rok.*

232.02 H_2-Antagonisten, Vergleich mit anderen Ulkustherapeutika

UD   **Ähnlich viele asymptomatische Rz innerhalb von 3 Monaten nach Cimetidin-
LZT und nach Carbenoxolon-LZT.** 21 Patienten, Cimetidin 400 mg/d/3 Mo-
nate, 6 asymptomatische Rz (29%); 23 Patienten, Carbenoxolon 150 mg/d/3
Monate, 6 asymptomatische Rz (26%). *Guslandi M, 1980, rok.*

232.03 Verschiedene Medikamente

UD   **26% asymptomatische Rz innerhalb von 3 Monaten nach Carbenoxolon-LZT.**
23 Patienten, Carbenoxolon 150 mg/d/3 Monate, 6 asymptomatische Rz.
Guslandi M, 1980, rok.

233 Rezidiv nach medikamentöser Langzeittherapie, asymptomatisches, Anteil an Gesamtzahl der Rezidive

233.01 H_2-Antagonisten

UD   **11% der Rz innerhalb von 5 Jahren nach Cimetidin-LZT sind asymptomatisch.**
50 Patienten, Cimetidin 400 mg/d/6 Monate, 9 Rz, davon 1 asymptomatisch.
Gray GR, 1982, ndb.
**55% der Rz innerhalb von 3 Monaten nach Cimetidin-LZT sind asymptoma-
tisch.** 21 Patienten, Cimetidin 400 mg/d/3 Monate, 7 Rz, davon 4 asymptomatisch. *Guslandi M, 1980, rok.*

234 Rezidiv nach medikamentöser Langzeittherapie, symptomatisches

Siehe auch unter 240.07 (Rezidiv während medikamentöser Langzeittherapie, symptomatisches und asymptomatisches; Plazebo oder Therapia nulla).

234.01 H_2-Antagonisten

UD   **18% symptomatische Rz innerhalb von 5,5 Jahren nach Cimetidin-LZT.** 50
Patienten, Cimetidin 400 mg/d/6 Monate, 9 Rz. *Gray GR, 1982, rdb.*

14% symptomatische Rz innerhalb von 3 Monaten nach Cimetidin-LZT. 21 Patienten, Cimetidin 400 mg/d/3 Monate, 3 symptomatische Rz; alle Patienten nach 3 Monaten endoskopiert. *Guslandi M, 1980, rok.*

59% symptomatische Rz innerhalb von im Mittel 1–5 Jahren nach Cimetidin-LZT. 37 Patienten, Cimetidin 400 mg/d/12 Monate, 22 Rz. *Harling H, 1985, rok.*

UV   **30% symptomatische Rz innerhalb von 4 Monaten nach Cimetidin-LZT.** 24 Patienten, Cimetidin 400 mg/d/24 Monate, 7 Rz. *Morgan AG, 1985 c, rok.*

Sonstige Arbeiten:

UD   *Gudmand-Hoyer E, 1978, rdb; Mekel RCPM, 1980, rdb.*

nk   *Bodemar G, 1980, reb; Danielsson A, 1981, rdb.*

234.02 H_2-Antagonisten, Vergleich mit anderen Ulkustherapeutika

UV   **Weniger symptomatische Rz innerhalb von 4 Monaten nach Caved-S-LZT als nach Cimetidin-LZT.** 24 Patienten, Cimetidin 400 mg/d/24 Monate, 7 Rz (30%); 22 Patienten, Caved-S 24 Monate, 2 Rz (9,1%). *Morgan AG, 1985 c, rok.*

234.03 H_2-Antagonisten, Vergleich mit Plazebo oder Therapia nulla

Zu diesem Schlagwort stehen keine Arbeiten zur Verfügung, deren Inhalt sich aufgrund unserer Beurteilungskriterien für eine ausführliche Wiedergabe eignet.

Sonstige Arbeiten:

UD   *Gudmand-Hoyer E, 1978, rdb.*

nk   *Bodemar G, 1980, reb; Danielsson A, 1981, rdb.*

234.04   Plazebo oder Therapia nulla

nk   **72% symptomatische Rz innerhalb von 6 Monaten nach Plazebo-LZT.** 25 Patienten, Plazebo 6 Monate, 18 Rz. *Becker U, 1984, rdb.*

Sonstige Arbeiten:

UD   *Gudmand-Hoyer E, 1978, rdb.*

nk   *Bodemar G, 1980, reb; Danielsson A, 1981, rdb.*

234.05   Verschiedene Medikamente

UD   **Kein symptomatisches Rz innerhalb von 3 Monaten nach Carbenoxolon-LZT.** 23 Patienten, Carbenoxolon 150 mg/d/3 Monate, kein symptomatisches Rz; alle Patienten nach 3 Monaten endoskopiert. *Guslandi M, 1980, rok.*

UD+   **71% symptomatische Rz innerhalb von 6 Monaten nach Trimipramin-LZT.** 30 Patienten, Trimipramin 25 mg/d, 22 Rz. *Becker U, 1984, rdb.*

UV   **9,1% symptomatische Rz innerhalb von 4 Monaten nach Caved-S-LZT.** 22 Patienten, Caved-S 24 Monate, 2 Rz. *Morgan AG, 1985 c, rok.*

Sonstige Arbeiten:

UD   *Bleger G, 1980, ouk.*

UV   *Lupano F, 1986, ouk; Miyake T, 1980, reb.*

234.06 Verschiedene medizinische Therapien im Vergleich

Sonstige Arbeiten:

UV   *Miyake T, 1980, reb.*

235   Rezidiv nach medikamentöser Langzeittherapie, symptomatisches und asymptomatisches

Hier werden nur Studien behandelt, die mindestens eine Routineendoskopie im Beobachtungszeitraum aufweisen. Siehe auch unter 241.09 (Rezidiv während medikamentöser Langzeittherapie, symptomatisches und asymptomatisches; Plazebo oder Therapia nulla).

235.01 Cimetidin, Vergleich verschiedener Therapiedauer

UD   **Ähnlich viele Rz nach 2monatiger Cimetidin-LZT und nach 5monatiger Cimetidin-LZT.** 61 Patienten, Cimetidin 1000 mg/d/2 Monate, Plazebo 24 Monate, 56 Rz (92%); 57 Patienten, Cimetidin 1000 mg/d/5 Monate, Plazebo 24 Monate, 51 Rz (89%). *Bardhan KD, 1982, reb.*

235.02 H_2-Antagonisten

UD   **62% Rz innerhalb von 3 Monaten nach Cimetidin-LZT.** 21 Patienten, Cimetidin 400 mg/d/3 Monate, 13 Rz. *Guslandi M, 1980, rok.*

Sonstige Arbeiten:
Gear MWL, 1983, rok; Mekel RCPM, 1980, rdb.

nk   *Walan A, 1985 b, net.*

235.03 H_2-Antagonisten, Vergleich mit anderen Ulkustherapeutika

UD   **Mehr Rz innerhalb von 3 Monaten nach Cimetidin-LZT als nach Carbenoxolon-LZT.** 21 Patienten, Cimetidin 400 mg/d/3 Monate, 13 Rz (62%); 23 Patienten, Carbenoxolon 150 mg/d/3 Monate, 6 Rz (26%). *Guslandi M, 1980, rok.*

235.04 Verschiedene Medikamente

UD   **26% Rz innerhalb von 3 Monaten nach Carbenoxolon-LZT.** 23 Patienten, Carbenoxolon 150 mg/d/3 Monate, 6 Rz. *Guslandi M, 1980, rok.*

UV   **16% Rz innerhalb von 12 Monaten nach LZT mit Sucralfat + Antazida.** 77 Patienten, Antazida + Sucralfat 4000 mg/d/6 Monate, 12 Rz, Endoskopie nach 2, 4, 6, 8, 10, 12 Monaten. *Miyake T, 1980, reb.*
21% Rz innerhalb von 12 Monaten nach Antazida-LZT. 70 Patienten, Antazida 6 Monate, 15 Rz, Endoskopie nach 2, 4, 6, 8, 10, 12 Monaten. *Miyake T, 1980, reb.*

Sonstige Arbeiten:

UV   *Lupano F, 1986, ouk.*

235.05 Verschiedene medizinische Therapien im Vergleich

UV   **Ähnlich viele Rz innerhalb von 1 Jahr nach LZT mit Antazida und nach LZT mit Sucralfat + Antazida.** 70 Patienten, Antazida 6 Monate, 15 Rz (21%); 77 Patienten, Antazida + Sucralfat 4000 mg/d/6 Monate, 12 Rz (16%). *Miyake T, 1980, reb.*

236 Rezidiv während intermittierender Langzeittherapie, symptomatisches und asymptomatisches

236.01 Verschiedene Medikamente

UD   **18% Rz während 36monatiger intermittierender Acetazolamid-LZT.** 258 Patienten, intermittierend Acetazolamid 25–30 mg/kg/d und Na-,K-Salze 200–300 mg/d, 47 Rz. *Buzas G, 1985, nok.*
48% Rz während 20monatiger intermittierender Pirenzepin-Therapie. 25 Patienten mit geheiltem UD, Pirenzepin 150 mg/d/6 Wochen mit März/April und September/Oktober, 12 Rz. *Morelli A, 1984, rdb.*
86% Rz während 20monatiger intermittierender Plazebo-Therapie. 22 Patienten mit geheiltem UD, Plazebo im März/April und September/Oktober, 19 Rz. *Morelli A, 1984, rdb.*

UV   **20% Rz während 36monatiger intermittierender Acetazolamid-LZT.** 118 Patienten, intermittierend Acetazolamid 25–30 mg/kg/d und Na-,K-Salze 200–300 mg/d, 23 Rz. *Buzas G, 1985, nok.*

nk   **23% Rz während 12monatiger intermittierender Ranitidin-LZT.** 35 Patienten, Ranitidin 300 mg/d/3 Wochen im April, 150 mg/d/9 Wochen bis Juni, 300 mg/d/3 Wochen im Oktober, 150 mg/d/9 Wochen bis November, 8 Rz innerhalb von 1 Jahr. *Palmas, F. 1984 a, rok.*

237 Rezidiv während medikamentöser Langzeittherapie, asymptomatisches

237.01 Cimetidin

siehe Tabelle 237.01

Sonstige Arbeiten:

UD   *Bianchi Porro G, 1984 b, nok; Burland WL, 1980, rdb; Boyd EJS, 1982 c, neb; Eichenberger PM, 1982, rdb; Guslandi M, 1983 a, ouk; Klinger J, 1984, rdb; Marini U, 1980, rdb; Moshal MG, 1982 b, rdb; Silvis SE, 1985, rdb; Sontag S, 1984, rdb; Van Dommelen CKV, 1982, reb; Walt RP, 1984, rok.*

UV   *Barr GD, 1983, rdb; La Brooy SJ, 1980, ndb.*

nk   *Bianchi Porro G, 1984 a, ouk.*

Tabelle 237.01. Rezidiv während medikamentöser Langzeittherapie, asymptomatisches
Cimetidin

Ulkus *1	Rz as % *3	Rz as n	Pat n	Dosis mg/d	Endo- skopie Monate	Ther dauer Monate *2	Autor, Jahr	Stu dsn
UD	0.0	0	63	1000	2	2	*Bardhan KD, 1982*	rdb
UD	22	6	27	400	3	3	*Guslandi M, 1980*	rok
UD	7.6	5	66	1000	2	5	*Bardhan KD, 1982*	rdb
UD	0.0	0	20	400	6	6	*Capria A, 1983*	rok
UD	5.0	1	20	800	6	6	*Dronfield MW, 1979b*	rdb
UD	9.5	2	21	800	3; 6	6	*Blackwood WS, 1978*	rdb
UD	9.5	2	21	800	6	6	*Bardhan KD, 1979b*	rdb
UD	10	3	30	600	6	6	*Paoluzi P, 1985c*	rdb
UD	33	8	24	400	6	6	*Guslandi M, 1983b*	rok
UD	5.9	2	34	400	5; 11	11	*Walters JM, 1980*	rdb
UD	0.0	0	20	800	12	12	*Hansky J, 1979*	rdb
UD	0.0	0	20	400	12	12	*Berstad A, 1979*	rdb
UD	8.5	4	47	400	6; 12	12	*Bardhan KD, 1986a*	rdb
UD	13	3	24	400	4; 8; 12	12	*Galeone M, 1983*	rdb
UD	15	5	33	400	6; 12	12	*Hunt RH, 1982*	reb
UD	17	4	24	400	6; 12	12	*Bianchi Porro G, 1986a*	rdb
UD	20	4	20	800	6; 12	12	*Hetzel DJ, 1980*	rok
UD	26	12	46	400	6; 12	12	*Massarrat S, 1982*	rok
UD	43	(a)	261	400	6;12;18;24	24	*Bardhan KD, 1986b*	ouk
UD	6.7	2	30	200	12; 24; 36	36	*Cheli R, 1981*	ouk
UD	34	104	305	400	(b)	48	*Anglo…Stud Group, 1985*	ouk
UV	4.8	2	42	400	6; 12	12	*Hentschel E, 1983*	rdb
UV	19	15	77	400	(b)	48	*Anglo…Stud Group, 1985*	ouk
nk	6.3	2	32	800	7; 12	12	*Bodemar G, 1979*	rdb
nk	0.0	0	22	800	6; 15	15	*Danielsson A, 1981*	rdb
nk	13	(a)	1726	400	(b)	36	*Walan A, 1985b*	ouk

*1, *2, *3: Kolonnen, nach denen der Inhalt der Tabelle sortiert ist.
(a) Life-Table-Analyse; Rohwerte nicht verfügbar.
(b) Ca. alle 6–12 Monate; ungenaue Angaben.

237.02 Cimetidin, Vergleich mit Plazebo oder Therapia nulla

siehe Tabelle 237.02

Sonstige Arbeiten:

UD *Burland WL, 1980, rdb; Klinger J, 1984, rdb; Marini U, 1980, rdb; Moshal MG, 1982b, rdb; Sontag S, 1984, rdb.*

UV *La Brooy SJ, 1980, rdb.*

Tabelle 237.02. Rezidiv während medikamentöser Langzeittherapie, asymptomatisches Cimetidin, Vergleich mit Plazebo oder Therapia nulla

Ulkus	Weniger as Rz bei Cim als bei Plaz?	Cim Rz as %	Cim Rz as n	Cim Pat n	Dosis Cim mg/d	Plaz Rz as %	Plaz Rz as n	Plaz Pat n	Ther dauer Monate	Autor, Jahr	Stu dsn
*1	*2	*4			*3						
UD	Keine	0.0	0	20	200	0.0	0	20	6	*Capria A, 1983*	rok
UD	Weniger	10	2	21	800	38	9	24	6	*Blackwood WS, 1978*	rdb
UD	Ähnl viel	0.0	0	20	400	8.7	2	23	12	*Berstad A, 1979*	rdb
UD	Ähnl viel	5.9	2	34	400	2.7	1	37	11	*Walters JM, 1980*	rdb
UD	Ähnl viel	8.5	4	47	400	12	5	43	12	*Bardhan KD, 1986a*	rdb
UD	Ähnl viel	10	3	30	600	19	5	26	6	*Paoluzi P, 1985b*	rdb
UD	Ähnl viel	0.0	0	20	800	10	2	20	12	*Hansky J, 1979*	rdb
UD	Ähnl viel	9.5	2	21	800	11	3	27	6	*Bardhan KD, 1979b*	rdb
UD	Ähnl viel	20	4	20	800	29	6	21	12	*Hetzel DJ, 1980*	rok
UV	Ähnl viel	4.8	2	42	400	12	5	42	12	*Hentschel E, 1983*	rdb
nk	Weniger	6.3	2	32	800	19	7	36	12	*Bodemar G, 1979*	rdb
nk	Ähnl viel	0.0	0	22	800	0.0	0	23	15	*Danielsson A, 1981*	rdb

*1, *2, *3 *4: Kolonnen, nach denen der Inhalt der Tabelle sortiert ist.

237.03 Cimetidin, Vergleich mit Ranitidin

UD **Mehr asymptomatische Rz während Cimetidin-LZT als während Ranitidin-LZT.** 24 Patienten, Cimetidin 400 mg/d/6 Monate, 8 asymptomatische Rz (33%); 24 Patienten, Ranitidin 150 mg/d/6 Monate, 3 asymptomatische Rz (13%). *Guslandi M, 1983 b, rok.*
Ähnlich viele asymptomatische Rz während Cimetidin-LZT und während Ranitidin-LZT. 33 Patienten, Cimetidin 400 mg/d/12 Monate, 5 asymptomatische Rz (15%); 28 Patienten, Ranitidin 150 mg/d/12 Monate, 3 asymptomatische Rz (11%). *Hunt RH, 1982, reb.*

Sonstige Arbeiten:

UD *Boyd EJS, 1982 c, nok; Klinger J, 1984, rdb; Silvis SE, 1985, rdb; Van Dommelen CKV, 1982, reb; Walt RP, 1984, rok.*

237.04 H$_2$-Antagonisten, Vergleich mit anderen Ulkustherapeutika

UD **Ähnlich viele asymptomatische Rz während Cimetidin-LZT und während Antazida-LZT.** 47 Patienten, Cimetidin 400 mg/d/12 Monate, 4 asymptomatische Rz (8,5%); 43 Patienten, Antazida bd 12 Monate, 3 asymptomatische Rz (7,0%); 40 Patienten, Antazida abends 12 Monate, 7 asymptomatische Rz (18%). *Bardhan KD, 1986 a, rdb.*
Ähnlich viele asymptomatische Rz während Cimetidin-LZT und während Antazidum-LZT. 24 Patienten, Cimetidin 400 mg/d/12 Monate, 4 asymptomatische Rz (17%); 22 Patienten, Antazidum 4 Tbl/d/12 Monate, 2 asymptomatische Rz (9,1%). *Bianchi Porro G, 1986 a, rdb.*
Ähnlich viele asymptomatische Rz während Cimetidin-LZT und während LZT mit Cimetidin und Antazidum. 24 Patienten, Cimetidin 400 mg/d/12 Monate,

4 asymptomatische Rz (17%); 23 Patienten, Cimetidin 400 mg/d + Antazidum 4 Tbl/d/12 Monate, 5 asymptomatische Rz (22%). *Bianchi Porro, G, 1986a, rdb.*

Ähnlich viele asymptomatische Rz während Cimetidin-LZT und während Pirenzepin-LZT. 24 Patienten, Cimetidin 400 mg/d/12 Monate, 3 asymptomatische Rz (13%); 23 Patienten, Pirenzepin 75 mg/d/12 Monate, 2 asymptomatische Rz (8,7%). *Galeone M, 1983, rdb.*

Ähnlich viele asymptomatische Rz während Cimetidin-LZT und während Carbenoxolon-LZT. 27 Patienten, Cimetidin 400 mg/d/3 Monate, 6 asymptomatische Rz (22%); 28 Patienten, Carbenoxolon 150 mg/d/3 Monate, 5 asymptomatische Rz (18%). *Guslandi M, 1980, rok.*

Sonstige Arbeiten:

Moshal MG, 1982b, rdb.

237.05 Plazebo oder Therapia nulla

Ulkus *1	Rz as % *3	Rz as n	Pat n	Therapie	Endoskopie Monate	Ther dauer Monate *2	Autor, Jahr	Stu dsn
UD	0.0	0	20	Antaz bei Bed	6	6	*Capria A, 1983*	rok
UD	4.6	1	22	Plazebo	6	6	*Dronfield MW, 1979b*	rdb
UD	6.3	1	16	Ther nulla	6	6	*Cheli R, 1982*	rok
UD	6.7	4	60	Plazebo	6	6	*Classen, M, 1983a*	rdb
UD	11	3	27	Plazebo	6	6	*Bardhan KD, 1979b*	rdb
UD	19	5	26	Plazebo	6	6	*Paoluzi P. 1985c*	rdb
UD	38	9	24	Plazebo	3;6	6	*Blackwood WS, 1978*	rdb
UD	2.7	1	37	Plazebo	5;11	11	*Walters JM, 1980*	rdb
UD	0.0	0	30	Ther nulla	6;12	12	*Di Mario F, 1982*	rok
UD	4.8	1	21	Placebo	3;6;9;12	12	*Mekel RCPM, 1985*	rdb
UD	7.1	2	28	Plazebo	6;12	12	*Dal Monte PR, 1982*	rdb
UD	8.7	2	23	Plazebo	12	12	*Berstad A, 1979*	rdb
UD	9.7	3	31	Plazebo	6;12	12	*Behar J, 1986*	rdb
UD	10	3	30	Plazebo	12	12	*Valnes K, 1982*	rdb
UD	10	2	20	Plazebo	12	12	*Hansky J, 1979*	rdb
UD	12	5	43	Plazebo	6;12	12	*Bardhan KD, 1986a*	rdb
UD	13	2	16	Ther nulla	6;12	12	*Marks IN, 1985b*	reb
UD	29	6	21	Ther nulla	6;12	12	*Hetzel DJ, 1980*	rok
UD	0.0	0	57	Plazebo	3;6;9;12;18;24	24	*Bardhan KD, 1982*	reb§
UD	11	7	61	Plazebo	3;6;9;12;18;24	24	*Bardhan KD, 1982*	reb§
UD	23	14	61	Plazebo	3;6;9;12;18;24	24	*Bardhan KD, 1982*	reb
UV	3.3	1	30	Plazebo	6	6	*Marks IN, 1985c*	rdb
UV	19	5	27	Plazebo	6	6	*Marks IN, 1987*	rdb
UV	12	5	42	Plazebo	6;12	12	*Hentschel E, 1983*	rdb
UV	35	14	40	Ther nulla	48-96	48-96	*Jorde R, 1986a*	ouk
nk	19	7	36	Plazebo	7;12	12	*Bodemar G, 1979*	rdb
nk	0.0	0	23	Plazebo	6;15	15	*Danielson A, 1981*	rdb

*1, *2, *3: Kolonnen, nach denen der Inhalt der Tabelle sortiert ist.

Siehe auch unter 226 (Rezidiv nach medikamentöser Kurativtherapie, asymptomatisches).

Die folgenden Angaben ergänzen den Inhalt der Tabelle:

UD **11% asymptomatische Rz während 24monatiger Fortsetzung einer LZT mit Plazebo.** 61 Patienten in Remission nach 2monatiger LZT mit Cimetidin 1 000 mg/d, Plazebo, 7 asymptomatische Rz. *Bardhan KD, 1982, reb.*
Kein asymptomatisches Rz während 24monatiger Fortsetzung einer LZT mit Plezebo. 57 Patienten in Remission nach 5monatiger LZT mit Cimetidin 1 000 mg/d, Plazebo, kein asymptomatisches Rz. *Bardhan KD, 1982, reb.*

Sonstige Arbeiten:

UD *Alstead EM, 1983, rdb; Boyd EJS, 1984c, rdb; Burland WL, 1980, rdb; Eichenberger PM, 1982, rdb; Klinger J, 1984, rdb; Marini U, 1980, rdb; Moshal MG, 1982b, rdb; Petrillo M, 1980, rdb; Rutgeerts P, 1985, rdb; Sontag S, 1984, rdb.*

UV *Alstead EM, 1983, rdb; Barr GD, 1983, rdb; Classen M, 1983a, rdb; Dawson J, 1984, rdb; La Brooy SJ, 1980, rdb.*

nk *Liedberg G, 1985, rdb.*

237.06 Ranitidin

Ulkus	Rz as % *2	Rz as n	Pat n	Dosis mg/d	Endoskopie Monate	Ther dauer Monate *1	Autor, Jahr	Stu dsn
UD	3.7	2	54	150	6	6	*Bongiorno A, 1984*	ouk
UD	10	2	20	150	3;6	6	*Klinger J, 1984*	rdb
UD	13	3	24	150	6	6	*Guslandi M, 1983b*	rok
UD	27	7	26	150	2;4;6;8;10	10	*Noya G, 1983*	ouk
UD	0.0	0	31	150	6;12	12	*Di Mario F, 1982*	rok
UD	4.5	1	22	150	3;6;9;12	12	*Mekel RCPM, 1985*	rdb
UD	5.1	5	99	150	12	12	*Mazzacca G, 1983*	ouk
UD	8.7	11	126	150	4;8;12	12	*Gibinski K, 1984b*	ouk
UD	9.4	3	32	100	4;8;12	12	*Mangiameli A, 1982b*	ouk
UD	9.7	3	31	100	6;12	12	*Sheers, R, 1982*	ouk
UD	11	3	28	150	6;12	12	*Hunt RH, 1982*	reb
UD	12	10	82	150	4;8;12	12	*Lee FI, 1984*	ouk
UV	4.6	3	65	150	4;8;12	12	*Gibinski K, 1984b*	ouk

*1, *2: Kolonnen, nach denen der Inhalt der Tabelle sortiert ist.

Sonstige Arbeiten:

UD *Alstead EM, 1983, rdb; Boyd EJS, 1983e, ouk; Boyd EJS, 1984c, ouk, Boyd EJS, 1987, ouk; Celle G, 1983, nok; Lombardo L, 1983a, ouk; Paul F, 1986, nok; Penston J, 1987, ouk; Silvis SE, 1985, rdb; Van Dommelen CKV, 1982, reb; Walt RP, 1984, rok.*

UV   *Alstead EM, 1983, rdb; Boyd EJS 1982 c, nok; Celle G, 1983, nok; Dawson J, 1984, rdb.*

nk   *Liedberg G, 1985, rdb.*

237.07 Ranitidin, Vergleich mit Plazebo oder Therapia nulla

UD   **Keine asymptomatischen Rz während Ranitidin-LZT und während Therapia nulla.** 31 Patienten, Ranitidin 150 mg/d/12 Monate, 8 Rz, davon keines asymptomatisch; 30 Patienten, Therapia nulla 12 Monate, 18 Rz, davon keines asymptomatisch. *Di Mario F, 1982, rok.*
Keine asymptomatischen Rz während Ranitidin-LZT und während Therapia nulla. 31 Patienten, Ranitidin 150 mg/d/12 Monate, kein asymptomatisches Rz; 30 Patienten, Therapia nulla 12 Monate, kein asymptomatisches Rz. *Di Mario F, 1982, rok.*
Ähnlich viele asymptomatische Rz während Ranitidin-LZT und während Plazebo-LZT. 22 Patienten, Ranitidin 150 mg/d/12 Monate, 1 asymptomatisches Rz (4,5%); 21 Patienten, Plazebo 12 Monate, 1 asymptomatisches Rz (4,8%). *Mekel RCPM, 1985, rdb.*

Sonstige Arbeiten:

UD   *Alstead EM, 1983, rdb; Klinger J, 1984, rdb.*

UV   *Alstead EM, 1983, rdb; Dawson J, 1984, rdb.*

237.08 Ranitidin, Vergleich verschiedener Dosierungen oder Einnahmeformen

Sonstige Arbeiten:

UD   *Paul F, 1986, rdb.*

237.09 Sucralfat

siehe Tabelle 237.09

Sonstige Arbeiten:

UV   *Classen M, 1983 a, rdb.*

237.10 Sucralfat, Vergleich mit Plazebo oder Therapia nulla

UD   **Ähnlich viele asymptomatische Rz während Sucralfat-LZT und während Plazebo-LZT.** 30 Patienten, Sucralfat 12 Monate, 1 asymptomatisches Rz (3,3%); 31 Patienten, Plazebo 12 Monate, 3 asymptomatische Rz (9,7%). *Behar J, 1986, rdb.*
Ähnlich viele asymptomatische Rz während Sucralfat-LZT und während Plazebo-LZT. 66 Patienten, Sucralfat 2000 mg/d/6 Monate, 3 asymptomatische Rz (4,5%); 60 Patienten, Plazebo 6 Monate, 4 asymptomatische Rz (6,7%). *Classen M, 1983 a, rdb.*
Ähnlich viele asymptomatische Rz während Sucralfat-LZT und während Therapia nulla. 19 Patienten, Sucralfat 2000 mg/d/12 Monate, 2 asymptomatische Rz (11%); 15 Patienten, Sucralfat 1000 mg/d/12 Monate, 4 asympto-

Tabelle 237.09. Rezidiv während medikamentöser Langzeittherapie asymptomatisches
Sucralfat

Ulkus *1	Rz as % *2	Rz as n	Pat n	Dosis mg/d	Endo- skopie Monate	Ther dauer Monate	Autor, Jahr	Stu dsn
UD	3.3	1	30	(a)	6; 12	12	*Behar J, 1986*	rdb
UD	4.5	3	66	2000	6	6	*Classen M, 1983a*	rdb
UD	11	2	19	2000	6; 12	12	*Marks IN, 1985b*	reb
UD	27	4	15	1000	6; 12	12	*Marks IN, 1985b*	reb
UV	6.5	2	31	3000	6; 12	6	*Marks IN, 1985c*	rdb
UV	10	3	29	2000	6	6	*Marks IN, 1987*	rdb

*1, *2: Kolonnen, nach denen der Inhalt der Tabelle sortiert ist.
(a) Diese Angabe ist in der Arbeit nicht enthalten.

matische Rz (27%); 16 Patienten Therapia nulla, 2 asymptomatische Rz (13%). *Marks IN, 1985 b, reb.*

UV   **Weniger asymptomatische Rz während Sucralfat-LZT als während Plazebo-LZT.** 29 Patienten, Sucralfat 2000 mg/d/6 Monate, 3 asymptomatische Rz (10%); 27 Patienten, Plazebo 6 Monate, 5 asymptomatische Rz (19%). *Marks IN, 1987, rdb.*
Ähnlich viele asymptomatische Rz während Sucralfat-LZT und während Plazebo-LZT. 31 Patienten, Sucralfat 3000 mg/d/6 Monate, 2 asymptomatische Rz (6,5%); 30 Patienten, Plazebo 6 Monate, 1 asymptomatisches Rz (3,3%). *Marks IN, 1985 c, rdb.*

Sonstige Arbeiten:

UD   *Marks IN, 1983 b, reb.*

UV   *Classen M, 1983 a, rdb.*

237.11   Verschiedene Medikamente

siehe Tabelle 237.11

Sonstige Arbeiten:

UD   *Eichenberger PM, 1982, rdb; Federici T, 1983, ouk; Petrillo M, 1980, rdb; Rutgeerts P, 1985, rdb.*

237.12   Verschiedene Medikamente, Vergleich mit Plazebo oder Therapia nulla

Siehe auch unter 237.10 (Sucralfat, Vergleich mit Plazebo oder Therapia nulla).

UD   **Gleich viele asymptomatische Rz während Pirenzepin-LZT und während Therapia nulla.** 16 Patienten, Pirenzepin 50 mg/d/6 Monate, 1 asymptomatisches

Tabelle 237.11. Rezidiv nach medikamentöser Langzeittherapie, asymptomatisches
Verschiedene Medikamente

Ulkus	Medikament *1	Rz as % *3	Rz as n	Pat n	Dosis mg/d	Endo-skopie Monate	Ther dauer Monate *2	Autor, Jahr	Stu dsn
UD	Antazidum	0.0	0	16	4 tbl	6	6	Cheli R, 1982	rok
UD	Antazidum	7.0	3	43	(bd)	6; 12	12	Bardhan KD, 1986a	rdb
UD	Antazidum	9.1	2	22	4 Tbl	6; 12	12	Bianchi Porro G, 1986a	rdb
UD	Antazidum	18	7	40	(abends)	6; 12	12	Bardhan KD, 1986a	rdb
UD	Carbenoxolon	18	5	28	150	3	3	Guslandi M, 1980	rok
UD	Cimetidin+Antaz	22	5	23	400+4 Tbl	6; 12	12	Bianchi Porro G, 1986a	rdb
UD	Pirenzepin	0.0	0	20	50	6	6	Capria A, 1983	rok
UD	Pirenzepin	6.3	1	16	50	6	6	Cheli R, 1982	rok
UD	Pirenzepin	7.7	2	26	100	6; 12	12	Dal Monte PR, 1982	rdb
UD	Pirenzepin	8.7	2	23	75	4; 8; 12	12	Galeone M, 1983	rdb
UD	Pirenzepin	19	3	16	100	6; 12	12	Moshal MG, 1982b	rdb
UD	Trimipramin	9.4	3	32	25	12	12	Valnes K, 1982	rdb

*1, *2, *3: Kolonnen, nach denen der Inhalt der Tabelle sortiert ist.

Rz (6,3%); 16 Patienten, Therapia nulla, 1 asymptomatisches Rz (6,3%). *Cheli R, 1982, rok.*

Kein asymptomatisches Rz während Pirenzepin-LZT und während LZT mit Antazidum bei Bedarf. 20 Patienten, Pirenzepin 50 mg/d/6 Monate, kein asymptomatisches Rz; 20 Patienten, Antazidum bei Bedarf, kein asymptomatisches Rz. *Capria A, 1983, rok.*

Ähnlich viele asymptomatische Rz während Pirenzepin-LZT und während Plazebo-LZT. 26 Patienten, Pirenzepin 100 mg/d/12 Monate, 2 asymptomatische Rz (7,7%); 28 Patienten, Plazebo 12 Monate, 2 asymptomatische Rz (7,1%). *Dal Monte PR, 1982, rdb.*

Ähnlich viele asymptomatische Rz während Antazida-LZT und während Plazebo-LZT. 43 Patienten, Antazida bd 12 Monate, 3 asymptomatische Rz (7,0%); 40 Patienten, Antazida abends 12 Monate, 7 asymptomatische Rz (18%); 43 Patienten, Plazebo 12 Monate, 5 asymptomatische Rz (12%). *Bardhan KD, 1986 a, rdb.*

Ähnlich viele asymptomatische Rz während Trimipramin-LZT und während Plazebo-LZT. 32 Patienten, Trimipramin 25 mg/d/12 Monate, 3 asymptomatische Rz (9,4%); 30 Patienten, Plazebo 12 Monate, 3 asymptomatische Rz (10%). *Valnes K, 1982, rdb.*

Sonstige Arbeiten:
Moshal MG, 1982 b, rdb; Petrillo M, 1980, rdb; Rutgeerts P, 1985, rdb.

238 Rezidiv während medikamentöser Langzeittherapie, asymptomatisches, Anteil an Gesamtzahl der Rezidive

238.01 Cimetidin

siehe Tabelle 238.01

Sonstige Arbeiten:

UD   *Bardhan KD, 1986 b, ouk; Bianchi Porro G, 1984 b, nok; Burland WL, 1980, rdb; Boyd EJS, 1982 c, neb; Guslandi M, 1983 a, ouk; Klinger J, 1984, rdb; Marini U, 1980, rdb; Moshal MG, 1982 b, rdb; Silvis SE, 1985, rdb; Sontag S, 1984, rdb; Walt RP, 1984, rok.*

UV   *Barr GD, 1983, rdb.*

nk   *Rohner HG, 1985, ouk; Walan A, 1985 b, ouk.*

238.02 Cimetidin, Vergleich mit Plazebo oder Therapia nulla

siehe Tabelle 238.02

Sonstige Arbeiten:

UD   *Burland WL, 1980, rdb; Hetzel DJ, 1980, rok; Klinger J, 1984, rdb; Marini U, 1980, rdb; Moshal MG, 1982 b, rdb.*

Tabelle 238.01. Rezidiv während medikamentöser Langzeittherapie, asymptomatisches
Anteil an der Gesamtzahl Rezidive
Cimetidin

Ulkus	as Rz % von Rz ges	as Rz n	Rz ges %	Rz ges n	Pat n	Dosis mg/d	Endo- skopie Monate	Ther dauer Monate	Autor, Jahr	Stu dsn
*1	(b) *2	(c)	(d) *3	(d)						
UD	0.0	0	1.6	1	63	1000	2	2	*Bardhan KD, 1982*	rdb
UD	0.0	0	20	4	20	400	6	6	*Cupria A, 1983*	rok
UD	0.0	0	5.0	1	20	800	12	12	*Hansky J, 1979*	rdb
UD	0.0	0	10	2	20	400	12	12	*Berstad A, 1979*	rdb
UD	11	1	38	9	24	400	6	6	*Guslandi M, 1983b*	rok
UD	15	2	38	13	34	400	5;11	11	*Walters JM, 1980*	rdb
UD	20	2	33	10	30	200	12;24;36	36	*Cheli R, 1981*	ouk
UD	20	1	25	5	20	800	6	6	*Dronfield MW, 1979b*	rdb
UD	40	4	21	10	47	400	6;12	12	*Bardhan KD, 1986a*	rdb
UD	40	2	24	5	21	800	3;6	6	*Blackwood WS, 1978*	rdb
UD	40	4	42	10	24	400	6;12	12	*Bianchi Porro G, 1986a*	rdb
UD	43	3	29	7	24	400	4;8;12	12	*Galeone M, 1983*	rdb
UD	50	2	19	4	21	800	6	6	*Bardhan KD, 1979b*	rdb
UD	50	12	52	24	46	400	6;12	12	*Massarrat S, 1982*	rok
UD	55	104	62	189	305	400	(e)	48	*Anglo*…Stud Group, 1985	ouk
UD	60	3	17	5	30	600	6	6	*Paoluzi P, 1985c*	rdb

*1, *2, *3: Kolonnen, nach denen der Inhalt der Tabelle sortiert ist.
(a) Life-Table-Analyse; Rohwerte nicht verfügbar.
(b) Prozentualer Anteil asymptomatischer Rezidive bezogen auf die Gesamtzahl an Rezidiven.
(c) Anzahl asymptomatischer Rezidive.
(d) Gesamtzahl der Rezidive in Prozent und als Absolutzahl.
(e) Ca. alle 6–12 Monate; ungenaue Angaben.

Tabelle 238.01. (Fortsetzung)

Ulkus	as Rz % von Rz ges (b) *2	as Rz n (c)	Rz ges % (d) *3	Rz ges n (d)	Pat n	Dosis mg/d	Endo-skopie Monate	Ther dauer Monate	Autor, Jahr	Stu dsn
*1										
UD	63	5	12	8	66	1000	2	5	*Bardhan KD, 1982*	rdb
UD	63	5	24	8	33	400	6; 12	12	*Hunt RH, 1982*	reb
UD	80	4	25	5	20	800	6; 12	12	*Hetzel DJ, 1980*	rok
UD	100	6	22	6	27	400	3	3	*Guslandi M, 1980*	rok
UV	33	2	14	6	42	400	6; 12	12	*Hentschel E, 1983*	rdb
UV	48	15	40	31	77	400	(e)	48	*Anglo…Stud Group, 1985*	ouk
nk	0.0	0	18	4	22	800	6; 15	15	*Danielsson A, 1981*	rdb
nk	33	2	19	6	32	800	7; 12	12	*Bodemar G, 1979*	rdb
nk	40	(a)	36	(a)	1726	400	6; 12; 24	24	*Bianchi Porro G, 1984a*	ouk

*1, *2, *3: Kolonnen, nach denen der Inhalt der Tabelle sortiert ist.
(a) Life-Table-Analyse; Rohwerte nicht verfügbar.
(b) Prozentualer Anteil asymptomatischer Rezidive bezogen auf die Gesamtzahl an Rezidiven.
(c) Anzahl asymptomatischer Rezidive.
(d) Gesamtzahl der Rezidive in Prozent und als Absolutzahl.
(e) Ca. alle 6–12 Monate; ungenaue Angaben.

Tabelle 238.02. Rezidiv während medikamentöser Langzeittherapie, asymptomatisches
Anteil an Gesamtzahl der Rezidive
Cimetidin, Vergleich mit Plazebo oder Therapia nulla

Ulkus	Anteil as Rz bei Cim höher?	Cim as Rz %von Rz ges	Cim Rz as n	Cim Rz ges n	Cim Pat n	Dosis Cim mg/d	Plaz as Rz %von Rz ges	Plaz Rz as n	Plaz Rz ges n	Plaz Pat n	Ther dauer Monate	Autor, Jahr	Stu dsn
*1	*2	*3											
UD	Höher	15	2	13	34	400	3.8	1	26	37	11	Walters JM, 1980	rdb
UD	Höher	40	4	10	47	400	21	5	24	43	12	Bardhan KD, 1986a	rdb
UD	Höher	50	2	4	21	800	15	3	20	27	6	Bardhan KD, 1979b	rdb
UD	Höher	60	3	5	30	600	35	5	14	26	6	Paoluzi P, 1985c	rdb
UD	Ähnlich	0.0	0	2	20	400	13	2	16	20	12	Berstad A, 1979	rdb
UD	Ähnlich	0.0	0	1	20	800	11	2	18	20	12	Hansky J, 1979	rdb
UD	Ähnlich	40	2	5	21	800	43	9	21	24	6	Blackwood WS, 1978	rdb
UV	Ähnlich	33	2	6	42	400	22	5	23	42	12	Hentschel E, 1983	rdb
nk	Höher	33	2	6	32	800	23	7	30	36	12	Bodemar G, 1979	reb
nk	Ähnlich	0.0	0	4	22	800	0.0	0	11	23	15	Danielsson A, 1981	rdb

*1, *2, *3: Kolonnen, nach denen der Inhalt der Tabelle sortiert ist.

238.03 Cimetidin, Vergleich mit Ranitidin

UD   **Ähnlicher Anteil asymptomatischer Rz an Gesamtzahl der Rz während Cimetidin-LZT und während Ranitidin-LZT.** 24 Patienten, Cimetidin 400 mg/d/6 Monate, 9 Rz, davon 8 asymptomatisch (89%); 24 Patienten, Ranitidin 150 mg/d/6 Monate, 3 Rz, alle asymptomatisch. *Guslandi M, 1983 b, rok.*

        Ähnlicher Anteil asymptomatischer Rz an Gesamtzahl der Rz während Cimetidin-LZT und während Ranitidin-LZT. 33 Patienten, Cimetidin 400 mg/d/12 Monate, 8 Rz, davon 5 asymptomatisch (63%); 28 Patienten, Ranitidin 150 mg/d/12 Monate, 7 Rz, davon 3 asymptomatisch (43%). *Hunt RH, 1982, reb.*

Sonstige Arbeiten:

UD   *Boyd EJS, 1982 c, neb; Klinger J, 1984, rdb; Silvis SE, 1985, rdb; Walt RP, 1984, rok.*

238.04 H$_2$-Antagonisten, Vergleich mit anderen Ulkustherapeutika

UD   **Höherer Anteil asymptomatischer Rz an Gesamtzahl der Rz während Cimetidin-LZT als während Antazidum-LZT.** 24 Patienten, Cimetidin 400 mg/d/12 Monate, 10 Rz, davon 4 asymptomatisch (40%); 23 Patienten, Cimetidin 400 mg/d/12 Monate + Antazidum, 10 Rz, davon 5 asymptomatisch (50%); 22 Patienten, Antazidum 12 Monate, 12 Rz, davon 2 asymptomatisch (17%). *Bianchi Porro G, 1986 a, rdb.*

        Ähnlicher Anteil asymptomatischer Rz an Gesamtzahl der Rz während Cimetidin-LZT und während Antazida-LZT. 47 Patienten, Cimetidin 400 mg/d/12 Monate, 10 Rz, davon 4 asymptomatisch (40%); 43 Patienten, Antazida bd 12 Monate, 9 Rz, davon 3 asymptomatisch (33%); 40 Patienten, Antazida abends 12 Monate, 16 Rz, davon 7 asymptomatisch (44%). *Bardhan KD, 1986 a, rdb.*

        Alle Rz während 3monatiger Cimetidin-LZT und während 3monatiger Carbenoxolon-LZT sind asymptomatisch. 27 Patienten, Cimetidin 400 mg/d, 6 Rz, alle asymptomatisch; 28 Patienten, Carbenoxolon 150 mg/d, 5 Rz, alle asymptomatisch. *Guslandi M, 1980, rok.*

Sonstige Arbeiten:

UD   *Galeone M, 1983, rdb; Moshal MG, 1982 b, rdb.*

238.05 Plazebo oder Therapia nulla

siehe Tabelle 238.05
Siehe auch unter 227 (Rezidiv nach medikamentöser Kurativtherapie, asymptomatisches; Anteil an Gesamtzahl der Rezidive).

Die folgenden Angaben ergänzen den Inhalt der Tabelle:
12% der Rz während 24monatiger Fortsetzung einer LZT mit Plazebo sind asymptomatisch. 61 Patienten in Remission nach 2monatiger Cimetidin-LZT, Plazebo, 56 Rz, davon 7 asymptomatisch. *Bardhan KD, 1982, reb.*
Keines der Rz während 24monatiger Fortsetzung einer LZT mit Plazebo ist asymptomatisch. 57 Patienten in Remission nach 5monatiger Cimetidin-LZT, Plazebo, 51 Rz, davon keines asymptomatisch. *Bardhan KD, 1982, reb.*

Tabelle 238.05. Rezidiv während medikamentöser Langzeittherapie, asymptomatisches
Anteol an Gesamtzahl der Rezidive
Plazebo oder Therapia nulla

Ulkus	as Rz % von Rz ges (a)	as Rz n (b)	Rz ges % (c)	Rz ges n (c)	Pat n	Therapie	Endoskopie Monate	Ther dauer Monate	Autor, Jahr	Stu dsn
*1	*2		*3							
UD	0.0	0	60	18	30	Ther nulla	6;12	12	*Di Mario F, 1982*	rok
UD	0.0	0	65	13	20	Plazebo	6	6	*Capria A, 1983*	rok
UD	0.0	0	89	51	57	Plazebo	3;6;12;18;24	24	*Bardhan KD, 1982*	reb§
UD	3.8	1	70	26	37	Plazebo	5;11	11	*Walters JM, 1980*	rdb
UD	5.6	1	86	18	21	Plazebo	3;6;9;12	12	*Mekel RCPM, 1985*	rdb
UD	6.2	1	73	16	22	Plazebo	6	6	*Dronfield MW, 1979b*	rdb
UD	7.4	2	96	27	28	Plazebo	6;12	12	*Dal Monte PR, 1982*	rdb
UD	11	2	90	18	20	Plazebo	12	12	*Hansky J, 1979*	rdb
UD	12	3	81	25	31	Plazebo	6;12	12	*Behar J, 1986*	rdb
UD	13	4	50	30	60	Plazebo	6	6	*Classen M, 1983a*	rdb
UD	13	2	70	16	23	Plazebo	12	12	*Berstad A, 1979*	rdb
UD	13	7	92	56	61	Plazebo	3;6;12;18;24	24	*Bardhan KD, 1982*	reb§
UD	15	3	64	20	31	Plazebo	6	6	*Bardhan KD, 1979b*	rdb
UD	15	2	81	13	16	Ther nulla	6;12	12	*Marks IN, 1985b*	reb
UD	17	3	60	18	30	Plazebo	12	12	*Valnes K, 1982*	rdb
UD	21	5	56	24	43	Plazebo	6;12	12	*Bardhan KD, 1986a*	rdb
UD	23	14	100	61	61	Plazebo	3;6;12;18;24	24	*Bardhan KD, 1982*	reb

*1, *2, *3: Kolonnen, nach denen der Inhalt der Tabelle sortiert ist.
§ Für genauere Information zu dieser Arbeit siehe Text.
(a) Prozentualer Anteil asymptomatischer Rezidive bezogen auf die Gesamtzahl der Rezidive.
(b) Anzahl asymptomatischer Rezidive.
(c) Gesamtzahl der Rezidive in Prozent und als Absolutzahl.

Tabelle 238.05. (Fortsetzung)

Ulkus	as Rz % von Rz ges (a)	as Rz n (b)	Rz ges % (c)	Rz ges n (c)	Pat n	Therapie	Endoskopie Monate	Ther dauer Monate	Autor, Jahr	Stu dsn
*1	*2		*3							
UD	35	5	54	14	26	Plazebo	6	6	*Paoluzi P, 1985c*	rdb
UD	43	9	88	21	24	Plazebo	3; 6	6	*Blackwood WS, 1978*	rdb
UV	4.8	1	70	21	30	Plazebo	6	6	*Marks IN, 1985c*	rdb
UV	22	5	55	23	42	Plazebo	6; 12	12	*Hentschel E, 1983*	rdb
UV	33	5	56	15	27	Plazebo	6	6	*Marks IN, 1987*	rdb
UV	63	14	55	22	40	Ther nulla	48-96	48-96	*Jorde R, 1985s*	ouk
nk	0.0	0	48	11	23	Plazebo	6; 15	15	*Danielsson A, 1981*	rdb
nk	23	7	83	30	36	Plazebo	7; 12	12	*Bodemar G, 1979*	rdb

*1, *2, *3: Kolonnen, nach denen der Inhalt der Tabelle sortiert ist.
§ Für genauere Information zu dieser Arbeit siehe Text.
(a) Prozentualer Anteil asymptomatischer Rezidive bezogen auf die Gesamtzahl der Rezidive.
(b) Anzahl asymptomatischer Rezidive.
(c) Gesamtzahl der Rezidive in Prozent und als Absolutzahl.

Sonstige Arbeiten:

UD   *Alstead EM, 1983, rdb; Boyd EJS, 1984 c, rdb; Boyd EJS, 1987, ouk; Burland WL, 1980, rdb; Marini U, 1980, rdb; Marks IN, 1983 b, reb; Moshal MG, 1982 b, rdb; Paul F, 1986; rdb; Penston J, 1987, ouk; Petrillo M, 1980, rdb; Silvis SE, 1985, rdb; Sontag S, 1984, rdb.*

UV   *Alstead EM, 1983, rdb; Barr GD, 1983, rdb.*

nk   *Liedberg G, 1985, rdb.*

238.06 Ranitidin

siehe Tabelle 238.06

Sonstige Arbeiten:

UD   *Alstead EM, 1983, rdb; Boyd EJS, 1983 e, ouk; Boyd EJS, 1984 c, ouk; Boyd EJS, 1982 c, nok; Celle G, 1983, nok; Cheli R, 1982, rok; Guslandi M, 1983 a, ouk; Hetzel DJ, 1980, rok; Klinger J, 1984, rdb; Lombardo L, 1983 a, ouk; Walt RP, 1984, rok.*

UV   *Alstead EM, 1983, rdb; Celle G, 1983, nok.*

nk   *Liedberg G, 1985, rdb.*

238.07 Ranitidin, Vergleich mit Plazebo oder Therapia nulla

UD   **Ähnlicher Anteil asymptomatischer Rz an Gesamtzahl der Rz während Ranitidin-LZT und während Plazebo-LZT.** 22 Patienten, Ranitidin 150 mg/d/12 Monate, 4 Rz, davon 1 asymptomatisch (25%); 21 Patienten, Plazebo 12 Monate, 18 Rz, davon 1 asymptomatisch (5,6%). *Mekel RCPM, 1985, rdb.*

Sonstige Arbeiten:

UD   *Alstead EM, 1983, rdb; Klinger J, 1984, rdb.*

UV   *Alstead EM, 1983, rdb.*

238.08 Sucralfat

Ulkus	as Rz % von Rz ges (a)	as Rz n (b)	Rz ges % (c)	Rz ges n (c)	Pat n	Dosis mg/d	Endo- skopie Monate	Ther dauer Monate	Autor, Jahr	Stu dsn
UD	13	1	27	8	30	2000	6; 12	12	*Behar J, 1986*	rdb
UD	21	3	21	14	66	2000	6	6	*Classen M, 1983a*	rdb
UD	37	2	32	6	19	2000	6; 12	12	*Marks IN, 1985b*	reb
UD	57	4	47	7	15	1000	6; 12	12	*·Marks IN, 1985b*	reb
UV	33	3	28	8	29	2000	6	6	*Marks IN, 1987*	rdb
UV	40	2	16	5	31	3000	6	6	*Marks IN, 1985c*	rdb

*1, *2: Kolonnen, nach denen der Inhalt der Tabelle sortiert ist.
(a) Prozentualer Anteil asymptomatischer Rezidive bezogen auf die Gesamtzahl der Rezidive.
(b) Anzahl asymptomatischer Rezidive.
(c) Gesamtzahl der Rezidive in Prozent und als Absolutzahl.

Tabelle 238.06. Rezidiv während medikamentöser Langzeittherapie, asymptomatisches Anteil an Gesamtzahl der Rezidive
Ranitidin

Ulkus	as Rz % von Rz ges (a)	as Rz n (b)	Rz ges % (c)	Rz ges n (c)	Pat n	Dosis mg/d	Endoskopie Monate	Ther dauer Monate	Autor, Jahr	Stu dsn
*1	*2		*3							
UD	0.0	0	26	8	31	150	6;12	12	*Di Mario F, 1982*	rok
UD	19	5	27	27	99	150	12	12	*Mazzacca G, 1983*	ouk
UD	22	2	45	9	20	150	3;6	6	*Klinger J, 1984*	rdb
UD	25	2	15	8	54	150	6	6	*Bongiorno A, 1984*	ouk
UD	25	1	18	4	22	150	3;6;9;12	12	*Mekel RCPM, 1985*	rdb
UD	25	3	38	12	32	100	4;8;12	12	*Mangiameli A, 1982b*	ouk
UD	26	11	33	42	126	150	4;8;12	12	*Gibinski K, 1984b*	ouk
UD	28	7	96	25	26	150	2;4;6;8;10	10	*Noya G, 1983*	ouk
UD	33	3	29	9	31	100	6;12	12	*Sheers R, 1982*	ouk
UD	43	3	25	7	28	150	6;12	12	*Hunt RH, 1982*	reb
UD	50	10	24	20	82	150	4;8;12	12	*Lee FI, 1984*	ouk
UD	100	3	13	3	24	150	6	6	*Guslandi M, 1983b*	rok
UV	16	3	29	19	65	150	4;8;12	12	*Gibinski K, 1984b*	ouk

*1, *2, *3: Kolonnen, nach denen der Inhalt der Tabelle sortiert ist.

(a) Prozentualer Anteil asymptomatischer Rezidive bezogen auf die Gesamtzahl der Rezidive.

(b) Anzahl asymptomatischer Rezidive.

(c) Gesamtzahl der Rezidive in Prozent und als Absolutzahl.

Sonstige Arbeiten:

UD   *Marks IN, 1983 b, reb.*

238.09 Sucralfat, Vergleich mit Plazebo oder Therapia nulla

UD   **Ähnlicher Anteil asymptomatischer Rz an Gesamtzahl der Rz während Sucralfat-LZT und während Plazebo-LZT.** 66 Patienten, Sucralfat 2000 mg/d/6 Monate, 14 Rz, davon 3 asymptomatisch (21%); 60 Patienten, Plazebo 6 Monate, 30 Rz, davon 4 asymptomatisch (13%). *Classen M, 1983 a, rdb.*
Ähnlicher Anteil asymptomatischer Rz an Gesamtzahl der Rz während Sucralfat-LZT und während Therapia nulla. 19 Patienten, Sucralfat 2000 mg/d/12 Monate, 6 Rz, davon 2 asymptomatisch (33%); 15 Patienten, Sucralfat 1000 mg/d/12 Monate, 7 Rz, davon 4 asymptomatisch (57%); 16 Patienten, Therapia nulla, 13 Rz, davon 2 asymptomatisch (15%). *Marks IN, 1985 b, reb.*

UV   **Ähnlicher Anteil asymptomatischer Rz an Gesamtzahl der Rz während Sucralfat-LZT und während Plazebo-LZT.** 31 Patienten, Sucralfat 3000 mg/d/6 Monate, 5 Rz, davon 2 asymptomatisch (40%); 30 Patienten, Plazebo 6 Monate, 21 Rz, davon 1 asymptomatisch (4,8%). *Marks IN, 1985 c, rdb.*

Sonstige Arbeiten:

UD   *Behar J, 1986, rdb; Marks IN, 1983 b, reb.*

UV   *Marks IN, 1987, rdb.*

238.10 Verschiedene Medikamente

siehe Tabelle 238.10
Siehe auch unter 238.08 (Sucralfat).

Sonstige Arbeiten:

UD   *Cheli R, 1982, rok; Federici T, 1983, ouk; Moshal MG, 1982 b, rdb; Petrillo M, 1980, rdb.*

238.11 Verschiedene Medikamente, Vergleich mit Plazebo oder Therapia nulla

Siehe auch unter 238.09 (Sucralfat, Vergleich mit Plazebo oder Therapia nulla).

UD   **Höherer Anteil asymptomatischer Rz an Gesamtzahl der Rz während Antazida-LZT als während Plazebo-LZT.** 43 Patienten, Antazida bd 12 Monate, 9 Rz, davon 3 asymptomatisch (33%); 40 Patienten, Antazida abends 12 Monate, 16 Rz, davon 7 asymptomatisch (44%); 43 Patienten, Plazebo, 12 Monate, 24 Rz, davon 5 asymptomatisch (21%). *Bardhan KD; 1986 a, rdb.*
Ähnlicher Anteil asymptomatischer Rz an Gesamtzahl der Rz während Trimipramin-LZT und während Plazebo-LZT. 32 Patienten, Trimipramin

Tabelle 238.10. Rezidiv nach medikamentöser Langzeittherapie, asymptomatisches
Verschiedene Medikamente

Ulkus	Medikament	as Rz % von Rz ges (a)	as Rz n (b)	Rz ges % (c)	Rz ges n (c)	Pat n	Dosis mg/d	Endo- skopie Monate	Ther dauer Monate	Autor, Jahr	Stu dsn
*1	*2	*3									
UD	Antazidum	17	2	55	12	22	4 Tbl	6; 12	12	*Bianchi Porro G, 1986a*	rdb
UD	Antazidum	33	3	21	9	43	(bd)	6; 12	12	*Bardhan KD, 1986a*	rdb
UD	Antazidum	44	7	40	16	40	(abends)	6; 12	12	*Bardhan KD, 1986a*	rdb
UD	Carbenoxolon	100	5	18	5	28	150	3	3	*Guslandi M, 1980*	rok
UD	Cim+Antaz	50	5	43	10	23	400+4Tb	6; 12	12	*Bianchi Porro G, 1986a*	rdb
UD	Pirenzepin	0.0	0	25	5	20	50	6	6	*Capria A, 1983*	rok
UD	Pirenzepin	13	2	58	15	26	100	6; 12	12	*Dal Monte PR, 1982*	rdb
UD	Pirenzepin	29	2	30	7	23	75	4;8;12	12	*Galeone M, 1983*	rdb
UD	Trimipramin	27	3	34	11	32	25	12	12	*Valnes K, 1982*	rdb

*1, *2, *3: Kolonnen, nach denen der Inhalt der Tabelle sortiert ist.
(a) Prozentualer Anteil asymptomatischer Rezidive bezogen auf die Gesamtzahl der Rezidive.
(b) Anzahl asymptomatischer Rezidive.
(c) Gesamtzahl der Rezidive in Prozent und als Absolutzahl.

25 mg/d/12 Monate, 11 Rz, davon 3 asymptomatisch (27%); 30 Patienten, Plazebo, 18 Rz, davon 3 asymptomatisch (17%). *Valnes K, 1982, rdb.*
Ähnlicher Anteil asymptomatischer Rz an Gesamtzahl der Rz während Pirenzepin-LZT und während Plazebo-LZT. 26 Patienten, Pirenzepin 100 mg/d/12 Monate, 15 Rz, davon 2 asymptomatisch (13%); 28 Patienten, Plazebo 12 Monate, 27 Rz, davon 2 asymptomatisch (7,4%). *Dal Monte PR, 1982, rdb.*

Sonstige Arbeiten:

UD   *Cheli R, 1982, rok; Moshal MG, 1982 b, rdb; Petrillo M, 1980, rdb.*

239   Rezidiv während medikamentöser Langzeittherapie, heterotopes, Anteil an Gesamtzahl der Rezidive

In den meisten Arbeiten über das Ulkusrezidiv finden sich keine Angaben über die Lage des Rezidivs. Eine fehlende Angabe kann, muß aber nicht bedeuten, daß keine heterotopen Rezidive aufgetreten sind.

239.01 H_2-Antagonisten

UD   **22% der Rz während 12monatiger Ranitidin-LZT sind heterotop.** 28 Patienten mit UD, Ranitidin 150 mg/d, 9Rz (32%), davon 2 heterotope Rz (1 UV, 1 präpylorisch). *Hunt RH, 1982, rok.*

UV   **3,4% der Rz während 12monatiger LZT mit Cimetidin oder Plazebo sind heterotop.** 84 Patienten mit UV, Cimetidin 400 mg/d oder Plazebo, 29 Rz (35%), davon 1 UD. *Hentschel E, 1983, rdb.*

Sonstige Arbeiten:

UD   *Boyd EJS, 1982 c, rok; Sonnenberg A, 1979, rdb.*

UV   *Boyd EJS, 1982 c, rok.*

239.02   Plazebo oder Therapia nulla

UD   **3,8% der Rz während 11monatiger Plazebo-LZT sind heterotop.** 38 Patienten mit UD, Plazebo, 26 Rz (68%), davon 1 UV. *Walters JM, 1980, rdb.*

Sonstige Arbeiten:
Boyd EJS, 1982 c, rok.

239.03   Verschiedene Medikamente

Keines der Rz während 6monatiger Antazidum-LZT ist heterotop. 84 Patienten Antazidum 6 Monate, 14 Rz, davon keines heterotop. *Miyake T, 1980, reb.*
Keines der Rz während 6monatiger LZT mit Sucralfat + Antazidum ist heterotop. 83 Patienten Antazidum + Sucralfat 4000 mg/d/6 Monate, 6 Rz, davon keines heterotop. *Miyake T, 1980, reb.*

UV   **3,8% der Rz während 6monatiger LZT mit Sucralfat oder Plazebo sind hetero-top.** 61 Patienten mit UV, Sucralfat 3000 mg/d oder Plazebo, 26 Rz (43%), davon 1 heterotopes Rz (Primärulkus präpylorisch, Rz-Ulkus an großer Kurvatur des proximalen Antrums). *Marks IN, 1985 c, rdb.*

Sonstige Arbeiten:

UV+   *Littman A (ed), 1971, ret.*

240 Rezidiv während medikamentöser Langzeittherapie, symptomatisches

UD   *Bleger G, 1980, ouk; Bresci G, 1983, rok; Bolin TD, 1983, rdb; Boyd EJS 1982 c, ret; Bresci G, 1986, reb; Eichenberger PM, 1982, rok; FitzpatrickWJ, 1982, reb; Farini R, 1983 b, rok; Gear MWL, 1983, rok; Gudmand-Hoyer E, 1978, rdb; Hetzel DJ, 1978, rdb; Klinger J, 1984, rdb; Korman MG, 1980, rdb; Kratochvil P, 1983, ouk; Libeskind M, 1983, rdv; Marini U, 1980, rdb; Mekel RCPM, 1978, rdb; Moshal MG, 1982 b, rok; Marks IN, 1986 a, rdb; Record CO, 1982, ret; Rodrigo M, 1987, reb; Sonnenberg A, 1979, rdb; Sonnenberg A, 1981, rdb; Silvis SE, 1985, rdb; Visconti GP, 1983, neb; Van Dommelen CKV, 1982, reb; Vlahcevi JR, 1981, rdb; Walt RP, 1984, rok.*

UD+   *Ström M, 1984 b, ouk.*

UV   *Bianchi Porro G, 1979 b, rdb; Birger Jensen K, 1979, rdb; Da Silva EP, 1981, rdb; La Brooy SJ, 1980, rdb; Machell RJ, 1979, rdb; Morgan AG, 1982, reb; Okabe H, 1987, rok; Piper DW, 1986, rdb.*

nk   *Bianchi Porro G, 1984 a, ouk; Paerregaard A, 1983, rok; Walan A, 1985 b, ouk.*

240.01 Cimetidin

Ulkus	Rz %	Rz n	Pat n	Dosis mg/d Monate	Endo-skopie Monate	Ther dauer	Autor, Jahr	Stu dsn
*1	*3					*2		
UD	1.6	1	63	1000	2	2	*Bardhan KD, 1982*	rdb
UD	0.0	0	27	400	3	3	*Guslandi M, 1980*	rok
UD	4.2	1	24	400	6	6	*Guslandi M, 1983b*	rok
UD	4.5	3	66	1000	3	5	*Bardhan KD, 1982*	rdb
UD	6.6	2	30	600	6	6	*Paoluzi P, 1985c*	rdb
UD	9.5	2	21	400	6	6	*Bardhan KD, 1979b*	rdb
UD	14	3	21	800	3; 6	6	*Blackwood WS, 1978*	rdb
UD	20	4	20	400	6	6	*Capria A, 1983*	rok

*1, *2, *3: Kolonnen, nach denen der Inhalt der Tabelle sortiert ist.
(a) Life-Table-Analyse; Rohwerte nicht verfügbar.(b) Keine Routine-Endoskopie; d.h. es wurde nur beim Auftreten von Schmerzen endoskopiert.
(c) ca. alle 6-12 Monate.

Tabelle 240.01. (Fortsetzung)

Ulkus	Rz %	Rz n	Pat n	Dosis mg/d	Endo-skopie MonateMonate	Ther dauer	Autor, Jahr	Stu dsn
*1	*3					*2		
UD	25	5	20	800	(b)	6	*Dronfield MW, 1979b*	rdb
UD	29	7	24	400	(b)	6	*Gray GR, 1978*	rdb
UD	38	13	34	400	(b)	11	*McCarthy CH, 1979*	rdb
UD	5.0	1	20	800	12	12	*Müller C, 1978*	rdb
UD	5.0	1	20	800	6; 12	12	*Hetzel DJ, 1980*	rok
UD	9.1	3	33	400	6; 12	12	*Hunt RH, 1982*	reb
UD	10	2	20	400	12	12	*Berstad A, 1979*	rdb
UD	12	3	26	800	(b)	12	*Mekel RCPM, 1978*	rdb
UD	13	(a)	67	400	6; 12	12	*Sontag S, 1984*	rdb
UD	13	6	47	400	6; 12	12	*Bardhan KD, 1986a*	rdb
UD	15	(a)	150	600	6; 12	12	*Sontag S, 1984*	rdb
UD	15	28	184	800	6; 12	12	*Burland WL, 1980*	rdb
UD	17	4	24	400	4; 8; 12	12	*Galeone M, 1983*	rdb
UD	17	9	52	400	(b)	12	*Bader JP, 1980*	rdb
UD	17	31	179	400	6; 12	12	*Burland WL, 1980*	rdb
UD	19	(a)	83	2×200	6; 12	12	*Sontag S, 1984*	rdb
UD	25	6	24	400	6; 12	12	*Bianchi Porro G, 1986a*	rdb
UD	26	12	46	400	6; 12	12	*Massarat S, 1982*	rok
UD	37	16	43	1000	(b)	12	*Harling H, 1985*	rok
UD	20	(a)	261	400	6; 12; 18; 24	24	*Bardhan KD, 1986b*	ouk
UD	33	10	30	200	12; 24; 36	36	*Cjeli R, 1981*	ouk
UD	34	(a)	1637	400	(c)	36	*Rohner HG, 1985*	ouk
UD	38	(a)	650	800	6; 12; 24; 36	36	*Walan A, 1987*	ouk
UD	28	85	305	400	(c)	48	*Anglo…Stud Group, 1985*	ouk
UD+	38	(a)	131	400	(b)	24	*Andersen D, 1983*	rok
UV	9.5	4	42	400	6; 12	12	*Hentschel E, 1983*	rdb
UV	33	8	24	800	12; 24	24	*Barr GD, 1983*	rdb
UV	20	(a)	313	400	(c)	36	*Rohner HG, 1985*	ouk
UV	24	(a)	153	800	6; 12; 24; 36	36	*Walan A, 1987*	ouk
UV	20	15	77	400	(c)	48	*Anglo…Stud group, 1985*	ouk
UP	33	(a)	39	800	6; 12; 24; 36	36	*Walan A, 1987*	ouk
nk	11	3	28	400	(b)	6	*Becker U, 1984*	rdb
nk	13	4	32	800	7; 12	12	*Bodemar G, 1979*	rdb
nk	18	4	22	800	6; 15	15	*Danielsson A, 1981*	rdb

*1, *2, *3: Kolonnen, nach denen der Inhalt der Tabelle sortiert ist.
(a) Life-Table-Analyse; Rohwerte nicht verfügbar.(b) Keine Routine-Endoskopie;
d. h. es wurde nur beim Auftreten von Schmerzen endoskopiert.
(c) ca. alle 6-12 Monate.

Sonstige Arbeiten:

240.02 Cimetidin, Vergleich mit Plazebo oder Therapia nulla

Ulkus *1	Weniger Rz bei Cim als bei Plaz?	Cim Rz % *3	Cim Rz n	Cim Pat n	Dosis Cim mg/d *2	Plaz Rz %	Plaz Rz n	Plaz Pat n	Ther dauer Monate	Autor, Jahr	Stu dsn
UD	Ähnl viel	9.5	2	21	400	11	3	27	6	*Bardhan KD, 1979b*	rdb
UD	Weniger	10	2	20	400	61	14	23	12	*Berstad A, 1979*	rdb
UD	Weniger	13	6	47	400	44	19	43	12	*Bardhan KD, 1986a*	rdb
UD	Weniger	14	(a)	300	400-600	35	(a)	70	12	*Sontag S, 1984*	rdb
UD	Weniger	17	31	179	400	54	178	333	12	*Burland WL, 1980*	rdb
UD	Weniger	17	9	52	400	69	27	39	12	*Bader JP, 1980*	rdb
UD	Weniger	20	4	20	400	65	13	20	6	*Capria A, 1983*	rok
UD	Weniger	25	7	28	400	63	17	27	12	*Sonnenberg A, 1981*	rdb
UD	Weniger	29	7	24	400	81	22	27	6	*Gray GR, 1978*	rdb
UD	Weniger	38	13	34	400	70	26	37	11	*McCarthy CH, 1979*	rdb
UD	Weniger	6.6	2	30	600	35	9	26	6	*Paoluzi P, 1985c*	rdb
UD	Weniger	5.0	1	20	800	76	16	21	12	*Hetzel DJ, 1980*	rok
UD	Weniger	5.0	1	20	800	80	16	20	12	*Müller C, 1978*	rdb
UD	Weniger	14	3	21	800	50	12	24	6	*Blackwood WS, 1978*	rdb
UD	Weniger	15	28	184	800	54	178	333	12	*Burland WL, 1980*	rdb
UD	Weniger	25	5	20	800	73	16	22	6	*Dronfield MW, 1979b*	rdb
UD+	Weniger	11	3	28	400	48	12	25	6	*Becker U, 1984*	rdb
UV	Weniger	9.5	4	42	400	43	18	42	12	*Hentschel E, 1983*	rdb
UV	Ähnl viel	33	8	24	800	50	13	26	24	*Barr GD, 1983*	rdb
nk	Weniger	13	4	32	800	77	23	30	12	*Bodemar G, 1979*	rdb
nk	Weniger	18	4	22	800	48	11	23	15	*Danielsson A, 1981*	rdb

*1, *2, *3: Kolonnen, nach denen der Inhalt der Tabelle sortiert ist.
(a) Life-Table-Analyse; Rohwerte nicht verfügbar.

Sonstige Arbeiten:

UD   *Bresci G, 1983, rok; Fitzpatrick WJ, 1982, reb; Gudmand-Hoyer E, 1978, rdb; Klinger J, 1984, rdb; Korman MG, 1980, rdb; Libeskind M, 1983, rdb; Marini U, 1980, rdb; Massarrat S, 1982, rok; Mekel RCPM, 1978, rdb; Moshal MG, 1982b, rok; Sonnenberg A, 1979, rdb; Sonnenberg A, 1981, rdb; Vlahcevi JR, 1981, rdb.*

UV   *Da Silva EP, 1981, rdb; La Brooy SJ, 1980, rdb; Machell RJ, 1979, rdb.*

nk   *Bianchi Porro G, 1984a, neb.*

240.03 Cimetidin, Vergleich mit Ranitidin

UD   **Ähnlich viele symptomatische Rz während Cimetidin-LZT und Ranitidin-LZT.** 24 Patienten, Cimetidin 400 mg/d/6 Monate, 1 symptomatisches Rz (4,2%); 24 Patienten, Ranitidin 150 mg/d/6 Monate, kein symptomatisches Rz. *Guslandi M, 1983b, rok.*

Ähnlich viele symptomatische Rz während Cimetidin-LZT und während Ranitidin-LZT. 33 Patienten, Cimetidin 400 mg/d/12 Monate, 3 symptomatische Rz (9,1%); 28 Patienten, Ranitidin 150 mg/d/12 Monate, 4 symptomatische Rz (14%). *Hunt RH, 1982, reb.*

Sonstige Arbeiten:

Bresci G, 1983, rok; Bolin TD, 1983, rdb; Boyd EJS, 1982c, ret; Klinger J, 1984, rdb; Silvis SE, 1985, rdb; Van Dommelen, CKV, 1982, reb; Walt RP, 1984, rok.

240.04 Cimetidin, Vergleich verschiedener Dosierungen oder Einnahmeformen

UD **Ähnlich viele symptomatische Rz während LZT mit Cimetidin 800 mg/d und während LZT mit Cimetidin 400 mg/d.** 184 Patienten, Cimetidin 800 mg/d/12 Monate, 28 symptomatische Rz (15%); 179 Patienten, Cimetidin 400 mg/d/12 Monate, 31 symptomatische Rz (17%). *Burland WL, 1980, rdb.*

240.05 H$_2$-Antagonisten, Vergleich mit anderen Ulkustherapeutika

UD **Weniger symptomatische Rz während Cimetidin-LZT als während LZT mit Antazidum abends.** 47 Patienten, Cimetidin 400 mg/d/12 Monate, 6 symptomatische Rz (13%); 40 Patienten, Antazidum abends 12 Monate, 9 symptomatische Rz (23%). *Bardhan KD, 1986a, rdb.*
Ähnlich viele symptomatische Rz während Cimetidin-LZT und während LZT mit Antazidum bd. 47 Patienten, Cimetidin 400 mg/d/12 Monate, 6 symptomatische Rz (13%); 43 Patienten, Antazidum bd 12 Monate, 6 symptomatische Rz (14%). *Bardhan KD, 1986a, rdb.*
Ähnlich viele symptomatische Rz während Cimetidin-LZT und während Antazidum-LZT. 24 Patienten, Cimetidin 400 mg/d/12 Monate, 6 symptomatische Rz (25%); 22 Patienten, Antazidum 4 Tbl/d/12 Monate, 10 symptomatische Rz (45%). *Bianchi Porro G, 1986a, rdb.*
Ähnlich viele symptomatische Rz während Cimetidin-LZT und während LZT mit Cimetidin und Antazidum. 24 Patienten, Cimetidin 400 mg/d/12 Monate, 6 symptomatische Rz (25%); 23 Patienten, Antazidum 4 Tbl + Cimetidin 400 mg/d/12 Monate, 5 symptomatische Rz (22%). *Bianchi Porro G, 1986a, rdb.*
Ähnlich viele symptomatische Rz während Cimetidin-LZT und während Pirenzepin-LZT. 24 Patienten, Cimetidin 400 mg/d/12 Monate, 4 symptomatische Rz (17%); 23 Patienten, Pirenzepin 75 mg/d/12 Monate, 5 symptomatische Rz (22%). *Galeone M, 1983, rdb.*

UD+ **Weniger symptomatische Rz während Cimetidin-LZT als während Trimipramin-LZT.** 28 Patienten, Cimetidin 400 mg/d/6 Monate, 3 Rz (11%); 30 Patienten, Trimipramin 25 mg/d/6 Monate, 14 Rz (47%). *Becker U, 1984, rdb.*

nk **Weniger symptomatische Rz während Fortsetzung einer LZT mit Cimetidin als während Fortsetzung einer LZT mit Plazebo.** 39 Patienten in Remission nach 24monatiger Cimetidin-LZT, Cimetidin 400 mg/d/12 Monate, 22 symptomatische Rz (5,6%); 90 Patienten in Remission nach 24monatiger

Cimetidin-LZT, Plazebo 12 Monate, 20 symptomatische Rz (22%). *Walan A, 1987, neb.*

Sonstige Arbeiten:

UD   *Bardhan KD, 1987a, reb; Libeskind M, 1983, rdb; Moshal MG, 1982b, rok; Marks IN, 1986a, rdb; Rodrigo M, 1987, reb; Sonneberg A, 1981, rdb.*

UD+   *Hetzel DJ, 1978, rdb.*

UV   *Bianchi Porro G, 1979b, rdb; Bianchi Porro G, 1986d, rok; Morgan AG, 1982, reb; Okabe H, 1987, rok; Piper DW, 1986, rdb.*

240.06 Pirenzepin

Ulkus	Rz %	Rz n	Pat n	Dosis mg/d	Endo-skopie Monate	Ther dauer Monate	Autor, Jahr	Stu dsn
*1	*3					*2		
UD	25	5	20	50	6	6	*Capria A, 1983*	rok
UD	22	5	23	75	4; 8; 12	12	*Galeone M, 1983*	rdb
UD	50	8	16	50	6; 12	12	*Marks IN, 1986a*	rdb

*1, *2, *3: Kolonnen, nach denen der Inhalt der Tabelle sortiert ist.

Sonstige Arbeiten:

UD   *Barberani F, 1983, rdb; Bresci G, 1986, reb; Eichenberger PM, 1982, rok; Farini R, 1983b, rok; Moshal MG, 1982b, rok; Petrillo M, 1980, rdb; Visconti GP, 1983, neb.*

UV   *Bianchi Porro G, 1986d, rok.*

240.07 Plazebo oder Therapia nulla

Siehe auch unter 229 (Rezidiv nach medikamentöser Kurativtherapie, symptomatisch).

Ulkus	Rz %	Rz n	Pat n	Therapie	Endo-skopie Monate	Ther dauer Monate	Autor, Jahr	Stu dsn
*1	*3					*2		
UD	11	3	27	Plazebo	6	6	*Bardhan KD, 1979b*	rdb
UD	35	9	26	Plazebo	6	6	*Paoluzi P, 1985c*	rdb
UD	43	26	60	Plazebo	6	6	*Classen M, 1983a*	rdb
UD	50	12	24	Plazebo	3; 6	6	*Blackwood WS, 1978*	rdb
UD	53	8	15	Plazebo	3; 6	6	*Bianchi Porro G, 1987b*	rdb

*1, *2, *3: Kolonnen, nach denen der Inhalt der Tabelle sortiert ist.
(a) Keine Routine-Endoskopie; d. h. es wurde nur beim Auftreten von Schmerzen endoskopiert.

Tabelle 240.07 (Fortsetzung)

Ulkus *1	Rz % *3	Rz n	Pat n	Therapie	Endo-skopie Monate	Ther dauer Monate *2	Autor, Jahr	Stu dsn
UD	56	9	16	Ther nulla	6	6	Cheli R, 1982	rok
UD	65	13	20	Antaz bei Bed	6	6	Capria A, 1983	rok
UD	73	16	22	Plazebo	(a)	6	Dronfield MW, 1979b	rdb
UD	81	22	27	Plazebo	(a)	6	Gray GR, 1978	rdb
UD	70	26	37	Plazebo	(a)	11	McCarthy CH, 1979	rdb
UD	44	19	43	Plazebo	6; 12	12	Bardhan KD, 1986a	rdb
UD	50	15	30	Plazebo	12	12	Valnes K, 1982	rdb
UD	54	178	333	Plazebo	6; 12	12	Burland WL, 1980	rdb
UD	60	18	30	Ther nulla	6; 12	12	Di Mario F, 1982	rok
UD	61	14	23	Plazebo	12	12	Berstad A, 1979	rdb
UD	62	29	47	Plazebo	(a)	12	Bertschinger PH, 1987	rdb
UD	69	27	39	Plazebo	(a)	12	Bader JP, 1980	rdb
UD	69	11	16	Ther nulla	6; 12	12	Marks IN, 1985b	reb
UD	71	22	31	Plazebo	6; 12	12	Behar J, 1986	rdb
UD	76	16	21	Ther nulla	6; 12	12	Hetzel DJ, 1980	rok
UD	80	16	20	Plazebo	12	12	Müller C, 1978	rdb
UD	81	17	21	Plazebo	3;6;9;12	12	Mekel RCPM, 1985	rdb
UD	89	25	28	Plazebo	6; 12	12	Dal Monte PR, 1982	rdb
UD+	48	12	25	Plazebo	(a)	6	Becker U, 1984	rdb
UV	67	20	30	Plazebo	6	6	Marks IN, 1985c	rdb
UV	43	18	42	Plazebo	6; 12	12	Hentschel E, 1983	rdb
UV	76	19	25	Plazebo	(a)	12	Jorde R, 1987	reb
UV	50	13	26	Plazebo	12; 24	24	Barr GD, 1983	rdb
UV	20	8	40	Ther nulla	48-96	48-96	Jorde R, 1986a	ouk
UV	50	13	26	Plazebo	(a)	24	Barr GD, 1983	rdb
nk	22	20	90	Plazebo	6;12;24;36	12	Walan A, 1987	neb§
nk	77	23	30	Plazebo	7; 12	12	Bodemar G, 1979	rdb
nk	48	11	23	Plazebo	6; 15	15	Danielsson A, 1981	rdb

*1, *2, *3: Kolonnen, nach denen der Inhalt der Tabelle sortiert ist.
(a) Keine Routine-Endoskopie; d.h. es wurde nur beim Auftreten von Schmerzen endoskopiert.

Die folgenden Informationen ergänzen den Inhalt der Tabelle:

22% symptomatische Rz während 12monatiger Fortsetzung einer LZT mit Plazebo. 90 Patienten in Remission nach 24monatiger LZT mit Cimetidin 800 mg/d, Plazebo 12 Monate, 20 symptomatische Rz. *Walan A, 1987, neb.*

UV   Zusätzliche, in der Tabelle nicht enthaltene Arbeit:
77% symptomatische Rz während 12monatiger Fortsetzung einer LZT mit Plazebo. 26 Patienten in Remission nach 12monatiger LZT mit Cimetidin 800 mg/d, Plazebo 12 Monate, 20 Rz. *Korman MG, 1980, reb.*

Sonstige Arbeiten:

UD   *Alstead EM, 1983, rdb; Barberani F, 1983, rdb; Bardhan KD, 1982, rdb; Berndt H, 1981, rdb; Bresci G, 1983, rok; Boyd EJS, 1982c, ret; Bresci G, 1986, reb; Bolin TD, 1987, rdb; Baglioni A, 1985, rdb; Cerulli MA, 1987, rdb;*

De la Pierre M, 1983, rdb; Eichenberger PM, 1982, rok; Fitzpatrick WJ, 1982, reb; Gough K, 1982, reb; Gudmand-Hoyer E, 1978, rdb; Hovdenak N, 1985, rdb; Hetzel DJ, 1985, rdb; Kozarek R, 1985, rdb; Klinger J, 1984, rdb; Libeskind M, 1983, rdb; Marini U, 1980, rdb; Marks IN, 1983b, reb; Massarrat S, 1982, rok; Mekel RCPM, 1978, rdb; Moshal MG, 1982b, rok; Moshal MG, 1983, reb; Naccarato R, 1983, rok; Nelis GF, 1981, rdb; Petrillo M, 1980, rdb; Rutgeerts P, 1985, rdb; Record CO, 1982, ret; Sonnenberg A, 1979, rdb; Sonnenberg A, 1981, rdb; Texter EC Jr, 1986, rdb; Visconti GP, 1983, neb; Vlahcevi JR, 1981, rdb.

UD+   *Hetzel DJ, 1978, rdb.*

UV   *Alstead EM, 1983, rdb; Birger Jensen K, 1979, rdb; Classen M, 1983a, rdb; Cockel R, 1982a, rdb; Da Silva EP, 1981, rdb; Dawson J, 1984, rdb; Hellier MD, 1982, rdb; Jorde R, 1986b, rdb; La Brooy SJ, 1980, rdb; Machell RJ, 1979, rdb; Marks IN, 1987, rdb; Piper DW, 1986, rdb; Record CO, 1982, ret.*

nk   *Bianchi Porro G, 1984a, neb; Cayer D, 1957, rdb; Liedberg G, 1985, rdb; Oscarson J, 1982, reb.*

240.08   Ranitidin

Ulkus	Rz %	Rz n	Pat n	Dosis mg/d	Endo-skopie Monate	Ther dauer Monate	Autor, Jahr	Stu dsn
*1	*3					*2		
UD	0.0	0	24	150	6	6	*Guslandi M, 1983b*	rok
UD	11	6	54	150	6	6	*Bongiorno A, 1984*	ouk
UD	35	7	20	150	3; 6	6	*Klinger J, 1984*	rob
UD	69	18	26	150	2;4;6;8;10	10	*Noya G, 1983*	ouk
UD	12	10	82	150	4;8;12	12	*Lee FI, 1984*	ouk
UD	14	3	22	150	3;6;9;12	12	*Mekel RCPM, 1985*	rdb
UD	14	4	28	150	6;12	12	*Hunt RH, 1982*	reb
UD	19	6	31	100	6;12	12	*Sheers R, 1982*	ouk
UD	22	22	99	150	12	12	*Mazzacca G, 1983*	ouk
UD	25	31	126	150	4;8;12	12	*Gibinski K, 1984b*	ouk
UD	26	8	31	150	6;12	12	*Di Mario F, 1982*	rok
UD	28	9	32	100	4;8;12	12	*Mangiameli A, 1982b*	ouk
UV	25	16	65	150	4;8;12	12	*Gibinski K, 1984b*	ouk
UV	36	9	25	150	(a)	12	*Jorde R, 1987*	reb

* Kolonnen, nach denen der Inhalt der Tabelle sortiert ist.

(a) Keine Routine-Endoskopie; d.h. es wurde nur beim Auftreten von Schmerzen endoskopiert.

Sonstige Arbeiten:

UD   *Alstead EM, 1983, rdb; Boyd EJS, 1983e, ouk; Boyd EJS, 1984c, ouk; Bresci G, 1983, rok; Bolin TD, 1983, rdb; Boyd EJS, 1982c, ret; Boyd EJS, 1982a, ouk; Bresci G, 1986, reb; Bardhan KD, 1987a, reb; Boyd EJS, 1987, ouk; Cattaneo D, 1983b, ouk; Celle G, 1983, ouk; Cheli R, 1984, nok; De la Pierre M,*

1983, rdb; Gough K, 1982, reb; Hovdenak N, 1985, rdb; Kozarek R, 1985, rdb; Lombardo L, 1983 a, ouk; Lauritsen K, 1987 b, rdb; Marks IN, 1984, ouk; Naccarato R, 1983, rok; Nelis GF, 1981, rdb; O'Keefe SJD, 1985 a, ouk; Pötzi R, 1982, ouk; Paul F, 1981, rok; Paul F, 1986, rdb; Penston J, 1987, ouk; Record CO, 1982, ret; Schütz E, 1983 a, ouk; Schütz E, 1983 b, ouk; Silvis SE, 1985, rdb; Van Dommelen CKV, 1982, reb; Walt RP, 1984, rok.

UV   *Alstead EM, 1983, rdb; Boyd EJS, 1982 c, ret; Bianchi Porro G, 1986 d; rok; Cockel R, 1982 a, rdb; Celle G, 1983, ouk; Dawson J, 1984, rdb; Hellier MD, 1982, rdb; Jorde R, 1986 b, rdb; Record CO, 1982, ret.*

nk   *Liedberg G, 1985, rdb; Oscarson J, 1982, reb; Witzel L, 1982, ouk.*

240.09 Ranitidin, Vergleich mit Plazebo oder Therapia nulla

UD   **Weniger symptomatische Rz während Ranitidin-LZT als während Therapia nulla.** 31 Patienten, Ranitidin 150 mg/d/12 Monate, 8 symptomatische Rz (26%); 30 Patienten, Therapia nulla, 18 symptomatische Rz (60%). *Di Mario F, 1982, rok.*

UV   **Weniger symptomatische Rz während Ranitidin-LZT als während Plazebo-LZT.** 25 Patienten, Ranitidin 150 mg/d/12 Monate, 9 Rz (36%); 25 Patienten, Plazebo, 19 Rz (75%). *Jorde R, 1987, reb.*

Sonstige Arbeiten:

UD   *Alstead EM, 1983, rdb; Bresci G, 1983, rok; Boyd EJS, 1982 c, ret; Gough K, 1982, reb; Hovdenak N, 1985, rdb; Kozarek R, 1985, rdb; Klinger J, 1984, rdb; Naccarato R, 1983, rok; Nelis GF, 1981, rdb.*

UV   *Alstead EM, 1983, rdb; Cockel R, 1982 a, rdb; Dawson J, 1984, rdb; Hellier MD, 1982, rdb; Jorde R, 1986 b, rdb.*

nk   *Liedberg G, 1985, rdb; Oscarson J, 1982, reb.*

240.10 Ranitidin, Vergleich verschiedener Dosierungen oder Einnahmeformen

Sonstige Arbeiten:

UD   *Paul F, 1986, rdb.*

240.11 Sucralfat

siehe Tabelle 240.11

Sonstige Arbeiten:

UD   *Bolin TD, 1987, rdb; Libeskind M, 1983, rdb; Marks IN, 1983 b, reb; Moshal MG, 1983, reb; Rodrigo M, 1987, reb.*

UV   *Classen M, 1983 a, rdb; Marks IN, 1987, rdb.*

240.12 Sucralfat, Vergleich mit Plazebo oder Therapia nulla

UD   **Weniger symptomatische Rz während Sucralfat-LZT als während Plazebo-LZT.** 30 Patienten, Sucralfat 12 Monate, 7 symptomatische Rz (23%); 31

Tabelle 240.11. Rezidiv während medikamentöser Langzeittherapie, symptomatisches Sucralfat

Ulkus	Rz %	Rz n	Pat n	Dosis mg/d	Alle Pat nach ? Monaten endoskop	Ther dauer Monate	Autor, Jahr	Stu dsn
*1	*3					*2		
UD	17	11	66	2000	6	6	*Classen N, 1983a*	rdb
UD	20	3	15	1000	6; 12	12	*Marks IN, 1985b*	reb
UD	21	4	19	2000	6; 12	12	*Marks IN, 1985b*	reb
UD	23	7	30	(a)	6; 12	12	*Behar J, 1986*	rdb
UD	47	7	15	1000	6; 12	12	*Marks IN, 1985b*	reb
UV	9.7	3	31	3000	6	6	*Marks IN, 1985c*	rdb

* Kolonnen, nach denen der Inhalt der Tabelle sortiert ist.
(a) Diese Angabe ist in der Arbeit nicht enthalten.

Patienten, Plazebo 12 Monate, 22 symptomatische Rz (71%). *Behar J, 1986, rdb.*

Weniger symptomatische Rz während Sucralfat-LZT als während Plazebo-LZT. 66 Patienten, Sucralfat 2000 mg/d/6 Monate, 11 symptomatische Rz (17%); 60 Patienten, Plazebo 6 Monate, 26 symptomatische Rz (43%). *Classen M, 1983 a, rdb.*

Weniger symptomatische Rz während Sucralfat-LZT als während Therapia nulla. 19 Patienten, Sucralfat 2000 mg/d/12 Monate, 4 symptomatische Rz (21%); 16 Patienten, Therapia nulla, 11 symptomatische Rz (69%). *Marks IN, 1985 b, reb.*

Weniger symptomatische Rz während Sucralfat-LZT als während Therapia nulla. 15 Patienten, Sucralfat 1000 mg/d/12 Monate, 3 symptomatische Rz (20%); 16 Patienten, Therapia nulla, 11 symptomatische Rz (69%). *Marks IN, 1985 b, reb.*

UV   **Weniger symptomatische Rz während Sucralfat-LZT als während Plazebo-LZT.** 31 Patienten, Sucralfat 3000 mg/d/6 Monate, 3 symptomatische Rz (9,7%); 30 Patienten, Plazebo 6 Monate, 20 symptomatische Rz (67%). *Marks IN, 1985 c, rdb.*

Sonstige Arbeiten:

UD   *Bolin TD, 1987, rdb; Libeskind M, 1983, rdb; Marks IN, 1983 b, reb; Moshal MG, 1983, reb.*

UV   *Classen M, 1983 a, rdb; Marks IN, 1987, rdb.*

240.13 Sucralfat, Vergleich verschiedener Dosierungen oder Einnahmeformen

UD   **Ähnlich viele symptomatische Rz während LZT mit Sucralfat 2000 mg/d und während LZT mit Sucralfat 1000 mg/d.** 19 Patienten, Sucralfat 2000 mg/d/12 Monate, 4 symptomatische Rz (21%); 15 Patienten, Sucralfat 1000 mg/d/12 Monate, 3 symptomatische Rz (20%). *Marks IN, 1985 b, reb.*

240.14 Verschiedene Medikamente

Ulkus	Medikament	Rz %	Rz n	Pat n	Dosis mg/d	Endo-skopie Monate	Ther dauer Monat	Autor, Jahr	Stu dsn
*1	*2						*3		
UD	Antazidum	14	6	43	(bd)	6;12	12	*Bardhan KD, 1986a*	rdb
UD	Antazidum	23	9	40	(abends)	6;12	12	*Bardhan KD, 1986a*	rdb
UD	Antazidum	45	10	22	4 Tbl	6;12	12	*Bianchi Porro G, 1986a*	rdb
UD	Carbenoxolon	0.0	0	28	150	3	3	*Guslandi M, 1980*	rok
UD	Cimetidin+Antaz	22	5	23	400+4 Tbl	6;12	12	*Bianchi Porro G, 1986a*	rdb
UD	Pirenzepin	13	2	16	50	6	6	*Cheli R, 1982*	rok
UD	Pirenzepin	18	4	22	100	4;8;12	12	*Federici T, 1983*	ouk
UD	Pirenzepin	50	13	26	100	6;12	12	*Dal Monte PR, 1982*	rdb
UD	Trimipramin	25	8	32	25	12	12	*Valnes K, 1982*	rdb
UD	Wismut	15	2	13	120	3;6	6	*Bianchi Porro G, 1987b*	rdb

*1, *2, *3, *4: Kolonnen, nach denen der Inhalt der Tabelle sortiert ist.

Zusätzliche, in der Tabelle nicht enthaltene Informationen:

UD **65% symptomatische Rz während 12 monatiger Diethyl-Amino-Persilat-LZT.** 48 Patienten, Diethyl-Amino-Persilat 500 mg/d, 31 Rz. *Bertschinger PH, 1987, rdb.*

UD+ **47% symptomatische Rz während 6monatiger Trimipramin-LZT.** 30 Patienten, Trimipramin 25 mg/d, 14 Rz. *Becker U, 1984, rdb.*

Sonstige Arbeiten:
Berndt H, 1981, rdb; Euzas G, 1985, nok; Bardhan KD, 1987a, reb; Baglioni A, 1985, rdb; Bleger G, 1980, ouk; Di Mario F, 1984, ouk; Hetzel DJ, 1985, rdb; Lauritsen K, 1987b, rdb; Rutgeerts P, 1985, rdb; Sonnenberg A, 1981, rdb; Texter EC Jr, 1986, rdb.

UV *Bianchi Porro G, 1979 b, rdb; Bleger G, 1980, ouk; Buzas G, 1985, nok; Miyake T, 1980, reb; Morgan AG, 1982, reb; Okabe H, 1987, rok.*

nk *Cayer D, 1957, rdb.*

240.15 Verschiedene Medikamente, Vergleich mit Plazebo oder Therapia nulla

UD **Weniger symptomatische Rz während LZT mit Antazidum bd als während Plazebo-LZT.** 43 Patienten, Antazidum bd 12 Monate, 6 symptomatische Rz (14%); 43 Patienten, Plazebo, 19 symptomatische Rz (44%). *Bardhan KD, 1986a, rdb.*
Ähnlich viele symptomatische Rz während LZT mit Antazidum abends und während Plazebo-LZT. 40 Patienten, Antazidum abends 12 Monate, 9 symptomatische Rz (23%); 43 Patienten, Plazebo, 19 symptomatische Rz (44%). *Bardhan KD, 1986a, rdb.*
Weniger symptomatische Rz während Wismut-LZT als während Plazebo-LZT. 13 Patienten, Wismut 120 mg/d/6 Monate, 2 symptomatische Rz (15%); 15 Patienten, Plazebo, 8 symptomatische Rz (53%). *Bianchi Porro G, 1987b, rdb.*

Weniger symptomatische Rz während Pirenzepin-LZT als während Therapia nulla. 16 Patienten, Pirenzepin 50 mg/d/6 Monate, 2 symptomatische Rz (13%); 16 Patienten, Therapia nulla, 9 symptomatische Rz (56%). *Cheli R, 1982, rok.*

Weniger symptomatische Rz während Pirenzepin-LZT als während LZT mit Antazidum bei Bedarf. 20 Patienten, Pirenzepin 50 mg/d/6 Monate, 5 symptomatische Rz (25%); 20 Patienten, Antazidum bei Bedarf, 13 symptomatische Rz (65%). *Capria A, 1983, rok.*

Weniger symptomatische Rz während Pirenzepin-LZT als während Plazebo-LZT. 26 Patienten, Pirenzepin 100 mg/d/12 Monate, 13 symptomatische Rz (50%); 28 Patienten, Plazebo 12 Monate, 25 symptomatische Rz (89%). *Dal Monate PR, 1982, rdb.*

Ähnlich viele symptomatische Rz während Diethyl-Amino-Persilat-LZT und während Plazebo-LZT. 48 Patienten, Diethyl-Amino-Persilat 500 mg/d/12 Monate, 31 Rz (65%); 47 Patienten, Plazebo 12 Monate, 29 Rz (62%). *Bertschinger PH, 1987, rdb.*

UD+   **Ähnlich viele symptomatische Rz während Trimipramin-LZT und während Plazebo-LZT.** 30 Patienten, Trimipramin 25 mg/d/6 Monate, 14 Rz (47%); 25 Patienten, Plazebo 6 Monate, 12 Rz (48%). *Becker U, 1984, rdb.*

Sonstige Arbeiten:

UD   *Barberani F, 1983, rdb; Berndt H, 1981, rdb; Baglioni A, 1985, rdb; Hetzel DJ, 1985, rdb; Moshal MG, 1982b, rok; Petrillo M, 1980, rdb; Rutgeerts P, 1985, rdb; Sonnenberg A, 1981, rdb; Texter EC Jr, 1986, rdb.*

nk   *Cayer D, 1957, rdb.*

240.16 Verschiedene medizinische Therapien im Vergleich

UD   **Ähnlich viele symptomatische Rz während Antazidum-LZT und während LZT mit Antazidum und Cimetidin.** 22 Patienten, Antazidum 4 Tbl/d/12 Monate, 10 symptomatische Rz (45%); 23 Patienten, Antazidum 4 Tbl + Cimetidin 400 mg/d/12 Monate, 5 symptomatische Rz (22%). *Bianchi Porro G, 1986a, rdb.*

Sonstige Arbeiten:

UV   *Miyake T, 1980, reb.*

241 Rezidiv während medikamentöser Langzeittherapie, symptomatisches und asymptomatisches

Hier werden nur Studien behandelt, die mindestens eine Routineendoskopie im Beobachtungszeitraum aufweisen.

241.01 Antazida, Vergleich verschiedener Dosierungen oder Einnahmeformen

UD   **Weniger Rz während LZT mit Antazida bd als während LZT mit Antazida abends.** 43 Patienten, Antazida bd 12 Monate, 9 Rz (21%); 40 Patienten, Antazida abends 12 Monate, 16 Rz (40%). *Bardhan KD, 1986a, rdb.*

Tabelle 241.02. Rezidiv während medikamentöser Langzeittherapie, symptomatisches und asymptomatisches
Cimetidin

Ulkus	Rz %	Rz n	Pat n	Dosis mg/d	Endoskopie Monate	Ther dauer Monate	Autor, Jahr	Stu dsn
*1	*3					*2		
UD	1.6	1	63	1000	2	2	*Bardhan KD, 1982*	rdb
UD	12	8	66	1000	3	5	*Bardhan KD, 1982*	rdb
UD	19	4	21	800	6	6	*Bardhan KD, 1979b*	rdb
UD	20	6	30	600	6	6	*Paoluzi P, 1985c*	rdb
UD	20	4	20	400	6	6	*Capria A, 1983*	rok
UD	24	5	21	800	3;6	6	*Blackwood WS, 1978*	rdb
UD	30	18	60	800	3;6	6	*Fitzpatrick WJ, 1982*	ouk
UD	38	9	24	400	6	6	*Guslandi M, 1983b*	rok
UD	38	13	34	400	5;11	11	*Walters JM, 1980*	rdb
UD	5.0	1	20	800	12	12	*Hansky J, 1979*	rdb
UD	15	3	20	400	12	12	Berstad A, 1979	rdb
UD	21	10	47	400	6;12	12	*Bardhan KD, 1986a*	rdb
UD	23	(a)	150	600	6;12	12	*Sontag S, 1984*	rdb
UD	23	9	40	400	6;12	12	*Bresci G, 1983*	rok
UD	24	(a)	67	400	6;12	12	*Sontag S, 1984*	rdb
UD	24	8	33	400	6;12	12	*Hunt RH, 1982*	reb
UD	25	7	28	400	12	12	*Sonnenberg A, 1981*	rdb
UD	25	5	20	800	6;12	12	*Hetzel DJ, 1980*	rok
UD	27	6	22	400	12	12	*Van Dommelen CKV, 1982*	reb
UD	29	7	24	400	4;8;12	12	*Galeone M, 1983*	rdb
UD	39	(a)	83	2x200	6;12	12	*Sontag S, 1984*	rdb
UD	39	70	180	400	4;8;12	12	*Gough KR, 1984c*	rdb
UD	42	10	24	400	6;12	12	*Bianchi Porro G, 1986a*	rdb
UD	47	7	15	400	6;12	12	*Marks IN, 1986a*	rdb
UD	49	17	35	400	4;8;12	12	*Silvis SE, 1985*	reb
UD	52	24	46	400	6;12	12	*Massarrat S, 1982*	rok
UD	25	25	100	400	6;12;18;24	24	*Kratochvil P, 1983*	ouk
UD	63	(a)	261	400	6;12;18;24	24	*Bardhan KD, 1986b*	ouk
UD	17	5	30	200	12;24;36	36	*Cheli R, 1981*	ouk
UD	20	(a)	253	400	6;12;18;24;30;36	36	*Hentschel E, 1987*	ouk§
UD	34	12	35	400	6;12;18;24;30;36	36	*Ström M, 1986*	ouk
UD	48	(a)	1637	400	(b)	36	*Rohner HG, 1985*	ouk
UD	62	189	305	400	(b)	48	*Anglo…Stud group, 1985*	ouk
UV	14	4	28	400	6;12	12	*Morgan AG, 1982*	reb
UV	14	6	42	400	6;12	12	*Hentschel E, 1983*	rdb
UV	20	25	126	400	3;6;12	12	*Okabe H, 1987*	rok
UV	33	8	24	800	12;24	24	*Barr GD, 1983*	rdb
UV	32	(a)	313	400	(b)	36	*Rohner HG, 1985*	ouk
UV	40	31	77	400	(b)	48	*Anglo…Stud Group, 1985*	ouk
UP	73	19	26	400	6;12;18;24;30;36	36	*Ström M, 1986*	ouk
nk	19	6	32	800	7;12	12	*Bodemar G, 1979*	reb
nk	18	4	22	800	6;15	15	*Danielsson A, 1981*	rdb

*1, *2, *3: Kolonnen, nach denen der Inhalt der Tabelle sortiert ist.
(a) Life-Table-Analyse; Rohwerte nicht verfügbar.
(b) Ca. alle 6-12 Monate; ungenaue Angaben.
§ Für genauere Information zu dieser Arbeit siehe Text.

241.02 Cimetidin

Siehe Tabelle 241.02

Sonstige Arbeiten:

UD *Bianchi Porro G, 1984b, nok; Burland WL, 1980, rdb; Bolin TD, 1983, rdb; Boyd EJS, 1982c, neb; Bresci G, 1986, reb; Eustace EI, 1978, rdb; Eichenberger PM, 1982, rdb; Farini R, 1983b, rok; Gear MWL, 1983, rok; Klinger J, 1984, rdb; Libeskind M, 1983, rdb; Marini U, 1980, rdb; Moshal MG, 1982b, rdb; Record CO, 1982, neb; Rodrigo M, 1987, reb; Visconti GP, 1983, neb; Walt RP, 1984, rok.*

UD+ *Ström M, 1984b, rok.*

UV *Bianchi Porro G, 1979b, rdb; Da Silva EP, 1981, rdb; La Brooy SJ, 1980, rdb; Machell RJ, 1979, rdb.*

nk *Bianchi Porro G, 1984a, ouk; Paerregaard A, 1983, rok; Walan A, 1985b, ouk.*

241.03 Cimetidin, Vergleich mit Plazebo oder Therapia nulla

Ulkus	Weniger Rz bei Cim als bei Plaz?	Cim Rz %	Cim Rz n	Cim Pat n	Dosis Cim mg/d	Plaz Rz %	Plaz Rz n	Plaz Pat n	Ther dauer Monate	Autor, Jahr	Stu dsn
*1		*3			*2						
UD	Weniger	10	2	20	400	70	16	23	12	*Berstad A, 1979*	rdb
UD	Weniger	20	4	20	400	65	13	20	6	*Capria A, 1983*	rok
UD	Weniger	21	10	47	400	56	24	43	12	*Bardhan KD, 1986a*	rdb
UD	Weniger	25	7	28	400	63	17	27	12	*Sonnenberg A, 1981*	rdb
UD	Weniger	28	(a)	300	400-600	50	(a)	70	12	*Sontag S, 1984*	rdb
UD	Weniger	38	13	34	400	70	26	37	11	*Walters JM, 1980*	rdb
UD	Weniger	43	17	40	400	60	18	30	12	*Bresci G, 1983*	rok
UD	Weniger	20	6	30	600	54	14	26	6	*Paoluzi P, 1985c*	rdb
UD	Weniger	5.0	1	20	800	90	18	20	12	*Hansky J, 1979*	rdb
UD	Weniger	19	4	21	800	74	20	27	6	*Bardhan KD, 1979b*	rdb
UD	Weniger	24	5	21	800	88	21	24	6	*Blackwood WS, 1978*	rdb
UV	Weniger	14	6	42	400	55	23	42	12	*Hentschel E, 1983*	rdb
UD	Weniger	8.7	34	393	400	29	26	90	12	*Walan A, 1987*	neb§
nk	Weniger	16	(a)	1381	400	36	(a)	345	12	*Rohner HG, 1985*	ouk§
nk	Weniger	18	4	22	800	48	11	23	15	*Danielsson A, 1981*	rdb
nk	Weniger	19	6	32	800	83	30	36	12	*Bodemar G, 1979*	reb

*1, *2, *3: Kolonnen, nach denen der Inhalt der Tabelle sortiert ist.
(a) Life-Table-Analysis; Rohwerte nicht verfügbar.
§ Für genauere Information zu dieser Arbeit siehe Text.

Die folgenden Angaben ergänzen den Inhalt der Tabelle:
Weniger Rz während Fortsetzung einer LZT mit Cimetidin als während Fortsetzung einer LZT mit Plazebo. 393 Patienten in Remission nach 24monatiger Cimetidin-LZT, Cimetidin 400 mg/d/12 Monate, 34 Rz (8,7%); 90 Patienten in Remission nach 24monatiger Cimetidin-LZT, Plazebo 12 Monate, 26 Rz (29%). *Walan A, 1987, neb.*

Weniger Rz während Fortsetzung einer LZT mit Cimetidin als während Fortsetzung einer LZT mit Plazebo. 1 381 Patienten in Remission nach 24monatiger Cimetidin-LZT, Cimetidin 400 mg/d/12 Monate, 16% Rz nach Life-Table-Analyse, 345 Patienten in Remission nach 24monatiger Cimetidin-LZT, Plazebo 12 Monate, 36% Rz nach Life-Table-Analyse. *Rohner HG, 1985, reb.*

Sonstige Arbeiten:

UD *Burland WL, 1980, rdb; Eustace EI, 1978, rdb; Eichenberger PM, 1982, rdb; Fitzpatrick WJ, 1982, rdb; Hetzel DJ, 1980, rok; Klinger J, 1984, rdb; Kratochvil P, 1983, ouk; Libeskind M, 1983, rdb; Marini U, 1980, rdb; Massarrat S, 1982, rok; Mekel RCPM, 1978, rdb; Moshal MG, 1982b, rdb; Record CO, 1982, neb; Visconti GF, 1983, neb.*

UV *Da Silva EP, 1981, rdb; La Brooy SJ, 1980, rdb; Machell RJ, 1979, rdb.*

nk *Bianchi Porro G, 1984 a, neb; Walan A, 1985b, nok.*

241.04 Cimetidin, Vergleich mit Ranitidin

siehe Tabelle 241.04

Sonstige Arbeiten:

UD *Bolin TD, 1983, rdb; Boyd EJS, 1982c, neb; Klinger J, 1984, rdb; Record CO, 1982, neb; Walt RP, 1984, rok.*

241.05 Cimetidin, Vergleich verschiedener Dosierungen oder Einnahmeformen

siehe Tabelle 241.05

Sonstige Arbeiten:

UD *Burland WL, 1980, rdb.*

241.06 H$_2$-Antagonisten, Vergleich mit anderen Ulkustherapeutika

siehe Tabelle 241.06

Sonstige Arbeiten:

UD *Di Mario F, 1984, ouk; Eichenberger PM, 1982, rdb; Farini R, 1983b, rok; Libeskind M, 1983, rdb; Moshal MG, 1982b, rdb; Rodrigo M, 1987, reb.*

UV *Bianchi Porro G, 1979 b, rdb; Bianchi Porro G, 1986 d, rok.*

241.07 Pirenzepin

siehe Tabelle 241.07

Sonstige Arbeiten:

UD *Bergemann W, 1987, reb; Bresci G, 1986, reb; Eichenberger PM, 1982, rdb; Farini R, 1983b, rok; Federici T, 1983, ouk; Moshal MG, 1982b, rdb; Petrillo M, 1980, rdb; Visconti GP, 1983, neb.*

Tabelle 241.04. Rezidiv während medikamentöser Langzeittherapie, symptomatisches und asymptomatisches Cimetidin, Vergleich mit Ranitidin

Ulkus	Weniger Rz bei Cim als bei Ran? *1	Cim Rz % *3	Cim Rz n	Cim Pat n	Dosis Cim mg/d	Ran Rz %	Ran Rz n	Ran Pat n	Dosis Ran mg/d	Ther dauer Monate *2	Autor, Jahr	Stu dsn
UD	Mehr	38	9	24	400	13	3	24	150	6	Guslandi M, 1983b	rok
UD	Mehr	39	70	180	400	24	44	186	150	12	Gough KR, 1984c	rdb
UD	Mehr	49	17	35	400	18	7	39	150	12	Silvis SE, 1985	reb
UD	Ähnl viel	23	9	40	400	25	10	40	150	12	Bresci G, 1983	rok
UD	Ähnl viel	24	8	33	400	25	7	28	150	12	Hunt RH, 1982	reb
UD	Ähnl viel	27	6	22	400	17	4	24	150	12	Van Dommelen CKV, 1982	reb

*1, *2, *3: Kolonnen, nach denen der Inhalt der Tabelle sortiert ist.

Tabelle 241.05. Rezidiv während medikamentöser Langzeittherapie, symptomatisches und asymptomatisches Cimetidin, Vergleich verschiedener Dosierungen oder Einnahmeformen

Ulkus	Weniger Rz mit Dosis (1)?	Dosis (1) mg/d	Dosis (2) mg/d	Rz (1) %	Rz (1) n	Pat (1) n	Rz (2) %	Rz (2) n	Pat (2) n	Ther dauer Monate	Autor, Jahr	Stu dsn
UD	Weniger	2x300	2x200	23	(a)	150	39	(a)	83	12	Sontag S, 1984	rdb
UD	Ähnl viel	2x200	400	39	(a)	83	24	(a)	67	12	Sontag S, 1984	rdb
UD	Ähnl viel	2x300	400	23	(a)	150	24	(a)	67	12	Sontag S, 1984	rdb
UD	Ähnl viel	2x200	400	53	10	19	52	14	27	12	Massarrat S, 1982	rok

(a) Life-Table-Analyse; Rohwerte nicht verfügbar.

Tabelle 241.06. Rezidiv während Langzeittherapie, symptomatisches und asymptomatisches H_2-Antagonisten, Vergleich mit anderen Ulkustherapeutika

Ulkus	Weniger Rz bei H_2-Ant als bei and ?	H_2-Antagonist	Anderes Medikament	H_2-Ant Rz %	H_2-Ant Rz n	H_2-Ant Pat n	Dosis H_2-Antag mg/d	And Med Rz %	And Med Rz n	And Med Pat n	Ander Med Dosis mg/d	Ther dauer Monate	Autor, Jahr	Stu dsn
*1	*2	*3	*4									*5		
UD	Weniger	Cimetidin	Antazidum	21	10	47	400	40	16	40	(abends)	12	*Bardhan KD, 1986a*	rdb
UD	Weniger	Cimetidin	Pirenzepin	47	7	15	400	75	12	16	50	12	*Marks IN, 1986a*	rdb
UD	Weniger	Ranitidin	Enprostil	29	20	69	150	62	41	66	0.035	12	*Lauritsen K, 1987b*	rdb
UD	Weniger	Ranitidin	Enprostil	17	(a)	64	150	36	(a)	64	0.035	12	*Burdhan KD, 1987a*	reb
UD	Ähnl viel	Cimetidin	Antazidum	42	10	24	400	55	12	22	4 Tbl	12	*Bianchi Porro G, 1986a*	rdb
UD	Ähnl viel	Cimetidin	Antazidum	21	10	47	400	21	9	43	(bd)	12	*Bardhan KD, 1986a*	rdb
UD	Ähnl viel	Cimetidin	Cim+Antaz	42	10	24	400	43	10	23	400+4 Tbl	12	*Bianchi Porro G, 1986a*	rdb
UD	Ähnl viel	Cimetidin	Pirenzepin	20	4	20	400	25	5	20	50	6	*Capria A, 1983*	rok
UD	Ähnl viel	Cimetidin	Pirenzepin	25	7	28	400	36	4	11	30	12	*Sonnenberg A, 1981*	rdb
UD	Ähnl viel	Cimetidin	Pirenzepin	29	7	24	400	30	7	23	75	12	*Galeone M, 1983*	rdb
UV	Weniger	Cimetidin	Antazidum	20	25	126	400	36	46	127	2000	12	*Okabe H, 1987*	rok
UV	Ähnl viel	Cimetidin	Caved-S	14	4	28	400	14	4	28	2 Tbl bd	12	*Morgan AG, 1982*	reb

*1, *2, *3, *4, *5: Kolonnen, nach denen der Inhalt der Tabelle sortiert ist.
(a) Intent-To-Treat-Analyse; Rohwerte nicht verfügbar.

Tabelle 241.07. Rezidiv während medikamentöser Langzeittherapie, symptomatisches und asymptomatisches
Pirenzepin

Ulkus	Rz % *2	Rz n	Pat n	Dosis mg/d	Endo-skopie Monate	Ther dauer Monate *1	Autor, Jahr	Stu dsn
UD	19	3	16	50	6	6	*Cheli R, 1982*	rok
UD	25	5	20	50	6	6	*Capria A, 1983*	rok
UD	30	7	23	75	4;8;12	12	*Galeone M, 1983*	rdb
UD	36	4	11	30	6	12	*Sonnenberg A, 1981*	rdb
UD	52	17	33	100	3;6;12	12	*Rutgeerts P, 1985*	rdb
UD	58	15	26	100	6;12	12	*Dal Monte PR, 1982*	rdb
UD	65	19	29	50	6;12	12	*Bergemann W, 1987*	reb
UD	75	12	16	50	6;12	12	*Marks IN, 1986a*	rdb

*1, *2: Kolonnen, nach denen der Inhalt der Tabelle sortiert ist.

UV	*Bianchi Porro G, 1986 d, rok.*
nk	*Paerregaard A, 1983, rok.*

241.08 Pirenzepin, Vergleich mit Plazebo oder Therapia nulla

Ulkus	Weniger Rz bei Piren als bei Plaz ? *1	Pir Rz % *2	Pir Rz n	Pir Pat n	Dosis Piren-zepin mg/d *4	Plaz Rz %	Plaz Rz n	Plaz Pat n	Ther dauer Monate *3	Autor, Jahr	Stu dsn
UD	Weniger	19	3	16	50	63	10	16	6	*Cheli R, 1982*	rok
UD	Weniger	25	5	20	50	65	13	20	6	*Capria A, 1983*	rok
UD	Weniger	36	4	11	30	63	17	27	12	*Sonnenberg A, 1981*	rdb
UD	Weniger	52	17	33	100	69	22	32	12	*Rutgeerts P, 1985*	rdb
UD	Weniger	58	15	26	100	96	27	28	12	*Dal Monte PR, 1982*	rdb
UD	Ähnl viel	66	19	29	50	68	19	28	12	*Bergemann W, 1987*	reb

*1, *2, *3, *4: Kolonnen, nach denen der Inhalt der Tabelle sortiert ist.

Sonstige Arbeiten:

UD	*Barberani F, 1983, rdb; Eichenberger PM, 1982, rdb; Moshal MG, 1982b, rdb; Petrillo M, 1980, rdb; Visconti GP, 1983, neb.*

241.09 Plazebo oder Therapia nulla

siehe Tabelle 241.09

Siehe auch unter 230 (Rezidiv nach medikamentöser Kurativtherapie, symptomatisches und asymptomatisches).

Tabelle 241.09. Rezidiv während medikamentöser Langzeittherapie, symptomatisches und asymptomatisches
Plazebo oder Therapia nulla

Ulkus	Rz %	Rz n	Pat n	Therapie	Endoskopie Monate	Ther dauer Monate	Autor, Jahr	Stu dsn
*1	*3					*2		
UD	75	15	20	Plazebo	3	3	Hetzel DJ, 1985	rdb
UD	50	30	60	Plazebo	6	6	Classen M, 1983a	rdb
UD	54	14	26	Plazebo	6	6	Paoluzi P, 1985c	rdb
UD	55	98	177	Plazebo	3;6;12	6	Bagliono A, 1985	rdb
UD	63	10	16	Ther nulla	6	6	Cheli R, 1982	rok
UD	65	13	20	Antaz bei Bed	6	6	Capria A, 1983	rok
UD	74	20	27	Plazebo	6	6	Bardhan KD, 1979b	rdb
UD	88	21	24	Plazebo	3;6	6	Blackwood WS, 1978	rdb
UD	70	26	37	Plazebo	5;11	11	Walters JM, 1980	rdb
UD	50	(a)	70	Plazebo	6;12	12	Sontag S, 1984	rdb
UD	56	24	43	Plazebo	6;12	12	Bardhan KD, 1986a	rdb
UD	57	(a)	87	Plazebo	6;12	12	Texter BC Jr, 1986	rdb
UD	60	18	30	Plazebo	12	12	Valnes K, 1982	rdb
UD	60	18	30	Antaz bei Bed	6;12	12	Bresci G, 1983	rok
UD	60	18	30	Ther nulla	6;12	12	Di Mario F, 1982	rok
UD	63	17	27	Plazebo	12	12	Sonnenberg A, 1981	rdb
UD	64	164	256	Plazebo	3;6;12	12	Cerulli MA, 1987	rdb
UD	66	63	96	Plazebo	4;8;12	12	Cerulli MA, 1987	rdb
UD	68	19	28	Plazebo	6;12	12	Bergemann W, 1987	reb
UD	69	22	32	Plazebo	3;6;12	12	Rutgeerts P, 1985	ndb
UD	70	16	23	Plazebo	12	12	Liedberg G, 1985	rdb
UD	70	16	23	Plazebo	12	12	Berstad A, 1979	rdb
UD	81	25	31	Plazebo	6;12	12	Behar J, 1986	rdb
UD	81	21	26	Plazebo	4;8;12	12	Bolin TD, 1987	rdb
UD	81	13	16	Ther nulla	6;12	12	Marks IN, 1985b	reb
UD	86	18	21	Plazebo	3;6;9;12	12	Mekel RCPM, 1985	rdb
UD	88	15	17	Plazebo	12	12	Alstead EM, 1983	rdb
UD	90	18	20	Plazebo	12	12	Hansky J, 1979	rdb
UD	96	27	28	Plazebo	6;12	12	Dal Monte PR, 1982	rdb
UD	34	12	35	Plazebo	12;24	24	Berndt H, 1981	rdb
UD	89	51	57	Plazebo	3;6;12;18;24	24	Bardhan KD, 1982	reb§
UD	92	56	61	Plazebo	3;6;12;18;24	24	Bardhan KD, 1982	reb§
UD	100	61	61	Plazebo	3;6;12;18;24	24	Bardhan KD, 1982	reb
UV	43	10	23	Plazebo	6	6	Dawson J, 1984	rdb
UV	44	11	25	Plazebo	6	6	Classen M, 1983a	rdb
UV	56	15	27	Plazebo	6	6	Marks IN, 1987	rdb
UV	70	21	30	Plazebo	6	6	Marks IN, 1985c	rdb
UV	55	23	42	Plazebo	6;12	12	Hentschel E, 1983	rdb
UV	69	11	16	Plazebo	12	12	Alstead EM, 1983	rdb
UV	76	19	25	Plazebo	12	12	Jorde R, 1986b	rdb
UV	55	22	40	Ther nulla	48-96	48-96	Jorde R, 1986a	ouk
nk	29	26	90	Plazebo	12	12	Walan A, 1987	neb§
nk	83	30	36	Plazebo	7;12	12	Bodemar G, 1979	reb
nk	48	11	23	Plazebo	6;15	15	Danielsson A, 1981	rdb

*1, *2, *3: Kolonnen, nach denen der Inhalt der Tabelle sortiert ist.
(a) Life-Table-Analyse; Rohwerte nicht verfügbar.
§ Für genaue Information zu dieser Arbeit siehe Text.

Die folgenden Angaben ergänzen den Inhalt der Tabelle:

89% Rz während 24monatiger Fortsetzung einer LZT mit Plazebo. 57 Patienten in Remission nach 5monatiger LZT mit Cimetidin 1 000 mg/d, Plazebo, 51 Rz. *Bardhan KD, 1982, reb.*

92% Rz während 24monatiger Fortsetzung einer LZT mit Plazebo. 61 Patienten in Remission nach 2monatiger LZT mit Cimetidin 1 000 mg/d, Plazebo 56 Rz. *Bardhan KD, 1982, reb.*

nk   **29% Rz während 12monatiger Fortsetzung einer LZT mit Plazebo.** 90 Patienten in Remission nach 24monatiger LZT mit Cimetidin 800 mg/d, Plazebo 12 Monate, 26 Rz. *Walan A, 1987, neb.*

Sonstige Arbeiten:

UD   *Bergemann W, 1987, reb; Bianchi Porro G, 1985 b, rdb; Bianchi Porro G, 1987 b, rdb; Boyd EJS, 1984 c, rdb; Burland WL, 1980, rdb; Boyd EJS, 1982 c, rdb; De la Pierre M, 1983, rdb; Eustace EI, 1978, rdb; Eichenberger PM, 1982, rdb; Gough K, 1982, reb; Hovdenak N, 1985, rdb,; Hetzel DJ, 1980, rok; Klinger J, 1984, rdb; Libeskind M, 1983, rdb; Marini U, 1980, rdb; Marks IN, 1983 b, reb; Massarrat S, 1982, rok; Mekel RCPM, 1978, rdb; Moshal MG, 1982 b, rdb; Moshal MG, 1983, rdb; Naccarato R, 1983, rok; Nelis GF, 1981, rdb; Petrillo M, 1980, rdb; Record CO, 1982, neb; Visconti GP, 1983, neb.*

UV   *Boyd EJS, 1982 c, rdb; Cockel R, 1982 a, rdb; Cockel R, 1982 b, reb; Da Silva EP, 1981, rdb; La Brooy SJ, 1980, rdb; Liedberg G, 1985, rdb; Machell RJ, 1979, rdb; Record CO, 1982, neb.*

UP   *Liedberg G, 1985, rdb.*

nk   *Bianchi Porro G, 1985 a, neb; Cayer D, 1957, rdb; Oscarson J, 1982, reb; Walan A, 1985 b, neb.*

241.10   Ranitidin

siehe Tabelle 241.10

Sonstige Arbeiten:

UD   *Boyd EJS, 1987, ouk; Boyd EJS 1983 e, ouk; Boyd EJS, 1984 c, ouk; Boyd EJS, 1982 a, ouk; Bresci G, 1986, reb; Celle G, 1983, nok; Cattaneo D, 1983, ouk; De la Pierre M, 1983, rdb; Gough K, 1982, reb; Hovdenak N, 1985, rdb; Lombardo L, 1983 a, ouk; Marks IN, 1984, ouk; Naccarato R, 1983, rok; Nelis GF, 1981, rdb; O'Keefe SJD, 1985 a, ouk; Penston J, 1987, ouk; Record CO, 1982, neb; Walt RP, 1984, rok.*

UV   *Bianchi Porro G, 1986 d, rok; Boyd EJS, 1982 c, nok; Cockel R, 1982 a, rdb; Celle G, 1983, nok; Cockel R, 1982 b, reb; Hellier MD, 1982, rdb; Liedberg G, 1985, rdb; Record CO, 1982, neb.*

UP   *Liedberg G, 1985, rdb.*

nk   *Oscarson J, 1982, reb; Witzel L, 1982, ouk.*

Sonstige Arbeiten:

UD   *De la Pierre M, 1983, rdb; Gough K, 1982, reb; Gibinski K, 1984 b, nok; Hovdenak N, 1985, rdb; Klinger J, 1984, rdb; Naccarato R, 1983, rok; Nelis GF, 1981, rdb; Record CO, 1982, neb; Silvis SE, 1985, reb.*

Tabelle 241.10. Rezidiv während medikamentöser Langzeittherapie, symptomatisches und asymptomatisches
Ranitidin

Ulkus *1	Rz % *3	Rz n	Pat n	Dosis mg/d	Endo-skopie Monate	Ther dauer Monate *2	Autor, Jahr	Stu dsn
UD	13	3	24	150	6	6	Guslandi M, 1983b	rok
UD	15	8	54	150	6	6	Bongiorno A, 1984	ouk
UD	45	9	20	150	3;6	6	Klinger J, 1984	rdb
UD	96	25	26	150	2;4;6;8;10	10	Noya G, 1983	ouk
UD	12	3	26	150	4;8;12	12	Bolin TD, 1983	rdb
UD	17	4	24	150	12	12	Van Dommelen CKV, 1982	reb
UD	18	7	39	150	4;8;12	12	Silvis SE, 1985	reb
UD	18	4	22	150	3;6;9;12	12	Mekel RCPM, 1985	rdb
UD	18	4	22	200	12	12	Liedberg G, 1985	rdb
UD	19	5	26	150	12	12	Liedberg G, 1985	rok
UD	20	3	15	150	4;8;12	12	Paul F, 1986	rdb
UD	21	4	19	75	4;8;12	12	Paul F, 1986	rdb
UD	24	20	82	150	4;8;12	12	Lee FI, 1984	ouk
UD	24	44	186	150	4;8;12	12	Gough KR, 1984c	rdb
UD	25	7	28	150	6;12	12	Hunt RH, 1982	reb
UD	25	10	40	150	6;12	12	Bresci G, 1983	rok
UD	26	8	31	150	6;12	12	Di Mario F, 1982	rok
UD	27	27	99	150	12	12	Mazzacca G, 1983	ouk
UD	29	20	69	150	3;6;12	12	Lauritsen K, 1987b	rdb
UD	29	9	31	100	6;12	12	Sheers R, 1982	ouk
UD	33	42	126	150	4;8;12	12	Gibinski K, 1984b	ouk
UD	35	7	20	150	12	12	Alstead EM, 1983	rdb
UD	36	(a)	64	150	3;6;12	12	Bardhan KD, 1987a	reb
UD	38	12	32	100	4;8;12	12	Mangiameli A, 1982b	ouk
UD	39	33	84	150	4;8;12	12	Kozarek R, 1985	rdb
UD+	25	8	32	150	6;12	12	Potzi R, 1982	ouk
UV	9.1	2	22	150	6	6	Dawson J, 1984	rdb
UV	6.7	1	15	150	12	12	Slsread EM, 1983	rdb
UV	29	19	65	150	4;8;12	12	Gibinski K, 1984b	ouk
UV	39	9	23	150	12	12	Jorde R, 1986b	rdb

*1, *2, *3: Kolonnen, nach denen der Inhalt der Tabelle sortiert ist.
(a) Intent-To-Treat-Analyse; Rohwerte nicht verfügbar.

UV	Boyd EJS, 1982c, rdb; Cockel R, 1982a, rdb; Cockel R, 1982b, reb; Gibinski K, 1984b, nok; Recora CO, 1982, neb.
UP	Liedberg G, 1985, rdb.
nk	Oscarson J, 1982, reb.

241.11 Ranitidin, Vergleich mit Plazebo oder Therapia nulla

Ulkus	Weniger Rz bei Ran als bei Plaz? *1	Ran Rz % *2	Ran Rz n	Ran Pat n	Dosis Ran mg/d	Plaz Rz %	Plaz Rz n	Plaz Pat n	Ther dauer Monate	Autor, Jahr	Stu dsn
UD	Weniger	18	4	22	150	86	18	21	12	*Mekel RCPM, 1985*	rdb
UD	Weniger	19	9	48	150-200	70	16	23	12	*Liedberg G, 1985*	rdb
UD	Weniger	25	10	40	150	60	18	30	12	*Bresci G, 1983*	rok
UD	Weniger	26	8	31	150	60	18	30	12	*Di Mario F, 1982*	rok
UD	Weniger	35	7	20	150	88	15	17	12	*Alstead EM, 1983*	rdb
UD	Weniger	39	33	84	150	66	63	96	12	*Kozarek R, 1985*	rdb
UV	Weniger	6.7	1	15	150	69	11	16	12	*Alstead EM, 1983*	rdb
UV	Weniger	9.0	2	22	150	43	10	23	6	*Dawson J, 1984*	rdb
UV	Weniger	39	9	23	150	76	19	25	12	*Jorde R, 1986b*	rdb

*1, *2: Kolonnen, nach denen der Inhalt der Tabelle sortiert ist.

241.12 Ranitidin, Vergleich verschiedener Dosierungen oder Einnahmeformen

UD **Ähnlich viele Rz während LZT mit Ranitidin 150 mg/d und während LZT mit Ranitidin 2 × 100 mg/d.** 22 Patienten, Ranitidin 200 mg/d/12 Monate, 4 Rz (18%); 26 Patienten, Ranitidin 150 mg/d/12 Monate, 5 Rz (19%). *Liedberg G, 1985, rdb.*

Ähnlich viele Rz während LZT mit Ranitidin 75 mg/g und während LZT mit Ranitidin 150 mg/d. 19 Patienten, Ranitidin 75 mg/d/12 Monate, 4 Rz (21%); 15 Patienten, Ranitidin 150 mg/d/12 Monate, 3 Rz (20%). *Paul F, 1986, rdb.*

Weniger Rz während LZT mit Ranitidin 300 mg/d als während LZT mit Ranitidin 150 mg/d. 39 Patienten mit geheiltem Rz während LZT mit H_2-Antagonist, erneute LZT mit Ranitidin, 8 Rz in 36 Monaten; 18 Ranitidin 300 mg/d, 2 Rz (11%); 21 Ranitidin 150 mg/d, 6 Rz (29%). *Penston J, 1987, ouk.*

Sonstige Arbeiten:

UD *Gough K, 1982, reb.*

UV *Hellier MD, 1982, rdb; Liedberg G, 1985, rdb.*

241.13 Sucralfat

siehe Tabelle 241.13

Sonstige Arbeiten:

UD *Libeskind M, 1983, rdb; Marks IN, 1983b, reb; Moshal MG, 1983, rdb; Rodrigo M, 1987, reb.*

241.14 Sucralfat, Vergleich mit Plazebo oder Therapia nulla

siehe Tabelle 241.14

Tabelle 241.13. Sucralfat

Ulkus	Rz %	Rz n	Pat n	Dosis mg/d	Endo- skopie Monate	Ther dauer Monate	Autor, Jahr	Stu dsn
*1	*3					*2		
UD	21	14	66	2000	6	6	*Classen M, 1983a*	rdb
UD	27	8	30	(a)	6;12	12	*Behar J, 1986*	rdb
UD	47	7	15	1000	6;12	12	*Marks IN, 1985b*	reb
UV	16	5	31	3000	6	6	*Marks IN, 1985c*	rdb
UV	37	11	30	2000	6	6	*Classen M, 1983a*	rdb

*1, *2, *3: Kolonnen, nach denen der Inhalt der Tabelle sortiert ist.
(a) Diese Angabe ist in der Arbeit nicht enthalten.

Tabelle 241.14. Sucralfat, Vergleich mit Plazebo oder Therapia nulla

Ulkus	Weniger Rz bei Sucr als bei Plaz?	Sucr Rz %	Sucr Rz n	Sucr Pat n	Dosis Sucr mg/d	Plaz RZ %	Plaz RU n	Plaz Pat n	Ther dauer Monate	Autor, Jahr	Stu dsn
*1	*2	*4							*3		
UD	Weniger	21	14	66	2000	50	30	60	6	*Ckassen M, 1983a*	rdb
UD	Weniger	27	8	30	2000	81	25	31	12	*Behar J, 1986*	rdb
UD	Weniger	32	6	19	2000	81	13	16	12	*Marks IN, 1985b*	reb
UD	Weniger	42	10	24	2000	81	21	26	12	*Bolin TD, 1987*	rdb
UD	Weniger	47	7	15	1000	81	13	16	12	*Marks IN, 1985b*	reb
UV	Weniger	16	5	31	3000	70	21	30	6	*Marks IN, 1985c*	rdb
UV	Weniger	28	8	29	2000	56	15	27	6	*Marks IN, 1987*	rdb
UV	Ähnl viel	37	11	30	2000	44	11	25	6	*Classen M, 1983a*	rdb

*1, *2, *3, *4: Kolonnen, nach denen der Inhalt der Tabelle sortiert ist.

Sonstige Arbeiten:

UD   *Libeskind M, 1983, rdb; Moshal MG, 1983, rdb.*

241.15 Sucralfat, Vergleich verschiedener Dosierungen oder Einnahmeformen

UD   **Ähnlich viele Rz während LZT mit Sucralfat 2 000 mg/d und während LZT mit Sucralfat 1 000 mg/d.** 19 Patienten, Sucralfat 2 000 mg/d/12 Monate, 6 Rz (32%); 15 Patienten, Sucralfat 1 000 mg/d/12 Monate, 7 Rz (47%). *Marks IN, 1985 b, reb*

241.16 Verschiedene Medikamente

Siehe auch unter 241.07 (Pirenzepin) und unter 241.13 (Sucralfat).

siehe Tabelle 241.16

Tabelle 241.16. Verschiedene Medikamente

Ulkus	Medikament	Rz %	Rz n	Pat n	Dosis mg/d	Endo- skopie Monate	Ther dauer Monate	Autor, Jahr	Stu dsn
*1	*2	*4					*3		
UD	Omeprazol	26	(b)	65	20 (c)	3; 6	6	Lauritsen K, 1989g	rdb
UD	Omeprazol	29	(b)	64	10	3; 6	6	Lauritsen K, 1989g	rdb
UD	Antaz + Antichol	82	150	184		12; 24; 36	36	Buzas G, 1985	nok
UD	Antazidum	21	9	43	(bd)	6; 12	12	Bardhan KD, 1986a	rdb
UD	Antazidum	40	16	40	(abends)	6; 12	12	Bardhan KD, 1986a	rdb
UD	Antazidum	55	12	22	4 Tbl	6; 12	12	Bianchi Porro G, 1986a	rdb
UD	Carbenoxolon	28	13	46	150	12; 24	24	Berndt H, 1981	rdb
UD	Cimetidin + Antaz	43	10	23	400 + 4 Tbl	6; 12	12	Bianchi Porro G, 1986a	rdb
UD	Enprostil	36	(a)	64	0.035	3; 6; 12	12	Bardhan KD, 1987a	reb
UD	Enprostil	62	41	66	0.035	3; 6; 12	12	Lauritsen K, 1987b	rdb
UD	Famotidin	20	4	20	20	3	3	Hetzel DJ, 1985	rdb
UD	Famotidin	26	42	167	20	3; 6	6	Baglioni A, 1985	rdb
UD	Famotidin	23	(b)	86	20	6; 12	12	Texter EC Jr, 1986	rdb
UD	Famotidin	25	(b)	97	40	6; 12	12	Texter EC Jr, 1986	rdb
UD	Nizatidin	34	87	257	150	3; 6; 12	12	Cerulli MA, 1987	rdb
UD	Trimipramin	34	11	32	25	12	12	Valnes K, 1982	rdb
UD	Wismut	38	5	13	120	3; 6	6	Bianchi Porro G, 1987b	rdb
UV	Antaz + Antichol	66	63	96		12; 24; 36	36	Buzas G, 1985	nok
UV	Antazidum	17	14	84		2; 4; 6	6	Miyake T, 1980	reb
UV	Antazidum	36	46	127	(abends)	3; 6; 12	12	Okabe H, 1987	rok
UV	Carbenoxolon	43	6	14	100	6; 12	12	Bianchi Porro G, 1979b	rdb
UV	Caved-S	14	4	28		6; 12	12	Morgan AG, 1982	reb
UV	Sucralfat + Antaz	7.2	6	83	4000	2; 4; 6	6	Miyake T, 1980	reb

*1, *2, *3, *4: Kolonnen, nach denen der Inhalt der Tabelle sortiert ist.
(a) Intent-To-Treat-Analyse; Rohwerte nicht verfügbar.
(b) Life-Table-Analyse; Rohwerte nicht verfügbar.

Sonstige Arbeiten:

UD *Bresci G, 1986, reb; Cerulli MA, 1987, rdb.*

nk *Cayer D, 1957, rdb; Paerregaard A, 1983, rok.*

241.17 Verschiedene Medikamente, Vergleich mit Plazebo oder Therapia nulla

Siehe auch unter 241.08 (Pirenzepin, Vergleich mit Plazebo oder Therapia nulla) und unter 241.14 (Sucralfat, Vergleich mit Plazebo oder Therapia nulla)

siehe Tabelle 241.17

Sonstige Arbeiten:

UD *Bergemann W, 1987, reb; Cerulli MA, 1987, rdb.*

nk *Cayer D, 1957, rdb.*

241.18 Verschiedene medizinische Therapien im Vergleich

UD **Ähnlich viele Rz während Antazidum-LZT und während LZT mit Antazidum und Cimetidin.** 22 Patienten, Antazidum 4 Tbl/d/12 Monate, 12 Rz (55%); 23 Patienten, Antazidum 4 Tbl + Cimetidin 400 mg/d/12 Monate, 10 Rz (43%). *Bianchi Porro G, 1986 a, rdb.*

UV **Ähnlich viele Rz während LZT mit Antazida und während LZT mit Sucralfat und Antazida.** 84 Patienten, Antazida 6 Monate, 14 Rz (17%); 83 Patienten, Antazida + Sucralfat 4000 mg/d, 6 Rz (7,2%). *Miyake T, 1980, reb.*

242 Rezidiv während medikamentöser Langzeittherapie, symptomatisches und asymptomatisches, Vergleich mit Rezidiv während intermittierender Langzeittherapie

242.01 H$_2$-Antagonisten

nk **Ähnlich viele Rz während intermittierender Therapie mit Ranitidin und während Ranitidin-LZT.** 35 Patienten, Ranitidin 300 mg/d/3 Wochen im April, 150 mg/d/9 Wochen bis Juni, 300 mg/d/3 Wochen im Oktober, 150 mg/d/9 Wochen bis November, 8 Rz innerhalb von 1 Jahr (23%); 35 Patienten, Ranitidin 150 mg/d/1 Jahr, 11 Rz (31%). *Palmas F, 1984 a, rok.*

242.02 Verschiedene medizinische Therapien im Vergleich

UD **Weniger Rz während intermittierender Therapie mit Acetazolamid als während LZT mit Anticholinergika + Antazida.** 258 Patienten, intermittierend Acetazolamid 25–30 mg/kg/d und NA- und K-Salze 200–300 mg/d, 47 Rz innerhalb von 3 Jahren (18%); 184 Patienten, Antazida + Anticholinergikum in „üblicher Langzeitdosierung" 3 Jahre, 150 Rz (81%). *Buzas G, 1985, nok.*

Tabelle 241.17. Rezidiv während Langzeittherapie, symptomatisches und asymptomatisches
Verschiedene Medikamente, Vergleich mit Plazebo und Therapiea nulla

Ulkus	Weniger Rz bei Akt als bei Plaz ?	Medikament (=Aktivum)	Akt Rz %	Akt Rz n	Akt Pat n	Dosis Akt mg/d	Plaz Rz %	Plaz Rz n	Plaz Pat n	Ther dauer Monate	Autor, Jahr	Stu dsn
*1	*2	*3	*5							*4		
UD	Weniger	Famotidin	20	4	20	20	75	15	20	3	Hetzel DJ, 1985	rdb
UD	Weniger	Famotidin	26	43	167	20	55	98	177	6	Baglioni A, 1985	rdb
UD	Weniger	Famotidin	23	(a)	97	20	57	(a)	87	12	Texter EC Jr, 1986	rdb
UD	Weniger	Nizatidin	34	87	257	150	64	164	256	12	Cerulli MA, 1987	rdb
UD	Weniger	Trimipramin	34	11	32	25	60	18	30	12	Valnes K, 1982	rdb
UD	Weniger	Wismut	38	5	13	120	80	12	15	6	Bianchi Porro G, 1987b	rdb
UD	Weniger	Omeprazol	26	(a)	64	20	83	(a)	66	6	Lauritsen K, 1989g	rdb
UD	Weniger	Omeprazol	29	(a)	65	10 (b)	83	(a)	66	6	Lauritsen K, 1989g	rdb
UD	Ähnl viel	Antazidum	21	9	43	(bd)	56	24	43	12	Bardhan KD, 1986a	rdb
UD	Ähnl viel	Antazidum	40	16	40	(abends)	56	24	43	12	Bardhan KD, 1986a	rdb
UD	Ähnl viel	Carbenoxolon	28	13	46	150	34	12	35	24	Berndt H, 1981	rdb
UV	Weniger	Misoprotol	5.6	8	143	100 µg	21.7	30	138	3	Graham DY, 1988	rdb(c)
UV	Weniger	Misoprotol	1.4	2	139	200 µg	21.7	30	138	3	Graham DY. 1988	rdb(c)

*1, *2, *3, *4, *5: Kolonnen, nach denen der Inhalt der Tabelle sortiert ist.
(a) Life-Table-Analyse; Rohwerte nicht verfügbar.
(b) Weekend-Therapie.
(c) Alle Patienten sind mit NSAID behandelt worden.

UV   **Weniger Rz während intermittierender Therapie mit Acetazolamid als während LZT mit Anticholinergika + Antazida.** 118 Patienten, intermittierend Acetazolamid 25–30 mg/kg/d und Na- und K-Salze 200–300 mg/d, 23 Rz innerhalb von 3 Jahren (20%); 96 Patienten, Antazida + Anticholinergikum in „üblicher Langzeitdosierung" 3 Jahre, 63 Rz (66%). *Buzas G, 1985, nok.*

242.03 Omeprazol

Ähnlich viele Rz unter Omeprazol 10 mg/d wie unter Omeprazol 20 mg/weekend. 64 Patienten, Omeprazol 10 mg/d, 6 Monate, 26% Rz; 65 Patienten, Omeprazol 20 mg/weekend, 6 Monate, 29% Rz; 66 Patienten, Plazebo, 6 Monate, 83% Rz. *Lauritsen K, 1989 g, rdb.*

243 Rezidiv während medikamentöser Langzeittherapie, Zeitpunkt des Auftretens

Hier werden nur Studien behandelt, die mindestens zwei Routineendoskopien im Beobachtungszeitraum aufweisen.

243.01 Cimetidin

Siehe Abb. 243.01, die folgende Liste ergänzt die Angaben der Abbildung.

UD   (1) Cimetidin 400 mg/d, 305 Patienten. *Anglo…Stud Group, 1985, ouk.*
     (2) Cimetidin 400 mg/d, 40 Patienten. *Bresci G, 1983, rok.*
     (3) Cimetidin 800 mg/d, 21 Patienten. *Blackwood WS, 1978, rdb.*

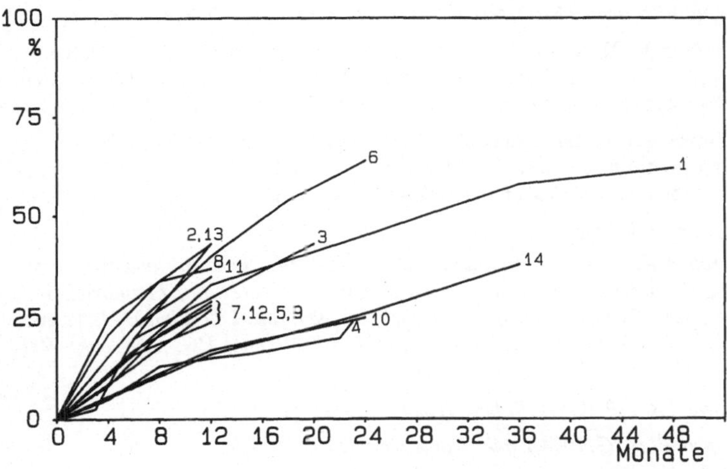

Abb. 243.01. Die x-Achse gibt den Zeitpunkt des Auftretens der Rezidive an, die y-Achse die Häufigkeit der Rezidive in %. Mit Hilfe der in der Abbildung angegebenen Zahlen können aus der untenstehenden Liste die Autoren, die Medikamente und die Anzahl der Patienten entnommen werden.

(4) Cimetidin 400 mg/d, 60 Patienten. *Bresci G, 1986, reb.*
(5) Cimetidin 400 mg/d, 47 Patienten. *Bardhan KD, 1986 a, rdb.*
(6) Cimetidin 400 mg/d, 261 Patienten. *Bardhan KD, 1986 b, ouk.*
(7) Cimetidin 400 mg/d, 24 Patienten. *Galeone M, 1983, rdb.*
(8) Cimetidin 400 mg/d, 180 Patienten. *Gough KR, 1984 c, rdb.*
(9) Cimetidin 400 mg/d, 33 Patienten. *Hunt RH, 1982, rdb.*
(10) Cimetidin 400 mg/d, 100 Patienten. *Kratochvil P, 1983, ouk.*
(11) Cimetidin 400 mg/d, 46 Patienten. *Massarrat S, 1982, rok.*
(12) Cimetidin 400–600 mg/d, 300 Patienten. *Sontag S, 1984, rdb.*
(13) Cimetidin 400 mg/d, 21 Patienten. *Silvis SE, 1985, rdb.*
(14) Cimetidin 400 mg/d, 37 Patienten. *Ström M, 1986, ouk.*
In der Abbildung nicht enthaltene Arbeiten:

UD+   **Häufung der Rz am Anfang einer 24monatigen Cimetidin-LZT.** 131 Patienten, Cimetidin 400 mg/d, 19 % Rz nach 3 Monaten, 38 % Rz nach 24 Monaten. *Andersen D, 1983, rok.*

UV   **Häufung der Rz am Anfang einer 48monatigen Cimetidin-LZT.** 77 Patienten, Cimetidin 400 mg/d, 21% Rz nach 12 Monaten, 34% Rz nach 24 Monaten, 36% Rz nach 36 Monaten, 48% Rz nach 48 Monaten. *Anglo…Stud Group, 1985, ouk.*
Häufung der Rz am Anfang einer 24monatigen Cimetidin-LZT. 24 Patienten, Cimetidin 800 mg/d, 21% Rz nach 12 Monaten, 33% Rz nach 24 Monaten. *Barr GD, 1983, rdb.*
Häufung der Rz am Anfang einer 12monatigen Cimetidin-LZT. 42 Patienten, Cimetidin 400 mg/d, 11% Rz nach 6 Monaten, 14% Rz nach 12 Monaten. *Hentschel E, 1983, rdb.*
Keine Häufung der Rz am Anfang einer 12monatigen Cimetidin-LZT. 126 Patienten, Cimetidin 400 mg/d, 5,6% Rz nach 3 Monaten, 11% Rz nach 6 Monaten, 17% nach 9 Monaten, 20% nach 12 Monaten. *Okabe H, 1987, rok.*

UP   **Häufung der Rz am Anfang einer 36monatigen Cimetidin-LZT.** 26 Patienten mit präpylorischem Ulkus, Cimetidin 400 mg/d, 61% Rz nach 12 Monaten, 81% Rz nach 24 Monaten, 81% Rz nach 36 Monaten. *Ström M, 1986, ouk.*

nk   **Häufung der Rz am Anfang einer 36monatigen Cimetidin-LZT.** 1 687 Patienten, Cimetidin 400 mg/d, 25% Rz nach 12 Monaten, 40% Rz nach 24 Monaten, 55% Rz nach 36 Monaten. *Walan A, 1987, ouk.*

Sonstige Arbeiten:

UD   *Bardhan KD, 1979 b, rdb; Bianchi Porro G, 1984 b, nok; Burland WL, 1980, rdb; Boyd EJS, 1982 c, neb; Eichenberger PM, 1982, rdb; Fitzpatrick WJ, 1982, rdb; Farini R, 1983 b, rok; Klinger J, 1984, rdb; Libeskind M, 1983, rdb; Marini U, 1980, rdb; Moshal MG, 1982 b, rdb; Rohner HG, 1985, ouk; Walters JM 1980, rdb; Walt RP, 1984, neb.*

UV   *Machell RJ, 1979, rdb; Rohner HG, 1985, ouk.*

nk   *Bianchi Porro G, 1984 a, ouk; Danielsson A, 1981, rdb.*

243.02   Pirenzepin (siehe Abb. 243.02)

UD   (1) Pirenzepin 50 mg/d oder 100 mg/d, 29 Patienten. *Barberani F, 1983, rdb.*
(2) Pirenzepin 50 mg/d, 50 Patienten. *Bresci G, 1986, reb.*

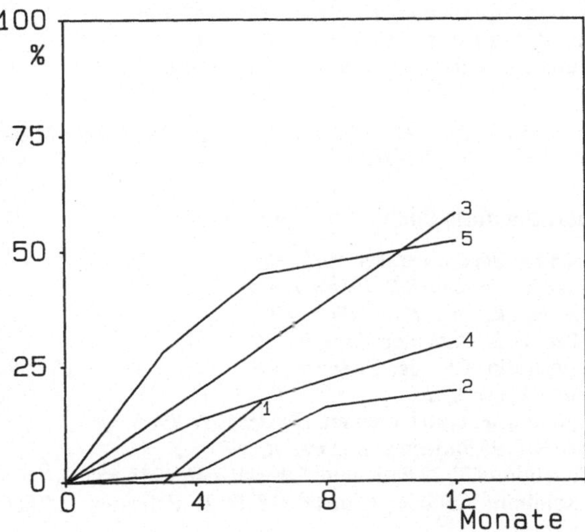

Abb. 243.02. Die x-Achse gibt den Zeitpunkt des Auftretens der Rezidive an, die y-Achse die Häufigkeit der Rezidive in %. Mit Hilfe der in der Abbildung angegebenen Zahlen können aus der untenstehenden Liste die Autoren, die Medikamente und die Anzahl der Patienten entnommen werden.

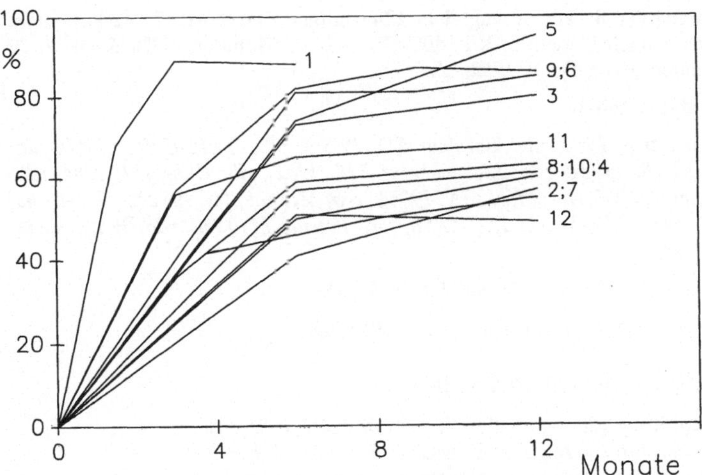

Abb. 243.03. Die x-Achse gibt den Zeitpunkt des Auftretens der Rezidive an, die y-Achse die Häufigkeit der Rezidive in %. Mit Hilfe der in der Abbildung angegebenen Zahlen können aus der untenstehenden Liste die Autoren, die Medikamente und die Anzahl der Patienten entnommen werden.

(3) Pirenzepin 100 mg/d, 26 Patienten. *Dal Monte PR, 1982, rdb.*
(4) Pirenzepin 75 mg/d, 23 Patienten. *Galeone M, 1983, rdb.*
(5) Pirenzepin 100 mg/d, 33 Patienten. *Rutgeerts P, 1985, rdb.*

Sonstige Arbeiten:
Cheli R, 1982, rok; Eichenberger PM, 1982, rdb; Farini R, 1983 b, rok; Moshal MG, 1982 b, rdb; Petrillo M, 1980, rdb.

243.03 Plazebo oder Therapia nulla (siehe Abb. 243.03)

(1) Plazebo, 24 Patienten. *Blackwood WS, 1978, rdb.*
(2) Plazebo, 43 Patienten. *Bardhan KD, 1986 a, rdb.*
(3) Plazebo, 31 Patienten. *Behar J, 1986, rdb.*
(4) Antazidum bei Bedarf, 30 Patienten. *Bresci G, 1983, rok.*
(5) Plazebo nach Cimetidin-KT oder Pirenzepin-KT oder Plazebo-KT, 28 Patienten. *Dal Monte PR, 1982, rdb.*
(6) Plazebo nach Ranitidin-KT, 30 Patienten. *Hovdenak N, 1985, rdb.*
(7) Plazebo nach med KT, 96 Patienten. *Kozarek R, 1985, rdb.*
(8) Plazebo nach Cimetidin-KT, 22 Patienten. *Libeskind M, 1983, rdb.*
(9) Plazebo nach Ranitidin-KT oder Cimetidin-KT, 21 Patienten. *Mekel RCPM, 1985, rdb.*
(10) Plazebo nach Ranitidin-KT, 30 Patienten. *Naccarato R, 1983, rok.*
(11) Plazebo nach med KT, 32 Patienten. *Rutgeerts P, 1985, rdb.*
(12) Plazebo, 70 Patienten. *Sontag S, 1984, rdb.*
In der Abbildung nicht enthaltene Arbeiten:

Häufung der Rz am Anfang einer 24monatigen Plazebo-LZT. 28 Patienten, Plazebo, 48% Rz nach 12 Monaten, 54% Rz nach 24 Monaten. *Barr GD, 1983, rdb.*
Häufung der Rz am Anfang einer 12monatigen Plazebo-LZT. 42 Patienten, Plazebo nach Cimetidin-KT, 40% Rz nach 6 Monaten, 55% Rz nach 12 Monaten. *Hentschel E, 1983, rdb.*

Sonstige Arbeiten:

UD   *Barberani F, 1983, rdb; Bardhan KD, 1979 b, rdb; Burland WL, 1980, rdb; Boyd EJS, 1982 c, rdb; Eichenberger PM, 1982, rdb; Klinger J, 1984, rdb; Marini U, 1980, rdb; Marks IN, 1983 b, reb; Moshal MG, 1982 b, rdb; Moshal MG, 1983, rdb; Marks IN, 1985 b, reb; Petrillo M, 1980, rdb; Walters JM, 1980, rdb.*

UV   *Cockel R, 1982 a, reb; Machell RJ, 1979, rdb.*

nk   *Danielsson A, 1981, rdb; Liedberg G, 1985, rdb.*

243.04 Ranitidin (siehe Abb. 243.04)

UD   (1) Ranitidin 150 mg/d, 40 Patienten. *Bresci G, 1983, rok.*
(2) Ranitidin 150 mg/d, 55 Patienten. *Bresci G, 1986, reb.*
(3) Ranitidin 150 mg/d, 31 Patienten. *Di Mario F, 1982, rok.*
(4) Ranitidin 150 mg/d, 126 Patienten. *Gibinski K, 1984 b, ouk.*
(5) Ranitidin 150 mg/d, 186 Patienten. *Gough KR, 1984 c, rdb.*
(6) Ranitidin 150 mg/d, 28 Patienten. *Hunt RH, 1982, rdb.*
(7) Ranitidin 150 mg/d, 29 Patienten. *Hovdenak N, 1985, rdb.*

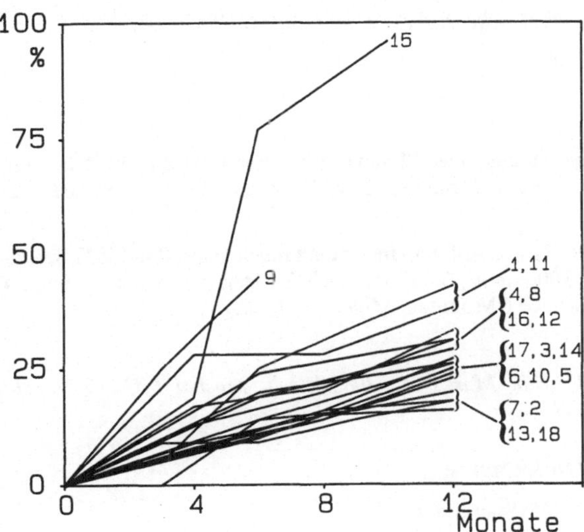

Abb. 243.04. Die x-Achse gibt den Zeitpunkt des Auftretens der Rezidive an, die y-Achse die Häufigkeit der Rezidive in %. Mit Hilfe der in der Abbildung angegebenen Zahlen können aus der untenstehenden Liste die Autoren, die Medikamente und die Anzahl der Patienten entnommen werden.

(8) Ranitidin 150 mg/d, 121 Patienten. *Kozarek R, 1985, rdb.*

(9) Ranitidin 150 mg/d, 20 Patienten. *Klinger J, 1984, rdb.*

(10) Ranitidin 150 mg/d, 82 Patienten. *Lee FI, 1984, ouk.*

(11) Ranitidin 100 mg/d, 32 Patienten. *Mangiameli A, 1982b, ouk.*

(12) Ranitidin 150 mg/d, 99 Patienten. *Mazzacca G, 1983, ouk.*

(13) Ranitidin 150 mg/d, 22 Patienten. *Mekel RCPM, 1985, rdb.*

(14) Ranitidin 150 mg/d, 39 Patienten. *Naccarato R, 1983, rok.*

(15) Ranitidin 150 mg/d, 26 Patienten. *Noya G, 1983, ouk.*

(16) Ranitidin 150 mg/d, 35 Patienten. *Palmas F, 1984a, rok.*

(17) Ranitidin 100 mg/d, 31 Patienten. *Sheers R, 1982, ouk.*

(18) Ranitidin 150 mg/d, 33 Patienten. *Silvis SE, 1985, rdb.*

In der Abbildung nicht enthaltene Arbeiten:

UV   **Häufung der Rz am Anfang einer 12monatigen Ranitidin-LZT.** 65 Patienten, Ranitidin 150 mg/d, 15% Rz nach 4 Monaten, 22% Rz nach 8 Monaten, 29% Rz nach 12 Monaten. *Gibinski K, 1984b, ouk.*

     Häufung der Rz am Anfang einer 12monatigen Ranitidin-LZT. 25 Patienten, Ranitidin 150 mg/d, 11% Rz nach 3 Monaten, 15% Rz nach 6 Monaten, 15% Rz nach 9 Monaten, 19% Rz nach 12 Monaten. *Jorde R, 1987, reb.*

Sonstige Arbeiten:

UD   *Boyd EJS, 1983e, ouk; Boyd EJS, 1984c, ouk; Celle G, 1983, nok; Lombardo L, 1983a, ouk; Marks IN, 1984, ouk; Paul F, 1986, rdb; Walt RP, 1984, neb.*

UV   *Boyd EJS, 1982 c, nok; Cockel R, 1982 a, reb; Celle G, 1983, nok.*

nk   *Liedberg G, 1985, rdb.*

243.05 Sucralfat

UD   **Häufung der Rz am Anfang einer 12monatigen Sucralfat-LZT.** 30 Patienten, Sucralfat, 20% Rz nach 6 Monaten, 27% Rz nach 12 Monaten. *Behar J, 1986, rdb.*

UV   **Keine Häufung der Rz am Anfang einer 6monatigen Sucralfat-LZT.** 83 Patienten, Sucralfat 3 000 mg/d, 3,6% Rz nach 2 Monaten, 6,0% Rz nach 4 Monaten, 7,2% Rz nach 6 Monaten. *Miyake T, 1980, rok.*

Sonstige Arbeiten:

UD   *Libeskind M, 1983, rdb; Marks IN, 1983 b, reb; Moshal MG, 1983, rdb; Marks IN, 1985 b, reb.*

243.06 Verschiedene Medikamente

Siehe auch unter 243.05 (Sucralfat)

UD   **Häufung der Rz am Anfang einer 12monatigen Antazida-LZT.** 40 Patienten, Antazida abends, 30% Rz nach 6 Monaten, 43% Rz nach 12 Monaten. *Bardhan KD, 1986 a, rdb.*
Häufung der Rz am Anfang einer 12monatigen Antazida-LZT. 43 Patienten, Antazida bd, 15% Rz nach 6 Monaten, 25% Rz nach 12 Monaten. *Bardhan KD, 1986 a, rdb.*

UV   **Keine Häufung der Rz am Anfang einer 6monatigen Antazida-LZT.** 84 Patienten, Antazida tid, 6,0% Rz nach 2 Monaten, 13% Rz nach 4 Monaten, 17% Rz nach 6 Monaten. *Miyake T, 1980, rok.*
Häufung der Rz am Anfang einer 12monatigen Antazidum-LZT. 127 Patienten, Antazidum abends, 22% Rz nach 3 Monaten, 28 % Rz nach 6 Monaten, 30% Rz nach 9 Monaten, 36% Rz nach 12 Monaten. *Okabe H, 1987, rok.*

Sonstige Arbeiten:

nk   *Buzas G, 1985, ouk.*

244 Rezidiv während oder nach medikamentöser Langzeittherapie, Vergleich mit Rezidiv nach chirurgischer Therapie

244.01 Cimetidin, Vergleich mit proximal gastrischer Vagotomie

UD   **Mehr Rz während oder nach Cimetidin-LZT als nach PGV.** 24 Patienten, Cimetidin 1 000 mg/d/12 Wochen, Cimetidin 400 mg/d/1–3,5 Jahre, 13 Rz (54%) während oder nach LZT; 20 Patienten, PGV, 17 innerhalb von 1–4 Jahren nachuntersucht (85%), 2 Rz (12%). *Gear MWL, 1983, rok.*
Mehr Rz während oder nach Cimetidin-LZT als nach PGV. 50 Patienten, Cimetidin 400 mg/d/6 Monate oder länger, 15 Operationen (30%) wegen

Rzsymptomen oder Ulkuskomplikationen innerhalb von 5 Jahren, 20 Patienten, PGV, 2 Rz (10%) innerhalb von 4 (2–5) Jahren. *Gray GR, 1982, nok.*
Mehr Rz während 12monatiger Cimetidin-LZT als innerhalb von im Mittel 57 Monaten nach PGV. 43 Patienten, Cimetidin 1 000 mg/d/4–6 Wochen, Cimetidin 400 mg/d/12 Monate, 38 Rz (88%); 41 Patienten, PGV, alle innerhalb von im Mittel 57 Monaten nachuntersucht, 8 Rz (20%). *Harling H, 1985, rok.*

Sonstige Arbeiten:

UD+   *Andersen D, 1983, rok; Ström M, 1984 b, rok.*

245   Rezidiv, asymptomatisch, Übergang zu symptomatischem Rezidiv

Siehe auch unter 207 (Heilung, Parallelität von Schmerzfreiheit und Heilung).

245.01   Verschiedene Medikamente, Vergleich mit Plazebo oder Therapia nulla

Zu diesem Schlagwort stehen keine Arbeiten zur Verfügung, deren Inhalt sich aufgrund unserer Beurteilungskriterien für eine ausführliche Wiedergabe eignet.

Sonstige Arbeiten:

UD   *Boyd EJS, 1984 b, rok.*

246   Riesenulkus, Häufigkeit des Auftretens in der Gesamtbevölkerung

UV   **0,49% Riesenulcera bei Endoskopien.** 10054 Endoskopien in den Jahren 1971–1984 in Minneapolis, 49 Riesenulcera; keine Angabe der UV-Gesamtzahl. *Barragry TP, 1986, ret.*

247   Risikofaktoren bezüglich Auftretens des Ulkus

247.01   Alkohol

UD   **Kein Einfluß des Alkoholkonsums auf die Ulkushäufigkeit.** Vergleich von 100 Patienten und 100 Kontrollpersonen: 139 mit Alkoholkonsum (über 1 g/d), 67 UD (48%); 61 ohne Alkoholkonsum, 33 UD (54%). *Piper DW, 1984 b, nok.*

UV   **Häufiger Ulcera bei Alkoholkonsumenten als bei Nicht-Konsumenten.** Vergleich von 104 Patienten und 208 Kontrollpersonen: 23 mit Alkoholkonsum (über 60 g/d), 13 UV (57%); 289 ohne Alkoholkonsum (unter 60 g/d), 91 UV (31%). *McIntosh JH, 1985 b, (rok).*

nk   **Kein Einfluß des Alkoholkonsums auf die Ulkushäufigkeit.** 68 für peptische Ulcera diskordante Zwillingspaare: 17 Paare mit höherem Alkoholkonsum des Zwillings mit Ulkus (25%); 10 Paare mit höherem Alkoholkonsum des Zwillings ohne Ulkus (15%); 41 Paare mit gleichem Alkoholkonsum (60%). *Eberhardt G, 1968, ret.*

Kein Einfluß des Alkoholkonsums auf die Ulkushäufigkeit. 36 656 Fragebögen von 30–59jährigen aus San Francisco und Umgebung, 2597 mit Ulkus (7,1%): 4,6–12% Ulcera bei starkem Alkoholkonsum (3 drinks/d oder mehr); 3,2–12% Ulcera bei mäßigem Alkoholkonsum (bis zu 2 drinks/d); 4,6–16% Ulcera bei Nicht-Konsum. *Friedman GD, 1974, ret.*

Häufiger Ulcera bei Alkoholikern als bei schwedischer Normalbevölkerung. 130 männliche Patienten in Poliklinik für Alkoholiker, 24 Ulcera (19%); 520 Männer aus schwedischer Normalbevölkerung, 8,1% Ulcera. *Hagnell O, 1957, ret.*

Sonstige Arbeiten:

UD   *Chuong JJH, 1936, nok; Misaki F, 1983, ret; Ostensen H, 1985d, (rok).*

UV   *Misaki F, 1983, ret; Ostensen H, 1985d, (rok).*

247.02 Alter

UD   **Häufiger Ulcera bei älteren Personen als bei jüngeren Personen.** Neuerkrankungen pro 1000 Einwohner und Jahr in Kopenhagen in den Jahren 1963–1968, nach Alter aufgeschlüsselt: Anstieg von ca. 0,6 bei 20jährigen auf ca. 3,0 bei 70jährigen. *Bonnevie O, 1975, ret.*

Häufiger Ulcera bei 20–45jährigen als in anderen Altersgruppen. 371 Patienten mit UD in Schweden in den Jahren 1925–1934: 248 Patienten 20–45jährig (67%), 13 Patienten 10–20jährig (3,5%), 110 Patienten über 45jährig (30%). *Krause U, 1963, ret.*

Häufiger Ulcera bei 45–64jährigen als in anderen Altersgruppen. Lebensalter. UD pro 1000 Einwohner und Jahr in York in den Jahren 1952–1957: 2,2 bei 45–64jährigen, 1,1 bei 15–44jährigen, 1,7 bei mindestens 65jährigen. *Pulvertaft CN, 1959, ret.*

Kein Einfluß des Alters auf die Ulkushäufigkeit. Vergleich von 105 Patienten mit UD in Johannesburg in den Jahren 1976–1977 und 78 Kontrollpersonen: Gleiche Altersverteilung beider Gruppen und in der Gesamtbevölkerung. *Segal I, 1978, (nok).*

Häufiger Ulcera bei 40–59jährigen als in anderen Altersgruppen. 519 Patienten mit UD in Göppingen in den Jahren 1971–1977: 223 Patienten 40–59jährig (43%), 172 Patienten bis 40jährig (33%), 124 Patienten mindestens 60jährig (24%). *Schmid E, 1980, ret.*

UV   **Häufiger Ulcera bei 40–60jährigen als in anderen Altersgruppen.** 270 Patienten mit UV in Schweden in den Jahren 1925–1934: 139 Patienten 40–60jährig (51%), 73 Patienten 10–40jährig (27%), 58 über 60jährig (21%). *Krause U, 1963, ret.*

Häufiger Ulcera in 45–64jährigen als in anderen Altersgruppen. UV pro 1000 Einwohner und Jahr in York in den Jahren 1952–1957: 0,71 bei 45–64jährigen, 0,16 bei 15–44jährigen, 0,49 bei mindestens 65jährigen. *Pulvertaft CN, 1959, ret.*

Häufiger Ulcera bei mindestens 60jährigen als in anderen Altersgruppen. 474 Patienten mit UV in Göppingen in den Jahren 1971–1977: 43 Patienten unter

40jährig (9,1%), 187 Patienten 40–59jährig (39%), 244 Patienten mindestens 60jährig (51%). *Schmid E, 1980, ret.*

Sonstige Arbeiten:

UD   *Fry J, 1964, ret; Krag E, 1966, ret; Permutt RP, 1982, ret; Tovey FI, 1975, ret.*

UV   *Fry J, 1964, ret; Hajdu I, 1972, ret.*

nk   *Alsted G, 1953, ouk; Clarke M, 1976, ret; Hajdu I, 1972, ret; Jorgensen TG, 1976, ret; Petitti DB, 1982, ret; Pfeiffer CJ, 1973, rok.*

247.03   Alter und Beruf

Siehe unter 247.23 (Lebensbedingungen).

247.04   Begleiterkrankung

Zu diesem Schlagwort stehen keine Arbeiten zur Verfügung, deren Inhalt sich aufgrund unserer Beurteilungskriterien für eine ausführliche Wiedergabe eignet.

Sonstige Arbeiten:

UD   *Bonnevie O, 1977, ret; Fry J, 1964, ret; Sanders MG, 1972, ret.*

UV   *Bonnevie O, 1977, ret; Stemmermann G, 1977, nok; Weber JM, 1955, ret.*

nk   *Allibone A, 1958, ret; Eberhardt G, 1968, ret; Gheorghiu T, 1974, ret; Jorgensen TG, 1976, ret; Kroeker EJ, 1962, ret; Pfeiffer CJ, 1973, rok; Westlund K, 1963, ret; Zasly L, 1960, ret.*

247.05   Bikarbonatsekretion der Duodenalschleimhaut

UD   **Geringere Bikarbonatsekretion der Duodenalschleimhaut bei Patienten mit UD als bei gesunden Kontrollpersonen.** 12 Patienten mit UD, mittlere basale (säurestimulierte) Bikarbonatsekretion der proximalen Duodenalschleimhaut 107 ± 18 (263 ± 65) mikromol/cm/h; 16 gesunde Kontrollpersonen, 185 ± 13 (642 ± 77) mikromol/cm/h. *Isenberg JI, 1987, nok.*

247.06   Blutgruppe

UD   **Häufiger Ulcera bei Blutgruppe 0 als bei anderen Blutgruppen.** Vergleich von 1059 Patienten mit UD und 15 377 Kontrollpatienten: 8 158 mit Blutgruppe 0, 631 Ulcera (7,7%); 8 278 mit anderen Blutgruppen, 428 Ulcera (5,2%). *Clarke CA, 1955, ret.*

Häufiger Ulcera bei Blutgruppe 0 als bei anderen Blutgruppen. Vergleich von 1 026 Patienten mit UD und 1 142 Kontrollpersonen: 734 mit Blutgruppe 0, 376 Ulcera (51%); 1 434 mit anderen Blutgruppen, 650 Ulcera (45%). *Kubikkova Z, 1972, ret.*

Häufiger Ulcera bei Blutgruppe 0 als bei anderen Blutgruppen. Vergleich von 1 304 Patienten mit UD und 1 142 Kontrollpatienten: 855 mit Blutgruppe 0, 497 Ulcera (58%); 1 591 mit anderen Blutgruppen, 807 Ulcera (51%). *Vesely KT, 1968, ret.*

UV **Kein Einfluß der Blutgruppe auf die Ulkushäufigkeit.** Vergleich von 438 Patienten mit UV und 15377 Kontrollpatienten: 7742 mit Blutgruppe 0, 215 Ulcera (2,8%); 8073 mit anderen Blutgruppen, 223 Ulcera (2,8%). *Clarke CA, 1955, ret.*

Häufiger Ulcera bei Blutgruppe 0 als bei anderen Blutgruppen. Vergleich von 5023 Patienten mit UV und 37823 Kontrollpersonen: 20149 mit Blutgruppe 0, 2565 Ulcera (13%); 22697 mit anderen Blutgruppen, 2458 Ulcera (11%). *Johnson HD, 1964b, ret.*

Häufiger Ulcera bei Blutgruppe 0 als bei anderen Blutgruppen. Vergleich von 126 Hawaii-Japanern mit UV und 84 Kontrollpatienten: 78 mit Blutgruppe 0, 52 Ulcera (67%); 132 mit anderen Blutgruppen, 74 Ulcera (56%). *Stemmermann G, 1977, nok.*

Kein Einfluß der Blutgruppe auf die Ulkushäufigkeit. Vergleich von 464 Patienten mit UV und 1142 Kontrollpatienten: 507 mit Blutgruppe 0, 149 Ulcera (29%); 1099 mit anderen Blutgruppen, 315 Ulcera (29%). *Vesely KT, 1968, ret.*

Sonstige Arbeiten:

UD *Chuong JJH, 1986, nok.; Elashoff JD, 1983, ouk; Eberhardt G, 1968, ret; Massarrat S, 1985, (rok).*

UV *Johnson HD, 1964a, ret.*

247.07 Helicobacter pylori

Die Diagnose von Helicobacter pylori wird meistens aufgrund der typischen Form im histologischen Bild und der Kultur zusammen mit dem Urease-Test gestellt. Im folgenden werden auch sogenannte „helicobacterartige Organismen" mit Helicobacter pylori bezeichnet.

UD **84% Helicobacter pylori bei Patienten mit UD.** Magenbiopsie ohne nähere Angabe zur Lokalisation, Diagnose von Helicobacter pylori durch Histologie; 19 Patienten mit UD, 16 Helicobacter-pylori-positiv (84%); 128 Patienten mit akuter chronischer Gastritis ohne nähere Angaben, 87 Helicobacter-pylori-positiv (68%). *Brunner H, 1987, nok.*

Häufiger Helicobacter pylori bei Patienten mit UD als bei gesunden Kontrollpatienten. Biopsie der Magenschleimhaut, Diagnose von Helicobacter pylori durch Kultur oder nur durch Histologie: 5 Patienten mit UD, 2 Helicobacter pylori in Ulkusumgebung oder Antrum (40%); 10 Kontrollpersonen, keiner Helicobacter pylori im Antrum oder Korpus. *Gustavsson S, 1987d, (ouk).*

Häufiger Helicobacter pylori bei Patienten mit UD als bei Patienten mit gesunder Magenschleimhaut. Biopsien vom Antrum und von Erosionen und Ulcera, Diagnose von Helicobacter pylori durch Kultur und Histologie; 15 Patienten mit UD, 14 Helicobacter-pylori-positiv (93%); 12 Patienten mit normaler Magenschleimhaut, keiner positiv; 20 Patienten mit Erosionen der Magenschleimhaut (ohne nähere Angabe zur Lokalisatiion), 15 positiv (75%); 61 Patienten mit Gastritis (ohne nähere Angabe zur Lokalisation), 31 positiv (51%); 5 Patienten mit Duodenitis, alle positiv. *Hirschl A, 1986, nok.*

96% Helicobacter pylori bei Patienten mit UD. Antrumbiopsie, Diagnose von Helicobacter pylori durch Histologie: 75 Patienten mit UD ohne Therapie, 72 Helicobacter-pylori-positiv (96%), davon alle mit histologischer Gastritis; 61 Patienten 1–20 Jahre nach Vagotomie wegen UD, 44 Helicobacter-pylori-positiv (71%), davon 41 mit histologischer Gastritis (93%). *Johnston BJ, 1987, nok.*

Häufiger Helicobacter pylori bei Patienten mit UD als bei gesunden Kontrollpersonen. Magenbiopsie, Diagnose von Helicobacter pylori durch Kultur und Histologie: 14 Patienten mit UD, Antrumbiopsie, 12 Helicobacter-pylori-positiv (86%); 15 gesunde Kontrollpersonen, Antrumbiopsie, 3 positiv (20%); 57 Patienten mit oberflächlicher Gastritis, Antrumbiopsie, 45 positiv (79%); 64 Patienten mit atrophischer Gastritis, Antrumbiopsie, 52 positiv (81%); 10 Patienten mit Stumpf-Gastritis, Biopsie von Anastomosenumgebung, 8 positiv (80%). *Jiang SJ, 1987, nok.*

93% Helicobacter pylori bei Patienten mit UD. 45 Patienten, Antrumbiopsie, keine Angaben über Diagnose von Helicobacter pylori ; 42 Helicobacter-pylori-positiv. *Lambert JR, 1987a, ouk.*

70% Helicobacter pylori bei Patienten mit UD. Antrum- und Fundusbiopsie, Diagnose von Helicobacter pylori durch Kultur und Histologie: 10 Patienten mit UD, 7 Helicobacter-pylori-positiv (70%); 20 Patienten mit Antrumgastritis, 12 positiv (60%); 14 Patienten mit Fundusgastritis, 10 positiv (71%). *Le Bodic MF, 1987, ouk.*

Häufiger Helicobacter pylori bei Patienten mit UD als bei Patienten mit normaler Magenschleimhaut. Antrumbiopsie, Diagnose von Helicobacter pylori durch Kultur und Histologie: 7 Patienten mit UD, alle Helicobacter-pylori-positiv: 14 Patienten mit normaler Magenschleimhaut, 4 positiv (28%): 8 Patienten nach distaler Magenresektion mit BII wegen Ulkus, 6 positiv (75%); 34 Patienten mit Gastritis (ohne nähere Angabe zur Lokalisation), 26 positiv (76%). *Malfertheiner P, 1987a, nok.*

Häufiger Helicobacter pylori bei Patienten mit UD als bei Patienten mit normaler Duodenalschleimhaut. Biopsie aus der Bulbusschleimhaut und vom Ulkusrand, Diagnose von Helicobacter pylori durch Elektronenmikroskopie und Negativkontrast: 24 Patienten mit UD, 7 Helicobacter-pylori-positiv (29%); 10 Kontrollpatienten mit normaler Duodenalschleimhaut, keiner positiv. *Malfertheiner P, 1987a, ret.*

Häufiger Helicobacter pylori bei Patienten mit UD als bei Patienten mit normaler Magenschleimhaut. Antrumbiopsie, Diagnose von Helicobacter pylori durch Kultur; Biopsie aus Duodenalschleimhaut, Diagnose von Helicobacter pylori durch Elektronenmikroskopie: 24 Patienten mit UD, 22 Helicobacter pylori im Antrum (92%), 7 Helicobacter pylori in Duodenalschleimhaut (30%); 14 Patienten mit normaler Magenschleimhaut, 4 Helicobacter pylori im Antrum (28%), keiner Helicobacter pylori in Duodenalschleimhaut; 34 Patienten mit Gastritis, 26 Helicobacter pylori im Antrum (76%), keiner Helicobacter pylori in Duodenalschleimhaut. *Malfertheiner P, 1987b, nok.*

Häufiger Helicobacter pylori bei Patienten mit UD als bei gesunden Kontrollpersonen. Antrumbiopsie, Diagnose des Helicobacter pylori durch Kultur und Histologie: 13 Patienten mit UD, 13 Helicobacter positiv (100%); 20/20 Patienten mit chronischer/aktiver Antrumgastritis, 12/18 Helicobacter positiv (60/90%); 16 Patienten mit normalem endoskopischem Befund, 8 Helicobacter-positiv (50%). *Marshall BJ, 1984, nok.*

Häufiger Helicobacter pylori bei Patienten mit UD als bei gesunden Kontrollpatienten. Antrumbiopsie, Diagnose von Helicobacter pylori durch Kultur und Histologie: 25 Patienten mit UD, 15 Helicobacter-pylori-positiv (60%);

15 gesunde Kontrollpersonen, 2 positiv (13%); 23 Patienten mit Erythem der Magenschleimhaut, 4 positiv (17%). *Pettross CW, 1986, nok.*
Häufiger Helicobacter pylori bei Patienten mit UD als bei Patienten mit normaler Magenschleimhaut. Antrumbiopsie, Diagnose von Helicobacter pylori durch Kultur und Histologie: 17 Patienten mit UD, 12 Helicobacter-positiv (71%); 39 Patienten mit normaler Magenschleimhaut, 20 positiv (51%); 32 Patienten mit Gastritis, 21 positiv (66%). *Raskov H, 1987, nok.*
Ähnlich häufig Helicobacter pyloridis bei Patienten mit UD und bei gesunden Kontrollpersonen. 16 Patienten, 14 positiv (88%); 19 Kontrollpersonen, 12 positiv (63%); das Auftreten von Helicobacter pylori ist mit einer Antrumgastritis korreliert. *O'Connor HJ, 1986, ret.*
Häufiger Helicobacter pylori bei Patienten mit UD als bei Kontrollpatienten. 21 Patienten mit UD, 17 positives Helicobacter-pylori-Wachstum (80%); 14 Kontrollpatienten, 5 positives Helicobacter-pylori-Wachstum (36%). *Price AB, 1985, nok.*
Häufiger Bakterien in der Mukosa des Magens und des Pylorus bei Patienten mit UD als bei gesunden Kontrollpersonen. 35 Patienten, 55,1–528,6 Bakt/0,625 mm^2 Epithel; 8 Kontrollpersonen, 0,1–7,5 Bakt/mm^2 Epithel. *Steer HW, 1985, ret.*

UV   **Häufiger campylobacterartige Organismen bei Patienten mit UV als bei gesunden Kontrollpersonen.** 45 Patienten, Fundus 69%, Antrum 80% mit helicobacterartigen Organismen; 30 Kontrollpersonen, Fundus 0%, Antrum 57% mit helicobacterartigen Organismen. *Hui WM, 1986a, nok.*
Ähnlich häufige Helicobacter pylori bei Patienten mit UV und bei gesunden Kontrollpersonen. 25 Patienten, 20 positiv (80%); 19 Kontrollpersonen, 12 positiv (63%); das Auftreten von Helicobacter pylori ist mit dem histologischen Zeichen einer Entzündung korreliert. *O'Connor HJ, 1986, ret.*
Häufiger Helicobacter pylori bei Patienten mit UV als bei Kontrollpatienten. 7 Patienten mit UV, 4 positives Helicobacter-pylori-Wachstum (57%); 14 Kontrollpatienten, 5 positives Helicobacter-pylori-Wachstum (36%). *Price AB, 1985, nok.*
Häufiger Bakterien in der Mukosa des Magens und des Pylorus bei Patienten mit UV als bei gesunden Kontrollpersonen. 27 Patienten, 255,6–600,2 Bakt/0,625 mm^2 Epithel; 8 Kontrollpersonen, 0,1–7,5 Bakt/mm^2 Epithel. *Steer HW, 1985, ret.*
40% Helicobacter pylori bei Patienten mit UV. Magenbiopsie ohne nähere Angabe zur Lokalisation, Diagnose von Helicobacter pylori durch Histologie: 10 Patienten mit UV, 4 Helicobacter-pylori-positiv (40%); 128 Patienten mit akuter chronischer Gastritis ohne nähere Angaben, 87 Helicobacter-pylori-positiv (68%). *Brunner H, 1987, nok.*
Häufiger Helicobacter pylori bei Patienten mit UV als bei gesunden Kontrollpatienten. Biopsie der Magenschleimhaut, Diagnose von Helicobacter pylori durch Kultur und Histologie oder nur durch Histologie: 21 Patienten mit UV, 10 Helicobacter pylori in Ulkusumgebung oder Antrum (48%); 10 Kontrollpersonen, keiner Helicobacter pylori in Antrum oder Korpus. *Gustavsson S, 1987d, (ouk).*
Häufiger Helicobacter pylori bei Patienten mit UV als bei Patienten mit gesunder Magenschleimhaut. Biopsien von Antrum und von Erosionen und Ulcera, Diagnose von Helicobacter pylori durch Kultur und Histologie: 7 Patienten mit UV, 6 Helicobacter-pylori-positiv (86%); 12 Patienten mit normaler

Magenschleimhaut, keiner positiv; 20 Patienten mit Erosionen der Magenschleimhaut (ohne nähere Angabe zur Lokalisation), 15 positiv (75%); 61 Patienten mit Gastritis (ohne nähere Angabe zur Lokalisation), 31 positiv (51%); 5 Patienten mit Duodenitis, alle positiv. *Hirschl A, 1986, nok.*

Häufiger Helicobacter pylori bei Patienten mit UV als bei gesunden Kontrollpersonen. Magenbiopsie, Diagnose von Helicobacter pylori durch Kultur und Histologie: 21 Patienten mit UV, Biopsie von Ulkusrand, 18 Helicobacter-pylori-positiv (86%); 15 gesunde Kontrollpersonen, Antrumbiopsie, 3 positiv (20%); 57 Patienten mit oberflächlicher Gastritis, Antrumbiopsie, 45 positiv (79%); 64 Patienten mit atrophischer Gastritis, Antrumbiopsie, 52 positiv (81%); 10 Patienten mit Stumpf-Gastritis, Biopsie von Anastomosenumgebung, 8 positiv (80%). *Jiang SJ, 1987, nok.*

57% Helicobacter pylori bei Patienten mit UV. Antrum- und Fundusbiopsie, Diagnose von Helicobacter pylori durch Kultur und Histologie: 6 Patienten mit UV, 4 Helicobacter-pylori-positiv (67%); 20 Patienten mit Antrumgastritis, 12 positiv (60%); 14 Patienten mit Fundusgastritis, 10 positiv (71%). *Le Bodic MF, 1987, ouk.*

Häufiger Helicobacter pylori bei Patienten mit UV als bei Patienten mit normaler Magenschleimhaut. Antrumbiopsie, Diagnose von Helicobacter pylori durch Kultur und Histologie: 4 Patienten mit UV, 3 Helicobacter-pylori-positiv (75%); 14 Patienten mit normaler Magenschleimhaut, 4 positiv (28%); 8 Patienten nach distaler Magenresektion mit BII wegen Ulkus, 6 positiv (75%); 34 Patienten mit Gastritis [ohne nähere Angabe zur Lokalisation, 26 positiv (76%)]. *Malfertheiner P, 1987 a, nok.*

Häufiger Helicobacter pylori bei Patienten mit UV als bei gesunden Kontrollpersonen. Antrumbiopsie, Diagnose des Helicobacter pylori durch Kultur und Histologie: 22 Patienten mit UV, 18 Helicobacter-pylori-positiv (82%); 20/20 Patienten mit chronischer/aktiver Antrumgastritis, 12/18 Helicobacter-positiv (60/90%); 16 Patienten mit normalem endoskopischem Befund, 8 Helicobacter-positiv (50%). *Marshall BJ, 1984, nok.*

Häufiger Helicobacter pylori bei Patienten mit UV als bei gesunden Kontrollpatienten. Antrumbiopsie, Diagnose von Helicobacter pylori durch Kultur und Histologie: 28 Patienten mit UV, 15 Helicobacter-pylori-positiv (54%); 15 gesunde Kontrollpersonen, 2 positiv (13%); 23 Patienten mit Erythem oder Magenschleimhaut, 4 positiv (17%). *Pettross CW, 1986, nok.*

Ähnlich viel Helicobacter pylori bei Patienten mit UV und bei Patienten mit normaler Magenschleimhaut. Antrumbiopsie, Diagnose von Helicobacter pylori durch Kultur und Histologie: 4 Patienten mit UV, 1 Helicobacter-pylori positiv (25%); 39 Patienten mit normaler Magenschleimhaut, 20 positiv (51%); 32 Patienten mit Gastritis, 21 positiv (66%). *Raskov H, 1987, nok.*

UP   **Ähnlich viel Helicobacter pylori bei Patienten mit präpylorischem Ulkus und bei Patienten mit normaler Magenschleimhaut.** Antrumbiopsie, Diagnose von Helicobacter pylori durch Kultur und Histologie: 5 Patienten mit präpylorischem Ulkus, alle Helicobacter pylori positiv; 39 Patienten mit normaler Magenschleimhaut, 20 positiv (51%); 32 Patienten mit Gastritis, 21 positiv (66%). *Raskov H, 1987, nok.*

nk   **Häufiger Helicobacter pylori bei Patienten mit UD oder UV als bei Patienten mit normaler Magenschleimhaut.** Antrumbiopsie, Diagnose von Helicobacter pylori durch Kultur und Histologie: 10 Patienten mit UV oder UD, 7 Helicobacter-pylori-positiv (70%); 9 Patienten mit normaler Magenschleimhaut, keiner positiv; 45 Patienten mit chronischer Gastritis, 21 positiv (47%). *Menge H, 1987, nok.*

45% Helicobacter pylori bei Patienten mit UD oder UV. Antrumbiopsie, Diagnose von Helicobacter pylori durch Bakteriologie (ohne nähere Angaben): 20 Patienten mit Ulkus, 9 Helicobacter-pylori-positiv (45%); 20 Patienten mit erosiver Gastritis (ohne nähere Angaben zur Lokalisation), 7 positiv (35%). *Raedsch R, 1987, nok.*

67% Helicobacter pylori bei Patienten mit Ulkus. Antrum- und Korpusbiopsie, Diagnose von Helicobacter pylori durch Kultur und Histologie: 3 Patienten mit UD und/oder UV, 2 Helicobacter-pylori-positiv (67%), 28 Patienten mit Antrum- oder Korpusgastritis, 21 positiv (75%). *Taylor DE, 1987, ouk.*

Sonstige Arbeiten:

UD   *Drumm B, 1987, ouk; Graham D Y, 1987 c, nok.*

UV   *Graham D Y, 1987 c, nok.*

247.08 Diät

Siehe unter 247.25 (Nahrung oder Nahrungsbestandteile), 248.01 (Alkohol) und 247.20 (Koffein).

247.09 Familienanamnese

UD   **Häufiger Ulcera bei positiver Familienanamnese als bei unbelasteter Familie.** Vergleich von 423 Patienten mit UD und 620 Kontrollpersonen: 246 mit Familienanamnese, 222 Ulcera (90%); 797 ohne Familienanamnese, 201 Ulcera (25%). *Kubickova Z, 1972, ret.*

Sonstige Arbeiten:

UD   *Chuong JJH, 1986, nok; Doll R, 1951 b, ret; Gillies MA, 1969, nok.*

UV   *Doll R, 1951 b, ret; Gillies MA, 1969, nok.*

nk   *Eberhardt G, 1968, ret; Ostensen H, 1985 d, (rok).*

247.10 Gallereflux

UD   **Kein Einfluß des Gallerefluxes auf die Ulkushäufigkeit.** Vergleich von 13 Patienten mit asymptomatischem UD und 12 Kontrollpersonen, 24-h-Messung der Gallensäure: 13 mit UD, 92% der Tageswerte kleiner als 0,25 mmol/l, 2% (7%) der Tageswerte (Nachtwerte) über 0,50 mmol/l; 10 Kontrollpersonen, 91% (62%) der Tageswerte (Nachtwerte) kleiner als 0,25 mmol/l, 2% (27%) der Tageswerte (Nachtwerte) über 0,50 mmol/l. *Gotthard R, 1985, nok.*

Ähnlicher postprandialer Gallereflux bei Patienten mit UD und bei gesunden Kontrollpersonen. Vergleich von 20 Patienten und 20 Kontrollpersonen, Messung der Gallensäurekonzentration 3 Stunden postprandial: 20 Patienten, im Mittel 200 (15–750) mmol/ml; 20 Kontrollpatienten, im Mittel 120 (20–380) mmol/ml. *Rydning A, 1985 c, nok.*

UV **Mehr Gallereflux bei Patienten mit UV als bei gesunden Kontrollpersonen.** Vergleich von 17 Patienten und 16 Kontrollpersonen, Messung der Gallesalzkonzentration im aspirierten Magensaft während Phase II des MMC („migrating motility complex"): 17 Patienten, im Mittel 0,36 mmol; 16 Kontrollpersonen, im Mittel 0,08 mmol. *Miranda M, 1985, nok.*
Kein Einfluß des Gallerefluxes auf die Ulkushäufigkeit. Vergleich von 17 Patienten mit UV und 10 gesunden Kontrollpersonen: Erfassung des duodenogastralen Refluxes durch Szintigraphie und Aspiration; ähnliche Refluxraten bei Ulkuspatienten und bei Kontrollpersonen. *Müller-Lissner SA, 1983, nok.*
Ähnlicher Gallereflux bei Patienten mit UV und bei gesunden Kontrollpersonen. Vergleich von 6 Patienten und 8 Kontrollpersonen, Messung der totalen Gallekonzentration in 24 Stunden im Magensaft: 6 Patienten, im Mittel 140 (60–520) mmol/ml; 8 Kontrollpersonen, im Mittel 140 (50–670) mmol/ml. *Poxon V, 1986, nok.*
Mehr postprandialer Gallereflux bei Patienten mit UV als bei gesunden Kontrollpersonen. Vergleich von 20 Patienten und 20 Kontrollpersonen, Messung der Gallensäurekonzentration 3 Stunden postprandial: 20 Patienten, im Mittel 220 (30–580) mmol/ml; 20 Kontrollpatienten, im Mittel 120 (20–380) mmol/ml. *Rydning A, 1985 c, nok.*

UP **Mehr Gallereflux bei Patienten mit UP als bei gesunden Kontrollpersonen.** Vergleich von 11 Patienten mit präphylorischem Ulkus und 12 Kontrollpersonen, 24-h-Messung der Gallensäure: 11 mit präphylorischem Ulkus, 62% (38%) der Tageswerte (Nachtwerte) kleiner als 0,25 mmol/l, 14% (45%) der Tageswerte (Nachtwerte) über 0,50 mmol/l; 10 Kontrollpersonen, 91% (62%) der Tageswerte (Nachtwerte) kleiner als 0,25 mmol/l, 2% (27%) der Tageswerte (Nachtwerte) über 0,50 mmol/l. *Gotthard R, 1985, nok.*

247.11 Gastarbeiterstatus

Siehe unter 247.23 (Lebensbedingungen).

247.12 Gastrinsekretion

UD **Höhere Gastrinsekretion bei Patienten mit UD als bei gesunden Kontrollpersonen.** 90 Patienten mit UD, mittlerer Gastrinspiegel nüchtern/postprandial 32/90 pmol/l; 20 Kontrollpersonen, mittlerer Gastrinspiegel nüchtern/postprandial 30/64 pmol/l. *Lam SK, 1980 a, ouk.*
Höhere Gastrinsekretion bei Patienten mit UD als bei gesunden Kontrollpersonen. 58 Patienten mit UD, mittlerer Gastrinspiegel nüchtern 49 pg/ml; 91 Kontrollpatienten, mittlerer Gastrinspiegel nüchtern 36 pg/ml. *Blair III AJ, 1987, nok.*
Ähnliche Erhöhung des Gastrinspiegels durch Nahrung bei Patienten mit UD wie bei gesunden Kontrollpersonen. 58 Patienten mit UD, mittlere Erhöhung des Gastrinspiegels um 40 pg/ml; 91 Kontrollpatienten, mittlere Erhöhung des Gastrinspiegels um 59 pg/ml. *Blair III AJ, 1987, nok.*

Sonstige Arbeiten:
UD *Bittner R, 1983, nok; Elashoff JD, 1983, ouk.*

UV *Bittner R, 1983, nok.*

UP *Bittner R, 1983, nok.*

247.13 Gastroduodenitis

UD   **Kein Einfluß von Gastroduodenitis auf die Ulkushäufigkeit.** 258 Patienten mit erosiven präpylorischen Veränderungen, 37 UD (14%); 2589 Patienten ohne erosive präpylorische Veränderungen, 51 UD (20%). *Nesland AA, 1985, nok.*
Häufiger Antrumgastritis bei Patienten mit UD als bei Kontrollpersonen ohne Ulkus. 213 Patienten mit UD, 99% mit antraler Gastritis, 1,5% mit Fundusgastritis, 73% mittlere bis starke Infiltration mit Polymorphkernigen, 93% mittlerer bis schwerer Grad der chronischen Entzündung; 80 Kontrollpatienten, keiner mittlere bis starke Infiltration oder mittlerer bis schwerer Grad der chronischen Entzündung. *Hui WM, 1986b, (rdb).*

UV   **Seltener Ulkus bei Patienten mit Gastroduodenitis als bei Patienten ohne Gastroduodenitis.** 258 Patienten mit erosiven präpylorischen Veränderungen, 8 UV (3,1%); 258 Patienten ohne erosive präpylorische Veränderungen, 32 UV (12%). *Nesland AA, 1985, nok.*

Sonstige Arbeiten:

UD   *Tatsuta M, 1986, ouk.*

UV   *Du Plessis DJ, 1965, ouk; Gear MWL, 1971, ouk; Tatsuta M, 1986, ouk.*

nk   *Lee FI, 1985b, ret.*

247.14 Geographische Einflüsse

Siehe unter 257.03 (Ulkuskrankheit, Häufigkeit des Auftretens in der Gesamtbevölkerung).

247.15 Geschlecht

siehe Tabelle 247.15

Die folgenden Angaben ergänzen den Inhalt der Tabelle:

UD   **Häufiger Ulcera bei Männern als bei Frauen in Kopenhagen in den Jahren 1963–1968.** 1 386 Neuerkrankungen an UD: 941 männliche Patienten (68%). *Bonnevie O, 1975, ret.*
Häufiger Ulcera bei Männern als bei Frauen in Nordnorwegen in den Jahren 1980–1981. UD pro 1 000 Einwohner und Jahr: 1,12 bei Männern; 0,47 bei Frauen. *Ostensen H, 1982, ret.*
Häufiger Ulcera bei Männern als bei Frauen in York in den Jahren 1952–1957. UD pro 1 000 Einwohner und Jahr: 2,15 bei Männern; 0,62 bei Frauen. *Pulvertaft CN, 1959, ret.*
Häufiger Ulcera bei Männern als bei Frauen in den USA im Jahr 1973. Ulkusepisoden (UD) auf 1 000 Personenjahre: 6,6 bei Männern; 1,8 bei Frauen. *Vogt TM, 1980, ret.*
Häufiger Ulcera bei Männern als bei Frauen in Israel in den Jahren 1961–1971. 4 552 Personen im Medical-Center in Beit Shemesh behandelt: 2 210 Männer, 160 mit UD (7,2%); 2 342 Frauen, 64 mit UD (2,7%). *Yodfat Y, 1972, ret.*
Häufiger Ulcera bei Männern als bei Frauen in Nordnorwegen in den Jahren 1980–1981. UV pro 1 000 Einwohner und Jahr: 0,96 bei Männern; 0,59 bei Frauen. *Ostensen H, 1982, ret.*

Tabelle 247.15. Risikofaktoren bezüglich des Auftretens des Ulkus
Geschlecht

Ulkus	Häufiger männliche Ulkus- patienten?	Männl Pat %	Männl Pat n	Pat ges n	Land bzw. Stadt	Jahr(e)	Autor, Jahr	Stu dsn
*1	*2	*3						
UD	Häufiger	(a)	(a)	(a)	York	1952-1957	*Pulvertaft CN, 1959*	ret§
UD	Häufiger	(a)	(a)	(a)	Nordnorwegen	1980-1981	*Ostensen H, 1982*	ret§
UD	Häufiger	(a)	(a)	(a)	USA	1973	*Vogt TM, 1980*	ret§
UD	Häufiger	62	149	242	Zürich	1973-1976	*Würsch TG, 1978*	ret
UD	Häufiger	68	941	1386	Kopenhagen	1963-1968	*Bonnevie O, 1975*	ret§
UD	Häufiger	70	73	105	Johannesburg	1976-1977	*Segal I, 1978*	(ouk)
UD	Häufiger	71	160	224	Israel	1961-1971	*Yodfat Y. 1972*	ret§
UD	Häufiger	74	274	371	Schweden	1925-1934	*Krause U, 1963*	ret
UD	Häufiger	79	191	242	New Zealand	1974-1981	*Lee SP, 1982*	ret
UD	Häufiger	79	408	519	Göppingen	1971-1977	*Schmid E, 1980*	ret
UD	Häufiger	83	176	212	London	1948-1957	*Fry J, 1964*	ret
UD	Häufiger	84	143	171	Erlangen	1960-1971	*Rösch W, 1973*	ret
UD	Häufiger	85	899	1059	Liverpool	1948-1954	*Clarke CA, 1955*	ret
UV	Häufiger	(a)	(a)	(a)	York	1952-1957	*Pulvertaft CN, 1959*	ret§
UV	Häufiger	(a)	(a)	(a)	Nordnorwegen	1980-1981	*Ostensen H, 1982*	ret§
UV	Häufiger	(a)	(a)	(a)	USA	1973	*Vogt TM, 1980*	ret§
UV	Häufiger	56	151	270	Schweden	1925-1934	*Krause U, 1963*	ret
UV	Häufiger	66	311	474	Göppingen	1971-1977	*Schmid E, 1980*	ret
UV	Häufiger	72	314	438	Liverpool	1948-1954	*Clarke CA, 1955*	ret
UV	Häufiger	81	42	52	Erlangen	1960-1971	*Rösch W, 1973*	ret
UV	Seltener	41	100	242	New Zealand	1974-1981	*Lee SP, 1982*	ret§
UV	Ähnl viel	53	28	53	London	1948-1957	*Fry J, 1964*	ret
UV	Ähnl viel	55	69	126	Zürich	1973-1976	*Würsch TG, 1978*	ret
UP	Häufiger	73	27	37	Erlangen	1960-1971	*Rösch W, 1973*	ret
UP	Ähnl viel	52	46	89	Kopenhagen	1963-1968	*Bonnevie O, 1975*	ret§
nk	Häufiger	73	610	833	Dänemark	1948	*Alsted G, 1953*	ret

*1, *2, *3: Kolonnen, nach denen der Inhalt der Tabelle sortiert ist.
(a) Angabe in dieser Form wird in der Arbeit nicht gemacht;
§ Zur näheren Beschreibung der Aussage aus dieser Arbeit siehe Text.

Häufiger Ulcera bei Männern als bei Frauen in York in den Jahren 1952–1957.
UV pro 1000 Einwohner und Jahr: 0,53 bei Männern; 0,31 bei Frauen. *Pulvertaft CN, 1959, ret.*
Häufiger Ulcera bei Männern als bei Frauen in den USA im Jahr 1973. Ulkus-episoden (UV) auf 1000 Personenjahre: 2,6 bei Männern; 1,8 bei Frauen. *Vogt TM, 1980, ret.*

UP   **Ähnlich viele Ulcera bei Männern und bei Frauen in Kopenhagen in den Jahren 1963–1968.** 89 Neuerkrankungen an UP: 46 männliche Patienten (52%). *Bonnevie O, 1975, ret.*

nk   **Seltener Ulkus bei Männern als bei Frauen.** 242 Patienten mit UV, Verhältnis männliche Patienten/weibliche Patienten: Alle UV 0,7:1; Korpusulcera (82 Patienten) 0,2:1; Antrumulcera (123 Patienten) 1,1:1; kombinierte UV + UD (37 Patienten) 1,3:1. *Lee SP, 1982, ret.*

Sonstige Arbeiten:

UD *Bianchi Porro G, 1981, (rdb); Boyd EJS, 1982c, (nok); Doll R, 1958, rok; Gillies MA, 1969, ouk; Hajdu I, 1972, ret; Krag E, 1966, ret; Leverdant C, 1983, (reb); Permutt RP, 1982, ret; Tovey FI, 1975, ret.*

UV *Doll R, 1958, rok; Krag E, 1966, ret.*

nk *Eberhardt G, 1968, ret; Friedman GD, 1974, ret; Petitti DB, 1982, ret; Tovey FI, 1979, ret.*

247.16 HLA-Antigen

UD **Häufiger HLA-B12 Antigen positiv bei Patienten mit UD als bei gesunden Kontrollpersonen.** 101 Patienten mit UD, 47 HLA-B12 positiv (47%); 500 Kontrollpersonen, 146 HLA-B12 positiv (29%). *Ellis A, 1979, nok.*
Häufiger HLA-B5-Antigen positiv bei Patienten mit UD als bei gesunden Kontrollpersonen. 77 Patienten mit UD, 13 HLA-B5-Antigen positiv (17%); 3895 Kontrollpatienten, 39 HLA-B5-Antigen positiv (1,0%). *Rotter JI, 1977b, ret.*

247.17 Jahreszeit

UD **Kein Einfluß der Jahreszeit auf die Ulkushäufigkeit.** 1383 UD in 5 Jahren: 358 im Frühjahr (26%); 332 im Sommer (24%); 351 im Herbst (25%); 342 im Winter (25%). *Bretzke G, 1985, ret.*
Häufiger Ulcera im Herbst und Winter als im Frühjahr und Sommer. 500 Ulcusschübe im Verlauf von 18 Jahren: 96 im Frühjahr (19%); 121 im Sommer (24%); 148 im Herbst (30%); 135 im Winter (27%). *Hafter E, 1970, ret.*
Häufiger UD im Herbst als während anderer Jahreszeiten. 1668 UD in 3 Jahren, graphische Darstellung der mittleren Häufigkeiten nach Jahreszeit: ca. 22% im Frühjahr; ca. 22% im Sommer; ca. 34% im Herbst; ca 22% im Winter. *Palmas F, 1984b, ret.*
Häufiger UD im Herbst und Winter als im Frühjahr und Sommer. 1936 radiologische Untersuchungen in den Jahren 1980–1983 in Nordnorwegen, 87 UD: 19 mit Beginn der Schmerzen im Frühjahr (22%); 14 mit Beginn der Schmerzen im Sommer (16%); 32 mit Beginn der Schmerzen im Herbst (37%); 22 mit Beginn der Schmerzen im Winter (25%). *Ostensen H, 1985e, ouk.*
Häufiger UD im Herbst als während anderer Jahreszeiten. 1091 Ulkusschübe in den Jahren 1973–1983: im Mittel 90 Ulkusschübe pro Monat des Summenjahres 1973–1983: 117 Ulkusschübe im November. *Scholtyssek S, 1986, ret.*
Kein Einfluß der Jahreszeit auf die Ulkushäufigkeit. 532 UD in 3 Jahren: 127 im Frühjahr (24%); 132 im Sommer (25%); 122 im Herbst (23%); 151 im Winter (28%). *Safrany L, 1982, ouk.*
Häufiger Ulcera im Herbst als während anderer Jahreszeiten. 2367 UD in 10 Jahren: 529 im Frühling (22%); 538 im Sommer (23%); 791 im Herbst (33%); 509 im Winter (22%). *Tulassay Z, 1987, ret.*
Kein Einfluß der Jahreszeit auf die Ulkushäufigkeit. 183 UD in 4 Jahren: 47 im Frühjahr (26%); 55 im Sommer (30%); 40 im Herbst (22%); 41 im Winter (22%). *Würsch TG, 1978, ret.*

UV **Kein Einfluß der Jahreszeit auf die Ulkushäufigkeit.** 1 114 UV in 5 Jahren: 281 im Frühjahr (25%); 273 im Sommer (25%); 288 im Herbst (26%); 272 im Winter (24%). *Bretzke G, 1985, ret.*

Kein Einfluß der Jahreszeit auf die Ulkushäufigkeit. 178 Ulkusschübe (UV) in 18 Jahren: 34 im Frühjahr (19%); 58 im Sommer (33%); 45 im Herbst (25%); 41 im Winter (23%). *Hafter E, 1970, ret.*

Kein Einfluß der Jahreszeit auf die Ulkushäufigkeit. 672 UV in 3 Jahren, graphische Darstellung der mittleren Häufigkeiten nach Jahreszeit: ca. 26% im Frühjahr; ca. 27% im Sommer; ca. 28% im Herbst; ca. 19% im Winter. *Palmas F, 1984 b, ret.*

Kein Einfluß der Jahreszeit auf die Ulkushäufigkeit. 350 UV in 3 Jahren: 79 im Frühjahr (23%); 101 im Sommer (29%); 88 im Herbst (25%); 82 im Winter (23%). *Safrany L, 1982, ouk.*

Häufiger Ulcera im Herbst als während anderer Jahreszeiten. 1 567 UV in 10 Jahren: 337 im Frühling (22%); 398 im Sommer (25%); 506 im Herbst (32%); 326 im Winter (21%). *Tulassay Z, 1987, ret.*

Kein Einfluß der Jahreszeit auf die Ulkushäufigkeit. 144 UV in 4 Jahren: 32 im Frühjahr (22%); 48 im Sommer (34%); 29 im Herbst (20%); 35 im Winter (24%). *Würsch TG, 1978, ret.*

Häufiger UV im Herbst und Winter als im Frühjahr und Sommer. 1 936 radiologische Untersuchungen in den Jahren 1980–1983 in Nordnorwegen, 100 UV: 18 mit Beginn der Schmerzen im Frühjahr (18%); 23 mit Beginn der Schmerzen im Sommer (23%); 32 mit Beginn der Schmerzen im Herbst (32%); 27 mit Beginn der Schmerzen im Winter (27%). *Ostensen H, 1985 e, ouk.*

nk **Häufiger Ulcera im Frühling und Herbst als im Sommer und Winter.** 50 Patienten, für 1–5 Jahre im Mittel 5,6 jährliche Endoskopien, graphische Darstellung der monatlichen Häufigkeiten einer Ulkusdiagnose: Häufiger im Februar und September; seltener im August und Dezember. *Gibinski K, 1982 b, ouk.*

Sonstige Arbeiten:

UD *Demole MJ, 1966, ret; Flood CA, 1948, ouk; Hafter E, 1958, ret; Ostensen H, 1985 c, ret.*

UV *Ostensen H, 1985 c, ret.*

nk *Gibinski K, 1983, ret.*

247.18 Kaliumchlorid

Zu diesem Schlagwort stehen keine Arbeiten zur Verfügung, deren Inhalt sich aufgrund unserer Beurteilungskriterien für eine ausführliche Wiedergabe eignet.

Sonstige Arbeiten:

UD *McMahon FG, 1982, nok.*

UV *McMahon FG, 1982, nok.*

247.19 Kochsalz

Siehe unter 247.25 (Nahrung oder Nahrungsbestandteile).

247.20 Koffein

UD **Kein Einfluß des Kaffeekonsums auf die Ulkushäufigkeit.** Vergleich von 98 Patienten mit UD und 119 Kontrollpatienten mit Gastritis: 52 mit Kaffeekonsum (mehr als 2 Tassen/d), 31 Ulcera (60%); 165 ohne Kaffeekonsum (bis zu 2 Tassen/d), 67 Ulcera (41%). *Misaki F, 1983, ret.*

UV **Häufiger Ulcera bei Kaffeekonsumenten als bei Nicht-Konsumenten.** Vergleich von 1972 Patienten mit UV und 119 Kontrollpatienten mit Gastritis: 84 mit Kaffeekonsum (mehr als 2 Tassen/d), 63 Ulcera (75%); 207 ohne Kaffeekonsum (bis zu 2 Tassen/d), 109 Ulcera (53%). *Misaki F, 1983, ret.*

nk **Kein Einfluß des Kaffeekonsums auf die Ulkushäufigkeit.** 36656 Fragebögen von 30–59jährigen aus San Francisco und Umgebung, 2597 mit Ulkus (7,1%): 10085 mit starkem Kaffeekonsum (mehr als 6 Tassen/d), 804 mit Ulkus (8,0%); 26525 mit weniger starkem Kaffeekonsum (bis zu 6 Tassen/d), 1801 mit Ulkus (6,8%). *Friedman GD, 1974, nok.*

Häufiger Ulcera bei Kaffeekonsumenten als bei Nicht-Konsumenten. 6722 ehemalige Studenten, 113 Ulcera innerhalb von 22–50 Jahren (2,0%): 1263 mit Kaffeekonsum im College (mehr als 2 Tassen/d), 38 Ulcera (3,0%); 5459 ohne Kaffeekonsum im College (bis zu 2 Tassen/d), 95 Ulcera (1,7%). *Paffenbarger RS Jr, 1974, ret.*

Sonstige Arbeiten:

UD *Chuong JJH, 1986, nok; Ostensen H, 1985 d, (rok).*

UV *Ostensen H, 1985 d, (rok).*

247.21 Kohortenphänomen

UD **Häufiger UD bei den zwischen 1875 bis 1905 geborenen Schweizern als bei früheren und späteren Jahrgängen.** Kohortenphänomen, Kurven alters- und geschlechtsspezifischer Mortalität über den Geburtsjahrgängen aufgetragen. *Sonnenberg A, 1984 b, ret.*

Häufiger UD beiden zwischen 1875 und 1895 geborenen Engländern als bei früheren oder späteren Jahrgängen. Kohortenphänomen, Kurven alters- und geschlechtsspezifischer Mortalität über den Geburtsjahrgängen aufgetragen. *Susser M, 1962, ret.*

Häufiger UD bei den zwischen 1880–1910 geborenen Europäern als bei früheren und späteren Jahrgängen. Kohortenphänomen, Kurven alters- und geschlechtsspezifischer Mortalität über den Geburtsjahrgängen aufgetragen; BRD, Italien, Schottland, Dänemark; in den Niederlanden höchste Todesraten 1941–1950. *Sonnenberg A, 1984 d, ret.*

UV **Häufiger UV bei den vor 1885 geborenen Schweizern als bei späteren Jahrgängen.** Kohortenphänomen, Kurven alters- und geschlechtsspezifischer Mortalität über den Geburtsjahrgängen aufgetragen. *Sonnenberg A, 1984 b, ret.*

Häufiger UV bei den zwischen 1875 und 1895 geborenen Engländern als bei früheren oder späteren Jahrgängen. Vergleich der Mortalität an UD (bzw. UV) aller Geburtsjahrgänge; Häufung der Mortalität bei Personen, die zwischen 1875 und 1895 geboren sind (= Kohortenphänomen). *Susser M, 1962, ret.*

Häufiger UV bei den zwischen 1870–1900 geborenen Europäern als bei früheren und späteren Jahrgängen. Kohortenphänomen, Kurven alters- und geschlechtsspezifischer Mortalität über den Geburtsjahrgängen aufgetragen; Kurven für BRD, Italien, Schottland, Dänemark, Frankreich, Spanien, Irland, Niederlande. *Sonnenberg A, 1984 d, ret*

Sonstige Arbeiten:

UD   *Susser M, 1982, ret.*

UV   *Susser M, 1982, ret.*

247.22 Körpergewicht

UD   **Kein Einfluß des Körpergewichts auf die Ulkushäufigkeit.** 1968: 412 Patienten mit UD, mittleres Gewicht 1968/im Alter von 21 Jahren 77/70 kg; 484 Kontrollpersonen, mittleres Gewicht 1968/im Alter von 21 Jahren 79/70 kg. *Monson RR, 1970, ret.*

UV   **Kein Einfluß des Körpergewichts auf die Ulkushäufigkeit.** 1968: 50 Patienten mit UV, mittleres Gewicht 1968/im Alter von 21 Jahren 79/73 kg; 484 Kontrollpersonen, mittleres Gewicht 1968/im Alter von 21 Jahren 79/70 kg. *Monson RR, 1970, ret.*

247.23 Lebensbedingungen

Siehe auch unter 247.30 (Psychosoziale Faktoren).

UD   **Kein Einfluß des Sozialstatus aufdie Ulkushäufigkeit.** 830 leitende Angestellte, 24 UD (2,9%); 2154 gelernte Arbeiter, 77 UD (3,6%); 1090 halbgelernte Arbeiter, 28 UD (2,6%); 797 ungelernte Arbeiter, 24 UD (3,0%). *Doll R, 1951 a, ret.*

Häufiger Ulcera bei Stadtbewohnern als bei Landbewohnern in Schottland. 9125 Stadtbewohner, 226 UD (2,5%); 39745 Landbewohner, 405 UD (1,0%). *Litton A, 1953, ret.*

Häufiger Ulcera bei Änderung der Lebensbedingungen. Epidemiologische Studie aus Südafrika: Höchste Inzidenzvon UD nach Wechsel der Umgebung (Auswanderer) und der Diät. *Moshal MG, 1981 d, ret.*

Kein Einfluß des Geburtslandes auf die Ulkushäufigkeit in Australien. Vergleich von 80 Patienten und 80 Kontrollpersonen: 120 in Australien geboren, 58 UD (48%); 19 in Großbritannien geboren, 9 UD (47%); 21 in anderen Ländern geboren, 13 UD (62%). *Nasiry R, 1983, ret.*

Kein Einfluß des Sozialstatus auf die Ulkushäufigkeit. Vergleich von 80 Patienten und 80 Kontrollpersonen: Beurteilung des Sozialstatus nach Beruf, Beruf des Vaters und Wohnort. *Nasiry R, 1983, ret.*

Häufiger Ulcera bei Fischern, Seeleuten und Lastwagenfahrern als bei anderen Berufsgruppen in Schweden. 46525 Personen: Häufiger UD bei Fischern, Seeleuten und Lastwagenfahrern als bei 10 anderen Berufsgruppen. *Ostensen H, 1985 a, ret.*

Häufiger Ulcera bei schlechterer Arbeitssituation als bei besserer Arbeitssituation bei Indern und bei Schwarzen. Vergleich von 87 indischen und schwarzen männlichen Patienten mit UD und 75 indischen und schwarzen männlichen Patienten mit orthopädischen Krankheiten: Höherer Prozentsatz mit niedrigem Einkommen, Unzufriedenheit mit der Arbeit und zu hoher Verantwortung bei zu wenig Autorität bei Ulkuspatienten als bei Kontrollpatienten. *Mason JB, 1986, rok.*

Häufiger Ulcera bei Schichtarbeitern als bei Tagarbeitern. 2269 Schichtarbeiter, 31 UD (1,4%); 6525 Tagarbeiter, 45 UD (0,69%). *Segawa K, 1987, neb.*

Häufiger Ulcera bei Stadtbewohnern als bei Landbewohnern in York in den Jahren 1952–1957. UD pro Jahr und 1000 Einwohner: 1,5 bei Stadtbewohnern; 0,99 bei Landbewohnern. *Pulvertaft CN, 1959, ret.*

Kein Einfluß des Sozialstatus auf die Ulkushäufigkeit in York in den Jahren 1952–1957. UD pro Jahr und 1000 Einwohner: 3,1 in tieferen sozialen Schichten; 2,1 in höheren sozialen Schichten. *Pulvertaft CN, 1959, ret.*

Häufiger UD bei intellektueller als bei körperlicher Arbeit. Auswertung der Zahlen des Registrar General's Decennial Supplements von 1951 in England und Wales und den Vital Statistics Special Reports of the US Dept. of Health, Education and Welfare; Verhältnis der aufgetretenen zu den erwarteten Sterberaten berechnet; höhere Mortalität bei Arbeitern als bei Akademikern; höhere Mortalität bei körperlicher als bei intellektueller Tätigkeit. *Sonnenberg A, 1986 d, ret.*

Häufiger Ulcera bei körperlicher Arbeit als bei intellektueller Arbeit in Deutschland in den Jahren 1979–1983. Frühpensionierungen wegen Ulkuskrankheit: UD häufiger bei harter physischer Arbeit, bei ungelernten Arbeitern und bei Transportarbeitern. *Sonnenberg A, 1986 c, ret.*

Häufiger Ulcera bei körperlicher Arbeit als bei intellektueller Arbeit in Deutschland in den Jahren 1982–1983. 73615 Arbeitnehmer: 47559 körperliche Tätigkeit, 209 UD (0,44%); 26056 intellektuelle Tätigkeit, 55 UD (0,21%). *Sonnenberg A, 1986 a, ret.*

Häufiger Ulcera bei Gastarbeitern als bei Einheimischen in Deutschland in den Jahren 1982–1983. 73615 Arbeitnehmer: 9314 Gastarbeiter, 40 UD (0,43%); 64301 Einheimische 224 UD (0,35%). *Sonnenberg A, 1986 a, ret.*

Häufiger Ulcera bei guter Schulbildung als bei schlechter Schulbildung in Israel in den Jahren 1961–1972. 4552 Personen im Medical-Center in Beit Shemesh behandelt, 224 UD (4,9%): Einteilung nach Jahren Schulbildung. *Yodfat Y, 1972, ret.*

Häufiger Ulcera in Israel bei Einwanderern aus dem mittleren Osten und aus Zentraleuropa als bei Einwanderern aus Nordafrika in den Jahren 1961–1971. 4552 Personen im Medical-Center in Beit Shemesh behandelt: 906 Einwanderer aus mittlerem Osten, 68 UD (7,5%); 879 Einwanderer aus Zentraleuropa, 71 UD (8,1%); 2767 Einwanderer aus Nordafrika, 85 UD (3,1%). *Yodfat Y, 1972, ret.*

Häufiger Ulcera bei höherem Einkommen als bei niedrigerem Einkommen in Israel in den Jahren 1961–1971. 4552 Personen im Medical-Center in Beit Shemesh behandelt, 224 UD (4,9%): Einteilung nach monatlichem Familieneinkommen. *Yodfat Y, 1972, ret.*

UV **Häufiger Ulcera bei niedrigem Sozialstatus als bei höherem Sozialstatus.** 830 leitende Angestellte, 3 UV (0,36%); 2154 gelernte Arbeiter, 30 UV (1,4%); 1090 halbgelernte Arbeiter, 15 UV (1,4%); 797 ungelernte Arbeiter, 21 UV (2,6%). *Doll R, 1951 a, ret.*

Häufiger Ulcera bei Stadtbewohnern als bei Landbewohnern in Schottland. 9125 Stadtbewohner, 32 UV (0,35%); 39745 Landbewohner, 49 UV (0,12%). *Litton A, 1963, ret.*

Häufiger Ulcera bei Fischern als bei anderen Berufsgruppen in Schweden. 46525 Personen: Häufiger UV bei Fischern als bei 10 anderen Berufsgruppen. *Ostensen H, 1985 a, ret.*

Häufiger Ulcera bei Schichtarbeitern als bei Tagarbeitern. 2 269 Schichtarbeiter, 54 UV (2,4%); 6 525 Tagarbeiter, 67 UV (1,0%). *Segawa K, 1987, neb.*

Häufiger Ulcera bei Stadtbewohnern als bei Landbewohnern in York in den Jahren 1952–1957. UV pro Jahr und 1 000 Einwohner: 1,5 bei Stadtbewohnern; 0,25 bei Landbewohnern. *Pulvertaft CN, 1959, ret.*

Kein Einfluß des Sozialstatus auf die Ulkushäufigkeit in York in den Jahren 1952–1957. UV pro Jahr und 1 000 Einwohner: 0,92 in tieferen sozialen Schichten; 0,34 in höheren sozialen Schichten. *Pulvertaft CN, 1959, ret.*

Häufiger UV bei intellektueller als bei körperlicher Arbeit. Auswertung der Zahlen des Registrar General's Decennial Supplements von 1951 in England und Wales und den Vital Statistics Special Reports of the US Dept. of Health, Education and Welfare; Verhältnis der aufgetretenen zu den erwarteten Sterberaten berechnet; höhere Mortalität bei Arbeitern als bei Akademikern; höhere Mortalität bei körperlicher als bei intellektueller Tätigkeit. *Sonnenberg A, 1986 d, ret.*

Häufiger Ulcera bei körperlicher Arbeit als bei intellektueller Arbeit in Deutschland in den Jahren 1979–1983. Frühpensionierungen wegen Ulkuskrankheit: UV häufiger bei Stein-, Glas- und Keramik-verarbeitenden Berufen, im Baugewerbe und bei Instandhaltungs- und Reinigungsarbeiten. *Sonnenberg A, 1986 c, ret.*

Häufiger Ulcera bei körperlicher Arbeit als bei intellektueller Arbeit in Deutschland in den Jahren 1982–1983. 73 615 Arbeitnehmer: 47 559 körperliche Tätigkeit, 285 UV (0,60%); 26 056 intellektuelle Tätigkeit, 93 UV (0,36%). *Sonnenberg A, 1986 a, ret.*

Häufiger Ulcera bei Gastarbeitern als bei Einheimischen in Deutschland in den Jahren 1982–1983. 73 615 Arbeitnehmer: 9 314 Gastarbeiter, 69 UV (0,74%); 64 301 Einheimische, 309 UV (0,48%). *Sonnenberg A, 1986 a, ret.*

Kein Einfluß der sozioökonomischen Klasse auf die Ulkushäufigkeit. 121 Hawaii-Japaner mit UV, 244 Kontrollpatienten; 267 niedrige sozioökonomische Klasse, 90 UV (34%); 98 hohe sozioökonomische Klasse, 31 UV (32%). *Stemmermann G, 1977, nok.*

nk **Kein Einfluß der Regelmäßigkeit der Mahlzeiten auf die Ulkushäufigkeit bei männlichen Angestellten.** Vergleich von 199 Patienten mit Ulkus und 247 Kontrollpatienten: 47 mit unregelmäßigen Mahlzeiten, 24 Ulcera (51%); 399 mit regelmäßigen Mahlzeiten, 175 Ulcera (44%). *Doll R, 1951 a, ret.*

Kein Einfluß der Schicht- und Nachtarbeit auf die Ulkushäufigkeit bei Männern. 3 404 normale Tagarbeiter, 220 Ulcera (6,5%); 790 Tag-Schicht-Arbeiter, 53 Ulcera (6,7%); 364 Tag/Nacht-Schicht-Arbeiter, 23 Ulcera (6,3%); 313 Nachtarbeiter, 20 Ulcera (6,4%). *Doll R, 1951 a, ret.*

Kein Einfluß des Heiratsalters auf die Ulkushäufigkeit. 68 für peptische Ulcera diskordante Zwillingspaare: 33 Paare (49%), spätere Heirat des Zwillings mit Ulkus; 24 Paare (35%), spätere Heirat des Zwillings ohne Ulkus; 11 Paare (16%), gleiches Heiratsalter beider Zwillinge. *Eberhardt G, 1968, ret.*

Kein Einfluß der Kinderzahl auf die Ulkushäufigkeit. 68 für peptische Ulcera diskordante Zwillingspaare: 24 Paare (35%), größere Kinderzahl des Zwillings mitUlkus; 24 Paare (35%), größere Kinderzahl des Zwillings ohne Ulkus; 20 Paare (29%), gleiche Kinderzahl bei beiden Zwillingen. *Eberhardt G, 1968, ret.*

Kein Einfluß des Sozialstatus auf die Ulkushäufigkeit. 68 für peptische Ulcera diskordante Zwillingspaare: 19 Paare (28%), höhere soziale Stellung des

Zwillings mit Ulkus; 13 Paare (19%), höhere soziale Stellung des Zwillings ohne Ulkus; 36 Paare (53%), gleiche soziale Stellung beider Zwillinge. *Eberhardt G, 1968, ret.*

Häufiger Ulcera bei Personen ohne sportliche Aktivität als bei Personen mit sportlicher Aktivität. 4854 ehemalige Studenten, 74 Ulcera innerhalb von 16–50 Jahren (1,5%): 1000 ohne sportliche Aktivität im College, 19 Ulcera (1,9%); 3854 mit mehr als 10 Stunden Sport pro Woche im College, 55 Ulcera (1,4%). *Paffenbarger RS Jr, 1974, ret.*

Häufiger Ulcera im gewerblichen Bereich als bei Angestellten. 7252 Beschäftigte, Fragebogenaktion, 896 Ulcera (12%): Aufschlüsselung der Ulkusträger nach betrieblicher Tätigkeit. *Rietschel E, 1978, ret.*

Häufiger Ulcera bei manueller Arbeit als bei intellektueller Arbeit in Deutschland in den Jahren 1981–1983. Mittlere jährliche Frührentenrate wegen Ulkus pro 1000000 Arbeiter (Männer/Frauen): 44/37 bei manueller Arbeit; 20/17 bei intellektueller Arbeit. *Sonnenberg A, 1985 d, ret.*

Häufiger Ulcera bei Arbeitslosen oder bei ungelernten Arbeitern als bei gelernten Arbeitern oder Akademikern. Vergleich von 49 männlichen Ulkuspatienten mit 32 männlichen Patienten mit Nieren- oder Gallensteinen und 20 gesunden männlichen Kontrollpersonen: 49 Ulkuspatienten, 20 arbeitslos (41%), 15 halb- oder ungelernt (31%), 14 gelernte oder intellektuelle Berufe (29%); 32 Patienten mit Steinleiden, 7 arbeitslos (22%), 6 halb- oder ungelernt (19%), 19 gelernte oder intellektuelle Berufe (59%); 20 Kontrollpersonen, 3 arbeitslos (15%), 5 halb- oder ungelernt (25%), 12 gelernte oder intellektuelle Berufe (60%). *Feldman M, 1986 b, nok.*

Häufiger Ulcera bei Berufen, die unregelmäßige Lebensführung mit sich bringen, als bei anderen Berufen in Stockholm in den Jahren 1937–1942. Vergleich der Beschäftigtenzahl einzelner Berufe und Ulkuszahl (in einer med. Poliklinik) pro Berufsgruppe: Häufiger Ulcera im Baugewerbe, bei Chauffeuren und Fahrern, Seemännern, Künstlern, Musikern, Journalisten und Editoren. *Sallström T, 1945, ret.*

Häufiger Ulcera bei Gastarbeitern als bei Einheimischen in der Schweiz in den Jahren 1973–1976. Vergleich von 366 Patienten mit Ulkus und 400 Kontrollpatienten: 218 Gastarbeiter, 162 Ulcera (74%); 548 Einheimische, 204 Ulcera (37%). *Würsch TG, 1978, ret.*

Sonstige Arbeiten:

UD   *Blumberg L, 1983, ret; Chuong JJH, 1986, nok; Cobb S, 1973, ret; Friedlander ML, 1978, ret; Horn J, 1978, ret; Jennison J, 1938, ret; Moshal MG, 1978, ret; Moshal MG, 1981 d, ret; Massarrat S, 1985, (rok); Moshal MG, 1979, ret; Quaquish I, 1979, ret; Segal I, 1978, ret; Schmid E, 1984, ret; Susser M, 1982, ret; Seydl G, 1955, ret.*

UV   *Ihre JE, 1943, ret; Susser M, 1982, ret; Seydl G, 1955, ret; Sonnenberg A, 1984 c, ret.*

UP   *Duesberg R, 1938, ret.*

nk   *Alsted G, 1953, ouk; Clarke M, 1976, ret; Dunn JP, 1962 a, nok; Pulvertaft CN, 1968, ret; Schellong, 1937, ret.*

247.24 Magenentleerungsstörung

Aufgrund einzelner älterer Berichte fördert die gastrale Stase das Auftreten des Ulcus ventriculi (Dragstedt LL 1970).

Sonstige Arbeiten:

nk   *Kirk RM, 1970, ouk.*

247.25 Nahrung oder Nahrungsbestandteile

Siehe auch unter 247.01 (Alkohol) und 247.20 (Koffein).

UD   **Kein Einfluß des Gewürzkonsums auf die Ulkushäufigkeit.** Vergleich von 98 Patienten mit UD und 119 Kontrollpatienten mit Gastritis: 142 mit starkem Gewürzkonsum, 74 Ulcera (52%); 75 mit weniger starkem Gewürzkonsum, 24 Ulcera (32%). *Misaki F, 1983, ret.*
Kein Einfluß des Milchkonsums auf die Ulkushäufigkeit. Vergleich von 98 Patienten mit UD und 119 Kontrollpatienten mit Gastritis: 93 mit Milchkonsum (mehr als 200 mg/d), 33 Ulcera (35%); 124 ohne Milchkonsum (bis zu 200 mg/d), 65 Ulcera (52%). *Misaki F, 1983, ret.*
Kein Einfluß des Salzkonsums auf die Ulkushäufigkeit. Keine Korrelation zwischen unterschiedlichem Salzverbrauch und Mortalität an UD und zwischen NaCl-Ausscheidung und Mortalität an UD in 20 Ländern. *Sonnenberg A, 1986 b, ret.*
Kein Einfluß des Rohfaserkonsums auf die Häufigkeit von UD. Vergleich von 104 Patienten mit UD und 208 Kontrollpersonen: Relatives Risiko bei Konsum von Rohfasern von Gemüse oder Obst 0,5–0,7 fallend von höchster zu niedrigster Quintilgruppe, bei Konsum von Rohfasern von Getreideprodukten 0,4–1,2 fallend von höchster zu niedrigster Quintilgruppe. *Katschinski B, 1987, nok.*
Häufiger UD bei hohem Zuckerkonsum vor allem von raffiniertem Zucker als bei niedrigerem Zuckerkonsum. Vergleich von 104 Patienten mit UD und 208 Kontrollpersonen: Relatives Risiko bei Zuckerkonsum 2,7–5,1 steigend von höchster zu niedrigster Quintilgruppe. *Katschinski B, 1987, nok.*

UV   **Kein Einfluß des Gewürzkonsums auf die Ulkushäufigkeit.** Vergleich von 1972 Patienten mit UV und 119 Kontrollpatienten mit Gastritis: 182 mit starkem Gewürzkonsum, 114 Ulcera (63%); 109 mit weniger starkem Gewürzkonsum, 58 Ulcera (53%). *Misaki F, 1983, ret.*
Kein Einfluß des Milchkonsums auf die Ulkushäufigkeit. Vergleich von 172 Patienten mit UV und 119 Kontrollpatienten mit Gastritis: 139 mit Milchkonsum (mehr als 200 ml/d), 79 Ulcera (57%); 152 ohne Milchkonsum (bis zu 200 ml/d), 93 Ulcera (61%). *Misaki F, 1983, ret.*
Häufiger Ulcera bei hohem Salzkonsum als bei geringerem Salzkonsum. Vergleich von 121 Hawaii-Japanern mit UV und 244 Kontrollpatienten: 287 mit hohem Salzkonsum, 110 Ulcera (38%); 78 mit geringerem Salzkonsum, 11 Ulcera (14%). *Stemmermann G, 1977, nok.*
Häufiger UV bei hohem als bei niedrigem Salzkonsum. Lineare Korrelation zwischen Salzverbrauch und Mortalität an UV und zwischen NaCl-Ausscheidung im Urin und Mortalität an UV in 20 Ländern. *Sonnenberg A, 1986 b, ret.*

nk **Weniger Ulcera bei Milchtrinkern als bei Nicht-Milchtrinkern.** 7259 ehemalige Studenten, 125 Ulcera innerhalb von 22–31 Jahren (1,7%): 6875 mit Milchkonsum im College (mindestens 1 Glas/d), 112 Ulcera (1,6%); 384 ohne Milchkonsum im College, 13 Ulcera (3,4%). *Paffenbarger RS Jr, 1974, ret.*
Häufiger Ulcera bei Coca-Cola-Konsumenten als bei Nicht-Konsumenten. 6741 ehemalige Studenten, 114 Ulcera innerhalb von 22–31 Jahren (1,7%): 2025 mit Konsum von Soft-Drinks (v. a. Coca-Cola) im College, 42 Ulcera (2,1%); 4716 ohne Konsum von Soft-Drinks im College, 72 Ulcera (1,5%). *Paffenbarger RS Jr, 1974, ret.*

Sonstige Arbeiten:

UD *Chuong JJH, 1986, nok; Tovey FI, 1974, ret.*

nk *Hollander D, 1986, ret; Tovey FI, 1979, ret.*

247.26 NSAID (Nicht-steroidale entzündungshemmende Medikamente)

siehe Tabelle 247.26

Die folgenden Angaben ergänzen den Inhalt der Tabelle:

nk NSAID ist in dieser Studie vor allem ein Risikofaktor für rauchende NSAID-Konsumenten. *Willoughby JMT, 1986, nok.*
Häufiger Ulkus bei NSAID-Konsumenten als bei Nicht-Konsumenten. Vergleich von 99 Patienten und 180 Kontrollpersonen: Mantel-Haenszel odds ratio. *Piper DW, 1982, ret.*

Sonstige Arbeiten:

UD *Chapman BL, 1969, ret; Gillies MA, 1969, ouk; Gleeson MH, 1982, ret; Lokkard OO, 1980, nok; Lanza FL, 1985, reb; Marks IN, 1980, (nok).*

UV *Chapman BL, 1969, ret; Gillies MA, 1969, nok; Gleeson MH, 1982, ret; Lanza FL, 1985, reb; Marks IN, 1980, (nok).*

nk *Bianchi Porro G, 1982a, rdb; Caruso I, 1980, ouk; Cohen PM, 1986, ret; Fok KH, 1985, ret; Jorgensen TG, 1976, ret.*

247.27 Pankreatisches Polypeptid

UD **Höherer nüchterner Pankreas-Polypeptid-Spiegel bei Patienten mit UD als bei gesunden Normalpersonen.** 18 Patienten mit UD, mittlerer nüchterner präoperativer Pankreas-Polypeptid-Spiegel 462 pg/ml, davon 13 mit stark erhöhten Spiegeln von im Mittel 600 pg/ml, 5 mit normalen bis leicht erhöhten Spiegeln von im Mittel 112 pg/ml; mittlerer nüchterner Pankreas-Polypeptid-Spiegel nach Vagotomie oder Vagotomie + Antrektomie mit BII 136 pg/ml; keine Kontrollgruppe ohne UD. *Sirinek KR, 1986, ouk.*

247.28 Pepsinogen und Pepsin

UD **Kein Einfluß des Pepsinogen-Spiegels auf die Ulkushäufigkeit.** 861 Personen, Bestimmung des Pepsinogen-Plasma-Spiegels, 604 innerhalb von 22 Jahren nachuntersucht (70%), 18UD (3,0%); 18 mit UD, mittlerer Pepsinogen-

Tabelle 247.26. Risikofaktoren bezüglich des Auftretens des Ulkus
NSAID (Nicht-steroidale entzündungshemmende Medikamente)

Ulkus	Hat NSAID Einfluß auf die Ulkus-häufigkeit?	Ulkus % bei NSAID Kons.	Ulkus n bei NSAID Kons.	Pers. n mit NSAID Kons.	Ulkus % bei Nicht Kons.	Ulkus n bei Nicht Kons.	Pers. n ohne NSAID Kons.	Autor, Jahr	Stu dsn
*1	*2	*3							
UD	Kein Einfluß	0.59	6	1021	0.42	58	13856	Levy M, 1974	ret
UD	Kein Einfluß	50	7	14	50	60	120	Piper DW, 1981b	nok
UD	Kein Einfluß	51	68	134	48	32	66	Piper DW, 1984b	nok
UD	Kein Einfluß	53	36	68	48	49	102	Duggan JM, 1986a	nok
UV	Einfluß	(a)	(a)	(a)	(a)	(a)	(a)	Piper DW, 1982	ret§
UV	Einfluß	0.49	5	1020	0.15	21	13819	Levy M, 1974	ret
UV	Einfluß	61	58	95	21	46	217	McIntosh JH,1985b	(rok)
UV	Einfluß	63	56	89	27	39	101	Duggan JM, 1986	nok
UV	Einfluß	68	53	78	32	33	102	McDonald JWD, 1985	nok
UV	Einfluß	82	31	38	44	90	204	Piper DW, 1977a	(rok)
UV	Einfluß	94	29	31	35	31	89	Piper DW, 1981b	nok
UV+	Einfluß	57	47	82	0.0	0	45	Silvoso GR, 1979	nok
nk	Einfluß	16	25	152	6.6	10	152	Willoughby JMT, 1986	nok§

*1, *2, *3: Kolonnen, nach denen der Inhalt der Tabelle sortiert ist.
(a) Angabe in dieser Form wird in der Arbeit nicht gemacht;
§ Zur näheren Beschreibung der Aussage aus dieser Arbeit siehe Text.

Spiegel 391,6 units; 558 ohne Ulkus, mittlerer Pepsinogen-Spiegel 346,6 units, 63 mit Pepsinogen-Spiegel über 450, 5 UD (7,9%); 513 mit Pepsinogen-Spiegel bis zu 450, 13 UD (2,5%). *Chuong JJH, 1986, nok.*

Höherer Pepsinogen-Spiegel bei Patienten mit UD als bei Kontrollpatienten mit Dyspepsie ohne Ulkus. 136 Patienten mit UD, mittlerer Pepsinogen-I-Spiegel 94 ng/ml; 90 Kontrollpatienten, mittlerer Pepsinogen-I-Spiegel 70,5 ng/ml. *Parente F, 1985, nok.*

Höhere Pepsin-Sekretion bei Patienten mit UD als bei gesunden Kontrollpersonen. 33 Patienten, mittlere basale Pepsin-Sekretion 164000 PU, mittlere Spitzenpepsinsekretion 563000 PU; 23 Kontrollpersonen, mittlere basale Pepsin-Sekretion 60000 PU, mittlere Spitzenpepsinsekretion 298000 PU. *Achord JL, 1981, ouk.*

Höhere Pepsinogen-Spiegel bei Patienten mit UD als bei gesunden Kontrollpersonen. Vergleich von 203 Patienten mit UD und 4150 Kontrollpersonen: 94% der Serumpepsinogenwerte von Patienten liegen über dem Mittelwert des Kontrollkollektivs. *Mirsky IA, 1958, nok.*

Höhere Pepsinogen-I-Spiegel bei Patienten mit UD als bei gesunden Kontrollpersonen. 77 Patienten mit UD, mittlerer Pepsinogen-I-Spiegel 221 ng/ml, 49 mit Werten über 175 ng/ml (64%); 300 Kontrollpersonen, mittlerer Pepsinogen-I-Spiegel 111 ng/ml, 24 mit Werten über 175 ng/ml (8,0%). *Samloff IM, 1975, nok.*

Häufiger Ulcera bei hohen Pepsinogen-Spiegeln als bei niedrigeren Pepsinogen-Spiegeln. 387 Serumproben von männlichen Hawaii-Japanern, nachfolgende Beobachtungszeit 11–14 Jahre: 39 mit UD, mittlerer Pepsinogen-I(II)-Spiegel 107 (26) ng/ml; 199 ohne Ulkus, mittlerer Pepsinogen-I(II)-Spiegel 74 (19) ng/ml. *Samloff IM, 1986, ret.*

Häufiger Ulcera bei hohen Pepsinogen-Spiegeln als bei niedrigeren Pepsinogen-Spiegeln. 120 Männer im Alter von 18–25 Jahren: 63 hohe Plasma-Pepsinogen-Werte, 9 UD (14%); 57 niedrige Plasma-Pepsinogen-Werte, kein Ulkus. *Weiner H, 1957, (nok).*

UV   **Höhere Pepsinogen-I-Spiegel bei Patienten mit UV als bei gesunden Kontrollpersonen.** 28 Patienten mit UV, mittlerer Pepsinogen-I-Spiegel 117 ng/ml, 6 mit Werten über 175 ng/ml (21%); 300 Kontrollpersonen, mittlerer Pepsinogen-I-Spiegel 111 ng/ml, 24 mit Werten über 175 ng/ml (8,0%). *Samloff IM, 1975, nok.*

Häufiger Ulcera bei hohen Pepsinogen-Spiegeln als bei niedrigeren Pepsinogen-Spiegeln. 387 Serumproben von männlichen Hawaii-Japanern, nachfolgende Beobachtungszeit 11–14 Jahre: 102 mit UV, mittlerer Pepsinogen-I(II)-Spiegel 93 (28) ng/ml; 199 ohne Ulkus, mittlerer Pepsinogen-I(II)-Spiegel 74 (19) ng/ml. *Samloff IM, 1986, ret.*

UP   **Höhere Pepsinogen-I-Spiegel bei Patienten mit UP als bei gesunden Kontrollpersonen.** 18 Patienten mit präpylorischem Ulkus, mittlerer Pepsinogen-I-Spiegel 179 ng/ml, 9 mit Werten über 175 ng/ml (50%); 300 Kontrollpersonen, mittlerer Pepsinogen-I-Spiegel 111 ng/ml, 24 mit Werten über 175 ng/ml (8,0%). *Samloff IM, 1975, nok.*

nk   **Häufiger kombinierte Ulcera bei hohen Pepsinogen-Spiegeln als bei niedrigeren Pepsinogen-Spiegeln.** 387 Serumproben von männlichen Hawaii-Japanern, nachfolgende Beobachtungszeit 11–14 Jahre: 17 mit kombiniertem UD + UV, mittlerer Pepsinogen-I(II)-Spiegel 108 (25) ng/ml; 199 ohne

Ulkus, mittlerer Pepsinogen-I(II)-Spiegel 74 (19)ng/ml. *Samloff IM, 1986, ret.*

Sonstige Arbeiten:

UD *Elashoff JD, 1983, cuk.*

247.29 Persönlichkeitsstruktur

Siehe unter 248.28 (Psychosoziale Faktoren).

247.30 Psychosoziale Faktoren

Siehe auch unter 247.23 (Lebensbedingungen).

UD **Häufiger Ulcera bei emotional instabiler, gespannter und ängstlicher Persönlichkeitsstruktur als bei stabilerer Persönlichkeitsstruktur.** 29/41 männliche/weibliche Patienten mit UD, mittlere Persönlichkeitsscores im 16-PF-Test: 4,5/3,7 emotionale Stabilität, 6,3/7,1 Gespanntheit, 6,4/7,1 Ängstlichkeit; 29/50 männliche/weibliche Kontrollpersonen, mittlere Persönlichkeitsscores im 16-PF-Test: 4,7/5,2 emotionale Stabilität, 5,1/5,7 Gespanntheit, 5,6/6,0 Ängstlichkeit. *McIntosh JH, 1983, nok.*
Häufiger Ulcera bei Männern mit Familienkonflikten oder bei alleinstehenden Schwarzen als bei Männern ohne Familienkonflikte. Vergleich von 87 indischen und schwarzen männlichen Patienten mit UD und 75 indischen und schwarzen männlichen Patienten mit orthopädischen Krankheiten: Höherer Prozentsatz mit Familienkonflikten und/oder Problemen mit Kindern bei Ulkuspatienten als bei Kontrollpatienten; höherer Prozentsatz in einem Hotel oder Zimmer allein Lebender bei schwarzen Ulkuspatienten als bei Kontrollpatienten. *Mason JB, 1986, rok.*
Kein Einfluß von Kindheitserlebnissen auf die Ulkushäufigkeit. Vergleich von 80 Patienten mit UD und 80 Kontrollpersonen: Beurteilung nach Selbsteinschätzung in der Kindheit, Geschwisterzahl und -reihe oder frühzeitigem Verlust eines Elternteils. *Nasiry R, 1983, (rok).*
Kein Einfluß belastender oder mit größeren persönlichen Veränderungen einhergehender Lebensereignisse auf die Ulkushäufigkeit. 74 Patienten mit UD, im Mittel 3,89 Ereignisse pro Patient; 74 Kontrollpersonen, im Mittel 3,42 Ereignisse pro Patient. *Piper DW, 1981 c, (rok).*

UV **Häufiger Ulcera bei emotional instabiler, gespannter und ängstlicher Persönlichkeitsstruktur als bei stabiler Persönlichkeitsstruktur.** 29/50 männliche/weibliche Patienten mit UV, mittlere Persönlichkeitsscores im 16-PF-Test: 4,2/3,8 emotionale Stabilität, 6,2/6,6 Gespanntheit, 6,5/6,9 Ängstlichkeit; 29/50 männliche/weibliche Kontrollpersonen, mittlere Persönlichkeitsscores im 16-PF-Test: 4,7/5,2 emotionale Stabilität, 5,1/5,7 Gespanntheit, 5,6/6,0 Ängstlichkeit. *McIntosh JH, 1983, nok.*
Kein Einfluß einer extrovierten Persönlichkeitsstruktur auf die Ulkushäufigkeit. 44 Patienten, mittlerer Extroversionsscore im Eysenck-Persönlichkeitstest 8,73; 44 Kontrollpersonen, mittlerer Extroversionsscore 9,70. *Piper DW, 1977 b, nok.*
Kein Einfluß einer neurotischen Persönlichkeitsstruktur auf die Ulkushäufigkeit. 44 Patienten, mittlerer Neurotizismusscore im Eysenck-Persönlichkeitstest 11,18; 44 Kontrollpersonen, mittlerer Neurotizismusscore 9,02. *Piper DW, 1977 b, nok.*

Kein Einfluß belastender oder mit größeren persönlichen Veränderungen einhergehender Lebensereignisse auf die Ulkushäufigkeit. 120 Patienten mit UV, im Mittel 3,11 Ereignisse pro Patient; 120 Kontrollpersonen, im Mittel 2,97 Ereignisse pro Patient. *Thomas J, 1980 b, nok.*

nk **Häufiger Ulcera bei Männern mit Angst während der Arbeit als bei Männern ohne Angst während der Arbeit.** Vergleich von 251 Patienten mit Ulkus und 304 Kontrollpatienten: 74 mit Angst bei der Arbeit, 43 Ulcera (58%); 481 ohne Angst bei der Arbeit, 208 Ulcera (43%). *Doll R, 1951 a, ret.*

Kein Einfluß von mit Streß verbundenen Lebensereignissen auf die Ulkushäufigkeit, aber häufiger Ulcera bei negativer Aufnahme dieser Ereignisse als bei positiver Aufnahme. Vergleich von 49 männlichen Ulkuspatienten mit 32 männlichen Patienten mit Nieren- oder Gallensteinen und 20 gesunden männlichen Kontrollpersonen: Ähnliche Anzahl Lebensereignisse in allen Gruppen; höherer Score für negative Aufnahme dieser Ereignisse bei Ulkuspatienten als bei Kontrollgruppen. *Feldman M, 1986 b, nok.*

Häufiger Ulcera bei ängstlichen, depressiven, pessimistischen, abhängigen und sozial isolierten Männern als bei stabilerer Persönlichkeitsstruktur. Vergleich von 49 männlichen Ulkuspatienten mit 32 männlichen Patienten mit Nieren- oder Gallensteinen und 20 gesunden männlichen Kontrollpersonen: Höhere Scores für Ängstlichkeit, Depression, emotionales Unbehagen, Abhängigkeit und anderes bei Ulkuspatienten als bei Kontrollgruppen. Niedrigere Scores bei Unterstützung durch Freunde, Verwandte und Nachbarn in Krisensituationen bei Ulkuspatienten als bei Kontrollgruppen. *Feldman M, 1986 b, nok.*

Sonstige Arbeiten:

UD *Bauer B, 1981, nok; Becker U, 1984, (rdb); Blumberg L, 1983, ret; Compton SA, 1976, ret; Daneshmend TK, 1981, (rdb); Fry J, 1964, ret; Feldmann E, 1985, neb; Friedlander ML, 1978, ret; Guldahl M, 1977, (rdb); Hoff GS, 1981, (rdb); Levin A, 1980, ret; Magni G, 1982, rok; Magni G, 1985, (nok); MacKay HP, 1984, (rdb); Robbs JV, 1979, ret; Segal I, 1978, ret; Schlebusch L, 1981, nok; Spicer CC, 1944, ret; Taylor JA, 1982, rok; Valnes K, 1982, (rdb); Wilson JA, 1985 b, (rdb); Weiner H, 1957, neb.*

UV *Peters MN, 1983, ret; Piper DW, 1978 a, nok.*

UP *Peters MN, 1983, ret.*

nk *Alexander F, 1934, nok; Aitken C, 1975, ouk; Eberhardt G, 1968, ret; Mittleman B, 1942, ouk; Peters MN, 1983, ouk; Pfeiffer CJ, 1973, rok; Taylor JA, 1982, nok.*

247.31 Rauchabstinenz

UD **Weniger UD bei Ex-Rauchern als bei Rauchern.** 248 Ex-Raucher mit mindestens 6 Monaten Rauchabstinenz, 17 UD (6,9%); 624 Raucher, 80 UD (13%); 345 Nicht-Raucher, 21 UD (6,1%). *Ainley CC, 1986, nok.*

UV **Weniger UV bei Ex-Rauchern als bei Rauchern.** 248 Ex-Raucher mit mindestens 6 Monaten Rauchabstinenz, 19 UV (7,7%); 624 Raucher, 74 UV (12%); 345 Nicht-Raucher, 16 UV (4,6%). *Ainley CC, 1986, nok.*

247.32 Rauchen

siehe Tabelle 247.32

Die folgenden Angaben ergänzen den Inhalt der Tabelle:

UD **Häufiger Ulcera bei Rauchern als bei Nichtrauchern.** 156 Patienten mit UD: 77%/73% Raucher bei männlichen/weiblichen Patienten; 50%/43% Raucher bei schottischer Normalbevölkerung. *Peden NR, 1980, ret.*

nk Einfluß: Die Patienten nehmen alle NSAID. *Willoughby JMT, 1986, nok.* Kein Einfluß: Die Patienten nehmen alle keine NSAID. *Willoughby JMT, 1986, nok.*

Zusätzliche, in der Tabelle nicht enthaltene Information:

nk **Kein Einfluß der Änderungen der Rauchgewohnheiten auf die Mortalität wegen Ulkus im United Kingdom.** Steigung des Zigarettenkonsums bei 1845–1915 geborenen Männern und bei 1835–1955 geborenen Frauen; höchste Mortalität wegen Ulkus bei um 1875–1885 geborenen Männern und Frauen. *Sonnenberg A, 1986 t, ret.*

Sonstige Arbeiten:

UD *Boyd EJS, 1983b, rok; Chuong JJH, 1986, nok; Doll R, 1958, rok; Gillies MA, 1969, nok; Harrison A, 1979, ret; Ostensen H, 1985d, (rok); Würsch TG, 1978, ret.*

UV *Doll R, 1958, rok; Gillies MA, 1969, nok; Harrison A, 1979, ret; Ostensen H, 1985d, (rok); Piper DW, 1982, ret; Tatsuta M, 1987, neb; Würsch TG, 1978, ret.*

UP *Harrison A, 1979, ret.*

nk *Elashoff JD, 1983, ouk; Eberhardt G, 1968, ret; Gibinski K, 1982a, ret; Jorgensen TG, 1976, ret; Petitti DB, 1982, ret; Sonnenberg A, 1985c, ret.*

247.33 Rauchgewohnheit

nk **Häufiger Ulcera bei starken Rauchern als bei schwachen Rauchern.** 9009 Raucher: 1298 mit weniger als 10 Zig/d, 76 Ulcera (5,9%); 2428 mit 10–19 Zig/d, 214 Ulcera (8,8%); 3088 mit 20–29 Zig/d, 279 Ulcera (9,0%); 1247 mit 30–39 Zig/d, 149 Ulcera (12%); 839 mit 40 oder mehr Zig/d, 88 Ulcera (10%); Ulcera nur anamnestisch definiert. *Petitti DB, 1982, ret.*

Sonstige Arbeiten:

UD *Ainley CC, 1986, nok; Doll R, 1958, rok.*

UV *Ainley CC, 1986, nok; Doll R, 1958, rok.*

247.34 Säuresekretion

UD **Höhere Säuresekretion bei Patienten mit UD als bei gesunden Kontrollpersonen.** 33 Patienten mit UD, mittlerer BAO (PAO) 6,6 (45) mmol/h; 23 Kontrollpersonen, mittlerer BAO (PAO) 1,9 (23) mmol/h. *Achord JL, 1981, nok.*
Höhere Säuresekretion bei Patienten mit UD als bei gesunden Kontrollpersonen. 400 Patienten mit UD, mittlerer PAO 0,46 mmol/h/kg Körpergewicht;

Tabelle 247.32. Risikofaktoren bezüglich des Auftretens des Ulkus Rauchen

Ulkus *1	Hat Rauchen Einfluß auf die Ulkus-häufigkeit? *2	Ulkus % bei Rauchern *3	Ulkus n bei Rauchern	Raucher n	Ulkus % bei Nicht Rauch	Ulkus n bei Nicht Rauch	Nicht-Raucher n	Autor, Jahr	Stu dsn
UD	Einfluß	(a)	(a)	(a)	(a)	(a)	(a)	Peden NR, 1980	ret§
UD	Einfluß	13	80	624	6.1	21	345	Ainlev CC, 1986	nok
UD	Einfluß	52	733	1403	42	694	1669	Monson RR, 1970	ret
UD	Einfluß	58	69	119	30	29	98	Misaki F, 1983	ret
UD	Kein Einfluß	53	66	124	45	34	76	Piper DW, 1984b	nok
UV	Einfluß	12	74	624	4.6	16	345	Ainlev CC, 1986	nok
UV	Einfluß	13	96	766	7.3	77	1052	Monson RR, 1970	ret
UV	Einfluß	38	77	204	28	45	162	Stemmermann G, 1977	nok
UV	Einfluß	42	72	173	23	32	139	McIntosh JH,1985b	(rok)
UV	Einfluß	73	136	186	34	36	105	Misaki F, 1983	ret
nk	Einfluß	2.0	184	9061	1.6	229	14702	Paffenbarger RSJr, 1974	ret
nk	Einfluß	9.2	1892	20629	4.5	720	15984	Friedman GD, 1974	ret
nk	Einfluß	32	18	57	7.4	7	95	Willoughby JMT, 1986	nok§
nk	Einfluß	61	628	1036	35	267	761	Rietschel E, 1978	ret
nk	Kein Einfluß	3.5	2	57	8.4	8	95	Willoughby JMT, 1986	nok§

*1, *2, *3: Kolonnen, nach denen der Inhalt der Tabelle sortiert ist.
(a) Eine Angabe in dieser Form wird in der Arbeit nicht gemacht.
§ Zur näheren Beschreibung der Aussage aus dieser Arbeit siehe Text.

200 Kontrollpersonen, mittlerer PAO 0,28 mmol/h/kg Körpergewicht. *Lam SK, 1980 a, nok.*

Höhere 5-h-postprandiale Säuresekretion bei Patienten mit UD als bei gesunden Kontrollpersonen. 15 Patienten mit UD, mittlere Säuresekretion 5h postprandial 15 mmol/h; 15 Kontrollpersonen, mittlere Säuresekretion 5h postprandial 3,3 mmol/h. *Blair III AJ, 1987, nok.*

Höhere Säuresekretion bei Patienten mit UD als bei gesunden Kontrollpersonen. 58 Patienten mit UD, mittlerer BAO (PAO) 7,1 (51) mmol/h; 91 Kontrollpersonen, mittlerer BAO (PAO) 3,3 (36) mmol/h. *Blair III AJ, 1987, nok.*

Ähnliche durch Nahrung stimulierte Säuresekretion bei Patienten mit UD und bei gesunden Kontrollpersonen. 58 Patienten mit UD, mittlere durch intragastrale Nahrung (intragastrale Nahrung und Sham-Feeding) stimulierte Säuresekretioin 24 (33) mmol/h; 91 Kontrollpersonen, mittlere durch intragastrale Nahrung (intragastrale Nahrung und Sham-Feeding) stimulierte Säuresekretion 21 (31) mmol/h. *Blair III AJ, 1987, nok.*

Höhere 24-h-Säuresekretion bei Patienten mit UD als bei gesunden Kontrollpersonen. 8 Patienten mit UD, mittlere 24-h-Gesamtsäuresekretion 408 mmol; 7 Kontrollpersonen, mittlere 24-h-Gesamtsäuresekretion 208 mmol. *Feldman M, 1986 a, nok.*

Höhere Säuresekretion bei Patienten mit UD als bei Kontrollpersonen mit Dyspepsie ohne Ulkus. 136 Patienten mit UD, mittlerer PAO 42 mmol/h 90 Kontrollpatienten, mittlerer PAO 33 mmol/h. *Parente F, 1985, nok.*

Sonstige Arbeiten:

Byrnes DJ, 1976, nok; Bittner R, 1983, nok; Dubey P, 1984 b, nok; Fiddian-Green RG, 1976 b, ret; Hassan MA, 1971, ouk; Tatsuta M, 1983, rok.

UV   *Bittner R, 1983, nok; Johnson HD, 1964 b, ret; Poxon V, 1986, nok; Tatsuta M, 1983, rok.*

UP   *Bittner R, 1983, nok.*

247.35 Schulbildung

Siehe auch unter 247.23 (Lebensbedingungen).

UD   **Häufiger Ulcera bei guter Schulbildung als bei schlechter Schulbildung.** Vergleich von 105 Patienten mit UD und 105 Kontrollpersonen: Einteilung nach besuchtem Schultyp. *Segal I, 1978, (nok).*

247.36 Steroide

nk   **Kein Einfluß einer Therapie mit Corticosteroiden auf die Ulkushäufigkeit.** 42 randomisierte Studien zu Steroidtherapie versus Plazebo oder Therapia nulla, 5331 Patienten: 2985 mit Steroid-Therapie, 38 Ulcera (1,3%); 2346 Kontrollpatienten; 18 Ulcera (0,77%). *Conn HO, 1976, met.*

Häufiger Ulcera bei Corticosteroid-Konsumenten als bei Nicht-Konsumenten. 71 randomisierte Studien zu Steroid-Therapie versus Nicht-Steroid-Therapie, 5961 Patienten: 3064 mit Steroid-Therapie, 55 Ulcera (1,8%); 2897 Kontrollpatienten, 23 Ulcera (0,79%). *Messer J, 1983, met.*

Sonstige Arbeiten:

UV   *McIntosh JH, 1983, rok.*

nk   *Caruso I, 1980, ouk.*

247.37 Ulkus anderer Lokalisation

Wenn ein Patient nacheinander an beiden Ulkustypen erkrankt, tritt das Ulcus duodeni meist vor dem Ulcus ventriculi auf. Die spärlichen Angaben hierzu (Vesely KT 1968) bedürfen allerdings noch der Bestätigung.

247.38 Ulkuslokalisation, verschiedene im Vergleich

UV   **Häufiger UV im Korpus als im Antrum.** 638 Patienten mit UV: 512 Korpusulcera (80%), 126 Antrumulcera (20%). *Alp MH 1972, ret.*
Häufiger UV im Korpus als im Antrum (bei Frauen). 167 Patienten mit UV: 105/62 Männer/Frauen, 48/42 Korpusulcera (46%/68%), 57/20 Antrumulcera (54%/32%). *Kratzsch KH, 1979, ouk.*

248 Risikofaktoren bezüglich der Blutung

248.01 Alkohol

nk   **Häufiger Blutung bei Alkohol-Konsumenten als bei Nicht-Konsumenten.** Vergleich von 72 Patienten mit Blutung und 72 Kontrollpatienten ohne Ulkus: 30 Alkohol-Konsumenten, 21 Blutungen (70%); 114 Nicht-Konsumenten, 51 Blutungen (45%). *Eberle VF, 1985, ret.*

Sonstige Arbeiten:

UV   *Hunt PS, 1980 b, ret.*

nk   *Matthewson K, 1986, ret.*

248.02 Alter

UD   **Weniger Blutungen bei Krankheitsbeginn nach dem 30. Lebensjahr als bei früherem Krankheitsbeginn.** 1067 chinesische oder schottische Patienten: 604 mit Krankheitsbeginn nach dem 30. Lebensjahr, 112 Blutungen (19%); 463 mit Krankheitsbeginn bis zum 30. Lebensjahr, 148 Blutungen (32%). *Lam SK, 1983 b, (nok).*
Häufiger Blutung bei älteren Ulkuspatienten als bei jüngeren Ulkuspatienten. 899 Patienten, 6 Jahre Beobachtungszeit: Ansteigen der Blutungsrate pro 1000 Personen-Jahre Beobachtungszeit von 13 bei bis 30jährigen auf 29 bei über 60jährigen. *Pulvertaft CN, 1968, ouk.*

nk   **Häufiger Blutungen bei älteren Ulkuspatienten als bei jüngeren Ulkuspatienten.** 264 bis 60jährige Patienten wegen Ulkus operiert, davon 208 wegen Blutung (79%); 191 über 60jährige Patienten wegen Ulkus operiert, davon 118 wegen Blutung (62%). *Braun L, 1986, ret.*

Sonstige Arbeiten:

nk   *Allan R, 1976, ouk; Alsted G, 1953, ouk; Brooks JR, 1964, ret; Hajdu I, 1972, ret; Weber PM, 1982, ret.*

248.03 Anamnesedauer

Zu diesem Schlagwort stehen keine Arbeiten zur Verfügung, deren Inhalt sich aufgrund unserer Beurteilungskriterien für eine ausführliche Wiedergabe eignet.

Sonstige Arbeiten:

nk   *Eberle VF, 1985, ret.*

248.04 Begleiterkrankung

UV   **Kein Einfluß der Arteriosklerose auf die Blutungshäufigkeit.** 50 Todesfälle wegen Koronarthrombose, histologische Untersuchung der kleinen Kurvatur des Magens, 3 kleine arterielle Läsionen mit entzündlicher Ursache (6,0%), 2 „arteriosklerotische" Läsionen (4,0%). *Osborn GR, 1954, ouk.*

Sonstige Arbeiten:

nk   *Wara P, 1985 b, ouk.*

248.05 Blutgruppe

UD   **Kein Einfluß der Blutgruppe auf die Blutungs-Häufigkeit bei Ulkuspatienten.** 1 067 chinesische oder schottische Patienten: 613 mit Blutgruppe 0, 161 Blutungen (26%); 454 mit anderer Blutgruppe, 99 Blutungen (22%). *Lam SK, 1983 b, (nok).*
Kein Einfluß der Blutgruppe auf die Blutungs-Häufigkeit bei Ulkuspatienten. 528 chinesische Patienten mit UD; 289 Patienten mit Blutgruppe 0, bei 90 Blutungen (31%); 239 Patienten mit Blutgruppe A/B oder AB, bei 61 Blutungen (26%). *Lam SK, 1983 b, (nok).*

248.06 Familienanamnese

UD   **Häufiger Blutungen bei Patienten mit Familienanamnese als bei Patienten ohne Familienanamnese.** 1 067 chinesische oder schottische Patienten: 374 mit Familienanamnese einer Ulkus-Krankheit, 117 Blutungen (31%); 693 ohne Familienanamnese. 143 Blutungen (21%). *Lam SK, 1983 b, (rok).*

248.07 Geschlecht

UD   **Kein Einfluß des Geschlechts auf die Blutungs-Häufigkeit bei Ulkuspatienten.** 899 Patienten, Beobachtungszeit 6 Jahre: 694 männliche Patienten, mittlere jährliche Blutungsrate 2,7%; 205 weibliche Patienten, mittlere jährliche Blutungsrate 2,5%. *Pulvertaft CN, 1968, ouk.*

nk   **Häufiger Blutungen bei männlichen Ulkuspatienten als bei weiblichen Ulkuspatienten.** 6 740 Patienten in Dänemark im Oktober 1948; 5 349 männliche Patienten, 2 016 Blutungen (38%); 1 391 weibliche Patienten, 471 Blutungen (34%). *Alsted G, 1953, ouk.*
Häufiger Blutungen bei männlichen Ulkuspatienten als bei weiblichen Ulkuspatienten. 944 Patienten in Süd-West-Schottland in den Jahren 1957–1959: 688 männliche Patienten, 160 Blutungen (23%); 256 weibliche Patienten, 49 Blutungen (19%). *Litton A, 1963, ret.*

Sonstige Arbeiten:

UD   *Fry J, 1964, ret; Harvey RF, 1970, ret.*

UV   *Fry J, 1964, ret; Hunt PS, 1980 a, nok.*

nk   *Matthewson K, 1986, ret.*

248.08   Jahreszeit

UD   **Häufiger Blutungen im Januar–März und Oktober–Dezember als in den übrigen Monaten.** 225 Blutungen im General Hospital in Philadelphia in den Jahren 1949–1953: Im Mittel 20 Blutungen pro Monat im Januar–März; im Mittel 24 Blutungen pro Monat Oktober–Dezember; im Mittel 15 Blutungen pro Monat in den übrigen Monaten. *Boles RS, 1954, ret.*
Häufiger blutende Ulcera im Herbst als während anderer Jahreszeiten. 2 367 UD in 10 Jahren; 5,9%–9,4% aller UD (529) im Frühjahr mit Blutung; 11%–12% aller UD (538) im Sommer mit Blutung; 9,3%–16% aller UD (791) im Herbst mit Blutung; 7,2%–11% aller UD (509) im Winter mit Blutung. *Tulassay Z, 1987, ret.*

UV   **Häufiger blutende Ulcera im Winter als während anderer Jahreszeiten.** 1 567 UV in 10 Jahren: 9,3%–11% aller UV (337) im Frühjahr mit Blutung; 4,4%–10% aller UV (398) im Sommer mit Blutung; 8,2%–14% aller UV (506) im Herbst mit Blutung; 9,2%–17% aller UV (326) im Winter mit Blutung. *Tulassay Z, 1987, ret.*

248.09   Lebensbedingungen

UD   **Kein Einfluß des Stadt- oder Landlebens auf die Blutungs-Häufigkeit bei Ulkuspatienten.** 878 Patienten in Süd-West-Schottland in den Jahren 1957–1959: 338 aus der Stadt, 62 Blutungen (18%); 540 vom Land, 117 Blutungen (22%). *Litton A, 1963, ret.*

248.10   NSAID (Nicht-steroidale entzündungshemmende Medikamente)

UD   **Häufiger Blutung bei NSAID-Konsumenten als bei Nicht-Konsumenten.** Vergleich von 117 mindestens 60jährigen Patienten mit Blutung und 437 Kontrollpatienten ohne Ulkus: Höherer Anteil an NSAID-Konsumenten bei Patienten mit Blutung als bei Kontrollpatienten (Relatives Risiko: 2,7 gegenüber hospitalisierten und nicht-hospitalisierten Kontrollpatienten). *Somerville K, 1986, nok.*

UV   **Häufiger Blutung bei Patienten mit NSAID-Konsum als bei Patienten ohne NSAID-Konsum.** 37 Patienten mit NSAID-Konsum, 15 Blutungen (41%); 63 Patienten ohne NSAID-Konsum, 10 Blutungen (16%). *Morgan AG, 1985 b, (rdb).*
Häufiger Blutung bei NSAID-Konsumenten als bei Nicht-Konsumenten. Vergleich von 113 mindestens 60jährigen Patienten mit Blutungen und 437 Kontrollpatienten ohne Ulkus: Höherer Anteil an NSAID-Konsumenten bei Patienten mit Blutung als bei Kontrollpatienten (Relatives Risiko: 3,7 gegenüber hospitalisierten Kontrollpatienten, 2,8 gegenüber nicht-hospitalisierten Kontrollpatienten). *Somerville K, 1986, nok.*

nk   **Häufiger Blutung bei NSAID-Konsumenten als bei Nicht-Konsumenten.** Vergleich von 72 Patienten mit Blutung und 72 Kontrollpatienten ohne Ulkus: 55 NSAID-Konsumenten, 43 Blutungen (78%); 89 Nicht-Konsumenten, 29 Blutungen (33%). *Eberle VF, 1985, ret.*
      Häufiger Blutung bei NSAID-Konsumenten als bei Nicht-Konsumenten. Vergleich von 109 Patienten und 109 Kontrollpatienten ohne Ulkus: 78 mit Acetylsalicylsäure oder Paracetamol im Urin, 54 Blutungen (69%); 140 ohne Acetylsalicylsäure oder Paracetamol im Urin, 55 Blutungen (39%). *Piper DW, 1977a, (rok).*
      Kein Einfluß des NSAID-Konsums auf die Blutungs-Häufigkeit, aber Einfluß auf die Operations-Häufigkeit bei Blutung. 258 hospitalisierte Ulkuspatienten: 95 NSAID-Konsumenten, 27 Blutungen (28%), davon 8 operiert (30%); 163 Nicht-Konsumenten, 40 Blutungen (25%), davon 3 operiert (7,5%). *Peoples JB, 1985, ret.*
      Häufiger Blutungen des oberen Gastrointestinaltraktes bei NSAID-Konsumenten als bei Nicht-Konsumenten. 47136 NSAID-Konsumenten, 155 Blutungen (0,33%); 44634 Nicht-Konsumenten, 96 Blutungen (0,22%). Nicht nur Ulkusblutungen. *Carson JL, 1987, ret.*

      Sonstige Arbeiten:

UV   *Hunt PS, 1980b, ret.*

nk   *Bartle WR, 1986, nok; Giercksky KE, 1985, nok; Jallad NS, 1986, reb; Mellem H, 1985a, (rok); Mellem H, 1985b, ouk; Matthewson K, 1986, ret; O'Brien JD, 1985, ret; Prichard PJ, 1987, ret; Parry DJ, 1967, ouk; Scott JT, 1961, rok; Walker AJ, 1985, ret.*

248.11 Operation, vorangegangene

nk   **Häufiger schwere Blutungen bei chir. behandelten Patienten als bei bisher nicht operierten Patienten.** Vergleich von 86 Patienten mit schwerer Blutung und 190 Patienten mit von selbst sistierender Blutung: 27 mit früherer Operation, 13 Blutungen (48%); 249 ohne frühere Operation, 73 Blutungen (29%). *Wara P, 1985b, ouk.*

248.12 Rasse

nk   **Häufiger Blutungen bei Weißen als bei Farbigen in Philadelphia.** 114362 Patienten (mit oder ohne Ulkus) im General Hospital in Philadelphia in den Jahren 1949–1953, 320 Blutungen: 72449 Farbige, 119 Blutungen (0,16%); 41913 Weiße, 201 Blutungen (0,48%). *Boles RS, 1954, ret.*
      Kein Einfluß der Rasse auf die Blutungs-Häufigkeit bei Ulkuspatienten. 790 Patienten im Johannesburg General Hospital in den Jahren 1966–1976: 220 schwarze Patienten, 45 Blutungen (20%); 570 weiße Patienten, 105 Blutungen (18%). *Cooke SAR, 1977, ret.*

248.13 Rauchen

Zu diesem Schlagwort stehen keine Arbeiten zur Verfügung, deren Inhalt sich aufgrund unserer Beurteilungskriterien für eine ausführliche Wiedergabe eignet.

Sonstige Arbeiten:

nk   *Matthewson K, 1986, ret.*

248.14   Säuresekretion bei Therapiebeginn

UD   **Kein Einfluß der Säuresekretion auf die Blutungs-Häufigkeit bei Ulkuspatienten.** 1 067 chinesische oder schottische Patienten: 458 Hypersekretoren, 107
Blutungen (23%), 609 Normosekretoren, 153 Blutungen (25%). *Lam SK,
1983 b, (rok).*

Sonstige Arbeiten:
Lam SK, 1975, ouk.

248.15   Steroide

nk   **Kein Einfluß von Corticosteroiden auf die Blutungshäufigkeit.** 42 randomisierte Studien zu Steroidtherapie versus Plazebo oder Therapia nulla, 5 331 Patienten: 2 985 mit Steroid-Therapie, 10 Blutungen (0,34%); 2 346 Kontrollpatienten, 4 Blutungen (0,17%). *Conn HO, 1984, met.*
**Häufiger Blutungen bei Corticosteroid-Konsumenten als bei Nicht-
Konsumenten.** 71 randomisierte Studien zu Steroid-Therapie versus Nicht-
Steroid-Therapie, 6 111 Patienten: 3 135 mit Steroid-Therapie, 25 Blutungen
(0,80%); 2 676 Kontrollpatienten, 12 Blutungen (0,40%). *Messer J, 1983,
met.*

Sonstige Arbeiten:

UV   *Garb AE, 1965, ret.*

nk   *Scott JT, 1961, rok.*

248.16   Ulkusgröße bei Therapiebeginn

Zu diesem Schlagwort stehen keine Arbeiten zur Verfügung, deren Inhalt
sich aufgrund unserer Beurteilungskriterien für eine ausführliche Wiedergabe eignet.

Sonstige Arbeiten:

nk   *Matthewson K, 1986, ret.*

248.17   Ulkuskomplikationen in der Anamnese

Siehe auch unter 310.01 (Blutung: Komplikation, spät und nach konservativer Therapie)

UD+   **Häufiger Komplikationen (Blutung, Perforation oder Magenausgangsstenose)
bei Patienten mit früherer Komplikation.** 245 männliche Patienten, bis zu 6
Jahren Beobachtungszeit, jährliche Komplikationsrate: Ca. 5,0% bei Patienten mit früherer Komplikation; ca. 2,8% bei Patienten ohne frühere Komplikation. *Elashoff JD, 1983, ret.*

Sonstige Arbeiten:

nk   *Krag E, 1966, ret; Wara P, 1985 b, ouk.*

248.18 Ulkuslokalisation

nk   **Weniger Blutungen bei UD als bei UV in einem Kollektiv chir. behandelter Patienten.** 352 Patienten mit UV, 63 Operationen wegen Blutung (18%); 877 Patienten mit UD, 58 Operationen wegen Blutung (6,6%). *Horntrich J, 1983, ret.*
Kein Einfluß der Lokalisation auf die Blutungs-Häufigkeit innerhalb von 17–27 Jahren. 251 Patienten mit UD, 249 nachuntersucht (99%), 63 Blutungen (Erstblutung oder Blutungsrz) (25%); 58 Patienten mit UV, alle nachuntersucht, 12 Blutungen (Erstblutung oder Blutungsrz) (21%). *Krag E, 1966, ret.*
Weniger Blutungen bei UD als bei UV. 1996 Patienten in den Jahren 1936–1945: 1073 mit UD, 153 Blutungen (14%); 923 mit UV, 162 Blutungen (18%). *Norbye E, 1952, ret.*

Sonstige Arbeiten:

Kurata JH, 1982, ret; Mayberry JF, 1981, ret; Matthewson K, 1986, ret.

248.19 Ulkuszahl

Zu diesem Schlagwort stehen keine Arbeiten zur Verfügung, deren Inhalt sich aufgrund unserer Beurteilungskriterien für eine ausführliche Wiedergabe eignet.

Sonstige Arbeiten:

nk   *Matthewson K, 1986, ret.*

249 Risikofaktoren bezüglich der Heilung des unkomplizierten Ulkus

249.01 Alkohol

siehe Tabelle 249.01

Sonstige Arbeiten:

UD   *Dyck WP, 1987, (rdb); Granelli P, 1984, ret; Gugler R, 1985, (ouk); Kang JY, 1982, (reb); Leverdant C, 1983, (reb); Mason JB, 1981, nok; Moshal MG 1982 c, (rdb); Poleski MH, 1985, (rok); Quatrini M, 1984, (reb); Shreeve DR, 1983, (reb); Simon B, 1987, (rdb); Van Deventer GM, 1985, (rdb); Winters L, 1986, (rdb).*

UD+   *Hetzel DJ, 1978, (rdb); Roberts DM, 1982 b, (rdb).*

UV   *Belg Pep Ul St G, 1984, (reb); Kellow JE, 1983 a, (rdb); Morgan AG, 1982, (reb); Okada M, 1984, reb; Wright JP, 1982, (rok).*

nk   *Hasan M, 1981, ret.*

249.02 Alter

UD   **Weniger Cimetidin-refraktäre Ulcera bei älteren Patienten als bei jüngeren Patienten.** 171 Patienten, Cimetidin 1000 mg/d/12 Wochen, 66 nicht geheilt

Tabelle 249.01. Risikofaktoren bezüglich der Heilung des unkomplizierten Ulkus
Alkohol

Ulkus	Einfluß auf die Heilung?	Alkoh Kons. geh %	Alkoh Kons. geh n	Pat Alkoh Kons. n	Nicht Kons. geh %	Nicht Kons. geh n	Pat Nicht Kons. n	Therapie	Ther dauer Wochen	Autor, Jahr	Stu dsn
*1								*2			
UD	Kein Einfluß	58	18	31	67	125	187	Cimetidin	4	*Cartot A, 1987*	(reb)
UD	Einfluß	25	1	4	78	102	131	Cimetidin	4	*Lam SK, 1987*	(reb)
UD	Kein Einfluß	46	25	54	43	46	106	Cim/DAP	4	*Bertschinger PH, 1987*	(rdb)
UD	Kein Einfluß	74	25	34	78	38	49	Cim/Oxmet	4	*Hetzel DJ, 1983*	(rdb)
UD	Kein Einfluß	68	40	59	61	46	75	Cim/Pir/Plaz	4	*Sonnenberg A, 1981*	(rdb)
UD	Kein Einfluß	87	20	23	86	83	96	Cim/Ran/Pir	4	*Battaglia G, 1985a*	(rok)
UD	Kein Einfluß	54	154	285	58	236	408	Misoprost/Cim	4	*Nicholson PA, 1985*	(rdb)
UD	Kein Einfluß	72	21	29	79	156	197	Ranitidin	4	*Cortot A, 1987*	(reb)
UD	Kein Einfluß	80	4	5	79	100	126	Sucralfat	4	*Lam SK, 1987*	(reb)
UV	Kein Einfluß	59	20	34	60	61	102	Cimetidin	4	*Shield MJ, 1985*	(rdb)
UV	Kein Einfluß	56	44	79	47	90	191	Misoprostol	4	*Shield MJ, 1985*	(rdb)
UV	Kein Einfluß	53	90	171	49	218	443	Misoprost/Cim	4	*Rachmilewitz D, 1986*	(rdb)
UV	Kein Einfluß	68	125	185	69	167	241	Ranitidin	6	*Ryan FP, 1986*	(rdb)
UV+	Kein Einfluß	91	49	54	80	76	95	Cimetidin	6	*Rohner HG, 1984*	(rdb)

*1, *2: Kolonnen, nach denen der Inhalt der Tabelle sortiert ist.

(39%): 66 nicht geheilt, 48% älter als 40 Jahre; 105 geheilt, 70% älter als 40 Jahre. *Bardhan KD, 1984, (ouk)*.

Kein Einfluß des Alters auf die Heilung. 160 Patienten, Cimetidin 1 000 mg/d und/oder Diethyl-Amino-Persilat 1 500–2 500 mg/d/4 Wochen: 74 bis 42jährig, 34 geheilt (46%); 86 über 42jährig, 37 geheilt (43%). *Bertschinger PH, 1987, (rdb)*.

Kein Einfluß des Alters auf die Heilung. 59 Patienten, Cimetidin 1 000 mg/d/4 Wochen oder Plazebo: 37 geheilt, mittleres Alter 48 Jahre; 22 nicht geheilt, mittleres Alter 51 Jahre. *Sonnenberg A, 1979, (rdb)*.

Kein Einfluß des Alters auf die Heilung. 134 Patienten, Cimetidin 1 000 mg/d/4 Wochen oder Pirenzepin 75 mg/d/4 Wochen oder Plazebo: 86 geheilt, mittleres Alter 46 Jahre; 48 nicht geheilt, mittleres Alter 49 Jahre. *Sonnenberg A, 1981, (rdb)*.

Kein Einfluß des Alters auf die Heilung. 78 Patienten, Cimetidin 800 mg/d oder Antazidum 4 Wochen, 54 geheilt (69%): 54 geheilt, mittleres Alter 42 Jahre; 24 nicht geheilt, mittleres Alter 42 Jahre. *Bianchi Porro G, 1986 c, (rdb)*.

Kein Einfluß des Alters auf die Heilung. 83 Patienten, Enprostil 0,07 mg/d/2 Wochen: 49 über 57jährig, 25 geheilt (51%); 34 bis 50jährig, 17 geheilt (50%). *Lauritsen K, 1986, (rdb)*.

Kein Einfluß des Alters auf die Heilung. 89 Patienten, Ranitidin 300 mg/d/2 Wochen: 33 über 57jährig, 23 geheilt (70%); 56 bis 50jährig, 35 geheilt (63%). *Lauritsen K, 1986, (rdb)*.

Kein Einfluß des Alters auf die Heilung. 777 Patienten, Nizatidin 300 mg/d/4 Wochen oder Ranitidin 300 mg/d/4 Wochen: 316 mindestens 51jährig, 248 geheilt (78%); 325 31–50jährig, 262 geheilt (81%); 136 bis 30jährig, 117 geheilt (86%). *Simon B, 1987, (rdb)*.

UD+   **Kein Einfluß des Alters auf die Heilung.** 91 Patienten mit UD oder UP: Therapia nulla 2–6 Wochen: 52 geheilt, mittleres Alter 58 Jahre; 39 nicht geheilt, mittleres Alter 60 Jahre. *Frederiksen HJ, 1984, ouk*.

Kein Einfluß des Alters auf die Heilung. 80 Patienten mit UD oder UP, Antazidum niedrig dosiert 8 Wochen: 54 Patienten über 40jährig, 29 geheilt (54%); 26 Patienten bis 40jährig, 16 geheilt (62%). *Massarrat S, 1981, (ouk)*.

UV   **Bessere Heilung bei über 40jährigen Patienten als bei jüngeren Patienten.** 102 Patienten, Antazidum 6 Wochen: 79 Patienten mindestens 40 Jahre alt, 44 geheilt (56%); 23 Patienten unter 40 Jahre alt, 7 geheilt (30%). *Herrmann RP, 1973, ret*.

Schlechtere Heilung bei über 50jährigen Patienten als bei jüngeren Patienten. 75 hospitalisierte Patienten, Anticholinergikum 30 mg/d/8 Wochen und/oder Antazidum/8 Wochen: 40 Patienten mindestens 50jährig, 28 geheilt (70%); 35 Patienten bis 50jährig, 29 geheilt (83%). *Okada M, 1984, (reb)*.

Schlechtere Heilung bei über 60jährigen Patienten als bei jüngeren Patienten. 57 Patienten, Hospitalisation: 11 Patienten jünger als 49 Jahre, mittlere Heilungsrate pro Woche 5,2 mm; 31 Patienten 40–60jährig, mittlere Heilungsrate pro Woche 3,7 mm; 15 Patienten über 60jährig, mittlere Heilungsrate pro Woche 2,7 mm. *Steigmann F, 1952, (ouk)*.

UV+ **Kein Einfluß des Alters auf die Heilung.** 638 Patienten, Antazidum + Anticholinergikum 12 Wochen: 323 Patienten über 50jährig, 244 geheilt (76%); 315 Patienten bis 50jährig, 240 geheilt (76%). *Littman A (ed), 1971, (ouk).*
Kein Einfluß des Alters auf die Heilung. 149 Patienten, Cimetidin 800 mg/d/4 Wochen: 107 geheilt, mittleres Alter 49 Jahre; 42 nicht geheilt, mittleres Alter 47 Jahre. *Rohner HG, 1984, (rdb).*

Sonstige Arbeiten:
UD *Berstad A, 1982, (rdb); Lam SK, 1979, (rdb); Lux G, 1986, (reb); Moshal MG, 1982c, (rdb); Petersen GM, 1985, (rok); Poleski MH, 1985, (rok); Quatrini M, 1984, (reb); Shreeve DR, 1983, (reb); Van Deventer G, 1985, (rok); Winters L, 1986, (rdb).*

UD+ *Roberts DM, 1982b, (rdb).*

UV *Dammann HG, 1985b, (rdb); Morgan AG, 1982, (reb); Nakajima T, 1976, ret; Piper DW, 1980, ouk.*

249.03 Anamnesedauer

Siehe auch 249.33 (Ulkusepisoden, Anzahl früherer).

UD **Häufiger Cimetidin-refraktäre Ulcera bei Patienten mit längerer Anamnesedauer als bei Patienten mit kürzerer Anamnesedauer.** 171 Patienten, Cimetidin 1 000 mg/d/12 Wochen, 66 nicht geheilt (39%): 66 nicht geheilt, mittlere Anamnesedauer 12 Jahre; 105 geheilt, mittlere Anamnesedauer 9,6 Jahre. *Bardhan KD, 1984, (ouk).*
Kein Einfluß der Anamnesedauer auf die Heilung. 78 Patienten, Cimetidin 800 mg/d oder Antazidum 4 Wochen, 54 geheilt (69%): 54 geheilt, mittlere Anamnesedauer 92 Monate; 24 nicht geheilt, mittlere Anamnesedauer 96 Monate. *Bianchi Porro G, 1986c, (rdb).*
Kein Einfluß der Anamnesedauer auf die Heilung. 160 Patienten, Cimetidin 1 000 mg/d und/oder Diethyl-Amino-Persilat 1 500–2 500 mg/d/4 Wochen: 79 Anamnesedauer länger als 6 Jahre, 36 geheilt (46%); 81 Anamnesedauer kürzer als 6 Jahre, 35 geheilt (43%). *Bertschinger PH, 1987, (rdb).*
Schlechtere Heilung bei Patienten mit längerer Anamnesedauer als bei Patienten mit kürzerer Anamnesedauer. 37 Patienten, Cimetidin 1 000 mg/d/4 Wochen: 26 mit Ulkusanamnese, 14 geheilt (54%); 11 ohne Ulkusanamnese, 10 geheilt (91%); 24 geheilt, mittlere Anamnesedauer $10 \pm 9{,}1$ Jahre; 13 nicht geheilt, mittlere Anamnesedauer $6{,}8 \pm 6{,}5$ Jahre. *Gugler R, 1985, (ouk).*
Kein Einfluß der Anamnesedauer auf die Heilung. 103 Patienten, Cimetidin 1 000 mg/d/8 Wochen oder Ranitidin 300 mg/d/8 Wochen: 50 mit Anamnesedauer länger als 5 Jahre, 47 geheilt (94%); 53 mit Anamnesedauer bis zu 5 Jahren, 48 geheilt (91%). *Lee FI, 1983, (reb).*
Kein Einfluß der Anamnesedauer auf die Heilung. 48 Patienten, Cimetidin 1 000 mg/d oder Wismut: 24 Anamnesedauer länger als 2 Jahre, 14 geheilt (58%); 24 Anamnesedauer bis zu 2 Jahre, 17 geheilt (71%). *Shreeve DR, 1983, (reb).*
Schlechtere Heilung bei Patienten mit längerer Anamnesedauer als bei Patienten mit kürzerer Anamnesedauer. 777 Patienten, Nizatidin 300 mg/d/8 Wochen oder Ranitidin 300 mg/d/8 Wochen: 303 Anamnesedauer länger als 5 Jahre, 261 geheilt (86%); 474 Anamnesedauer kürzer als 5 Jahre, 450 geheilt (95%). *Simon B, 1987, (rdb).*

Kein Einfluß der Anamnesedauer auf die Heilung. 59 Patienten, Cimetidin 1 000 mg/d/4 Wochen oder Plazebo: 37 geheilt, mittlere Anamnesedauer 5 Jahre; 22 nicht geheilt, mittlere Anamnesedauer 6 Jahre. *Sonnenberg A, 1979, (rdb)*.

Kein Einfluß der Anamnesedauer auf die Heilung. 134 Patienten, Cimetidin 1 000 mg/d/4 Wochen oder Pirenzepin 75 mg/d/4 Wochen oder Plazebo: 86 geheilt, mittlere Anamnesedauer 4 Jahre; 48 nicht geheilt, mittlere Anamnesedauer 3 Jahre. *Sonnenberg A, 1981, (rdb)*.

Schlechtere Heilung bei Patienten mit längerer Anamnesedauer als bei Patienten mit kürzerer Anamnesedauer. 39 Patienten, Stilboestrol 1 000 mg/d/6 Monate und Phenobarbiton 2 000 mg/d/6 Monate: 24 Anamnesedauer kürzer als 10 Jahre, 19 geheilt (79%); 15 Anamnesedauer länger als 10 Jahre, 5 geheilt (33%). *Truelove SC, 1960, (nok)*.

UD+   **Kein Einfluß der Anamnesedauer auf die Heilung.** 91 Patienten mit UD oder UP, Therapia nulla 2–6 Wochen: 52 geheilt, mittlere Anamnesedauer 5,7 Jahre; 39 nicht geheilt, mittlere Anamnesedauer 5,5 Jahre. *Frederiksen HJ, 1984, ouk*.

Kein Einfluß der Anamnesedauer auf die Heilung. 80 Patienten mit UD oder UP, Antazidum niedrig dosiert 8 Wochen: 49 Anamnesedauer länger als 5 Jahre, 25 geheilt (51%); 31 Anamnesedauer bis zu 5 Jahren, 20 geheilt (65%). *Massarrat S, 1981, (ouk)*.

UV   **Kein Einfluß der Anamnesedauer auf die Heilung.** 196 Patienten, Ranitidin 300 mg/d/4 Wochen oder Cimetidin 1 000 mg/d/4 Wochen: 70 mit kurzer Anamnesedauer (Erstmanifestation), 50 geheilt (71%); 126 mit langer Anamnesedauer, 75 geheilt (60%). *Belg Pep Ul St G, 1984, (reb)*.

Schlechtere Heilung bei Patienten mit kürzerer Anamnesedauer als bei Patienten mit längerer Anamnesedauer. 39 Patienten, Sucralfat 3 600 mg/d: 31 geheilt, mittlere Anamnesedauer 7,8 Jahre; 8 nicht geheilt, mittlere Anamnesedauer 2,9 Jahre. *Lam SK, 1985 c, rdb*.

UV+   **Kein Einfluß der Anamnesedauer auf die Heilung.** 149 Patienten, Cimetidin 400–800 mg/d/10 Wochen: 107 geheilt, mittlere Anamnesedauer 15 Monate; 32 nicht geheilt, mittlere Anamnesedauer 14 Monate. *Rohner HG, 1984, (rdb)*.

Sonstige Arbeiten:

UD   *Berstad A, 1982, (rdb); Hirschowitz BI, 1983 a, (reb); Hui WM, 1987 a, (rdb); Lam SK, 1979, (rdb); Moshal MG, 1982 c, (rdb); Paul F, 1986, (rdb); Quatrini M, 1984, (reb).*

UV   *Dammann HG, 1985 b, (rdb); Herrmann RP, 1973, ret; Morgan AG, 1982, (reb); Okada M, 1984, reb.*

UP   *Lam SK, 1985 c, rdb.*

nk   *Hasan M, 1981, (nok); Ippoliti A, 1983, (rdb); Lam SK, 1985 c, rdb.*

249.04   Arbeit und Beruf

Siehe unter 249.18 (Lebensbedingungen).

249.05 Begleiterkrankung

UD **Kein Einfluß einer Begleiterkrankung auf die Heilung.** 160 Patienten, Cimetidin 1 000 mg/d und/oder Diethyl-Amino-Persilat 1 500–2 500 mg/d/4 Wochen: 28 mit Begleiterkrankung, 12 geheilt (43%); 132 ohne Begleiterkrankung, 59 geheilt (45%). *Bertschinger PH, 1987, (rdb).*
Kein Einfluß einer Begleiterkrankung auf die Heilung. 134 Patienten, Cimetidin 1 000 mg/d/4 Wochen oder Pirenzepin 75 mg/d/4 Wochen oder Plazebo: 33 mit Begleiterkrankungen, 20 geheilt (61%); 101 ohne Begleiterkrankungen, 66 geheilt (65%). *Sonnenberg A, 1981, (rdb).*

UV **Kein Einfluß einer Candida-Infektion des Ulkus auf die Heilung.** 13 Patienten mit UV mit Candida-Infektion, H_2-Antagonist 4–12 Wochen, 12 geheilt (92%); 43 Patienten mit UV ohne Candida-Infektion, ähnliche Heilungsrate. *Di Febo G, 1985, ouk.*

Sonstige Arbeiten:

UV *Zinsser E, 1987, (ouk).*

249.06 Blutgruppe

Zu diesem Schlagwort stehen keine Arbeiten zur Verfügung, deren Inhalt sich aufgrund unserer Beurteilungskriterien für eine ausführliche Wiedergabe eignet.

Sonstige Arbeiten:

UD *Lam SK, 1979, (rdb).*

249.07 Helicobacter pylori

Vergleiche auch 249.11 (Gastroduodenitis)

Die von mehreren Autoren vorgebrachte Hypothese, daß eine antibakterielle, gegen Helicobacter pylori gerichtete Therapie das Ulkus duodeni rasch zur Abheilung bringt *(Bayerdörffer 1987, Lambert JR, 1987, McKenna D, 1987, Eberhardt R, 1987)* ist noch nicht genügend gesichert.

UD **Schlechtere Heilung bei Persistenz von Helicobacter pylori als bei Elimination.** 50 Patienten, alle mit histologisch-mikrobiologischer Diagnose von Helicobacter pylori im Antrum: 25 Patienten, Ranitidin 300 mg/d/2–6 Wochen, 23 mit Persistenz von Helicobacter pylori (92%), 11 geheilt nach 2 Wochen (44%), 17 geheilt nach 4 Wochen (68%); 25 Patienten, Ranitidin 300 mg/d + Oflaxacin 400 mg/d/2–6 Wochen, 1 mit Persistenz von Helicobacter pylori (4,0%), 20 geheilt nach 2 Wochen (80%), 23 geheilt nach 4 Wochen (92%). *Bayerdörffer E, 1987, rok.*
Kein Einfluß der Elimination von Helicobacter pylori auf die Heilung. 60 Patienten, davon 90% Helicobacter-pylori-positiv, KT, Antrumbiopsie, histologische und mikrobiologische Diagnose von Helicobacter pylori: 30 Patienten, Wismut 4 × 120 mg/d/4–8 Wochen, 75% geheilt, 16% Helicobacter-pylori-positiv; 30 Patienten, Wismut 2 × 240 mg/d/4–8 Wochen, 65% geheilt, 50% Helicobacter-positiv. *Coghlan JG, 1987 a, rok.*
Schlechtere Heilung bei Persistenz von Helicobacter pylori als bei Elimination. 100 Patienten mit Helicobacter pylori, Cimetidin-KT oder Wismut-KT mit

jeweils Tinidazol oder Plazebo für 8 Wochen, Antrumbiopsie, Diagnose von Helicobacter pylori durch Kultur und Histologie: 71 mit Persistenz von Helicobacter pylori, 43 geheilt (61%); 29 mit Elimination von Helicobacter pylori, 27 geheilt (93%). *Marshall BJ, 1987 b, rdb.*

Schlechtere Heilung bei Persistenz von Helicobacter pylori als bei Elimination. 100 Patienten mit Helicobacter pylori, Cimetidin-KT oder Wismuth-KT für 8 Wochen, kombiniert mit jeweils Tinidazol oder Plazebo für 10 Tage, Antrumbiopsie, Diagnose von Helicobacter pylori durch Kultur und Histologie: 71 mit Persistenz von Helicobacter pylori, 43 geheilt (61%); 26 mit Elimination von Helicobacter pylori, 24 geheilt (92%). *Marshall BJ, 1988, rdb.*

Sonstige Arbeiten:

UD   *Lambert JR, 1987 a, ouk; McKenna D, 1987, reb; Borody T, 1988, ouk.*

UD+   *Eberhardt R, 1987, nok.*

UV   *Hui WM, 1986 a, nok.*

nk   *Humphries H, 1986, nok; Raedsch R, 1987, rok.*

249.08 Diät

Siehe unter 249.21 (Nahrung oder Nahrungsbestandteile), 249.01 (Alkohol) und 249.15 (Koffein).

249.09 Familienanamnese

UD   **Häufiger Cimetidin-refraktäre Ulcera bei Patienten mit Familienanamnese als bei Patienten ohne Familienanamnese.** 171 Patienten, Cimetidin 1 000 mg/d/12 Wochen, 66 nicht geheilt (39%): 66 nicht geheilt, 60% Familienanamnese; 105 geheilt, 41% Familienanamnese. *Bardhan KD, 1984, (ouk).*
            Kein Einfluß der Familienanamnese auf die Heilung. 160 Patienten, Cimetidin 1 000 mg/d und/oder Diethyl-Amino-Persilat 1 500–2 500 mg/d/4Wochen: 39 mit Familienanamnese, 17 geheilt (44%); 121 ohne Familienanamnese, 54 geheilt (45%). *Bertschinger PH, 1987, (rdb).*
            Kein Einfluß der Familienanamnese auf die Heilung. 134 Patienten, Cimetidin 1 000 mg/d/4 Wochen oder Pirenzepin 75 mg/d/4 Wochen oder Plazebo: 41 mit Familienanamnese, 31 geheilt (76%); 93 ohne Familienanamnese, 55 geheilt (59%). *Sonnenberg A, 1981, (rdb).*
            Kein Einfluß der Familienanamnese auf die Heilung. 78 Patienten, Cimetidin 800 mg/d oder Antazidum 4 Wochen, 54 geheilt (69%): 27 mit Familienanamnese, 20 geheilt (74%); 51 ohne Familienanamnese, 34 geheilt (67%). *Bianchi Porro G, 1986 c, rdb.*
            Schlechtere Heilung bei Patienten mit Familienanamnese als bei Patienten ohne Familienanamnese. 777 Patienten, Nizatidin 300 mg/d/8 Wochen oder Ranitidin 300 mg/d/8Wochen: 156 mit Familienanamnese, 131 geheilt (84%); 621 ohne Familienanamnese, 584 geheilt (94%). *Simon B, 1987, rdb.*

UV   **Kein Einfluß der Familienanamnese auf die Heilung.** 99 Patienten, Hospitalisation: 15 mit Familienanamnese, 10 geheilt (67%); 84 ohne Familienanamnese, 55 geheilt (65%). *Herrmann RP, 1973, ret.*

Sonstige Arbeiten:

UD *Gugler R, 1985, (ouk); Lam SK, 1979, (rdb); Lam SK, 1983a, (rdb); Poleski MH, 1985, (rok); Quatrini M, 1984, (reb); Van Deventer GM, 1985, (rdb).*

UV *Okada M, 1984, reb.*

nk *Hasan M, 1981, ret.*

249.10 Gastrinsekretion

UD **Kein Einfluß der Gastrinsekretion auf die Heilung.** 36 nach 6 Wochen Cimetidin nicht geheilte Patienten, Cimetidin 1 000 mg/d/6 Wochen oder Ranitidin 300 mg/d/6 Wochen: 25 geheilt, Serumgastrin 68 (14–100) pg/ml; 11 nicht geheilt, Serumgastrin 39 (20-117) pg/ml. *Quatrini M, 1984, (reb).*

Sonstige Arbeiten:

UD *Naik KS, 1987a, ouk; Van Deventer GM, 1985, (rdb).*

249.11 Gastroduodenitis

Siehe auch unter 249.07 (Helicobacter pylori).

UD **Häufiger Cimetidin-refraktäre Ulcera bei Patienten mit Duodenitis als bei Patienten ohne Duodenitis.** 171 Patienten, Cimetidin 1 000 mg/d/12 Wochen, 66 nicht geheilt (39%): 66 nicht geheilt, 64% Duodenitis; 105 geheilt, 41% Duodenitis. *Bardhan KD, 1984, (ouk).*

Kein Einfluß einer Duodenitis auf die Heilung. 82 Patienten, Plazebo 4 Wochen: 21 mit Duodenitis, 17 geheilt (81%); 66 ohne Duodenitis, 53 geheilt (80%). *Dobrilla G, 1982b, (reb).*

Schlechtere Heilung bei Patienten mit Duodenitis als bei Patienten ohne Duodenitis. 53 Patienten, Cimetidin 1 000 mg/d/4 Wochen: 27 mit Duodenitis, 17 geheilt (63%); 26 ohne Duodenitis, 22 geheilt (85%). *Paoluzi P, 1985b, nok.*

Schlechtere Heilung bei Persistieren der Antrumgastritis als bei Besserung der Gastritis. 69 Patienten mit UD und 99% davon mit Antrumgastritis, Plazebo 8 Wochen: 43 geheilt, davon 30% mit Besserung der Aktivität der Antrumgastritis; 26 nicht geheilt, davon 4% mit Besserung der Aktivität der Antrumgastritris. *Hui WM, 1986b, (rdb).*

Schlechtere Heilung bei Weiterbestehen als bei Heilung der antralen Gastritis. 100 Patienten mit Helicobacter pylori, Cimetidin-KT oder Wismut-KT mit jeweils Tinidazol oder Plazebo für 8 Wochen: 71 mit Weiterbestehen der antralen Gastritis und Persistenz von Helicobacter pylori, 43 geheilt (61%); 29 mit Heilung der antralen Gastritis und Elimination von Helicobacter pylori, 27 geheilt (93%). *Marshall BJ, 1987b, rdb.*

UD+ **Kein Einfluß einer Duodenitis auf die Heilung.** 80 Patienten mit UD oder UP, Antazidum niedrig dosiert 8 Wochen: 40 mit Gastroduodenitis, 20 geheilt (50%); 40 ohne Gastroduodenitis, 25 geheilt (63%). *Massarrat S, 1981, (ouk).*

Sonstige Arbeiten:

UD *Bardhan KD, 1984, (nok); Hui WM, 1985, (rdb); Poleski MH, 1985, (rok); Simon B, 1987, (rdb); Tatsuta M, 1975, (rdb); Van Deventer GM, 1985, (rdb).*

nk *Freise J, 1979, ouk; Granelli P, 1984, ret.*

502

249.12 Geographische Einflüsse

UD **Bessere Heilung bei Plazebobehandlung in BRD, Schweiz, Norwegen und USA als in England und Schottland.** 40–60% Heilungsrate in BRD, Schweiz, Norwegen und USA; 20–30% Heilungsrate in England und Schottland. *Sonnenberg A, 1985 b, ret.*

Sonstige Arbeiten:

UV *Dammann HG, 1985 b, (rdb).*

249.13 Geschlecht

siehe Tabelle 249.13

In der Tabelle nicht enthaltene Arbeiten:

UD **Kein Einfluß des Geschlechts auf die Häufigkeit Cimetidin-refraktärer Ulcera.** 171 Patienten, Cimetidin 1 000 mg/d/12 Wochen, 66 nicht geheilt (39%): 66 nicht geheilt, 73% Männer; 105 geheilt, 84% Männer. *Bardhan KD, 1984, (ouk).*

Sonstige Arbeiten:

UD *Berstadt A, 1982, (rdb); Dobrilla G, 1985, (reb); Gugler R, 1985, (ouk); Moshal MG, 1982 c, (rdb); Peden NR, 1980, ret; Poleski MH, 1985, (rok); Sonnenberg A, 1979, (rdb); Simon B, 1987, (rdb).*

UD+ *Massarrat S, 1981, (ouk).*

UV *Dammann HG, 1985 b, (rdb); Herrmann RP, 1973, ret; Morgan AG, 1982, (reb); Ryan FP, 1986, (rdb); Shield MJ, 1985, (rdb).*

nk *Ippoliti A, 1983, (rdb).*

249.14 Hospitalisation

UV **Kein Einfluß einer Hospitalisation auf die Heilung.** 32 Patienten, Hospitalisation 1 Monat, 5 geheilt (16%); 32 Patienten, ambulante Behandlung 1 Monat, 3 geheilt (9,4%). *Doll R, 1952, rok.*
Bessere Heilung bei Hospitalisation als bei ambulanter Behandlung. 99 Patienten, Hospitalisation, 44 geheilt (44%); 37 Patienten, ambulante Behandlung, 11 geheilt (30%). *Herrmann RP, 1973, ret.*
Kein Einfluß von Bettruhe auf die Heilung. 28 Patienten Bettruhe, 9 geheilt (32%); 26 keine Bettruhe, 13 geheilt (50%). *Piper DW, 1980, ouk.*

249.15 Koffein

UD **Kein Einfluß des Kaffee-Konsums auf die Heilung.** 48 Patienten, Cimetidin 1 000 mg/d oder Wismut: 22 mehr als 2 Tassen Kaffee/d, 12 geheilt (54%); 25 weniger als 2 Tassen/d, 19 geheilt (76%). *Shreeve DR, 1983, (reb).*

Sonstige Arbeiten:

UD *Granelli P, 1984, ret; Poleski MH, 1985, (rok); Quatrini M, 1984, (reb). Van Deventer GM, 1985, (rdb);*

Tabelle 249.13. Risikofaktoren bezüglich der Heilung des unkomplizierten Ulkus Geschlecht

Ulkus	Heilung bei männl Patienten schlechter?	Pat m geh %	Pat m geh n	Pat m n	Pat w geh %	Pat w geh n	Pat w n	Therapie	Ther dauer Wochen	Autor, Jahr	Stu dsn
*1	*2	*3									
UD	Schlechter	33	43	129	48	20	42	Cim/Antaz	2	Lux G, 1986	(reb)
UD	Schlechter	71	222	312	87	72	83	Ranitidin	4	Leverdant C, 1983	(reb)
UD	Ähnlich	45	51	114	43	20	46	Cim/DAP	4	Bertschinger PH, 1987	(rdb)
UD	Ähnlich	56	58	103	90	28	31	Cim/Pir/Plaz	4	Sonnenberg A, 1981	(rdb)
UD	Ähnlich	67	37	55	74	17	23	Cim/Antaz	4	Bianchi Porro G, 1986c	(rdb)
UD	Ähnlich	68	124	183	54	19	35	Cimetidin	4	Cortot A, 1987	(reb)
UD	Ähnlich	68	221	325	68	50	73	Cimetidin	4	Leverdant C, 1983	(reb)
UD	Ähnlich	74	46	62	81	17	21	Cim/Oxmet	4	Hetzel DJ, 1983	(rdb)
UD	Ähnlich	78	87	111	79	19	24	H$_2$/Antag	4	Korman MG, 1983	(rdb)
UD	Ähnlich	78	141	181	80	36	45	Ranitidin	4	Cortot A, 1987	(reb)
UD	Ähnlich	82	31	38	86	12	14	Sucralfat	3	Lam KT, 1985d	(reb)
UD	Ähnlich	84	31	37	83	10	12	Ranitidin	3	Lam KT, 1985d	(reb)
UD	Ähnlich	94	73	78	88	22	25	Cim/Ran	8	Lee FI, 1983	(reb)
UD+	Schlechter	47	22	47	68	30	44	Th nulla	2-6	Frederiksen HJ, 1984	ouk
UV	Schlechter	35	8	23	42	13	31	Versch	(a)	Piper DW, 1980	ouk
UV	Schlechter	39	18	46	42	38	90	Misoprostol	4	Shield MJ, 1985	(rdb)
UV	Schlechter	58	42	72	72	21	29	Cimetidin	4	Belg Pep Ul St G, 1984	(reb)
UV	Schlechter	58	32	55	76	31	41	Ranitidin	4	Belg Pep Ul St G, 1984	(reb)
UV	Schlechter	53	31	58	64	50	78	Cimetidin	4	Shield MJ, 1985	(rdb)
UV	Schlechter	72	18	25	84	42	50	Versch	8	Okada M, 1984	(reb)
UV	Ähnlich	35	37	106	44	28	64	Antaz + Cerucal	12	Zinsser E, 1987	(ouk
UV	Ähnlich	50	193	387	51	115	227	Misoprost/Cim	4	Rachmilewitz D, 1986	(rdb)
UV+	Schlechter	74	70	94	82	37	45	Cimetidin	6	Rohner HG, 1984	(rdb)

*1, *2, *3: Kolonnen, nach denen der Inhalt der Tabelle sortiert ist.
(a) Diese Angabe ist in der Arbeit nicht enthalten.

249.16 Kombinierte Ulcera

Zu diesem Schlagwort stehen keine Arbeiten zur Verfügung, deren Inhalt sich aufgrund unserer Beurteilungskriterien für eine ausführliche Wiedergabe eignet.

Sonstige Arbeiten:

UV   *Zinsser E, 1987, (ouk).*

UV+   *Littman A (ed), 1971, (ouk).*

249.17 Körpergewicht

UD   **Kein Einfluß des Körpergewichts auf die Heilung.** 37 Patienten, Cimetidin 1 000 mg/d/4 Wochen: 24 geheilt, mittleres Körpergewicht 74 kg; 13 nicht geheilt, mittleres Körpergewicht 76 kg. *Gugler R, 1985, (ouk).*

Sonstige Arbeiten:

UV   *Zinsser E, 1987, (ouk).*

249.18 Lebensbedingungen

Siehe auch unter 249.24 (Psychosoziale Faktoren).

UD   **Kein Einfluß des Gastarbeiterstatus auf die Heilung.** 160 Patienten, Cimetidin 1 000 mg/d und/oder Diethyl-Amino-Persilat 1 500–2 500 mg/d/4 Wochen: 30 Gastarbeiter, 13 geheilt (43%); 130 Einheimische, 58 geheilt (45%). *Bertschinger PH, 1987, (rdb).*
Kein Einfluß des Gastarbeiterstatus auf die Heilung. 134 Patienten, Cimetidin 1 000 mg/d/4 Wochen oder Pirenzepin 75 mg/d/4 Wochen oder Plazebo: 53 Gastarbeiter, 36 geheilt (68%); 81 Einheimische, 50 geheilt (62%). *Sonnenberg A, 1981, (rdb).*

nk   **Schlechtere Heilung bei schwerer körperlicher Arbeit als bei anderer Arbeit.** 153 Patienten, Cimetidin 1 000 mg/d/6 Wochen: 85 mit schwerer körperlicher Arbeit, 26 geheilt (31%); 68 andere Arbeit, 52 geheilt (76%). *Hasan M, 1981, ret.*

Sonstige Arbeiten:

UV   *Zinsser E, 1987, (ouk).*

249.19 Magenentleerungsstörung

Aufgrund einzelner älterer Berichte hemmt die gastrale Stase die Heilung des Ulcus ventriculi (Dragstedt LL 1970).

249.20 Medizinische Therapie, vorangegangene

UD   **Ähnlich gute Wirksamkeit von Cimetidin bei KT eines Rz und bei KT eines Ulkusschubes vor diesem Rz.** 62 Patienten, Cimetidin 1 000 mg/d bis zur Heilung, gleiche Therapie bei Rz unter Therapia nulla. *Bardhan KD, 1980, ouk.*
Häufiger Cimetidin-refraktäre Ulcera bei Patienten mit früherer Cimetidin-Therapie als bei Patienten ohne frühere Cimetidin-Therapie. 171 Patienten,

Cimetidin 1000 mg/d/12 Wochen, 66 nicht geheilt (39%): 66 geheilt, 79% frühere Cimetidin-Therapie; 105 geheilt, 39% frühere Cimetidin-Therapie. *Bardhan KD, 1984, (ouk)*.

Schlechtere Heilung bei Patienten mit früherer H_2-Antagonisten-Therapie. 37 Patienten, Cimetidin 1000 mg/d/4 Wochen: 22 frühere Therapie mit H_2-Antagonisten, 11 geheilt (50%); 15 ohne frühere Therapie mit H_2-Antagonisten, 13 geheilt (87%). *Gugler R, 1985, (ouk)*.

Sonstige Arbeiten:

UD   *Dyck WP, 1987, (rdb)*.

249.21   Nahrung oder Nahrungsbestandteile

Siehe auch 249.01 (Alkohol) und 249.15 (Koffein).

UD   **Schlechtere Heilung bei Milchdiät als bei normaler Diät.** 62 Patienten, Cimetidin 1000 mg/d/4 Wochen, 41 geheilt (79%): 30 mit Milchdiät, 16 geheilt (53%); 32 mit normaler Diät, 25 geheilt (78%). *Kumar N, 1986 b, rok*.

UV   **Kein Einfluß einer Diät mit hohem Fasergehalt auf die Heilung.** 86 Patienten, 6wöchige KT mit niedrig dosiertem Antazidum oder Plazebo, 39 geheilt (45%): 44 Diät mit hohem Fasergehalt, 18 geheilt (41%); 42 Diät mit niedrigem Fasergehalt, 21 geheilt (50%). *Rydning A, 1986, (rdb)*.
Kein Einfluß einer blanden Diät auf die Heilung. 32 Patienten, blande Diät 1 Monat, 5 geheilt (16%); 32 Patienten, Normaldiät 1 Monat 10 geheilt (31%). *Doll R, 1956 a, rok*.

Sonstige Arbeiten:
Doll R, 1964, rok.

249.22   NSAID (Nicht-steroidale entzündungshemmende Medikamente)

UD   **Kein Einfluß von NSAID auf die Heilung.** 60 Patienten, Ranitidin 300 mg/d/4 Wochen: 30 Patienten zusätzlich Carprofen 300 mg/d, alle geheilt; 30 Patienten zusätzlich Plazebo, alle geheilt. *Czarnobilski Z, 1985, rdb*.
Kein Einfluß von NSAID auf die Heilung. 62 Patienten mit NSAID-Konsum: 30 Patienten, Fortsetzung des NSAID-Konsums und Ranitidin 300 mg/d oder Sucralfat 4000 mg/d/3–9 Wochen, 23 geheilt (77%); 32 Patienten, Absetzen von NSAID und Ranitidin 300 mg/d oder Sucralfat 4000 mg/d/3–9 Wochen, 29 geheilt (91%). *Manniche C, 1987, reb*.

UV   **Schlechtere Heilung bei Patienten mit NSAID-Konsum als bei Nicht-Konsumenten.** 99 Patienten, Hospitalisation: 43 Patienten unter Analgetika, 19 geheilt (44%); 56 Patienten ohne Analgetika, 44 geheilt (79%). *Herrmann RP, 1973, ret*.
Schlechtere Heilung bei Patienten mit NSAID-Konsum unter Ranitidin als unter Omeprazol. 58 Patienten. 19 Patienten mit Ranitidin behandelt. 32% geheilt nach 4 Wochen und 53% geheilt nach 8 Wochen: 21 Patienten Omeprazol 40 mg, 81% bzw. 95% geheilt. Die Heilungsraten in derselben Studie bei allen Patienten betrugen für Ranitidin 59% (4 Wochen) und 85% (8 Wochen), für Omeprazol 40 mg 80% bzw. 96%. *Walan A, 1989, rdb*.

nk   **Kein Einfluß von NSAID auf die Heilung.** 62 Rheumapatienten mit Ulkus, 37 Ranitidin, 25 Sucralfat: 30 Patienten, gleichzeitige Weiterführung einer vorangegangenen NSAID-Therapie, 23 Heilungen (77%); 32 Patienten, Abbruch der NSAID-Therapie, 29 Heilungen (91%). *Malchow-Moller A, 1985, (rok).*

Sonstige Arbeiten:

UD   *Kang JY, 1982, (reb); Kellow JE, 1983b, (rdb).*

UV   *Czarnobilski Z, 1985, ouk; LoIudice TA, 1981, (rdb); Morgan AG, 1982, (rdb); O'Laughlin JC, 1982, (rdb); Wright JP, 1982, (rok); Zinsser E, 1987, (ouk).*

nk   *Davies J, 1978, rdb; Gerber LH, 1981, ret.*

249.23 Pepsinogen und Pepsin

UD   **Bessere Heilung bei Patienten mit höheren Pepsinogen-I-Werten als bei Patienten mit niedrigeren Pepsinogen-I-Werten.** 36 nicht geheilte Patienten nach Cimetidin 1 000 mg/d/6 Wochen, Cimetidin 1 000 mg/d/6 Wochen oder Ranitidin 300 mg/d/6 Wochen: 25 geheilt, mittlerer Pepsinogen-I-Wert 90 mg/l; 11 nicht geheilt, mittlerer Pepsinogen-I-Wert 67 mg/l. *Quatrini M, 1984, (reb.)*

Kein Einfluß der Pepsinsekretion auf die Heilung. 17 Patienten, Cimetidin 1 000 mg/d/6 Wochen: 9 geheilt, mittlerer Maximal-pepsin-output 116 mg/h; 8 nicht geheilt, mittlerer Maximal-pepsin-output 115 mg/h. *Ström M, 1986, (ouk).*

Sonstige Arbeiten:

UD   *Petersen GM, 1985, (rok); Van Deventer GM, 1985, (rdb).*

249.24 Psychosoziale Faktoren

Siehe auch unter 249.18 (Lebensbedingungen).

UD   **Kein Einfluß von Streß auf die Heilung.** 160 Patienten, Cimetidin 1 000 mg/d und/oder Diethyl-Amino-Persilat 1 500–2 500 mg/d/4 Wochen: 53 mit Streß, 22 geheilt (42%); 107 ohne Streß, 49 geheilt (46%). *Bertschinger PH, 1987, (rdb).*

Sonstige Arbeiten:

UD   *Mason JB, 1981, nok.*

UV   *Zinsser E, 1987, (ouk).*

249.25 Psychotherapie

Zu diesem Schlagwort stehen keine Arbeiten zur Verfügung, deren Inhalt sich aufgrund unserer Beurteilungskriterien für eine ausführliche Wiedergabe eignet.

Sonstige Arbeiten:

nk   *Sjodin I, 1983, rok.*

249.26 Rasse

UV+ **Kein Einfluß der Rassenzugehörigkeit auf die Heilung.** 638 Patienten, Antazidum + Anticholinergikum 12 Wochen: 560 weiße Patienten, 402 geheilt (72%); 78 farbige Patienten, 56 geheilt (72%). *Littmann A (ed), 1971, (ouk).*

249.27 Rauchabstinenz

UD **Kein Einfluß der Rauchabstinenz auf die Heilung.** 63 Raucher, Cimetidin 1 00 mg/d/6 Wochen, Cimetidin 400 mg/d/6 Wochen, 50 geheilt (79%): 16 mit Rauchabstinenz, 12 geheilt (75%); 47 Rauchen fortgesetzt, 38 geheilt (81%). *Hull DH, 1985, ouk.*
Kein Einfluß der Rauchabstinenz auf die Heilung. 59 Raucher, Misoprostol 0,8–1,2 mg/d/4 Wochen: 34 geheilt, mittlerer Score für Zigarettenkonsum (3 = unverändert, 2 = um 50% reduziert, 1 = vollständige Abstinenz, 0 = keiner) 1,6; 25 nicht geheilt, mittlerer Score für Zigarettenkonsum 1,9. *Lam SK, 1986, (rdb).*

UV **Bessere Heilung bei Rauchabstinenz als bei fortgesetztem Rauchen.** 40 Raucher mit UV, Antazidum 12 Wochen: 12 Rauchstopp oder Reduktion des Rauchens, 11 geheilt (92%); 28 fortgesetztes Rauchen, 7 geheilt (25%). *Tatsuta M, 1987, neb.*

Sonstige Arbeiten:

UD *Lam SK, 1987, (reb); Quatrini M, 1984, (reb).*

UV *Doll R, 1965, (rdb); Doll R, 1958, rok; Doll R, 1964, rok.*

249.28 Rauchen

siehe Tabelle 249.28

Die folgenden Angaben ergänzen den Inhalt der Tabelle:
Kein Einfluß des Rauchens auf die Entstehung Cimetidin-refraktärer Ulcera. 171 Patienten, Cimetidin 1 000 mg/d/12 Wochen, 66 nicht geheilt, davon 84% Raucher; 105 geheilt, davon 76% Raucher. *Bardhan KD, 1984, (ouk).*

Sonstige Arbeiten:

UD *Aenishänslin W, 1985, (rdb); Aenishänslin W, 1986, (reb); Berstad A, 1982, (rdb); Bright-Asare P, 1986 b, (rdb); Bardhan KD, 1987 b, (rdb); Bianchi Porro G, 1980 b, (rdb); Bianchi Porro G, 1982 b, (rdb); Barbara L, 1979, ret; Dobrilla G, 1985, (reb); Dyck WP, 1987, (rdb); Gugler R, 1982, (rdb); Granelli P, 1984, ret; Hirschowitz BI, 1983 a, (reb); Harrison A, 1979, ret; Hüttemann W, 1986, (rdb); Hamilton I, 1986, (reb); Hui WM, 1987 a, (rdb); Kang JY, 1982, (reb); Leverdant C, 1983, (reb); Lauritsen K, 1985 b, (rdb); Lam SK, 1986, (rdb); Marks IN, 1980, (nok); Moshal MG, 1982 c, (ndb); Moshal MG, 1981 b, (rdb); Marks IN, 1982 a, (rdb); Peterson WL, 1977, (rdb); Petersen GM, 1985, (rok); Prichard PJ, 1985 b, (rdb); Poleski MH, 1985, (rok); Paul F, 1986, (rdb); Quatrini M, 1984, (reb); Shreeve DR, 1983, (reb); Van Deventer G, 1985, (rok); Ward M, 1981, (rdb); Winters L, 1986, (rdb).*

UD+ *Adami HO, 1982, (rok); Gotthard R, 1982, (rdb); Hetzel DJ, 1978, (rdb); Roberts DM, 1982 b, (rdb).*

Tabelle 249.28. Risikofaktoren bezüglich der Heilung des unkomplizierten Ulkus
Rauchen

Ulkus	Einfluß auf die Heilung?	Rau-cher geh %	Rau-cher geh n	Pat Rau-cher n	Nicht Rauch geh %	Nicht Rauch geh n	Pat Nicht Rauch n	Therapie	Ther dauer Woch	Autor, Jahr	Stu dsn
*1	*2	*4						*3			
UD	Einfluß	44	14	32	71	49	69	Antaz/Sulp/Plaz	4	Lam SK, 1979	(rdb)
UD	Einfluß	43	10	23	85	23	27	Cim/Antaz	6	Korman MG, 1981	(rdb)
UD	Einfluß	60	26	43	80	28	35	Cim/Antaz	4	Bianchi Porro G, 1986c	(rdb)
UD	Einfluß	55	36	66	74	50	68	Cim/Pir/Plaz	4	Sonnenberg A, 1981	(rdb)
UD	Einfluß	63	25	40	18	17	95	Cimetidin	4	Lam SK, 1987	(reb)
UD	Einfluß	81	17	21	97	28	29	Cimetidin	6	Carling L, 1987	(rdb)
UD	Einfluß	53	21	40	95	20	21	Cim+/Suralf.	6	Van Deventer GM, 1985	(rdb)
UD	Einfluß	58	11	19	86	12	14	Enprostil	4	Bright-Asare P, 1986c	(rdb)
UD	Einfluß	88	21	24	96	26	27	Enprostil	6	Carling L, 1987	(rdb)
UD	Einfluß	66	61	92	81	44	54	Omeprazol	2	Classen M, 1985c	(rdb)
UD	Einfluß	23	15	65	50	10	20	Plazebo	4	Bianchi Porro G, 1981	(rdb)
UD	Einfluß	52	223	430	63	167	263	Misoprost/Cim	4	Nicholson PA, 1985	(rdb)
UD	Einfluß	57	43	75	81	29	36	Misoprostol	4	Sontag S, 1985	(rdb)
UD	Einfluß	78	340	434	84	288	343	Nizatidin/Ran	4	Simon B, 1987	(rdh)
UD	Einfluß	30	8	27	70	16	23	Ran/Plaz	4	Merrett AC, 1982	(rdb)
UD	Einfluß	30	8	27	70	16	23	Ran/Plaz	4	Korman MG, 1982b	(rdb)
UD	Einfluß	54	52	97	68	43	63	Ranitidin	2	Classen M, 1985b	(rdb)
UD	Einfluß	75	24	32	96	24	25	Ranitidin	4	IrelandA, 1984	(rdb)
UD	Einfluß	44	44	100	45	27	60	Cim/DAP	4	Bertschinger PH, 1987	(rdb)
UD	Einfluß	69	38	55	89	25	28	Cim/Oxmet	4	Hetzel DJ, 1983	(rdb)
UD	Einfluß	71	45	63	81	22	27	Cim/Pirenz	4	Bianchi Porro G, 1980b	(rdb)
UD	Kein Einfluß	55	33	60	77	44	57	Cim/Plaz	4	Lam SK, 1983a	rdb
UD	Kein Einfluß	93	65	70	91	30	33	Cim/Ran	8	Lee FI, 1983	(reb)

Tabelle 249.28 (Fortsetzung)

Ulkus *1	Einfluß auf die Heilung? *2	Raucher geh % *4	Raucher geh n	Pat Raucher n	Nicht Rauch geh %	Nicht Rauch geh n	Pat Nicht Rauch n	Therapie *3	Ther dauer Woch	Autor, Jahr	Stu dsn
UD	Kein Einfluß	60	30	50	60	12	20	Cimetidin	4	Bardhan KD, 1979a	(rdb)
UD	Kein Einfluß	61	69	113	71	74	104	Cimetidin	4	Cartot A, 1987	(reb)
UD	Kein Einfluß	70	31	44	20	4	20	Cimetidin	4	Bardhan KD, 1979a	(rdb)
UD	Kein Einfluß	72	18	25	64	16	25	Cimetidin	4	Barr GD, 1982	(reb)
UD	Kein Einfluß	90	9	10	93	13	14	Cimetidin	4	Fich A, 1985	(rdb)
UD	Kein Einfluß	45	28	62	67	14	21	Enprostil	2	Lauritsen K, 1986	(rdb)
UD	Kein Einfluß	81	131	162	87	90	104	Famotidin	2-8	Gitlin N, 1987	(rdb)
UD	Kein Einfluß	58	34	59	72	61	85	Misoprostol	4	Lam SK, 1986	(rdb)
UD	Kein Einfluß	74	34	46	71	15	21	Omeprazol	4	Lauritsen K, 1985b	(rdb)
UD	Kein Einfluß	24	8	33	38	5	13	Plazebo	4	Bardhan KD, 1979a	(rdb)
UD	Kein Einfluß	42	25	59	50	19	38	Plazebo	2-8	Gitlin N, 1987	(rdb)
UD	Kein Einfluß	46	36	79	51	19	37	Plazebo	4	Sontag S, 1985	(rdb)
UD	Kein Einfluß	48	10	21	50	8	16	Plazebo	4	Bright-Asare P, 1986c	(rdb)
UD	Kein Einfluß	61	14	23	79	19	24	Prostaglandin	4	Fich A, 1985	(rdb)
UD	Kein Einfluß	60	40	67	82	18	22	Ranitidin	2	Lauritsen K, 1986	(rdb)
UD	Kein Einfluß	77	92	119	79	85	107	Ranitidin	4	Cartot A, 1987	(reb)
UD	Kein Einfluß	84	26	31	83	15	18	Ranitidin	3	Lam KT, 1985d	(reb)
UD	Kein Einfluß	76	37	49	75	12	16	Sucralfat	4	Marks IN, 1986b	(rdb)
UD	Kein Einfluß	79	30	38	80	74	93	Sucralfat	4	Lam SK, 1987	(reb)
UD	Kein Einfluß	83	33	40	85	29	34	Sucralfat	4	Brandstaetter G, 1985	(reb)
UD	Kein Einfluß	86	30	35	77	13	17	Sucralfat	3	Lam KT, 1985d	(reb)
UD	Kein Einfluß	45	37	82	51	47	92	Versch	6	Bakarat MH, 1984	(rdb)
UD	Kein Einfluß	71	20	28	77	17	22	Wismuth	4	Kellow JE, 1983b	(rdb)
UD+	Einfluß	48	27	56	75	18	24	Antazidum	8	Massarrat S, 1981	(ouk)

UD+	Einfluß	14	2	14	60	6	10	Plazebo	6	Ström M, 1981	(rdb)
UD+	Kein Einfluß	52	34	65	69	18	26	Th nulla	2-6	Frederiksen HJ, 1984	ouk
UV	Einfluß	52	47	90	70	31	44	Misoprostol	4	Shield MJ, 1985	(rdb)
UV	Kein Einfluß	60	30	50	66	33	50	Cimetidin	4	Belg Pep Ul St G, 1984	(reb)
UV	Kein Einfluß	62	51	82	56	30	54	Cimetidin	4	Shield MJ, 1985	(rdb)
UV	Kein Einfluß	73	40	55	85	23	27	Hospital	(a)	Herrmann RP, 1973	ret
UV	Kein Einfluß	46	172	377	57	136	237	Misoprost/Cim	4	Rachmilewitz D, 1986	(rdb)
UV	Kein Einfluß	85	114	134	91	107	118	Nizatidin/Ran	8	Naccarato R, 1987	(rdb)
UV	Kein Einfluß	76	52	68	83	74	89	Omepr/Ran	4	Classen M, 1985b	(rdb)
UV	Kein Einfluß	66	29	44	66	33	50	Ranitidin	4	Belg Pep Ul St G, 1984	(reb)
UV	Kein Einfluß	67	168	252	71	125	176	Ranitidin	4	Ryan FP, 1986	(rdb)
UV+	Kein Einfluß	72	67	93	85	40	17	Cimetidin	6	Rohner HG, 1984	(rdb)

*1, *2 etc.: Kolonnen, nach denen der Inhalt der Tabelle sortiert ist.
(a) Diese Angabe ist in der Arbeit nicht enthalten.

UV   *Da Silva EP, 1981, (rdb); Dammann HG, 1985b, (rdb); Dammann HG, 1986c, (rdb); Granelli P, 1984, ret; Gonvers J-J, 1986, (rdb); Harrison A, 1979, ret; Kellow JE, 1983a, (rdb); Lam SK, 1985c, (rdb); Marks IN, 1980, (nok); Morgan AG, 1982, (reb); Okada M, 1984, (reb); Shield MJ, 1985, (rdb); Tanner AR, 1979, (reb); Tatsuta M, 1987, neb; Wright JP, 1982, (rok); Zinsser E, 1987, (ouk).*

UP   *Lam SK, 1985c, (rdb); Svedberg LE, 1987, (rdb).*

nk   *Hasan M, 1981, ret; Ippoliti A, 1983, (rdb); Lam SK, 1985c, (rdb).*

249.29 Rauchgewohnheit

UD   **Schlechtere Heilung bei starken Rauchern als bei schwachen Rauchern.** 78 Patienten, Cimetidin 800 mg/d oder Antazidum 4 Wochen, 54 geheilt (69%); 24 Raucher mit mehr als 15 Zigaretten pro Tag, 12 geheilt (50%); 19 Raucher mit bis zu 15 Zigaretten pro Tag, 14 geheilt (74%). *Bianchi Porro G, 1986c, (rdb).*

Schlechtere Heilung bei höherem Zigarettenkonsum als bei niedrigerem Zigarettenkonsum. 135 Patienten, Cimetidin 1000 mg/d/4 Wochen: 103 geheilt, mittlerer Zigarettenkonsum (range 0–2) 0,5; 32 nicht geheilt, mittlerer Zigarettenkonsum (range 0–2) 0,9. *Lam SK, 1987, (reb).*

Kein Einfluß der Höhe des Zigarettenkonsums auf die Heilung. 131 Patienten, Sucralfat 4000 mg/d/4 Wochen: 104 geheilt, mittlerer Zigarettenkonsum (range 0–2) 0,8; 27 nicht geheilt, mittlerer Zigarettenkonsum (range 0–2) 0,8. *Lam SK, 1987, (reb).*

Schlechtere Heilung bei höherem Zigarettenkonsum als bei niedrigerem Zigarettenkonsum. 434 Raucher, Nizatidin 300 mg/d/8 Wochen oder Ranitidin 300 mg/d/8 Wochen; 239 Konsum von mehr als 20 Zigaretten pro Tag, 210 geheilt (88%); 195 Konsum von weniger als 20 Zigaretten pro Tag, 179 geheilt (92%). *Simon B, 1987, (rdb).*

249.30 Säuresekretion bei Therapiebeginn

UD   **Kein Einfluß der Säuresekretion auf die Heilung.** 78 Patienten, Plazebo 1 Woche: 13 geheilt, mittlerer BAO (PAO) 5,5 (28) mmol/h; 65 nicht geheilt, mittlerer BAO (PAO) 4,0 (35) mmol/h. *Binder HJ, 1978, (rdb).*

Schlechtere Heilung bei höherer Säuresekretion als bei niedriger Säuresekretion. 73 Patienten, Cimetidin 1200 mg/d: 17 geheilt, mittlerer BAO (PAO) 4,0 (27) mmol/h; 56 nicht geheilt, mittlerer BAO (PAO) 5,2 (43) mmol/h. *Binder HJ, 1978, (rdb).*

Kein Einfluß der Säuresekretion auf die Heilung. 78 Patienten, Cimetidin 800 mg/d oder Antazidum 4 Wochen, 54 geheilt (69%): 54 geheilt, mittlerer BAO (PAO) 7,0 mmol/h (37,1); 24 nicht geheilt, mittlerer BAO (PAO) 8,9 mmol/h (42,1). *Bianchi Porro G, 1986c, (rdb).*

Kein Einfluß der Säuresekretion auf die Heilung. 131 Patienten, Sucralfat 4000 mg/d/4 Wochen: 104 geheilt, mittlere maximale Säuresekretion 29,2 mmol/l; 27 nicht geheilt, mittlere maximale Säuresekretion 31,4 mmol/l. *Lam SK, 1987, (reb).*

Schlechtere Heilung bei höherer Säuresekretion als bei niedrigerer Säuresekretion. 135 Patienten, Cimetidin 1000 mg/d/4 Wochen: 103 geheilt, mittlere

maximale Säuresekretion 29,0 mmol/l, 32 nicht geheilt, mittlere maximale Säuresekretion 33,7 mmol/h. *Lam SK, 1987, (reb)*.
Kein Einfluß der Säuresekretion auf die Heilung bei Rauchern. 59 Raucher, Misoprostol 0,8–1,2 mg/d/4 Wochen: 34 geheilt, mittlerer BAO (PAO) 3,0 mmol/h (0,50 mmol/h/kg); 25 nicht geheilt, mittlerer BAO (PAO) 2,8 mmol/h (0,50 mmol/h/kg). *Lam SK, 1986, (rdb)*.
Schlechtere Heilung bei höherer Säuresekretion als bei niedrigerer Säuresekretion bei Nichtrauchern. 85 Nichtraucher, Misoprostol 0,8–1,2 mg/d/4 Wochen: 61 geheilt, mittlerer BAO (PAO) 2,3 mmol/h (0,45 mmol/h/kg); 24 nicht geheilt, mittlerer BAO (PAO) 3,6 mmol/h (0,53 mmol/h/kg). *Lam SK, 1986, (rdb)*.
Kein Einfluß der Säuresekretion auf die Heilung. 37 Patienten, Cimetidin 1 000 mg/d/4 Wochen: 24 geheilt, mittlerer BAO (PAO) 4,2 (39) mmol/h; 13 nicht geheilt, mittlerer BAO (PAO) 5,6 (42) mmol/h. *Gugler R, 1985, (ouk)*.
Bessere Heilung bei höherer Säuresekretion als bei niedrigerer Säuresekretion. 65 Patienten, Cimetidin 800–1 200 mg/d/4 Wochen, 40 geheilt (62%), 59 Säuresekretionsmessungen (91%): Geheilt, mittlerer BAO (PAO) 4,2 (39) mmol/h; nicht geheilt, mittlerer BAO (PAO) 3,3 (29) mmol/h. *Ippoliti AF, 1978 b, (rdb)*.
Kein Einfluß der Säuresekretion auf die Heilung. 29 Patienten, Antazidum 4 Wochen, 15 geheilt (52%), 28 Säuresekretionsmessungen (97%): Geheilt, mittlerer BAO (PAO) 5,6 (32) mmol/h; nicht geheilt, mittlerer BAO (PAO) 6,0 (40) mmol/h. *Ippoliti AF, 1978 b, (rdb)*.
Kein Einfluß der Säuresekretion auf die Heilung. 63 Patienten, Cimetidin 1 200 mg/d/4 Wochen oder Prostaglandin E1 0,20–0,80 mg/d/4 Wochen: 63 Patienten, mittlerer BAO (MAO) 6,2–9,2 (34–36) mmol/h; 25 nicht geheilt, mittlerer BAO (MAO) 6,6 (36) mmol/h. *O'Keefe SJD, 1985 b, (rdb)*.
Kein Einfluß der Säuresekretion auf die Heilung. 73 Patienten, Cimetidin 1 000 mg/d/6 Wochen: 62 geheilt, mittlerer PAO 39,5 mmol/h; 11 nicht geheilt, mittlerer PAO 38,1 mmol/h. *Ström M, 1986 a, (ouk)*.

UD+ **Kein Einfluß der Säuresekretion auf die Heilung.** 91 Patienten mit UD oder UP, Therapia nulla 2–6 Wochen: 52 geheilt, mittlerer PAO (Histamin) 32 mmol/h; 39 nicht geheilt, mittlerer PAO (Histamin) 39 mmol/h. *Frederiksen HJ, 1984, ouk*.
Schlechtere Heilung bei höherer Säuresekretion als bei niedrigerer Säuresekretion. 32 Patienten, Cimetidin 400 mg/nocte/6 Wochen: Geheilt, mittlerer BAO ca. 4 mmol/h; nicht geheilt, mittlerer BAO ca. 10 mmol/h; ähnlicher MAO bei geheilten und nicht-geheilten. *Hetzel DJ, 1978, (rdb)*.
Kein Einfluß der Säuresekretion auf die Heilung. 34 Patienten, Plazebo 6 Wochen: Geheilt, mittlerer BAO (MAO) ca. 4 (ca. 24) mmol/h; nicht geheilt, mittlerer BAO (MAO) ca. 5 (ca. 26) mmol/h. *Hetzel DJ, 1978, (rdb)*.
Schlechtere Heilung bei höherer Säuresekretion als bei niedrigerer Säuresekretion. 80 Patienten, Antazidum niedrig dosiert 8 Wochen: 56 mit PAO über 30 mmol/h, 26 geheilt (46%); 24 mit PAO bis 30 mmol/h, 19 geheilt (79%). *Massarrat S, 1981, (ouk)*.

UP **Kein Einfluß der Säuresekretion auf die Heilung.** 17 Patienten, Cimetidin 1 000 mg/d/6 Wochen: 9 geheilt, mittlerer PAO 29,6 mmol/h; 8 nicht geheilt, mittlerer PAO 30,7 mmol/h. *Ström M, 1986 a, (ouk)*.

nk **Schlechtere Heilung bei höherer Säuresekretion als bei niedrigerer Säuresekretion.** 160 Patienten, Cimetidin 1 000 mg/d/6 Wochen: 103 Normosekretion, 61 geheilt (59%); 57 Hypersekretion, 19 geheilt (33%). *Hasan M, 1981, ret.*

Sonstige Arbeiten:

UD *Berstad A, 1982, (rdb); Bianchi Porro G, 1982b, (rdb); Bianchi Porro G, 1981, (rdb); Brunner H, 1984, (reb); Hui WM, 1987a, (rdb); Lam SK, 1983a, (rdb); Naik KS, 1987a, ouk; Quatrini M, 1984, (reb); Venables CW, 1980, ret.*

UV *Howden CW, 1985b, met; Lam SK, 1985c, (rdb).*

UP *Lam SK, 1985c, (rdb).*

nk *Ippoliti A, 1983, (rdb); Lam SK, 1985c, (rdb).*

249.31 Säuresekretion unter Therapie

UD **Bessere Heilung bei stärkerer Hemmung der Säuresekretion als bei schwächerer Hemmung der Säuresekretion.** Analyse von 103 Studien von H_2-Antagonisten mit 9 469 Patienten. *Jones DB, 1987, met.*

249.32 Steroide

Zu diesem Schlagwort stehen keine Arbeiten zur Verfügung, deren Inhalt sich aufgrund unserer Beurteilungskriterien für eine ausführliche Wiedergabe eignet.

Sonstige Arbeiten:

nk *Gerber LH, 1981, ret.*

249.33 Ulkusepisoden, Anzahl früherer

Siehe auch 249.03 (Anamnesedauer)

UD **Schlechtere Heilung bei Ulkus-Rz als bei erstmaligem Auftreten des Ulkus.** 169 Patienten, Antazidum oder Cimetidin 1 000 mg/d/2 Wochen: 134 mit im Mittel 2,7 Rz, 42 geheilt (31%); 35 mit erstmalig aufgetretenem UD, 19 geheilt (54%). *Lux G, 1986, reb.*
Kein Einfluß der Anzahl früherer Ulkusepisoden auf die Heilung. 160 Patienten, Cimetidin 1 000 mg/d und/oder Diethyl-Amino-Persilat 1 500–2 500 mg/d/4 Wochen: 86 mehr als 2 Ulkusepisoden, 39 geheilt (45%); 74 bis zu 2 Ulkusepisoden, 32 geheilt (43%). *Bertschinger PH, 1987, (rdb).*

Sonstige Arbeiten:

UD *Dyck WP, 1987, (rdb); Poleski MH, 1985, (rok); Van Deventer GM, 1985, (rdb).*

249.34 Ulkusform

UD **Schlechtere Heilung linearer Ulcera als flächiger Ulcera.** 399 Patienten, Cimetidin 1 000 mg/d/4 Wochen, 271 geheilt (68%): Lineare Ulcera, 50% geheilt. *Bron BA, 1983, (rok).*

Schlechtere Heilung linearer Ulcera als Ulcera anderer Form. 444 Patienten, Cimetidin 800 mg/d/4 Wochen oder Ranitidin 300 mg/d/4 Wochen, 320 geheilt (72%); 43 mit linearem Ulkus, 23 geheilt (53%); 336 mit rundem Ulkus, 249 geheilt (74%); 39 mit unregelmäßigem Ulkus „Salami", 29 geheilt (74%); 26 mit anderer Ulkusform, 19 geheilt (73%). *Cortot A, 1987, (reb)*.

UD+   **Kein Einfluß der Ulkusform auf die Heilung.** 80 Patienten mit UD oder UP, Antazidum niedrig dosiert 8 Wochen: 62 rundoval, 36 geheilt (58%); 14 irregulär oder linear, 6 geheilt (43%). *Massarrat S, 1981, (ouk)*.

Sonstige Arbeiten:

UV   *Okada M, 1984, reb.*

249.35 Ulkusgröße bei Therapiebeginn

UD   **Häufiger Cimetidin-refraktäre Ulcera bei Patienten mit größerem Ulkus als bei Patienten mit kleinerem Ulkus.** 171 Patienten, Cimetidin 1 000 mg/d/12 Wochen, 66 nicht geheilt (39%): 66 nicht geheilt, 80% mittleres oder großes Ulkus; 105 geheilt, 53% mittleres oder großes Ulkus. *Bardhan KD, 1984, (ouk)*.

Kein Einfluß der Ulkusgröße auf die Heilung. 37 Patienten, Cimetidin 1 000 mg/d/4 Wochen: 24 geheilt, mittlerer Ulkusdurchmesser 8,0 mm; 13 nicht geheilt, mittlerer Ulkusdurchmesser 8,8 mm. *Gugler R, 1985, (ouk)*.

Kein Einfluß der Ulkusgröße auf die Heilung. 67 Patienten, Omeprazol 30 mg/d/4 Wochen: 30 Ulkus mindestens 9 mm, 21 geheilt (70%); 37 Ulkus kleiner als 9 mm, 28 geheilt (76%). *Lauritsen K, 1985 b, (rdb)*.

Kein Einfluß der Ulkusgröße auf die Heilung. 54 Patienten, Cimetidin 1 000 mg/d/4 Wochen: 34 Ulkus mindestens 9 mm, 16 geheilt (47%); 30 Ulkus kleiner als 9 mm, 14 geheilt (47%). *Lauritsen K, 1985 b, (rdb)*.

Schlechtere Heilung größerer Ulcera als kleinerer Ulcera. 171 Patienten, Antazidum oder Cimetidin 1 000 mg/d/2 Wochen: 85 mit Ulkusgröße mindestens 8 mm, 17 geheilt (20%); 86 mit Ulkusgröße kleiner als 8 mm, 46 geheilt (53%). *Lux G, 1986, (reb)*.

Kein Einfluß der Ulkusgröße auf die Heilung. 131 Patienten, Sucralfat 4 000 mg/d/4 Wochen: 104 geheilt, mittlerer längster Ulkusdurchmesser 6,7 mm; 27 nicht geheilt, mittlerer längster Ulkusduchmesser 7,2 mm. *Lam SK, 1987, (reb)*.

Schlechtere Heilung größerer Ulcera als kleinerer Ulcera. 135 Patienten, Cimetidin 1 000 mg/d/4 Wochen: 103 geheilt, mittlerer längster Ulkusdurchmesser 6,4 mm; 32 nicht geheilt, mittlerer längster Ulkusdurchmesser 8,1 mm. *Lam SK, 1987, (reb)*.

Schlechtere Heilung größerer Ulcera als kleinerer Ulcera. 83 Patienten, Enprostil 0,07 mg/d/2 Wochen; 40 mit Ulkusgröße über 9 mm, 12 geheilt (30%); 43 mit Ulkusgröße bis zu 9 mm, 30 geheilt (70%). *Lauritsen K, 1986, (rdb)*.

Schlechtere Heilung größerer Ulcera als kleinerer Ulcera. 87 Patienten, Ranitidin 300 mg/d/2 Wochen: 47 mit Ulkusgröße über 9 mm, 23 geheilt (49%); 40 mit Ulkusgröße bis zu 9 mm, 35 geheilt (88%). *Lauritsen K, 1986, (rdb)*.

Schlechtere Heilung größerer Ulcera als kleinerer Ulcera. 65 Patienten, Sucralfat 4 000 mg/d/4 Wochen: 49 geheilt (75%), mittlere Ulkusgröße 45,3 mm^2; 16 nicht geheilt, mittlere Ulkusgröße 93,5 mm^2. *Marks IN, 1986 b, (rdb)*.

Schlechtere Heilung größerer Ulcera als kleinerer Ulcera. 695 Patienten, Nizatidin 300 mg/d/4 Wochen oder Ranitidin 300 mg/d/4 Wochen: 65 Ulkusgröße mehr als 15 mm, 39 geheilt (60%); 313 Ulkusgröße 10–15 mm, 257 geheilt (82%); 317 Ulkusgröße 5–10 mm, 269 geheilt (85%). *Simon B, 1987, (rdb).*

Schlechtere Heilung größerer Ulcera als kleinerer Ulcera. 37 Patienten, Ranitidin 150–300 mg/d/8 Wochen, mittlere Ulkusgrößen: Nach 2 Wochen nicht geheilt, 32 mm²; nach 4 Wochen nicht geheilt, 107 mm²; nach 6–8 Wochen nicht geheilt, 192 mm². *Paul F, 1981, (rok).*

Kein Einfluß der Ulkusgröße auf die Heilung. 59 Patienten, Cimetidin 1 000 mg/d/4 Wochen oder Plazebo: 37 geheilt, mittlere Ulkusgröße 86 mm²; 22 nicht geheilt, mittlere Ulkusgröße 112 mm². *Sonnenberg A, 1979, (rdb).*

Kein Einfluß der Ulkusgröße auf die Heilung. 134 Patienten, Cimetidin 1 000 mg/d/4 Wochen oder Pirenzepin 75 mg/d/4 Wochen oder Plazebo: 86 geheilt, mittlere Ulkusgröße 86 mm²; 48 nicht geheilt, mittlere Ulkusgröße 91 mm²; bei multiplen Ulcera Addition der Einzelflächen. *Sonnenberg A, 1981, (rdb).*

UD+   **Kein Einfluß der Ulkusgröße auf die Heilung.** 91 Patienten mit UD oder UP, Therapia nulla 2–6 Wochen: 52 geheilt, mittlere Ulkusgröße 51 mm²; 39 nicht geheilt, mittlere Ulkusgröße 56 mm². *Frederiksen HJ, 1984, ouk.*

UV   **Schlechtere Heilung größerer Ulcera als kleinerer Ulcera.** 63 Patienten, Pirenzepin oder Carbenoxolon 6 Wochen: 35 geheilt, mittlerer Ulkusdurchmesser 6,7 mm; 28 nicht geheilt, mittlerer Ulkusdurchmesser 9,4 mm. *Bianchi Porro G, 1985 d, (rdb).*

Kein Einfluß der Ulkusgröße auf die Heilung. 156 Patienten, Ranitidin 300 mg/d/8 Wochen oder Omeprazol 20 mg/d/8 Wochen: 86 Ulkusdurchmesser über 8 mm, 81 geheilt (94%); 68 Ulkusdurchmesser unter 8 mm, 62 geheilt (91%). *Classen M, 1985 b, (rdb).*

Schlechtere Heilung größerer Ulcera als kleinerer Ulcera. 39 Patienten, Sucralfat 3 600 mg/d: 31 geheilt, mittlerer größter Ulkusdurchmesser 8,1 mm; 8 nicht geheilt, mittlerer größter Ulkusdurchmesser 16 mm. *Lam SK, 1985 c, (rdb).*

Schlechtere Heilung größerer Ulcera als kleinerer Ulcera. 75 hospitalisierte Patienten, Anticholinergikum 30 mg/d/8 Wochen und/oder Antazidum: 26 Ulkusgröße mindestens 20 mm, 17 geheilt (65%); 49 Ulkusgröße bis zu 20 mm, 43 geheilt (88%). *Okada M, 1984, (reb.)*

Schlechtere Heilung größerer Ulcera als kleinerer Ulcera. 54 Patienten, Hospitalisation: 18 Ulkusgröße mehr als 90 mm², 3 geheilt (17%); 18 Ulkusgröße 27–90 mm², 6 geheilt (33%); 18 Ulkusgröße 5–26 mm², 11 geheilt (61%). *Piper DW, 1980, ouk.*

UV+   **Schlechtere Heilung größerer Ulcera als kleinerer Ulcera.** 638 Patienten, Antazidum + Anticholinergikum 12 Wochen: 114 Ulkusdurchmesser größer als 20 mm, 62 geheilt (54%); 524 Ulkusdurchmesser bis zu 20 mm, 422 geheilt (81%). *Littman A (ed), 1971, (ouk).*

Schlechtere Heilung größerer Ulcera als kleinerer Ulcera. 582 Patienten, med Therapie 3 Wochen ohne nähere Angabe: 75 Ulkusgröße über 300 mm², 11 geheilt (15%); 187 Ulkusgröße 101–300 mm², 60 geheilt (32%); 299 Ulkusgröße 11–100 mm², 178 geheilt (60%); 21 Ulkusgröße kleiner als 11 mm², 15 geheilt (71%). *Littman A (ed), 1971, (ouk).*

Kein Einfluß der Ulkusgröße auf die Heilung. 149 Patienten, Cimetidin 800 mg/d/10 Wochen: 107 geheilt, mittlere Ulkusgröße 63 mm^2; 32 nicht geheilt, mittlere Ulkusgröße 86 mm^2. *Rohner HG, 1984, (rdb)*.

Sonstige Arbeiten:

UD *Dyck WP, 1987, (rdb); Lam SK, 1986 (rdb); Petersen GM, 1985, (rok); Poleski MH, 1985, (rok); Quatrini M, 1984, (reb); Van Deventer GM, 1985, (rdb); Winters L, 1986, (rdb).*

UV *Dammann HG, 1985 b, (rdb); Dammann HG, 1986 c, (rdb); Gonvers J-J, 1986, (rdb); Morgan AG, 1982, (reb); Nakajima T, 1976, ret; Steigmann F, 1952, (ouk); Wright JP, 1982, (rok); Zinsser E, 1987, (ouk).*

UP *Lam SK, 1985 c, (rdb).*

nk *Lam SK, 1985 c, (rdb); Scheurer U, 1977, (reb).*

249.36 Ulkuskomplikationen in der Anamnese

UD **Häufiger Cimetidin-refraktäre Ulcera bei Patienten mit früherer Komplikation als bei Patienten ohne frühere Komplikation.** 171 Patienten, Cimetidin 1 000 mg/d/12 Wochen, 66 nicht geheilt (39%): 66 nicht geheilt, 18% mit früherer Blutung oder Perforation; 105 geheilt, 4,0% mit früherer Blutung oder Perforation. *Bardhan KD, 1984, (ouk)*.
Kein Einfluß früherer Blutung auf die Heilung. 160 Patienten, Cimetidin 1 000 mg/d und/oder Diaethyl-Amino-Persilat 1 500–2 500 mg/d/4 Wochen: 14 mit früherer Blutung, 8 geheilt (57%); 146 ohne frühere Blutung, 63 geheilt (43%). *Bertschinger PH, 1987, (rdb)*.

UD+ **Kein Einfluß früherer Blutung auf die Heilung.** 90 Patienten, Cimetidin 1 000 mg/d/6 Wochen: 47 mit früherer Blutung oder Perforation, 36 geheilt (77%); 43 ohne frühere Blutung oder Perforation, 35 geheilt (81%). *Ström M, 1986 a, (ouk)*.

Sonstige Arbeiten:

UD *Gugler R, 1985, (ouk); Lam SK, 1979, (rdb).*

249.37 Ulkuslokalisation

UD **Ähnliche Heilungsrate bei Ulcera an Hinterwand und bei Ulcera an Vorderwand.** 171 Patienten, Antazidum oder Cimetidin 1 000 mg/d/4 Wochen: 48 mit UD an Hinterwand, 41 geheilt (85%); 58 mit UD an Vorderwand, 40 geheilt (69%). *Lux G, 1986, (reb)*.

UD+ **Schlechtere Heilung bei präpylorischen Ulcera als bei UD.** 96 Patienten, Cimetidin 1 000 mg/d/6 Wochen: 73 UD, 62 geheilt (85%); 17 präpylorische Ulcera, 9 geheilt (53%). *Ström M, 1986 a, ouk*.

UV **Ähnliche Heilungsrate bei Korpusulcera und Antrumulcera.** 312 Patienten mit UV, Hospitalisation 3 Wochen: 254 Korpus, 165 geheilt (65%); 58 Antrum, 37 geheilt (64%). *Alp MH 1972, ret*.
Ähnliche Heilungsrate bei verschiedenen Ulkuslokalisationen im Magen. 158 Patienten, Ranitidin 3000 mg/d/8 Wochen oder Omeprazol 20 mg/d/8 Wochen: 49 Korpus, 43 geheilt (88%); 46 Antrum, 43 geheilt (93%); 15 präpylo-

risch, alle geheilt; 24 Fundus oder Mischlokalisationen, alle geheilt; Patienten mit 2 und mehr Ulcera nicht berücksichtigt. *Classen M, 1985 b, (rdb)*.

Ähnliche Heilungsrate bei Ulcera im Magenfundus und bei präpylorischen Ulcera. 40 Patienten, Cimetidin 1000 mg/d/4–8 Wochen oder Ranitidin 300 mg/d/4–8 Wochen: 25 Fundus, 22 geheilt (88%); 15 präpylorisch, 13 geheilt (87%). *Kellow JE, 1983 a, (rdb)*.

Schlechtere Heilung bei Ulcera anderer Lokalisation als solchen im Korpus oder an der Vorderwand. 419 Patienten, Diskriminanzanalyse. Nakajima T, 1976, ret.

Ähnliche Heilungsraten bei verschiedenen Ulkuslokalisationen im Magen. 75 hospitalisierte Patienten mit UV, Anticholinergikum 30 mg/d/8 Wochen und/oder Antazidum 8 Wochen: 39 Fundus, 33 geheilt (85%); 36 Angulus, 27 geheilt (75%); 44 kleine Kurvatur, 32 geheilt (72%); 31 andere Lokalisatioin als kleine Kurvatur, 28 geheilt (90%). *Okada M, 1984, (reb)*.

Schlechtere Heilung bei UV distal des Angulus als bei UV proximal des Angulus. 56 Patienten mit UV, Cimetidin 1000 mg/d oder Ranitidin 300 mg/d: 14 distal des Angulus, 6 geheilt (43%); 42 proximal des Angulus, 31 geheilt (74%). *Wright JP, 1982, (rok)*.

UV+   **Ähnliche Heilungsrate bei UV und UP.** 149 Patienten, Cimetidin 800 mg/d/10 Wochen: 80 UV (Korpus oder Antrum), 61 geheilt (76%); 59 UP, 46 geheilt (78%). *Rohner HG, 1984, (rdb)*.

nk   **Schlechtere Heilung bei UP als bei UD.** 107 Patienten, Antazidum oder Ranitidin 300 mg/d/6 Wochen: 54 UP, 40 geheilt (74%); 53 UD, 52 geheilt (98%). *Lauritsen K, 1985 a, rdb*.

Schlechtere Heilung bei UP als bei UD. 69 Patienten, Ranitidin 300 mg/d/4 Wochen: 46 UD, 42 geheilt (91%); 23 UP, 18 geheilt (78%). *Miettinen P, 1985, reb*.

Ähnliche Heilungsrate bei UD und UP. 66 Patienten, Antazidum + Glycopyrobromid 6 mg/d/4 Wochen oder Ranitidin 300 mg/d/4 Wochen: 45 UD, 34 geheilt (76%); 21 UP, 16 geheilt (76%). *Miettinen P, 1985, reb*.

Ähnliche Heilungsrate bei UD und UV. 38 Patienten, Plazebo 6 Wochen: 15 UD, 11 geheilt (73%); 30 UV, 25 geheilt (83%). *Scheurer U, 1977, reb*.

Ähnliche Heilungsrate bei präpylorischem Ulkus und bei UV. 136 Patienten, Sucralfat 4000 mg/d/4–8 Wochen: 68 UV, 43 nach 4 Wochen geheilt (63%), 64 nach 8 Wochen geheilt (94%); 68 präpylorisches Ulkus, 46 nach 4 Wochen geheilt (68%), 57 nach 8 Wochen geheilt (84%). *Kagevi I, 1987, (rdb)*.

Ähnliche Heilungsrate bei präpylorischem Ulkus und bei UV. 140 Patienten, Cimetidin 800 mg/d/4–8 Wochen: 66 UV, 41 nach 4 Wochen geheilt (62%), 62 nach 8 Wochen geheilt (94%); 74 präpylorisches Ulkus, 50 nach 4 Wochen geheilt (68%), 66 nach 8 Wochen geheilt (89%). *Kagevi I, 1987, (rdb)*.

Sonstige Arbeiten:

UD   *Lam SK, 1983 a, (rdb); Van Deventer GM, 1985, (rdb)*.

UV   *Blum AL, 1986, (rdb); Morgan AG, 1982, (reb)*.

nk   *O'Rourke IC, 1985, ouk*.

249.38 Ulkussymptome

UD   **Kein Einfluß der Ulkussymptome auf die Häufigkeit Cimetidin-refraktärer Ulcera.** 171 Patienten, Cimetidin 1 000 mg/d/12 Wochen, 66 nicht geheilt (39%): Ähnlicher Symptomverlauf in Ulkusanamnese bei geheilten und nicht-geheilten Patienten. *Bardhan KD, 1984, (ouk)*.

Schlechtere Heilung bei länger andauernden Ulkusschmerzen im jetzigen Schub als bei weniger lang andauernden Schmerzen. 80 Patienten, Antazidum niedrig dosiert 8 Wochen: 27 mit weniger als 21 Tagen Schmerzen, 20 geheilt (74%); 53 mit 21 oder mehr Tagen Schmerzen, 25 geheilt (47%). *Massarrat S, 1981, nok*.

Kein Einfluß der Stärke der Ulkusschmerzen im jetzigen Schub auf die Heilung. 80 Patienten, Antazidum niedrig dosiert 8 Wochen: 48 mit starken Schmerzen, 24 geheilt (50%); 32 mit mittleren bis leichten Schmerzen, 21 geheilt (66%). *Massarat S, 1982, nok*.

Schlechtere Heilung bei länger andauernden Ulkusschmerzen im jetzigen Schub als bei weniger lang andauernden Schmerzen bei Rauchern. 59 Raucher, Misoprostol 0,8–1,2 mg/d/4 Wochen: 34 geheilt, mittlere Dauer der Schmerzen in Tagen/Stunden 15/0,9; 25 nicht geheilt, mittlere Dauer der Schmerzen in Tagen/Stunden 41/2,2. *Lam SK, 1986, (rdb)*.

Kein Einfluß der Anzahl der Tage mit Ulkusschmerzen im jetzigen Schub auf die Heilung bei Nichtrauchern. 85 Nichtraucher, Misoprostol 0,8–1,2 mg/d/4 Wochen: 61 geheilt, mittlere Dauer der Schmerzen in Tagen/Stunden 13/1,1: 24 nicht geheilt, mittlere Dauer der Schmerzen in Tagen/Stunden 12/2,0. *Lam SK, 1986, (rdb)*.

UV   **Schlechtere Heilung bei stärkeren Ulkusschmerzen im jetzigen Schub als bei schwächeren Schmerzen.** 55 Patienten, Pirenzepin 100 mg/d/4–8 Wochen oder Cimetidin 800 mg/d/4–8 Wochen: 17 mit Schmerz-Index 11-100, 9 geheilt (52%); 38 mit Schmerz-Index 0-10, 32 geheilt (84%). *Gonvers J-J, 1986, (rdb)*.

Schlechtere Heilung bei länger andauernden Ulkusschmerzen im jetzigen Schub als bei weniger lang andauernden Schmerzen. 75 Patienten, Antazidum und/oder Anticholinergikum 8 Wochen: 59 mit Schmerzen während weniger als 3 Monaten, 50 geheilt (85%); 16 mit Schmerzen während 3 oder mehr Monaten, 10 geheilt (63%). *Okada M, 1984, nok*.

Sonstige Arbeiten:

UD   *Van Deventer GM, 1985, (rdb)*.

249.39 Ulkuszahl

UD   **Schlechtere Heilung von multiplen UD als von einfachen UD.** 131 Patienten, Plazebo 4 Wochen: 19 multiples UD, 5% geheilt nach Life-Table-Analyse; 112 einfaches UD, 25% geheilt nach Life-Table-Analyse. *Hui WM, 1987c, (rdb)*.

Sonstige Arbeiten:

UD   *Poleski MH, 1985, (rok)*.

UV   *Dammann HG, 1985b, (rdb); Okada M, 1984, (reb)*.

250 Risikofaktoren bezüglich der Hospitalisationshäufigkeit wegen Ulkus

250.01 Geographische Einflüsse

Siehe auch unter 257.06 (Ulkuskrankheit; Hospitalisation, Häufigkeit in der Gesamtbevölkerung).

UD   **Häufiger Hospitalisationen wegen UD im Norden Großbritanniens als im Süden.** 1967: Süd-Nord-Zunahme der Anzahl Hospitalisationen von 0,77 pro 1000 Männer im Süden Englands auf 2,5 in Schottland. *Brown RC, 1976, ret.*

251 Risikofaktoren bezüglich Magenentleerungsstörung

251.01 Alter

UV   **Häufiger Magenausgangsstenose bei über 50jährigen Patienten als bei unter 50jährigen Patienten.** 226 Patienten, 148 über 50 Jahre (65%); 189 im Alter von 40 bis 79 (84%). *Kozoll DD, 1964, ret.*

Sonstige Arbeiten:

UD   *Kozoll DD, 1964, ret.*

251.02 Lebensbedingungen

Zu diesem Schlagwort stehen keine Arbeiten zur Verfügung, deren Inhalt sich aufgrund unserer Beurteilungskriterien für eine ausführliche Wiedergabe eignet.

Sonstige Arbeiten:

nk   *Kozoll DD, 1964, ret.*

251.03 Ulkuskomplikationen in der Anamnese

UD+   **Häufiger Komplikationen (Blutung, Perforation oder Magenausgangsstenose) bei Patienten mit früherer Komplikation.** 245 männliche Patienten bis zu 6 Jahren nachuntersucht: Jährliche Komplikationsrate bei Patienten mit früherer Komplikation ca. 5,0%; jährliche Komplikationsrate bei Patienten ohne frühere Komplikation ca. 2,8%. *Elashoff JD, 1983, ret.*

251.04 Ulkuslokalisation

Zu diesem Schlagwort stehen keine Arbeiten zur Verfügung, deren Inhalt sich aufgrund unserer Beurteilungskriterien für eine ausführliche Wiedergabe eignet.

Sonstige Arbeiten:

nk   *Balint JA, 1959, ret; Kozoll DD, 1964, ret.*

252 Risikofaktoren bezüglich der Operationshäufigkeit nach medikamentöser Kurativtherapie

252.01 Ulkusepisoden, Anzahl früherer

UD **Häufiger Op innerhalb von 11 Monaten nach Cimetidin-KT bei Patienten mit 3 und mehr vorangegangenen Rz eines unkomplizierten Ulkus als bei Patienten mit weniger als 3 Rz.** 65 Patienten, Cimetidin-KT 1 g/d/4 Wochen; 46 Patienten mit 0–2 Rz, 3 Op (7%); 19 Patienten mit 3 und mehr Rz, 10 Op (53%); 5tägiges Wiederauftreten von Schmerzen oder Komplikationen als Rz definiert. *Rune SJ, 1980 b, ouk.*

253 Risikofaktoren bezüglich der Perforation

253.01 Alter

UD **Häufiger Perforation bei Patienten mit Beginn der Ulkuskrankheit nach dem 40. Lebensjahr als bei Patienten mit Beginn der Ulkuskrankheit vor dem 20. Lebensjahr.** 1 042 Patienten: 222 unter 20 Jahre bei Beginn der Ulkuskrankheit, 12 Perforationen (5,4%); 626 über 40 Jahre bei Beginn der Ulkuskrankheit, 128 Perforationen (21%). *Lam SK, 1976, ret.*
Häufiger Perforation bei älteren Ulkuspatienten als bei jüngeren Ulkuspatienten. 899 Patienten über 6 Jahre beobachtet: ansteigende Perforationsrate per 1 000 Mannjahre Beobachtungszeit von 2,9 bei 30–40jährigen auf 13 bei über 60jährigen. *Pulvertaft CN, 1968, ouk.*

nk **Häufiger Perforation bei älteren Personen als bei jüngeren Personen.** Perforationsraten pro 100 000 Personen pro Jahr nach Alter aufgeschlüsselt: 10–39 Jahre 0,37; 40–59 Jahre 5,48; 60–79 Jahre 12,05; über 80 Jahre 28,47. *Jick SS, 1987 b, ret.*

Sonstige Arbeiten:

UD *Hajdu I, 1972, ret; Schumpelick V, 1982, ret.*

UV *Hajdu I, 1972, ret.*

UV+ *Schumpelick V, 1982, ret.*

nk *Norberg PB, 1959, ret.*

253.02 Anamnesedauer

UD **Häufiger Perforationen bei Patienten mit längerer Anamnesedauer als bei Patienten mit kürzerer Anamnesedauer.** 243 Patienten mit Perforation: 156 mit Anamnesedauer länger als 6 Monate (64%), im Mittel 7,6 Jahre Anamnesedauer; 87 Patienten mit Anamnesedauer bis 6 Monate (36%). *Schumpelick V, 1982, ret.*

nk **Häufiger Perforationen bei Patienten mit längerer Anamnesedauer als bei Patienten mit kürzerer Anamnesedauer.** 326 Patienten mit Perforation: 249 mit Anamnesedauer länger als 1 Monat (76%), meist mehrjährige Anamnesedauer; 77 mit Anamnesedauer bis zu 1 Monat (24%). *Heinrich P, 1968, ret.*

253.03 Blutgruppe

Zu diesem Schlagwort stehen keine Arbeiten zur Verfügung, deren Inhalt sich aufgrund unserer Beurteilungskriterien für eine ausführliche Wiedergabe eignet.

Sonstige Arbeiten:

nk   *Heinrich P, 1968, ret.*

253.04 Familienanamnese

Zu diesem Schlagwort stehen keine Arbeiten zur Verfügung, deren Inhalt sich aufgrund unserer Beurteilungskriterien für eine ausführliche Wiedergabe eignet.

Sonstige Arbeiten:

nk   *Schumpelick V, 1982, ret.*

253.05 Geographische Einflüsse

UD   **Häufiger Perforationen im Norden Großbritanniens als im Süden Großbritanniens.** 1967: gebietsweise Süd-Nord-Zunahme der Anzahl Hospitalisationen mit Perforation von 0,07 pro 1000 Männer im Süden Englands auf 0,45 in Schottland. *Brown RC, 1976, ret.*

253.06 Geschlecht

UD   **Häufiger Perforation bei männlichen Ulkuspatienten als bei weiblichen Ulkuspatienten.** 899 Patienten, 6 Jahre Beobachtungszeit: 694 männliche Patienten, mittlere jährliche Perforationsrate 0,8%; 205 weibliche Patienten, mittlere jährliche Perforationsrate 0,3%. *Pulvertaft CN, 1968, ouk.*

nk   **Häufiger Perforation bei männlichen Ulkuspatienten als bei weiblichen Ulkuspatienten.** 5124 Patienten in Dänemark im Oktober 1948: 4133 männliche Patienten, 50 Perforationen (1,2%); 991 weibliche Patienten, 6 Perforationen (0,60%). *Alsted G, 1953, ouk.*
Häufiger Perforation bei männlichen Ulkuspatienten als bei weiblichen Ulkuspatienten. 944 Patienten in Süd-West-Schottland in den Jahren 1957–1959: 688 männliche Patienten, 62 Perforationen (9,0%); 256 weibliche Patienten, 9 Perforationen (3,5%). *Litton A, 1963, ret.*

Sonstige Arbeiten:

UD   *Schumpelick V, 1982, ret.*

UD+   *Heuman R, 1983, ret.*

UV+   *Schumpelick V, 1982, ret.*

nk   *Heinrich P, 1968, ret; Norberg PB, 1959, ret; Noordijk JA, 1953, ret.*

253.07 Jahreszeit

Zu diesem Schlagwort stehen keine Arbeiten zur Verfügung, deren Inhalt sich aufgrund unserer Beurteilungskriterien für eine ausführliche Wiedergabe eignet.

Sonstige Arbeiten:

nk   *Adler J, 1984, ret.*

253.08   Lebensbedingungen

UD   **Kein Einfluß des Stadt- oder Landlebens in Schottland auf die Perforationshäufigkeit.** 338 Patienten aus der Stadt, 29 Perforationen (8,6%); 540 Ulkuspatienten vom Land, 38 Perforationen (7,0%). *Litton A, 1963, ret.*

nk   **Häufiger Perforationen in Monaten mit Luftangriffen als in Monaten ohne
Luftangriffe in den Jahren 1937–1940 in London.** Im Mittel 25 Hospitalisationen pro Monat wegen Perforation in 16 Krankenhäusern: 79 in Monaten mit Luftangriffen; 49 in Monaten ohne Luftangriffe. *Stewart DN,
1942, ret.*
**Häufiger Perforationen in Monaten mit Luftangriffen als in Monaten ohne
Luftangriffe in den Jahren 1937–1939 in London.** Im Mittel $23 \pm 0,77$ Hospitalisationen pro Monat wegen Perforation in 16 Krankenhäusern: $35 \pm 6,6$ in
Monaten mit Luftangriffen; $18 \pm 2,2$ in nachfolgenden Monaten. *Spicer CC,
1944, ret.*

Sonstige Arbeiten:

nk   *Compton SA, 1976, ret.*

253.09   NSAID (Nicht-steroidale entzündungshemmende Medikamente)

nk   **Häufiger Perforationen bei NSAID-Konsumenten als bei Nicht-Konsumenten.**
Vergleich von 269 Patienten und 269 Kontrollpersonen: 110 NSAID-
Konsumenten, 92 Perforationen (84%); 428 Nicht-Konsumenten, 177 Perfo-
rationen (41%). *Collier DStJ, 1985, ret.*
**Kein Einfluß des NSAID-Konsums auf die Hospitalisationshäufigkeit wegen
Perforation.** 54 Patienten wegen Perforation hospitalisiert, 6 mit NSAID-
Konsum (11%); 297 Kontrollpatienten, 27 mit NSAID-Konsum (9,1%).
Jick SS, 1987a, ret.

Sonstige Arbeiten:

UD   *Reynders UJL, 1986, ouk; Thompson MR, 1980, ret.*

nk   *Giercksky KE, 1985, nok; Walker AJ, 1985, ret.*

253.10   Psychosoziale Faktoren

Siehe unter 253.08 (Lebensbedingungen).

253.11   Rasse

Zu diesem Schlagwort stehen keine Arbeiten zur Verfügung, deren Inhalt
sich aufgrund unserer Beurteilungskriterien für eine ausführliche Wiedergabe eignet.

Sonstige Arbeiten:

nk   *Cooke SAR, 1977, ret.*

253.12 Rauchen

Zu diesem Schlagwort stehen keine Arbeiten zur Verfügung, deren Inhalt sich aufgrund unserer Beurteilungskriterien für eine ausführliche Wiedergabe eignet.

Sonstige Arbeiten:

UD+   *Heuman R, 1983, ret.*

253.13 Säuresekretion bei Therapiebeginn

Zu diesem Schlagwort stehen keine Arbeiten zur Verfügung, deren Inhalt sich aufgrund unserer Beurteilungskriterien für eine ausführliche Wiedergabe eignet.

Sonstige Arbeiten:

UD   *Lam SK, 1975, ouk.*

253.14 Steroide

nk   **Kein Einfluß von Steroiden auf die Perforationshäufigkeit.** 42 randomisierte Studien zu Steroidtherapie versus Plazebo oder Therapia nulla, 5 331 Patienten: 2 985 Steroid-Therapie, 2 Perforationen (0,07%); 2 346 Kontrollpatienten, 2 Perforationen (0,09%). *Conn HO, 1984, met.*

Sonstige Arbeiten:

nk   *Dayton MT, 1987, ret.*

253.15 Ulkuskomplikationen in der Anamnese

Siehe auch unter Teil 3 der Datensammlung 339.02 (Perforation: Komplikation nach chirurgischer Therapie; Übernähung).

UD+   **Häufiger Komplikationen (Blutung, Perforation oder Magenausgangsstenose) bei Patienten mit früherer Komplikation.** 245 männliche Patienten bis zu 6 Jahren nachuntersucht: Jährliche Komplikationsrate bei Patienten mit früherer Komplikation ca. 5,0%; jährliche Komplikationsrate bei Patienten ohne frühere Komplikation ca. 2,8%. *Elashoff JD, 1983, ret.*

253.16 Ulkuslokalisation

nk   **Kein Einfluß der Lokalisatioin auf die Häufigkeit einer Perforation in einem Kollektiv chirurgisch behandelter Patienten.** 877 Patienten mit UD, 106 Operationen wegen Perforation (12%); 352 Patienten mit UV, 47 Operationen wegen Perforation (13%). *Horntrich J, 1983, ret.*

Sonstige Arbeiten:

UV+   *Kujat R, 1983, ret; Schumpelick V, 1982, ret.*

nk   *MacKay C, 1977, ret; Norberg PB, 1959, ret; Rogers FA, 1960, ret.*

254 Risikofaktoren bezüglich des Rezidivs

254.01 Alkohol

UD   **Kein Einfluß des Alkoholkonsums auf die Rz-Häufigkeit.** 95 Patienten, Diethyl-Amino-Persilt 500 mg/d/12 Monate oder Plazebo: 43 Alkohol-Konsumenten (mehr als 60 ml/d), 26 Rz (60%); 52 Nicht-Konsumenten (bis zu 60 ml/d), 34 Rz (65%). *Bertschinger PH, 1987, (rdb)*.

Kein Einfluß des Alkoholkonsums auf die Rz-Häufigkeit. 54 Patienten, Cimetidin 800 mg/d/12 Wochen oder Cimetidin 800 mg/d + Sulpirid 200 mg/d/12 Wochen, 29 Rz innerhalb von 6 Monaten: 23 Alkoholkonsumenten, 14 Rz (61%); 31 Nichtkonsumenten, 15 Rz (48%). *Tandon RK, 1975, (rdb)*.

Häufiger Rz bei Alkoholkonsumenten als bei Nicht-Konsumenten. 70 Patienten, Cimetidin 400 mg/d/12 Monate oder Ranitidin 150 mg/d/12 Monate oder Pirenzepin 50 mg/d/12 Monate: 46 Alkoholkonsumenten, 17 Rz (37%); 24 Nicht-Konsumenten, 2 Rz (8,3%). *Battaglia G, 1984, (nok)*.

Kein Einfluß des Alkoholkonsums auf die Rz-Häufigkeit. 122 Patienten mit geheiltem UD, nach 1 Jahr nachuntersucht: 74 Alkoholkonsumenten (mehr als 10 g/Woche), 37 symptomatische Rz (50%); 48 Nicht-Konsumenten (bis zu 10 g/Woche), 23 symptomatische Rz (48%). *Piper DW, 1985, (rok)*.

Kein Einfluß des Alkoholkonsums auf die Rz-Häufigkeit. 66 Patienten, Cimetidin 400 mg/d/12 Monate oder Pirenzepin 30 mg/d/12 Monate oder Plazebo: 41 Alkoholkonsumenten, 16 Rz (39%); 25 Nicht-Konsumenten, 12 Rz (48%). *Sonnenberg A, 1981, (rdb)*.

UV   **Kein Einfluß des Alkoholkonsums auf die Rz-Häufigkeit.** 50 Patienten geheilt nach Hospitalisation, 4 Jahre lang nachuntersucht: 25 Alkoholkonsumenten, 8 Rz (32%); 25 Nicht-Konsumenten, 5 Rz (20%). *Piper DW, 1978b, (ouk)*.

nk   **Kein Einfluß des Alkoholkonsums auf die Rz-Häufigkeit.** 1687 Patienten, Cimetidin 400 mg/d/36 Monate, 55% Rz nach Life-Table-Analyse: Bestimmung der Risikofaktoren nach der alle 6 Monate berechneten Point-Prevalence-Methode. *Walan A, 1987, (ouk)*.

Sonstige Arbeiten:

UD   *Cerulli MA, 1987, (rdb); Di Mario F, 1984, rok; Nasiry RW, 1987, ouk; Sonnenberg A, 1979, (rdb)*.

254.02 Alkoholabstinenz

Zu diesem Schlagwort stehen keine Arbeiten zur Verfügung, deren Inhalt sich aufgrund unserer Beurteilungskriterien für eine ausführliche Wiedergabe eignet.

Sonstige Arbeiten:

UD   *Aenishänslin W, 1985, (rdb)*.

254.03 Alter

UD   **Kein Einfluß des Alters auf die Rz-Häufigkeit.** 95 Patienten, Dimethyl-Amino-Persilat 500 mg/d/12 Monate oder Plazebo: 35 Patienten über 42jährig, 19 Rz (54%); 60 Patienten bis 42jährig, 41 Rz (68%). *Bertschinger PH, 1987, (rdb)*.

Kein Einfluß des Alters bei Krankheitsbeginn auf die Rz-Häufigkeit. 70 Patienten, Cimetidin 400 mg/d/12 Monate oder Ranitidin 150 mg/d/12 Monate oder Pirenzepin 50 mg/d/12 Monate: 32 Patienten mindestens 30 Jahre alt bei Krankheitsbeginn, 7 Rz (22%); 38 Patienten jünger als 30 Jahre bei Krankheitsbeginn, 12 Rz (32%). *Battaglia G, 1984, (nok)*.

Kein Einfluß des Alters auf die Rz-Häufigkeit. 73 Patienten, LZT mit Diät 6 Monate: 45 mit Rz, mittleres Alter 50 Jahre; 28 ohne Rz, mittleres Alter 51 Jahre. *Rydning A, 1982, rok*.

Kein Einfluß des Alters auf die Rz-Häufigkeit. 66 Patienten, 28 Cimetidin 400 mg/d/12 Monate oder Pirenzepin 30 mg/d/12 Monate oder Plazebo: 28 mit Rz, mittleres Alter 44 Jahre; 38 ohne Rz, mittleres Alter 49 Jahre. *Sonnenberg A, 1981, (rdb)*.

Kein Einfluß des Alters auf die Rz-Häufigkeit. 54 Patienten, Cimetidin 800 mg/d/12 Wochen oder Cimetidin 800 mg/d + Sulpirid 200 mg/d/12 Wochen, 29 Rz innerhalb von 6 Monaten: 29 Rz, mittleres Alter 47,9 Jahre; 25 ohne Rz, mittleres Alter 44,5 Jahre. *Tandon RK, 1975, (rdb)*.

UV   **Kein Einfluß des Alters auf die Rz-Häufigkeit.** 167 Patienten, Antazidum oder Antazidum + Sucralfat 4000 mg/d/6 Monate, weitere Beobachtung für 12 Monate; 94 Patienten mindestens 50jährig, 31 Rz (33%); 73 Patienten unter 50jährig, 16 Rz (22%). *Miyake T, 1980, (reb)*.

Kein Einfluß des Alters auf die Rz-Häufigkeit. 105 Patienten nach Hospitalisation geheilt, Fragebogenaktion: 50 Patienten mindestens 60jährig, 20 symptomatische Rz (40%); 55 unter 60jährig, 20 symptomatische Rz (36%). *Piper DW, 1975, (rok)*.

Kein Einfluß des Alters auf die Rz-Häufigkeit. 50 Patienten geheilt nach Hospitalisation, 4 Jahre lang nachuntersucht: 24 Patienten mindestens 60jährig, 6 Rz (25%); 26 Patienten unter 60jährig, 7 Rz (27%). *Piper DW, 1978b, (ouk)*.

nk   **Weniger Rz bei über 50jährigen Patienten als bei jüngeren Patienten.** 1724 Patienten, Cimetidin 400 mg/d/24 Monate: 749 Patienten über 50jährig, 29% Rz nach Life-Table-Analyse; 975 Patienten bis 50jährig, 34% Rz nach Life-Table-Analyse. *Rohner HG, 1985, (ouk)*.

Häufiger Rz bei älteren Patienten als bei jüngeren Patienten. 1687 Patienten, Cimetidin 400 mg/d/36 Monate, 55% Rz nach Life-Table-Analyse: Bestimmung der Risikofaktoren nach der alle 6 Monate berechneten Point-Prevalence-Methode. *Walan A, 1987, (ouk)*.

Sonstige Arbeiten:

UD   *Berndt H, 1981, (rdb); Hamilton I, 1986, (reb); Lombardo L, 1983b, (ouk); Nasiry RW, 1987, ouk; Sonnenberg A, 1979, (rdb); Sontag S, 1984, (rdb)*.

UV   *Morgan AG, 1978, (reb)*.

254.04   Anamnesedauer

Siehe auch unter 254.30 (Ulkusepisoden, Anzahl früherer).

UD   **Kein Einfluß der Anamnesedauer auf die Rz-Häufigkeit.** 60 Patienten, Cimetidin 800 mg/d/6 Monate oder Plazebo: 21 Rz, 7 mit bis zu 3jähriger Anamnesedauer (33%), 5 mit 3–10jähriger Anamnesedauer (24%), 9 mit mehr als 10jähriger Anamnesedauer (43%); 39 ohne Rz, 14 mit bis zu 3jähriger Anamnesedauer (36%), 13 mit 3–10jähriger Anamnesedauer (33%), 12 mit mehr als 10jähriger Anamnesedauer (31%). *Bardhan KD, 1979 b, (rdb)*.

Kein Einfluß der Anamnesedauer auf die Rz-Häufigkeit. 95 Patienten, Diethyl-Amino-Persilat 500 mg/d/12 Monate oder Plazebo: 51 mit Anamnesedauer über 6 Jahre, 32 Rz (63%); 44 mit Anamnesedauer bis zu 6 Jahren, 26 Rz (59%). *Bertschinger PH, 1987, (rdb)*.

Häufiger Rz bei Patienten mit längerer Anamnesedauer als bei Patienten mit kürzerer Anamnesedauer. 42 Patienten, Cimetidin 800 mg/d/6 Monate oder Plazebo: 34 mit Rz, mittlere Anamnesedauer 10 Jahre; 8 ohne Rz, mittlere Anamnesedauer 5,3 Jahre. *Dronfield MW, 1979 b, (rdb)*.

Kein Einfluß der Anamnesedauer auf die Rz-Häufigkeit. 99 Patienten, Ranitidin 150 mg/nocte/12 Monate: 27 mit Rz, mittlere Anamnesedauer 9,6 Jahre; 72 ohne Rz, mittlere Anamnesedauer 10 Jahre. *Mazzacca G, 1983, (ouk)*.

Kein Einfluß der Anamnesedauer auf die Rz-Häufigkeit. 66 Patienten, Cimetidin 400 mg/d/12 Monate oder Pirenzepin 30 mg/d/12 Monate oder Plazebo: 28 mit Rz, mittlere Anamnesedauer 6 Jahre; 38 ohne Rz, mittlere Anamnesedauer 5 Jahre. *Sonnenberg A, 1981, (rdb)*.

Kein Einfluß der Anamnesedauer auf die Rz-Häufigkeit. 54 Patienten, Cimetidin 800 mg/d/12 Wochen oder Cimetidin 800 mg/d + Sulpirid 200 mg/d/12 Wochen, 29 Rz innerhalb von 6 Monaten: 29 Rz, mittlere Anamnesedauer 1,6 Jahre; 25 ohne Rz, mittlere Anamnesedauer 1,3 Jahre. *Tandon RK, 1975, (rdb)*.

UV   **Häufiger Rz bei Patienten mit längerer Anamnesedauer als bei Patienten mit kürzerer Anamnesedauer.** 40 Patienten, Therapia nulla 4–8 Jahre: 22 mit Rz, mittlere Anamnesedauer 6,5 (0,5–40) Jahre; 18 ohne Rz, mittlere Anamnesedauer 2 (0,5–15) Jahre. *Jorde R, 1986 a, (ouk)*.

nk   **Häufiger Rz bei längerer Anamnesedauer als bei kürzerer Anamnesedauer.** 1 687 Patienten, Cimetidin 400 mg/d/36 Monate, 55% Rz nach Life-Table-Analyse: Bestimmung der Risikofakoren nach der alle 6 Monate berechneten Point-Prevalence-Methode. *Walan A, 1987, (ouk)*.

Sonstige Arbeiten:

UD   *Aenishänslin W, 1985, (rdb); Cerulli MA, 1987, (rdb); Hamilton I, 1986, (reb); Lam SK, 1987, (reb); Lombardo L, 1983 a, (ouk); Rune SJ, 1980 b, ouk; Sonnenberg A, 1979, (rdb); Sontag S, 1984, rdb; Valnes K, 1982, (rdb)*.

UV   Morgan AG, 1978, (reb).

nk   *Ippoliti A, 1983, (rdb)*.

254.05   Arbeit und Beruf

Siehe unter 254.17 (Lebensbedingungen).

254.06   Begleiterkrankung

UD   **Kein Einfluß einer Begleiterkrankung auf die Rz-Häufigkeit.** 95 Patienten, Diethyl-Amino-Persilat 500 mg/d/12 Monate oder Plazebo: 17 mit Begleiterkrankung, 11 Rz (65%); 78 ohne Begleiterkrankung, 49 Rz (63%). *Bertschinger PH, 1987, (rdb)*.

Kein Einfluß einer Begleiterkrankung auf die Rz-Häufigkeit. 66 Patienten, Cimetidin 400 mg/d/12 Monate oder Pirenzepin 30 mg/d/12 Monate oder Plazebo: 15 mit Begleiterkrankungen, 5 Rz (33%); 51 ohne Begleiterkrankungen, 23 Rz (45%). *Sonnenberg A, 1981, (rdb)*.

Sonstige Arbeiten:

nk   *Emery ES, 1935, ret.*

254.07 Blutgruppe

Zu diesem Schlagwort stehen keine Arbeiten zur Verfügung, deren Inhalt sich aufgrund unserer Beurteilungskriterien für eine ausführliche Wiedergabe eignet.

Sonstige Arbeiten:

UD   *Battaglia G, 1984, ret.*

254.08 Helicobacter pylori

UD   **Häufiger Rz bei Persistenz von Helicobacter pylori als bei Elimination.** 46 Patienten geheilt nach Cimetidin-KT oder nach Wismut-KT, Antrumbiopsie, Diagnose von Helicobacter pylori durch Kultur und Histologie, 83% Rz innerhalb von 12 Monaten nach Cimetidin-KT, 47% Rz innerhalb von 12 Monaten nach Wismut-KT: 81% Rz bei Patienten mit Helicobacter pylori nach Heilung; 33% Rz bei Patienten ohne Helicobacter pylori nach Heilung. *Coughlan G, 1987, rok.*

Häufiger Rz bei Persistenz von Helicobacter pylori als bei Elimination. 39 Patienten, geheilt nach 6wöchiger Cimetidin-KT oder Wismut-KT, Antrumbiopsie, Diagnose von Helicobacter pylori durch Kultur und Histologie: 24 Patienten, Helicobacter pylori positiv, 19 Rz innerhalb von 12 Monaten (79%); 15 Patienten, Helicobacter pylori negativ, 4 Rz innerhalb von 12 Monaten (27%). *Coughlan JG, 1987b, reb.*

Häufiger Rz bei Persistenz von Helicobacter pylori als bei Elimination. 68 Patienten geheilt nach 8wöchiger KT mit Cimetidin oder Wismut jeweils mit Tinidazol oder Plazebo, Antrumbiopsie, Diagnose von Helicobacter pylori durch Kultur und Histologie: 43 Patienten mit Persistenz von Helicobacter pylori nach Heilung, 32 Rz innerhalb von 12 Monaten (74%); 25 Patienten mit Elimination von Helicobacter pylori nach Heilung, 5 Rz (20%). *Marshall BJ, 1987b, rdb.*

Häufiger Rz bei Persistenz von Helicobacter pylori als bei Elimination. Patienten geheilt nach 8wöchiger KT mit Cimetidin oder Wismut jeweils mit Tinidazol oder Plazebo (2 × 500 mg für 10 Tage), Antrumbiopsie, Diagnose von Helicobacter pylori durch Kultur und Histologie: 94 Patienten mit Persistenz von Helicobacter pylori nach Heilung, 37 Rz innerhalb von 12 Monaten (84%); 24 Patienten mit Elimination von Helicobacter pylori nach Heilung, 4 Rz (21%). *Marshall BJ, 1988, rdb.*

Sonstige Arbeiten:

UD   *Lambert JR, 1987a, ouk.*

nk   *Raedsch R, 1987, rok.*

254.09 Compliance

Zur Compliance bzw. Zuverlässigkeit der Tabletteneinnahme existieren bisher keine verwertbaren quantitativen Angaben. Es ist sehr unwahrscheinlich, daß die unzuverlässige Tabletteneinnahme einen entscheidenen Faktor für die Entstehung von sog. Durchbruchrezidiven, d.h. Rezidiven unter der Langzeittherapie, darstellt. Ferner erscheint es wahrscheinlich (Boyd EJS 1984 a), daß unter zuverlässiger Tabletteneinnahme gehäuft asymptomatische, unter unzuverlässiger Tabletteneinnahme dagegen vorwiegend symptomatische Rezidive auftreten.

254.10 Diät

Siehe unter 224 (Rezidiv bei Diät-Therapie).

254.11 Familienanamnese

UD **Kein Einfluß einer Familienanamnese auf die Rz-Häufigkeit.** 95 Patienten, Diethyl-Amino-Persilat 500 mg/d/12 Monate oder Plazebo: 24 mit Familienanamnese, 15 Rz (63%); 71 ohne Familienanamnese, 43 Rz (61%). *Bertschinger PH, 1987, (rdb)*.
Kein Einfluß der Familienanamnese auf die Rz-Häufigkeit. 66 Patienten, Cimetidin 400 mg/d/12 Monate oder Pirenzepin 30 mg/d/12 Monate oder 27 Plazebo: 25 mit Familienanamnese, 12 Rz (48%); 41 ohne Familienanamnese, 16 Rz (39%). *Sonnenberg A, 1981 (rdb)*.

Sonstige Arbeiten:
Aenishänslin W, 1985, (rdb); Lam SK, 1976, ret.

254.12 Gastroduodenitis

Siehe unter 254.08 (Helicobacter pylori).

Sonstige Arbeiten:
UD *Bardhan KD, 1979b, (rdb); Bardhan KD, 1979a, (rdb); Fullman H, 1985, (rdb); McKenna D, 1987, reb; Prichard PJ, 1985a, ouk.*

nk *Rösch W, 1973, ret.*

254.13 Geographische Einflüsse

UD **Häufiger Rz in Südafrika, Österreich und Belgien als in anderen Ländern.** Grundlagen für Berechnung sind publizierte Rezidivstudien. *Boyd EJS, 1982d, ret.*

254.14 Geschlecht

UD **Kein Einfluß des Geschlechts auf die Rz-Häufigkeit.** 95 Patienten, Diethyl-Amino-Persilat 500 mg/d/12 Monate oder Plazebo: 68 Männer, 45 Rz (66%); 27 Frauen, 15 Rz (56%). *Bertschinger PH, 1987, (rdb)*.
Kein Einfluß der Geschlechts auf die Rz-Häufigkeit. 122 Patienten mit geheiltem UD, nach 1 Jahr nachuntersucht: 89 Männer, 42 symptomatische Rz (47%); 33 Frauen, 18 symptomatische Rz (55%). *Piper DW, 1985, (rok)*.

Kein Einfluß des Geschlechts auf die Rz-Häufigkeit. 73 Patienten, LZT mit Diät 6 Monate: 52 Männer, 32 Rz (62%); 21 Frauen, 13 Rz (62%). *Rydning A, 1982, (rok)*.

Häufiger Rz bei männlichen Patienten als bei weiblichen Patienten. 513 Patienten, Nizatidin 150 mg/d/12 Monate oder Plazebo 12 Monate; 377 Männer, 140 Rz (37%); 136 Frauen, 29 Rz (21%). *Cerulli MA, 1987, (rdb)*.

Kein Einfluß des Geschlechts auf die Rz-Häufigkeit. 54 Patienten, Cimetidin 800 mg/d/12 Wochen oder Cimetidin 800 mg/d + Sulpirid 200 mg/d/12 Wochen, 29 Rz innerhalb von 6 Monaten: 41 Männer, 25 Rz (61%); 13 Frauen, 4 Rz (31%). *Tandon RK, 1975, (rdb)*.

UV   **Kein Einfluß des Geschlechts auf die Rz-Häufigkeit.** 167 Patienten, Antazidum oder Antazidum + Sucralfat 4000 mg/d/6 Monate, weitere Beobachtung für 12 Monate: 124 Männer, 36 Rz (29%); 43 Frauen, 11 Rz (26%). *Miyake T, 1980, (reb)*.

Kein Einfluß des Geschlechts auf die Rz-Häufigkeit. 105 Patienten nach Hospitalisation geheilt, Fragebogenaktion: 47 Männer, 18 symptomatische Rz (38%); 58 Frauen, 22 symptomatische Rz (38%). *Piper DW, 1975, (rok)*.

nk   **Kein Einfluß des Geschlechts auf die Rz-Häufigkeit.** 1687 Patienten, Cimetidin 400 mg/d/36 Monate, 55% Rz nach Life-Table-Analyse: Bestimmung der Risikofaktoren nach der alle 6 Monate berechneten Point-Prevalence-Methode. *Walan A, 1987, (ouk)*.

Sonstige Arbeiten:

UD   *Berndt H, 1981, (rdb); Battaglia G, 1984, ret; Hamilton I, 1986, (reb); Lee FI, 1984, (ouk); Nasiry RW, 1987, ouk; Sonnenberg A, 1979, (rdb); Sonnenberg A, 1981, (rdb); Sontag S, 1984, (rdb)*.

UV   *Morgan AG, 1978, (reb); Piper DW, 1978b, (ouk)*.

254.15 Jahreszeit

Siehe unter 247.17 (Risikofaktor bezüglich Auftreten des Ulkus; Jahreszeit).

254.16 Kombinierte Ulcera

Zu diesem Schlagwort stehen keine Arbeiten zur Verfügung, deren Inhalt sich aufgrund unserer Beurteilungskriterien für eine ausführliche Wiedergabe eignet.

Sonstige Arbeiten:

UV+   *Littman A (ed), 1971, (ouk)*.

254.17 Lebensbedingungen

Siehe auch unter 254.22 (Psychosoziale Faktoren).

UD   **Kein Einfluß des Gastarbeiterstatus auf die Rz-Häufigkeit.** 95 Patienten, Diethyl-Amino-Persilat 500 mg/d/12 Monate oder Plazebo: 18 Gastarbeiter, 13 Rz (72%); 77 Einheimische, 47 Rz (61%). *Bertschinger PH, 1987, (rdb)*.

Kein Einfluß des Gastarbeiterstatus auf die Rz-Häufigkeit. 66 Patienten, Cimetidin 400 mg/d/12 Monate oder Pirenzepin 30 mg/d/12 Monate oder Plazebo: 27 Gastarbeiter, 14 Rz (52%); 39 Einheimische, 14 Rz (36%). *Sonnenberg A, 1981, (rdb)*.

Sonstige Arbeiten:

nk   *Emery ES, 1935, ret; Solhaug JH, 1987, (nok)*.

254.18 Medizinische Therapie, vorangegangene

UD   **Kein Einfluß einer früheren Therapie mit H_2-Antagonisten auf die Rz-Häufigkeit während Antazidum-LZT.** 126 Patienten, Antazidum abends 12 Monate: 58 mit früherer H_2-Antagonisten-Therapie, 49% Rz nach Life-Table-Analyse; 68 ohne früherer H_2-Antagonisten-Therapie, 37% Rz nach Life-Table-Analayse. *Okabe H, 1987, (rok)*.
Kein Einfluß einer früheren Therapie mit H_2-Antagonisten auf die Rz-Häufigkeit während Cimetidin-LZT. 126 Patienten, Cimetidin 400 mg/d/12 Monate: 89 mit früherer H_2-Antagonisten-Therapie, 21% Rz nach Life-Table-Analyse; 37 ohne früherer H_2-Antagonisten-Therapie, 26% Rz nach Life-Table-Analyse. *Okabe H, 1987, (rok)*.
Ähnlich viele Rz nach 1. Cimetidin-KT und nach 2. Cimetidin-KT. 125 Patienten, Antazidum bei Bedarf und bei Rz Cimetidin 1000 mg/d bis Heilung, 83 Rz innerhalb von 22 Monaten (66%) nach 1. KT; 62 Patienten, 2. KT wegen Rz, 36 Rz (58%). *Bardhan KD, 1980, ouk*.
Ähnlich viele Rz während erster med LZT und während zweiter med LZT. 261 Patienten, Cimetidin 400 mg/d/12 Monate, 41% Rz nach Life-Table-Analyse; davon 137 Patienten erneute LZT nach Heilung des Rz, Cimetidin 400 mg/d/12 Monate, 75% Rz nach Life-Table-Analyse. *Bardhan KD, 1986 b, ouk*.
Ähnlich viele Rz während erneuter Cimetidin-LZT wie während erster Cimetidin-LZT. 35 Patienten, Cimetidin 400 mg/d/36 Monate, 12 Rz (34%); davon 11 Patienten nach Heilung des Rz, Cimetidin 800 mg/d/36 Monate, 6 Rz (55%). *Ström M, 1986 a, ouk*.

UP   **Ähnlich viele Rz während erneuter Cimetidin-LZT wie während erster Cimetidin-LZT.** 26 Patienten, Cimetidin 400 mg/d/36 Monate, 19 Rz (73%); davon 16 Patienten nach Heilung des Rz, Cimetidin 800 mg/d/36 Monate, 11 Rz (69%). *Ström M, 1986 a, ouk*.

Sonstige Arbeiten:

UD   *Baglioni A, 1985, rdb*.

254.19 Nahrung oder Nahrungsbestandteile

Siehe unter 254.01 (Alkohol) und 224 (Rezidiv bei Diät-Therapie).

254.20 NSAID (Nicht-steroidale entzündungshemmende Medikamente)

Siehe auch 241.17 Rz während LZT, verschiedene Medikamente

UD   **Kein Einfluß des NSAID-Konsums auf die Rz-Häufigkeit.** 95 Patienten, Diethyl-Amino-Persilat 500 mg/d/12 Monate oder Plazebo: 16 NSAID-Konsumenten, 10 Rz (63%); 79 Nicht-Konsumenten, 50 Rz (63%). *Bertschinger PH, 1987, (rdb)*.

Kein Einfluß des NSAID-Konsums auf die Rz-Häufigkeit. 54 Patienten, Cimetidin 800 mg/d/12 Wochen oder Cimetidin 800 mg/d + Sulpirid 200 mg/d/12 Wochen, 29 Rz innerhalb von 6 Monaten: 9 NSAID-Konsumenten, 5 Rz (56%); 47 Nicht-Konsumenten, 24 Rz (51%). *Tandon RK, 1975, (rdb)*.

UV   **Kein Einfluß von NSAID-Konsum auf die Rz-Häufigkeit.** 105 Patienten nach Hospitalisation geheilt, Fragebogenaktion: 64 NSAID-Konsumenten, 24 Rz (38%); 41 Nicht-Konsumenten, 16 Rz (39%). *Piper DW, 1975, (rok)*.

Sonstige Arbeiten:

UD   *Nasiry RW, 1987, ouk; Piper DW, 1985, (rok)*.

UV   *Barr GD, 1983, (rdb); Piper DW, 1978b, (ouk)*.

nk   *Solhaug JH, 1987, (nok)*.

254.21 Pepsinogen und Pepsin

Zu diesem Schlagwort stehen keine Arbeiten zur Verfügung, deren Inhalt sich aufgrund unserer Beurteilungskriterien für eine ausführliche Wiedergabe eignet.

Sonstige Arbeiten:

UD   *Battaglia G, 1984, (nok)*.

254.22 Psychosoziale Faktoren

Siehe auch unter 254.17 (Lebensbedingungen).

UD   **Kein Einfluß von Streß auf die Rz-Häufigkeit.** 95 Patienten, Diethyl-Amino-Persilat 500 mg/d/12 Monate oder Plazebo: 32 mit Streß, 22 Rz (69%); 63 ohne Streß, 38 Rz (60%). *Bertschinger PH, 1987, (rdb)*.

Sonstige Arbeiten:

UD   *Mason JB, 1981, nok; Nasiry RW, 1987, ouk*.

nk   *Emery ES, 1935, ret*.

254.23 Rasse

UD   **Kein Einfluß der Rasse auf die Rz-Häufigkeit.** 250 Patienten, Plazebo 12 Monate: 53 Schwarze, 27 Rz (51%); 174 Weiße, 73 Rz (42%); 23 Hispanier, 11 Rz (48%). *Cerulli MA, 1987, (rdb)*.
Häufiger Rz bei Schwarzen als bei Weißen oder Hispaniern. 248 Patienten, Nizatidin 150 mg/d/12 Monate: 44 Schwarze, 20 Rz (45%); 183 Weiße, 32 Rz (17%); 21 Hispanier, 4 Rz (19%). *Cerulli MA, 1987, (rdb)*.

Sonstige Arbeiten:

UV+   *Littman A (ed), 1971, (ouk)*.

254.24 Rauchabstinenz

UD   **Weniger Rz innerhalb von 3 Monaten bei Rauchabstinenz als bei fortgesetztem Rauchen.** 56 Raucher, geheilt nach Cimetidin 1 000 mg/d/6 Wochen und Cimetidin 400 mg/d/6 Wochen, 28 Rz (50%): 18 mit Rauchabstinenz, 5 Rz (28%); 38 Rauchen fortgesetzt, 23 Rz (61%). *Hull DH, 1985, ouk.*

UV   **Weniger Rz bei Rauchabstinenz als bei fortgesetztem Rauchen.** 25 Raucher mit geheiltem UV nach Antazidum 12 Wochen, 12 Rz innerhalb von 6 Monaten: 13 Rauchstopp oder Reduktion des Rauchens, 3 Rz (23%); 12 fortgesetztes Rauchen, 9 Rz (75%). *Tatsuta M, 1987, neb.*

Sonstige Arbeiten:

UD   *Lam SK, 1987, (reb).*

nk   *Bulpitt CJ, 1982, rok.*

254.25   Rauchen

siehe Tabelle 254.25

Die folgenden Angaben ergänzen den Inhalt der Tabelle:
Eaves ER, 1983, (nok): 87 geheilte Patienten nach 4–6wöchiger KT mit H_2-Antagonisten.
Korman MG, 1983 (rdb): 135 geheilte Patienten nach 4wöchiger KT mit H_2-Antagonisten.
Lee FI, 1985 a, (reb): 54 geheilte Patienten (34 Raucher, 20 Nichtraucher) nach 8wöchiger Ranitidin-KT.
Lee FI, 1985 a, (reb): 53 geheilte Patienten (24 Raucher, 29 Nichtraucher) nach 8wöchiger Wismut-KT.
Tandon RK, 1975, (rdb): 54 geheilte Patienten (44 Raucher, 10 Nichtraucher) nach 12wöchiger KT mit Cimetidin oder Cimetidin + Sulpirid.

In der Tabelle nicht enthaltene Arbeiten:

UD   **Häufiger Rz bei starken Rauchern als bei schwachen Rauchern.** 122 Patienten mit geheiltem UD, nach 1 Jahr nachuntersucht: 60 mit symptomatischem Rz; 62 ohne Rz; Einteilung nach Zigarettenanzahl/Tag. *Piper DW, 1985, (rok).*

Sonstige Arbeiten:

UD   *Boyd EJS, 1984 c, (ouk); Bergoz R, 1985, (rok); Classen M, 1983 a, (rdb); Cerulli MA, 1987, (rdb); Di Mario F, 1984, rok; Gibinski K, 1984 b, (ouk); Hamilton I, 1986, (reb); Lam SK, 1987, (reb); Lombardo L, 1983 a, (ouk); Massarrat S, 1982, (rok); Marks IN, 1985 b, (reb); Nasiry KW, 1987, ouk; Rydning A, 1982, (rok); Sonnenberg A, 1979, (rdb); Sonnenberg A, 1981, (rdb); Valnes K, 1982, (rdb).*

UV   *Barr GD, 1983, (rdb); Gibinski K, 1984 b, (ouk); Jorde R, 1986 a, (ouk); Jorde R, 1986 b, rdb; Morgan AG, 1978, (reb); Marks IN, 1985 c, (rdb); Piper DW, 1975, (rok); Tatsuta M, 1987, neb.*

nk   *Galmiche JP, 1980, (rdb); Solhaug JH, 1987, (nok); Walan A, 1987, (ouk).*

254.26   Rauchgewohnheit

UD   **Häufiger Rz bei höherem Zigarettenkonsum als bei niedrigerem Zigarettenkonsum.** 44 Raucher, Cimetidin 800 mg/d/12 Wochen oder Cimetidin 800 mg/d + Sulpirid 200 mg/d/12 Wochen, 26 Rz innerhalb von 6 Monaten:

Tabelle 254.25. Risikofaktoren bezüglich des Rezidivs
Rauchen

Ulkus	Mehr Rz bei Rauchern?	Raucher Rz %	Raucher Rz n	Pat Raucher n	Nicht Raucher Rz %	Nicht Raucher Rz n	Pat Nicht Raucher n	Therapie	Ther dauer Monate	Autor, Jahr	Stu dsn
*1	*2	*3									
UD	Kein Einfluß	28	19	67	25	8	32	Ranitidin	12	*Mazzacca G, 1983*	(ouk)
UD	Kein Einfluß	30	14	46	21	5	24	Cim/Ran/Pir	12	*Battaglia G, 1984*	(nok)
UD	Kein Einfluß	46	11	24	38	11	29	Th nulla	4	*Lee FI, 1985a*	(reb)§
UD	Kein Einfluß	59	39	66	43	17	40	Cimetidin	12	*Bianchi Porro G, 1982b*	(rdb)
UD	Mehr Rz	31	17	55	7.7	2	26	Ranitidin	12	*Lee FI, 1984*	(ouk)
UD	Mehr Rz	34	(a)	186	18	(a)	114	Cimetidin	12	*Sontag S, 1984*	(rdb)
UD	Mehr Rz	34	16	47	17	9	53	Cimetidin	12	*Kratochvil P, 1983*	(ouk)
UD	Mehr Rz	37	17	46	23	8	35	Carbenox/Plaz	24	*Berndt H, 1981*	(rdb)
UD	Mehr Rz	59	26	44	30	3	10	Th nulla	6	*Tandon RK, 1975*	(rdb)§
UD	Mehr Rz	72	(a)	39	21	(a)	31	Plazebo	12	*Sontag S, 1984*	(rdb)
UD	Mehr Rz	77	30	39	54	30	56	DAP/Plaz	12	*Bertschinger PH, 1987*	(rdb)
UD	Mehr Rz	83	35	42	53	29	55	Th nulla	12	*Eaves ER, 1983*	(nok)§
UD	Mehr Rz	84	38	45	53	32	60	Th nulla	12	*Korman MG, 1983*	(rdb)§
UD	Mehr Rz	85	29	34	55	11	20	Th nulla	4	*Lee FI, 1985a*	(reb)§
UV	Kein Einfluß	20	5	25	32	8	25	Th nulla	48	*Piper DW, 1978b*	(ouk)
UV	Kein Einfluß	51	19	37	69	9	13	Ranitidin/Plaz	12	*Jorde R, 1987*	(reb)
nk	Mehr Rz	39	(a)	854	25	(a)	711	Cimetidin	24	*Rohner HG, 1985*	(ouk)

*1, *2, *3: Kolonnen, nach denen der Inhalt der Tabelle sortiert ist.
(a) Life-Table-Analyse; Rohwerte nicht verfügbar.
§ Angaben zur vorausgegangenen KT siehe Text.

31 mit Rauchindex 400 oder mehr, 21 Rz (68%); 13 mit Rauchindex 1–400, 5 Rz (38%). *Tandon RK, 1975, (rdb)*.

Sonstige Arbeiten:
Lam SK, 1987, (reb).

254.27 Säuresekretion bei Therapiebeginn

UD   **Häufiger Rz bei höherer Säuresekretion als bei niedrigerer Säuresekretion.** 70 Patienten, Cimetidin 400 mg/d/12 Monate oder Ranitidin 150 mg/d/12 Monate oder Pirenzepin 50 mg/d/12 Monate: Höhere Rz-rate bei Patienten mit MAO höher als 60 mmol/h; Graphik und Statistik. *Battaglia G, 1984, (nok)*.

UV   **Kein Einfluß der Säuresekretion auf die Rz-Häufigkeit.** 25 Patienten, Ranitidin 10 mg/d/12 Monate: 9 mit Rz, mittlerer BAO (MAO) 2,7 (21,5) mmol/h; 16 ohne Rz, mittlerer BAO (MAO) 1,4 (16) mmol/h. *Jorde R, 1987, (reb)*.
Häufiger Rz bei höherer Säuresekretion als bei niedrigerer Säuresekretion. 25 Patienten, Piazebo 12 Monate: 19 mit Rz, mittlerer BAO (MAO) 2,4 (21) mmol/h; 6 ohne Rz, mittlerer BAO (MAO) 1,7 (14,5) mmol/h. *Jorde R, 1987, (reb)*.

Sonstige Arbeiten:

UD   *Breen KJ, 1982, nok; Battaglia G, 1985 b, ouk; Cargill JM, 1978, (rok); Federici T, 1983, ouk; Gough KR, 1984 c, (rdb); Rune SJ, 1980 b, (ouk); Rydning A, 1982, (rok); Sontag S, 1984, (rdb); Valnes K, 1982, (rdb)*.

UV   *Morgan AG, 1978, (reb)*.

nk   *Ippoliti A, 1983, (rdb)*.

254.28 Säuresekretion unter Therapie

Je stärker die Säuresekretion gehemmt wird, umso geringer ist die Rezidivrate des Ulcus duodeni (Hunt RH 1987). Ähnliches gilt wahrscheinlich auch für das Ulcus ventriculi. Siehe auch unter 241.02 (Rezidiv während medikamentöser Langzeittherapie, symptomatisches und asymptomatisches Cimetidin) und 241.10 (Rezidiv während medikamentöser Langzeittherapie, symptomatisches und asymptomatisches Ranitidin).

254.29 Therapierefraktäres Ulkus oder Ulkus mit verzögerter Heilung

UD   **Kein Einfluß der Heilungsgeschwindigkeit während vorausgeganener KT auf die Rz-Häufigkeit.** 124 Patienten, Antazidum abends 12 Monate: 46 mit Heilungsdauer mindestens 3 Monate, 40% Rz nach Life-Table-Analyse; 78 mit Heilungsdauer unter 3 Monate, 45% Rz nach Life-Table-Analyse. *Okabe H, 1987, (rok)*.
Kein Einfluß der Heilungsgeschwindigkeit während vorausgegangener KT auf die Rz-Häufigkeit. 125 Patienten, Cimetidin 400 mg/d/12 Monate: 50 mit Heilungsdauer mindestens 3 Monate, 21% Rz nach Life-Table-Analyse; 75 mit Heilungsdauer unter 3 Monate, 24% Rz nach Life-Table-Analyse. *Okabe H, 1987, (rok)*.

Häufiger Rz bei primär therapierefraktärem Ulkus als bei normal heilendem Ulkus. 61 Patienten mit primär therapierefraktärem Ulkus, Cimetidin 400 mg/d/24 Monate, 96% Rz nach Life-Table-Analyse; 200 Patienten mit normal heilendem Ulkus, Cimetidin 400 mg/d/24 Monate, 63% Rz nach Life-Table-Analyse. *Bardhan KD, 1986 b, (ouk)*.

Häufiger Rz bei Patienten mit unvollständiger Heilung nach KT als bei Patienten mit vollständiger Heilung nach KT. 87 Patienten, Cimetidin 600 mg/d/6 Monate oder Plazebo: 31 mit unvollständiger Heilung nach KT, 22 Rz (71%); 56 mit vollständiger Heilung nach KT, 19 Rz (34%). *Paoluzi P, 1985 c, rdb.*

Häufiger Rz bei Patienten mit unvollständiger Ulkusheilung. 56 Patienten mit makroskopisch vollständiger Ulkusheilung (30 Patienten Cimetidin-LZT, 26 Patienten Plazebo-LZT) nachfolgende Beobachtungszeit 6 Monate, 71% Rz. 31 K mit unvollständiger Ulkusheilung (15 Patienten Cimetidin-LZT, 16 Patienten Plazebo-LZT) 34% Rz. *Paoluzzi P, 1985, rdb.*

UD+   **Häufiger Rz bei Patienten mit langsamerer Heilungsgeschwindigkeit als bei Patienten mit schnellerer Heilungsgeschwindigkeit bei vorausgegangener KT.** 53 Patienten nach KT mit Anticholinergikum oder Cimetidin oder Plazebo geheilt, nachfolgende Beobachtungszeit 12 Monate: 24 mit 6–12 Wochen Heilungsdauer, 19 Rz (79%); 29 mit 3 Wochen Heilungsdauer, 13 Rz (45%). *Ström M, 1981, rdb.*

UV   **Häufiger Rz bei Patienten mit langsamerer Heilungsgeschwindigkeit als bei Patienten mit schnellerer Heilungsgeschwindigkeit während vorausgegangener KT.** 167 Patienten, Antazidum oder Antazidum + Sucralfat 4000 mg/d/6 Monate, nachfolgende Beobachtungszeit 12 Monate: 74 mit 9 und mehr Wochen Heilungsdauer, 41 Rz (55%); 93 Patienten mit bis zu 8 Wochen Heilungsdauer, 6 Rz (6,5%). *Miyake T, 1980, (reb)*.

Kein Einfluß der Heilungsgeschwindigkeit während vorausgegangener KT auf die Rz-Häufigkeit. 60 Patienten geheilt nach Hospitalisation, Fragebogenaktion: 9 mit 9 Wochen Heilungsdauer, 2 Rz (22%); 23 mit 6 Wochen Heilungsdauer, 6 Rz (26%); 28 mit 3 Wochen Heilungsdauer, 6 Rz (21%). *Piper DW, 1975, (rok)*.

Häufiger Rz bei Patienten mit langsamerer Heilungsgeschwindigkeit als bei Patienten mit schnellerer Heilungsgeschwindigkeit bei vorausgegangener KT. 50 Patienten geheilt nach Hospitalisation, nachfolgende Beobachtungszeit 48 Monate: 21 mit 3 und mehr Wochen Heilungsdauer, 9 Rz (43%); 29 mit bis zu 3 Wochen Heilungsdauer, 4 Rz (14%). *Piper DW, 1978 b, (ouk)*.

UV+   **Kein Einfluß der Heilungsgeschwindigkeit während vorausgegangener KT auf die Rz-Häufigkeit.** 484 Patienten geheilt nach KT mit Anticholinergikum + Antazidum, nachfolgende Beobachtungszeit 24 Monate: 29 mit 12 Wochen Heilungsdauer, 11 Rz (38%); 125 mit 6 Wochen Heilungsdauer, 54 Rz (43%); 223 mit 3 Wochen Heilungsdauer, 73 Rz (33%). *Littman A (ed), 1971, (ouk)*.

nk   **Häufiger Rz bei Patienten mit langsamerer Heilungsgeschwindigkeit als bei Patienten mit schnellerer Heilungsgeschwindigkeit während vorausgegangener KT.** 54 Patienten, Cimetidin 400 mg/d/36 Monate: 10 mit mehr als 6 Wochen Heilungsdauer, 10 Rz (100%); 44 mit bis zu 6 Wochen Heilungsdauer, 27 Rz (61%). *Ström M, 1986 a, (ouk)*.

Sonstige Arbeiten:

UD   *Sonnenberg A, 1979, (rdb); Sonnenberg A, 1981, (rdb).*

UD+   *Gotthard R, 1982, (rdb).*

UV   *Jorde R, 1986 b, rdb; Morgan AG, 1978, (reb); Sutton DR, 1982, ret.*

UV+   *Littman A (ed), 1971, ret.*

254.30 Ulkusepisoden, Anzahl früherer

Siehe auch unter 254.04 (Anamnesedauer).

UD   **Kein Einfluß der Anzahl früherer Ulkusepisoden auf die Rz-Häufigkeit.** 95 Patienten, Diethyl-Amino-Persilat 500 mg/d/12 Monate oder Plazebo: 76 mit mehr als 2 Ulkusepisoden, 47 Rz (60%); 19 mit bis zu 2 Ulkusepisoden, 11 Rz (58%). *Bertschinger PH, 1987, (rdb).*

UV   **Kein Einfluß der Anzahl früherer Ulkusepisoden auf die Rz-Häufigkeit.** 121 Patienten, Cimetidin 400 mg/d/12 Monate: 65 mit mehr als einer Ulkusepisode, 30% RZ nach Life-Table-Analyse; 56 mit Erstmanifestation des Ulkus, 13% Rz nach Life-Table-Analyse. *Okabe H, 1987, (rok).*
      Häufiger Rz bei Patienten mit mehreren Ulkusepisoden als bei Patienten mit nur einer Ulkusepisode. 121 Patienten, Antazidum abends 12 Monate: 61 mit mehr als einer Ulkusepisode, 60% Rz nach Life-Table-Analyse; 60 mit Ernstmanifestation des Ulkus, 21% Rz nach Life-Table-Analyse. *Okabe H, 1987, (rok).*
      Häufiger Rz bei Patienten mit mehreren Ulkusepisoden als bei Patienten mit nur einer Ulkusepisode. 167 Patienten, Antazidum oder Antazidum + Sucralfat 4000 mg/d, nachfolgend 12 Monate Beobachtungszeit: 59 mit mehr als 1 Ulkusepisode, 35 Rz (59%); 108 mit Erstmanifestation des Ulkus, 12 Rz (11%). *Miyake T, 1980, (reb).*

nk   **Häufiger Rz bei Patienten mit mehreren Ulkusepisoden als bei Patienten mit nur einer Ulkusepisode.** 60 Patienten, Plazebo 6 Monate: 18 mit 6 oder mehr Ulkusepisoden, 13 Rz (72%); 31 mit 2–5 Ulkusepisoden, 15 Rz (48%); 11 mit 1 Ulkusepisode, 2 Rz (18%). *Classen M, 1983 a, (rdb).*
      Häufiger Rz bei Patienten mit mehreren Ulkusepisoden als bei Patienten mit nur einer Ulkusepisode. 65 Patienten, Sucralfat 1000 mg/d/6 Monate: 27 mit 6 oder mehr Ulkusepisoden, 10 Rz (37%); 27 mit 2–5 Ulkusepisoden, 3 Rz (11%); 11 mit 1 Ulkusepisode, 1 Rz (9,1%). *Classen M, 1983 a, (rdb).*

254.31 Ulkusgröße bei Therapiebeginn

UD   **Kein Einfluß der ursprünglichen Ulkusgröße auf die Rz-Häufigkeit.** 66 Patienten, Cimetidin 400 mg/d/12 Monate oder Pirenzepin 30 mg/d/12 Monate oder Plazebo: 28 mit Rz, mittlere Größe des ursprünglichen Ulkus 104 mm^2; 38 Plazebo: 28 mit Rz, mittlere Größe des ursprünglichen Ulkus 104 ^{2}; 38 ohne Rz, mittlere Größe des ursprünglichen Ulkus 97 ^{2}; bei multiplen Ulcera Addition der Einzelfächen. *Sonnenberg A, 1981, (rdb).*
      Kein Einfluß der ursprünglichen Ulkusgröße auf die Rz-Häufigkeit. 54 Patienten, Cimetidin 800 mg/d/12 Wochen oder Cimetidin 800 mg/d + Sulpirid 200 mg/d/12 Wochen, 29 Rz innerhalb von 6 Monaten: 15 Ulkusgröße min-

destens 10 mm, 8 Rz (53%); 27 Ulkusgröße 5–10 mm, 14 Rz (52%); 12 Ul-kusgröße kleiner 5 mm, 7 Rz (58%). *Tandon RK, 1975, (rdb)*.

UV **Häufiger Rz bei Patienten mit ursprünglich größeren Ulcera als bei Patienten mit ursprünglich kleineren Ulcera.** 167 Patienten, Antazidum oder Antazidum + Sucralfat 4000 mg/d/6 Monate, nachfolgende Beobachtungzeit 12 Monate: 22 mit ursprünglich über 15 mm großen Ulcera, 18 Rz (82%); 97 mit ursprünglich 5–15 mm großen Ulcera, 29 Rz (30%); 48 mit ursprünglich weniger als 5 mm großen Ulcera, kein Rz. *Miyake, T, 1980, (reb.)*

Häufiger Rz bei Patienten mit ursprünglich größeren Ulcera als bei Patienten mit ursprünglich kleineren Ulcera. 81 Patienten geheilt nach Hospitalisation, Fragebogenaktion: 41 mit ursprünglich über 51 ^{2} großen Ulcera, 22 Rz (54%); 40 mit ursprünglich bis zu 51 ^{2} großen Ulcera, 10 Rz (25%). *Piper DW, 1975, (rok)*.

Kein Einfluß der ursprünglichen Ulkusgröße auf die Rz-Häufigkeit. 41 Patienten geheilt nach Hospitalisation, 41 mit Messung der Ulkusgröße, nachfolgende Beobachtungzeit 48 Monate: 16 mit ursprünglich über 57 ^{2} großen Ulcera, 6 Rz (38%); 25 mit ursprünglich bis zu 57 ^{2} großen Ulcera, 4 Rz (16%). *Piper DW, 1978 b, (ouk)*.

Sonstige Arbeiten:

UD *Sonnenberg A, 1979, (rdb)*.

UV *Morgan AG, 1978, (reb)*.

254.32 Ulkuskomplikationen in der Anamnese

UD **Häufiger Rz bei Patienten mit früherer Ulkusblutung als bei Patienten ohne frühere Ulkusblutung.** 95 Patienten, Diethyl-Amino-Persilat 500 mg/d/12 Monate oder Plazebo: 11 mit früherer Blutung, 11 Rz (100%); 84 ohne frühere Blutung, 49 Rz (58%). *Bertschinger PH, 1987, (rdb)*.

Häufiger Rz bei Patienten mit früherer Ulkusblutung als bei Patienten ohne frühere Ulkusblutung. 99 Patienten, Ranitidin 150 mg/d/12 Monate: 6 mit früherer Blutung, 4 Rz (67%); 93 ohne frühere Blutung, 23 Rz (25%). *Mazzacca G, 1983, (ouk)*.

254.33 Ulkuslokalisation

UV **Häufiger Rz bei Ulkus im Angulus als bei Ulkus im Korpus.** 117 Patienten, Antazidum abends 12Monate: 45 Ulkus im Angulus, 51% Rz nach Life-Table-Analyse; 72 Ulkus im Korpus, 30% Rz nach Life-Table-Analyse. *Okabe H, 1987, (rok)*.

Kein Einfluß der Ulkuslokalisation auf die Rz-Häufigkeit. 119 Patienten, Cimetidin 400 mg/d/12 Monate: 64 Ulkus im Angulus, 24% Rz nach Life-Table-Analyse: 55 Ulkus im Korpus, 24% nach Life-Table-Analyse. *Okabe H, 1987, (rok)*.

nk **Kein Einfluß der Ulkuslokalisation auf die Rz-Häufigkeit.** 270 Patienten, Cimetidin 800 mg/d/4 Wochen oder Sucralfat 4000 mg/d/4 Wochen, 140 Rz innerhalb von 11 Monaten (52%): 155 UD, 84 Rz (54%); 50 präpylorisches Ulkus, 27 Rz (54%); 65 UV, 29 Rz (45%). *Bolhaug JH, 1987, (nok)*.

Häufiger Rz bei UD als bei UV. 382 Patienten, Cimetidin 400 mg/d/48 Monate: 305 UD, 189 Rz (62%); 77 UV, 31 Rz (40%). *Anglo...Stud Group, 1985, ouk*.

Häufiger Rz bei UD als bei UP. 88 Patienten, geheilt nach Ranitidin 300 mg/d/6 Wochen oder Antazidum 6 Wochen, Therapia nulla 12 Monate: 50 UD, 21 symptomatische Rz (42%); 38 UP, 13 symptomatische Rz (34%). *Bytzer P, 1986, (rdb)*.

Häufiger Rz bei präpylorischen Ulcera als bei UD. 61 Patienten, Cimetidin 400 mg/d/36 Monate: 26 präpylorische Ulcera, 19 Rz (73%); 35 UD, 12 Rz (34%). *Ström M, 1986 a, (ouk)*.

Sonstige Arbeiten:

UD+   *Adami HO, 1982, (rok)*.

UV   *Alp MH 1972, ret; Morgan AG, 1978, (reb); Thomas J, 1980 a, (rok)*.

nk   *Bytzer P, 1985, nok; Ström M, 1984 b, (rok)*.

254.34 Ulkusnarbe, Beschaffenheit der

UV   **Häufiger Rz bei Patienten mit roter Ulkusnarbe als bei Patienten mit weißer Ulkusnarbe.** 167 Patienten, Antazidum oder Antazidum + Sucralfat 4000 mg/d/6 Monate, nachfolgende Beobachtungszeit 12 Monate: 69 mit roter Narbe, 34 Rz (49%); 98 mit weißer Narbe, 13 Rz (13%). *Miyake T, 1980, (reb)*.

254.35 Ulkussymptome

Sonstige Arbeiten:

UD   *Lam SK, 1987, (reb)*.

254.36 Ulkuszahl

UD   **Häufiger Rz bei multiplen Ulcera als bei einfachem Ulkus.** 99 Patienten, Ranitidin 150 mg/d/12 Monate: 9 mit multiplen Ulcera, 4 Rz (44%); 90 mit einem Ulkus, 33 Rz (26%). *Mazzacca G, 1983, (ouk)*.

UV   **Kein Einfluß der Ulkuszahl auf die Rz-Häufigkeit.** 167 Patienten, Antazidum oder Antazidum + Sucralfat 4000 mg/d/6 Monate: 39 mit multiplen Ulcera, 7 Rz (18%); 128 mit einem Ulkus, 40 Rz (31%). *Miyake T, 1980, (reb)*.

255 Risikofaktoren bezüglich therapierefraktäre Ulkus

Siehe unter 250 (Risikofaktor bezüglich Heilung des unkomplizierten Ulkus).

256 Therapierefraktäres Ulkus, Häufigkeit

Vergleiche auch 249 (Risikofaktoren bezüglich Heilung des unkomplizierten Ulkus).

Sonstige Arbeiten:

UD   *Nasiry RW, 1987, ouk*.

256.01 Verschiedene Medikamente

Ulkus	Medika-ment	Ther-refr. Ulkus %	Ther-refr. Ulkus n	Pat n	Dosis mg/d	Ther-dauer Wochen	Autor, Jahr	Stu dsn
*1	*2	*4				*3		
UD	Cimetidin	14	4	28	1000	6-12	*Martin DF, 1981*	rdb
UD	Cimetidin	14	4	28	1000	6-12	*Marks IN, 1983c*	rok
UV	Caved-S	12	6	50	6 Tabl/d	12	*Morgan AG, 1982*	reb
UV	Cimetidin	6.0	3	50	1000	6-12	*Morgan AG, 1982*	reb
UV	Cimetidin	14	4	28	1000	6-12	*Martin DF, 1981*	rdb
UV	Sucralfat	22	6	27	4000	6-12	*Martin DF, 1981*	rdb
UV	Sucralfat	22	6	27	4000	6-12	*Marks IN, 1983c*	rok
nk	Cimetidin	5.0	99	1988	1000-1600	12	*Rohner HG, 1985*	ouk

*1, *2 etc.: Kolonnen, nach denen der Inhalt der Tabelle sortiert ist.

257 Ulkuskrankheit, allgemeine Charakteristika und Verlauf

257.01 Chirurgische Therapie, Häufigkeit

Ulkus	Operationen %	Pat n	Operationen n	Autor, Jahr	Stu dsn
*1	*2				
UD	22	154	34	*Greibe J, 1977*	ret
UD	39	249	98	*Krag E, 1966*	ret
UV	22	58	13	*Krag E, 1966*	ret
UV	38	664	255	*Larson NE, 1961*	ret
UV	48	110	53	*Lupano F, 1986*	ouk
nk	48	665	318	*Krause U, 1963*	ret
nk	48	3662	1761	*Westlund K, 1963*	ret

*1, *2: Kolonnen, nach denen der Inhalt der Tabelle sortiert ist.

257.02 Chirurgische Therapie, Häufigkeit, Zeitraum, Verlauf

UD **Abnehmende Operatioinsfrequenz für UD in Australien in den Jahren 1969–1981.** Abnahme von ca. 0,3 auf ca. 0,24 Operationen pro 10000 Einwohner, kein Einfluß der Einführung von Cimetidin im Jahre 1977. *Doessel DP, 1985, ret.*
Abnehmende Operationsfrequenz für UD in England in den Jahren 1972–1980. 3548 Operationen in 6 Kliniken: 1972–1976 im Mittel 477 Operationen pro Jahr; 1977–1980 im Mittel 290 Operationen pro Jahr; laut Autor Zusammenhang mit der Einführung von Cimetidin im Jahre 1977. *Wyllie JH, 1981, ret.*

Abnehmende Operationsfrequenz für UD in den USA in den Jahren 1961–1984. 1961–1965: 6,0 Operationen pro 10000 Einwohner und Jahr; 1971–1975: 5,7 Operationen pro 10000 Einwohner und Jahr; 1981–1984: 0,7 Operationen pro 10000 Einwohner und Jahr. *Sonnenberg A, 1987, ret.*

UV   **Abnehmende Operationsfrequenz für UV in den USA in den Jahren 1961–1984.** 1961–1965: 4,8 Operationen pro 10000 Einwohner und Jahr; 1971–1975: 3,6 Operationen pro 10000 Einwohner und Jahr; 1981–1984: 2,1 Operationen pro 10000 Einwohner und Jahr. *Sonnenberg A, 1987, ret.*

Zunehmende Operationsfrequenz für UV in Australien in den Jahren 1969–1977, Abnahme ab 1977 mit der Einführung von Cimetidin. 1969–1977: Zunahme von ca. 0,53 auf ca. 0,84 Operationen pro 10000 männliche Einwohner, Zunahme von ca. 0,41 auf ca. 0,54 Operationen pro 10000 weibliche Einwohner; 1977–1981: gleichbleibend ca. 0,45 Operationen auf 10000 männliche Einwohner, ca. 0,30 Operationen auf 10000 weibliche Einwohner. *Doessel DP, 1985, ret.*

nk   **Abnehmende Operationsfrequenz für peptische Ulzera in den USA in den Jahren 1965–1979.** Geringere Operationsfrequenz 1978–1979 als 1965–1977, laut Autor Zusammenhang mit der Einführung von Cimetidin im Jahre 1977. *Fineberg HV, 1981, ret.*

Abnehmende Operationsfrequenz für peptische Ulcera in Rochester, MN, in den Jahren 1956–1985. 49 elektive Operationen pro 10000 Einwohner in den Jahren 1956–1960; 6 elektive Operationen pro 100000 Einwohner in den Jahren 1981–1985. Abnahme begann lange vor Einführung der H_2-Antagonisten im Jahr 1977. Notfalloperationen gleichbleibend bei ca. 10 pro 100000 Einwohner. *Gustavsson S, 1987a, ret.*

Abnehmende Operationsfrequenz für peptische Ulcera in Rochester, MN, in den Jahren 1956–1985. Ca. 50 Operationen auf 100000 Einwohner/Jahr in den Jahren 1956–1960, ca. 12 Operationen auf 100000 Einwohner/Jahr in den Jahren 1981–1985. Daten aus Graphik. *Gustavsson S, 1987c, ret.*

Steigender Anteil der Notfalleingriffe an der Gesamtzahl der Ulkusoperationen in Virginia in den Jahren 1961–1984. McGuire Veterans Administration Medical Center Virginia: 77,6 Operationen pro Jahr in den Jahren 1961–1971, davon 7,6 Notfalleingriffe (9,8%); 24 Operationen pro Jahr in den Jahren 1976–1984, davon 12 Notfalleingriffe (50%). McGuire HH, 1986, ret.

Steigender Anteil der Notfalleingriffe an der Gesamtzahl der Ulkusoperationen in Mannheim in den Jahren 1974–1978. Chir Universitätsklinik Mannheim: 33% der Ulkusoperationen Notfalleingriffe im Jahr 1974; 61% der Ulkusoperationen Notfalleingriffe im Jahr 1978. *Linder MM, 1985, ret.*

Sonstige Arbeiten:

Peitsch W, 1986, ret.

257.03 Häufigkeit des Auftretens in der Gesamtbevölkerung

Ulkus *1	Ulkusfälle auf 1000 Einwohner pro Jahr *2	Land bzw. Stadt	Jahr(e)	Autor, Jahr	Stu dsn
UD	0.74	Nordnorwegen	1962-1964	*Ostensen H, 1982*	ret§
UD	0.80	Nordnorwegen	1980-1981	*Ostensen H, 1982*	ret§
UD	1.3	Kopenhagen	1963-1968	*Bonnevie O, 1975*	ret§
UD	1.35	York	1952-1957	*Pulvertaft CN, 1959*	ret§
UD	3.8	Australien	1981	*Hugh TB, 1984*	ret§
UD	6.6/1.8(a)	USA	1973	*Vogt TM, 1980*	ret§
UD	8.2	Schottland	1957-1959	*Litton A, 1963*	ret§
UV	0.42	York	1952-1957	*Pulvertaft CN, 1959*	ret§
UV	0.7	Australien	1981	*Hugh TB, 1984*	ret§
UV	0.71	Nordnorwegen	1962-1964	*Ostensen H, 1982*	ret§
UV	0.78	Nordnorwegen	1980-1981	*Ostensen H, 1982*	rok§
UV	1.0	Schottland	1957-1959	*Litton A, 1963*	ret§
UV	2.6/1.8(a)	USA	1973	*Vogt TM, 1980*	ret§
nk	18	USA	1979	*Stat Bull, 1982*	ret§

*1, *2: Kolonnen, nach denen der Inhalt der Tabelle sortiert ist.
(a) Männer/Frauen
§ Für genauere Information siehe Text

Siehe auch unter 257.06 (Hospitalisation, Häufigkeit in der Gesamtbevölkerung).

Die folgenden Angaben ergänzen den Inhalt der Tabelle:

UD *Bonnevie O, 1975, ret:* 1963–1968 in Kopenhagen: 1 386 UD und 89 UP bei in den Monaten Januar bis Juni geborenen Einwohnern Kopenhagens diagnostiziert, Umrechnung der Inzidenz auf Gesamtbevölkerung.
Hugh TB, 1984, ret: 1981 in Australien: 13 Millionen Einwohner, 3,8 UD auf 1 000 mindestens 15jährige Einwohner.
Litton A, 1963, ret: 1957–1959 in Schottland: 102 625 mindestens 15jährige Personen, 838 UD.
Ostensen H, 1982, ret: August 1980–Juli 1981 in Nordnorwegen: Jährliche Ulkusinzidenz pro 1 000 Einwohner 0,80; 76 Neuerkrankungen auf 98 000 Einwohner (0,078%).
Ostensen H, 1982, ret: Januar 1962–Juli 1964: Jährliche Ulkusinzidenz pro 1 000 Einwohner 0,74; 233 Neuerkrankungen auf 125 000 Einwohner (0,19%).
Pulvertaft CN, 1959, ret: 1952–1957 in York: 2,15 jährliche Neuerkrankungen an UD auf 1 000 mindestens 15jährige männliche Einwohner, 0,62 jährliche Neuerkrankungen an UD auf 1 000 mindestens 15jährige weibliche Einwohner; Gesamtinzidenz mit Hilfe der angegebenen Bevölkerungszahlen berechnet.

Vogt TM, 1980, ret: 1973 in den USA: 6,6 Ulkusepisoden auf 1 000 Personen-Jahre Beobachtungszeit bei Männern, 1,8 Ulkusepisoden auf 1 000 Personen-Jahre Beobachtungszeit bei Frauen.

UV *Hugh TB, 1984, ret:* 1981 in Australien: 13 Millionen Einwohner, 0,7 UV auf 1 000 mindestens 15jährige Einwohner.
Litton A, 1963, ret: 1957–1959 in Schottland: 102 625 mindestens 15jährige Personen, 106 UV.
Ostensen H, 1982, rok: August 1980–Juli 1981: Jährliche Ulkusinzidenz pro 1 000 Einwohner 0,78; 76 Neuerkrankungen auf 98 000 Einwohner (0,079%).
Ostensen H, 1982, ret: Januar 1962–Juli 1964 in Nordnorwegen: Jährliche Ulkusinzidenz pro 1 000 Einwohner 0,71; 222 Neuerkrankungen auf 125 000 Einwohner (0,18%).
Pulvertaft CN, 1959, ret: 1952–1957 in York: 0,53 jährliche Neuerkrankungen an UV auf 1 000 mindestens 15jährlige männliche Einwohner, 0,31 jährliche Neuerkrankungen an UV auf 1 000 mindestens 15jährige weibliche Einwohner; Gesamtinzidenz mit Hilfe der angegebenen Bevölkerungszahlen berechnet.
Vogt TM, 1980, ret: 1973 in den USA: 2,6 Ulkusepisoden auf 1 000 Personen-Jahre Beobachtungszeit bei Männern, 1,8 Ulkusepisoden auf 1 000 Personen-Jahre bei Frauen.

nk *Stat Bull, 1982, ret:* 1979 in den USA: 38 Millionen Ulkuskranke.
Jorgensen TG, 1976, ret: 9,2% Ulcera bei 40–59jährigen Männern; 5 249 Männer, 484 mit Ulkusanamnese.
Pfeiffer CJ, 1973, rok: 12% Ulcera bei 50–54jährigen Männern in Prag im Jahr 1967. 402 Männer, 50 mit Ulkusanamnese.

Sonstige Arbeiten:

UD *Fry J, 1964, ret; Jennison J, 1938, ouk; Manson RR, 1969, ret; Yodfat Y, 1972, ret.*

UV *Fry J, 1964, ret; Manson RR, 1969, ret; Yodfat Y, 1972, ret.*

nk *Alsted G, 1953, ouk; Blumenthal IS, 1968, ret; Clarke M, 1976, ret; Gillies MA, 1969, ouk.*

257.04 Häufigkeit des Auftretens in der Gesamtbevölkerung, Ulkuslokalisation

nk **Häufiger UD als UV in Schweden in den Jahren 1925–1934.** 665 Ulkuspatienten: 270 UV (41%), 371 UD (56%), 24 kombinierte Ulcera (3,6%). *Krause U, 1963, ret.*
Häufiger UV als UD in Japan. UV 5–10mal häufiger als UD. *Sonnenberg A, 1985 b, ret.*
Häufiger UD als UV in Europa und USA. In denmeisten europäischen Ländern und USA UD 2mal häufiger als UV, in Schottland und England UD 5mal häufiger als UV. *Sonnenberg A, 1985 b, ret.*
Häufiger UV als UD in Europa mit Ausnahme von Irland, Schottland, England und Italien in den Jahren 1971–1975. Mortalität UV/UD pro 1 000 000 Lebende: BRD 44/20, Schweiz 34/24, Österreich 42/39, Dänemark 41/22, Norwegen 23/15, Schweden 57/26, Finnland 32/13, Frankreich 32/6, Spanien

49/19, Portugal 61/39, Griechenland 26/15, Polen 48/19, Niederlanden 30/17, Belgien 40/7, Italien 30/38, England 31/34, Schottland 27/44, Irland 26/34. *Sonnenberg A, 1985b, ret.*

257.05 Häufigkeit des Auftretens in der Gesamtbevölkerung, Zeitverlauf

Siehe auch unter 257.20 (Mortalität, Zeitverlauf).

Ulkus *1	Ulkus-häufigkeit abnehmend? *2	Land	Jahr(e)	Autor, Jahr	Studsn
UD	Abnehmend	USA	1967-1973	*Vogt TM, 1980*	ret§
UD	Gleichbleibend	Nordnorwegen	1962-1981	*Ostensen H, 1982*	ret§
UV	Abnehmend	USA	1967-1973	*Vogt TM, 1980*	ret§
UV	Gleichbleibend	Nordnorwegen	1962-1981	*Ostensen H, 1982*	ret§

*1, *2: Kolonnen, nach denen der Inhalt der Tabelle sortiert ist.
§ Für genauere Information siehe Text.

Die folgenden Angaben ergänzen den Inhalt der Tabelle:

UD   *Vogt TM, 1980, ret:* 1967–1973 in den USA: Abnahme der Ulkusepisoden pro 1 000 Personen-Jahre Beobachtungszeit von 14 auf 4,1.
Ostensen H, 1982, ret: 1962–1981 in Nordnorwegen: Veränderung der jährlichen Ulkusinzidenz pro 1 000 Einwohner von 0,74 in den Jahren 1962–1964 auf 0,80 in den Jahren 1980–1981; Veränderung der jährlichen Neuerkrankungsrate von 233 bei 125 000 Einwohnern (0,19%) auf 78 bei 98 000 Einwohnern (0,080%).

UV   *Vogt TM, 1980, ret:* 1967–1973 in den USA: Abnahme der Ulkusepisoden pro 1 000 Personen-Jahre Beobachtungszeit von 4,6 auf 2,2.
Ostensen H, 1982, ret: 1962–1981 in Nordnorwegen: Veränderung der jährlichen Ulkusinzidenz pro 1 000 Einwohner von 0,71 in den Jahren 1962–1964 auf 0,78 in den Jahren 1980–1981; Veränderung der jährlichen Neuerkrankungsrate von 222 bei 125 000 Einwohnern (0,18%) auf 76 bei 98 000 Einwohnern (0,079%).

Sonstige Arbeiten:

UD   *Blumberg L, 1983, ret.*

UV   *Blumberg L, 1983, ret.*

nk   *Blumenthal IS, 1968, ret.*

257.06 Hospitalisation, Häufigkeit in der Gesamtbevölkerung

Ulkus	Hospital. auf 1000 Einwohner pro Jahr	Land bzw. Stadt	Jahr(e)	Autor, Jahr	Stu dsn
*1	*2				
UD	0.44	USA	1975	*Vogt TM, 1980*	ret
UD	0.59	Kanada	1981	*Preshaw RM, 1985*	ret
UD	0.82	USA	1978	*Kurata JH, 1982*	ret
UD	0.83	Großbritannien	1970-1972	*Brown RC, 1976*	ret
UV	0.31	USA	1975	*Vogt TM, 1980*	ret
UV	0.36	Kanada	1981	*Preshaw RM, 1985*	ret
UV	0.43	Großbritannien	1970-1972	*Brown RC, 1976*	ret
UV	0.48	USA	1978	*Kurata JH, 1982*	ret

*1, *2: Kolonnen, nach denen der Inhalt der Tabelle sortiert ist.

257.07 Hospitalisation, Häufigkeit in der Gesamtbevölkerung, Geschlechtsverteilung

siehe Tabelle 257.07

Die folgenden Angaben ergänzen den Inhalt der Tabelle:

Häufiger Hospitalisationen wegen UD bei Männern als bei Frauen in England. 1973–1977: tabellarische Übersicht über alters- und geschlechtsspezifische Hospitalisationsationshäufigkeiten pro 100 000 Einwohner verschiedener Altersklassen über 15 Jahre. *Coggon D, 1981, ret.*

Häufiger Hospitalisationen wegen UD bei Männern als bei Frauen in den USA. 1978: Geschlechterverhältnis Männer:Frauen 1,4 nach geschätzter jährlicher Anzahl Hospitalisationen in nichtstaatlichen Krankenhäusern der USA. *Elashoff JD, 1980, ret.*

Häufiger Hospitalisationen wegen UV bei Männern als bei Frauen in England. 1973–1977: tabellarische Übersicht über alters- und geschlechtsspezifische Hospitalisationshäufigkeiten pro 100 000 Einwohner verschiedener Altersklassen über 15 Jahre. *Coggon D, 1981, ret.*

257.08 Hospitalisation, Häufigkeit in der Gesamtbevölkerung, Zeitverlauf

siehe Tabelle 257.08

Zusätzliche in der Tabelle nicht enthaltene Information:

UD *Brown RC, 1976, ret:* 1958–1972 in Großbritannien: 14%/19% Abnahme der geschätzten jährlichen Hospitalisationsrate wegen UD pro 100 000 Männer/Frauen von 153/42 in den Jahren 1958–1960 auf 131/34 in den Jahren 1970–1972.

Tabelle 258.07. Ulkuskrankheit
Hospitalisation, Häufigkeit in der Gesamtbevölkerung, Geschlechtsverteilung

Ulkus	Hospital. wegen Ulkus häufiger bei Männern?	Hospital. auf 1000 Männer pro Jahr	Hospital. auf 1000 Frauen pro Jahr	Land	Jahr(e)	Autor, Jahr	Stu dsn
*1		*3		*2			
UD	Häufiger	(a)	(a)	England	1973-1977	Coggon D, 1981	ret§
UD	Häufiger	1.31	0.34	Großbritannien	1970-1972	Brown RC, 1976	ret
UD	Häufiger	0.80	0.38	Kanada	1981	Preshaw RM, 1985	ret
UD	Häufiger	(a)	(a)	USA	1978	Elashoff JD, 1980	ret§
UD	Häufiger	0.58	0.32	USA	1975	Vogt TM, 1980	ret
UD	Häufiger	0.7	0.4	USA	1981	Kurata JH, 1985	ret
UV	Häufiger	(a)	(a)	England	1973-1977	Coggon D, 1981	ret§
UV	Häufiger	0.53	0.33	Großbritannien	1970-1972	Brown RC, 1976	ret
UV	Häufiger	0.40	0.32	Kanada	1981	Preshaw RM, 1985	ret
UV	Häufiger	0.35	0.22	USA	1975	Vogt TM, 1980	ret

*1, *2, *3: Kolonnen, nach denen der Inhalt der Tabelle sortiert ist.
(a) Eine Angabe in dieser Form wird in der Arbeit nicht gemacht;
§ zur näheren Erläuterung siehe Text.

Tabelle 257.08. Ulkuskrankheit, allgemeine Charakteristika und Verlauf.
Hospitalisation, Häufigkeit in der Gesamtbevölkerung, Zeitverlauf

Ulkus	Hospital. wegen Ulkus abnehmend?	Land bzw. Stadt	Jahr(e)	Autor, Jahr	Studsn
*1	*2	*3	*4		
UD	Abnehmend	England	1958-1972	*Langman MJS, 1976a*	ret§
UD	Abnehmend	England	1958-1977	*Coggon D, 1981*	ret§
UD	Abnehmend	Großbritannien	1958-1972	*Brown RC, 1976*	ret§
UD	Abnehmend	Kanada	1966-1981	*Preshaw RM, 1985*	ret§
UD	Abnehmend	Mainz	1970-1981	*Rothmund M, 1983*	ret§
UD	Abnehmend	USA	1958-1984	*Sonnenberg A, 1987*	ret§
UD	Abnehmend	USA	1966-1975	*Vogt TM, 1980*	ret§
UD	Abnehmend	USA	1970-1978	*Kurata JH, 1982*	ret§
UD	Abnehmend	USA	1970-1978	*Elashoff JD, 1980*	ret§
UV	Abnehmend	England	1958-1977	*Coggon D, 1981*	ret§
UV	Abnehmend	England	1958-1972	*Langmann MJS, 1976a*	ret§
UV	Abnehmend	Großbritannien	1958-1972	*Brown RC, 1976*	ret§
UV	Abnehmend	Kanada	1966-1981	*Preshaw RM, 1985*	ret§
UV	Abnehmend	Mainz	1970-1981	*Rothmund M, 1983*	ret§
UV	Abn/Zunehm	USA	1958-1984	*Sonnenberg A, 1987*	ret§
UV	Abnehmend	USA	1966-1975	*Vogt TM, 1980*	ret§
UV	Abnehmend	USA	1970-1978	*Kurata JH, 1982*	ret§
UV	Abnehmend	USA	1970-1978	*Elashoff JD, 1980*	ret§
UP	Zunehmend	USA	1970-1978	*Elashoff JD, 1980*	ret§
nk	Abnehmend	USA	1972-1982	*Greenberg DI, 1985a*	ret§

*1, *2 etc.: Kolonnen, nach denen der Inhalt der Tabelle sortiert ist.
§ Für genauere Information siehe Text.

Die folgenden Angaben ergänzen den Inhalt der Tabelle:
Coggon D, 1981, ret: 1958–1977 in England: Abnahme der alters- und geschlechtsspezifischen Hospitalisationsraten wegen UD pro 100000 mindestens 25jährige Einwohner um im Mittel 31% bei Männern und 30% bei Frauen.
Elashoff JD, 1980, ret: 1970–1978 in den USA: 46% Abnahme der geschätzten jährlichen Hospitalisationen wegen UD in nichtstaatlichen „short-term hospitals".
Kurata JH, 1982, ret: 1970–1978 in den USA: 46% Abnahme der Hospitalisationen wegen UD pro 100000 Einwohner von 15.3 im Jahr 1970 auf 8,2 im Jahr 1978.
Langman MJS, 1976a, ret: 1958–1972 in England: 9,3% Abnahme der geschätzten Hospitalisationen wegen UD von 33027 in den Jahren 1958–1960 auf 29972 in den Jahren 1970–1972.
Preshaw RM, 1985, ret: 1966–1981 in Kanada: Abfallender Kurvenverlauf der Hospitalisationsrate wegen UD pro 100000 Einwohner von ca. 150 im Jahr 1966 auf ca. 59 im Jahr 1981.

Rothmund M, 1983, ret: 1970–1981 in Mainz: Abnahme der jährlichen Hospitalisationsrate wegen UD in den Unikliniken in Mainz von im Mittel 138 in den Jahren 1974–1976 auf 76 im Jahr 1981.

Sonnenverg A, 1987, ret: 1958–1984 in den USA: Jährliche Arztbesuche wegen UD pro 1 000 männliche/weibliche Einwohner: 43,0/19,9 in den Jahren 1958–1960; 39,7/23,3 in den Jahren 1971–1975; 9,3/7,5 in den Jahren 1981–1984.

Vogt TM, 1980, ret: 1966–1975 in den USA: Abnahme der Hospitalisationsrate wegen UD pro 100 000 Einwohner von 160 im Jahr 1966 auf 44 im Jahr 1975.

UV   *Brown RC, 1976, ret:* 1958–1960 in Großbritannien: 44%/34% Abnahme der geschätzten jährlichen Hospitalisationsrate wegen UV pro 100 000 Männer/Frauen von 94/49 in den Jahren 1958–1972 auf 53/33 in den Jahren 1970–1972.

Coggon D, 1981, ret: 1958–1977 in England: Abnahme der alters- und geschlechtsspezifischen Hospitalisationsraten wegen UV pro 100 000 mindestens 25jährige Einwohner um im Mittel 48% bei Männern und 43% bei Frauen.

Elashoff JD, 1980, ret: 1970–1978 in den USA: 18% Abnahme der geschätzten jährlichen Hospitalisationen wegen UV in nichtstaatlichen „short-term hospitals".

Kurata JH, 1982, ret: 1970–1978 in den USA: 25% Abnahme der Hospitalisationen wegen UV pro 100 000 Einwohner von 57 im Jahr 1970 auf 48 im Jahr 1978.

Langman MJS, 1976a, ret: 1958–1972 in England: 36% Abnahme der geschätzten jährlichen Hospitalisationen wegen UV von 24 564 in den Jahren 1958–1960 auf 15 731 in den Jahren 1970–1972.

Preshaw RM, 1985, ret: 1966–1981 in Kanada: Abfallender Kurvenverlauf der Hospitalisationsrate wegen UV pro 100 000 Einwohner von ca. 89 im Jahr 1966 auf ca. 36 im Jahr 1981.

Rothmund M, 1983, ret: 1970–1981 in Mainz: Abnahme der jährlichen Hospitalisationsrate wegen UV in den Unikliniken in Mainz von im Mittel 83 in den Jahren 1970–1975 auf im Mittel 56 in den Jahren 1979–1981.

Sonnenberg A, 1987, ret: 1958–1984 in den USA: Jährliche Arztbesuche wegen UV pro 1 000 männliche/weibliche Einwohner: 21,6/11,8 in den Jahren 1958–1960; 20,6/18,4 in den Jahren 1971–1975; 14,5/15,6 in den Jahren 1981–1984.

Vogt TM, 1980, ret: 1966–1975 in den USA: Abnahme der Hospitalisationsrate wegen UV pro 100 000 Einwohner von 74 im Jahr 1966 auf 31 im Jahr 1975.

UP   *Elashoff JD, 1980, ret:* 1970–1978 in den USA: 61% Zunahme der geschätzten jährlichen Hospitalisation wegen UP in nichtstaatlichen „short-term hospitals".

nk   *Greenberg DI, 1985a, ret:* 1972–1982 in den USA: Abnahme der Hospitalisation wegen Ulkus in amerikanischen Militärkrankenhäusern von 186 (1,3% der gesamten 14 403 Hospitalisationen) im Jahr 1972 auf 168 (0,88% der gesamten 19 188 Hospitalisationen) im Jahr 1982.

Sonstige Arbeiten:
Fritsch A, 1981, ret.

257.09 Kosten

UD **1510 DM Kosten pro UD im Jahr 1980 in der BRD.** 400 000 Patienten mit 625 000 Schüben, 56 900 hospitalisiert; 943,5 Mio DM Gesamtkosten entfallen zur Hälfte auf Arbeitsausfall und zur Hälfte auf Behandlungskosten. *Horisberger B, 1984, ret.*

nk **285 US-Dollar Kosten pro Ulkus in den USA im Jahr 1963.** *Blumenthal IS, 1968, ret.*
1% der jährlichen Gesundheitskosten sind Ulkuskosten. In den USA, Niederlanden, Italien und Schweden in den 70er Jahren. *Jensen DM, 1984, ret.*

Sonstige Arbeiten:
UD *Boey J, 1982 c, ouk; Hakan FT, 1983, ret.*

nk *Greenberg DI, 1985 b, ret; Joensson B, 1979, ret.*

257.10 Kosten, chirurgische und medizinische Verfahren im Vergleich

UD **Höhere Kosten bei Vagotomie als bei Cimetidintherapie in England im Jahre 1981.** *Culyer AJ, 1981, ret.*
Geringere Kosten bei PGV nach drittem Rz als bei ausschließlich med KT und LZT mit Cimetidin. Erwartungskosten in der Schweiz in den 70er Jahren: Med Therapie bis zum 3. Rz, anschließende PGV, 41 000 SFr; ausschließlich med KT und LZT mit Cimetidin, 75 000 SFr. *Sonnenberg A, 1980, ret.*
Geringere Kosten bei PGV als bei med LZT mit H_2-Antagonisten nach 5 Jahren. 1 000 Patienten mit geheiltem UD, Berechnung der Erwartungskosten nach 1–15 Jahren: Nach 1 Jahr PGV teurer als H_2-Antagonisten; nach 5 Jahren PGV billiger als H_2-Antagonisten. *Sonnenberg A, 1986 e, ouk.*

nk **Einsparung direkter Krankenhauskosten durch endoskopische Blutungstherapie nur bei Patienten mit hohem Operationsrisiko.** Schätzung der Kosten anhand eines mathematischen Modells: bei sichtbarem Gefäß Kostenersparnis 2 600 (KE) pro Patient; bei anderen Blutungsstigma als sichtbares Gefäß Kostensteigerung um 300 (KE) pro Patient; bei aktiver arterieller Blutung Kostenersparnis 3 100 (KE) pro Patient. *Nishioka NS, 1987, ret.*

Sonstige Arbeiten:
Andersen D, 1979, ouk.

257.11 Kosten, Cimetidin

Zu diesem Schlagwort stehen keine Arbeiten zur Verfügung, deren Inhalt sich aufgrund unserer Beurteilungskriterien für eine ausführliche Wiedergabe eignet.

Sonstige Arbeiten:
UD *Farbrot TO, 1984, ret.*

nk *Walan A, 1985 b, ouk.*

257.12 Kosten, Krankheitstage

UD **Weniger Krankheitstage nach chir Therapie als präoperativ.** 300 Patienten, 5 Jahre postop 2/3 weniger Krankheitstage als im Jahr vor der Operation. *Andersen D, 1979, ouk.*

nk **Mehr Arbeitsausfall bei Ulkuspatienten vor und nach PGV als bei der Durchschnittsbevölkerung in Schweden.** 75 Patienten: 1 Jahr vor PGV im Mittel 31 Krankheitstage pro Jahr, 1 Jahr nach PGV im Mittel 37 Krankheitstage pro Jahr; Durchschnittsbevölkerung im Mittel 19 Krankheitstage pro Jahr. *Graffner H, 1983, ret.*
Ähnlich viel Arbeitsausfall 1 Jahr vor PGV und 1 Jahr nach PGV in Schweden. 75 Patienten, nach PGV frei von Rz-Symptomen: 1 Jahr vor PGV im Mittel 31 Krankheitstage pro Jahr, 1 Jahr nach PGV im Mittel 37 Krankheitstage pro Jahr. *Graffner H, 1983, ret.*
1,5% aller Krankheitstage sind auf peptische Ulcera zurückzuführen. In den USA, Niederlanden, Italien und Schweden in den 70er Jahren. *Jensen DM, 1984, ret.*
0,6% aller Frührenten in Deutschland in den Jahren 1953–1983 sind auf Ulkuskrankheit zurückzuführen. 46426 Frührenten wegen Ulkus. *Sonnenberg A, 1985 d, ret.*

257.13 Kosten, verschiedene chirurgische Verfahren im Vergleich

Zu diesem Schlagwort stehen keine Arbeiten zur Verfügung, deren Inhalt sich aufgrund unserer Beurteilungskriterien für eine ausführliche Wiedergabe eignet.

Sonstige Arbeiten:

UD *Hakan FT, 1983, ret.*

257.14 Kosten, verschiedene medizinische Verfahren im Vergleich

UD **Höhere Kosten für Medikamente bei LZT als bei alleiniger KT im Falle vom Auftreten eines Rz.** Patienten nach erfolgreicher KT, innerhalb von 22 Monaten nachuntersucht: Cimetidin-LZT und erneute KT bei Rz doppelt so teuer wie Therapia nulla und erneute Cimetidin-KT bei Rz. *Bardhan KD, 1980, (ouk).*
Geringere Krankschreibung während Cimetidin-KT als während Plazebo-KT. 64 Patienten, Cimetidin 1200 mg/d/6 Wochen oder Plazebo 6 Wochen: schneller Anstieg der Gesamtarbeitszeit pro Woche bei Cimetidin-KT als bei Plazebo-KT. *Ricardo Campbell R, 1980, rdb.*

nk **Geringere Kosten bei intermittierender Therapie als bei LZT bei ähnlicher Rz-Rate.** 35 Patienten, Ranitidin intermittierend, 8 Rz in einem Jahr (23%); 35 Patienten, Ranitidin 150 mg/d/1 Jahr, 11 Rz (31%). *Palmas F, 1984 a, (rok).*

Sonstige Arbeiten:
Gaska JA, 1984, ret.

257.15 Kosten, Zeitverlauf

UD **Abnahme der Kosten für chir Therapie des unkomplizierten UD in Schweden in den Jahren 1963–1973.** Abnahme der Kosten um 42%: 1963 Durchführung von distalen Magenresektionen mit BI und BII; 1973 Durchführung vor allem von PGV. *Brodin HF, 1983, ret.*
Abnahme der Behandlungskosten pro Jahr in der BRD im Jahr 1980 durch Einführung von Cimetidin. *Horisberger B, 1984, ret.*

Abnehmende Behandlungskosten für UD in Israel in den Jahren 1977–1979.
Abnahme der Kosten durch Rückgang der Hospitalisationen um 9,2% und
der Operationen um 23%. *Shushan E, 1983, ret.*

nk   **3,5% Reduktion der Behandlungskosten für peptische Ulcera in den Niederlanden im Jahr 1980 durch Einführung von Cimetidin.** *Bulthuis R, 1982, ret.*
Weniger Arbeitsausfall pro Ulkuspatient nach der Einführung von Cimetidin im Jahr 1977. 35–40 Tage Arbeitsausfall/Patient und Jahr vor 1977 mit steigender Tendenz; ca. 35 Tage Arbeitsausfall/Patient und Jahr nach 1977 mit fallender Tendenz. *Horisberger B, 1983, ret.*

Sonstige Arbeiten:
Fritsch A, 1981, ret.

257.16 Krankheitsverlauf

UD   **20% erneute Ulcera innerhalb von 20 Jahren nach Ulkus in der Kindheit.** 49 im Mittel 8,7 Jahre alte Patienten mit UD, 31 im Alter von im Mittel 30,5 Jahren nachuntersucht (63%), 6 UD (3 unkomplizierte UD, 1 narbiger Bulbus, 1 Perforation, 1 Blutung). *Collins JSA, 1986, ret.*
Ähnlich viele Ulkusschübe in den ersten 5 Jahren nach erstmaliger Hospitalisation und in den folgenden 25 Jahren. 373 Patienten: schwerer Krankheitsverlauf (mehrere Rz, Op oder Tod) bei Männern 41% innerhalb von 5 Jahren, 58% innerhalb von 30 Jahren; bei Frauen 42% innerhalb von 5 Jahren, 56% innerhalb von 30 Jahren; graphische Darstellung. *Krause U, 1963, ret.*

UV   **Häufiger Ulkusschübe in den ersten 5 Jahren nach erstmaliger Hospitalisation als in den folgenden 25 Jahren.** 247 Patienten: schwerer Krankheitsverlauf (mehrere Rz, Op oder Tod) bei Männern 48% innerhalb von 5 Jahren, 85% innerhalb von 30 Jahren; bei Frauen 42% innerhalb von 5 Jahren, 79% innerhalb von 30 Jahren; graphische Darstellung. *Krause U, 1963, ret.*

257.17 Mortalität

Siehe auch 1. Teil der Datensammlung 112 (Mortalität nach chir Therapie).
siehe Tabelle 257.17
Die folgenden Angaben ergänzen den Inhalt der Tabelle:
Elashoff JD, 1980, ret: Epidemiologische Studie aus den USA. 1976: 1,7 Todesfälle wegen UD auf 100 000 männliche Einwohner, 0,8 Todesfälle auf 100 000 weibliche Einwohner.
Fritsch A, 1981, ret: 1978: 3,0 Todesfälle wegen Ulkus pro Jahr auf 100 000 männliche Einwohner, 1,3 Todesfälle pro Jahr auf 100 000 weibliche Einwohner.
Hugh TB, 1984, ret: Epidemiologische Studie aus Australien. 1981: 1,4–1,9 Todesfälle wegen UD auf 100 000 mindestens 15jährige Einwohner in den vier Staaten Australiens.
Preshaw RM, 1985, ret: Epidemiologische Studie aus Kanada. 1981: Ca. 1,5 Todesfälle wegen UD auf 100 000 männliche Einwohner, ca. 1,0 Todesfälle wegen UD auf 100 000 weibliche Einwohner; Daten aus Graphik entnommen.
Sonnenberg A, 1984 b, ret: Epidemiologische Studie aus der BRD. 1971–1980: 3,0 Todesfälle wegen UD pro Jahr auf 100 000 männliche Ein-

Tabelle 257.17. Ulkuskrankheit, allgemeine Charakteristika und Verlauf.
Mortalität

Ulkus *1	Todesfälle wegen Ulkus auf 100000 Ew pro Jahr *2	Land	Jahr(e)	Autor, Jahr	Stu dsn
UD	1.4-1.9	Australien	1981	*Hugh TB, 1984*	ret§
UD	1.5/1.0(a)	Kanada	1981	*Preshaw RM, 1985*	ret§
UD	1.7/0.8(a)	USA	1976	*Elashoff JD, 1980*	ret§
UD	2.0	BRD	1971-1980	*Sonnenberg A, 1984b*	ret§
UD	2.2	Schweiz	1971-1980	*Sonnenberg A, 1984b*	ret§
UD	3.0/1.3(a)	BRD	1978	*Fritsch A, 1981*	ret§
UD	4.0	England	1971-1980	*Sonnenberg A, 1984b*	ret§
UV	1.2-2.3(a)	Australien	1981	*Hugh TB, 1984*	ret§
UV	1.4/1.0(a)	Kanada	1981	*Preshaw RM, 1985*	ret§
UV	1.6/1.1(a)	USA	1976	*Elashoff JD, 1980*	ret§
UV	3.5	England	1971-1980	*Sonnenberg A, 1984b*	ret§
UV	3.6	Schweiz	1971-1980	*Sonnenberg A, 1984b*	ret§
UV	4.6	BRD	1971-1980	*Sonnenberg A, 1984b*	ret§
UV	5.2/3.4	BRD	1978	*Fritsch A, 1981*	ret§
nk	2.5	USA	1978	*Kurata JH, 1982*	ret§
nk	2.5	USA	1978	*Stat Bull, 1982*	ret§
nk	6.5	USA	1963	*Blumenthal IS, 1968*	ret§

*1, *2: Kolonnen, nach denen der Inhalt der Tabelle sortiert ist.
(a) Männer/Frauen
§ Für genauere Information siehe Text.

wohner, 1,2 Todesfälle wegen UD auf 100000 weibliche Einwohner; Gesamtmortalität mit Hilfe der angegebenen Bevölkerungszahlen berechnet.
Sonnenberg A, 1984b, ret: Epidemiologische Studie aus der Schweiz. 1971–1980: 2,8 Todesfälle wegen UD pro Jahr auf 100000 männliche Einwohner, 1,7 Todesfälle auf 100000 weibliche Einwohner; Gesamtmortalität mit Hilfe der angegebenen Bevölkerungszahlen berechnet.
Sonnenberg A, 1984b, ret: Epidemiologische Studie aus England. 1971–1980: 5,2 Todesfälle wegen UD pro Jahr auf 100000 männliche Einwohner, 2,9 Todesfälle auf 100000 weibliche Einwohner; Gesamtmortalität mit Hilfe der angegebenen Bevölkerungszahlen berechnet.
Elashoff JD, 1980, ret: Epidemiologische Studie aus den USA. 1976: 1,6 Todesfälle wegen UV auf 100000 männliche Einwohner, 1,1 Todesfälle auf 100000 weibliche Einwohner.
Fritsch A, 1981, ret: 1978: 5,2 Todesfälle wegen UV auf 100000 männliche Einwohner, 3,4 Todesfälle wegen UV auf 100000 weibliche Einwohner.
Hugh TB, 1984, ret: Epidemiologische Studie aus Australien. 1981: 1,2–2,3 Todesfälle wegen UV auf 100000 mindestens 15jährige Einwohner in den vier Staaten Australiens.

Preshaw RM, 1985, ret: Epidemiologische Studie aus Kanada. 1981: Ca. 1,4 Todesfälle wegen UV auf 100 000 männliche Einwohner, ca. 1,0 Todesfälle auf 100 000 weibliche Einwohner; Daten aus Graphik entnommen.

Sonnenberg A, 1984b, ret: Epidemiologische Studie aus der BRD. 1971–1980: 5,9 Todesfälle wegen UV pro Jahr auf 100 000 männliche Einwohner, 3,4 Todesfälle auf 100 000 weibliche Einwohner; Gesamtmortalität mit Hilfe der angegebenen Bevölkerungszahlen berechnet.

Sonnenberg A, 1984b, ret: Epidemiologische Studie aus der Schweiz. 1971–1980: 3,7 Todesfälle wegen UV pro Jahr auf 100 000 männliche Einwohner, 3,5 Todesfälle wegen UV pro Jahr auf 100 000 weibliche Einwohner; Gesamtmortalität mit Hilfe der angegebenen Bevölkerungszahlen berechnet.

Sonnenberg A, 1984b, ret: Epidemiologische Studie aus England. 1971–1980: 3,5 Todesfälle wegen UV pro Jahr auf 100 000 männliche Einwohner, 3,6 Todesfälle auf 100 000 weibliche Einwohner; Gesamtmortalität mit Hilfe der angegebenen Bevölkerungszahlen berechnet.

nk   *Stat Bull, 1982, ret:* Epidemiologische Studie aus den USA. 1978: 5 545 Todesfälle wegen Ulkus.

Blumenthal IS, 1968, ret: Epidemiologische Studie aus den USA. 1963: 11 900 Todesfälle wegen Ulkus auf 188 531 000 Einwohner.

Zusätzliche, in der Tabelle nicht enthaltene Arbeiten:

UD   **1,4% Mortalität innerhalb von 3–9 Jahren bei UD-Patienten.** 1 475 Patienten mit UD, 3–9 Jahre Beobachtungszeit: 21 Todesfälle wegen Ulkus. *Bonnevie O, 1978, rok.*

Höhere Mortalität bei Ulkuspatienten als erwartet innerhalb von 9 Jahren in ländlichen Vororten von Kopenhagen. 1 450 Patienten in den Jahren 1963–1968, ca. 0,84 Todesfälle, ca 0,87 Todesfälle laut Sterbetafeln von Kopenhagen-Land erwartet. *Bonnevie O, 1978, ret.*

Ähnlich hohe Mortalität wie erwartet innerhalb von 13 Jahren nach unkompliziertem UD in Kopenhagen-Land. 227 Patienten, 50 Todesfälle; ähnlich viel laut Sterbetafeln in Kopenhagen-Land erwartet. *Greibe J, 1977, ret.*

UV   **Höhere Mortalität bei Ulkuspatienten als erwartet innerhalb von 9 Jahren in ländlichen Vororten von Kopenhagen.** 350 Patienten in den Jahren 1963–1968, ca. 0,81 Todesfälle, ca. 0,84 Todesfälle laut Sterbetafeln von Kopenhagen-Land erwartet. *Bonnevie O, 1978, ret.*

2,0% Mortalität innerhalb von 3–9 Jahren bei UV-Patienten. 350 Patienten mit UV, Beobachtungszeit 3–9 Jahre: 7 Todesfälle wegen Ulkus. *Bonnevie O, 1978, rok.*

Höhere Mortalität bei Ulkuspatienten als erwartet innerhalb von 5 Jahren. 701 Patienten mit UV in den Jahren 1955–1964: 180 Todesfälle innerhalb von 5 Jahren nach Hospitalisation (26%), laut Sterbetafeln in Kopenhagen erwartete Mortalität 6,8%; häufigere Todesursache als erwartet: Lungenerkrankungen bei Männern; Suizid bei Frauen. *Lindskov J, 1975, ret.*

nk   **11% der Ulkuspatienten sterben am Ulkus. Höhere Sterblichkeit als erwartet wegen chronischer Bronchitis, Lungenemphysem, Lungenkarzinom, Leberzirrhose, Pankreaskarzinom.** 1 905 Ulkuspatienten in den Jahren 1963–1968 in Dänemark, 235 Sterbefälle untersucht: 26 Todesfälle wegen Ulkus (11%); Verhältnis beobachtete/erwartete Todesfälle: Wegen „Raucherkrankheiten" 4,5:1, wegen Leberzirrhose 4,8:1. *Bonnevie O, 1977, ret.*

Ähnlich viele Todesfälle wie erwartet innerhalb von 26–35 Jahren bei bisher nicht operierten Ulkuspatienten. 347 Patienten: 190 Todesfälle; 188 Todesfälle laut Sterbetafeln von Schweden erwartet. *Krause U, 1963, ret.*

Epidemiologische Studie aus den USA. 1978: 2,5 Todesfälle auf 100 000 Einwohner. *Kurata JH, 1982, ret.*

Höhere Mortalität als erwartet innerhalb von 26–35 Jahren bei bisher nicht operierten Ulkuspatienten. Ca. 2 000 Patienten: Verhältnis der aufgetretenen Todesfälle zu nach Mortalität in Norwegen erwarteten Todesfälle 1,67; erhöhte Mortalität an Ulkus, Magenkarzinom, Pneumonie, koronarer Herzkrankheit, Krankheit der Herzklappen. *Westlund K, 1963, ret.*

Sonstige Arbeiten:

UV   *Lupano F, 1986, ouk.*

nk   *Blower AL, 1986, ret; Emery ES, 1935, ret; Hajdu I, 1972, ret.*

257.18 Mortalität, Geschlechtsverteilung

siehe Tabelle 257.18

Die folgenden Angaben ergänzen den Inhalt der Tabelle:
Coggon D, 1981, ret: 1973–1977 in England, tabellarische Übersicht über alters- und geschlechtsspezifische Todesraten pro 100 000 Einwohner, verschiedene Altersklassen ab 15 Jahre: Höhere Mortalität wegen UD bei Männern.
Coggon D, 1981, ret: 1973–1977 in England, tabellarische Übersicht über alters- und geschlechtsspezifische Todesraten pro 100 000 Einwohner, verschiedene Altersklassen ab 15 Jahre: Höhere Mortalität wegen UV bei Männern.

257.19 Mortalität, Ulkuslokalisation

nk   **Höhere Mortalität bei UV als bei UD in Australien im Jahre 1981.** 49 460 Patienten UD, 229 Todesfälle (0,46%); 9 425 Patienten UV, 247 Todesfälle (2,6%). *Hugh TB, 1984, ret.*
Ähnlich hohe Mortalität bei UD wie bei UV innerhalb von 26 bis 35 Jahren. 247 Patienten UV, 15 an Ulkuskrankheit gestorben (6,1%); 363 Patienten UD, 14 an Ulkuskrankheit gestorben (4,0%). *Krause U, 1963, ret.*

257.20 Mortalität, Zeitverlauf

siehe Tabelle 257.20

Die folgenden Angaben ergänzen den Inhalt der Tabelle:

UD   *Coggon D, 1981, ret:* 1958–1977 in England: Abnahme der alters- und geschlechtsspezifischen Todesraten pro 100 000 über 25jährige Einwohner um im Mittel 43%/21% bei Männern/Frauen.
Elashoff JD, 1980, ret: 1970–1976 in den USA Abnahme der jährlichen Todesraten pro 100 000 Einwohner: Bei Männern von 2,2 auf 1,6, bei Frauen von 1,3 auf 1,1.
Fritsch A, 1981, ret: 1952–1978 in der BRD, Veränderung der jährlichen Todesraten pro 100 000 Einwohner: Bei Männern von 3,4 auf 3,0, bei Frauen von 0,4 auf 1,3.

Tabelle 257.18. Ulkuskrankheit, allgemeine Charakteristika und Verlauf. Mortalität, Geschlechtsverteilung

Ulkus	Mortalität wegen Ulkus höher bei Männern?	Todesfälle auf 100000 Männer pro Jahr	Todesfälle auf 100000 Frauen pro Jahr	Land	Jahr(e)	Autor, Jahr	Stu dsn
*1	*2	*4		*3			
UD	Höher	3.0	1.2	BRD	1971-1980	*Sonnenberg A, 1984b*	ret
UD	Höher	3.0	1.3	BRD	1978	*Fritsch A, 1981*	ret
UD	Höher	(a)	(a)	England	1973-1977	*Coggon D, 1981*	ret§
UD	Höher	5.2	2.9	England	1971-1980	*Sonnenberg A, 1984b*	ret
UD	Höher	1.6	1.0	Kanada	1981	*Preshaw RM, 1985*	ret
UD	Höher	2.8	1.7	Schweiz	1971-1980	*Sonnenberg A, 1984b*	ret
UD	Höher	1.1	0.4	USA	1978	*Stat Bull, 1982*	ret
UD	Höher	1.7	0.8	USA	1976	*Elashoff JD, 1980*	ret
UD	Höher	2.8	0.8	USA	1968	*Stat Bull, 1982*	ret
UV	Höher	5.2	3.4	BRD	1978	*Fritsch A, 1981*	ret
UV	Höher	5.9	3.4	BRD	1971-1980	*Sonnenberg A, 1984b*	ret
UV	Höher	(a)	(a)	England	1973-1977	*Coggon D, 1981*	ret§
UV	Höher	1.4	1.0	Kanada	1981	*Preshaw RM, 1985*	ret
UV	Höher	1.0	0.6	USA	1978	*Stat Bull, 1982*	ret
UV	Höher	1.6	1.1	USA	1976	*Elashoff JD, 1980*	ret
UV	Höher	2.1	1.0	USA	1968	*Stat Bull, 1982*	ret
UV	Ähnlich	3.5	3.6	England	1971-1980	*Sonnenberg A, 1984b*	ret
UV	Ähnlich	3.7	3.5	Schweiz	1971-1980	*Sonnenberg A, 1984b*	ret
nk	Höher	2.5	1.2	USA	1978	*Stat Bull, 1982*	ret
nk	Höher	5.8	2.1	USA	1968	*Stat Bull, 1982*	ret

*1, *2 etc.: Kolonnen, nach denen der Inhalt der Tabelle sortiert ist.
(a) Eine Angabe in dieser Form wird in der Arbeit nicht gemacht;
§ zur näheren Erläuterung siehe Text.

Tabelle 257.20. Ulkuskrankheit, allgemeine Charakteristika und Verlauf.
Mortalität, Zeitverlauf

Ulkus	Mortalität wegen Ulkus abnehmend?	Land	Jahr(e)	Autor, Jahr	Studsn
*1	*2	*3	*4		
UD	Abnehmend	England	1958-1977	*Coggon D, 1981*	ret§
UD	Abnehmend	Kanada	1968-1981	*Preshaw RM, 1985*	ret§
UD	Abnehmend	Schweiz	1961-1980	*Sonnenberg A, 1984b*	ret§
UD	Abnehmend	USA	1970-1976	*Elashoff JD, 1980*	ret§
UD	Zunehmend	BRD	1952-1978	*Fritsch A, 1981*	ret§
UD	Zunehmend	Schweiz	1921-1970	*Sonnenberg A, 1984b*	ret§
UV	Abnehmend	BRD	1952-1978	*Fritsch A, 1981*	ret§
UV	Abnehmend	England	1958-1977	*Coggon D, 1981*	ret§
UV	Abnehmend	Japan	1958-1978	*Sonnenberg A, 1984c*	ret§
UV	Abnehmend	Kanada	1968-1981	*Preshaw RM, 1985*	ret§
UV	Abnehmend	Schweiz	1921-1980	*Sonnenberg A, 1984b*	ret§
UV	Abnehmend	USA	1970-1976	*Elashoff JD, 1980*	ret§
nk	Abnehmend	USA	1962-1968	*Stat Bull, 1982*	ret§
nk	Abnehmend	USA	1970-1978	*Kurata JH, 1982*	ret§
nk	Zunehmend	South Cheshire	1972-1986	*Blumenzhal IS, 1968*	ret§
nk	Zunehmend	USA	1954-1963	*Blumenthal IS, 1968*	ret§

*1, *2 etc.: Kolonnen, nach denen der Inhalt der Tabelle sortiert ist.
§ Für genauere Information siehe Text.

Preshaw RM, 1985, ret: 1968–1981 in Kanada: Abfallender Kurvenverlauf
der jährlichen Todesraten pro 100000 Einwohner von ca. 2,0 auf ca. 1,3.
Sonnenberg A, 1984b, ret: 1961–1980 in der Schweiz: Abfallender Kurvenverlauf der alterkorrigierten und geschlechtsspezifischen jährlichen Todesraten pro 100000 Einwohner von ca. 2,7 auf ca. 2,2.
Sonnenberg A, 1984b, ret: 1921–1970 in der Schweiz: Steigender Kurvenverlauf der alterskorrigierten und geschlechtsspezifischen jährlichen Todesraten
pro 100000 Einwohner von ca. 1,4 auf ca. 2,7.

UV *Coggon D, 1981, ret:* 1958–1977 in England: Abnahme der alters- und geschlechtsspezifischen Todesraten pro 100000 über 25jährige Einwohner um
im Mittel 42%/24% bei Männern/Frauen.
Elashoff JD, 1980, ret: 1970–1976 in den USA: Abnahme der jährlichen Todesraten pro 100000 Einwohner: Bei Männern von 2,8 auf 1,7, bei Frauen
von 1,1 auf 0,8.
Fritsch A, 1981, ret: 1952–1978 in der BRD, Veränderung der jährlichen Todesraten pro 100000 Einwohner: Bei Männern von 8,9 auf 5,2, bei Frauen
von 1,9 auf 3,4.
Preshaw RM, 1985, ret: 1968–1981 in Kanada: Abfallender Kurvenverlauf
der jährlichen Todesraten pro 100000 Einwohner von ca. 2,3 auf ca. 1,2.

Sonnenberg A, 1984b, ret: 1921–1980 in der Schweiz: Abfallender Kurvenverlauf der alterskorrigierten und geschlechtsspezifischen jährlichen Todesraten pro 100 000 Einwohner von ca. 9,6 auf ca. 3,6.
Sonnenberg A, 1984c, ret: Abnehmende Mortalität an UV in den Jahren 1958–1978 in Japan. Graphen mit alterskorrigierten Todesraten bei Männern und Frauen (Anstieg von 1938–1958, Abfall ab 1958).

nk   *Stat Bull, 1982, ret:* 1962–1968 in den USA: Abnahme der jährlichen Todesrate pro 100 000 Einwohner von 6,6 (12 228 Todesfälle) auf 2,5 (5 545 Todesfälle).
Blower AL, 1986, ret: 1972–1986 in South Cheshire (250 000 Einwohner): 91 Todesfälle wegen Ulkus zu Hause (= 37% aller Todesfälle wegen Ulkus): 21 in den Jahren 1972–1976, 32 in den Jahren 1977–1981, 38 in den Jahren 1982–1986.
Blumenthal IS, 1968, ret: 1954–1963 in den USA: Zunahme der jährlichen Todesraten pro 100 000 Einwohner von 5,8 auf 6,5.
Kurata JH, 1982, ret: 1970–1978 in den USA: Abnahme der jährlichen Todesraten pro 100 000 Einwohner von 4,2 auf 2,5.

Zusätzliche, in der Tabelle nicht enthaltene Arbeiten:

nk   **Rückgang der durch die Ulkuskrankheit bedingte Lebensverkürzung nach der Einführung von Cimetidin im Jahr 1977.** Annähernd konstante Rate bis 1977, nach Einführung von Cimetidin Rückgang bis 1979 und dann konstante Rate auf tieferem Niveau. *Johnson JA, 1980, ret.*

258   Zweiterkrankung bei der Ulkuskrankheit

Siehe unter 247.04 (Risikofaktor bezüglich Auftreten des Ulkus; Begleiterkrankung), 249.05 (Risikofaktor bezüglich Heilung des unkomplizierten Ulkus; Begleiterkrankung) und 254.06 (Risikofaktor bezüglich Rezidiv; Begleiterkrankung).

Ergebnisse der Therapie der Ulkuskomplikationen

Blutung

301 **Blutungsdauer bei konservativer Therapie**

301.01 **Verschiedene Medikamente, Vergleich mit Plazebo oder Therapia nulla**

Zu diesem Schlagwort stehen keine Arbeiten zur Verfügung, deren Inhalt sich aufgrund unserer Beurteilungskriterien für eine ausführliche Wiedergabe eignet.

Sonstige Arbeiten:

nk *Galmiche JP, 1978, rdb; Zuckerman G, 1984, reb.*

302 **Blutung: Blutungsrezidiv oder persistierende Blutung nach endoskopischer Therapie**

302.01 **Endoskopische Therapie**

siehe Tabelle 302.01

Sonstige Arbeiten:

nk *Fuchs K-H, 1984, ouk; Goff JS, 1986, rok; Hunter JG, 1984, ret; Jensen DM, 1986, ret; Laine L, 1987 b, rdb; Leung JWC, 1987 a, rok; Matthewson K, 1987, reb; Rutgeerts P, 1982, ouk; Siewert JR, 1985, nok; Soehendra N, 1985, ret.*

302.02 **Endoskopische Therapie, Vergleich mit konservativer Therapie**

siehe Tabelle 302.02

Sonstige Arbeiten:

nk *Laine L, 1987 b, rdb; Leung JWC, 1987 a, rok; Matthewson K, 1987, reb; Zillessen E, 1987, ret; Taylor TV, 1987 b.*

302.03 **Endoskopische Therapieformen im Vergleich**

nk **Ähnlich viele frühe Blutungsrz bei Patienten mit aktiver oder nicht aktiver Blutung und verschiedenen Blutungsstigmata und YAG-Laser-Behandlung und**

Tabelle 302.01. Blutung: Blutungsrezidiv oder persistierende Blutung nach endoskopischer Therapie
Verschiedene endoskopische Therapien

Ulkus	Therapie (a)	Diagnose: aktive Blutung ja/nein?	Diagnose: sichtb Gefäß ja/nein?	Blu rz %	Blu rz n	Pat n	Autor, Jahr	Stu dsn
*1	*2	*3	*4					
UD	Elektrode bipolar	nein	ja	31	4	13	*Brearley S, 1987b*	rok
UD	Elektrohydrothermosonde	ja	ja/nein	31	11	35	*Publig W, 1986*	ret
UD	I 0.01% Adren + 1% Polid	ja	nein	0.0	0	3	*Reis HE, 1985*	ouk
UD	I 1% Polidocanol	ja	ja	36	4	11	*Meier J, 1987*	ouk
UD	I Ethanol	ja/nein	ja/nein	9.1	1	11	*Sugawa C, 1986*	ouk
UD	I Ethanol	ja/nein	ja/nein	4.0	1	25	*Chen PC, 1986*	ouk
UD	I Hyperton NaCl-Adren	ja/nein	ja/nein	5.6	1	18	*Chen PC, 1986*	ouk
UV	Elektrode bipolar	nein	ja	29	2	7	*Brearley S, 1987b*	rok
UV	Elektrode monopolar	ja/nein	ja	6.3	1	16	*Moreto M, 1987*	rok
UV	Elektrohydrothermosonde	ja/nein	ja/nein	25	6	24	*Publig W, 1986*	ret
UV	I 0.01% Adren + 1% Polid	ja	ja/nein	0.0	0	4	*Reis HE, 1985*	ouk
UV	I 1% Polidocanol	ja	ja	20	1	5	*Meier J, 1987*	ouk
UV	I Ethanol	ja/nein	ja/nein	12	2	17	*Sugawa C, 1986*	ouk
UV	I Ethanol	ja/nein	ja/nein	25	1	4	*Chen PC, 1986*	ouk
UV	I Hyperton NaCl-Adren	ja/nein	ja/nein	11	1	9	*Chen PC, 1986*	ouk
nk	Elektrode bipolar	ja	ja	15	6	40	*O'Brien JD, 1986*	rdb
nk	Elektrode bipolar	ja	ja/nein	36	5	14	*Donahue PE, 1984b*	ouk
nk	Elektrode bipolar	nein	ja	14	2	14	*Schlesinger PK, 1985*	ret
nk	Elektrode bipolar	nein	ja	16	7	43	*O'Brien JD, 1986*	rdb
nk	Elektrode bipolar	nein	nein	22	4	18	*O'Brien JD, 1986*	rdb
nk	Elektrode monopolar	ja	ja/nein	55	6	11	*Freitas D, 1985*	reb
nk	Elektrode monopolar	nein	ja	21	3	14	*Freitas D, 1985*	reb
nk	Elektrode monopolar	nein	nein	0.0	0	11	*Freitas D, 1985*	reb

nk	Elektrode multipolar	nein	ja	19	6	31	Laine L, 1987a	rdb
nk	Heater-Sonde	ja/nein	ja/nein	30	6	20	Johnston JH, 1985	ret
nk	I 0.01% Adren + Laser (YAG)	ja/nein	ja	28	14	50	Rutgeerts P, 1987a	rok
nk	I 0.01% Adren + Elektr bipol	ja/nein	ja	28	14	50	Rutgeerts P, 1987a	rok
nk	I 0.01% Adren + 1% Polid	ja	ja	20	3	15	Panes J, 1987	rok
nk	I 0.01% Adren + 1% Polid	ja	nein	18	4	22	Panes J, 1987	rok
nk	I 0.01% Adren + 1% Polid	nein	ja	44	8	18	Panes J, 1987	rok
nk	I 0.01% Adrenalin	ja	ja/nein	14	5	37	Leung JWC, 1987b	ouk
nk	Laser (Argon)	ja	ja	47	7	15	Vallon AG, 1981	reb
nk	Laser (Argon)	ja	ja	57	4	7	Swain CP, 1981	rdb
nk	Laser (Argon)	ja	nein	0.0	0	3	Swain CP, 1981	rdb
nk	Laser (Argon)	nein	ja	42	8	19	Vallon AG, 1981	reb
nk	Laser (Argon)	nein	ja	24	4	17	Swain CP, 1981	rdb
nk	Laser (Argon)	nein	nein	15	5	34	Vallon AG, 1981	reb
nk	Laser (Argon)	nein	nein	0.0	0	9	Swain CP, 1981	rdb
nk	Laser (YAG)	ja	ja	20	2	10	Swain CP, 1986b	rdb
nk	Laser (YAG)	ja	ja/nein	29	5	17	Krejs GJ, 1987	rdb
nk	Laser (YAG)	ja	nein	0.0	0	7	Swain CP, 1986b	rdb
nk	Laser (YAG)	ja	nein	5.3	2	38	Rutgeerts P, 1982	reb
nk	Laser (YAG)	ja/nein	ja	14	3	22	Swain CP, 1983	rok
nk	Laser (YAG)	ja/nein	ja/nein	37	13	35	Johnston JH, 1985	ret
nk	Laser (YAG)	ja/nein	nein	0.0	0	19	Swain CP, 1983	rok
nk	Laser (YAG)	nein	ja	14	4	28	Swain CP, 1986b	rdb
nk	Laser (YAG)	nein	ja/nein	21	3	14	Rutgeerts P, 1982	reb
nk	Laser (YAG)	nein	ja/nein	21	14	68	Krejs GJ, 1987	rdb
nk	Laser (YAG)	nein	nein	4.0	1	25	Swain CP, 1986b	rdb

(a) I = lokale Injektion von
    Adren = Adrenalin
    Polid = Polidocanol
*1, *2 ... = Kolonnen, nach denen der Inhalt der Tabelle sortiert ist.
ja/nein = Ja *und* nein möglich.

Tabelle 302.02. Blutung: Blutungsrezidiv oder persistierende Blutung nach endoskopischer Therapie
Endoskopische Therapie, Vergleich mit konservativer Therapie

Ulkus	Therapie (a)	Diagnose: aktive Blutung ja/nein?	Diagnose: sichtb Gefäß ja/nein?	EndTh Blu rz %	EndTh Blu rz n	End Th Pat n	Kontr Blu rz %	Kontr Blu rz n	Kontr Pat n	Autor, Jahr	Stu dsn
*1	*2	*3	*4								
UD	Elektrode bipolar	nein	ja	31	4	13	33	3	9	*Brearley S, 1987b*	rok
UV	Elektrode bipolar	nein	ja	29	2	7	42	5	12	*Brearley S, 1987b*	rok
UV	Elektrode monopolar	ja/nein	ja	6.3	1	16	52	11	21	*Moreto M, 1987*	rok
nk	Elektrode bipolar	ja	ja	15	6	40	62	13	21	*O'Brien JD, 1986*	rdb
nk	Elektrode bipolar	nein	ja	16	7	43	37	16	43	*O'Brien JD, 1986*	rdb
nk	Elektrode bipolar	nein	nein	22	4	18	13	5	39	*O'Brien JD, 1986*	rdb
nk	Elektrode monopolar	ja	ja/nein	55	6	11	100	10	10	*Freitas D, 1985*	reb
nk	Elektrode monopolar	nein	ja	21	3	14	53	9	17	*Freitas D, 1985*	reb
nk	Elektrode monopolar	nein	nein	0.0	0	11	13	2	15	*Freitas D, 1985*	reb
nk	Elektrode multipolar	nein	ja	19	6	31	41	12	29	*Laine L, 1987a*	rdb
nk	I 0.01% Adren+1% Polid	ja	ja	20	3	15	77	10	13	*Panes J, 1987*	rok
nk	I 0.01% Adren+1% Polid	ja	nein	18	4	22	58	14	24	*Panes J, 1987*	rok
nk	I 0.01% Adren+1% Polid	nein	ja	44	8	18	71	15	21	*Panes J, 1987*	rok
nk	Laser (Argon)	ja	ja	47	7	15	85	11	13	*Vallon AG, 1981*	reb
nk	Laser (Argon)	ja	ja	57	4	7	100	4	4	*Swain CP, 1981*	rdb
nk	Laser (Argon)	ja	nein	0.0	0	3	0.0	0	5	*Swain CP, 1981*	rdb
nk	Laser (Argon)	nein	ja	42	8	19	50	8	16	*Vallon AG, 1981*	reb
nk	Laser (Argon)	nein	ja	24	4	17	54	13	24	*Swain CP, 1981*	rdb
nk	Laser (Argon)	nein	nein	15	5	34	10	4	39	*Vallon AG, 1981*	reb
nk	Laser (Argon)	nein	nein	33	3	9	0.0	0	7	*Swain CP, 1981*	rdb
nk	Laser (YAG)	ja	ja	20	2	10	80	8	10	*Swain CP, 1986b*	rdb
nk	Laser (YAG)	ja	ja/nein	29	5	17	33	5	15	*Krejs GL, 1987*	rdb
nk	Laser (YAG)	ja	nein	0.0	0	7	20	2	10	*Swain CP, 1986b*	rdb

nk	Laser (YAG)	ja	nein	5.3	2	38	38	12	32	Rutgeerts P, 1982	reb
nk	Laser (YAG)	ja/nein	ja	14	3	22	59	16	27	Swain CP, 1983	rok
nk	Laser (YAG)	ja/nein	nein	0.0	0	19	14	2	14	Swain CP, 1983	rok
nk	Laser (YAG)	nein	ja	14	4	28	48	15	31	Swain CP, 1986b	rdb
nk	Laser (YAG)	nein	ja/nein	21	14	68	18	13	74	Krejs GJ, 1987	rdb
nk	Laser (YAG)	nein	nein	4.0	1	25	12	2	17	Swain CP, 1986b	rdb
nk	Laser (YAG)	nein	ja/nein	21	3	14	32	7	22	Rutgeerts P, 1982	reb

*1, *2 ... = Kolonnen, nach denen der Inhalt der Tabelle sortiert ist.
(a) L = lokale Injektion von Adren = Adrenalin, Polid = Polidocanol
ja/nein = Ja *und* nein möglich.

bei Patienten mit Heater-Probe-Behandlung. 35 Patienten, Photokoagulation mit YAG-Laser, 13 persistierende Blutungen oder Blutungsrz (37%), 11 persistierende Blutungen nach wiederholter Behandlung (31%); 20 Patienten, Hitzekoagulation mit Heater-Probe, 6 persistierende Blutungen oder Blutungsrz (30%), 1 persistierende Blutung nach wiederholter Behandlung (5,0%). *Johnston JH, 1985, ret.*

Ähnlich viele frühe Blutungsrz oder persistierende Blutungen bei Patienten mit multipolarer Elektrokoagulation mit Bicap-Sonde wie bei Patienten mit Photokoagulation mit YAG-Laser, jeweils nach vorheriger lokaler Injektion von 0,01%igem Epinephrin bei blutendem oder nicht-blutendem sichtbarem Gefäß. 50 Patienten, multipolare Elektrokoagulation mit Bicap-Sonde, 14 Blutungsrz bei einmaliger Behandlung (28%), 7 bei wiederholter Behandlung (14%); 50 Patienten, Photokoagulation mit YAG-Laser, 14 Blutungsrz bei nur einmaliger Behandlung (28%), 6 bei wiederholter Behandlung (12%). *Rutgeerts P, 1987a, rok.*

Sonstige Arbeiten:
Goff JS, 1986, rok; Jensen DM, 1986, ret; Matthewson K, 1987, reb.

303 Blutung: Blutungsrezidiv oder persistierende Blutung während konservativer Therapie

303.01 Bluttransfusion

nk **Häufiger frühe Blutungsrz bei Patienten mit Bluttransfusion innerhalb der ersten 24 h als bei Patienten ohne Bluttransfusion innerhalb der ersten 24 h.** 24 Patienten mit Blutung, davon 19 mit Ulkusblutung (79%), Bluttransfusion mit Citratblut innerhalb der ersen 24 h unabhängig von der Blutungsintensität, 9 Blutungsrz (38%); 26 Patienten mit Blutung, davon 17 mit Ulkusblutung (65%), Bluttransfusion nur, falls Hb unter 8 g/dl absinkt oder Schock nach Haemaccel weiterbesteht, 1 Blutungsrz (3,8%). *Blair SD, 1986, rok.*

303.02 Cimetidin, Vergleich mit Ranitidin

nk **Ähnlich viele Blutungsrz während Cimetidin-Therapie und während Ranitidin-Therapie einer Blutung.** 25 Patienten, Cimetidin i.v. 1200 mg/d/2d, Cimetidin 900 mg/d, 6 Blutungsrz (24%); 25 Patienten, Ranitidin i.v. 200 mg/d/2d, Ranitidin 450 mg/d, 1 Blutungsrz (4,0%). *Thomson AB, 1984, rdb.*

Ähnlich viele Blutungsrz oder persistierende Blutungen während Cimetidin-Therapie und während Ranitidin-Therapie einer Blutung bei mindestens 60jährigen Patienten. 38 Patienten, Cimetidin 4×200 mg iv/d/2–3d, Cimetidin 800 mg/d/1–3d, 11 Blutungsrz (29%); 42 Patienten, Ranitidin 4×50 mg iv/d/2–3d, Ranitidin 300 mg/d/1–3d, 11 Blutungsrz (25%). *Falk A, 1985, rok.*

303.03 Blutung: Blutungsrezidiv oder persistierende Blutung während konservativer Therapie

siehe Tabelle 303.03

Sonstige Arbeiten:

nk *Basso N, 1986, rdb; Coraggio F, 1984, rok.*

Tabelle 303.03. Blutung: Blutungsrezidiv oder persistierende Blutung während konservativer Therapie
H_2-Antagonisten

Ulkus	Therapie (zusätzlich zur Standardtherapie mit Transfusionen)	Blut rz % (b)	Blut rz n (b)	Pat n	Dosis mg/d	Ther dauer Tage	Autor, Jahr	Stu dsn
*1	*2	*3						
UD	Cimetidin	17	5	29	800iv/2d + 1000/10d	12	Stiel D, 1984	rdb
UD	Cimetidin	25	3	12	200 Bolus + 1200	2-7	Vantini I, 1987	rok
UD	Cimetidin	30	6	20	1200iv/2d + 1600/7d	9	Hoare AM, 1979	rdb
UD	Cimetidin	31	9	29	1200/2d + 1000/7d	9	Carr-Locke DL, 1984	rdb
UD	Cimetidin	33	3	9	1000(iv)	8	Brearley S, 1987b	rok
UD	Cimetidin	36	42	116	200 mg iv/6h + 800 mg	(a)	Clason AE, 1986	ouk
UD	Cimetidin	36	27	74	1600iv/2d + 1600/5d	7	Barer D, 1983	rdb
UD	Cimetidin	42	5	12	200 Bolus + 1600iv	2	Antonioli A, 1986	rok
UD	Cimetidin	43	10	23	1 mg/kg KG/h	2	Berg P, 1982	rok
UD	Cimetidin	100	4	4	1 mg/kg KG/h/2d	2	Wagner PK, 1980	rok
UD	Cimetidin/Ranitidin	26	5	19	1600iv/200iv	2	Basile M, 1984	rok
UD	H_2-Antagonisten	25	109	442	(a)	2-10	Collins R, 1985	met
UD	Ranitidin	0.0	0	5	2x50iv	5-10	Santos JEC, 1984	rok
UD	Ranitidin	11	3	27	3x150	10	Dawson J, 1982b	rdb
UD	Ranitidin	67	2	3	2x150	5-10	Santos JEC, 1984	rok
UV	Cimetidin	14	2	14	1200iv/2d + 1600/7d	9	Hoare AM, 1979	rdb
UV	Cimetidin	17	4	23	1600	3-6	Galmiche JP, 1983b	rdb
UV	Cimetidin	22	14	64	1600iv/2d + 1600/5d	7	Barer D, 1983	rdb
UV	Cimetidin	24	6	25	1200iv/2d + 900	(a)	Thomson AB, 1984	rdb
UV	Cimetidin	25	3	12	200 Bolus + 1200	2-7	Vantini I, 1987	rok
UV	Cimetidin	32	7	22	1200iv/2d + 1000/7d	9	Carr-Locke DL, 1984	rdb
UV	Cimetidin	33	3	9	1 mg/kg KG/h	2	Berg P, 1982	rok
UV	Cimetidin	40	21	52	200 mg iv/6h + 800 mg	(a)	Clason AE, 1986	ouk

Tabelle 303.03. (Fortsetzung)

Ulkus	Therapie (zusätzlich zur Standardtherapie mit Transfusionen)	Blut rz % (b)	Blut rz n (b)	Pat n	Dosis mg/d	Ther dauer Tage	Autor, Jahr	Stu dsn
*1	*2	*3						
UV	Cimetidin	42	5	12	1000(iv)	8	Brearley S, 1987b	rok
UV	Cimetidin	50	3	6	200 Bolus + 1600iv	2	Antonioli A, 1986	rok
UV	Cimetidin	100	3	3	1 mg/kg KG/h/2d	2	Wagner PK, 1980	rok
UV	Cimetidin/Ranitidin	27	3	11	1600iv/200iv	2	Basile M, 1984	rok
UV	H_2-Antagonisten	21	61	294	(a)	2-10	Collins R, 1985	met
UV	Ranitidin	4.0	1	25	200iv/2d + 450	(a)	Thomson AB, 1984	rdb
UV	Ranitidin	10	1	10	100iv/2d + 300	10	Nowak A, 1981	reb
UV	Ranitidin	11	1	9	2x50iv	5-10	Santos JEC, 1984	rok
UV	Ranitidin	31	4	13	3x150	10	Dawson J, 1982b	rdb
UV	Ranitidin	50	2	4	2x150	5-10	Santos JEC, 1984	rok
nk	Cimetidin	20	2	10	1800	7	Goldfarb JP, 1985	rok
nk	Cimetidin	29	11	38 (b)	4x200iv/2-3d + 800	4-5 (c)	Kalk A, 1985	rok
nk	Cimetidin	34	23	68	1000	(a)	Vallon AG, 1981	reb
nk	Cimetidin	35	19	54	200iv/6n	1-7	Rutgeerts P, 1982	reb
nk	Cimetidin	40	27	68	1000	7	Swain CP, 1986b	rdb
nk	Cimetidin	43	17	40	1000	7	Swain CP, 1981	rdb
nk	Cimetidin	50	21	42	200iv/6h/2d + 1000	30	Freitas D, 1985	reb
nk	Cimetidin	67	39	58	1200	5-27	Panes J, 1987	rok
nk	Cimetidin	90	9	10	1200iv	2-5	Kayasseh L, 1980	rok
nk	Ranitidin	26	11	42 (b)	4x50iv/2-3d + 300	4-5	Falk A, 1985	rok
nk	Ranitidin	33	34	103	(a)	(a)	O'Brien JD, 1986	rdb

*1, *2, *3: Kolonnen, nach denen der Inhalt der Tabelle sortiert ist.
(a) Diese Angabe ist in der Arbeit nicht enthalten.
(b) Blutungsrezidive in % und als Absolutzahl.
(c) Pat. mindestens 60 Jahre alt.

303.04 H₂-Antagonisten, Vergleich mit anderen Ulkustherapeutik.

UD **Ähnlich viele Blutungsrz während Cimetidin-Therapie und während Somatostatin-Therapie einer Blutung.** 12 Patienten, Cimetidin 200 mg Bolus + 1 600 mgiv/d/2d 5 Blutungsrz (42%); 17 Patienten, Somatostatin 0,25 mg Bolus + 0,25 mg/h/2d, 2 Blutungsrz (12%). *Antonioli A, 1986, rok.*

Ähnlich viele Blutungsrz während Cimetidin-Therapie und während Tranexamsäure-Therapie einer Blutung. 74 Patienten, Cimetidin 400 mg iv/6h/2d + 400 mg/6h/5d, 27 Blutungsrz (35%); 71 Patienten, Tranexamsäure 1 000 mg iv/6h/2d + 1 000 mg/6h/5d. 23 Blutungsrz (32%). *Barer D, 1983, rdb.*

Häufiger Blutungsrz oder persistierende Blutungen während Cimetidin-Therapie als während Sekretin-Therapie einer Blutung. 23 Patienten, Cimetidin 1 mg/kgKG/h/2d, 10 Blutungsrz (43%); 18 Patienten, Sekretin 0,5 klinEinh/kgKG/h/2d, 3 Blutungsrz (17%). *Berg P, 1982, rok.*

Ähnlich viele Blutungsrz oder persistierende Blutungen bei H₂-Antagonisten-Therapie und bei Somatostatin-Therapie einer Blutung. 19 Patienten, Cimetidin 1 600 mg/d/2d oder Ranitidin 200 mg/d/2d, 5 Blutungsrz (26%); 35 Patienten, Somatostatin 0,25 mg Bolus + 0,25 mgiv/h/2d, 2 Blutungsrz (5,7%). *Basile M, 1984, rok.*

UV **Ähnlich viele Blutungsrz während Cimetidin-Therapie und während Somatostatin-Therapie einer Blutung.** 6 Patienten, Cimetidin 200 mg Bolus + 1 600 mgiv/d/2d, 3 Blutungsrz (50%); 8 Patienten, Somatostatin 0,25 mg Bolus + 0,25 mg/h/2d, kein Blutungsrz. *Antonioli A, 1986, rok.*

Weniger Blutungsrz während Cimetidin-Therapie als während Tranexamsäure-Therapie einer Blutung. 64 Patienten, Cimetidin 400 mg iv/6h/2d + 400 mg/6h/5d, 14 Blutungsrz (22%); 53 Patienten, Tranexamsäure 1 000 mg iv/6h/2d + 1 000 mg/6h/5d, 21 Blutungsrz (40%). *Barer D, 1983, rdb.*

Häufiger Blutungsrz oder persistierende Blutungen während Cimetidin-Therapie als während Sekretin-Therapie einer Blutung. 9 Patienten, Cimetidin 1 mg/kgKG/h/2d, 3 Blutungsrz (33%); 11 Patienten, Sekretin 0,5 klinEinh/kgKG/h/2d, 2 Blutungsrz (18%). *Berg P, 1982, rok.*

Ähnlich viele Blutungsrz oder persistierende Blutungen bei H₂-Antagonisten-Therapie und bei Somatostatin-Therapie einer Blutung. 11 Patienten, Cimetidin 1 600 mg/d/2d oder Ranitidin 200 mg/d/2d, 3 Blutungsrz (27%); 13 Patienten, Somatostatin 0,25 mg Bolus + 0,25 mgiv/h/2d, 1 Blutungsrz (7,7%). *Basile M, 1984, rok.*

Ähnlich viele Blutungsrz oder persistierende Blutungen während Cimetidin-Therapie und während Somatostatin-Therapie einer Blutung. 23 Patienten, Cimetidin 1 600 mg/d3–6d, 4 Blutungsrz (17%); 27 Patienten, Somatostatin 6 mg/iv/d/3–6h, 4 Blutungsrz (15%). *Galmiche JP, 1983 b, rdb.*

nk **Ähnlich viele Blutungsrz oder persistierende Blutungen während Cimetidin-Therapie und während Sucralfat-Therapie einer Blutung.** 10 Patienten, Cimetidin 1 800 mg/d/7d, 2 Blutungsrz oder persistierende Blutungen (20%); 10 Patienten, Sucralfat 8 000 mg/d/7d, 2 Blutungsrz oder persistierende Blutungen (20%). *Goldfarb JP, 1985, rok.*

Mehr persistierende Blutungen während Cimetidin-Therapie als während Somatostatin-Therapie einer Blutung. 10 Patienten, Cimetidin i.v. 1 200 mg/d/2–5d, 9 persistierende Blutungen (90%); 10 Patienten, Somatostatin 0,25 mg Bolus + 0,25 mg/h/2–5d, 2 persistierende Blutungen (20%). *Kayasseh L, 1980, rok.*

Sonstige Arbeiten:

UD   *Vantini I, 1987, rok; Wagner PK, 1980, rok; Dawson J, 1982a, rdb.*

UV   *Vantini I, 1987, rok; Wagner PK, 1980, rok; Dawson J, 1982a, rdb.*

nk   *Basso N, 1986, rdb; Coraggio F, 1984, rok; Birnie GG, 1984, rdb.*

Tabelle 303.05. Blutung: Blutungsrezidiv oder persistierende Blutung während konservativer Therapie
H_2-Antagonisten, Vergleich mit Plazebo oder Therapia nulla

Ulkus	Weniger Blutungs- rz bei Aktivum?	Medikament (zusätzlich zur Standardtherapie mit Transfusionen)	Akt Blu rz %	Akt Blu rz n	Plaz Blu rz %	Plaz Blu rz n	Akt Pat n	Plaz Pat n	Akt Dosis mg/d	Ther dauer Tage	Autor, Jahr	Stu dsn
*1	*3	*2					*4					
UD	Ähnl viel	H_2-Antagonisten	25	109	25	107	442	420	(a)	2-10	*Collins R, 1985*	met
UV	Ähnl viel	Cimetidin	32	7	31	9	22	29	1200iv/2d+1000	9	*Carr-Locke DL, 1984*	rdb
UV	Weniger	H_2-Antagonisten	21	61	27	89	294	325	(a)	2-10	*Collins R, 1985*	met
UV	Weniger	Ranitidin	10	1	73	8	10	11	100iv/2d+300	10	*Nowak A, 1981*	reb

*1, *2, *3: Kolonnen, nach denen der Text in der Tabelle sortiert ist.

303.06 Plazebo oder Therapia nulla

Ulkus *1	Therapie	Rz % *2	Rz n	Pat n	Ther dauer Tage	Autor, Jahr	Stu dsn
UD	Therapia nulla	13	31	241	1-8	*Jones FA, 1947*	ret
UD	Plazebo	21	8	39	6	*Stael von Holstein CCS, 1987b*	rdb
UD	Plazebo	23	7	31	3-6	*Galmiche JP, 1983b*	rdb
UD	Plazebo	24	6	25	7	*Carr-Locke DL, 1984*	rdb
UD	Plazebo	25	14	56	7	*Barer D, 1983*	rdb
UD	Plazebo	25	107	420	2-10	*Collins R, 1985*	met
UD	(a)	26	114	434	(a)	*Jones PF, 1973*	ret
UD	(a)	33	16	48	(a)	*Foster DN, 1978*	ret
UD	Plazebo	38	31	81	3	*Somerville KW, 1985*	rdb
UD	Plazebo	38	5	13	9	*Hoare AM, 1979*	rdb
UD	Plazebo	42	11	26	12	*Stiel D, 1984*	rdb
UD	Plazebo	42	11	26	10	*Dawson J, 1982b*	rdb
UV	Therapia nulla	24	10	41	(a)	*Foster DN, 1978*	ret
UV	Plazebo	27	89	325	2-10	*Collins R, 1985*	met
UV	Plazebo	28	31	112	1-8	*Jones FA, 1947*	ret
UV	Plazebo	29	20	69	7	*Barer D, 1983*	rdb
UV	Plazebo	30	9	30	6	*Stael von Holstein CCS, 1987b*	rdb
UV	Plazebo	31	9	29	7	*Carr-Locke DL, 1984*	rdb
UV	Plazebo	33	5	15	10	*Dawson J, 1982b*	rdb
UV	Plazebo	37	21	57	3	*Somerville KW, 1985*	rdb
UV	Therapia nulla	48	37	77	(a)	*Jones PF, 1973*	ret
UV	Plazebo	53	10	19	9	*Hoare AM, 1979*	rdb
UV	Therapia nulla	73	8	11	10	*Nowak A, 1981*	reb
nk	Plazebo	17	7	41	7	*Lauritsen K, 1985c*	rdb

*1, *2: Kolonnen, nach denen der Inhalt der Tabelle sortiert ist.
(a) Diese Angabe ist in der Arbeit nicht enthalten.

Sonstige Arbeiten:

nk   *Basso N, 1986, rdb; Cormack F, 1973, rdb; Coraggio F, 1984, rok; Engqvist A, 1979, rdb; Levine BA, 1985, reb; Magnusson I, 1985, rdb.*

303.07 Verschiedene Medikamente

siehe Tabelle 303.07

Die folgenden Angaben ergänzen den Inhalt der Tabelle:

Elerding SC, 1980, ouk:

UD   42% persistierende Blutungen bei verschiedenen med Therapien. 59 Patienten, nichtoperative Therapie (Eiswasserlavage, Transfusion, vereinzelt Somatostatin, Cimetidin i. v.), 25 persistierende Blutungen.

Tabelle 303.07. Blutung: Blutungsrezidiv oder persistierende Blutung während konservativer Therapie
Verschiedene Medikamente

Ulkus	Medikament	Blu rz % (b)	Blu rz n (b)	Pat n	Dosis in mg/d, falls nicht anders angegeben	Ther dauer Tage	Autor, Jahr	Stu dsn
*1	*2	*3						
UD	(a)	32	27	84		(a)	McLeod IA, 1982	nok
UD	(a)	33	16	48		(a)	Foster DN, 1978	nok
UD	Sekretin	17	3	18	0,5 klin Einh/kgKG/h	2	Berg P, 1982	rok
UD	Somatostatin	5.7	2	35	0.25 Bolus + 0.25iv/h	2	Basile M, 1984	rok
UD	Somatostatin	12	2	17	0.25 Bolus + 0.25/h	2	Antonioli A, 1986	rok
UD	Somatostatin	24	8	33	6iv	3-6	Galmiche JP, 1983b	rdb
UD	Somatostatin	27	21	77	0.25 Bolus + 0.25/h	3	Somerville KW, 1985	rdb
UD	Somatostatin + Cimetidin	15	2	13	Som 0.25/h/2d + Cim1200	4-7	Vatini I, 1987	rok
UD	Tranexamsäure	14	5	36	1000iv/4h/3d + 1500/6h	6	Stael v. Holstein CCS, 1987b	rdb
UD	Tranexamsäure	32	23	72	4000iv/2d + 4000/5d	7	Barer D, 1983	rdb
UD	Verschiedene	42	25	59		(a)	Elerding SC, 1980	ouk§
UV	(a)	24	10	41		(a)	Foster DN, 1978	nok
UV	(a)	43	56	129		(a)	Swain CP, 1986	rok
UV	(a)	48	25	52		(a)	MacLeod IA, 1982	nok
UV	(a)	52	11	21		(a)	Moreto M, 1987	rok
UV	Sekretin	18	2	11	0.5 klin Einh/kgKG/h	2	Berg P, 1982	rok
UV	Somatostatin	0.0	0	8	0.25 Bolus + 0.25/h	2	Antonioli A, 1986	rok
UV	Somatostatin	7.7	1	13	0.25 Bolus + 0.25iv/h	2	Basile M, 1984	rok
UV	Somatostatin	15	4	27	6iv	3-6	Galmiche JP, 1983b	rdb
UV	Somatostatin	32	18	57	0.25 Bolus + 0.25/h	3	Somerville KW, 1985	rdb
UV	Somatostatin + Cimetidin	36	5	14	Som 0.25/h/2d + Cim1200	4-7	Vantini I, 1987	rok
UV	Tranexamsäure	13	4	30	1000iv/4h/3d + 1500/6h	6	Stael v. Holstein CCS, 1987b	rdb
UV	Tranexamsäure	40	21	53	4000iv/2d + 4000/5d	7	Barer D, 1983	rdb
UV	Verschiedene	28	13	47		(a)	Elerding SC, 1980	ouk§

Tabelle 303.07. (Fortsetzung)

Ulkus	Medikament	Blu rz % (b)	Blu rz n (b)	Pat n	Dosis in mg/d, falls nicht anders angegeben	Ther dauer Tage	Autor, Jahr	Stu dsn
*1	*2	*3						
nk	(a)	11	20	177		(a)	Bornman PC, 1985	nok
nk	(a)	17	43	246		(a)	Northfield TC, 1971	ret
nk	(a)	23	20	87		(a)	Storey DW, 1981b	rok
nk	(a)	24	60	250		5	Wara P, 1985a	nok
nk	(a)	25	83	336		(a)	Hunt PS, 1987	nok
nk	(a)	32	23	72		(a)	Brearly S, 1985	rok
nk	(a)	41	12	29		(a)	Laine L, 1987a	rdb
nk	(a)	44	18	41		(a)	Swain CP, 1983	rok
nk	Antazidumlavage	0.0	0	17		(a)	Elerding SC, 1980	ouk
nk	Arbaprostil	30	12	40	0.05/5h	7	Lauritsen K, 1985c	rdb
nk	Depotsekretin nach iv-Therapie/2d	19	4	21	10 klinEinh/kgKG/12hsc	2-5	Wagner PK, 1983	rok
nk	H$_2$-Antag+Antaz	20	18	89		1-23	Krejs GJ, 1987	rdb
nk	Sekretin	40	6	15	0.25 klinEinh/kgKG/hiv	2	Wagner PK, 1983	rok
nk	Somatostatin	20	2	10	1+0.25/h	3	Christiansen J, 1986	ouk
nk	Somatostatin	20	2	10	0.25 Bolus+0.25/h	2-5	Kayasseh L, 1980	rok
nk	Somatostatin	27	4	15	0.25iv/h	2	Wagner PK, 1983	rok
nk	Somatostatin	44	11	25	0.2-0.4IU/h i.a.	(a)	Elerding SC, 1980	ouk
nk	Sucralfat	20	2	10	8000	7	Goldfarb JP, 1985	rok
nk	Vereisung/Priamid/Cim	26	55	211		(a)	Flament JB, 1982	ret

*1, *2, *3: Kolonnen, nach denen der Inhalt der Tabelle sortiert ist.
(a) Diese Angabe ist in der Arbeit nicht enthalten.
(b) Blutungsrezidiv oder persistierende Blutung in % oder als Absolutzahl.
§ Für genauere Angaben zur Therapie siehe Text zu dieser Arbeit.

Elerding SC, 1980, ouk:

UV 28% persistierende Blutungen bei verschiedenen med Therapien. 47 Patienten, nichtoperative Therapie (Eiswasserlavage, Transfusion, vereinzelt Somatostatin, Cimetidin i. v.), 13 persistierende Blutungen.

Sonstige Arbeiten:

UD *Wagner PK, 1980, rok.*

UV *Wagner PK, 1980, rok.*

nk *Basso N, 1986, rdb; Cormack F, 1973, rdb; Coraggio F, 1984, rok; Engqvist A, 1979, rdb; Gomes AS, 1986, ret; Levine BA, 1985, reb; Magnusson I, 1985, rdb; Torres AJ, 1985, rdb.*

Birnie GG, 1984, rdb; Von Holstein ChS, 1985, rdb.

303.08 Verschiedene Medikamente, Vergleich mit Plazebo oder Therapia nulla

siehe Tabelle 303.08

Sonstige Arbeiten:

nk *Basso N, 1986, rdb; Cormack F, 1973, rdb; Coraggio F, 1984, rok; Engqvist A, 1979, rdb; Levine BA, 1985, reb; Magnusson I, 1985, rdb.*

303.09 Verschiedene medizinische Therapien im Vergleich

nk **Ähnliche viele Blutungsrz oder persistierende Blutungen während Sekretin-Therapie und während Somatostatin-Therapie einer Blutung.** 15 Patienten, Sekretin 0,25 klinEinh/kgKG/h/2d, 6 Blutungsrz (40%); 15 Patienten, Somatostatin 0,25 mg/h/2d, 4 Blutungsrz (27%). *Wagner PK, 1983, rok.*

Sonstige Arbeiten:
Gomes AS, 1986, ret; Torres AJ, 1986, rdb.

304 Blutung: Blutverlust bei konservativer Therapie

304.01 Cimetidin, Vergleich mit Ranitidin

nk **Ähnlich hoher Blutverlust während Cimetidin-Therapie und während Ranitidin-Therapie einer Blutung.** 19 Patienten, Cimetidin i. v. 1 200 mg/d/2d, Cimetidin 900 mg/d, im Mittel 3,5 Transfusionseinheiten Blutbedarf; 22 Patienten, Ranitidin i. v. 200 mg/d/2d, Ranitidin 450 mg/d, im Mittel 4,0 Transfusionseinheiten Blutbedarf. *Thomson AB, 1984, rdb.*

304.02 H_2-Antagonisten, Vergleich mit anderen Ulkustherapeutika

UD **Höherer Blutverlust bei H_2-Antagonisten-Therapie als bei Somatostatin-Therapie einer Blutung.** 19 Patienten, Cimetidin 1 600 mg/d/2d oder Ranitidin 200 mg/d/2d, im Mittel 2,8 Transfusionseinheiten Blutbedarf; 35 Patien-

Tabelle 303.08. Blutung: Blutungsrezidiv oder persistierende Blutung während konservariver Therapie
Verschiedene Medikamente, Vergleich mit Plazebo oder Therapia nulla

Ulkus	Weniger Blutungs- rz bei Aktivum?	Medikament (zusätzlich zur Standardtherapie mit Transfusionen)	Akt Blu rz %	Akt Blu rz n	Plaz Blu rz %	Plaz Blu rz n	Akt Pat n	Plaz Pat n	Akt Dosis mg/d (a)	Ther dauer Tage	Autor, Jahr	Stu dsn
*1	*3	*2						*4				
UD	Ähnl viel	Somatostatin	24	8	23	7	33	31	6iv	3-6	Galmiche JP, 1983b	rdb
UD	Ähnl viel	Somatostatin	27	21	38	31	77	81	0.25 Bolus + 0.25iv/h	3	Somerville KW, 1985	rdb
UD	Ähnl viel	Tranexamsäure	14	5	21	8	36	39	1000iv/4h/3d + 1500/6h	6	Stahl v. Holstein CCS, 1987b	rdb
UD	Ähnl viel	Tranexamsäure	32	23	25	14	72	56	1000iv/6h/2d + 1000/6h	7	Barer D, 1983	rdb
UV	Ähnl viel	Somatostatin	32	18	37	21	57	57	0.25 Bolus + 0.25/h	3	Somerville KW, 1985	rdb
UV	Ähnl viel	Tranexamsäure	13	4	30	9	30	30	1000iv/4h/3d + 1500/6h	6	Stael v. Holstein CCS, 1987b	rdb
UV	Ähnl viel	Traneyamsäure	40	21	29	20	53	69	1000iv/6h/2d + 1000/6h	7	Barer D, 1983	rdb
nk	Ähnl viel	Arbaprostil	30	12	17	7	40	41	0.05/6h	7	Lauritsen K, 1985c	rdb

(a) Falls nicht anders angegeben.
*1, *2, *3, *4: Kolonnen, nach denen der Inhalt der Tabelle sortiert ist.

ten, Somatostatin 0,25 mg Bolus + 0,25 mgiv/h/2d, im Mittel 1 Transfusionseinheit Blutbedarf. *Basile M, 1984, rok.*

UV **Höherer Blutverlust bei H$_2$-Antagonisten-Therapie als bei Somatostatin-Therapie einer Blutung.** 11 Patienten, Cimetidin 1 600 mg/d/2d oder Ranitidin 200 mg/d/2d, im Mittel 2,3 Transfusionseinheiten Blutbedarf; 13 Patienten, Somatostatin 0,25 mg Bolus + 0,25 mgiv/h/2d, im Mittel 1,3 Transfusionseinheiten Blutbedarf. *Basile M, 1984, rok.*

nk **Ähnlich hoher Blutverlust während Cimetidin-Therapie und während Sucralfat-Therapie einer Blutung.** 10 Patienten, Sucralfat 8 000 mg/d, im Mittel 2,0 Transfusionseinheiten Blutbedarf; 10 Patienten, Cimetidin 1 800 mg/d, im Mittel 2,2 Transfusionseinheiten Blutbedarf. *Goldfarb JP, 1985, rok.*

Sonstige Arbeiten:

nk *Berg P, 1982, rok; Wagner PK, 1980, rok.*

304.03 H$_2$-Antagonisten, Vergleich mit Plazebo oder Therapia nulla

UD **Ähnlich hoher Blutverlust während Cimetidin-Therapie und während Plazebo-Therapie einer Blutung.** 29 Patienten, Cimetidin i. v. 800 mg/d/2d, Cimetidin 1 000 mg/d/10d, 15 (52%) mit im Mittel 2,3 ± 0,6 Transfusionseinheiten Blutbedarf; 26 Patienten, Plazebo 12 Tage, 19 (73%) mit im Mittel 3,5 ± 0,5 Transfusionseinheiten Blutbedarf. *Stiel D, 1984, rdb.*

Sonstige Arbeiten:

nk *Birnie GG, 1984, rdb; Galmiche JP, 1978, rdb.*

304.04 Verschiedene Medikamente, Vergleich mit Plazebo oder Therapia nulla

Zu diesem Schlagwort stehen keine Arbeiten zur Verfügung, deren Inhalt sich aufgrund unserer Beurteilungskriterien für eine ausführliche Wiedergabe eignet.

Sonstige Arbeiten:

nk *Birnie GG, 1984, rdb; Levine BA, 1985, rdb; Magnusson I, 1985, rdb; Somerville KW, 1985, rdb; Von Holstein ChS, 1985, rdb. Biggs JC, 1976, rdb; Engqvist A, 1979, rdb; Levine BA, 1985, reb.*

305 Blutung: Häufigkeit des Auftretens bei Ulkuspatienten oder in der Gesamtbevölkerung

Siehe 2. Teil der Datensammmlung: 201.01 (Blutung; Häufigkeit des Auftretens bei Ulkuspatienten), 201.02 (Blutung; Häufigkeit des Auftretens in der Gesamtbevölkerung), 202 (Blutung während medikamentöser Kurativtherapie)und 203 (Blutung während medikamentöser Langzeittherapie).

306 Blutung: Klinikskomplikation bei chirurgischer Therapie

306.01 Verschiedene chirurgische Verfahren

Ulkus	Operations verfahren	Pat mit Kliniks- kompl. %	Pat mit Kliniks- kompl. n	Pat n	Autor, Jahr	Stu dsn
*1	*2					
UD	BII	20	13	64	*Donaldson RM, 1958*	ret§
UD	PGV	4.7	2	43	*Starlinger M, 1984*	ret§
UD	TV+D	29	15	51	*Clark CG, 1985*	ret§
UV+	Verschiedene	47	17	36	*Kujat R, 1983*	ret§
nk	PGV/PGV+Umstech	41	26	63	*Müller C, 1978*	ret§
nk	Verschiedene	30	31	104	*Huber O, 1985*	ret§
nk	Verschiedene	46	26	56	*Warloe T, 1987*	ret§

*1, *2: Kolonnen, nach denen der Inhalt der Tabelle sortiert ist.
§ Angaben zur Art der Komplikationen siehe Text.

Die folgenden Angaben ergänzen den Inhalt der Tabelle:

UD   *Donaldson RM, 1958, ret:* 13 Klinikskomplikationen: 5 Duodenalstumpfinsuffizienzen, 2 Urogenitaltraktinfektionen, 1 intraabdominaler Abszess, 1 Wundinfektion, 1 Klaffen der Wunde, 1 Pankreatitis, 1 Atelektase, 1 Lungenembolie.
Starlinger M, 1984, ret: 2 Klinikskomplikationen: 1 subphrenischer Abszess, 1 Blutungsrz.
Clark CG, 1985, ret: 15 Klinikskomplikationen: 3 Blutungsrz, 3 Nahtinsuffizienzen, 2 Septikämien, 2 Brustinfektionen, 2 Herzinsuffizienzen, 1 Wundinfektion, 1 tiefe Venenthrombose und Lungenembolie, 1 Niereninsuffizienz.

UV+   *Kujat R, 1983, ret:* 17 Klinikskomplikationen: 8 Wundinfekte, 3 Pneumonien, 2 Milzverletzungen, 4 Sonstige.

nk   *Müller C, 1978, ret:* Klinikskomplikationen bei 26 Patienten: 16 pulmonal, 5 kardio-vaskulär, 1 urogenital, 1 Ileus, 1 Sepsis, 1 Leberinsuffizienz, 1 zerebrale Blutung, 3 Wundinfekte, 3 Blutungsrz, 1 Magenwandnekrose, 1 Magenentleerungsstörung.
Huber O, 1985, ret: 31 Klinikskomplikationen: Keine näheren Angaben.
Warloe T, 1987, ret: 36 Klinikskomplikationen: Keine näheren Angaben.

Sonstige Arbeiten:

nk   *Horntricht J, 1983, ret; Hunt PS, 1984, nok; Johnston D, 1973, ret; Morris DL, 1984, rok; Muller C, 1985, ret.*

307 Blutung: Klinikskomplikationen bei endoskopischer Therapie

307.01 Verschiedene Therapieformen

UV   **Keine Angaben über Klinikskomplikationen bei Behandlung von 16 Patienten mit monopolarer Elektrode.** *Moreto M, 1987, rok.*

nk   **Eine Perforation mit retroperitonealem und medialstinalem Emphysem (5,0%) bei Behandlung von 20 Patienten mit BICAP-Sonde.** *Brearley S, 1987 b, rok.*

50% vorübergehende Bauchschmerzen bei Behandlung von 34 Patienten (nicht nur Ulkuspatienten) mit lokaler Injektion von reinem Ethanol. *Chen PC, 1986, ouk.*

48% vorübergehende Bauchschmerzen bei Behandlung von 33 Patienten (nicht nur Ulkuspatienten) mit lokaler Injektion von hypertoner Kochsalz-Adrenalin-Lösung. *Chen PC, 1986, ouk.*

Keine Klinikskomplikation bei Behandlung von 14 Patienten mit bipolarer Elektrode. *Donahue PE, 1984 b, ouk.*

Keine Klinikskomplikationen bei monopolarer Elektrokoagulation mit flüssiger Elektrode bei 78 Patienten mit aktiver Blutung oder nicht-aktiver Blutung bei Blutungsstigmata. *Freitas D, 1985, reb.*

Keine Angaben über Klinikskomplikationen bei Behandlung von 88 Patienten (nicht nur Ulkuspatienten) mit Injektion von 1%igem Polidocanol. *Fuchs K-H, 1984, ouk.*

Keine Angaben über Klinikskomplikationen bei Behandlung von 11 Patienten (nicht nur Ulkuspatienten) mit YAG-Laser. *Goff JS, 1986, rok.*

Keine Angaben über Klinikskomplikationen bei Behandlung von 26 Patienten (nicht nur Ulkuspatienten) mit bipolarer Elektrode. *Goff JS, 1986, rok.*

6 induzierte Blutungen (11%) bei 56 YAG-Laser-Behandlungen bei 45 Patienten mit oberer Gastrointestinalblutung (nicht nur Ulkuspatienten). 3 Aspirationspneumonien (5,4%), 2 Pleuraergüsse (3,6%), 2 Herzstillstände (3,6%), keine Perforation. *Hunter JG, 1984, ret.*

Keine Klinikskomplikation bei Behandlung von 20 Patienten mit Heater-Probe. Keine induzierte Blutung. *Johnston JH, 1985, ret.*

Zehn induzierte arterielle Blutungen (29%), davon 3 unkontrollierbar bei Behandlung von 35 Patienten mit YAG-Laser. 2 nicht-hitzebedingte Pneumoperitonea (5,7%). *Johnston JH, 1985, ret.*

Eine ausgelöste Blutung bei Behandlung von 11 Patienten mit sichtbarem nichtblutendem Gefäß mit BICAP-Elektrode (9,1%).

Eine ausgelöste Blutung bei Behandlung von 7 Patienten mit sichtbarem nichtblutendem Gefäß mit Heater-Probe-Elektrode (14%). Keine weiteren Angaben über Klinikskomplikationen bei Behandlung von insgesamt 26 Patienten mit BICAP-Elektrode und insgesamt 24 Patienten mit Heater-Probe-Elektrode. *Jensen DM, 1986, ret.*

Keine Angaben über Klinikskomplikationen bei Behandlung von 85 Patienten mit YAG-Laser. *Krejs GJ, 1987, rdb.*

Keine Klinikskomplikation bei Behandlung von 10 Patienten mit multipolarer Elektrode. *Laine L, 1987 b, rdb.*

Keine Angaben über Klinikskomplikationen bei Behandlung von 31 Patienten mit multipolarer Elektrode. *Laine L, 1987 a, rdb.*

Keine Angaben über Kliniskskomplikationen bei Behandlung von 34 Patienten mit aktiver Blutung mit lokaler Injektion von 0,01%igem Adrenalin. *Leung JWC, 1987 a, rok.*

Keine Klinikskomplikation bei Behandlung von 37 Patienten mit aktiver Blutung mit endoskopischer Injektion von Adrenalin. *Leung JWC, 1987 b, ouk.*

Keine Angaben über Klinikskomplikationen bei Behandlung von unklarer Anzahl Patienten mit YAG-Laser oder Heater-Probe-Elektrode. *Matthewson K, 1987, reb.*

Keine Angaben über Klinikskomplikationen bei Behandlung von 16 Patienten mit Injektion von 1%igem Polidocanol. *Meier J, 1987, ouk.*

Keine Angaben über Klinikskomplikationen bei Elektrokoagulation mit bipolarer Elektrode bei 101 Patienten. *O'Brien JD, 1986, rdb.*

Keine Angaben über Klinikskomplikationen bei Behandlung von 94 Patienten mit Elektrohydrothermosonde. *Publig W, 1986, ret.*

10 induzierte arterielle Blutungen (56%) bei Behandlung mit nicht-blutendem sichtbarem Gefäß mit lokaler Injektion von Adrenalin und Polidocanol, davon 9 durch weitere Adrenalin-Injektion gestillt. Keine weiteren schweren Komplikationen bei Behandlung von insgesamt 55 Patienten mit lokaler Injektion von Adrenalin und Polidocanol. *Panes J, 1987, rok.*

Keine schweren Klinikskomplikationen, keine freie Perforation bei Behandlung von 52 Patienten mit YAG-Laser. 2 leichte vorübergehende Erhöhungen von Serum-GOT und -GPT. *Rutgeerts P, 1982, reb.*

12% Klinikskomplikationen bei Behandlung von 50 Patienten mit multipolarer Bicap-Sonde (durch Elektrokoagulation ausgelöste Blutungen bei 4 Patienten, 2 Perforationen von einem UD bzw. UP). *Rutgeerts P, 1987 a, rok.*

10% Klinikskomplikationen bei Behandlung von 50 Patienten mit YAG-Laser (durch Photokoagulation ausgelöste Blutungen bei 5 Patienten). *Rutgeerts P, 1987 a, rok.*

Zwei Komplikationen bei Behandlung von 76 Patienten mit Argon-Laser (durch Photokoagulation ausgelöste nicht mehr stillbare Blutung bei ursprünglich nicht blutendem sichtbarem Gefäß). *Swain CP, 1981, rdb.*

Eine Klinikskomplikation bei Behandlung von 15 Patienten mit pipolarer Elektrode (durch Elektrokoagulation ausgelöste nicht mehr stillbare Blutung bei ursprünglich nicht blutendem sichtbarem Gefäß). *Schlesinger PK, 1985, rok.*

4 induzierte Blutungen (14%) bei Behandlung von 28 Patienten mit nicht-blutendem sichtbarem Gefäß mit YAG-Laser. Keine Perforation bei Behandlung von insgesamt 70 Patienten mit YAG-Laser. *Swain CP, 1986 b, rdb.*

Keine Angaben über Klinikskomplikationen bei Behandlung von 41 Patienten mit YAG-Laser. *Swain CP, 1983, rok.*

Keine Angaben über Klinikskomplikationen bei Behandlung von 28 Patienten mit 98%igem Ethanol. *Sugawa C, 1986, ouk.*

Keine Angaben über Klinikskomplikationen bei Behandlung von 64 Patienten mit Argon-Laser. *Vallon AG, 1981, reb.*

308   Blutung: Kliniksmortalität bei chirurgischer Therapie

308.01   Elektivoperation, Vergleich mit Notfalloperation

nk   **Geringere Kliniksmortalität bei Elektivoperation wegen Blutung als bei Notfalloperation wegen Blutung.** 70 Patienten, Elektivoperation, 5 Todesfälle

(7,2%); 44 Patienten, Frühoperation, 16 Todesfälle (36%); 14 Patienten, Notfalloperation, 7 Todesfälle (50%). *Bittersohl H-J, 1987, ret.*
Geringere Kliniksmortalität bei Elektrivoperation wegen Blutung als bei Notfalloperation wegen Blutung. 71 Patienten, Elektivoperation, 2 Todesfälle (2,8%); 82 Patienten, Notfalloperation, 38 Todesfälle (46%). *Flament JB, 1982, ret.*

308.02 Resektion, verschiedene Verfahren

Ulkus	Operations-verfahren	Todes-fälle %	Todes-fälle n	Pat n	Autor, Jahr	Stu dsn
*1	*2	*3				
UD	BII	1.6	1	64	*Donaldson RM, 1958*	ret
UD	BII	11	7	66	*Hunt PS, 1984*	nok
UD	BII(Polya)	14	8	56	*Schiller KFR, 1970*	ret
UD	BII(Polya)	27	6	22	*McKeown KC, 1972*	ouk
UD	Dist Magenres	16	25	155	*Kummer D, 1982*	ret
UD	Dist Magenres	62	18	29	*Lehmann L, 1982*	ret
UV	BI	15	4	27	*Hunt PS, 1980a*	nok
UV	BI	17	8	46	*Hunt PS, 1984*	nok
UV	BI	30	32	106	*Vellacott KD, 1982*	ret
UV	BII	5.7	6	106	*Djorup, 1965*	ret
UV	BII(Polya)	19	5	27	*Schiller KRF, 1970*	ret
UV	Dist Magenres	10	8	81	*Schiller KFR, 1970*	ret
UV	Dist Magenres	20	6	30	*Lehmann L, 1982*	ret
nk	Dist Magenres	18	19	104	*Brooks JR, 1964*	ret
nk	Dist Magenres	26	40	153	*Flament JB, 1982*	ret

*1, *2, *3: Kolonnen, nach denen der Inhalt der Tabelle sortiert ist.

308.03 Verschiedene chirurgische Verfahren

siehe Tabelle 308.03

Zusätzliche, in der Tabelle nicht enthaltene Arbeiten:

nk **29% Kliniksmortalität bei über 65jährigen Patienten nach chir Therapie einer Blutung.** 62 Patienten, distale Magenresektion mit BI oder BII oder TV + Ulkusexzision oder Gastrektomie, 18 Todesfälle. *Seitz W, 1982, ret.*
50% Kliniksmortalität bei über 80jährigen Patienten nach chir Therapie einer Blutung. 24 Patienten, chir Therapie, 12 Todesfälle. *Kania U, 1983, ret.*

Sonstige Arbeiten:

UD *Elerding SC, 1980, ouk; Hoare AM, 1979, rdb; Hojlund B, 1980, ret; Rossi RL, 1981, ret; Röher HD, 1984, nok; Schiller KRF, 1970, ret; Vellacott KD, 1982, ret.*

UV *Elerding SC, 1980, ouk; Hunt PS, 1980a, nok; Hunt PS, 1980b, ret; Hoare AM, 1979, rdb; Müller C, 1978, ret; Röher HD, 1984, nok; Schiller KRI, 1970, ret.*

Tabelle 308.03. Blutung: Kliniksmortalität bei chirurgischer Therapie
Verschiedene chirurgische Verfahren

Ulkus *1	Operations-verfahren *2	Todes-fälle % *3	Todes-fälle n	Pat n	Autor, Jahr	Stu dsn
UD	Dist Magenres + Vagotomie	5.0	1	20	*Hunt PS, 1984*	nok
UD	Dist Magenres/Dist Magenres + Vag	7.1	37	519	*Gobbel WG, 1963*	ret
UD	PGV	4.7	2	43	*Starlinger M, 1984*	ret
UD	PGV + Umstechung + Exzision	8.7	9	104	*Lehmann L, 1982*	ret
UD	PGV + Umstechung/PGV	4.1	2	49	*Müller C, 1978*	ret
UD	TV + D	5.5	6	110	*Schiller KFR, 1970*	ret
UD	TV + D	9.8	5	51	*Clark CG, 1985*	ret
UD	TV + D + Ligatur	3.0	3	100	*Farris JM, 1967*	ret
UD	TV + D + Ligatur	15	5	34	*Saperas E, 1987*	(a)rok
UD	Umstechung	40	10	25	*Lehmann L, 1982*	ret
UD	Vagotomie + D + Übernähung	8.1	5	62	*Hunt PS, 1984*	nok
UD	Vagotomie + D/BI	16	11	69	*Dronfield MW, 1979a*	ret
UD	Verschiedene	6.0	8	134	*Gajo R, 1980*	ret
UD	Verschiedene	8.2	10	122	*Hunt PS, 1979a*	ouk
UD	Verschiedene	8.3	10	120	*Hunt PS, 1979b*	nok
UD	Verschiedene	12	8	67	*McDermott FT, 1985*	ret
UD	Verschiedene	21	17	80	*Kim U, 1974*	ret
UD	Verschiedene	22	16	73	*Bittersohl H-J, 1987*	ret
UD	Verschiedene	27	7	26	*Kim U, 1974*	ret
UD +	Verschiedene	15	9	61	*Heberer G, 1976*	ret
UD +	Verschiedene	19	11	57	*Jordan PH, 1970*	ret
UV	Dist Magenres/Dist Magenres + Vag	16	15	91	*Gobbel WG, 1963*	ret
UV	PGV + Umstechung + Exzision	16	4	25	*Lehmann L, 1982*	ret
UV	TV + D + Umstechung	6.7	2	30	*Dorton HE, 1966*	ret
UV	Umstechung	41	14	34	*Lehmann L, 1982*	ret
UV	Vagotomie + D/Exzision	6.9	2	29	*Johnson JA, 1980*	ret
UV	Vagotomie + D	23	14	62	*Kraft RO, 1984*	ret
UV	Verschiedene	7.5	3	40	*McDermott FT, 1985*	ret
UV	Verschiedene	15	16	106	*Gajo R, 1980*	ret
UV	Verschiedene	16	25	155	*Kummer D, 1982*	ret
UV	Verschiedene	17	7	41	*Hunt PS, 1979a*	ouk
UV	Verschiedene	18	4	22	*Hunt PS, 1984*	nok
UV	Verschiedene	22	12	55	*Bittersohl H-J, 1987*	ret
UV	Verschiedene	27	11	41	*Dronfield MW, 1979a*	ret
UV +	Verschiedene	14	5	36	*Kujat R, 1983*	ret
nk	PGV	1.8	1	57	*Rogers N, 1987*	ret
nk	PGV + Umstechung/PGV	7.9	5	63	*Müller C, 1978*	ret
nk	Vagotomie + D + Übernähung	14	24	176	*Read RC, 1965*	ret
nk	Verschiedene	5.4	3	56	*Warloe T, 1987*	ret
nk	Verschiedene	9.0	19	210	*Bekada H, 1984*	ret
nk	Verschiedene	13	19	144	*Horntrich J, 1983*	ret
nk	Verschiedene	14	8	57	*Morris DL, 1984*	rok
nk	Verschiedene	15	42	271	*Weber PM, 1982*	ret
nk	Verschiedene	15	16	104	*Huber O, 1985*	ret
nk	Verschiedene	16	16	102	*Allan R, 1976*	ouk
nk	Verschiedene	19	19	102	*Hunt PS, 1987*	nok
nk	Verschiedene	19	11	57	*Johansson C, 1973*	ret
nk	Verschiedene	24	18	75	*Jones PF, 1973*	ret
nk	Verschiedene	33	51	155	*Wara P, 1983a*	ret

*1, *2, *3: Kolonnen, nach denen der Inhalt der Tabelle sortiert ist
(a) alte Patienten über 50 Jahre alt.

nk   *Falk A, 1985, rok; Tanner NC, 1964, ret; Wagner PK, 1983, rok; Frei J, 1986, ret; Johnston D, 1973, ret; Muller C, 1985, ret; Pedersen T, 1974, ret; Rofe SB, 1985, ouk; Schumpelick V, 1984, ret.*

308.04 Verschiedene chirurgische Verfahren im Vergleich

UD   **Ähnlich hohe Kliniksmortalität bei verschiedenen Operationsverfahren wegen Blutung.** 58 Patienten, distale Magenresektion mit Polya-Anschluß, 5 Todesfälle (8,6%); 44 Patienten, TV oder SV + D, 3 Todesfälle (6,8%); 19 Patienten, TV + Antrektomie, 1 Todesfall (5,2%). *Hunt PS, 1979 b, nok.*

Sonstige Arbeiten:

UD   *Lehmann L, 1982, ret.*

UV   *Lehmann L, 1982, ret.*

309   Blutung: Komplikation spät nach chirurgischer Therapie

309.01 Verschiedene chirurgische Verfahren

siehe Tabelle 309.01

Sonstige Arbeiten:

UD   *Bucknall TE, 1982, ret; Coe JD, 1964, ret; Grace WJ, 1962, ret; Griffin GE, 1976, ret; Lehmann L, 1982, ret; Muller C, 1978, ret; Madsen OG, 1977, ret.*

UV   *Grace WJ, 1962, ret; Kraft RO, 1984, ret; Lehmann L, 1982, ret; Muller C, 1978, ret.*

UV+   *Kujat R, 1983, ret.*

nk   *Bekada H, 1984, ret; Müller C, 1978, ret; Muller C, 1985, ret.*

310   Blutung: Komplikation spät nach konservativer Therapie

siehe auch 203 Blutung während medikamentöser Langzeittherapie

310.01 Verschiedene Medikamente

UD   **67% Blutungsrz nach med Therapie einer Blutung innerhalb von im Mittel 6 Jahren.** 67 Patienten, Transfusionen, alle nachuntersucht, 45 Blutungsrz, davon 26 mit „schwerer" Blutung. *Johansson C, 1973, ret.*

UV   **54% Blutungsrz nach med Therapie einer Blutung innerhalb von im Mittel 6 Jahren.** 28 Patienten, Transfusionen, alle nachuntersucht, 15 Blutungsrz, davon 12 mit „schwerer" Blutung. *Johansson C, 1973, ret.*
19% Blutungsrz oder Perforation nach Hospitalisation wegen Blutung innerhalb von 4–9 Jahren. 152 Patienten, 19% Blutungsrz oder Perforation nach Life-Table-Analyse. *Smart HL, 1986, ret.*

Sonstige Arbeiten:

UV   *Hunt PS, 1980 b, ret.*

nk   *Bekada H, 1984, ret; Johansson C, 1973, ret; Krause U, 1963, ret.*

Tabelle 309.01. Blutung: Komplikation spät nach chirurgischer Therapie
Verschiedene chirurgische Verfahren

Ulkus	Operations verfahren	Art der Kompli- kation	Pat mit Komp %	Pat mit Komp n	Pat n	Pat nachu n	Pat nachu %	Zeit mittl nachu Jahre	Zeit- raum nachu Jahre	Autor, Jahr	Stu dsn
*1	*2	*3	*4								
UD	BII	Blutungsrz	21	10	(a)	48	96(b)	7	5-10	Donaldson RM, 1958	ret
UD	PGV	Blutungsrz	0.0	0	(a)	·25	93(b)	(a)	0-12	Gorey TF, 1984	ret
UD	PGV	Ulkusrz	8.0	2	(a)	25	93(b)	(a)	0-12	Gorey TF, 1984	ret
UD	PGV	Ulkusrz	10	3	39	29	74	4	(a)	Starlinger M, 1984	ret
UD	TV+D+Ligatur	Blutungsrz	8.5	8	100	94	94	7	1-15	Farris JM, 1967	ret
UD	Verschiedene	Blutungsrz	3.0	3	122	99	81	3	(a)	Hunt PS, 1979b	ret
UV	BI	Ulkusrz	0.0	0	27	25	93	2.5	(a)	Hunt PS, 1980a	ret
UV	TV+D+Umstechung	Ulkusrz	6.9	2	30	29	97	5	0.5-13	Dorton HE, 1966	ret
nk	TV+D+Umstechung	Ulkusrz	18	24	193	135	69	(a)	0.5-3	Pedersen T, 1974	ret
nk	Verschiedene	Blutungsrz	23	13	57	57	100	6	(a)	Johansson C, 1973	ret

*1, *2 etc.: Kolonnen, nach denen der Inhalt der Tabelle sortiert ist.
(a) Diese Angabe ist in der Arbeit nicht enthalten.
(b) Geschätzte Nachuntersuchungsquote; exakte Angaben fehlen in der Arbeit.

310.02 Zeitpunkt des Auftretens

UV   **Ansteigendes Komplikationsrisiko vom 1. bis 5. Jahr nach med Therapie einer Blutung.** 152 Patienten, med Therapie, 144 nachuntersucht (95%), Komplikationsrisiko nach Life-Table-Analyse: 7% im 1. Jahr, 11% nach 2 Jahren, 16% nach 5 Jahren. *Smart HL, 1986, ret.*

nk   **Im Mittel bis zum Auftreten eines Blutungsrz nach med Therapie einer Blutung; danach im Mittel 3,5 Jahre bis zum Auftreten eines weiteren Blutungsrz.** 95 Patienten, med Therapie, innerhalb von im Mittel 6 Jahren nachuntersucht, 38 Blutungsrz nach 4 (1–14) Jahren aufgetreten; 29 Patienten mit Blutungsrz innerhalb von im Mittel weiteren 5 Jahren nachuntersucht (76%), 18 erneute Blutungsrz nach 3,5 (1–12) Jahren aufgetreten. *Johansson C, 1973, ret.*

311 Blutung: Komplikation spät nach konservativer Therapie im Vergleich mit chirurgischer Therapie

Zu diesem Schlagwort stehen keine Arbeiten zur Verfügung, deren Inhalt sich aufgrund unserer Beurteilungskriterien für eine ausführliche Wiedergabe eignet.

Sonstige Arbeiten:

UD   *Grace WJ, 1962, ret; Harvey RF, 1970, ret.*

UV   *Grace WJ, 1962, ret.*

312 Blutung: Komplikation, spät während medikamentöser Langzeittherapie

siehe auch 203 Blutung während medikamentöser LZT

312.01 H_2-Antagonisten, Vergleich mit Plazebo oder Therapia nulla

Weniger Ulkusrz während LZT mit Ranitidin als unter Plazebo. 40 Patienten mit Ulkusblutung während des letzten Ulkusschubes. 20 Patienten, Placebo 80% Rz während 24 Monaten (keine RzBlutung), 20 Patienten Ranitidin 150 mg, 44% Rz (davon 2 Rz-Blutungen). *Murray WR, 1988, rdb.*

UV   **Ähnlich viele Ulkusrz und Blutungsrz bei LZT mit H_2-Antagonisten und ohne LZT mit H_2-Antagonisten.** 149 Patienten mit blutendem UV, 1–3 Jahre nachuntersucht bei LZT mit H_2-Antagonisten, 57% Ulkusrz, 17% Blutungsrz, 187 Patienten mit blutendem UV, 5 Jahre nachuntersucht ohne H_2-Antagonisten, 50% Ulkusrz, 28% Blutungsrz. *Morise K, 1987, nok.*

313 Blutung: Langzeitergebnis nach chirurgischer Therapie

313.01 Verschiedene chirurgische Verfahren

UD   **92% günstige LZergebnisse nach chir Therapie einer Blutung innerhalb von 0–12 Jahren.** Unklare Anzahl Patienten, PGV, 25 nachuntersucht (ca. 93%), 23 Visick I oder II. *Gorey TF, 1984, ret.*

90% günstige LZergebnisse nach chir Therapie einer Blutung innerhalb von im Mittel 3 Jahren. 122 Patienten, distale Magenresektion mit Polya-Anschluß oder TV + D oder TV + Antrektomie, 99 nachuntersucht (81%), 89 Visick I oder II. *Hunt PS, 1979 b, ret.*

83% günstige LZergebnisse nach chir Therapie einer Blutung innerhalb von 4 Jahren. 39 Patienten, PGV, 29 nachuntersucht (74%), 24 Visick I oder II. *Starlinger M, 1984, ret.*

UV   **100% günstige LZergebnise nach chir Therapie einer Blutung innerhalb von im Mittel 2,5 Jahren.** 27 Patienten, distale Magenresektion mit BI, 25 nachuntersucht (93%), 25 Visick I oder II. *Hunt PS, 1980 a, nok.*

Sonstige Arbeiten:

UD   *Donaldson RM, 1958, ret; Madsen OG, 1977, ret.*

UV+   *Kujat R, 1983, ret.*

nk   *Johnston D, 1973, ret.*

313.02 Verschiedene chirurgische Verfahren im Vergleich

Zu diesem Schlagwort stehen keine Arbeiten zur Verfügung, deren Inhalt sich aufgrund unserer Beurteilungskriterien für eine ausführliche Wiedergabe eignet.

Sonstige Arbeiten:

UV   *Hunt PS, 1980 a, nok.*

UV+   *Kujat R, 1983, ret.*

314 Blutung: Mortalität

314.01 Chirurgische und medizinische Verfahren im Vergleich

UD   **Höhere Mortalität bei chir Therapie einer Blutung als bei med Therapie einer Blutung.** 139 Patienten, chir Therapie (vorwiegend TV + D), 22 Todesfälle (15%); 371 Patienten, med Therapie (ohne genaue Angaben), 27 Todesfälle (7,3%). *Vellacott KD, 1982, ret.*

Höhere Mortalität bei chir Therapie einer Blutung als bei med Therapie einer Blutung. 73 Patienten, chir Therapie (verschiedene Verfahren), 16 Todesfälle (22%); 50 Patienten, med Therapie (Antazidum + Cimetidin), 10 Todesfälle (20%). *Bittersohl H-J, 1987, ret.*

UV   **Höhere Mortalität bei chir Therapie einer Blutung als bei med Therapie einer Blutung.** 106 Patienten, chir Therapie (vorwiegend distale Magenresektion mit BI), 32 Todesfälle (30%); 292 Patienten, med Therapie (ohne genaue Angaben), 21 Todesfälle (7,2%). *Vellacott KD, 1982, ret.*

Höhere Mortalität bei chir Therapie einer Blutung als bei med Therapie einer Blutung. 55 Patienten, chir Therapie (verschiedene Verfahren), 12 Todesfälle (22%); 65 Patienten, med Therapie (Antazidum + Cimetidin), 12 Todesfälle (19%). *Bittersohl H-J, 1987, ret.*

Sonstige Arbeiten:

nk   *Röher HD, 1984, nok; Schumpelick V, 1984, ret.*

314.02 Geschlechtsverteilung

nk **Höhere Mortalität wegen Blutung bei Männern als bei Frauen in Kanada im Jahr 1981.** Todesfälle auf 100 000 Einwohner im Jahr 1981: Ca. 1,8 bei Männern; ca. 1,0 bei Frauen; Daten aus Graphik entnommen. *Preshaw RM, 1985, ret.*

314.03 Chirurgische und medizinische Verfahren

siehe Tabelle 314.03

Zusätzliche, in der Tabelle nicht enthaltene Arbeiten:

nk **1,4 Todesfälle wegen Blutung auf 100 000 Einwohner Kanadas im Jahr 1981.** Todesfälle auf 100 000 Einwohner: Ca. 1,8 bei Männern; ca. 1,0 bei Frauen; Daten aus Graphik entnommen. *Preshaw RM, 1985, ret.*

Sonstige Arbeiten:

UD *Morris DL, 1984, rok; De Dombal FT, 1986, ret.*

UV *Morris DL, 1984, rok; De Dombal FT, 1986, ret.*

nk *Allan R, 1976, ouk; Krause U, 1963, ret; Morris DL, 1984, rok; Mayberry JF, 1981, ret; Norbye E, 1952, ret; Schreiber HW, 1984, ret; PimplW, 1987, nok.*

314.04 Zeitverlauf

nk **Abnehmende Mortalität wegen Blutung in den USA in den Jahren 1970–1978.** 24% Abnahme in den Jahren 1970–1978. *Elashoff JD, 1980, ret.*
Abnehmende Mortalität wegen Blutung in Kanada in den Jahren von 1969 bis 1981. Abfallender Kurvenverlauf von ca. 2,1 Todesfälle auf 100 000 Einwohner im Jahr 1969 auf ca. 1,4 im Jahr 1981. *Preshaw RM, 1985, ret.*

Sonstige Arbeiten:

nk *Darle N, 1985, ret.*

315 Blutung: Mortalität bei konservativer Therapie

315.01 Bluttransfusion

nk **Höhere Mortalität bei Patienten mit Bluttransfusion innerhalb der ersten 24 h als bei Patienten ohne Bluttransfusion innerhalb der ersten 24 h.** 24 Patienten mit Blutung, davon 19 mit Ulkusblutung (79%), Bluttransfusion mit Citratblut innerhalb der ersten 24 h unabhängig von der Blutungsintensität; 2 Todesfälle (8,3%); 26 Patienten mit Blutung, davon 17 mit Ulkusblutung (65%), Bluttransfusion nur, falls Hb unter 8 g/dl absinkt oder Schock nach Haemaccel weiterbesteht, kein Todesfall. *Blair SD, 1986, rok.*

315.02 Cimetidin, Vergleich mit Ranitidin

nk **Gleich hohe Mortalität während Cimetidin-Therapie und während Ranitidin-Therapie einer Blutung.** 25 Patienten, Cimetidin i.v. 1200 mg/d/2d, Cimetidin 900 mg/d, 2 Todesfälle (8,0%); 25 Patienten, Ranitidin i.v. 200 mg/d/2d, Ranitidin 450 mg/d, 2 Todesfälle (8,0%). *Thomson AB, 1984, rdb.*

Tabelle 314.03. Blutung: Mortalität
Chirurgische und medizinische Verfahren (a)

Ulkus *1	Todes-fälle % *2	Todes-fälle n	Pat n	Autor, Jahr	Stu dsn
UD	1.6	5	307	*Harvey RF, 1970*	ret
UD	4.0	2	50	*Cotton PB, 1973*	ouk
UD	4.2	2	48	*Foster DN, 1978*	ret
UD	4.5	20	444	*Hunt PS, 1984*	ret
UD	4.6	13	282	*Hunt PS, 1979a*	ouk
UD	5.9	15	253	*Hunt PS, 1987*	nok
UD	7.9	19	241	*Jones FA, 1947*	ret
UD	8.0	6	75	*Donaldson RM, 1958*	ret
UD	8.7	6	69	*Saperas E, 1987*	rok
UD	9.0	22	244	*Chinn AB, 1950*	ret
UD	13	38	290	*McDermott FT, 1985*	ret
UV	3.4	2	59	*Cotton PB, 1973*	ouk
UV	7.6	12	157	*Hunt PS, 1980b*	ret
UV	9.0	17	189	*Hunt PS, 1984*	ret
UV	10	10	98	*Hunt PS, 1979a*	ouk
UV	11	13	123	*Hunt PS, 1987*	nok
UV	12	39	318	*McDermott FT, 1985*	ret
UV	17	7	41	*Foster DN, 1978*	ret
UV	20	24	122	*Jones FA, 1947*	ret
UV	27	17	62	*Chinn AB, 1950*	ret
nk	4.3	9	209	*Litton A, 1963*	ret
nk	4.7	13	278	*Brearley S, 1987a*	ouk
nk	5.6	13	234	*Tandon RK, 1975*	ret
nk	5.8	37	633	*Hunt PS, 1984*	ret
nk	8.6	44	511	*Jones PF, 1973*	ret
nk	11	16	151	*Johansson C, 1973*	ret
nk	12	14	114	*Schumpelick V, 1984*	ret
nk	12	34	280	*Read RC, 1965*	ret
nk	13	43	322	*Chinn AB, 1950*	ret
nk	14	7	50	*Frei J, 1986*	ret
nk	14	43	302	*Dronfields MW, 1979a*	ret
nk	20	16	80	*Falk A, 1985*	rok§
nk	23	56	241	*Flament JB, 1982*	ret
nk	25	43	175	*Rumpf P, 1973*	ret

*1, *2: Kolonnen, nach denen der Inhalt der Tabelle sortiert ist.
(a) In diesen Studien wird nicht genau angegeben, wieviele der verstorbenen Pat. operiert wurden.
§ Alle Patienten waren über 50 Jahre alt.

Ähnliche Mortalität bei Cimetidin-Therapie und bei Ranitidin-Therapie einer Blutung bei mindestens 60jährigen Patienten. 38 Patienten, Cimetidin 4×200 mg iv/d/2–3d, Cimetidin 800 mg/d/1–3d, 5 Todesfälle (13%); 42 Patienten, Ranitidin 4×50 mg iv/d/2–3, Ranitidin 300 mg/d/1–3d, 5 Todesfälle (12%). *Falk A, 1985, rok.*

315.03 H_2-Antagonisten

siehe Tabelle 315.03

Sonstige Arbeiten:

UV   *Basile M, 1984, rok.*

nk   *Basso N, 1986, rdb; Berg P, 1982, rok; Carr-Locke DL, 1984, rdb.*

315.04 H_2-Antagonisten, Vergleich mit anderen Ulkustherapeutika

UD   **Ähnliche Mortalität bei Cimetidin-Therapie und bei Tranexamsäure-Therapie einer Blutung.** 74 Patienten, Cimetidin 400 mg iv/6h/2d + 400 mg/6h/5d, 7 Todesfälle (9,5%); 72 Patienten, Tranexamsäure 1 000 mg iv/6h/2d + 1 000 mg/6h/5d, 4 Todesfälle (5,6%). *Barer D, 1983, rdb.*
Ähnliche Mortalität bei H_2-Antagonisten-Therapie und bei Somatostatin-Therapie einer Blutung. 19 Patienten, Cimetidin 1 600 mg/d/2d oder Ranitidin 200 mg/d/2d, 1 Todesfall (5,3%); 35 Patienten, Somatostatin 0,25 mg Bolus + 0,25 mgiv/h/2d, kein Todesfall. *Basile M, 1984, rok.*

UV   **Ähnliche Mortalität bei Cimetidin-Therapie und bei Tranexamsäure-Therapie einer Blutung.** 64 Patienten, Cimetidin 400 mg iv/6h/2d + 400 mg/6h/5d, 5 Todesfälle (7,8%); 53 Patienten, Tranexamsäure 1 000 mg iv/6h/2d + 1 000 mg/6h/5d, 3 Todesfälle (5,7%). *Barer D, 1983, rdb.*
Keine Mortalität bei H_2-Antagonisten-Therapie und bei Somatostatin-Therapie einer Blutung. 11 Patienten, Cimetidin 1 600 mg/d/2d oder Ranitidin 200 mg/d/2d, kein Todesfall; 13 Patienten, Somatostatin 0,25 mg Bolus + 0,25 mgiv/h/2d, kein Todesfall. *Basile M, 1984, rok.*
Ähnliche Mortalität bei Cimetidin-Therapie und bei Somatostatin-Therapie einer Blutung. 23 Patienten, Cimetidin 1 600 mg/d/3–6d, 2 Todesfälle (8,7%); 27 Patienten, Somatostatin 6 mg iv/d/3–6d, 1 Todesfall (3,7%). *Galmiche JP, 1983b, rdb.*

nk   **Ähnlich hohe Mortalität während Cimetidin-Therapie und während Sucralfat-Therapie einer Blutung.** 10 Patienten, Cimetidin 1 800 mg/d/7d, 1 Todesfall (10%); 10 Patienten, Sucralfat 8 000 mg/d/7d, kein Todesfall. *Goldfarb JP, 1985, rok.*

Sonstige Arbeiten:

nk   *Basso N, 1986, rdb; Berg P, 1982, rok.*

315.05 H_2-Antagonisten, Vergleich mit Plazebo oder Therapia nulla

siehe Tabelle 315.05

Sonstige Arbeiten:

nk   *Basso N, 1986, rdb; Birnie GG, 1984, rdb.*

Tabelle 315.03. Blutung: Mortalität bei konservativer Therapie
H_2-Antagonisten

Ulkus	Medikament (zusätzlich zur Standardtherapie mit Transfusionen)	Todes-fälle %	Todes-fälle n	Pat n	Dosis mg/d	Ther dauer Tage	Autor, Jahr	Stu dsn
*1	*2	*3						
UD	Cimetidin	0.0	0	29	800iv/2d + 1000/10d	12	Stiel D, 1984	rdb
UD	Cimetidin	3.7	1	27	2000iv	(a)	Röher HD, 1984	nok
UD	Cimetidin	9.5	7	74	1600iv/2d + 1600/5d	7	Barer D, 1983	rdb
UD	Cimetidin	16	18	116	200 mgiv/6h + 800 mg	(a)	Clason AB, 1986	ouk
UD	Cimetidin + Antaz	20	10	50		(a)	Bittersohl H-J, 1987	ret
UD	Cimetidin/Ranitidin	5.3	1	19	1600iv/200iv	2	Basile M, 1984	rok
UD	H_2-Antagonisten	3.9	18	459		2-10	Collins R, 1985	met
UD	Ranitidin	0.0	0	11	100iv/2d + 300	10	Nowak A, 1981	reb
UV	Cimetidin	3.8	1	26	2000iv	(a)	Röher HD, 1984	nok
UV	Cimetidin	7.8	5	64	1600iv/2d + 1600/5d	7	Barer D, 1983	rdb
UV	Cimetidin	8.7	2	23	1600	3-6	Galmiche JP, 1983b	rdb
UV	Cimetidin	19	10	52	200 mgiv/6h + 800 mg	(a)	Clason AE, 1986	ouk
UV	Cimetidin + Antaz	19	12	65		(a)	Bittersohl H-J, 1987	ret
UV	H_2-Antagonisten	5.8	17	295		2-10	Collins R, 1985	met
UV	Ranitidin	0.0	0	10	100iv/2d + 300	10	Nowak A, 1981	reb
nk	Cimetidin	0.0	0	21	1000(iv)	8	Brearley S, 1987b	rok
nk	Cimetidin	3.5	3	86	800	(a)	Rofe SB, 1985	ouk
nk	Cimetidin	6.9	4	58	1200	5-27	Panes J, 1987	rok
nk	Cimetidin	8.0	2	25	1200iv/2d + 900	(a)	Thomson AB, 1984	rdb
nk	Cimetidin	10	4	40	1200iv/3d + 1000/25d	28	Carstensen HE, 1980	rdb
nk	Cimetidin	12	8	68	1000	7	Swain CP, 1986b	rdb
nk	Cimetidin	13	5	38 (b)	4x200iv/2-3d + 800	4-5	Falk A, 1985	rok
nk	Cimetidin	14	6	42	200iv/6h/2d + 1000	30	Freitas D, 1985	reb

nk	Cimetidin	15	8	54	200iv/6h		1-7	*Rutgeerts P, 1982*	reb
nk	Cimetidin	15	10	68	1000	(a)		*Vallon AG, 1981*	reb
nk	Cimetidin	25	7	28	1000	7		*Swain CP, 1981*	rdb
nk	H_2-Antagonisten	5.9	2	34		(a)		*Leung JWC, 1987a*	rok
nk	H_2-Antagonisten	14.5	8	55		(a)		*Publig W, 1986*	ret
nk	H_2-Antag + Antaz	1.1	1	89		1-23		*Krejs GJ, 1987*	rdb
nk	Ranitidin	8.0	2	25	200iv/2d + 450	(a)		*Thomson AB, 1984*	rdb
nk	Ranitidin	12	5	42(b)	4x50iv/2-3d + 300	4-5		*Falk A, 1985*	rok

*1, *2, *3: Kolonnen, nach denen der Inhalt der Tabelle sortiert ist.
(a) Diese Angabe ist in der Arbeit nicht enthalten.
(b) Alle Patienten waren über 50 Jahre alt.

Tabelle 315.05. Blutung: Mortalität bei konservativer Therapie
H_2-Antagonisten, Vergleich mit Plazebo oder Therapia nulla

Ulkus	Geringere Mortalität bei Aktivum?	Medikament	Akt Todesfälle %	Akt Todesfälle n	Plaz Todesfälle %	Plaz Todesfälle n	Akt Pat n	Plaz Pat n	Ther Dauer Tage	Autor, Jahr	Stu dsn
UD	Ähnlich	H_2-Antagonisten	3.9	18	5.0	22	459	440	2-10	*Collins R, 1985*	met
UV	Geringer	H_2-Antagonisten	5.8	17	10	33	295	324	2-10	*Collins R, 1985*	met

Tabelle 315.06. Blutung: Mortalität bei konservativer Therapie
Plazebo oder Therapia nulla

Ulkus	Therapie (zusätzlich zur Standardtherapie mit Transfusionen)	Todes-fälle %	Todes-fälle n	Pat n	Ther dauer Tage	Autor, Jahr	Stu dsn
*1		*2					
UD	Plazebo	0.0	0	26	12	*Stiel D, 1984*	rdb
UD	Plazebo	0.0	0	40	5	*Biggs JC, 1976*	rdb
UD	Therapia nulla	2.0	3	152	(a)	*Hunt PS, 1979b*	nok
UD	Plazebo	3.6	2	56	7	*Barer D, 1983*	rdb
UD	Plazebo	5.0	22	440	2-10	*Collins R, 1985*	met
UD	Plazebo	6.2	5	81	3	*Somerville KW, 1985*	rdb
UD	Plazebo	6.5	2	31	3-6	*Galmiche JP, 1983b*	rdb
UD	Therapia nulla	14	1	7	10	*Nowak A, 1981*	reb
UV	Therapia nulla	0.0	0	11	10	*Nowak A, 1981*	reb
UV	Plazebo	7.7	1	13	5	*Biggs JC, 1976*	rdb
UV	Plazebo	10	33	324	2-10	*Collins R, 1985*	met
UV	Plazebo	12	7	57	3	*Somerville KW, 1985*	rdb
UV	Plazebo	17	12	69	7	*Barer D, 1983*	rdb
nk	Plazebo	4.9	2	41	7	*Lauritsen K, 1985c*	rdb
nk	Plazebo	10	5	48	28	*Carstensen HE, 1980*	rdb
nk	Therapia nulla	13	19	150	(a)	*Krause U, 1963*	ret

*1, *2: Kolonnen, nach denen der Inhalt der Tabelle sortiert ist.
(a) Angabe in der Arbeit nicht enthalten.

Sonstige Arbeiten:

nk   *Basso N, 1986, rdb; Cormack F, 1973, rdb; Engqvist A, 1979, rdb; Levine BA, 1985, reb; Magnusson I, 1985, rdb.*

315.07 Verschiedene Medikamente

siehe Tabelle 315.07

Sonstige Arbeiten:

UV   *Basile M, 1984, rok.*

nk   *Basso N, 1986, rdb; Berg P, 1982, rok; Birnie GG, 1984, rdb; Cormack F, 1973, rdb; Engqvist A, 1979, rdb; Goldfarb JP, 1985, rok; Levine BA, 1985, rdb; Magnusson I, 1985, rdb; Schumpelick V, 1984, ret. Torres AJ, 1986, rdb.*

315.08 Verschiedene Medikamente, Vergleich mit Plazebo oder Therapia nulla

siehe Tabelle 314.05

Tabelle 315.07. Blutung: Mortalität bei konservativer Therapie
Verschiedene Medikamente

Ulkus *1	Medikament (zusätzlich zur Standard-therapie mit Transfusionen)	Todes-fälle % *2	Todes fälle n	Pat n	Dosis mg/d	Ther dauer Tage	Autor, Jahr	Stu dsn
UD	Somatostatin	0.0	0	35	0,25 Bolus + 0.25iv/h	2	Basile M, 1984	rok
UD	Verschiedene	2.3	7	298	(a)	(a)	Hunt PS, 1984	nok
UD	Tranexamsäure	2.9	1	35	1000iv/8h/2d + 1000/8h	5	Biggs JC, 1976	rdb
UD	Cimetidin + Antazidum	2.9	1	34	1200iv + 30 ml/h	(a)	Saperas E, 1987	rok
UD	Somatostatin	3.0	1	33	6iv	3-6	Galmiche JP, 1983b	rdb
UD	Tranexamsäure	5.6	4	72	4000iv/2d + 4000/5d	7	Barer D, 1983	rdb
UD	Verschiedene	7.3	27	371	(a)	(a)	Vellacott KD, 1982	ret
UD	Verschiedene	12	31	251	(a)	(a)	McDermott FT, 1985	ret
UD	Somatostatin	19	15	77	0.25 Bolus + 0,25iv/h	3	Somerville KW, 1985	rdb
UD+	Verschiedene	4.2	4	95	(a)	(a)	Jordan PH, 1970	ret
UV	Tranexamsäure	0.0	0	20	1000iv/8h/2d + 1000/8h	5	Biggs JC, 1976	rdb
UV	Antaz + Milch/Cimetidin iv	3.5	5	141	(a)	(a)	Hunt PS, 1980b	ret
UV	Somatostatin	3.7	1	27	6iv	3-6	Galmiche JP, 1983b	rdb
UV	Verschiedene	4.1	5	121	(a)	(a)	Hunt PS, 1984	nok
UV	Verschiedene	5.6	3	54	(a)	(a)	Hunt PS, 1980a	nok
UV	Tranexamsäure	5.7	3	53	4000iv/2d + 4000/5d	7	Barer D, 1983	rdb
UV	Somatostatin	7.0	4	57	0.25 Bolus + 0.25iv/h	3	Somerville KW, 1985	rdb
UV	Verschiedene	7.2	21	292	(a)	(a)	Vellacott KD, 1982	ret
UV	Verschiedene	13	17	129	(a)	(a)	Swain CP, 1986a	rok
UV	Verschiedene	14	35	250	(a)	(a)	McDermott FT, 1985	ret
UV	Verschiedene	14	3	21	(a)	(a)	Moreto M, 1987	rok
nk	Verschiedene	0.0	0	29	(a)	(a)	Laine L, 1987a	rdb
nk	Arbaprostil	5.0	2	40	0.05/6h	7	Lauritsen K, 1985c	rdb
nk	Verschiedene	6.8	15	220	(a)	(a)	Bekada H, 1984	ret

Tabelle 315.07. (Fortsetzung)

Ulkus	Medikament (zusätzlich zur Standard- therapie mit Transfusionen)	Todes- fälle %	Todes fälle n	Pat n	Dosis mg/d		Ther dauer Tage	Autor, Jahr	Stu dsn
*1		*2							
nk	Verschiedene	10	33	317	(a)	(a)		Elerding SC, 1980	ouk
nk	Verschiedene	12	5	41	(a)	(a)		Swain CP, 1983	rok
nk	Verschiedene	14	2	14	(a)	(a)		Laine L, 1987b	rdb
nk	Verschiedene	16	35	218	(a)	(a)		Wara P, 1983a	ret

*1, *2: Kolonnen, nach denen der Inhalt der Tabelle sortiert ist.
(a) Diese Angabe ist in der Arbeit nicht enthalten.

Tabelle 315.08. Blutung: Mortalität bei konservativer Therapie
Verschiedene Medikamente, Vergleich mit Plazebo oder Therapia nulla

Ulkus	Geringere Mortalität bei Aktivum?	Medikament	Akt Todes- fälle %	Akt Todes- fälle n	Plaz Todes- fälle %	Plaz Todes- fälle n	Akt Pat n	Plaz Pat n	Akt Dosis mg/d	Ther dauer Tage	Autor, Jahr	Stu dsn
*1	*2	*3										
UD	Ähnlich	Ranitidin	0.0	0	14	1	11	7	100iv/2d+300	10	Nowak A, 1981	reb
UD	Ähnlich	Somatostatin	3.0	1	6.5	2	33	31	6iv	3-6	Galmiche JP, 1983b	rdb
UD	Ähnlich	Somatostatin	19	15	6.2	5	77	81	0.25 Bolus+0.25iv/h	3	Somerville KW, 1985	rdb
UD	Ähnlich	Tranexamsäure	2.9	1	0.0	0	35	40	1000iv/8h/2d+1000/8h	5	Biggs JC, 1976	rdb
UD	Ähnlich	Tranexamsäure	5.6	4	3.6	2	72	56	4000iv/2d+4000/5d	7	Barer D, 1983	rdb
UV	Ähnlich	Ranitidin	0.0	0	0.0	0	10	11	100iv/2d+300	10	Nowak A, 1981	reb
UV	Ähnlich	Somatostatin	7.0	4	12	7	57	57	0.25 Bolus+0.25iv/h	3	Somerville KW, 1985	rdb
UV	Ähnlich	Tranexamsäure	0.0	0	7.7	1	20	13	1000iv/8h/2d+1000/8h	5	Biggs JC, 1976	rdb
UV	Geringer	Tranexamsäure	5.7	3	17	12	53	69	4000iv/2d+4000/5d	7	Barer D, 1983	rdb
nk	Ähnlich	Arbaprostil	5.0	2	4.9	2	40	41	0.05/6h	7	Lauritsen K, 1985c	rdb

*1, *2, *3: Kolonnen, nach denen die Tabelle sortiert ist.

315.09 Verschiedene medizinische Therapien im Vergleich

Sonstige Arbeiten:

nk *Torres AJ, 1986, rdb.*

316 Blutung: Mortalität nach endoskopischer Therapie

316.01 Endoskopische Therapie

siehe Tabelle 316.01

Sonstige Arbeiten:

UD *Chen PC, 1986, ouk.*

UV *Reis HE, 1985, ouk; Sugawa C, 1986, ouk.*

nk *Goff JS, 1986, rok; Hunter JG, 1984, ret; Leung JWC, 1987b, ouk; Matthewson K, 1987, reb; Rutgeerts P, 1982, ouk; Soehendra N, 1985, ret.*

316.02 Endoskopische Therapie, Vergleich mit konservativer Therapie

siehe Tabelle 316.02

316.03 Endoskopische Therapieformen im Vergleich

nk **Ähnliche Mortalität bei Patienten mit aktiver oder nicht-aktiver Blutung und verschiedenen Blutungsstigmata und YAG-Laser-Behandlung wie bei Patienten mit Heater-Probe-Behandlung.** 35 Patienten, Photokoagulation mit YAG-Laser, 7 Todesfälle (20%); 20 Patienten, Hitzekoagulation mit Heater-Probe, 2 Todesfälle (10%). *Johnston JH, 1985, ret.*
Ähnliche Mortalität bei Patienten mit multipolarer Elektrokoagulation mit Bicap-Sonde wie bei Patienten mit Photokoagulation mit YAG-Laser jeweils nach vorheriger lokaler Injektion von 0,01%igem Epinephrin bei blutendem oder nicht-blutendem sichtbarem Gefäß. 50 Patienten, multipolare Elektrokoagulation mit Bicap-Sonde, 7 Todesfälle (14%); 50 Patienten, Photokoagulation mit YAG-Laser, 7 Todesfälle (14%). *Rutgeerts P, 1987a, rok.*

Sonstige Arbeiten:
Goff JS, 1986, rok; Jensen DM, 1986, ret; Matthewson K, 1987, reb.

Tabelle 316.01. Blutung: Mortalität nach endoskopischer Therapie
Verschiedene endoskopische Therapieformen

Ulkus	Therapie (a)	Diagnose: aktive Blutung ja/nein?	Diagnose: sichtb Gefäß ja/nein?	Todes-fälle %	Todes-fälle n	Pat n	Autor, Jahr	Stu dsn
*1	*2	*3	*4					
UD	I 1% Polidocanol	ja	ja	36	4	11	Meier J, 1987	ouk
UV	Elektrode monopolar	ja/nein	ja	6.3	1	16	Moreto M, 1987	rok
UV	I 1% Polidocanol	ja	ja	20	1	5	Meier J, 1987	ouk
nk	Elektrode bipolar	ja	ja/nein	7.1	1	14	Donahue PE, 1984b	ouk
nk	Elektrode bipolar	ja/nein	ja/nein	13	13	101	O'Brien JD, 1986	rdb
nk	Elektrode bipolar	nein	ja	7.1	1	14	Schlesinger PK, 1985	ret
nk	Elektrode bipolar	nein	ja	0.0	0	20	Brearley S, 1987b	rok
nk	Elektrode monopolar	ja	ja/nein	9.1	1	11	Freitas D, 1985	reb
nk	Elektrode monopolar	nein	ja	7.1	1	14	Freitas D, 1985	reb
nk	Elektrode monopolar	nein	nein	0.0	0	11	Freitas D, 1985	reb
nk	Elektrode multipolar	ja	ja/nein	0.0	0	10	Laine L, 1987b	rdb
nk	Elektrode multipolar	nein	ja	3.2	1	31	Laine L, 1987a	rdb
nk	Elektrohydrothermosonde	ja	ja/nein	13	12	94	Publig W, 1986	ret
nk	Heater-Sonde	ja/nein	ja/nein	10	2	20	Johnston JH, 1985	ret
nk	I 0.01% Adren + Elektr bipol	ja/nein	ja	14	7	50	Rutgeerts P, 1987a	rok
nk	I 0.01% Adren + Laser (YAG)	ja/nein	ja	14	7	50	Rutgeerts P, 1987a	rok
nk	I 0.01% Adren + 1% Polid	ja	ja	0.0	0	15	Panes J, 1987	rok
nk	I 0.01% Adren + 1% Polid	ja	nein	4.5	1	22	Panes J, 1987	rok
nk	I 0.01% Adren + 1% Polid	nein	ja	5.6	1	18	Panes J, 1987	rok
nk	I 0.01% Adrenalin	ja	ja/nein	8.8	3	34	Leung JWC, 1987a	rok
nk	Laser (Argon)	ja	ja	13	2	15	Vallon AG, 1981	reb
nk	Laser (Argon)	ja	ja	0.0	0	7	Swain CP, 1981	rdb
nk	Laser (Argon)	nein	ja	16	3	19	Vallon AG, 1981	reb

nk	Laser (Argon)	nein	ja	0.0	0	17	*Swain CP, 1981*	rdb
nk	Laser (Argon)	nein	nein	0.0	0	34	*Vallon AG, 1981*	reb
nk	Laser (YAG)	ja	ja/nein	0.0	0	17	*Krejs GJ, 1987*	rdb
nk	Laser (YAG)	ja	nein	16	6	38	*Rutgeerts P, 1982*	reb
nk	Laser (YAG)	ja/nein	ja/nein	2.4	1	41	*Swain CP, 1983*	rok
nk	Laser (YAG)	ja/nein	ja/nein	1.4	1	70	*Swain CP, 1986b*	rdb
nk	Laser (YAG)	ja/nein	ja/nein	20	7	35	*Johnston JH, 1985*	ret
nk	Laser (YAG)	nein	ja/nein	14	2	14	*Rutgeerts P, 1982*	reb
nk	Laser (YAG)	nein	ja/nein	1.5	1	68	*Krejs GJ, 1987*	rdb

*1, *2, *3, *4: Kolonnen, nach denen der Inhalt der Tabelle sortiert ist.
(a) I=lokale Injektion von Adren=Adrenalin, Polid=Polidocanol
ja/nein=Ja *und* nein möglich.

Tabelle 316.02. Blutung: Mortalität nach endoskopischer Therapie
Endoskopische Therapie, Vergleich mit konservativer Therapie

Ulkus	Therapie (a)	Diagnose: aktive Blutung ja/nein?	Diagnose: sichtb Gefäß ja/nein?	EndTh Todes- fälle %	EndTh Todes- fälle n	End Th Pat n	Kontr Todes- fälle %	Kontr Todes- fälle n	Kontr Pat n	Autor, Jahr	Stu dsn
*1	*2	*3	*4								
UV	Elektrode monopolar	ja/nein	ja	6.3	1	16	14	3	21	*Moreto M, 1987*	rok
nk	Elektrode bipolar	ja/nein	ja/nein	13	13	101	14	14	103	*O'Brien JD, 1986*	rdb
nk	Elektrode bipolar	nein	ja	0.0	0	20	0.0	0	21	*Brearley S, 1987b*	rok
nk	Elektrode monopolar	ja	ja/nein	9.1	1	11	20	2	10	*Freitas D, 1985*	reb
nk	Elektrode monopolar	nein	ja	7.1	1	14	18	3	17	*Freitas D, 1985*	reb
nk	Elektrode monopolar	nein	nein	0.0	0	11	6.7	1	15	*Freitas D, 1985*	reb
nk	Elektrode multipolar	ja	ja/nein	0.0	0	10	14	2	14	*Laine L, 1987b*	rdb
nk	Elektrode multipolar	nein	ja	3.2	1	31	0.0	0	29	*Laine L, 1987a*	rdb
nk	I 0.01% Adren+1% Polid	ja	ja	0.0	0	15	0.0	0	13	*Panes J, 1987*	rok
nk	I 0.01% Adren+1% Polid	ja	nein	4.5	1	22	13	3	24	*Panes J, 1987*	rok
nk	I 0.01% Adren+1% Polid	nein	ja	5.6	1	18	4.8	1	21	*Panes J, 1987*	rok
nk	I 0.01% Adrenalin	ja	ja/nein	8.8	3	34	5.9	2	34	*Leung JWC, 1987a*	rok
nk	Laser (Argon)	ja	ja	13	2	15	23	3	13	*Vallon AG, 1981*	reb
nk	Laser (Argon)	ja	ja	0.0	0	7	50	2	4	*Swain CP, 1981*	rdb
nk	Laser (Argon)	nein	ja	16	3	19	19	3	16	*Vallon AG, 1981*	reb
nk	Laser (Argon)	nein	ja	0.0	0	17	0.0	0	24	*Swain CP, 1981*	rdb
nk	Laser (Argon)	nein	nein	0.0	0	34	10	4	39	*Vallon AG, 1981*	reb
nk	Laser (YAG)	ja	ja/nein	0.0	0	17	0.0	0	15	*Krejs GJ, 1987*	rdb
nk	Laser (YAG)	ja	nein	16	6	38	16	5	32	*Rutgeerts P, 1982*	reb
nk	Laser (YAG)	ja/nein	ja/nein	2.4	1	41	12	5	41	*Swain CP, 1983*	rok
nk	Laser (YAG)	ja/nein	ja/nein	1.4	1	70	12	8	68	*Swain CP, 1986b*	rdb
nk	Laser (YAG)	nein	ja/nein	1.5	1	68	1.4	1	74	*Krejs GJ, 1987*	rdb
nk	Laser (YAG)	nein	ja/nein	14	2	14	14	3	22	*Rutgeerts P, 1982*	reb

*1, *2, *3, *4: Kolonnen, nach denen der Inhalt der Tabelle sortiert ist.
(a) I=lokale Injektion von Adren=Adrenalin, Polid=Polidocanol
ja/nein=Ja *und* nein möglich.

317 Blutung: Operationshäufigkeit [1]

Ulkus *1	Op % *2	Op n	Pat n	Autor, Jahr	Studsn
UD	21	67	318	*McDermott FT, 1985*	ret
UD	24	57	278	*Harvey RF, 1970*	ret
UD	27	139	510	*Vellacott KD, 1982*	ret
UD	33	148	444	*Hunt PS, 1984*	nok
UD	37	10	27	*Frei J, 1986*	ret
UD	43	114	266	*Hunt PS, 1979b*	nok
UD	43	122	282	*Hunt PS, 1979a*	ouk
UD	58	29	50	*Cotton PB, 1973*	ouk
UD	59	73	123	*Bittersohl H-J, 1987*	ret
UV	14	40	290	*McDermott FT, 1985*	ret
UV	22	5	23	*Frei J, 1986*	ret
UV	25	15	59	*Cotton, PB, 1973*	ouk
UV	27	106	398	*Vellacott KD, 1982*	ret
UV	36	68	189	*Hunt PS, 1984*	nok
UV	42	39	93	*Hunt PS, 1980a*	nok
UV	42	41	98	*Hunt PS, 1979a*	rok
UV	46	55	120	*Bittersohl H-J, 1987*	ret
nk	11	13	114	*Schumpelick V, 1984*	ret
nk	21	18	87	Storey DW, 1981b	rok
nk	25	6	24	*Johansson C, 1973*	ret§
nk	27	137	511	*Jones PF, 1973*	ret
nk	27	102	376	*Hunt PS, 1987*	nok
nk	28	142	504	*Hunt PS, 1984*	ret
nk	30	63	209	*Litton A, 1963*	ret
nk	33	77	234	*Tandon RK, 1975*	ret
nk	38	57	152	*Johansson C, 1973*	ret§
nk	50	75	151	*Jones PF, 1973*	ret§

*1, *2: Kolonnen, nach denen der Inhalt der Tabelle sortiert ist.

§ Siehe auch Text zu dieser Arbeit.

[1] Es wird die Operationshäufigkeit angegeben, ohne daß näher auf die Vorbehandlung eingegangen wird.

nk Die folgenden Angaben ergänzen den Inhalt der Tabelle:

Johansson C, 1973, ret.: 25% Operationen bei Blutung. 24 Patienten mit Anastomosenulkus und Blutung, 6 Operationen.

Johansson C, 1973, ret.: 38% Operationen bei Blutung. 152 Patienten mit Blutung, 57 Operationen.

Jones PF, 1973, ret.: 50% chir Therapie bei persistierenden Blutungen oder frühem Blutungsrz. 511 Patienten, Blutung, Transfusionen; 151 persistierende Blutungen, 75 chir Therapie (40 Polya-Gastrektomie, 11 distale Magenresektion mit BI, 17 Vagotomie + D + Umstechung, 3 Drainageop.).

Sonstige Arbeiten:

UV   *Hunt PS, 1980b, ret.*

nk   *Hunt PS, 1984, nok.*

318   Blutung: Operationshäufigkeit nach endoskopischer Therapie

318.01   Endoskopische Therapie

siehe Tabelle 318.01

Sonstige Arbeiten:

UV   *Chen PC, 1986, ouk; Reis HE, 1985, ouk.*

nk   *Fuchs K-H, 1984, ouk; Goff JS, 1986, rok; Hunter JG, 1984, ret; Rutgeerts P, 1982, ouk; Swain CP, 1986b, rdb.*

318.02   Endoskopische Therapie, Vergleich mit konservativer Therapie

siehe Tabelle 318.02

Sonstige Arbeiten:

nk   *Publig W, 1986, ret; Swain CP, 1986b, rdb; Zillessen E, 1987, ret.*

318.03   Verschiedene endoskopische Therapieformen im Vergleich

nk   **Ähnliche Operationshäufigkeit bei Patienten mit aktiver oder nicht-aktiver Blutung und verschiedenen Blutungsstigmata und YAG-Laser-Behandlung wie bei Patienten mit Heater-Probe-Behandlung.** 35 Patienten, Photokoagulation mit YAG-Laser, 6 Nofalloperationen (17%); 20 Patienten, Hitzekoagulation mit Heater-Probe, 1 Notfalloperation (5,0%). *Johnston JH, 1985, ret.*
Ähnlich viele Notfalloperationen bei Patienten mit multipolarer Elektrokoagulation mit Bicap-Sonde wie bei Patienten mit Photokoagulation mit YAG-Laser jeweils nach vorheriger Injektion von 0,01%igem Epinephrin bei blutendem oder nicht-blutendem sichtbaren Gefäß. 50 Patienten, multipolare Elektrokoagulation mit Bicap-Sonde, 3 Notfalloperationen (6,0%); 50 Patienten, Photokoagulation mit YAG-Laser, 6 Notfalloperationen (12%). *Rutgeerts P, 1987a, rok.*

Sonstige Arbeiten:
Goff JS, 1986, rok; Jensen DM, 1986, ret.

Tabelle 318.01. Blutung: Operationshäufigkeit nach endoskopischer Therapie
Endoskopische Therapie

Ulkus	Therapie (a)	Diagnose: aktive Blutung ja/nein?	Diagnose: sichtb Gefäß ja/nein?	Op %	Op n	Pat n	Autor, Jahr	Stu dsn
*1	*2	*3	*4					
UD	I 1% Polidocanol	ja	ja	27	3	11	Meier J, 1987	ouk
UD	I Ethanol	ja/nein	ja/nein	9.1	1	11	Sugawa C, 1986	ouk
UV	Elektrode monopolar	ja/nein	ja	0.0	0	16	Moreto M, 1987	rok
UV	I 1% Polidocanol	ja	ja	20	1	5	Meier J, 1987	ouk
UV	I Ethanol	ja/nein	ja/nein	12	2	17	Sugawa C, 1986	ouk
nk	Elektrode bipolar	ja	ja/nein	21	3	14	Donahue PE, 1984b	ouk
nk	Elektrode bipolar	ja/nein	ja/nein	6.9	7	101	O'Brien JD, 1986	rdb
nk	Elektrode bipolar	nein	ja	7.1	1	14	Schlesinger PK, 1985	ret
nk	Elektrode bipolar	nein	ja	25	5	20	Brearley S, 1987b	rok
nk	Elektrode monopolar	ja	ja/nein	36	4	11	Freitas D, 1985	reb
nk	Elektrode monopolar	nein	ja	14	2	14	Freitas D, 1985	reb
nk	Elektrode monopolar	nein	nein	0.0	0	11	Freitas D, 1985	reb
nk	Elektrode multipolar	ja	ja/nein	30	3	10	Laine L, 1987b	rdb
nk	Elektrode multipolar	nein	ja	9.7	3	31	Laine L, 1987a	rdb
nk	Elektrohydrothermosonde	ja	ja/nein	19	18	94	Publig W, 1986	ret
nk	Heater-Sonde	ja/nein	ja/nein	5.0	1	20	Johnston JH, 1985	ret
nk	I 0.01% Adren + Elektr bipol	ja/nein	ja	6.0	3	50	Rutgeerts P, 1987a	rok
nk	I 0.01% Adren + Laser (YAG)	ja/nein	ja	12	6	50	Rutgeerts P, 1987a	rok
nk	I 0.01% Adren + 1% Polid	ja	ja	6.7	1	15	Panes J, 1987	rok
nk	I 0.01% Adren + 1% Polid	ja	nein	0.0	0	22	Panes J, 1987	rok
nk	I 0.01% Adren + 1% Polid	nein	ja	11	2	18	Panes J, 1987	rok
nk	I 0.01% Adrenalin	ja	ja/nein	15	5	34	Leung JWC, 1987a	rok
nk	Laser (Argon)	ja	ja	53	8	15	Vallon AG, 1981	reb

Tabelle 318.01. (Fortsetzung)

Ulkus	Therapie (a)	Diagnose: aktive Blutung ja/nein?	Diagnose: sichtb Gefäß ja/nein?	Op %	Op n	Pat n	Autor, Jahr	Stu dsn
*1	*2	*3	*4					
nk	Laser (Argon)	ja	ja	57	4	7	Swain CP, 1981	rdb
nk	Laser (Argon)	nein	ja	37	7	19	Vallon AG, 1981	reb
nk	Laser (Argon)	nein	ja	24	4	17	Swain CP, 1981	rdb
nk	Laser (Argon)	nein	nein	5.9	2	34	Vallon AG, 1981	reb
nk	Laser (YAG)	ja	ja/nein	18	3	17	Krejs GJ, 1987	rdb
nk	Laser (YAG)	ja	nein	2.6	1	38	Rutgeerts P, 1982	reb
nk	Laser (YAG)	ja/nein	ja/nein	7.3	3	41	Swain CP, 1983	rok
nk	Laser (YAG)	ja/nein	ja/nein	17	6	35	Johnston JH, 1985	ret
nk	Laser (YAG)	nein	ja/nein	14	2	14	Rutgeerts P, 1982	reb
nk	Laser (YAG)	nein.	ja/nein	16	11	68	Krejs GJ, 1987	rdb

*1, *2, *3, *4: Kolonnen, nach denen der Inhalt der Tabelle sortiert ist.
(a) I = lokale Injektion von Adren = Adrenalin, Polid = Polidocanol
ja/nein = Ja *und* nein möglich.

Tabelle 318.02. Blutung: Operationshäufigkeit nach endoskopischer Therapie
Endoskopische Therapie, Vergleich mit konservativer Therapie

Ulkus	Therapie (a)	Diagnose: aktive Blutung Ja/nein?	Diagnose: sichtb Gefäß ja/nein?	EndTh Op %	EndTh Op n	End Th Pat	Kontr Op %	Kontr Op n	Kontr Pat n	Autor, Jahr	Stu dsn
*1	*2	*3	*4								
UV	Elektrode monopolar	ja/nein	ja	0.0	0	16	38	8	21	Moreto M, 1987	rok
nk	Elektrode bipolar	ja/nein	ja/nein	6.9	7	101	9.7	10	103	O'Brien JD, 1986	rdb
nk	Elektrodc bipolar	nein	ja	25	5	20	19	4	21	Brearley S, 1987b	rok
nk	Elektrode monopolar	ja	ja/nein	36	4	11	40	4	10	Freitas D, 1985	reb
nk	Elektrode monopolar	nein	ja	14	2	14	47	8	17	Freitas D, 1985	reb
nk	Elekrode monopolar	nein	nein	0.0	0	11	6.7	1	15	Freitas D, 1985	reb
nk	Elektrode multipolar	ja	ja/nein	30	3	10	64	9	14	Laine L, 1987b	rdb
nk	Elektrode multipolar	nein	ja	9.7	3	31	28	8	29	Laine L, 1987a	rdb
nk	I 0.01% Adren+1% Polid	ja	ja	6.7	1	15	38	5	13	Panes J, 1987	rok
nk	I 0.01% Adren+1% Polid	ja	nein	0.0	0	22	29	7	24	Panes J, 1987	rok
nk	I 0.01% Adren+1% Polid	nein	ja	11	2	18	38	8	21	Panes J, 1987	rok
nk	I 0.01% Adrenalin	ja	ja/nein	15	5	34	41	14	34	Leung JWC, 1987a	rok
nk	Laser (Argon)	ja	ja	53	8	15	69	9	13	Vallon AG, 1981	reb
nk	Laser (Argon)	ja	ja	57	4	7	50	2	4	Swain CP, 1981	rdb
nk	Laser (Argon)	nein	ja	37	7	19	31	5	16	Vallon AG, 1981	reb
nk	Laser (Argon)	nein	ja	24	4	17	50	12	24	Swain CP, 1981	rdb
nk	Laser (Argon)	nein	nein	5.9	2	34	13	5	39	Vallon AG, 1981	reb
nk	Laser (YAG)	ja/nein	ja/nein	7.3	3	41	34	14	41	Swain CP, 1983	rok
nk	Laser (YAG)	ja	ja/nein	18	3	17	20	3	15	Krejs GJ, 1987	rdb
nk	Laser (YAG)	ja	nein	2.6	1	38	13	4	32	Rutgeerts P, 1982	reb
nk	Laser (YAG)	nein	ja/nein	14	2	14	23	5	22	Rutgeerts P, 1982	reb
nk	Laser (YAG)	nein	ja/nein	16	11	68	16	12	74	Krejs GJ, 1987	rdb

*1, *2, *3, *4: Kolonnen, nach denen der Inhalt der Tabelle sortiert ist.
(a) I = lokale Injektion von Adren = Adrenalin, Polid = Polidocanol
ja/nein = Ja *und* nein möglich.

319 Blutung: Operationshäufigkeit bei konservativer Therapie

319.01 Cimetidin, Vergleich mit Ranitidin

nk **Ähnlich viele Operationen während Cimetidin-Therapie und während Ranitidin-Therapie einer Blutung.** 25 Patienten, Cimetidin i. v. 1 200 mg/d/2d, Cimetidin 900 mg/d, 4 Operationen (16%); 25 Patienten, Ranitidin i. v. 200 mg/d/2d, Ranitidin 450 mg/d, 1 Operation (4,0%). *Thomson AB, 1984, rdb.*

Ähnlich viele Notfalloperationen während Cimetidin-Therapie und während Ranitidin-Therapie einer Blutung bei mindestens 60jährigen Patienten. 38 Patienten, Cimetidin 4 × 200 mg iv/d/2–3d, Cimetidin 800 mg/d/1–3d, 7 Operationen (18%); 42 Patienten, Ranitidin 4 × 50 mg iv/d/2–3d, Ranitidin 300 mg/d/1–3d, 10 Operationen (24%). *Falk A, 1985, rok.*

319.02 H_2-Antagonisten

siehe Tabelle 319.02

Sonstige Arbeiten:

UD *Donaldson RM, 1958, ret; Harvey RF, 1970, ret; Permutt RP, 1982, ret; Stiel D, 1984, rdb.*

nk *Basso N, 1986, rdb; Berg P, 1982, rok; Birnie GG, 1984, rdb; Coraggio F, 1984, rok; Goldfarb JP, 1985, rok; Krause U, 1963, ret; Von Holstein ChS, 1985, rdb; Wagner PK, 1980, rok.*

319.03 H_2-Antagonisten, Vergleich mit anderen Ulkustherapeutika

UD **Ähnlich viele Operationen während Cimetidin-Therapie und während Tranexamsäure-Therapie einer Blutung.** 74 Patienten, Cimetidin 400 mg iv/6h/2d + 400 mg/6h/5d, 17 Operationen (23%); 72 Patienten, Tranexamsäure 1 000 mg iv/6h/2d + 1 000 mg/6h/5d, 20 Operationen (28%). *Barer D, 1983, rdb.*

Ähnlich viele Notfalloperationen bei H_2-Antagonisten-Therapie und bei Somatostatin-Therapie einer Blutung. 19 Patienten, Cimetidin 1 600 mg/d/2d oder Ranitidin 200 mg/d/2d, 1 Operation (5,3%); 35 Patienten, Somatostatin 0,25 mg Bolus + 0,25 mgiv/h/2d, keine Operation. *Basile M, 1984, rok.*

UV **Weniger Operationen während Cimetidin-Therapie als während Tranexamsäure-Therapie einer Blutung.** 64 Patienten, Cimetidin 400 mg iv/6h/2d + 400 mg/6h/5d, 7 Operationen (11%); 53 Patienten, Tranexamsäure 1 000 mg iv/6h/2d + 1 000 mg/6h/5d, 12 Operationen (23%). *Barer D, 1983, rdb.*

Ähnlich viele Notfalloperationen bei H_2-Antagonisten-Therapie und bei Somatostatin-Therapie einer Blutung. 11 Patienten, Cimetidin 1 600 mg/d/2d oder Ranitidin 200 mg/d/2d, keine Operation; 13 Patienten, Somatostatin 0,25 mg Bolus + 0,25 mgiv/h/2d, 1 Operation (7,7%). *Basile M, 1984, rok.*

Ähnlich viele Operationen während Cimetidin-Therapie und während Somatostatin-Therapie einer Blutung. 23 Patienten, Cimetidin

Tabelle 319.02. Blutung: Operationshäufigkeit während konservativer Therapie
H$_2$-Antagonisten

Ulkus	Medikament (zusätzlich zur Standardtherapie mit Transfusionen)	Pat op %	Pat op n	Pat n	Dosis mg/d	Ther dauer Tage	Autor, Jahr	Stu dsn
*1	*2	*3						
UD	Cimetidin	10	3	29	800iv/2d + 1000/10d	12	Stiel D, 1984	rdb
UD	Cimetidin	10	3	29	200 Bolus + 1200iv/2d + 1000/7d	9	Carr-Locke DK, 1984	rdb
UD	Cimetidin	20	10	50	800	1-3	Morris DL, 1984	rok
UD	Cimetidin	20	4	20	1200iv/2d + 1600/7d	9	Hoare AM, 1979	rdb
UD	Cimetidin	23	17	74	1600iv/2d + 1600/5d	7	Barer D, 1983	rdb
UD	Cimetidin	28	32	116	200 mgiv/6h + 800 mg	(a)	Clason AE, 1986	ouk
UD	Cimetidin + Antazidum	32	11	34 (b)	1200iv + 30 ml/h	(a)	Saperas E, 1987	rok
UD	Cimetidin/Ranitidin	5.3	1	19	1600iv/200iv	2	Basile M, 1984	rok
UD	H$_2$-Antagonisten	16	63	402	(a)	2-10	Collins R, 1985	met
UD	Ranitidin	9.1	1	11	100iv/2d + 300	10	Nowak A, 1981	reb
UV	Cimetidin	7.1	1	14	1200iv/2d + 1600/7d	9	Hoare AM, 1979	rdb
UV	Cimetidin	8.7	2	23	1600	3-6	Galmiche JP, 1983b	rdb
UV	Cimetidin	11	7	64	1600iv/2d + 1600/5d	7	Barer D, 1983	rdb
UV	Cimetidin	18	4	22	1200/2d + 1000/7d	9	Carr-Locke DL, 1984	rdb
UV	Cimetidin	25	5	20	800	1-3	Morris DL, 1984	rok
UV	Cimetidin	40	21	52	200iv/6h + 800 mg	(a)	Clason AE, 1986	ouk
UV	Cimetidin/Ranitidin	0.0	0	11	1600iv/200iv	2	Basile M, 1984	rok
UV	H$_2$-Antagonisten	14	39	269	(a)	2-10	Collins R, 1985	met
UV	Ranitidin	10	1	10	100iv/2d + 300	10	Nowak A, 1981	reb
nk	Cimetidin	4.6	4	86	800	2	Rofe SB, 1985	ouk
nk	Cimetidin	13	3	24	200 Bolus + 1200	2	Vantini I, 1987	rok
nk	Cimetidin	16	4	25	1200iv/2d + 900	5-12	Thomson AB, 1984	rdb
nk	Cimetidin	17	9	54	200iv/6h	1-7	Rutgeerts P, 1982	reb

Tabelle 319.02. (Fortsetzung)

Ulkus	Medikament (zusätzlich zur Standardtherapie mit Transfusionen)	Pat op %	Pat op n	Pat n	Dosis mg/d	Ther dauer Tage	Autor, Jahr	Stu dsn
*1	*2	*3						
nk	Cimetidin	18	7	38 (b)	4x200iv/2-3d + 800	4-5	Falk A, 1985	rok
nk	Cimetidin	19	4	21	1000(iv)	8	Brearley S, 1987b	rok
nk	Cimetidin	22	5	23	1600iv/3d + 1000/4d	7	Galmiche JP, 1978	rdb
nk	Cimetidin	28	19	68	1000	(a)	Vallon AG, 1981	reb
nk	Cimetidin	31	13	42	200iv/6h/2d + 1000	30	Freitas D, 1985	reb
nk	Cimetidin	34	20	58	1200	5-27	Panes J, 1987	rok
nk	Cimetidin	38	15	40	1200iv/3d + 1000/25d	28	Carstensen HE, 1980	rdb
nk	Cimetidin	50	14	28	1000	7	Swain CP, 1981	rdb
nk	H_2-Antagonisten	41	14	34	(a)	(a)	Leung JWC, 1987a	rok
nk	H_2-Antagonisten	36	20	55	(a)	(a)	Publig W, 1986	ret
nk	H_2-Antag + Antaz	17	15	89	(a)	1-23	Krejs GJ, 1987	rdb
nk	Ranitidin	4.0	1	25	200iv/2d + 450	5-12	Thomson AB, 1984	rdb
nk	Ranitidin	24	10	42 (b)	4x50iv/2-3d + 300	4-5	Falk A, 1985	rok

*1, *2, *3: Kolonnen, nach denen der Inhalt der Tabelle sortiert ist.
(a) Diese Angabe ist in der Arbeit nicht enthalten.
(b) Alle Patienten waren über 50 Jahre alt.

1 600 mg/d/3–6d, 2 Operationen (8,7%); 27 Patienten, Somatostatin 6 mg iv/d/3–6d, 3 Operationen (11%). *Galmiche JP, 1983 b, rdb*.

nk **Ähnlich viele Notfalloperationen während Cimetidin-Therapie und während Somatostatin-Therapie einer Blutung.** 24 Patienten, Cimetidin 1 200 mg/d/2d, 3 Operationen (13%); 27 Patienten, Somatostatin 0,25 mg/h/2d, 2 Operationen (7,4%). *Vantini I, 1987, rok*.
Ähnlich viele Operationen während Cimetidin-Therapie und während Sucralfat-Therapie einer Blutung. 10 Patienten, Cimetidin 1 800 mg/d/7d, 2 Operationen (20%); 10 Patienten, Sucralfat 8 000 mg/d/7d, keine Operation. *Goldfarb JP, 1985, rok*.

Sonstige Arbeiten:
Basso N, 1986, rdb; Berg P, 1982, rok; Coraggio F, 1984, rok; Wagner PK, 1980, rok.

319.04 Blutung: Operationshäufigkeit während konservativer Therapie H_2-Antagonisten, Vergleich mit Plazebo oder Therapia nulla

siehe Tabelle 319.04

Sonstige Arbeiten:

nk *Basso N, 1986, rdb; Coraggio F, 1984, rok.*

319.05 Plazebo oder Therapia nulla

siehe Tabelle 319.05

Sonstige Arbeiten:

UD *Nowak A, 1981, ret.*

nk *Basso N, 1986, rdb; Cormack F, 1973, rdb; Coraggio F, 1984, rok; Engqvist A, 1979, rdb; Levine BA, 1985, reb.*

319.06 Verschiedene Medikamente

siehe Tabelle 319.06

Sonstige Arbeiten:

nk *Basso N, 1985, rdb; Berg P, 1982, rok; Cormack F, 1973, rdb; Coraggio F, 1984, rok; Engqvist A, 1979, rdb; Gomes AS, 1986, ret; Levine BA, 1985, reb; Torres AJ, 1986, rdb; Wagner PK, 1980, rok.*

319.07 Verschiedene Medikamente, Vergleich mit Plazebo oder Therapia nulla

siehe Tabelle 319.07

Sonstige Arbeiten:

nk *Basso N, 1986, rdb; Cormack F, 1973, rdb; Coraggio F, 1984, rok; Engqvist A, 1979, rdb; Levine BA, 1985, reb.*

Tabelle 319.04. Blutung: Operationshäufigkeit während konservativer Therapie
H_2-Antagonisten, Vergleich mit Plazebo oder Therapia nulla

Ulkus	Weniger Notfallop bei Aktivum?	Medikament (zusätzlich zur Standardtherapie mit Transfusionen)	Akt Op %	Akt Op n	Plaz Op %	Plaz Op n	Akt Pat n	Plaz Pat n	Akt Dosis mg/d	Ther dauer Tage	Autor, Jahr	Stu dsn
*1	*2											
UD	Weniger	Ranitidin	9.1	1	29	2	11	7	100iv/2d+300	10	Nowak A, 1981	reb
UD	Ähnlich	Cimetidin	10	3	12	3	29	25	1200iv/2d+1000/7d	9	Carr-Locke DL, 1984	rdb
UD	-Ähnlich	H_2-Antagonisten	16	63	19	75	402	387	(a)	(a)	Collins R, 1985	met
UV	Weniger	H_2-Antagonisten	14	39	21	62	269	290	(a)	(a)	Collins R, 1985	met
UV	Weniger	Ranitidin	10	1	55	6	10	11	100iv/2d+300	10	Nowak A, 1981	reb
UV	Ähnl viel	Cimetidin	7.1	1	42	8	14	19	1200iv/2d+1600	9	Hoare AM, 1979	rdb
UV	Ähnlich	Cimetidin	18	4	10	3	22	29	1200iv/2d+1000/7d	9	Carr-Locke DL, 1984	rdb
nk	Ähnlich	Cimetidin	38	15	33	16	40	48	1200iv/3d+1000/25d	28	Carstensen HE, 1980	rdb

*1, *2: Kolonnen, nach denen die Tabelle sortiert ist.
(a) In der Arbeit nicht angegeben.

Tabelle 319.05. Blutung: Operationshäufigkeit während konservativer Therapie
Plazebo oder Therapia nulla

Ulkus	Medikament (zusätzlich zur Standard- therapie mit Transfusionen) *1	Pat op % *2	Pat op n	Pat n	Ther dauer Tage	Autor, Jahr	Stu dsn
UD	Plazebo	12	3	25	7	Carr-Locke DL, 1984	rdb
UD	Plazebo	13	5	39	6	Stael von Holstein CCS, 1987b	rdb
UD	Plazebo	13	4	31	3-6	Galmiche JP, 1983b	rdb
UD	Plazebo	15	4	26	12	Stiel D, 1984	rdb
UD	Plazebo	19	75	387	2-10	Collons R, 1985	met
UD	Plazebo	20	8	40	5	Biggs JC, 1976	rdb
UD	Therapia nulla	20	30	152	(a)	Hunt PS, 1979b	nok
UD	Plazebo	22	18	81	3	Somerville KW, 1985	rdb
UD	Plazebo	23	3	13	9	Hoare AM, 1979	rdb
UD	Plazebo	23	13	56	7	Barer D, 1983	rdb
UD	Therapia nulla	38	18	48	(a)	Foster DN, 1978	ret
UV	Plazebo	8.8	5	57	3	Somerville KW, 1985	rdb
UV	Plazebo	10	3	29	7	Carr-Locke DL, 1984	rdb
UV	Plazebo	16	11	69	7	Barer D, 1983	rdb
UV	Plazebo	20	6	30	6	Stael von Holstein CCS, 1987b	rdb
UV	Plazebo	21	62	290	2-10	Collins R, 1985	met
UV	Therapia nulla	37	15	41	(a)	Foster DN, 1978	ret
UV	Plazebo	38	5	13	5	Biggs JC, 1976	rdb
UV	Plazebo	42	8	19	9	Hoare AM. 1979	rdb
UV	Therapia nulla	55	6	11	10	Nowak A, 1981	reb
nk	Plazebo	4.2	1	24	7	Galmiche JP, 1978	rdb
nk	Plazebo	17	7	41	7	Lauritsen K, 1985c	rdb
nk	Plazebo	33	13	40	3	Magnusson I, 1985	rdb
nk	Plazebo	33	16	48	28	Carstensen HE, 1980	rdb
nk	Therapia nulla	69	27	39	1-2	Read RC, 1965	rok

*1, *2: Kolonnen, nach denen der Inhalt der Tabelle sortiert ist.
(a) Angabe in der Arbeit nicht enthalten.

Tabelle 319.06. Blutung: Operationshäufigkeit während konservativer Therapie
Verschiedene Medikamente

Ulkus	Medikament (zusätzlich zur Standarstherapie mit Transfusionen)	Pat op %	Pat op n	Pat n	Dosis mg/d	Ther dauer Tage	Autor, Jahr	Stu dsn
*1	*2	*3						
UD	Somatostatin	0.0	0	35	0.25 Bolus + 0.25 iv/h	2	Basile M, 1984	rok
UD	Somatostatin	17	13	77	0.25 Bolus + 0.25 iv/h	3	Somerville KW, 1985	rdb
UD	Somatostatin	18	6	33	6iv	3-6	Galmiche JP, 1983b	rdb
UD	Tranexamsäure	2.8	1	36	1000iv/4h/3d + 1500/6h	6	Stael von Holstein CCS, 1987b	rdb
UD	Tranexamsäure	2.9	1	35	1000iv/8h/2d + 1000/8h	5	Biggs JC, 1976	rdb
UD	Tranexamsäure	28	20	72	4000iv/2d + 4000/5d	7	Barer D, 1983	rdb
UV	(a)	38	49	129	(a)	(a)	Swain CP, 1986a	rok
UV	(a)	38	8	21	(a)	(a)	Moreto M, 1987	rok
UV	Somatostatin	7.7	1	13	0.25 Bolus + 0.25 iv/h	2	Basile M, 1984	rok
UV	Somatostatin	11	3	27	6iv	3-6	Galmiche JP, 1983b	rdb
UV	Somatostatin	18	10	57	0.25 Bolus + 0.25 iv/h	3	Somerville KW, 1985	rdb
UV	Tranexamsäure	6.7	2	30	1000iv/4h/3d + 1500/6h	6	Stael von Holstein CCS, 1987b	rdb
UV	Tranexamsäure	15	3	20	1000iv/8h/2d + 1000/8h	5	Biggs JC, 1976	rdb
UV	Tranexamsäure	23	12	53	4000iv/2d + 4000/5d	7	Barer D, 1983	rdb
nk	(a)	18	62	336	(a)	(a)	Hunt PS, 1987	nok
nk	(a)	28	8	29	(a)	(a)	Laine L, 1987a	rdb
nk	(a)	34	14	41	(a)	(a)	Swain CP, 1983	rok
nk	Arbaprostil	23	9	40	0.05/6h	7	Lauritsen K, 1985c	rdb
nk	Depotsekretin	19	4	21	10 klinEinh/kgKG/12hsc	2-5	Wagner PK, 1983	rok
nk	Sekretin	20	3	15	0.25 klinEinh/kgKG/hiv	2	Wagner PK, 1983	rok
nk	Somatostatin	7.4	2	27	0.25 iv/h	2	Vantini I, 1987	rok
nk	Somatostatin	10	1	10	1 + 0.25 iv/h	3	Christiansen J, 1986	ouk
nk	Somatostatin	12	4	33	0.25 Bolus + 0.25 iv/h	3	Magnusson I, 1985	rdb
nk	Somatostatin	20	3	15	0.25 iv/h	2	Wagner PK, 1983	rok

*1, *2, *3: Kolonnen, nach denen der Inhalt der Tabelle sortiert ist.
(a) Diese Angabe ist in der Arbeit nicht enthalten.

Tabelle 319.07. Blutung: Operationshäufigkeit während konservativer Therapie
Verschiedene Medikamente, Vergleich mit Plazebo oder Therapia nulla

Ulkus *1	Weniger Notfallop bei Aktivum? *3	Medikament (zusätzlich zur Standardtherapie mit Transfusionen) *2	Akt Op %	Akt Op n	Plaz Op %	Plaz Op n	Akt Pat n	Plaz Pat n	Akt Dosis mg/d (a)	Ther dauer Tage	Autor, Jahr	Stu dsn
UD	Ähnl viel	Somatostatin	18	6	13	4	33	31	6iv	3-6	Galmiche JP, 1983b	rdb
UD	Ähnl viel	Somatostatin	17	13	22	18	77	81	0.25 Bolus + 0.25iv/h	3	Somerville KW, 1985	rdb
UD	Weniger	Tranexamsäure	2.9	1	20	8	35	40	1000iv/8h/2d + 1000/8h	5	Biggs JC, 1976	rdb
UD	Ähnl viel	Tranexamsäure	2.8	1	13	5	36	39	1000iv/4h/3d + 1500/6h	6	Stael von Holstein CCS, 1987b	rdb
UD	Ähnl viel	Tranexamsäure	28	20	23	13	72	56	1000iv/6h/2d + 1000/6h	7	Barer D, 1983	rdb
UV	Ähnl viel	Somatostatin	18	10	8.8	5	57	57	0.25 Bolus + 0.25iv/h	3	Somerville KW, 1985	rdb
UV	Ähnl viel	Tranexamsäure	15	3	38	5	20	13	1000iv/8h/2d + 1000/8h	5	Biggs JC, 1976	rdb
UV	Ähnl viel	Tranexamsäure	6.7	2	20	6	30	30	1000iv/4h/3d + 1500/6h	6	Stael von Holstein CCS, 1987b	rdb
UV	Ähnl viel	Tranexamsäure	23	12	16	11	53	69	1000iv/6h/2d + 1000/6h	7	Barer D, 1983	rdb
nk	Ähnl viel	Arbaprostil	23	9	17	7	40	41	0.05/6h	7	Lauritsen K, 1985c	rdb
nk	Weniger	Somatostatin	12	4	33	13	33	40	0.25 Bolus + 0.25iv/h	3	Magnusson I, 1985	rdb

*1, *2, *3: Kolonnen, nach denen der Inhalt der Tabelle sortiert ist.
(a) Falls nicht anders angegeben.

319.08 Verschiedene medizinische Therapien im Vergleich

nk **Gleichviele Operationen während Sekretin-Therapie und während Somatostatin-Therapie einer Blutung.** 15 Patienten, Sekretion 0,25 iv. klinEinh/kgKG/h/2d, 3 Notfalloperationen (20%); 15 Patienten, Somatostatin 0,25 iv mg/h/2d, 3 Notfalloperationen (20%). *Wagner PK, 1983, rok.*

Sonstige Arbeiten:

nk *Gomes AS, 1986, ret; Torres AJ, 1986, rdb.*

320 Blutung: Reoperationshäufigkeit nach chirurgischer Therapie

320.01 Verschiedene chirurgische Verfahren

UD **5,0% Reoperationen nach chir Therapie einer Blutung innerhalb von 7 (1–15) Jahren.** 100 Patienten, TV + D + Ligatur, 94 nachuntersucht (94%), 5 Reoperationen. *Farris JM, 1967, ret.*

nk **22% Reoperationen nach chir Therapie einer Blutung innerhalb von 0,5–3 Jahren.** 193 Patienten, TV + D + Umstechung oder SV + D + Umstechung, 135 nachuntersucht (70%), 30 Reoperationen. *Pedersen T, 1974, ret.*

Sonstige Arbeiten:

UD *Donaldson RM, 1958, ret; Lehmann L, 1982, ret; Madsen OG, 1977, ret.*

UV *Lehmann L, 1982, ret.*

321 Blutung: Risikofaktor bezüglich Blutungsrezidiv

321.01 Alter

UD **Ähnlich viele Blutungsrz bei über 60jährigen Patienten und bei bis zu 60jährigen Patienten.** 31 über 60jährige Patienten, 14 Blutungsrz (45%); 53 bis 60jährige Patienten, 13 Blutungsrz (25%). *MacLeod IA, 1982, nok.*

UV **Mehr Komplikationen bei älteren Frauen als bei jüngeren Frauen nach med Therapie einer Blutung.** 152 Patienten, med Therapie, 144 innerhalb von 4–9 Jahren nachuntersucht (95%), 14% Komplikationen nach Life-Table-Analyse bei Männern, 21% Komplikationen nach Life-Table-Analyse bei Frauen: mittleres Alter der Frauen mit Komplikation 75 Jahre (am Ende der Nachuntersuchungszeit) mittleres Alter der Frauen ohne Komplikation 65 Jahre; ähnliches mittleres Alter der Männer mit Komplikation und der Männer ohne Komplikation. *Smart HL, 1986, ret.*
Ähnlich viele Blutungsrz bei über 60jährigen Patienten und bei bis zu 60jährigen Patienten. 29 über 60jährige Patienten, 15 Blutungsrz (52%); 24 bis 60jährige Patienten, 10 Blutungsrz (43%). *MacLeod IA, 1982, nok.*

nk **Häufiger frühe Blutungsrz oder persistierende Blutungen bei älteren Patienten als bei jüngeren Patienten.** 278 Patienten, 74 Blutungsrz oder persistierende Blutungen (27%); 74 mit Blutungsrz, mittleres Alter 67 Jahre; 204 ohne Blutungsrz, mittleres Alter 60 Jahre. *Brearley S, 1987a, ouk.*

Sonstige Arbeiten:

UD   *Permutt RP, 1982, ret.*

UV   *Morise K, 1987, nok.*

nk   *Allan R, 1976, ouk; Clason AE, 1986, ouk.*

321.02 Begleiterkrankung

Zu diesem Schlagwort stehen keine Arbeiten zur Verfügung, deren Inhalt
sich aufgrund unserer Beurteilungskriterien für eine ausführliche Wiedergabe eignet.

Sonstige Arbeiten:

nk   *Clason AE, 1986, ouk; De Dombal FT, 1986, ret.*

321.03 Endoskopischer Befund

Vergleiche auch 302 (Blutung: Blutungsrezidiv oder persistierende Blutung
nach endoskopischer Therapie).

UD   **Häufiger frühe Blutungsrz bei Patienten mit Blutungsstigmata als bei Patienten ohne Blutungsstigmata.** 27 Patienten mit aktiver oder nicht-aktiver Blutung und sichtbarem Gefäß oder Koagel oder schwarzem Punkt, 15 Blutungsrz (56%); 21 Patienten ohne Blutungsstigmata, 1 Blutungsrz (4,8%). *Foster DN, 1978, nok.*
Ähnlich viele frühe Blutungsrz mit aktiver Blutung oder Koagel und bei Patienten ohne Blutungsstigmata. 45 Patienten mit Blutungsstigmata, 17 Blutungsrz (38%); 39 Patienten ohne Blutungsstigmata, 10 Blutungsrz (26%). *MacLeod IA, 1982, nok.*

UV   **Häufiger frühe Blutungsrz bei Patienten mit Blutungsstigmata als bei Patienten ohne Blutungsstigmata.** 33 Patienten mit aktiver oder nicht-aktiver Blutung mit sichtbarem Gefäß oder Koagel oder schwarzem Punkt, 10 Blutungsrz (30%); 8 Patienten ohne Blutungsstigmata, kein Blutungsrz. *Foster DN, 1978, nok.*
Ähnlich viele frühe Blutungsrz bei Patienten mit aktiver Blutung oder Koagel und bei Patienten ohne Blutungsstigmata. 29 Patienten mit Blutungsstigmata, 13 Blutungsrz (45%); 23 Patienten ohne Blutungsstigmata, 12 Blutungsrz (52%). *MacLeod IA, 1982, nok.*
Häufiger frühe Blutungsrz bei Patienten mit blutendem oder nicht-blutendem sichtbarem Gefäß als bei Patienten mit sickernder Blutung oder rotem oder schwarzem Punkt. 93 Patienten mit sichtbarem Gefäß, 54 Blutungsrz (58%); 36 Patienten mit anderen Blutungsstigmata, 2 Blutungsrz (5,6%). *Swain CP, 1986 a, rok.*

nk   **Häufiger frühe Blutungsrz bei Patienten mit aktiver oder nicht-aktiver Blutung und/oder sichtbarem Gefäß, Koagel oder Punkt als bei Patienten ohne Blutungsstigmata.** 43 Patienten mit Blutungsstigmata, 20 Blutungsrz (47%); 29 Patienten ohne Blutungsstigmata, 3 Blutungsrz (10%). *Brearly S, 1985, (rok).*
Häufiger frühe Blutungsrz bei Patienten mit sichtbarem Gefäß, Koagel oder schwarzem Punkt als bei Patienten ohne Blutungsstigmata. 98 Patienten mit

Blutungsstigmata, 16 Blutungsrz (16%); davon 10 Patienten mit sichtbarem Gefäß, 5 Blutungsrz (50%); 79 Patienten ohne Blutungsstigmata, 4 Blutungsrz (5,1%). *Bornman PC, 1985, nok.*

Häufiger frühe Blutungsrz oder persistierende Blutungen bei Patienten mit Blutungsstigmata als bei Patienten ohne Blutungsstigmata. 278 Patienten, 74 Blutungsrz oder persistierende Blutungen (27%): 116 mit wichtigen Blutungsstigmata (ohne nähere Angaben), 60 Blutungsrz (52%); 162 ohne Blutungsstigmata, 14 Blutungsrz (8,5%). *Brearley S, 1987 a, ouk.*

Häufiger frühe Blutungsrz oder persistierende Blutungen bei Patienten mit sichtbarem Gefäß als bei Patienten ohne sichtbares Gefäß. 28 Patienten, aktive oder nicht-aktive Blutung mit sichtbarem Gefäß, 28 Blutungsrz (100%); 129 Patienten ohne sichtbares Gefäß, 31 Blutungsrz (24%). *Griffith WJ, 1979, ret.*

Ähnlich viele frühere Blutungsrz bei Patienten mit aktiver Blutung oder sichtbarem Gefäß und bei Patienten mit anderen Blutungsstigmata. 79 Patienten mit aktiver Blutung oder sichtbarem Gefäß, 35 Blutungsrz (44%); 130 Patienten mit Blutgerinnsel oder schwarzem Punkt, 39 Blutungsrz (30%). *Hunt PS, 1987, nok.*

Häufiger frühe Blutungsrz bei Patienten mit aktiver Blutung oder Blutungsstigmata als bei Patienten ohne Blutungsstigmata. 209 Patienten mit aktiver Blutung, sichtbarem Gefäß, Blutgerinnsel oder schwarzem Punkt, 74 Blutungsrz (35%); 127 Patienten ohne Blutungsstigmata, 9 Blutungsrz (7,1%). *Hunt PS, 1987, nok.*

Häufiger frühe Blutungsrz bei Patienten mit sichtbarem blutendem oder nichtblutendem Gefäß als bei Patienten mit anderen oder keinen Blutungsstigmata. 34 Patienten mit sichtbarem Gefäß, 19 Blutungsrz (56%); 13 Patienten mit sickernder Blutung oder Koagel oder schwarzem Punkt, 1 Blutungsrz (7,7%); 40 Patienten ohne Blutungsstigmata, kein Blutungsrz *Storey DW, 1981 b, rok.*

Häufiger frühe Blutungsrz bei Patienten mit aktiver Blutung oder sichtbarem nicht blutendem Gefäß als bei Patienten mit anderen oder keinen Blutungsstigmata. 13 Patienten mit aktiver spritzender Blutung, 11 Blutungsrz (85%); 16 Patienten mit sichtbarem nicht blutendem Gefäß, 8 Blutungsrz (50%); 39 Patienten mit Punkt im Ulkusgrund, 4 Blutungsrz (10%), 39 Patienten ohne Blutungsstigmata, 1 Blutungsrz (2,6%). *Vallon AG, 1981, (reb).*

Häufiger frühe Blutungsrz bei Patienten mit aktiver oder nicht-aktiver Blutung und sichtbarem Gefäß als bei Patienten mit sickernder Blutung oder Koagel oder schwarzem Punkt. 53 Patienten mit sichtbarem Gefäßstumpf, 17 Blutungsrz (32%); 197 Patienten ohne sichtbaren Gefäßstumpf, 43 Blutungsrz (22%). *Wara P, 1985 a, nok.*

Ähnlich viele frühe Blutungsrz bei Patienten mit aktiver sickernder Blutung und bei Patienten ohne aktive Blutung mit Koagel, schwarzem Punkt oder sichtbarem Gefäß. 76 Patienten mit aktiver sickernder Blutung, 24 Blutungsrz (32%); 174 Patienten mit sichtbarem Gefäßstumpf oder anderen Blutungsstigmata, 36 Blutungsrz (21%). *Wara P, 1985 a, nok.*

Sonstige Arbeiten:

nk   *Clason AE, 1986, ouk.*

321.04 Geschlecht

UV **Kein Einfluß des Geschlechts auf die Komplikationshäufigkeit nach med Therapie einer Blutung.** 152 Patienten, med Therapie, 144 innerhalb von 4–9 Jahren nachuntersucht (95%): 14% Komplikationen bei Männern nach Life-Table-Analyse; 21% Komplikationen bei Frauen nach Life-Table-Analyse. *Smart HL, 1986, ret.*

321.05 NSAID (Nicht-steroidale entzündungshemmende Medikamente)

Zu diesem Schlagwort stehen keine Arbeiten zur Verfügung, deren Inhalt sich aufgrund unserer Beurteilungskriterien für eine ausführliche Wiedergabe eignet.

Sonstige Arbeiten:

UV *Carr-Locke DL, 1984, rdb.*

321.06 Schock

nk **Mehr frühe Blutungsrz bei Patienten mit Schock als bei Patienten ohne Schock.** 177 Patienten, Hospitalisation wegen Blutung: 38 mit Tachykardie, 7 Blutungsstigmata (18%); 25 mit Schock, 12 Blutungsrz (48%); 114 ohne Tachykardie oder Schock, 2 Blutungsrz (1,8%). *Bornman PC, 1985, (ouk).*
Häufiger frühe Blutungsrz oder persistierende Blutungen bei Patienten mit Schock als bei Patienten ohne Schock. 278 Patienten, 74 Blutungsrz oder persistierende Blutungen (27%); 74 mit Blutungsstigmata, mittlerer Schock-Index 0,87; 204 ohne Blutungsrz, mittlerer Schock-Index 0,77. *Brearley S, 1987 a, ouk.*
Häufiger frühe Blutungsrz oder persistierende Blutungen bei Patienten mit niedrigerem Hämoglobingehalt als bei Patienten mit höherem Hämoglobingehalt. 278 Patienten, 74 Blutungsrz oder persistierende Blutungen (27%); 74 mit Blutungsrz, mittlerer Hämoglobingehalt 9,7 g/dl; 204 ohne Blutungsstigmata, mittlerer Hämoglobingehalt 10,9 g/dl. *Brearley S, 1987 a, ouk.*
Häufiger frühe Blutungsrz bei Patienten mit Schock als bei Patienten ohne Schock. 30 Patienten mit Schock, 21 Blutungsrz (70%); 306 Patienten ohne Schock, 62 Blutungsrz (20%). *Hunt PS, 1987, nok.*

Sonstige Arbeiten:

nk *Clason AE, 1986, ouk.*

321.07 Ulkuslokalisation

nk **Weniger frühe Blutungsrz bei UD als bei UV nach med Therapie einer Blutung.** 511 Patienten, Hospitalisation ohne nähere Angaben: 434 mit UD, 113 Blutungsstigmata (26%); 77 mit UV, 37 Blutungsrz (48%). *Jones PF, 1973, ret.*
Ähnlich viele Blutungsrz oder persistierende Blutungen bei Patienten mit blutendem UD und bei Patienten mit blutendem UV. 80 mindestens 60jährige Patienten, Cimetidin 4 × 200 mg iv/d/2–3d + 800 mg/d/1–3d oder Ranitidin 4 × 50 mg iv/d/2–3d + 300 mg/d/1–3d: 53 UD, 14 Blutungsrz (26%); 27 UV, 8 Blutungsrz (30%). *Falk A, 1985, rok.*

Häufiger frühe Blutungsrz bei Patienten mit blutendem UV als bei Patienten mit blutendem UD. 67 Patienten mit UV, 21 Blutungsrz (32%); 179 Patienten mit UD, 22 Blutungsrz (12%). *Northfield TC, 1971, ret.*

Sonstige Arbeiten:

nk   *Brearley S, 1987 a, ouk; De Dombal FT, 1986, ret; Hunt PS, 1987, nok.*

322 Blutung: Risikofaktoren bezüglich der Kliniksmortalität bei chirurgischer Therapie

322.01 Alkohol

Zu diesem Schlagwort stehen keine Arbeiten zur Verfügung, deren Inhalt sich aufgrund unserer Beurteilungskriterien für eine ausführliche Wiedergabe eignet.

Sonstige Arbeiten:

nk   *Kim U, 1974, ret.*

322.02 Alter

Siehe auch unter 324 (Blutung: Risikofaktoren bezüglich der Mortalität).

nk   **Höhere Kliniksmortalität nach chir Therapie wegen Blutung bei älteren als bei jüngeren Patienten.** 43 Patienten älter als 65 Jahre, distale Magenresektion, 10 Todesfälle (23%); 104 Patienten aller Altersstufen, 19 Todesfälle (18%). *Brooks JR, 1964, ret.*

Höhere Kliniksmortalität nach chir Therapie wegen Blutung bei älteren als bei jüngeren Patienten. 57 Patienten, Vagotomie + D + Umstechung oder distale Magenresektion mit BI oder Polya-Anschluß oder Gastrektomie, 8 Todesfälle (14%): 44 älter als 60 Jahre, 8 Todesfälle (18%); 14 bis 60 Jahre alt, kein Todesfall. *Morris DL, 1984, rok.*

Höhere Kliniksmortalität nach chir Therapie wegen Blutung bei älteren als bei jüngeren Patienten. 63 Patienten, PGV oder PGV + Umstechung, 5 Todesfälle (7,9%): 32 älter als 60 Jahre, 4 Todesfälle (12%); 31 bis 60 Jahre alt, 1 Todesfall (3,2%). *Müller C, 1978, ret.*

Höhere Kliniksmortalität nach chir Therapie einer Blutung bei älteren Patienten als bei jüngeren Patienten. 150 Patienten älter als 60 Jahre, 45 Todesfälle (30%); 93 Patienten bis 60 Jahre alt, 5 Todesfälle (5,4%). *Bittersohl H-J, 1987, ret.*

Sonstige Arbeiten:
Elerding SC, 1980, ouk; Flament JB, 1982, ret; Huber O, 1985, ret; Pedersen T, 1974, ret; Weber PM, 1982, ret.

322.03 Anamnesedauer

nk   **Höhere Kliniksmortalität bei Operation wegen Blutung bei Patienten mit bis zu 6monatiger Ulkusanamnese als bei Patienten mit längerer Ulkusanamnese.** 21 Patienten mit Anamnesedauer bis zu 6 Monaten, 6 Todesfälle (29%); 126 Patienten mit Anamnesedauer länger als 6 Monate, 9 Todesfälle (7,1%). *Braun L, 1986, ret.*

Sonstige Arbeiten:

nk   *Huber O, 1985, ret.*

322.04 Begleiterkrankung

nk   **Höhere Kliniksmortalität bei Operation wegen Blutung bei Patienten mit Begleiterkrankung als bei Patienten ohne Begleiterkrankung.** 94 Patienten mit Begleiterkrankung, 42 Todesfälle (45%); 61 Patienten ohne Begleiterkrankung, 4 Todesfälle (6,6%). *Wara P, 1983 a, ret.*

Sonstige Arbeiten:

nk   *Elerding SC, 1980, ouk; Pedersen T, 1974, ret.*

322.05 Endoskopischer Befund

nk   **Höhere Kliniksmortalität bei Operation wegen Blutung bei Patienten mit aktiver Blutung als bei Patienten nur mit Blutungsstigmata.** 38 Patienten mit Blutung Ia nach Forrest, 15 Todesfälle (40%); 51 Patienten mit Blutung Ib nach Forrest, 4 Todesfälle (7,8%); 62 Patienten mit Blutung II nach Forrest, 7 Todesfälle (11%); 53 Patienten mit Blutung II nach Forrest, 4 Todesfälle (7,5%). *Braun L, 1986, ret.*

322.06 Geschlecht

Zu diesem Schlagwort stehen keine Arbeiten zur Verfügung, deren Inhalt sich aufgrund unserer Beurteilungskriterien für eine ausführliche Wiedergabe eignet.

Sonstige Arbeiten:

nk   *Weber PM, 1982, ret.*

322.07 Schock

UD   **Höhere Kliniksmortalität nach chir Therapie wegen Blutung bei Patienten mit Hypotonie als bei Patienten mit Normotonie.** 26 Patienten mit Hypotonie, 8 Todesfälle (31%); 51 Patienten mit Normotonie, 7 Todesfälle (14%). *Kim U, 1974, ret.*

nk   **Höhere Kliniksmortalität bei Operation wegen Blutung bei Patienten mit niedrigerem präoperativen systolischem Blutdruck als bei Patienten mit höherem Blutdruck.** 208 Patienten wegen Blutung operiert, mittlerer niedrigster Blutdruck 101 mmHg: 30 Todesfälle (14%), mittlerer niedrigster Blutdruck 87 mmHg; 178 Überlebende, mittlerer niedrigster Blutdruck 103 mmHg. *Braun L, 1986, ret.*
Höhere Kliniksmortalität bei Operation wegen Blutung bei Patienten mit niedrigerem präoperativen Hämoglobingehalt als bei Patienten mit höherem Hämoglobingehalt. 208 Patienten wegen Blutung operiert, mittlerer Hämoglobingehalt 9,0%: 30 Todesfälle (14%), mittlerer Hämoglobingehalt 7,4%; 178 Überlebende, mittlerer Hämoglobingehalt 9,3%. *Braun L, 1986, ret.*

Sonstige Arbeiten:

UV   *Kim U, 1974, ret.*

322.08 Ulkuskomplikationen in der Anamnese

Zu diesem Schlagwort stehen keine Arbeiten zur Verfügung, deren Inhalt sich aufgrund unserer Beurteilungskriterien für eine ausführliche Wiedergabe eignet.

Sonstige Arbeiten:

nk   *Brooks JR, 1964, ret.*

322.09 Ulkuslokalisation

nk   **Geringere Kliniksmortalität nach chir Therapie wegen Blutung bei Patienten mit UD als bei Patienten mit UV.** 240 Patienten, distale Magenresektion oder Wedge-Resektion oder TV + D + Durchstechung, 24 Todesfälle (10%): 134 mit UD, 8 Todesfälle (6,0%); 106 mit UV, 16 Todesfälle (15%). *Gajo R, 1980, ret.*
Ähnlich hohe Kliniksmortalität nach chir Therapie einer Blutung bei Patienten mit UD und bei Patienten mit UV. 107 Patienten, distale Magenresektion oder Vagotomie + D, 11 Todesfälle (10%): 67 mit UD, 8 Todesfälle (12%); 40 mit UV, 3 Todesfälle (7,5%). *McDermott FT, 1985, ret.*
Ähnlich hohe Kliniksmortalität nach chir Therapie einer Blutung bei Patienten mit UD und bei Patienten mit UV. 106 Patienten, verschiedene chir Therapien, 24 Todesfälle (23%): 80 mit UD, 17 Todesfälle (21%); 26 mit UV, 7 Todesfälle (27%). *Kim U, 1974, ret.*

Sonstige Arbeiten:

nk   *Hunt PS, 1979a, ouk; Pedersen T, 1974, ret.*

323 Blutung: Risikofaktoren bezüglich der Komplikation nach chirurgischer Therapie

323.01 Indikationsstellung zur chirurgischen Intervention

nk   **Häufiger Reoperationen wegen Komplikationen nach chir Therapie wegen Blutung bei enger als bei weiter Indikationsstellung zur chir Therapie.** 53 Patienten, massive Blutung, hauptsächlich Übernähung + Vagotomie + D, 20 Patienten mit enger Indikationsstellung, 3 Reoperationen (15%); 33 Patienten mit weiter Indikationsstellung, 1 Reoperation (3%). *Read RC, 1965, (rok).*

324 Blutung: Risikofaktoren bezüglich der Mortalität

Siehe auch unter 316 (Blutung: Mortalität nach endoskopischer Therapie) und unter 322 (Blutung: Risikofaktoren bezüglich Kliniksmortalität bei chirurgischer Therapie).

324.01 Alkohol

nk   **Höhere Mortalität wegen Blutung bei Patienten mit Alkoholkonsum als bei Patienten ohne Alkoholkonsum.** 234 Patienten, 13 Todesfälle (5,6%); 152 mit starkem Alkoholkonsum für mindestens 5 Jahre, 11 Todesfälle (7,2%); 82 ohne Alkoholkonsum, 2 Todesfälle (2,4%). *Tandon RK, 1975, ret.*

324.02 Alter

UD   **Höhere Mortalität wegen Blutung bei älteren als bei jüngeren Patienten.** 244 Patienten, 22 Todesfälle (9,0%): 53 Patienten älter als 61 Jahre, 13 Todesfälle (25%); 191 Patienten bis 61 Jahre alt, 9 Todesfälle (4,7%). *Chinn AB, 1950, ret.*

UV   **Höhere Mortalität wegen Blutung bei älteren als bei jüngeren Patienten.** 62 Patienten, 17 Todesfälle (27%): 20 Patienten älter als 61 Jahre, 9 Todesfälle (45%); 42 Patienten bis 61 Jahre alt, 8 Todesfälle (19%). *Chinn AB, 1950, ret.*

nk   **Höhere Mortalität wegen Blutung bei älteren als bei jüngeren Patienten.** 150 Patienten, 19 Todesfälle (13%): 37 Patienten älter als 60 Jahre, 12 Todesfälle (32%); 113 Patienten bis 60 Jahre alt, 7 Todesfälle (6,2%). *Krause U, 1963, ret.*

Höhere Mortalität wegen Blutung bei älteren als bei jüngeren Patienten. 752 Patienten, 91 Todesfälle (12%): 522 Patienten älter als 50 Jahre, 83 Todesfälle (16%); 230 Patienten bis 50 Jahre alt, 8 Todesfälle (3,5%). *McDermott FT, 1985, ret.*

Höhere Mortalität wegen Blutung bei älteren als bei jüngeren Patienten. 50 Todesfälle wegen Blutung: 39 Patienten mindestens 60 Jahre alt (78%). *Devitt JE, 1968, ret.*

Höhere Mortalität wegen Blutung bei älteren als bei jüngeren Patienten. 615 Patienten, 48 Todesfälle (7,8%): 203 Patienten mindestens 60 Jahre alt, 32 Todesfälle (16%); 412 Patienten unter 60 Jahre, 16 Todesfälle (3,9%). *Jones FA, 1947, ret.*

Höhere Mortalität wegen Blutung bei älteren als bei jüngeren Patienten. 234 Patienten, 13 Todesfälle (5,6%): 141 Patienten mindestens 50 Jahre alt, 12 Todesfälle (8,5%); 93 Patienten unter 50 Jahre alt, 1 Todesfall (1,1%). *Tandon RK, 1975, ret.*

Höhere Mortalität wegen Blutung bei älteren als bei jüngeren Patienten. 218 Patienten, konservative Behandlung, 35 Todesfälle (16%), mittleres Alter 76 (43–90) Jahre: 183 Überlebende, mittleres Alter 64 (18–94). *Fara P, 1985a, ret.*

Sonstige Arbeiten:

UV   *Jones PF, 1973, ret; Kraft RO, 1984, ret.*

nk   *Clasen AF, 1985, ouk; Schumpelick V, 1984, ret; Schiller KFR, 1970, ret; Tanner NC, 1964, ret.*

324.03 Anamnesedauer

Zu diesem Schlagwort stehen keine Arbeiten zur Verfügung, deren Inhalt sich aufgrund unserer Beurteilungskriterien für eine ausführliche Wiedergabe eignet.

Sonstige Arbeiten:

nk   *Devitt JE, 1966, ret; Schiller KFR, 1970, ret.*

324.04 Begleiterkrankung

nk **Höhere Mortalität wegen Blutung bei Patienten mit Begleiterkrankung als bei Patienten ohne Begleiterkrankung.** 50 Todesfälle wegen Blutung: 35 Patienten mit Begleiterkrankung (70%). *Devitt JE, 1966, ret.*

Kein Einfluß der Hypertonie auf die Mortalität wegen Blutung. 26 Todesfälle wegen Blutung, Autopsie, 8 hypertrophierte Herzen (31%), davon keines mit fortgeschrittener Koronarkrankheit, eines mit Aortenstenose. *Osborn GR, 1954, ouk.*

Höhere Mortalität wegen Blutung bei Patienten mit Arteriosklerose als bei Patienten ohne Arteriosklerose. 232 Patienten, 13 Todesfälle (5,6%); 94 mit Arteriosklerose, 12 Todesfälle (13%); 138 ohne Arteriosklerose, 1 Todesfall (0,72%). *Tandon RK, 1975, ret.*

Sonstige Arbeiten:

nk *Clason AB, 1986, ouk; De Dombal FT, 1986, ret; Pimpi W, 1987, nok.*

324.05 Endoskopischer Befund

siehe auch unter 316 (Blutung: Mortalität nach endoskopischer Therapie).

UV **Höhere Mortalität bei Patienten mit blutendem oder nicht-blutendem sichtbarem Gefäß als bei Patienten mit sickernder Blutung oder rotem oder schwarzem Punkt.** 93 Patienten mit sichtbarem Gefäß, 16 Patienten (17%); 36 Patienten mit anderen Blutungsstigmata, 1 Todesfall (2,8%). *Swain CP, 1986 a, (rok).*

nk **Höhere Mortalität wegen Blutung bei Patienten mit aktiver oder nicht-aktiver Blutung und/oder sichtbares Gefäß, Koagel oder Punkt als bei Patienten ohne Blutungsstigmata.** 75 Patienten mit Blutungsstigmata, 9 Todesfälle (12%); 66 Patienten ohne Blutungsstigmata, kein Todesfall. *Breariv S, 1985, nok.*

Höhere Mortalität wegen Blutung bei Patienten mit sichtbarem Gefäß als bei Patienten ohne sichtbares Gefäß. 28 Patienten, aktive oder nicht-aktive Blutung mit sichtbarem Gefäß, 7 Todesfälle (25%); 129 Patienten ohne sichtbares Gefäß, 11 Todesfälle (8,5%). *Griffith, FJ, 1979, ret.*

Ähnliche Mortalität wegen Blutung bei Patienten mit aktiver Blutung oder sichtbarem Gefäß und bei Patienten mit anderen Blutungsstigmata. 99 Patienten mit aktiver Blutung oder sichtbarem Gefäß, 12 Todesfälle (12%); 148 Patienten mit Gerinnsel oder schwarzem Punkt, 16 Todesfälle (11%). *Hunt PS, 1987, nok.*

Höhere Mortalität wegen Blutung bei Patienten mit aktiver Blutung oder Blutungsstigmata als bei Patienten ohne Blutungsstigmata. 247 Patienten mit aktiver Blutung, sichtbarem Gefäß, Blutgerinnsel oder schwarzem Punkt; 28 Todesfälle (11%); 129 Patienten ohne Blutungsstigmata, kein Todesfall. *Hunt PS, 1987, nok.*

Höhere Mortalität bei Patienten mit sichtbarem blutendem oder nichtblutendem Gefäß als bei Patienten mit anderen oder kleinen Blutungsstigmata. 34 Patienten mit sichtbarem Gefäß, 5 Todesfälle (15%); 13 Patienten mit sickernder Blutung oder Koagel oder schwarzem Punkt, kein Todesfall; 40 Patienten ohne Blutungsstigmata, kein Todesfall. *Storey DM, 1981 b, rok.*

Sonstige Arbeiten:

nk *Clason AE, 1986, ouk; Nudel J, 1977; Pimpl W, 1987, nok.*

324.06 Geschlecht

nk   **Kein Einfluß des Geschlechts auf die Mortalität bei Blutung.** 241 Patienten mit Blutung, 56 Todesfälle (23%): 163 Männer, 38 Todesfälle (23%); 78 Frauen, 18 Todesfälle (23%). *Flament JB, 1982, ret.*

Kein Einfluß des Geschlechts auf die Mortalität bei Blutung. 615 Patienten, 48 Todesfälle (7,8%): 411 Männer, 34 Todesfälle (8,3%); 204 Frauen, 14 Todesfälle (6,9%). *Jones FA, 1947, ret.*

324.07 Indikationsstellung zur chirurgischen Intervention

UD   **Geringere Mortalität wegen Blutung bei weiter Indikationsstellung zur chir Intervention als bei enger Indikationsstellung zur chir Intervention.** 444 Patienten, Operation in Spezialabteilung mit eher aggresivem Therapiekonzept, 20 Todesfälle (4,5%); 346 Patienten, Operation in Vergleichsabteilung mit eher konservativem Therapiekonzept, 34 Todesfälle (9,8%). *Hunt PS, 1984, ouk.*

Kein Einfluß einer weiten oder engen Indikationsstellung zur chir Intervention auf die Mortalität wegen Blutung bei Patienten über 60 Jahren. 28 Patienten, Therapie mit weiter Indikationsstellung zur chir Intervention, 2 Todesfälle (7,1%); 32 Patienten, Therapie mit enger Indikationsstellung zur chir Intervention, 3 Todesfälle (9,4%). *Morris DL, 1984, rok.*

Keine Mortalität wegen Blutung bei einer weiten oder engen Indikationsstellung zur chir Intervention bei Patienten unter 60 Jahre. 19 Patienten, Therapie mit weiter Indikationsstellung zur chir Intervention, kein Todesfall; 18 Patienten, Therapie mit enger Indikationsstellung zur chir Intervention, kein Todesfall. *Morrow CE, 1982, rok.*

Höhere Mortalität bei sofortiger Operation wegen nicht-arterieller Blutung oder anderen Blutungszeichen als sichtbares Gefäß als bei konservativer Therapie und Operation erst bei persistierender Blutung oder Blutungsrz. 68 mindestens 50jährige Patienten: 34 TV + D + Ligatur innerhalb von 4 h, 5 Todesfälle (15%); 34 abwartende Therapie mit Cimetidin 1200 mg i. v./d + Antazidum 30 ml/h, 11 Operationen, insgesamt 1 Todesfall (2,9%). *Saperas E, 1987, rok.*

UV   **Geringere Mortalität wegen Blutung bei weiter Indikationsstellung zur chir Intervention als bei enger Indikationsstellung zur chir Intervention.** 189 Patienten, Operation in Spezialabteilung mit eher aggresivem Therapiekonzept, 17 Todesfälle (9,0%); 159 Patienten, Operation in Vergleichsabteilung mit eher konservativem Therapiekonzept, 26 Todesfälle (16%). *Hunt PS, 1984, ouk.*

Kein Einfluß einer weiten oder engen Indikationsstellung zur chir Intervention auf die Mortalität wegen Blutung bei Patienten über 60 Jahren. 20 Patienten, Therapie mit weiter Indikationsstellung zur chir Intervention, 1 Todesfall (5,0%); 20 Patienten, Therapie mit enger Indikationsstellung zur chir Intervention, 4 Todesfälle (20%). *Morris DL, 1984, rok.*

nk   **Geringere Kliniksmortalität nach chir Therapie wegen Blutung bei weiter als bei enger Indikationsstellung zur Intervention.** 57 Patienten, 44 Vagotomie + D + Umstechung, 8 distale Magenresektionen mit BI, 3 Polya-Gastrektomien, 1 Gastrektomie; 13 Patienten jünger als 60, nicht berücksichtigt; 44 Patienten älter als 60, 30 gehörten der Therapiegruppe mit weiter Op-Indikationsstellung zugeordnet, 2 Todesfälle (7%); 14 gehörten der Therapiegruppe mit enger Op-Indikationsstellung an, 6 Todesfälle (43%). *Morris DL, 1984, rok.*

Geringere Kliniksmortalität bei chir Therapie wegen Blutung bei weiter als bei enger Indikationsstellung zur chir Therapie. 43 Patienten, massive Blutung, hauptsächlich Übernähung + Vagotomie + D; 20 Patienten mit enger Indikationsstellung, 6 Todesfälle (30%); 33 Patienten mit weiter Indikationsstellung, 4 Todesfälle (12%). *Read RC, 1965, (rok)*.

Sonstige Arbeiten:

UD *Duggan JM, 1986 b, ret.*

UV *Duggan JM, 1986 b, ret.*

nk *Rofe SB, 1985, nok.*

324.08 Intervall bis zum Rezidiv

nk **Geringere Mortalität wegen Blutungsrz bei Patienten mit spätem Blutungsrz als bei Patienten mit frühem Blutungsrz.** 511 Patienten, Hospitalisation ohne nähere Angaben, 151 Blutungsrz (30%), 32 Todesfälle (21%): 45 mit Blutungsrz nach 24 Stunden, 13 Todesfälle (29%); 106 mit Blutungsrz innerhalb von 24 Stunden, 19 Todesfälle (18%). *Jones PF, 1973, ret.*

324.09 NSAID (Nicht-steroidale entzündungshemmende Medikamente)

Zu diesem Schlagwort stehen keine Arbeiten zur Verfügung, deren Inhalt sich aufgrund unserer Beurteilungskriterien für eine ausführliche Wiedergabe eignet.

Sonstige Arbeiten:

nk *Schiller KFR, 1970, ret.*

324.10 Operation, vorangegangene

nk **Höhere Mortalität wegen Blutung bei Patienten mit Anastomosenulkus als bei Patienten mit blutendem UD oder UV.** 13 Patienten mit Anastomosenulkus, 4 Todesfälle (31%); 623 Patienten mit UD, 35 Todesfälle (5,6%); 324 Patienten mit UV, 30 Todesfälle (9,3%). *Schiller KFR, 1970, ret.*

324.11 Persistierende Blutung

UD **Höhere Mortalität wegen Blutung bei Patienten mit persistierender Blutung oder frühem Blutungsrz als bei Patienten ohne weitere Blutung.** 434 Patienten mit Blutung: 114 mit persistierender Blutung oder frühem Blutungsrz, 21 Todesfälle (18%); 320 ohne weitere Blutung, 10 Todesfälle (3,1%). *Jones PF, 1973, ret.*

UV **Höhere Mortalität wegen Blutung bei Patienten mit persistierender Blutung oder frühem Blutungsrz als bei Patienten ohne weitere Blutung.** 77 Patienten mit Blutung: 37 mit persistierender Blutung oder frühem Blutungsrz, 11 Todesfälle (30%); 40 ohne weitere Blutung, 2 Todesfälle (5,0%). *Jones PF, 1973, ret.*

324.12 Schock

nk **Höhere Mortalität wegen Blutung bei Patienten mit Schock als bei Patienten ohne Schock.** 70 Patienten mit Schock, 16 Todesfälle (23%); 306 Patienten ohne Schock, 12 Todesfälle (3,9%). *Hunt PS, 1987, nok.*

Sonstige Arbeiten:

nk *Clason AE, 1986, ouk.*

324.13 Ulkuslokalisation

nk **Geringere Mortalität wegen Blutung bei Patienten mit UD als bei Patienten mit UV.** 48 Patienten mit UD, 2 Todesfälle (4,2%); 41 Patienten mit UV, 7 Todesfälle (17%). *Foster DN, 1978, ret.*
Ähnlich hohe Mortalität wegen Blutung bei Patienten mit UD als bei Patienten mit UV. 282 Patienten mit UD, 13 Todesfälle (4,6%); 98 Patienten mit UV, 10 Todesfälle (10%). *Hunt PS, 1979 a, ouk.*
Ähnlich hohe Mortalität wegen Blutung bei Patienten mit UD und bei Patienten mit UV. 318 Patienten mit UD, 39 Todesfälle (12%); 290 Patienten mit UV, 38 Todesfälle (13%). *McDermott FT, 1985, ret.*
Ähnliche Mortalität wegen Blutung bei Patienten mit UD und bei Patienten mit UV. 80 mindestens 60jährige Patienten, Cimetidin 4×200 mg iv/d/2–3d + 800 mg/d/1–3d oder Ranitidin 4×50 mg iv/d/2–3d + 300 mg/d/1–3d: 53 UD, 6 Todesfälle (11%); 27 UV, 4 Todesfälle (15%). *Falk A, 1985, rok.*
Geringere Mortalität wegen Blutung bei Patienten mit UD als bei Patienten mit UV. 253 Patienten mit blutendem chronischem UD, 15 L (5,9%); 123 Patienten mit blutendem chronischem UV, 13 Todesfälle (11%). *Hunt PS, 1987, nok.*
Geringere Mortalität wegen Blutung bei Patienten mit UD als bei Patienten mit UV. 241 Patienten mit blutendem chronischem UD, 19 Todesfälle (7,9%), 122 Patienten mit blutendem chronischem UV, 24 Todesfälle (20%). *Jones FA, 1947, ret.*

Sonstige Arbeiten:

UV+ *Kujat R, 1983, ret.*

nk *Mayberry JF, 1981, ret; De Dombal FT, 1986, ret.*

325 Blutung: Risikofaktoren bezüglich Operationshäufigkeit

325.01 Endoskopischer Befund

siehe auch unter 318 (Blutung: Operationshäufigkeit nach endoskopischer Therapie).

UD **Häufiger Notfalloperationen bei Patienten mit Blutungsstigmata als bei Patienten ohne Blutungsstigmata.** 27 Patienten mit aktiver oder nicht-aktiver Blutung und sichtbarem Gefäß oder Koagel oder schwarzem Punkt, 17 Notfalloperationen (63%); 21 Patienten ohne Blutungsstigmata, 1 Notfalloperation (4,8%). *Foster DN, 1978, nok.*

UV   **Häufiger Notfalloperationen bei Patienten mit Blutungsstigmata als bei Patienten ohne Blutungsstigmata.** 33 Patienten mit aktiver oder nicht-aktiver Blutung und sichtbarem Gefäß oder Koagel oder schwarzem Punkt, 15 Notfalloperationen (45%); 8 Patienten ohne Blutungsstigmata, keine Notfalloperation. *Foster DN, 1978, nok.*

Häufiger Notfalloperationen bei Patienten mit blutendem oder nicht-blutendem sichtbarem Gefäß als bei Patienten mit sickernder Blutung oder rotem oder schwarzem Punkt. 93 Patienten mit sichtbarem Gefäß, 48 Notfalloperationen (52%); 36 Patienten mit anderen Blutungsstigmata, 1 Notfalloperation (2,8%). *Swain CP, 1986a, (rok).*

nk   **Häufiger Notfalloperationen bei Patienten mit aktiver oder nicht-aktiver Blutung und/oder sichtbarem Gefäß, Koagel oder Punkt als bei Patienten ohne Blutungsstigmata.** 43 Patienten mit Blutungsstigmata, 15 Notfalloperationen (35%); 29 Patienten ohne Blutungsstigmata, 1 Notfalloperation (3,4%). *Brearly S, 1985, (rok).*

Häufiger Notfalloperationen bei Patienten mit sichtbarem Gefäß als bei Patienten ohne sichtbares Gefäß. 28 Patienten, aktive oder nicht-aktive Blutung mit sichtbarem Gefäß, 22 Notfalloperationen (79%); 129 Patienten ohne sichtbares Gefäß, 20 Notfalloperationen (16%). *Griffith WJ, 1979, ret.*

Ähnlich viele Notfalloperationen wegen Blutung bei Patienten mit aktiver Blutung oder sichtbarem Gefäß und bei Patienten mit anderen Blutungsstigmata. 99 Patienten mit aktiver Blutung oder sichtbarem Gefäß, 46 Notfalloperationen (46%); 148 Patienten mit Blutgerinnsel oder schwarzem Punkt, 47 Notfalloperationen (32%). *Hunt PS, 1987, nok.*

Häufiger Notfalloperationen bei Patienten mit aktiver Blutung oder Blutungsstigmata als bei Patienten ohne Blutungsstigmata. 247 Patienten mit aktiver Blutung, sichtbarem Gefäß, Blutgerinnsel oder schwarzem Punkt, 93 Notfalloperationen (38%); 129 Patienten ohne Blutungsstigmata, 9 Notfalloperationen (7,0%). *Hunt PS, 1987, nok.*

Häufiger Notfalloperationen bei Patienten mit sichtbarem blutendem oder nicht-blutendem Gefäß als bei Patienten mit anderen oder kleinen Blutungsstigmata. 34 Patienten mit sichtbarem Gefäß, 17 Notfalloperationen (50%); 13 Patienten mit sickernder Blutung oder Koagel oder schwarzem Punkt, 1 Notfalloperation (7,7%); 40 Patienten ohne Blutungsstigmata, keine Notfalloperation. *Storey DW, 1981b, rok.*

Häufiger Notfalloperationen bei Patienten mit aktiver Blutung oder sichtbarem nicht blutendem Gefäß bei den Patienten mit anderen oder keinen Blutungsstigmata. 13 Patienten mit aktiver Blutung, 9 Notfalloperationen (69%); 16 Patienten mit sichtbarem nicht blutendem Gefäß, 5 Notfalloperationen (31%); 39 Patienten ohne aktive Blutung mit Punkt im Ulkusgrund, 5 Notfalloperationen (13%); 39 Patienten ohne Blutungsstigmata, 1 Notfalloperation (2,6%). *Vallon AG, 1981, (reb).*

Sonstige Arbeiten:

nk   *Nudel J, 1977, ret.*

325.02 Schock

nk   **Häufiger Notfalloperationen bei Patienten mit Schock als bei Patienten ohne Schock.** 70 Patienten mit Schock, 55 Notfalloperationen (79%); 306 Patienten ohne Schock, 47 Notfalloperationen (15%). *Hunt PS, 1987, nok.*

325.03 Ulkuslokalisation

nk **Ähnlich viele Notfalloperationen bei Patienten mit blutendem UD und bei Patienten mit blutendem UV.** 80 mindestens 60jährige Patienten, Cimetidin 4×200 mg iv/d/2–3d + 800 mg/d/1–3d oder Ranitidin 4×50 mg iv/d/2–3d + 300 mg/d/1–3d: 53 UD, 10 Operationen (19%); 27 UV, 7 Operationen (26%). *Falk A, 1985, rok.*

Sonstige Arbeiten:

nk *Hunt PS, 1987, nok*

326 Kindliches Ulkus

Das Thema „kindliches Ulkus" wird im Ulkusalmanach nicht behandelt.

327 Magenentleerungsstörung: Häufigkeit des Auftretens bei Ulkuspatienten

Siehe 2. Teil der Datensammlung: 211.01 (Magenentleerungsstörung, Häufigkeit des Auftretens bei Ulkuspatienten) und 212 (Magenentleerungsstörung während und nach medikamentöser Therapie).

328 Magenentleerungsstörung: Klinikskomplikation bei chirurgischer Therapie

328.01 Verschiedene chirurgische Verfahren

UD **9,7% Klinikskomplikationen bei chir Therapie einer Magenausgangsstenose.** 72 Patienten, Vagotomie + D oder distale Magenresektion, 7 Komplikationen (3 Pneumonien, 1 Wundinfektion, 1 Sepsis, 1 Eviszeration, 1 Volvulus). *Weiland D, 1982, ret.*
11% Klinikskomplikationen bei Vagotomie + D wegen Magenausgangsstenose. 38 Patienten, SV + D oder PGV + D, 4 Klinikskomplikationen (2 passagere Magenatonien, je 1 intraoperative Milzläsion, Duodenalperforation). *Kwasny O, 1986, ret.*
7,7% Klinikskomplikationen bei distaler Magenresektion wegen Magenausgangsstenose. 39 Patienten, BI oder BII, 3 Klinikskomplikationen (je 1 Duodenalstumpfinsuffizienz, subphrenischer Abszess, Ileus/Platzbauch). *Kwasny O, 1986, ret.*

nk **8,9% Klinikskomplikationen bei chir Therapie einer Magenausgangsstenose.** 45 Patienten, 4 Komplikatonen (2 respiratorische Insuffizienzen, 1 Delirium, 1 Wundinfektion). *Jaffin BW, 1985, ret.*

Sonstige Arbeiten:

UD *Liavag L, 1979, ret; Wille-Jorgensen P, 1979, ret.*

nk *Johnston D, 1973, ret.*

329 Magenentleerungsstörung: Kliniksmortalität bei chirurgischer Therapie

329.01 Verschiedene chirurgische Verfahren

Ulkus	Operations- verfahren	Todes- fälle %	Todes- fälle n	Pat n	Autor, Jahr	Stu dsn
*1	*2					
UD	BI/BII	7.7	3	39	*Kwasny O, 1986*	ret
UD	Dist Magenres + Vagotomie	0.0	0	38	*Weiland D, 1982*	ret
UD	Dist Magenres/Dist Magenres + Vag	2.0	7	343	*Gobbel WG, 1963*	ret
UD	Dist Magenresektion	1.6	3	186	*Kummer D, 1982*	ret
UD	PGV + D	0.0	0	23	*McMahon MJ, 1976*	ret
UD	PGV + D	0.0	0	78	*Lunde OC, 1985*	ouk
UD	PGV + D	0.0	0	53	*Liavag L, 1979*	ret
UD	PGV + D	0.0	0	25	*Kennedy T, 1976*	ret
UD	SV + D	1.1	1	91	*Wille-Jorgensen P, 1979*	ret
UD	TV + D	0.0	0	23	*McMahon MJ, 1976*	ret
UD	Vagatomie + D	0.0	0	60	*DeMatteis RA, 1974*	ret
UD	Vagotomie + D	0.0	0	38	*Kwasny O, 1986*	ret
UD	Vagotomie + D	0.0	0	34	*Weiland D, 1982*	ret
UD	Vagotomie + D	0.0	0	21	*Ellis H, 1966*	ret
UV	Dist Magenres/Dist Magenres + Vag	3.8	1	26	*Gobbel WG, 1963*	ret
nk	Verschiedene	13	6	45	*Jaffin BW, 1985*	ret

*1, *2: Kolonnen, nach denen der Inhalt der Tabelle sortiert ist.

Zusätzliche, in der Tabelle nicht enthaltene Arbeiten:
15% Kliniksmortalität bei Patienten über 65 Jahre nach chir Therapie einer Magenausgangsstenose. 20 Patienten, distale Magenresektion mit BI oder BII oder Drainage, 3 Todesfälle. *Seitz W, 1982, ret.*

Sonstige Arbeiten:

UD   *Delaney P, 1978, ouk; Parke Davis N, 1971, ret; Rossi RL, 1981, ret.*

nk   *Johnston D, 1973, ret.*

329.02 Verschiedene chirurgische Verfahren im Vergleich

UD   **Keine Kliniksmortalität bei TV + D und PGV + D wegen Magenausgangsstenose.** 23 Patienten TV + D, kein Todesfall; 23 Patienten PGV + D, kein Todesfall. *McMahon MJ, 1976, ret.*
Höhere Kliniksmortalität bei distaler Magenresektion als bei Vagotomie + D wegen Magenausgangsstenose. 39 Patienten, distale Magenresektion, 3 Todesfälle (7,7%); 38 Patienten, SV + D oder PGV + D, kein Todesfall. *Kwasny O, 1986, ret.*

330 Magenentleerungsstörung: Komplikation nach chirurgischer Therapie

330.01 Verschiedene chirurgische Verfahren

Siehe Tabelle 330.01

Tabelle 330.01. Magenentleerungsstörung: Komplikation nach chirurgischer Therapie
Verschiedene chirurgische Verfahren

Ulkus	Operations verfahren	Art der Kompli- kation	Pat mit Komp %	Pat mit Komp n	Pat n	Pat nachu n	Pat nachu %	Zeit mittl nachu Jahre	Zeit- raum nachu Jahre	Autor, Jahr	Stu dsn
*1	*2	*3									
UD	BI/BII	Rzstenose	0.0	0	39	33	85	3.5	1-5.5	*Kwasny O, 1986*	ret
UD	BI/BII	Ulkusrz	3.0	1	39	33	85	3.5	1-5.5	*Kwasny O, 1986*	ret
UD	PGV / D	Rzstenose	15	9	(a)	62	93(b)	(a)	2-7	*Goroy TF, 1984*	ret
UD	PGV+D	Ulkusrz	0.0	0	23	23	100	(a)	0.5-5	*McMahon MJ, 1976*	ret
UD	PGV+D	Ulkusrz	1.3	1	78	75	96	5	5	*Lunde OC, 1985*	ouk
UD	PGV+D	Ulkusrz	5.1	2	48	39	81	4	(a)	*Starlinger M, 1984*	ret
UD	PGV+D	Ulkusrz	11	7	(a)	62	93(b)	(a)	2-7	*Gorey TF, 1984*	ret
UD	PGV/PGV+D	Ulkusrz	16	3	19	19	100	3	1.5-5	*Rossi RL, 1981*	ret
UD	SV+D	Blutung	1.3	1	91	75	82	(a)	5-13	*Wille-Jorgensen P, 1979*	ret
UD	SV+D	Rzstenose	4.0	3	91	75	82	(a)	5-13	*Wille-Jorgensen P, 1979*	ret
UD	SV+D	Ulkusrz	8.0	6	91	75	82	(a)	5-13	*Wille-JorgensenP, 1979*	ret
UD	SV+D/PGV+D	Blutung	2.9	1	38	35	82	3.5	1-6.5	*Kwasny O, 1986*	ret
UD	SV+D/PGV+D	Rzstenose	5.7	2	38	35	82	3.5	1-6.5	*Kwasny O, 1986*	ret
UD	SV+D/PGV+D	Ulkusrz	11	4	38	35	92	3.5	1-6.5	*Kwasny O, 1986*	ret
UD	Versch	Ulkusrz	3.3	2	72	60	83	8	1-15	*Weiland D, 1982*	ret
nk	PGV+D	Rzstenose	8.7	2	23	23	100	(a)	0.5-5	*McMahonMJ, 1976*	ret
nk	PGV+D	Ulkusrz	0.0	0	23	23	100	(a)	0.5-5	*McMahon MJ, 1976*	ret
nk	TV+D	Rzstenose	8.7	2	23	23	100	(a)	0.5-5	*McMahon MJ, 1976*	ret
nk	TV+D	Ulkusrz	0.0	0	23	23	100	(a)	0.5-5	*McMahon MJ, 1976*	ret

*1, *2, *3: Kolonnen, nach denen der Inhalt der Tabelle sortiert ist.
(a) Diese Angabe ist in der Arbeit nicht enthalten.
(b) geschätzte Nachuntersuchungsrate.

Sonstige Arbeiten:

UD   *Liavag L, 1979, ret; Parke Davis N, 1971, ret; Wille-Jorgensen P, 1979, ret.*

330.02 Verschiedene chirurgische Verfahren im Vergleich

UD   **Gleiche Häufigkeit von Rzstenosen nach TV + D und nach PGV + Dilatation wegen Magenausgangsstenose.** 23 Patienten, TV + D, alle innerhalb von 0,5–5 Jahren nachuntersucht, 2 Rzstenosen (8,7%); 23 Patienten, PGV + Dilatation, alle innerhalb von 0,5–5 Jahren nachuntersucht, 2 Rzstenosen (8,7%). *McMahon MJ, 1976, ret.*

Sonstige Arbeiten:

UD   *Kwasny O, 1986, ret.*

331 Magenentleerungsstörung: Langzeitergebnis nach chirurgischer Therapie

331.01 Verschiedene chirurgische Verfahren

Ulkus	Operations-verfahren	Visick I+II %	Visick I+II n	Pat n	Pat nachu n	Pat nachu %	Zeit mittl nachu Jahre	Zeit- raum nachu Jahre	Autor, Jahr	Stu dsn
*1	*2	*3								
UD	PGV+D	82	32	48	39	81	4	(a)	*Starlinger M, 1984*	ret
UD	PGV+D	84	52	(a)	62	93(b)	(a)	2-7	*Gorey TF, 1984*	ret
UD	PGV+D	87	20	23	23	100	(a)	0.5-5	*McMahon MJ, 1976*	ret
UD	SV+D	88	66	91	75	82	(a)	5-13	*Wille-Jorgensen P, 1979*	ret
UD	Vagoto-mie+D	74	43	60	58	97	5	0.5-9	*DeMatteis RA, 1974*	ret
nk	TV+D	65	15	23	23	100	(a)	0.5-5	*McMahon MJ, 1976*	ret

*1, *2 etc.: Kolonnen, nach denen der Inhalt der Tabelle sortiert ist.
(a) Diese Angabe ist in der Arbeit nicht enthalten.
(b) Geschätzte Nachuntersuchungsquote; exakte Angaben fehlen in der Arbeit.

Sonstige Arbeiten:

UD   *Delaney P, 1978, ouk; Kennedy T, 1976, ret; Liavag L, 1979, ret; Parke Davis N, 1971, ret; Rossi RL, 1981, ret.*

nk   *Johnston D, 1973, ret.*

331.02 Verschiedene chirurgische Verfahren im Vergleich

UD   **Schlechtere LZergebnisse nach TV + D als nach PGV + D wegen Magenausgangsstenose.** 23 Patienten, TV + D, alle innerhalb von 0,5–5 Jahren nachuntersucht, 15 Visick I oder II (65%); 23 Patienten, PGV + D, alle innerhalb von 0,5–5 Jahren nachuntersucht, 20 Visick I oder II (87%). *McMahon MJ, 1976, ret.*

Sonstige Arbeiten:

UD   *Kwasny O, 1986, ret.*

332   Magenentleerungsstörung: Operationshäufigkeit

UD   **93% Operationen bei Magenausgangsstenose.** 95 Patienten in den Jahren 1950 bis 1955, 88 Operationen. *Balint JA, 1959, ret.*

nk   **82% Operationen bei Magenausgangsstenose.** 55 Patienten, 45 Operationen. *Jaffin BW, 1985, ret*

333   Magenentleerungsstörung: Reoperationshäufigkeit nach chirurgischer Therapie

333.01 Verschiedene chirurgische Verfahren

UD   **6,7% Reoperationen nach chir Therapie einer Magenausgangsstenose innerhalb von 5–13 Jahren.** 91 Patienten, SV + D, 75 nachuntersucht (82%), 5 Reoperationen (1 wegen Rzstenose, 1 wegen Dumping, 3 wegen Ulkusrz). *Wille-Jorgensen P, 1979, ret.*

334   Mehrfachkomplikationen: Häufigkeit des Auftretens

nk   **32% Mehrfachkomplikationen bei Vorliegen einer Magenausgangsstenose.** 233 Patienten, Magenausgangsstenose; 74 Patienten haben zusätzlich Perforation und/oder Blutung. *Moore SW, 1959, ret.*
21% Mehrfachkomplikationen bei Vorliegen einer Perforation. 152 Patienten mit Perforation, 32 zusätzlich mit Blutung und/oder Magenausgangsstenose. *Moore SW, 1959, ret.*
11% Mehrfachkomplikationen bei Vorliegen eines komplizierten Ulkus. 775 Patienten mit Blutung oder Perforation oder Magenausgangsstenose, 82 mit Kombination von 2 oder 3 dieser Komplikationen. *Moore SW, 1959, ret.*
11% Mehrfachkomplikationen bei Vorliegen einer Blutung. 678 Patienten mit Blutung, 74 zusätzlich mit Perforation und/oder Magenausgangsstenose. *Moore SW, 1959, ret.*

Sonstige Arbeiten:

UD   *Nemanich GJ, 1970, ret.*

335   Mehrfachkomplikation: Kliniksmortalität bei chirurgischer Therapie

Zu diesem Schlagwort stehen keine Arbeiten zur Verfügung, deren Inhalt sich aufgrund unserer Beurteilungskriterien für eine ausführliche Wiedergabe eignet.

Sonstige Arbeiten:

nk   *Moore SW, 1959, ret.*

336 Perforation: Häufigkeit des Auftretens bei Ulkuspatienten oder in der Gesamtbevölkerung

Siehe 2. Teil der Datensammlung 220.01 (Perforation, Häufigkeit des Auftretens bei Ulkuspatienten), 220.04 (Perforation, Häufigkeit des Auftretens in der Gesamtbevölkerung), 221 (Perforation während medikamentöser Kurativtherapie) und 222 (Perforation während medikamentöser Langzeittherapie).

337 Perforation: Klinikskomplikation bei Absaugung

UD   **26% Klinikskomplikationen bei Absaugung wegen Perforation.** 38 Patienten, 10 Komplikationen (subphrenische Abszesse). *Kay PH, 1978, ret.*

nk   **23% Klinikskomplikationen bei Absaugung wegen Perforation.** 151 Patienten, 35 Komplikationen (17 Lungenentzündungen, 12 subphrenische Abszesse, 2 nicht geschlossene Perforationen, 2 Stenosen, 1 Thromboembolie, 1 Peritonitis). *Kristensen ES, 1980, ret.*

338 Perforation: Klinikskomplikation bei chirurgischer Therapie

338.01 Definitive Operationsverfahren

Ulkus *1	Pat mit Kliniks- kompl. % *2	Pat mit Kliniks- kompl. n	Pat n	Operations- verfahren	Autor, Jahr	Stu dsn
UD	6.7	3	45	Vagotomie+D+Übernähung	*Kay PH, 1978*	ret§
UD	8.0	2	25	PGV+Übern/PGV+D	*Jordan PH, 1976*	ret§
UD	12	9	78	BII	*Daniele GM, 1982*	ret§
UD	14	3	21	PGV+Übernähung	*Sawyers JL, 1977a*	ret§
UD	17	9	52	Dist Magenres+Vagotomie	*Griffin GE, 1976*	ret§
UD	20	5	25	PGV+Übernähung	*Christiansen J, 1987*	rok§
UD	28	35	124	Verschiedene	*Mattingly SS, 1980*	ret§
nk	9.4	5	53	BII	*Skarstein A, 1976*	ret§
nk	13	43	327	Dist Magenres BI/BII	*Jordan GL, 1974*	ouk§
nk	19	40	208	Dist Magenres+Vagotomie	*Jordan GL, 1974*	ouk§
nk	28	52	186	Verschiedene	*Huber O, 1985*	ret§
nk	34	22	64	PGV+D/PGV+Übernähung	*Muller C, 1985*	ret§

*1, *2: Kolonnen, nach denen der Inhalt der Tabelle sortiert ist.
§ Angaben zur Art der Komplikationen siehe Text.

Die folgenden Angaben ergänzen den Inhalt der Tabelle:

UD   *Christiansen J, 1987, rok:* 5 Klinikskomplikationen: 2 Wundinfektionen, 1 pulmonale Infektion, 1 subphrenischer Abszeß, 1 Nahtinsuffizienz.
Daniele GM, 1982, ret: 9 Klinikskomplikationen: 6 Nahtinsuffizienzen, 1 subphrenischer Abszeß, 1 Blutung, 1 vorübergehende externe biliäre Fistel.

Griffin GE, 1976, ret: 9 Klinikskomplikationen: Keine näheren Angaben.
Jordan PH, 1976, ret: 2 Klinikskomplikationen: 2 Darmverschlüsse.
Key PH, 1978, ret: 2 Klinikskomplikationen bei 3 Patienten: 2 Niereninsuffizienzen, 1 Myokardinfarkt, 2 subphrenische Abszesse.
Mattingly SS, 1980, ret: 35 Patienten mit Klinikskomplikationen: Keine näheren Angaben.
Sawyers JL, 1977 a, ret: 3 Klinikskomplikationen: 2 Wundinfektionen, 1 Lungenembolie.

nk   *Huber O, 1985, ret:* 52 Klinikskomplikationen: Keine näheren Angaben.
Jordan GL, 1974, ouk: 40 Klinikskomplikationen: Keine näheren Angaben.
Jordan GL, 1974, ouk: 43 Klinikskomplikationen: Keine näheren Angaben.
Muller C, 1985, ret: Klinikskomplikationen bei 22 Patienten: 15 respiratorische, 4 kardiovaskuläre, 3 andere allgemeine, 3 Milzläsionen, 2 Sepsis, 1 Nahtinsuffizienz, 1 Ulkusblutung, 1 Leberinsuffizienz, 1 Ileus.
Skarstein A, 1976, ret: 5 Klinikskomplikationen (ohne Todesfälle): 1 Pneumonie, 1 Blutung, 1 subphrenischer Abszeß, 1 Lungenembolie, 1 Psychose.

Sonstige Arbeiten:

UD   *Boey J, 1982 c, ouk; Boey J, 1987 a, ouk; Clark CG, 1985, ret; Jordan PH, 1982, ret; Johnston D, 1973, ret; Nemanich GJ, 1970, ret; Starlinger M, 1984, ret.*

UV   *Wilson-Macdonald J, 1985, ret.*

nk   *Bäumer F, 1987, ret; Heinrich P, 1968, ret; Horntrich J, 1983, ret.*

338.02 Übernähung

Ulkus	Pat mit Kliniks komp %	Pat mit Kliniks komp n	Pat n	Autor, Jahr	Stu dsn
*1	*2				
UD	3.5	2	57	*Kay PH, 1978*	ret§
UD	8.0	2	25	*Christiansen J, 1987*	rok§
UD	9.1	2	22	*Daniele GM, 1982*	ret§
UD	13	16	122	*Griffin GE, 1976*	ret§
UD	18	20	113	*Connolly AM, 1985*	ret§
UD+	26	20	77	*Heuman R, 1983*	ret§
UD+	35	21	60	*Sirinek KR, 1981*	ret§
UV+	14	4	28	*Kujat R, 1983*	ret§
nk	6.0	16	267	*Heinrich P, 1968*	ret§
nk	6.8	5	73	*Skarstein A, 1976*	ret§
nk	15	9	59	*Van Hee R, 1984*	ret§
nk	17	10	59	*Van Hee R, 1984*	ret§
nk	21	63	306	*Jordan GL, 1974*	ret§
nk	30	72	243	*Schumpelick V, 1982*	ret§

*1, *2: Kolonnen, nach denen der Inhalt der Tabelle sortiert ist.
§ Angaben zur Art der Komplikationen siehe Text.

Die folgenden Angaben ergänzen den Inhalt der Tabelle:

UD *Connolly AM, 1985, ret:* 20 Klinikskomplikationen: Keine näheren Angaben.

Daniele GM, 1982, ret: 2 Klinikskomplikationen: 1 subphrenischer Abszeß, 1 Wundinsuffizienz.

Griffin GE, 1976, ret: 16 Klinikskomplikationen: Keine näheren Angaben.

Kay PH, 1978, ret: 5 Klinikskomplikationen: 2 Lungenembolien, 1 Myokardinfarkt, 1 Nahtinsuffizienz, 1 subphrenischer Abszeß.

Christiansen J, 1987, rok: 2 Klinikskomplikationen: 1 pulmonale Infektion, 1 Wundinfektion.

UD+ *Heuman R, 1983, ret:* Klinikskomplikationen bei 20 Patienten: 8 Pneumonien, 5 intraabdominale Abszesse, 4 Wundinfektionen, 2 Stauungsinsuffizienzen des Herzens, 3 Klaffen der Wunde, 2 Ulkusblutungen, 1 Obstruktion.

Sirinek KR, 1981, ret: Klinikskomplikationen bei 21 Patienten: 13 pulmonale, 4 Sepsis, 3 Magenausgangsstenosen, 3 Niereninsuffizienzen, 1 Leberinsuffizienz, 1 Mesenterialinfarkt.

UV+ *Kujat R, 1983, ret:* 4 Klinikskomplikationen: 2 Pneumonien, 1 Wundinfekt, 1 Sonstige.

nk *Heinrich P, 1968, ret:* Klinikskomplikationen: 16 entzündliche Magenausgangsstenosen.

Jordan GL, 1974, ret: 63 Klinikskomplikationen: Keine näheren Angaben.

Schumpelick V, 1982, ret: 72 Klinikskomplikationen: 9 Bauchdeckenabszesse, 4 subphrenische Abszesse, 4 Sepsis, 55 andere.

Skarstein A, 1976, ret: 5 Klinikskomplikationen (ohne Todesfälle): 2 subphrenische Abszesse, 1 Pneumonie, 1 Klaffen der Wunde, 1 Blutung.

Van Hee R, 1984, ret: 10 Klinikskomplikationen: 5 Peritonitis, 1 Nahtinsuffizienz, 1 Ulkusblutung, 1 subphrenischer Abszeß, 1 Herzinsuffizienz, 1 zerebro-vaskuläre Komplikation.

Van Hee R, 1984, ret: 9 Klinikskomplikationen: 5 Peritonitis, 1 Nahtinsuffizienz, 1 Herzinsuffizienz, 1 zerebro-vaskuläre Komplikation, 1 subphrenischer Abszeß.

Sonstige Arbeiten:

UD *Boey J, 1982c, ouk.*

nk *Bäumer F, 1987, ret.*

338.03 Verschiedene chirurgische Verfahren im Vergleich

Zu diesem Schlagwort stehen keine Arbeiten zur Verfügung, deren Inhalt sich aufgrund unserer Beurteilungskriterien für eine ausführliche Wiedergabe eignet.

Sonstige Arbeiten:

UD *Mattingly SS, 1980, ret.*

nk *Skarstein A, 1976, ret.*

339 Perforation: Kliniksmortalität bei Absaugung

UD **4,7% Kliniksmortalität bei Absaugung wegen Perforation.** 64 Patienten, 3 Todesfälle. *Kay PH, 1978, ret.*

nk **41% Kliniksmortalität bei Absaugung wegen Perforation.** 17 Patienten, 7 Todesfälle. *Heinrich P, 1968, ret.*

7,9% Kliniksmortalität bei Absaugung wegen Perforation. 151 Patienten, 12 Todesfälle. *Kristensen ES, 1980, ret.*

3,8% Kliniksmortalität bei Absaugung wegen Perforation. 235 Patienten, 9 Todesfälle. *Taylor H, 1957, ouk.*

Sonstige Arbeiten:

UD *Nemanich GJ, 1970, ret.*

340 Perforation: Kliniksmortalität bei chirurgischer Therapie
340.01 Definitive Operationsverfahren

Ulkus *1	Todesfälle % *2	Todesfälle n	Pat n	Operationsverfahren	Autor, Jahr	Stu dsn
UD	0.0	0	21	PGV + Übernähung	Sawyers JL, 1977a	ret
UD	0.0	0	21	PGV + Übernähung	Jordan PH, 1976	ret
UD	0.0	0	60	PGV + Übernähung	Jordan PH, 1982	ret
UD	0.0	0	46	Dist Magenres/Dist Magenres + Vag	Gobbel WG, 1963	ret
UD	0.0	0	30	PGV + Übernähung	Chellappa M, 1983	ret
UD	0.0	0	33	PGV + Übernähung	Boey J, 1982c	nok
UD	0.0	0	41	TV + D	Boey J, 1982c	nok
UD	0.0	0	34	PGV + Übernähung	Boey J, 1982a	rdb
UD	0.7	1	138	PGV + Übernähung	Boey J, 1987b	rok
UD	1.9	1	52	BI/BII	Donaldson GA, 1970	ret
UD	2.6	2	76	PVG + Übernähung/Vagotomie + D	Boey J, 1987a	ouk
UD	3.6	2	56	Vagotomie + D	Boey J, 1987b	rok
UD	3.8	3	78	BII	Daniele GM, 1982	ret
UD	4.0	2	50	TV + D	Mattingly SS, 1980	ret
UD	4.0	1	25	PVG + Übernähung	Christiansen J, 1987	rok
UD	6.3	3	48	Vagotomie + D + Übernähung	Kay PH, 1978	ret
UD	6.3	3	48	Dist Magenresektion	Becker HD, 1978	ret
UD	9.6	5	52	Vagotomie + Dist Magenres	Griffin GE, 1976	ret
UD	11	2	19	TV + D	Clark CG, 1985	ret
UD	15	14	96	versch	Froidevaux A, 1980	ret
UD+	12	4	33	Verschiedene	Heberer G, 1976	ret
UV	0.0	0	15	Dist Magenresektion	Donaldson GA, 1970	ret
UV	15	3	20	Dist Magenresektion	Schein M, 1986	ret
UV	17	22	131	Verschiedene	Kummer D, 1982	ret
nk	0.0	0	70	PVG	Rogers M, 1987	ret
nk	2.1	7	327	Dist Magenresektion	Jordan GL, 1974	ret
nk	2.4	5	208	Vagotomie + dist Magenres	Jordan GL, 1974	ouk
nk	3.4	2	59	BII	Skarstein A, 1976	ret
nk	6.7	7	105	BII	Reimers J, 1967	ret
nk	7.7	4	52	Dist Magenresektion	Norberg PB, 1959	ret
nk	7.8	5	64	PGV + Übernähung/D	Muller C, 1985	ret
nk	9.1	2	22	PGV/dist Magenres	Lehmann L, 1983	ret
nk	9.5	15	158	Verschiedene	Horntrich J, 1983	ret
nk	11	20	186	Verschiedene	Huber O, 1985	ret
nk	13	2	15	Dist Magenresektion	Heinrich P, 1968	ret
nk	20	8	40	Verschiedene	McGee GS, 1987	ret

*1, *2: Kolonnen, nach denen der Inhalt der Tabelle sortiert ist.

Zusätzliche, in der Tabelle nicht enthaltene Arbeiten:

nk **47% Kliniksmortalität bei über 80jährigen Patienten nach chir Therapie einer Perforation.** 17 Patienten, 8 Todesfälle. *Kania U, 1983, ret.*

Sonstige Arbeiten:

UD *Johnston D, 1973, ret; Kobel T, 1984, ret; Reynders UJL, 1986, ouk; Schein M, 1986, ret; Seitz W, 1982, ret; Starlinger M, 1984, ret.*

UV *Rees JR, 1973, ret; Wilson-Macdonald J, 1985, ret.*

nk *Dayton MT, 1987, ret; Noordijk JA, 1953, ret; Rogers FA, 1960, ret.*

340.02 Übernähung

siehe Tabelle 340.02

Zusätzliche, in der Tabelle nicht enthaltene Arbeiten:

32% Kliniksmortalität bei über 65jährigen Patienten nach Übernähung einer Perforation. 28 Patienten, 9 Todesfälle. *Coleman JA, 1980, ret.*
30% Kliniksmortalität bei über 65jährigen Patienten nach Übernähung einer Perforation. 30 Patienten, 9 Todesfälle. *Seitz W, 1982, ret.*

Sonstige Arbeiten:

UD *Brozin IH, 1977, ouk; Nemanich GJ, 1970, ret; Reynders UJL, 1986, ouk.*

UV *Schein M, 1986, ret; Wilson-Macdonald J, 1985, ret.*

nk *Dayton MT, 1987, ret.*

340.03 Verschiedene chirurgische Verfahren im Vergleich

UD **Ähnliche Kliniksmortalität bei distaler Magenresektion wegen Perforation und bei Übernähung einer Perforation.** 56 Patienten, distale Magenresektion, 4 Todesfälle (7,1%); 48 Patienten, Übernähung, 3 Todesfälle (6,3%). *Becker HD, 1978, ret.*

nk **Geringere Kliniksmortalität bei Vagotomie + distaler Magenresektion mit BI oder BII wegen Perforation als bei Übernähung einer Perforation.** 208 Patienten, Vagotomie + BI/BII, 5 Todesfälle (2,4%); 306 Patienten, Übernähung, 32 Todesfälle (10%). *Jordan GL, 1974, ouk.*
Geringere Kliniksmortalität bei distaler Magenresektion mit BI oder BII wegen Perforation als bei Übernähung einer Perforation. 327 Patienten, BI oder BII, 7 Todesfälle (2,1%); 306 Patienten, Übernähung, 32 Todesfälle (10%). *Jordan GL, 1974, ouk.*
Ähnliche Kliniksmortalität bei distaler Magenresektion mit BII wegen Perforation und bei Übernähung einer Perforation. 105 Patienten, BII, 7 Todesfälle (6,7%); 111 Patienten, Übernähung, 12 Todesfälle (11%). *Reimers J, 1967, ret.*

Sonstige Arbeiten:

UD *Boey J, 1987b, rok; Mattingly SS, 1980, ret.*

nk *Bäumer F, 1987, ret; Lehmann L, 1983, ret; Noordijk JA, 1953, ret; Skarstein A, 1976, ret; Schweizer W, 1986, ret.*

Tabelle 340.02. Perforation: Kliniksmortalität bei chirurgischer Therapie
Übernähung

Ulkus *1	Todes- fälle % *2	Todes- fälle n	Pat n	Autor, Jahr	Stu dsn
UD	0.0	0	35	Boey J, 1982a	rdb
UD	2.9	10	344	Booth RAD, 1971	ret
UD	4.0	1	25	Christiansen J, 1987	rok
UD	4.2	9	212	Boey J, 1982b	nok
UD	6.3	7	111	Tovee EB, 1951	ret
UD	6.5	9	139	Boey J, 1982c	nok
UD	6.2	26	419	Boey J, 1987b	rok
UD	6.6	8	122	Griffin GE, 1976	ret
UD	7.0	4	57	Kay PH, 1978	ret
UD	7.1	4	56	Becker HD, 1978	ret
UD	7.7	14	183	Boey J, 1987a	ouk
UD	7.7	4	52	Schein M, 1986	ret
UD	8.7	26	300	Donaldson GA, 1970	ret
UD	12	14	113	Connolly AM, 1985	ret
UD	14	9	64	Mattingly SS, 1980	ret
UD	17	22	131	Kummer D, 1982	ret
UD	41	15	37	Jordan PH, 1982	ret
UD	45	10	22	Donaldson GA, 1970	ret
UD+	6.5	5	77	Heuman R, 1983	ret
UD+	17	10	60	Sirinek KR, 1981	ret
UV	20	8	40	Donaldson GA, 1970	ret
UV	22	8	37	Rees JR, 1973	ret
UV+	17	5	29	Kujat R, 1983	ret
nk	6.5	8	123	Norberg PB, 1959	ret
nk	7.5	5	67	Skarstein A, 1976	ret
nk	10	32	306	Jordan GL, 1974	ouk
nk	11	12	111	Reimers J, 1967	ret
nk	13	32	241	Berndt V, 1970	ret
nk	14	8	59	Van Hee R, 1984	ret
nk	14	18	127	Otten G, 1982	ret
nk	15	36	243	Schumpelick V, 1982	ret
nk	16	33	207	Braun L, 1984	ret
nk	19	57	296	Heinrich P, 1968	ret
nk	23	17	73	Lehmann L, 1983	ret
nk	29	15	51	McGee GS, 1987	ret
nk	48	12	25	McGuire HH, 1986	ret

*1, *2: Kolonnen, nach denen der Inhalt der Tabelle sortiert ist.

341 Perforation: Komplikation nach chirurgischer Therapie

341.01 Definitive Operationsverfahren

siehe Tabelle 341.01

Sonstige Arbeiten:

UD   *Gorey TF, 1984, ret; Starlinger M, 1984, ret.*

nk   *Jordan GL, 1974, ouk; Skarstein A, 1976, ret.*

341.02 Übernähung

siehe Tabelle 341.02

Zusätzliche, in der Tabelle nicht enthaltene Arbeiten:

Kein symptomatisches Ulkusrz während 6,5monatiger Cimetidin-Therapie nach Übernähung einer Perforation. 27 Patienten, Übernähung, Cimetidin 1 000 mg/d/8 Wochen, Cimetidin 400 mg/d/18 Wochen, keine Ulkussymptome. *Simpson CJ, 1985, rok.*

Sonstige Arbeiten:

UD   *Boey J, 1982b, nok; Boey J, 1987b, rok; Griffin GE, 1976, ret; Nemanich GJ, 1970, ret; Simpson CJ, 1985, rok.*

UV   *Rees JR, 1973, ret.*

UV+   *Kujat R, 1983, ret.*

nk   *Bäumer F, 1987, ret; Jordan GL, 1974, ouk; Lehmann L, 1983, ret; Skarstein A, 1976, ret; Van Hee R, 1984, ret.*

341.03 Verschiedene chirurgische Verfahren im Vergleich

UD   **Ähnlich viele postop Ulkusrz nach PGV + Übernähung einer Perforation und nach TV + D wegen Perforation.** 34 Patienten, PGV + Übernähung, alle innerhalb von 3 Jahren nachuntersucht, 1 Rz (2,9%); 32 Patienten, TV + D, alle innerhalb von 3 Jahren nachuntersucht, 4 Rz (2,9%). *Boey J, 1982a, rdb.*
Weniger postop Ulkusrz nach PGV + Übernähung einer Perforation als nach Übernähung einer Perforation. 34 Patienten, PGV + Übernähung, alle innerhalb von 3 Jahren nachuntersucht, 1 Ulkusrz (2,9%); 35 Patienten, Übernähung, alle innerhalb von 3 Jahren nachuntersucht, 22 Ulkusrz (63%). *Boey J, 1982a, rdb.*
Weniger postop Ulkusrz nach TV + D wegen Perforation als nach Übernähung einer Perforation. 32 Patienten, TV + D, alle innerhalb von 3 Jahren nachuntersucht, 4 Rz (13%); 35 Patienten, Übernähung, alle innerhalb von 3 Jahren nachuntersucht, 22 Rz (63%). *Boey J, 1982a, rdb.*
Weniger postop Ulkusrz nach PGV + Übernähung einer Perforation als nach Übernähung einer Perforation. 25 Patienten, PGV + Übernähung, 22 innerhalb von 4,5 (2–7) Jahren nachuntersucht (88%), 4 Ulkusrz (18%); 25 Patienten, Übernähung, 23 innerhalb von 4,5 (2–7) Jahren nachuntrsucht (92%), 12 Ulkusrz (52%) und 1 Perforationsrz (4,3%). *Christiansen J, 1987, rok.*

Sonstige Arbeiten:

nk   *Jordan GL, 1974, ouk; Skarstein A, 1976, ret.*

Tabelle 341.01. Perforation: Komplikation nach chirurgischer Therapie
Definitive Operationsverfahren und Übernähung

Ulkus	Definitives Operations- verfahren zus. zur Übernähung	Art der Kompli- kation	Pat mit Komp %	Pat mit Komp n	Pat n	Pat nachu n	Pat nachu %	Zeit mittl nachu Jahre	Zeit- raum nachu Jahre	Autor, Jahr	Stu dsn
*1	*3	*2									
UD	PGV	Ulkusrz	0.0	0	30	30	100	(a)	0.5-3	*Chellappu M, 1983*	ret
UD	PGV	Ulkusrz	1.7	1	60	60	100	(a)	1-8	*Jordan PH, 1982*	ret
UD	PGV	Ulkusrz	2.9	1	34	34	100	3	3	*Boey J, 1982a*	rdb
UD	PVG	Ulkusrz	18	4	25	22	88	4.5	2-7	*Christiansen J, 1987*	rok
UD	PGV	Ulkusrz (UV)	4.8	1	21	21	100	(a)	0.5-3	*Sawyers JL, 1977a*	ret
UD	PGV/PGV+D	Ulkusrz	4.5	1	25	22	88	(a)	0.5-4	*Jordan PH, 1976*	ret
UD	TV+D	Ulkusrz	13	4	32	32	100	3	3	*Boey J, 1982a*	rdb
UD	PGV/TV+D	Blutung	2.9	3	101	101	100	3	3	*Boey J, 1982a*	rdb
UD	PGV/TV+D	Magenausgangs- stenose	0.99	1	101	101	100	3	3	*Boey J, 1982a*	rdb
UD	PGV/TV+D	Perforationsrz	0.99	1	101	101	100	3	3	*Boey J, 1982a*	rdb
UV	Verschiedene	Ulkusrz	3.7	1	31	27	87	6	(a)	*Wilson-Macdonald J, 1985*	ret
nk	BII/Polya	Perforationsrz	0.0	0	(a)	53	87(b)	(a)	7-13	*Skarstein A, 1976*	ret
nk	PGV	Ulkusrz	10	5	64	50	78	4	1-6	*Muller C, 1985*	ret

*1, *2 etc.: Kolonnen, nach denen der Inhalt der Tabelle sortiert ist.
(a) Diese Angabe ist in der Arbeit nicht enthalten.
(b) Geschätzte Nachuntersuchungsquote; exakte Angaben fehlen in der Arbeit.

Tabelle 341.02. Perforation: Komplikation nach chirurgischer Therapie
Übernähung

Ulkus	Art der Komplikation	Pat mit Komp %	Pat mit Komp n	Pat n	Pat nachu n	Pat nachu %	Zeit mittl nachu Jahre	Zeit- raum nachu Jahre	Autor, Jahr	Stu dsn
*1	*2	*3								
UD	Blutung	3.8	3	111	78	70	(a)	5-20	Tovee EB, 1951	ret
UD	Blutung	7.3	3	41	41	100	(a)	1-7	Robbs JV, 1977	nok
UD	Magenausgangsstenose	2.4	1	41	41	100	(a)	1-7	Robbs JV, 1977	ret
UD	Magenausgangsstenose	12	9	111	78	70	8	(a)	Tovee EB, 1951	ret
UD	Penetration	13	10	111	78	70	(a)	5-20	Tovee EB, 1951	ret
UD	Perforationsrz	2.4	1	41	41	100	(a)	1-7	Robbs JV, 1977	nok
UD	Perforationsrz	4.3	1	25	23	92	4.5	2-7	Christiansen J, 1987	rok
UD	Perforationsrz	6.4	5	111	78	70	(a)	5-20	Tovee EB, 1951	ret
UD	Ulkusrz	52	12	25	23	92	4.5	2-7	Christiansen J, 1987	rok
UD	Ulkusrz	59	24	41	41	100	(a)	1-7	Robbs JV, 1977	nok
UD	Ulkusrz	63	22	35	35	100	3	3	Boey J, 1982a	rdb
nk	Blutung	1.1	2	241	179	74	(a)	0.5-16	Berndt V, 1970	ret
nk	Perforationsrz	2.2	4	241	179	74	(a)	0.5-16	Berndt V, 1970	ret
nk	Perforationsrz	3.8	17	541	444	82	(a)	5-20	Norberg PB, 1959	ret
nk	Ulkusrz	35	44	127	127	100	(a)	4-13	Otten G, 1982	ret
nk	Ulkusrz	74	328	541	444	82	(a)	5-20	Norberg PB, 1959	ret

*1, *2 etc.: Kolonnen, nach denen der Inhalt der Tabelle sortiert ist.
(a) Diese Angabe ist in der Arbeit nicht enthalten.

342 Perforation: Langzeitergebnis nach Absaugung

UD   **54% günstige LZergebnisse nach Absaugung wegen Perforation innerhalb von 2 Jahren.** 64 Patienten, 61 nachuntersucht (95%), 33 Visick I oder II. *Kay PH, 1978, ret.*

nk   **53% günstige LZergebnisse nach Absaugung wegen Perforation innerhalb von 11 (0–22) Jahren.** 122 Patienten, 93 nachuntersucht (76%), 49 Visick I oder II. *Kristensen ES, 1980, ret.*

Sonstige Arbeiten:
Taylor H, 1957, ret.

343 Perforation: Langzeitergebnis nach chirurgischer Therapie

343.01 Definitive Operationsverfahren und/oder Übernähung

siehe Tabelle 343.01

Sonstige Arbeiten:

UD   *Connolly AM, 1985, ret; Gorey TF, 1984, ret; Johnston D, 1973, ret; Starlinger M, 1984, ret; Tovee EB, 1951, ret.*

UV   *Donaldson GA, 1970, ret.*

UV+   *Kujat R, 1983, ret.*

nk   *Bäumer F, 1987, ret, Braun L, 1984, ret; Jordan GL, 1974, ouk; Jordan GL, 1974, ret; Lehmann L, 1983, ret; Noordijk JA, 1953, ret; Otten G, 1982, ret; Schumpelick V, 1982, ret.*

343.02 Verschiedene chirurgische Verfahren im Vergleich

UD   **Bessere LZergebnisse nach PGV + Übernähung einer Perforation als nach Übernähung einer Perforation.** 34 Patienten, PGV + Übernähung, alle innerhalb von 3 Jahren nachuntersucht, 33 Visick I oder II (97%); 35 Patienten, Übernähung, alle innerhalb von 3 Jahren nachuntersucht, 20 Visick I oder II (57%). *Boey J, 1982 a, rdb.*
Bessere LZergebnisse nach TV + D wegen Perforation als nach Übernähung einer Perforation. 32 Patienten, TV + D, alle innerhalb von 3 Jahren nachuntersucht, 29 Visick I oder II (91%); 35 Patienten, Übernähung, alle innerhalb von 3 Jahren nachuntersucht, 20 Visick I oder II (57%). *Boey J, 1982 a, rdb.*
Ähnliche LZergebnisse nach PGV + Übernähung einer Perforation und nach TV + D wegen Perforation. 34 Patienten, PGV + Übernähung, alle innerhalb von 3 Jahren nachuntersucht, 33 Visick I oder II (97%); 32 Patienten, TV + D, alle innerhalb von 3 Jahren nachuntersucht, 29 Visick I oder II (91%). *Boey J, 1982 a, rdb.*
Bessere LZergebnisse nach PGV + Übernähung einer Perforation als nach Übernähung einer Perforation. 25 Patienten, PGV + Übernähung, 22 innerhalb von 4,5 (2–7) Jahren nachuntersucht (88%), 17 Visick I oder II (77%);

Tabelle 343.01. Perforation: Langzeitergebnis nach chirurgischer Therapie
Definitive Operationsverfahren und/oder Übernähung

Ulkus	Operationsverfahren	Visick I+II %	Visick I+II n	Pat n	Pat nachu n	Pat nachu %	Zeit mittl nachu Jahre	Zeit- raum nachu Jahre	Autor, Jahr	Stu dsn
*1	*2	*3								
UD	BII	98	62	78	63	81	(a)	0.5-8	Daniele GM, 1982	ret
UD	PVG+Übernähung	77	17	25	22	88	4.5	2-7	Christiansen J, 1987	rok
UD	PGV+Übernähung	93	28	30	30	100	(a)	0.5-3	Chellappa M, 1983	ret
UD	PGV+Übernähung	97	33	34	34	100	3	3	Boey J, 1982a	rdb
UD	PGV+Übernähung	100	21	21	21	100	(a)	0.5-3	Sawyers JL, 1977a	ret
UD	PGV/PGV+D +Übernähung	100	22	25	22	88	(a)	0.5-4	Jordan PH, 1976	ret
UD	TV+D	91	29	32	32	100	3	3	Boey J, 1982a	rdb
UD	Übernähung	26	6	25	23	92	4.5	2-7	Christiansen J, 1987	rok
UD	Übernähung	57	20	35	35	100	3	3	Boey J, 1982a	rdb
UD	Übernähung	57	30	57	53	93	2	2	Kay PH, 1978	ret
UD+	Übernähung	58	31	77	53	69	7.5	4-11	Heuman R, 1983	ret
UD	Vagotomie+D	89	40	48	45	94	2	2	Kay PH, 1978	ret
nk	PGV +Übernähung/D	90	45	64	50	78	4	1-6	Muller C, 1985	ret

*1, *2 etc.: Kolonnen, nach denen der Inhalt der Tabelle sortiert ist.
(a) Diese Angabe ist in der Arbeit nicht enthalten.

25 Patienten, Übernähung, 23 innerhalb von 4,5 (2–7) Jahren nachuntersucht (92%), 6 Visick I oder II (26%). *Christiansen J, 1987, rok.*

Sonstige Arbeiten:

nk *Lehmann L, 1983, ret; Noordijk JA, 1953, ret; Skarstein A, 1976, ret.*

344 Perforation: Mortalität

344.01 Geschlechtsverteilung

nk **Höhere Mortalität wegen Perforation bei Männern als bei Frauen in Kanada im Jahr 1981.** Todesfälle auf 100 000 Einwohner im Jahr 1981: Ca. 1,0 bei Männern; ca. 0,7 bei Frauen; Daten aus Graphik entnommen. *Preshaw RM, 1985, ret.*

344.02 Verschiedene Therapieformen

Ulkus	Todes-fälle %	Todes-fälle n	Pat n	Autor, Jahr	Stu dsn
*1	*2				
UD	4.8	4	84	*Crofts TJ, 1987*	rok
UD	5.7	46	804	*Adler J, 1984*	ret
UD	7.6	5	66	*Schein M, 1986*	ret
UD	16	30	189	*Kay PH, 1978*	ret
UD	58	25	43	*Donaldson GA, 1970*	ret§
UV	9.2	18	195	*Adler J, 1984*	ret
UD	22	7	32	*Schein M, 1986*	ret
UV	39	20	51	*Rees JR, 1973*	ret
nk	6.9	83	1187	*Adler J, 1984*	ret§
nk	16	160	1000	*Rogers FA, 1960*	ret
nk	20	66	328	*Heinrich P, 1968*	ret
nk	33	33	101	*McGee GS, 1987*	ret§
nk	60	15	25	*Dayton MT, 1987*	ret§

*1, *2: Kolonnen, nach denen der Inhalt der Tabelle sortiert ist.
§ Nähere Angaben zu dieser Arbeit siehe Text.

Die folgenden Angaben ergänzen den Inhalt der Tabelle:

UD *Donaldson GA, 1970, ret:* **58% Mortalität bei Perforation.** 43 Patienten in den Jahren 1952 bis 1969, 25 Todesfälle.

nk *Adler J, 1984, ret:* **6,9% Mortalität bei Perforation.** 1 187 Patienten in den Jahren 1971–1981, 83 Todesfälle.
Dayton MT, 1987, ret: **60% Mortalität bei Perforation und Steroid-Konsum.** 25 Patienten, Steroidkonsum mindestens 1 Woche vor Perforation, 15 Todesfälle (60%), davon 10 postoperativ.

McGee GS, 1987, ret: **33% Mortalität bei Perforation.** 101 Patienten in den Jahren 1955–1985: 91 chir Therapie, 23 Todesfälle (25%); 10 med Therapie, alle gestorben.

Zusätzliche, in der Tabelle nicht enthaltene Arbeiten:

UD   **50% Mortalität wegen Perforation bei über 65jährigen Patienten.** 38 Patienten, chir oder med Therapie, 19 Todesfälle: 28 chir Therapie, 9 Todesfälle (32%); 10 med Therapie, alle gestorben. *Coleman JA, 1980, ret.*
13% Mortalität bei med Therapie einer übernähten Perforation. 60 Patienten, Cimetidin oder Therapia nulla, 8 Todesfälle. *Simpson CJ, 1985, rok.*

nk   **0,85 Todesfälle wegen Perforation auf 100 000 Einwohner Kanadas im Jahr 1981.** Todesfälle auf 100 000 Einwohner: Ca. 1,0 bei Männern; ca. 0,7 bei Frauen; Daten aus Graphik entnommen. *Preshaw RM, 1985, ret.*

Sonstige Arbeiten:

UD   *Nemanich GJ, 1970, ret.*

UV   *Adler J, 1984, ret; Donaldson GA, 1970, ret; Wilson-Macdonald J, 1985, ret.*

nk   *Jones FA, 1947, ret.*

344.03   Zeitverlauf

nk   **Abnehmende Mortalität wegen Perforation in den USA in den Jahren 1970–1978.** 48% Abnahme in den Jahren 1970–1978. *Elashoff JD, 1980, ret.*
Abnehmende Mortalität wegen Perforation in Kanada in den Jahren 1969–1981. Abfallender Kurvenverlauf von ca. 1,4 Todesfällen auf 100 000 Einwohner im Jahr 1969 auf ca. 0,85 im Jahr 1981. *Preshaw RM, 1985, ret.*

345   Perforation: Operationshäufigkeit nach Absaugung

UD   **49% Operationen nach Absaugung wegen Perforation innerhalb von 2 Jahren.** 64 Patienten, 61 nachuntersucht (94%), 30 Operationen. *Kay PH, 1978, ret.*
25% Operationen 12 Stunden nach Absaugung wegen Perforation. 40 Patienten, Absaugen und Antibiotikagabe und H_2-Antagonisten, 10 Operationen wegen keiner Besserung nach 12 Stunden. *Crofts TJ, 1987, rok.*

346   Perforation: Perforationsrezidiv nach Absaugung

nk   **9,7% Perforationsrz nach Absaugung wegen Perforation innerhalb von 11 (0–22) Jahren.** 122 Patienten, 93 nachverfolgt (76%), 9 Perforationsrz. *Kristensen ES, 1980, ret.*

347 Perforation: Reoperationshäufigkeit nach einer chirurgischen Therapie

347.01 Übernähung

Ulkus *1	Pat re-op % *2	Pat re-op n	Pat n	Pat nachu n	Pat nachu %	Zeit mittl nachu Jahre	Zeit-raum nachu Jahre	Autor, Jahr	Stu dsn
UD	23	16	113	69	61	7	3-12	*Connolly AM, 1985*	ret
UD	25	13	57	53	93	2	2	*Kay PH, 1978*	nok
UD	35	27	111	78	70	(a)	5-20	*Tovee EB, 1951*	ret
UD	39	9	25	23	92	4.5	2-7	*Christiansen J, 1987*	rok
UD	41	17	41	41	100	(a)	1-7	*Robbs JV, 1977*	nok
UD	72	18	43	25	58	(a)	1-6	*Van Hee R, 1984*	ret
UD+	14	7	60	50	83	(a)	0-0.5	*Sirinek KR, 1981*	ret
UD+	42	22	77	53	69	7.5	4-11	*Heuman R, 1983*	ret
UV	70	19	38	27	71	(a)	2-18	*Rees JR, 1973*	ret
UP	28	35	127	127	100	(a)	4-13	*Otten G, 1982*	ret
nk	22	32	207	146	71	3	3	*Braun L, 1984*	ret
nk	49	88	241	179	74	(a)	0.5-16	*Berndt V, 1970*	ret
nk	53	234	541	444	82	(a)	5-20	*Norberg PB, 1959*	ret
nk	56	32	73	57	78	6	0.5-11	*Lehmann L, 1983*	ret

*1, *2: Kolonnen, nach denen der Inhalt der Tabelle sortiert ist.
(a) Diese Angabe ist in der Arbeit nicht enthalten.

Sonstige Arbeiten:

UD   *Donaldson GA, 1970, ret; Griffin GE, 1976, ret; Reynders UJL, 1986, rok; Simpson CJ, 1985, rok.*

UV   *Donaldson GA, 1970, ret; Van Hee R, 1984, ret; Wilson-Macdonald J, 1985, ret.*

nk   *Schumpelick V, 1982, ret; Skarstein A, 1976, ret.*

347.02 Verschiedene chirurgische Verfahren

UD   **9,1% Reoperationen nach chir Therapie wegen Perforation innerhalb von 0,5–4 Jahren.** 25 Patienten, PGV + Übernähung oder PGV + D + Übernähung, 22 nachuntersucht (88%), 2 Reoperationen. *Jordan PH, 1976, ret.*
11% Reoperationen nach chir Therapie wegen Perforation innerhalb von 2 Jahren. 48 Patienten, Vagotomie + D + Übernähung, 45 nachuntersucht (93%), 5 Reoperationen. *Kay PH, 1978, ret.*

nk   **Keine Reoperation nach distaler Magenresektion wegen Perforation innerhalb von 7–13 Jahren.** Unklare Anzahl Patienten, 59 nachuntersucht (ca. 87%), keine Reoperation. *Skarstein A, 1976, ret.*

Sonstige Arbeiten:

UD   *Reynders UJL, 1986, ouk.*

UV   *Wilson-Macdonald J, 1985, ret.*

nk   *Lehmann L, 1983, ret.*

347.03 Verschiedene chirurgische Verfahren im Vergleich

Zu diesem Schlagwort stehen keine Arbeiten zur Verfügung, deren Inhalt sich aufgrund unserer Beurteilungskriterien für eine ausführliche Wiedergabe eignet.

Sonstige Arbeiten:

nk   *Lehmann L, 1983, ret; Skarstein A, 1976, ret.*

348 Perforation: Risikofaktoren bezüglich der Klinikskomplikation bei chirurgischer Therapie

348.01 Alter

UD+   **Mehr Klinikskomplikationen nach Übernähung einer Perforation bei älteren als bei jüngeren Patienten.** 77 Patienten, Übernähung, 25 Komplikationen (32%): 29 älter als 60 Jahre, 16 Komplikationen (55%); 48 bis 60 Jahre alt, 9 Komplikationen (19%). *Heuman R, 1983, ret.*

Sonstige Arbeiten:

nk   *Huber O, 1985, ret.*

348.02 Anamnesedauer

UD   **Mehr Klinikskomplikationen nach chir oder konservativer Therapie einer Perforation bei Patienten mit längerer als bei Patienten mit kürzerer Anamnesedauer.** 169 Patienten, Übernähung oder Vagotomie + D oder Absaugung, 17 Komplikationen (10%): 99 mit Anamnesedauer länger als 3 Monate, 13 Komplikationen (13%); 70 mit Anamnesedauer bis 3 Monate, 4 Komplikationen (5,7%). *Kay PH, 1978, ret.*

348.03 Latenz bis zur Operation

UD   **Mehr Klinikskomplikationen nach chir Therapie einer Perforation bei Patienten mit längerer Latenzzeit bis zur Operation als bei Patienten mit kürzerer Latenzzeit bis zur Operation.** 124 Patienten, chir Therapie, 24 Komplikationen (19%): 77 mit Perforation mehr als 12 Stunden vor Operation, 19 Komplikationen (25%); 47 mit Perforation bis zu 12 Stunden vor Operation, 5 Komplikationen (11%). *Mattingly SS, 1980, ret.*

Sonstige Arbeiten:

UD+   *Heuman R, 1983, ret.*

349 Perforation: Risikofaktoren bezüglich der Kliniksmortalität bei chirurgischer Therapie

349.01 Alter

UD   **Höhere Kliniksmortalität nach chir Therapie einer Perforation bei älteren Patienten als bei jüngeren Patienten.** 124 Patienten, chir Therapie, 12 Todesfälle

(9,6%): 57 älter als 50 Jahre, 9 Todesfälle (16%); 67 bis 50 Jahre alt, 3 Todesfälle (4,5%). *Mattingly SS, 1980, ret.*

nk **Höhere Kliniksmortalität nach Übernähung einer Perforation bei älteren Patienten als bei jüngeren Patienten.** 207 Patienten, Übernähung, 33 Todesfälle (16%): 89 älter als 60 Jahre, 25 Todesfälle (28%); 118 bis 60 Jahre alt, 8 Todesfälle (6,8%). *Braun L, 1984, ret.*

Höhere Kliniksmortalität nach chir Therapie einer Perforation bei älteren Patienten als bei jüngeren Patienten. 186 Patienten , chir Therapie, 20 Todesfälle (11%): 20 Todesfälle, mittleres Alter 73 Jahre; 166 überlebende Patienten, mittleres Alter 55 Jahre. *Huber O, 1985, ret.*

Höhere Kliniksmortalität nach Übernähung einer Perforation bei älteren Patienten als bei jüngeren Patienten. 617 Patienten, Übernähung, 33 Todesfälle (5,3%): 124 älter als 59 Jahre, 26 Todesfälle (21%); 493 bis 59 Jahre alt, 7 Todesfälle (1,4%). *Norberg PB, 1959, ret.*

Höhere Kliniksmortalität nach chir Therapie einer Perforation bei älteren Patienten als bei jüngeren Patienten. 91 Patienten, chir Therapie, 23 Todesfälle (25%); 23 Todesfälle, mittleres Alter 63 Jahre; 68 überlebende Patienten, mittleres Alter 53 Jahre. *McGee GS, 1987, ret.*

Sonstige Arbeiten:

UD *Reynders UJL, 1986, ouk.*

UD+ *Heuman R, 1983, ret.*

nk *Bäumer F, 1987, ret; Lehmann L, 1983, ret; Noordijk JA, 1953, ret; Schumpelick V, 1982, ret; Van Hee R, 1984, ret.*

349.02 Anamnesedauer

UD **Geringere Kliniksmortalität nach chir Therapie einer Perforation bei Patienten mit längerer Anamnesedauer als bei Patienten mit kürzerer Anamnesedauer.** 229 Patienten, Übernähung oder Vagotomie + Übernähung, 9 Todesfälle (3,9%): 152 mit Anamnesedauer länger als 3 Monate, 1 Todesfall (0,66%); 60 mit Anamnesedauer bis zu 3 Monaten, 8 Todesfälle (13%). *Boey J, 1982b, nok.*

Geringere Kliniksmortalität nach chir Therapie einer Perforation bei Patienten mit längerer Anamnesedauer als bei Patienten mit kürzerer Anamnesedauer. 613 Patienten, Übernähung oder Vagotomie + D oder PGV + Übernähung, 29 Todesfälle (4,7%): 403 mit Anamnesedauer länger als 3 Monate, 8 Todesfälle (2,0%); 210 mit Anamnesedauer bis zu 3 Monaten, 21 Todesfälle (10%). *Boey J, 1987b, (rok).*

UD+ **Geringere Kliniksmortalität nach Übernähung einer Perforation bei Patienten mit längerer Anamnesedauer als bei Patienten mit kürzerer Anamnesedauer.** 60 Patienten, Übernähung, 10 Todesfälle (17%): 27 mit Anamnesedauer länger als 3 Monate, 2 Todesfälle (7,4%); 33 keine Ulkusanamnese bis zur Perforation, 8 Todesfälle (24%). *Sirinek KR, 1981, ret.*

UV **Geringere Kliniksmortalität nach chir Therapie einer Perforation bei Patienten mit längerer Anamnesedauer als bei Patienten mit kürzerer Anamnesedauer.** 40 Patienten, Übernähung oder distale Magenresektion, 9 Todesfälle (23%): 25 mit Anamnesedauer länger als 3 Monate, 3 Todesfälle (12%); 15 mit Anamnesedauer bis zu 3 Monaten, 6 Todesfälle (40%). *Rees JR, 1973, ret.*

nk   **Kein Einfluß der Anamnesedauer auf die Kliniksmortalität nach Übernähung einer Perforation.** 149 Patienten, Übernähung, 18 Todesfälle (12%): 77 mit Anamnesedauer länger als 1 Jahr, 10 Todesfälle (13%); 72 mit Anamnesedauer bis zu 1 Jahr, 8 Todesfälle (11%). *Braun L, 1984, ret.*

Sonstige Arbeiten:

nk   *Huber O, 1985, ret; McGee GS, 1987, ret; Schumpelick V, 1982, ret.*

349.03   Begleiterkrankung

nk   **Höhere Kliniksmortalität nach chir Therapie einer Perforation bei Patienten mit Begleiterkrankung als bei Patienten ohne Begleiterkrankung.** 43 Patienten mit Begleiterkrankung, 11 Todesfälle (26%); 56 Patienten ohne Begleiterkrankung, 1 Todesfalll (1,8%). *Schein M, 1986, ret.*

Sonstige Arbeiten:

UD   *Reynders UJL, 1986, ouk.*

nk   *Bäumer F, 1987, ret; Lehmann L, 1983, ret.*

349.04   Geschlecht

nk   **Geringere Kliniksmortalität nach Übernähung einer Perforation bei Männern als bei Frauen.** 243 Patienten, Übernähung, 43 Todesfälle (18%): 171 Männer, 21 Todesfälle (12%); 72 Frauen, 22 Todesfälle (30%). *Schumpelick V, 1982, ret.*

Sonstige Arbeiten:

UD+   *Sirinek KR, 1981, ret.*

nk   *McGee GS, 1987, ret; Noordijk JA, 1953, ret; Rogers FA, 1960, ret.*

349.05   Latenz bis zur Operation

UD   **Höhere Kliniksmortalität nach chir Therapie einer Perforation bei Patienten mit längerer Latenzzeit bis zur Operation als bei Patienten mit kürzerer Latenzzeit bis zur Operation.** 213 Patienten, chir Therapie, 9 Todesfälle (4,2%): 17 mit Perforation mehr als 48 Stunden vor Operation, 7 Todesfälle (41%); 196 mit Perforation bis zu 48 Stunden vor Operation, 2 Todesfälle (1,0%). *Boey J, 1982c, (nok).*
Ähnlich hohe Kliniksmortalität nach chir Therapie einer Perforation bei Patienten mit längerer Latenzzeit bis zur Operation als bei Patienten mit kürzerer Latenzzeit bis zur Operation. 124 Patienten, chir Therapie, 12 Todesfälle (9,7%): 77 mit Perforation mehr als 12 Stunden vor Operation, 9 Todesfälle (12%); 47 mit Perforation bis zu 12 Stunden vor Operation, 3 Todesfälle (6,4%). *Mattingly SS, 1980, ret.*
Ähnlich hohe Kliniksmortalität nach Übernähung einer Perforation bei Patienten mit längerer Latenzzeit bis zur Operation und bei Patienten mit kürzerer Latenzzeit bis zur Operation. 79 männliche Patienten, Übernähung, 25 mit Perforation mehr als 12 Stunden vor Operation, 5 Todesfälle (20%); 54 mit Perforation bis zu 12 Stunden vor Operation, 4 Todesfälle (7,4%). *Nemanich GJ, 1970, ret.*

nk **Höhere Kliniksmortalität nach Übernähung einer Perforation bei Patienten mit längerer Latenzzeit bis zur Operation als bei Patienten mit kürzerer Latenzzeit bis zur Operation.** 180 Patienten, Übernähung, 67 mit Perforation mehr als 12 Stunden vor Operation, 20 Todesfälle (30%); 113 mit Perforation bis zu 12 Stunden vor Operation, 9 Todesfälle (8,0%). *Braun L, 1984, ret.*

Höhere Kliniksmortalität nach chir Therapie einer Perforation bei Patienten mit längerer Latenzzeit bis zur Operation als bei Patienten mit kürzerer Latenzzeit bis zur Operation. 356 Patienten mit Perforation, chir Therapie: Ca. 40% Kliniksmortalität bei Operation nach mehr als 24 Stunden; ca. 30% Kliniksmortalität bei Operation innerhalb von 24 Stunden; ca. 28% Kliniksmortalität bei Operation innerhalb von 12 Stunden; ca. 12% Kliniksmortalität bei Operation innerhalb von 6 Stunden. *Heinrich P, 1968, ret.*

Höhere Kliniksmortalität nach chir Therapie einer Perforation bei Patienten mit längerer Latenzzeit bis zur Operation als bei Patienten mit kürzerer Latenzzeit bis zur Operation. 113 Patienten, chir Therapie, 8 Todesfälle (6,5%): 13 mit Perforation mehr als 12 Stunden vor Operation, 4 Todesfälle (31%); 100 mit Perforation bis zu 12 Stunden vor Operation, 4 Todesfälle (4,0%). *Norberg PB, 1959, ret.*

Ähnlich hohe Kliniksmortalität nach chir Therapie einer Perforation bei Patienten mit längerer Latenzzeit bis zur Operation und bei Patienten mit kürzerer Latenzzeit bis zur Operation. 91 Patienten, chir Therapie, 23 Todesfälle (25%): 23 Todesfälle, mittlere Latenzzeit 11,5 h; 68 überlebende Patienten, mittlere Latenzzeit 10,5 h. *McGee GS, 1987, ret.*

Höhere Kliniksmortalität nach chir Therapie einer Perforation bei Patienten mit längerer Latenzzeit bis zur Operation als bei Patienten mit kürzerer Latenzzeit bis zur Operation. 23 Patienten mit Perforation mehr als 48 Stunden vor Operation, 6 Todesfälle (26%); 76 Patienten mit Perforation weniger als 48 Stunden vor Operation, 6 Todesfälle (7,9%). *Schein M, 1986, ret.*

Sonstige Arbeiten:

UD *Schumpelick V, 1982, ret.*

UD+ *Heuman R, 1983, ret.*

nk *Bäumer F, 1987, ret; Donaldson GA, 1970, ret; Lehmann L, 1983, ret; Noordijk JA, 1953, ret; Van Hee R, 1984, ret.*

349.06 Magenentleerungsstörung

Zu diesem Schlagwort stehen keine Arbeiten zur Verfügung, deren Inhalt sich aufgrund unserer Beurteilungskriterien für eine ausführliche Wiedergabe eignet.

Sonstige Arbeiten:

nk *Lehmann L, 1983, ret.*

349.07 Schock

nk **Höhere Kliniksmortalität nach chir Therapie einer Perforation bei Patienten mit systolischem Blutdruck unter 100 mmHg als bei Patienten mit sytolischem Blutdruck über 100 mmHg.** 11 Patienten mit Blutdruck unter 100 mmHg, 4

Todesfälle (36%); 88 Patienten mit Blutdruck über 100 mmHg, 8 Todesfälle (9,1%). *Schein M, 1986, ret.*

349.08 Ulkusgröße

nk **Höhere Kliniksmortalität nach chir Therapie einer Perforation bei Patienten mit größerem Ulkus als bei Patienten mit kleinerem Ulkus.** 91 Patienten, chir Therapie, 23 Todesfälle (25%); Messung der Ulkusgröße bei 75% der Patienten: Todesfälle, mittlere Ulkusgröße 2,6 cm; überlebende Patienten, mittlere Ulkusgröße 1,6 cm. *McGee GS, 1987, ret.*

349.09 Ulkuskomplikation, zusätzliche

Zu diesem Schlagwort stehen keine Arbeiten zur Verfügung, deren Inhalt sich aufgrund unserer Beurteilungskriterien für eine ausführliche Wiedergabe eignet.

Sonstige Arbeiten:

UD *Schumpelick V, 1982, ret.*

nk *Lehmann L, 1983, ret.*

349.10 Ulkuslokalisation

UV+ **Höhere Kliniksmortalität nach chir Therapie einer Perforation bei Patienten mit Antrum- oder Korpusulkus als bei Patienten mit präpylorischem oder kombiniertem Ulkus.** 29 Patienten, Durchstechung, 5 Todesfälle (17%): 14 mit Antrum- oder Korpusulkus, 4 Todesfälle (29%); 13 mit präpylorischem Ulkus, 1 Todesfall (7,7%); 2 mit kombiniertem Ulkus, kein Todesfall. *Kujat R, 1983, ret.*

nk **Geringere Kliniksmortalität nach chir Therapie einer Perforation bei Patienten mit UD als bei Patienten mit UV.** 839 Patienten, chir Therapie, 49 Todesfälle (5,8%): 755 mit perforiertem UD, 37 Todesfälle (4,9%); 84 mit perforiertem UV, 12 Todesfälle (14%). *Jordan GL, 1974, ouk.*
Geringere Kliniksmortalität nach Übernähung einer Perforation bei Patienten mit UD oder UP als bei Patienten mit UV. 617 Patienten, Übernähung: 283 mit perforiertem UD, 12 Todesfälle (4,2%); 205 mit perforiertem UP, 7 Todesfälle (3,4%); 129 mit perforiertem UV, 14 Todesfälle (11%). *Norberg PB, 1959, ret.*

Sonstige Arbeiten:
Noordijk JA, 1953, ret; Van Hee R, 1984, ret.

350 Perforation: Risikofaktoren bezüglich des Langzeitergebnisses nach chirurgischer Therapie

350.01 Alkohol

Zu diesem Schlagwort stehen keine Arbeiten zur Verfügung, deren Inhalt sich aufgrund unserer Beurteilungskriterien für eine ausführliche Wiedergabe eignet.

Sonstige Arbeiten:

nk   *Schumpelick V, 1982, ret.*

350.02 Alter

Zu diesem Schlagwort stehen keine Arbeiten zur Verfügung, deren Inhalt sich aufgrund unserer Beurteilungskriterien für eine ausführliche Wiedergabe eignet.

Sonstige Arbeiten:

UD   *Connolly AM, 1985, ret.*

nk   *Schumpelick V, 1982, ret.*

350.03 Anamnesedauer

UD   **Schlechtere LZergebnisse nach chir Therapie einer Perforation bei Patienten mit längerer als bei Patienten mit kürzerer Anamnesedauer.** 105 Patienten, Übernähung oder Vagotomie + D, 98 innerhalb von 2 Jahren nachuntersucht (93%), 80 Visick I oder II (82%): 54 mit Anamnesedauer länger als 3 Monate, 39 Visick I oder II (72%); 44 mit Anamnesedauer bis 3 Monate, 41 Visick I oder II (93%). *Kay PH, 1978, ret.*

UD+   **Schlechtere LZergebnisse nach Übernähung einer Perforation bei Patienten mit längerer als bei Patienten mit kürzerer Anamnesedauer.** 77 Patienten, Übernähung, 53 innerhalb von im Mittel 7,5 (4–11) Jahren nachuntersucht (69%), 31 Visick I oder II (58%): 19 mit Anamnesedauer länger als 3 Jahre, 3 Visick I oder II (16%); 34 mit Anamnesedauer bis 3 Jahre, 28 Visick I oder II (82%). *Heuman R, 1983, ret.*

Sonstige Arbeiten:

UD   *Connolly AM, 1985, ret.*

nk   *Schumpelick V, 1982, ret.*

350.04 Latenz bis zur Operation

Zu diesem Schlagwort stehen keine Arbeiten zur Verfügung, deren Inhalt sich aufgrund unserer Beurteilungskriterien für eine ausführliche Wiedergabe eignet.

Sonstige Arbeiten:

UD   *Connolly AM, 1985, ret.*

350.05 Rauchen

Zu diesem Schlagwort stehen keine Arbeiten zur Verfügung, deren Inhalt sich aufgrund unserer Beurteilungskriterien für eine ausführliche Wiedergabe eignet.

Sonstige Arbeiten:

UD   *Tovee EB, 1951, ret.*

350.06 Ulkusepisoden, Anzahl früherer

Zu diesem Schlagwort stehen keine Arbeiten zur Verfügung, deren Inhalt sich aufgrund unserer Beurteilungskriterien für eine ausführliche Wiedergabe eignet.

Sonstige Arbeiten:

nk   *Froidevaux A, 1980, ret*

351 Perforation: Risikofaktoren bezüglich der Mortalität

Vergleiche auch 249 (Perforation: Risikofaktoren bezüglich Kliniksmortalität bei chirurgischer Therapie).

351.01 Alter

UD   **Höhere Mortalität wegen Perforation bei älteren als bei jüngeren Patienten.** 213 Patienten, 9 Todesfälle (4,2%): 67% der 9 gestorbenen Patienten älter als 60 Jahre; 27% der 204 überlebenden Patienten älter als 60 Jahre. *Boey J, 1982c, (nok)*.

nk   **Höhere Mortalität wegen Perforation bei älteren als bei jüngeren Patienten.** 1 197 Patienten in den Jahren 1896 bis 1969: 15–65% Mortalität bei Patienten über 60 Jahre; 0–15% Mortalität bei Patienten bis 60 Jahre. *Donaldson GA, 1970, ret*.

Sonstige Arbeiten:

UD   *Coleman JA, 1980, ret; Nemanich GJ, 1970, ret*.

nk   *Adler J, 1984, ret; Dayton MT, 1987, ret; Hajdu I, 1972, ret; Kristensen ES, 1980, ret; Taylor H, 1957, ouk*.

351.02 Anamnesedauer

nk   **Höhere Mortalität wegen Perforation bei Patienten mit längerer als bei Patienten mit kürzerer Anamnesedauer.** 177 Patienten mit Anamnesedauer länger als 3 Monate, 26 Todesfälle (15%); 79 Patienten mit Anamnesedauer bis 3 Monate, 2 Todesfälle (2,5%). *Taylor H, 1957, ouk*.

351.03 Begleiterkrankung

UD   **Höhere Mortalität wegen Perforation bei Patienten mit Begleiterkrankung als bei Patienten ohne Begleiterkrankung.** 104 männliche Patienten mit Perforation: 36 mit Begleiterkrankung, 18 Todesfälle (50%); 68 ohne Begleiterkrankung, 3 Todesfälle (4,4%). *Nemanich GJ, 1970, ret*.

nk   **Höhere Mortalität wegen Perforation bei Patienten mit Begleiterkrankung als bei Patienten ohne Begleiterkrankung.** 1 000 Patienten mit Perforation: 145 mit Begleiterkrankung, 73 Todesfälle (50%); 855 Patienten ohne Begleiterkrankung, 87 Todesfälle (10%). *Rogers FA, 1960, ret*.

351.04 Geschlecht

nk **Geringere Mortalität wegen Perforation bei männlichen als bei weiblichen Patienten.** 1000 Patienten mit Perforation, 157 Todesfälle (16%): 879 Männer, 123 Todesfälle (14%); 121 Frauen, 34 Todesfälle (28%). *Rogers FA; 1960, ret.*

351.05 Latenz bis zur Operation

Zu diesem Schlagwort stehen keine Arbeiten zur Verfügung, deren Inhalt sich aufgrund unserer Beurteilungskriterien für eine ausführliche Wiedergabe eignet.

Sonstige Arbeiten:

nk *Kristensen ES, 1980, ret.*

351.06 Perforation, Größe der

nk **Höhere Mortalität wegen Perforation bei Patienten mit größerer Perforationsöffnung als bei Patienten mit kleinerer Perforationsöffnung.** 913 Patienten, 144 Todesfälle (16%): 263 mit Perforationsdurchmesser größer als 7 mm, 87 Todesfälle (33%); 650 mit Perforationsdurchmesser kleiner als 7 mm, 57 Todesfälle (8,8%). *Rogers FA, 1960, ret.*

351.07 Schock

UD **Höhere Mortalität wegen Perforation bei Patienten mit Schock als bei Patienten ohne Schock.** 213 Patienten, 12 Todesfälle (5,6%): 11 mit Schock, 9 Todesfälle (82%); 202 ohne Schock, 3 Todesfälle (1,5%). *Boey J, 1982 c, ouk.*

351.08 Ulkuskomplikation, zusätzliche

nk **Höhere Mortalität wegen Perforation bei Patienten mit zusätzlicher Blutung als bei Patienten ohne zusätzliche Blutung.** 1000 Patienten mit Perforation, 160 Todesfälle (16%): 160 mit zusätzlicher Blutung, 96 Todesfälle (60%); 840 ohne zusätzliche Blutung, 64 Todesfälle (7,6%). *Rogers FA, 1960, ret.*

Sonstige Arbeiten:

UD *Nemanich GJ, 1970, ret.*

351.09 Ulkuslokalisation

UD **Höhere Mortalität bei Patienten mit perforiertem Hinterwand-UD als bei Patienten mit perforiertem Vorderwand-UD.** 104 männliche Patienten mit perforiertem UD, 20 Todesfälle (19%): 9 mit UD an Hinterwand, 6 Todesfälle (67%); 87 mit UD an Vorderwand, 14 Todesfälle (16%). *Nemanich GJ, 1970, ret.*

nk **Höhere Mortalität bei Patienten mit perforiertem UV als bei Patienten mit Perforation eines anderen peptischen Ulkus.** 22 Patienten mit perforiertem UV, 7 Todesfälle (32%); 234 Patienten mit Perforation eines anderen peptischen Ulkus, 21 Todesfälle (9,0%). *Taylor H, 1957, ouk.*

Höhere Mortalität bei Patienten mit perforiertem UV als bei Patienten mit perforiertem UD. 32 Patienten mit perforiertem UV, 7 Todesfälle (22%); 66 Patienten mit perforiertem UD, 5 Todesfälle (7,6%). *Schein M, 1986, ret.*

352 Perforation: Risikofaktoren bezüglich postoperativen Rezidivs nach chirurgischer Therapie

352.01 Alter

nk **Kein Einfluß des Alters auf die Häufigkeit des postop Rz nach Übernähung einer Perforation.** 541 Patienten, Übernähung, 444 innerhalb von 5–20 Jahren nachuntersucht (82%), 301 Ulkusrz (68%): 92 älter als 50 Jahre, 63 Ulkusrz (68%); 352 unter 50 Jahre alt, 238 Ulkusrz (68%). *Norberg PB, 1959, ret.*

352.02 Anamnesedauer

UD **Kein Einfluß der Anamnesedauer auf die Häufigkeit des postop Ulkusrz nach Übernähung einer Perforation.** 134 Patienten, Übernähung, 129 innerhalb von im Mittel 1,5 Jahren nachuntersucht (96%): 77 mit Anamnesedauer länger als 3 Monate, 65% Ulkusrz; 52 mit Anamnesedauer bis zu 3 Monaten, 30% Ulkusrz. *Boey J, 1982 b, nok.*
Häufiger postop Rz nach Übernähung einer Perforation bei Patienten mit längerer Anamnesedauer als bei Patienten mit kürzerer Anamnesedauer. 235 Patienten mit Anamnesedauer länger als 3 Monate; 76% Rz innerhalb von 6 Jahren; 158 Patienten mit Anamnesedauer bis zu 3 Monaten, 48% Rz innerhalb von 6 Jahren. Daten aus Graphik. *Boey J, 1987 b, (rok.)*

Sonstige Arbeiten:

nk *Bäumer F, 1987, ret; Lehmann L, 1983, ret; Taylor H, 1957, ouk.*

352.03 Familienanamnese

UD **Häufiger postop Rz nach Übernähung einer Perforation bei Patienten mit Familienanamnese als bei Patienten ohne Familienanamnese.** 74 Patienten mit Familienanamnese, 73% Rz innerhalb von 6 Jahren; 319 Patienten ohne Familienanamnese, 63% Rz innerhalb von 6 Jahren. Daten aus Graphik. *Boey J, 1987 b, (rok).*

352.04 Geschlecht

nk **Kein Einfluß des Geschlechts auf die Häufigkeit des postop Ulkusrz nach Übernähung einer Perforation.** 541 Patienten, Übernähung, 444 innerhalb von 5–20 Jahren nachuntersucht (82%), 328 Ulkusrz (74%): 402 Männer, 299 Ulkusrz (74%); 42 Frauen, 29 Ulkusrz (69%). *Norberg PB, 1959, ret.*

352.05 Magenentleerungsstörung

Zu diesem Schlagwort stehen keine Arbeiten zur Verfügung, deren Inhalt sich aufgrund unserer Beurteilungskriterien für eine ausführliche Wiedergabe eignet.

Sonstige Arbeiten:

nk   *Lehmann L,1983, ret.*

352.06 Psychosoziale Faktoren

nk   **Kein Einfluß der sozialen Stellung auf die Häufigkeit des postop Ulkusrz nach Übernähung einer Perforation.** 541 Patienten, 376 innerhalb von 5–20 Jahren nachuntersucht (70%): Einteilung der Patienten in 5 Berufsgruppen, ähnlich viele Ulkusrz in allen Gruppen. *Norberg PB, 1959, ret.*
Mehr postop Ulkusrz nach Übernähung einer Perforation bei Patienten mit „Streßberuf" als bei Patienten ohne „Streßberuf". 541 Patienten, 376 innerhalb von 5–20 Jahren nachuntersucht (70%): 67 mit „Streßberuf", 56 Ulkusrz (83%); 309 ohne „Streßberuf", 221 Ulkusrz (71%). *Norberg PB, 1959, ret.*

352.07 Ulkuslokalisation

nk   **Kein Einfluß der Ulkuslokalisation auf die Häufigkeit des postop Ulkusrz nach Übernähung einer Perforation.** 541 Patienten, 444 innerhalb von 5–20 Jahren nachuntersucht (82%): 231 mit UD, 173 Ulkusrz (75%); 132 mit UP, 95 Ulkusrz (72%); 81 mit UV, 60 Ulkusrz (74%). *Norberg PB, 1959, ret.*

Sonstige Arbeiten:
Lehmann L, 1983, ret.

353 Perforation: Risikofaktoren bezüglich der Reoperation nach chirurgischer Therapie

353.01 Anamnesedauer

UD+   **Mehr Reoperationen nach chir Therapie einer Perforation bei Patienten mit längerer als bei Patienten mit kürzerer Anamnesedauer.** 77 Patienten, Übernähung, 53 innerhalb von 7,5 (4–11) Jahren nachuntersucht (69%): 19 mit Anamnesedauer länger als 3 Jahre, 16 Reoperationen (85%); 34 mit Anamnesedauer bis 3 Jahre, 3 Reoperationen (15%). *Heuman R, 1983, ret.*

nk   **Mehr Reoperationen nach chir Therapie einer Perforation bei Patienten mit längerer als bei Patienten mit kürzerer Anamnesedauer.** 241 Patienten, Übernähung, 179 innerhalb von 0,5–16 Jahren nachuntersucht (74%): 110 mit Anamnesedauer länger als 1 Jahr, 63 Reoperationen (57%); 69 mit Anamnesedauer bis 1 Jahr, 25 Reoperationen (36%). *Berndt V, 1970, ret.*

Sonstige Arbeiten:

UD   *Kay PH, 1978, ret.*

353.02 Geschlecht

nk   **Kein Einfluß des Geschlechts auf die Häufigkeit einer Reoperation wegen Ulkusrz nach Übernähung einer Perforation.** 541 Patienten, Übernähung, 444 innerhalb von 5–20 Jahren nachuntersucht (82%): 402 Männer, 212 Reoperationen wegen Ulkusrz (53%); 42 Frauen, 22 Reoperationen wegen Ulkusrz (52%). *Norberg PB, 1959, ret.*

353.03 Ulkuslokalisation

nk **Kein Einfluß der Ulkuslokalisation auf die Häufigkeit einer Reoperation wegen Ulkusrz nach Übernähung einer Perforation.** 541 Patienten, Übernähung, 444 innerhalb von 5–20 Jahren nachuntersucht (82%): 231 mit UD, 169 Reoperationen wegen Ulkusrz (73%); 81 mit UV, 41 Reoperationen wegen Ulkusrz (51%); 132 mit UP, 38 Reoperationen wegen Ulkusrz (29%). *Norberg PB, 1959, ret.*

354 Postoperatives Rezidiv: Heilung unter medikamentöser Therapie

354.01 H_2-Antagonisten, Vergleich mit anderen Ulkustherapeutika

UD **Bessere Heilung postop Rz nach distaler Magenresektion mit BII bei Cimetidin-KT als bei Antazidum-KT.** 9 Patienten, Cimetidin 1 000 mg/d/3d, 8 geheilt (88%); 9 Patienten, Antazidum 30 Tage, 3 geheilt (33%). *Holtermüller KH, 1981, rok.*

354.02 H_2-Antagonisten, Vergleich mit Plazebo oder Therapia nulla

nk **Bessere Heilung postop Rz nach Resektion bei Cimetidin-KT als bei Plazebo-KT.** 7 Patienten, Cimetidin 1 000 mg/d/4 Wochen, 6 geheilt (85%); 8 Patienten, Plazebo 4 Wochen, 1 geheilt (12%); Studie wurde aus ethischen Gründen abgebrochen. *Gugler R, 1979, rdb.*
Ähnliche Heilungsrate postop Rz bei Cimetidin-KT und bei Plazebo-KT. 24 Patienten mit postop Rz nach verschiedenen chir Therapien: 12 Patienten, Cimetidin 1 000 mg/d/6 Wochen, 7 geheilt (58%); 12 Patienten, Plazebo 6 Wochen, 5 geheilt (42%). *Kennedy T, 1978, rdb.*

354.03 Verschiedene Medikamente

siehe Tabelle 353.03

Sonstige Arbeiten:

UD *Teichmann RK, 1985, ouk; Wastell C, 1978, ouk.*

nk *Thomsen F, 1980, ret; Thomson AB, 1983, ouk.*

355 Postoperatives Rezidiv: Heilung, Parallelität von Schmerzfreiheit und Heilung

355.01 Verschiedene Medikamente

nk **Häufiger Schmerzfreiheit als Heilung nach Cimetidin-KT eines postop Rz nach Vagotomie.** 16 Patienten, Cimetidin 1 000 mg/d/4 Wochen: 6 geheilt (38%); 12 symptomfrei (75%). *Thomsen F, 1980, ret.*

Sonstige Arbeiten:
Festen HPM, 1979, rdb; Gugler R, 1979, rdb.

Tabelle 354.03. Postoperatives Rezidiv: Heilung unter medikamentöser Therapie
Verschiedene Medikamente

Ulkus	Medikament	Pat geh %	Pat geh n	Pat n	Op. verf.	Dosis mg/d	Ther dauer Wochen	Autor, Jahr	Stu dsn
*1	*2	*3							
UD	Cimetidin	78	18	23	versch	1000	6	*Koo J, 1982*	nok
UD	Cimetidin	81	17	21	versch	1000	4	*Stage JG, 1979*	ouk
UD	Cimetidin	90	18	20	PGV	1000	6	*Berstad A, 1981b*	ouk
UV	Cimetidin	94	32	34	versch	1000-1600	12	*Rohner HG, 1985*	ouk
nk	Plazebo	14	1	7	Resektion		4	*Gugler R, 1979*	rdb
nk	Antazidum	33	3	9	BII	(a)	4	*Holtermüller KH, 1981*	rok
nk	Plazebo	42	5	12	versch		6	*Kennedy T, 1978*	rdb
nk	Cimetidin	55	6	11	BI/BII	1000-2000	4	*Girodet J, 1980*	ouk
nk	Cimetidin	56	24	43	versch	1600	(a)	*Kennedy T, 1980b*	ret
nk	Cimetidin	58	7	12	versch	1000	6	*Kennedy T, 1978*	rdb
nk	H$_2$-Antag/Antaz	62	24	39	PGV	(a)	(a)	*Muller C, 1985*	nok
nk	Cimetidin	85	17	20	versch	1000	6	*Hoare AM, 1978*	ouk
nk	Cimetidin	86	6	7	Resektion	1000	4	*Gugler R, 1979*	rdb
nk	Cimetidin	87	20	23	versch	1000	6	*Bradby GVH, 1980*	ouk
nk	Cimetidin	89	8	9	BII	1000	4	*Holtermüller, KH, 1981*	rok
nk	Cimetidin	95	19	20	versch	1000	12	*Hoare AM, 1978*	ouk
nk	Ranitidin	96	23	24	versch	300	6	*Stage JG, 1983*	ouk

*1, *2, *3: Kolonnen, nach denen der Inhalt der Tabelle sortiert ist.
(a) Diese Angabe ist in der Arbeit nicht enthalten.

356 Postoperatives Rezidiv: Klinikskomplikation bei chirurgischer Therapie

356.01 Verschiedene chirurgische Verfahren

siehe Tabelle 356.01

Die folgenden Angaben ergänzen den Inhalt der Tabelle:

UD *Hoffmann J, 1983, ret:* 7 Klinikskomplikationen: 1 subphrenischer Abszeß, 1 Harnwegsinfektion, 2 Wundinfektionen, 2 Retentionen, 1 pulmonale Atelektase.
Koo J, 1982, nok: 2 Klinikskomplikationen: 1 subphrenischer Abszeß, 1 Anastomoseinsuffizienz.

UD+ *Speranza V, 1981, ret:* 1 Klinikskomplikation: Gastrokutane Fistel.

nk *Böttger Th, 1985, ret:* 3 Klinikskomplikationen: 1 massive Pneumonie, 1 Nachblutung, 1 intraabdominaler Abszeß.
Böttger Th, 1985, ret: 18 Klinikskomplikationen: 5 Pankreatitis, 2 Nahtinsuffizienzen, 4 intraabdominaler Abszeß, 2 Pleuraempyem, 2 massive Pneumonie, 1 Kotfistel, 1 massive Blutung, 1 Platzbauch.
Hoffmann J, 1986, ret: 29 Klinikskomplikationen: Schwerere: Anastomoseinsuffizienz, subphrenischer Abszeß, obere Gastrointestinalblutung, intrape-

Tabelle 356.01. Postoperatives Rezidiv: Klinikskomplikation bei chirurgischer Therapie
Verschiedene chirurgische Verfahren

Ulkus	Operations-verfahren	Pat mit Kliniks-kompl. %	Pat mit Kliniks-kompl. n	Pat n	Erst-operation	Autor, Jahr	Stu dsn
*1	*2	*3					
UD	Dist Magenres	39	7	18	PGV	*Hoffmann J, 1983*	ret§
UD	Verschiedene	8.7	2	23	Versch	*Koo J, 1982*	nok§
UD+	Verschiedene	2.4	1	42	BI/BII	*Speranza V, 1981*	ret§
nk	Dist Magenres	48	29	60	Vafotomie	*Hoffmann J, 1986*	ret§
nk	Dist Magenres+TV	19	18	96	Resektion	*Böttger Th, 1985*	ret§
nk	TV	7.9	3	38	Resektion	*Böttger Th, 1985*	ret§
nk	TV	13	3	24	BI	*Kieninger G, 1982*	ret§
nk	TV	57	27	47	Resektion	*Lehr L, 1981*	ret§

*1, *2, *3: Kolonnen, nach denen der Inhalt der Tabelle sortiert ist.
§ Angaben zur Art der Komplikationen siehe Text.

ritoneale Blutung, zerebrovaskuläre Komplikation. Leichtere: Respiratorische, kardiale, urogenitale Komplikationen, Wundinfektionen, Magenausgangsstenose, intraoperativer Milzriß, intraoperative Pankreasverletzung.
Kieninger G, 1982, ret: 3 Klinikskomplikationen: 3 linksseitige Pneumonien.
Lehr L, 1981, ret: 27 Klinikskomplikationen: 7 Wundheilungsstörungen, 14 Pleuraergüsse, 9 Atelektasen.

Sonstige Arbeiten:
Harnoss BM, 1982, ret; Thirlby RC, 1985, ret.

357 Postoperatives Rezidiv: Kliniksmortalität bei chirurgischer Therapie

357.01 Verschiedene chirurgische Verfahren

siehe Tabelle 357.01

Sonstige Arbeiten:

UD   *Pietri P, 1983, ret.*

nk   *Harnoss BM, 1982, ret; Thomsen F, 1980, ret; Thirlby RC, 1985, ret.*

358 Postoperatives Rezidiv: Komplikation nach medikamentöser Therapie

358.01 Verschiedene Medikamente

Zu diesem Schlagwort stehen keine Arbeiten zur Verfügung, deren Inhalt sich aufgrund unserer Beurteilungskriterien für eine ausführliche Wiedergabe eignet.

Tabelle 357.01. Postoperatives Rezidiv: Kliniksmortalität bei chirurgischer Therapie
Verschiedene chirurgische Verfahren

Ulkus	Operations-verfahren	Todes-fälle %	Todes-fälle n	Pat n	Erst-Operation	Autor, Jahr	Stu dsn
*1	*2	*3					
UD	Dist Magenres + Vagotomie	0.0	0	25	PGV	Kennedy T, 1983	ret
UD	Dist Magenresektion	0.0	0	18	PGV	Hoffmann J, 1983	ret
UD	Verschiedene	0.0	0	74	Versch	Pietri P, 1983	ret
UD	Verschiedene	0.0	0	38	Versch	Muscroft TJ, 1981	ret
UD	Verschiedene	0.0	0	30	PGV	Lunde OC, 1983	ret
UD	Verschiedene	0.0	0	23	Versch	Koo J, 1982	nok
UD	Verschiedene	1.4	1	74	TV + D	Fawcet AN, 1969	ret
UD	Verschiedene	1.7	7	408	Resektion	Wychulis AR, 1966	ret
UD	Verschiedene	15	11	75	BII	Feifel G, 1982a	ret
UD+	Verschiedene	0.0	0	42	Resektion	Speranza V, 1981	ret
UD+	Verschiedene	8.2	11	133	Versch	Boumghar M, 1982	ouk
nk	BII + TV	0.0	0	26	Resektion	Herrington JL, 1984	ret
nk	Dist Magenresektion	1.7	1	60	Vagotomie	Hoffmann J, 1986	ret
nk	Dist Magenresektion	6.1	4	66	Versch	Heberer G, 1977	ret
nk	Resektion	21	10	48	Versch	Heberer G, 1977	ret
nk	Roux-Y + TV	0.0	0	26	Resektion	Herrington JL, 1984	ret
nk	TV	0.0	0	47	Resektion	Lehr L, 1981	ret
nk	TV	0.0	0	24	BI	Kieninger G, 1982	ret
nk	TV/TV + dist Magenres	3.7	5	134	Resektion	Böttger Th, 1985	ret
nk	Vagotomie	4.5	2	44	Versch	Heberer G, 1977	ret
nk	Verschiedene	1.3	2	158	Versch	Kennedy T, 1980b	ret
nk	Verschiedene	2.6	6	234	Übernähung	Norberg PB, 1959	ret
nk	Verschiedene	4.3	9	208	Resektion	Condon JR, 1968	ret

*1, *2, *3: Kolonnen, nach denen der Inhalt der Tabelle sortiert ist.

Sonstige Arbeiten:

UD   *Berstad A, 1981b, ouk.*

nk   *Thomson AB, 1983, ouk.*

359 Postoperatives Rezidiv: Langzeitergebnis nach chirurgischer Therapie

359.01 Verschiedene chirurgische Verfahren

siehe Tabelle 359.01

Sonstige Arbeiten:

UD   *Koffman CG, 1983, reb; Koo J, 1982, nok; Mosimann F, 1984, ouk; Pietri P, 1983, ret.*

UD+   *Speranza V, 1981, ret.*

nk   *Böttger Th, 1985, ret; Harnoss BM, 1982, ret; Heberer G, 1977, ret; Thomsen F, 1980, ret.*

Tabelle 359.01. Postoperatives Rezidiv: Langzeitergebnis nach chirurgischer Therapie
Verschiedene chirurgische Verfahren

Ulkus	Operations-verfahren	Visick I+II %	Visick I+II n	Pat n	Pat nachu n	Pat nachu %	Erst-operation	Zeit mittl nachu Jahre	Zeit-raum nachu Jahre	Autor, Jahr	Stu dsn
*1	*2	*3									
UD	Dist Magenresektion	75	12	16	16	100	PGV	4	1.5-10	Hoffmann J, 1983	ret
UD	Vagotomie+D	74	45	72	61	85	Vagotomie+D	2	0.5-7	Fawcet AN, 1969	ret
UD	Verschiedene	55	21	45	38	84	Verschiedene	3	3	Muscroft TJ, 1981	ret
UD	Verschiedene	74	14	24	19	79	Übernäh/Umstech	(a)	1-10	Feifel G, 1982a	ret
UD	Verschiedene	75	43	75	57	76	BII	(a)	1-10	Feifel G, 1982a	ret
UD	Verschiedene	85	293	408	345	85	Resektion	8	1-14	Wychulis AR, 1966	ret
nk	Dist Magenresektion	58	30	60	51	85	Vagotomie	(a)	5-19	Hoffmann J, 1986	ret
nk	Roux-Y+TV	96	25	26	26	100	Resektion	(a)	1-7	Herrington JL, 1984	ret
nk	TV	81	25	47	31	66	Resektion	5	1-10	Lehr L, 1981	ret
nk	TV	87	20	24	23	96	BI	4	1.5-7	Kieninger G, 1982	ret

*1, *2, *3: Kolonnen, nach denen der Inhalt der Tabelle sortiert ist.
(a) Diese Angabe ist in der Arbeit nicht enthalten.

360 Postoperatives Rezidiv: Operationshäufigkeit

360.01 Vagotomie, Vergleich mit Vagotomie + Resektion

UD **Ähnlich viele Reoperationen wegen postop Rz nach TV + distaler Magenresektion mit BI und nach TV + D.** 57 Patienten, TV + BI, 50 innerhalb von im Mittel 10 Jahren nachuntersucht (88%), 2 Reoperationen wegen Rz (4,0%); 107 Patienten, TV − D, 100 innerhalb von im Mittel 10 Jahren nachuntersucht (93%), 4 Reoperationen wegen Rz (4,0%). *Henrion C, 1981, ret.*

360.02 Verschiedene chirurgische Verfahren

siehe Tabelle 360.02

Sonstige Arbeiten:

UD *Feifel G, 1982 a, ret; Graffner HO, 1985, ret; Hoffmann J, 1983, ret; Hollender LF, 1983, ret; Henrion C, 1982, ret; Hedenstedt S, 1972, ret; Ibba F, 1980, ret; Jordan PH, 1979 b, ret; Krause U, 1963, ret; Kondo T, 1980, ret; Liavag L, 1979, ret; Mulholland M, 1982, rok; Mosimann F, 1984, ouk; McKeown KC, 1972, ouk; Siim C, 1981, ouk; Seidel W, 1973, nok; Sawyers JL, 1971, rok; Sawyers JL, 1974, rok; Zumtobel V, 1977, ret.*

UD+ *Heberer G, 1976, ret; Lehmann L, 1976, ret; Mühe E, 1982, nok; Speranza V, 1981, ret.*

UV *Duthie HL, 1973, reb; Johnson JA, 1980, ret; Thomas WE, 1982, ret; Zumtobel V, 1977, ret.*

UP *Muller C, 1985, nok.*

nk *Hofgaertner F, 1983, ret; Junginger Th, 1979, ret; Kennedy T, 1980 b, ret; Zumtobel V, 1977, ret.*

361 Postoperatives Rezidiv: Reoperationshäufigkeit während medikamentöser Therapie

361.01 Verschiedene Medikamente

UD **9,5% Reoperationen während 8wöchiger Cimetidin-KT eines postop Rz nach TV + D oder distaler Magenresektion mit BI oder BII.** 21 Patienten, Cimetidin-KT 1 000 mg/d, 2 Operationen. *Stage JG, 1979, ouk.*

nk **70% Reoperationen während Cimetidin-Therapie eines postop Rz nach verschiedenen chir Therapien.** 24 Patienten, Cimetidin 1 600 mg/d über unklaren Zeitraum, 17 Reoperationen. *Kennedy T, 1980 b, ret.*
4,2% Reoperationen während 6wöchiger Ranitidin-KT eines postop Rz nach verschiedenen chir Therapien. 24 Patienten, Ranitidin 300 mg/d, 1 Reoperation. *Stage JG, 1983, ouk.*

Sonstige Arbeiten:

UD *Mosimann F, 1984, ouk.*

nk *Girodet J, 1980, ouk.*

Tabelle 360.02. Postoperatives Rezidiv: Operationshäufigkeit
Verschiedene chirurgische Verfahren

Ulkus *1	Operations-verfahren *2	Re-op % von Pat Nachu n *3	Re-op % von Rz n *4	Re-op n	Rz n	Rz %	Pat n	Pat nachu n	Pat nachu %	Zeit mittl nachu Jahre	Zeit-raum nachu Jahre	Autor, Jahr	Stu dsn
UD	BI+TV	2.0	50	1	2	4.0	57	50	88	10	(a)	Henrion C, 1981	ret
UD	BII	4.5	67	6	9	6.8	230	133	58	(a)	5-20	Dinbar A, 1980	ouk
UD	PGV	1.1	4.2	1	24	26	120	93	78	(a)	5-9	Storey DW, 1981	ouk
UD	PGV	1.3	14	3	22	9.6	(a)	229	97(b)	4	1-8	Busman DC, 1982	ouk
UD	PGV	1.3	33	4	12	3.8	(a)	316	86(b)	(a)	5-8	Goligher JC, 1978	nok
UD	PGV	2.6	67	2	3	3.8	(a)	78	87(b)	5	(a)	Hedenstedt S, 1980	ret
UD	PGV	2.9	19	12	62	15	524	413	79	5	5	Muller C, 1985	nok
UD	PGV	3.9	26	9	35	15	279	233	84	8	5-12	Blackett RL, 1981	ouk
UD	PGV	4.2	38	6	16	11	158	143	91	(a)	5-9	De Miguel J, 1982	ouk
UD	PGV	4.9	71	10	14	6.8	260	206	79	4	(a)	Starlinger M, 1984	ret
UD	PGV	5.3	51	30	59	10	605	569	94	7	0-12	Lunde OC, 1983	ret
UD	PGV	7.3	53	8	15	14	110	110	100	1-10	(a)	Salam IM, 1984	ret
UD	PGV	8.8	33	6	18	26	76	68	89	10	10	Teichmann RK, 1985	ouk
UD	PGV	10	78	25	32	13	304	243	80	(a)	5-13	Kennedy T, 1983	ret
UD	PGV	11	67	6	9	17	54	54	100	5	2-7	Harling H, 1985	rok
UD	PGV/PGV+D	3.5	29	4	14	12	189	113	60	2	(a)	Linder MM, 1982	ret
UD	PGV/SV+D	13	80	12	15	16	100	96	96	(a)	1-4	Kronborg O, 1975	rok
UD	PGV/SV+D	18	85	17	20	21	100	97	97	(a)	6-8	Madsen P, 1980	rok
UD	PGV/TV+D	5.5	89	8	9	6.2	192	145	76	(a)	5-7	De Vries BC, 1983	reb
UD	SV+D	6.0	100	6	6	6.0	134	100	75	5	5	Amdrup E, 1974a	ret
UD	TV+D	1.4	33	1	3	4.3	70	70	100	(a)	1-10	Salam IM, 1984	ret
UD	TV+D	4.0	67	4	6	6.0	107	100	93	10	(a)	Henrion C, 1981	ret
UD	TV+D	4.0	100	4	4	4.0	104	101	97	6	6	Thomson JD, 1979	ret

UD	TV+D	5.2	42	8	19	12	182	154	85	11	1-17	Pemberton JH, 1980	ouk
UD	TV+D	5.4	93	26	28	5.9	500	478	96	(a)	3-4	Kronborg O, 1971	ret
UD	TV+D	5.5	39	9	23	14	209	163	78	6	1-15	Clark CG, 1985	ret
UD	TV+D/PGV	8.8	60	12	20	15	153	137	90	4.1	3-6	Koffman CG, 1983	reb
UD+	PGV	6.6	52	15	29	13	249	229	92	(a)	1-6	Adami HO, 1980	ret
UD+	PGV	7.5	60	25	42	13	350	333	95	5	0-11	Jensen HE, 1983	ret
UD+	PGV	8.0	70	7	10	11	100	88	88	5	5	Paimela H, 1983	ret
UD+	PGV	11	67	6	9	16	56	56	100	4	1-6	Selking Ö, 1981	rok
UD+	PGV/PGV+D	1.8	36	4	11	5.0	223	222	100	3	0.5-7	Van Heerden JA, 1980	ouk
UD+	TV+D	4.0	50	2	4	8.0	50	50	100	4	1-6	Selking Ö, 1981	rok
UD+	Vagotomie	11	76	26	34	14	259	240	93	(a)	2-5	Christiansen J, 1981	rok
UV	BI	3.7	50	1	2	7.4	30	27	90	4	(a)	DuthieHL, 1979	reb
UV	BI	4.0	20	1	5	20	30	25	83	8	6-12	Reid DA, 1982	reb
UV	PGV	4.0	100	1	1	4.0	(a)	25	90(b)	3	1-5	Muller C, 1979	ret
UV	PGV	7.5	36	4	11	21	71	53	75	5	5	Muller C, 1985	nok
UV	PGV+Ulkusexzision	12	50	3	6	24	26	25	96	8	6-12	Reid DA, 1982	reb
UV	PGV+Ulkusexzision	13	75	3	4	17	26	23	88	4	(a)	Duthie HL, 1979	reb
UP	PGV	14	60	3	5	22	(a)	22	90(b)	3	1-5	Muller C, 1979	ret

*1, *2 etc.: Kolonnen, nach denen der Inhalt der Tabelle sortiert ist.
(a) Diese Angabe ist in der Arbeit nicht enthalten.
(b) Geschätzte Nachuntersuchungsquote; exakte Angaben fehlen in der Arbeit.

362 Postoperatives Rezidiv: Rezidiv nach chirurgischer Therapie

362.01 Verschiedene chirurgische Verfahren

siehe Tabelle 262.01

Sonstige Arbeiten:

UD   *Feifel G, 1982a, ret; Fawcet AN, 1969, ret; Graffner HO, 1985, ret; Lunde OC, 1983, ret.*

nk   *Böttger Th, 1985, ret; Thirlby RC, 1985, ret.*

362.02 Verschiedene chirurgische Verfahren im Vergleich

Zu diesem Schlagwort stehen keine Arbeiten zur Verfügung, deren Inhalt sich aufgrund unserer Beurteilungskriterien für eine ausführliche Wiedergabe eignet.

Sonstige Arbeiten:

nk   *Kennedy T, 1980b, ret.*

363 Postoperatives Rezidiv: Rezidiv nach medikamentöser Kurativtherapie

363.01 Verschiedene Medikamente

UD   **67% Rz innerhalb von 2 Jahren nach einer Cimetidin-KT oder einer Metiamid-KT eines postop Rz nach Vagotomie.** 6 Patienten, Cimetidin oder Metiamid 1 000 mg/d/4–6 Wochen, 4 Rz postop Rz nach med KT eines postop Rz; UD. *Clark CG, 1979, rok.*
22% Rz innerhalb von 1–10 Jahren nach med Therapie eines postop Rz nach Vagotomie. 34 Patienten, med Therapie ohne nähere Angaben, 31 nachuntersucht (91%), 7 Rz. *Feifel G, 1982a, ret.*
28% Rz innerhalb von 3 Monaten nach Cimetidin-KT eines postop Rz nach verschiedenen chir Therapien. 21 Patienten, Cimetidin 1 000 mg/d/4 Wochen, 6 Rz. *Stage JG, 1979, ouk.*

nk   **75% Rz innerhalb von 9–13 Monaten nach Cimetidin-KT eines postop Rz nach Vagotomie.** 12 Patienten, Cimetidin 1 000 mg/d/4 Wochen, 8 Rz. *Thomsen F, 1980, ret.*
29% Rz innerhalb von 30 Monaten nach Cimetidin-KT eines postop Rz nach distaler Magenresektion mit BI oder BII. 7 Patienten, Cimetidin 1 200 mg/d/6 Wochen, 2 Rz. *Thomson AB, 1983, ouk.*

Tabelle 362.01. Postoperatives Rezidiv: Rezidiv nach chirurgischer Therapie
Verschiedene chirurgische Verfahren

Ulkus	Operations-verfahren	Rz %	Rz n	Pat n	Pat nachu n	Pat nachu %	Erst-operation	Zeit mittl nachu Jahre	Zeit-raum nachu Jahre	Autor, Jahr	Stu dsn
*1	*2	*3									
UD	BI/BII	6.0	1	18	18	100	PGV	4	1.5-10	Hoffmann J, 1983	ret
UD	Versch	3.2	6	198	187	94	Versch	(a)	5-20	Condon JR, 1968	ret
UD	Versch	4.3	1	23	23	100	Versch	1.5	0.5-1	Koo J, 1982	nok
UD	Versch	11	4	45	38	84	Versch	3	3	Muscroft TJ, 1981	ret
UD	Versch	12	9	74	74	100	Versch	(a)	1-3	Pietri P, 1983	ret
UD	Versch	16	3	24	19	79	Übernäh/Umstech	(a)	1-10	Feifel G, 1982a	ret
nk	Dist Magenres	7.8	4	60	51	85	Vagotomie	(a)	5-19	Hoffmann J, 1986	ret
nk	TV	2.7	1	47	37	79	Resektion	5	1-10	Lehr L, 1981	ret
nk	TV	13	3	24	23	96	BI	4	1.5-7	Kieninger G, 1982	ret
nk	Versch	7.0	9	150	128	85	Versch	5.5	(a)	Kennedy T, 1980b	ret

*1, *2, *3: Kolonnen, nach denen der Inhalt der Tabelle sortiert ist.
(a) Diese Angabe ist in der Arbeit nicht enthalten.

364 Postoperatives Rezidiv: Rezidiv nach medikamentöser Langzeittherapie

364.01 Cimetidin

UD **75% Rz innerhalb von 6 Monaten nach Cimetidin-LZT eines postop Rz nach chir Therapie.** 23 Patienten, Cimetidin 400 mg/d/12 Monate, Antazidum bei Bedarf 6 Monate, 16 nachuntersucht (70%), 12 Rz. *Koo J, 1982, nok.*

nk **25% Rz innerhalb von 1 Jahr nach Cimetidin-LZT eines postop Rz nach distaler Magenresektion mit BI oder BII.** 16 Patienten, Cimetidin 800 mg/d, 4 Rz. *Festen HPM, 1979, ouk.*

365 Postoperatives Rezidiv: Rezidiv nach medikamentöser Therapie im Vergleich mit chirurgischer Therapie

Zu diesem Schlagwort stehen keine Arbeiten zur Verfügung, deren Inhalt sich aufgrund unserer Beurteilungskriterien für eine ausführliche Wiedergabe eignet.

Sonstige Arbeiten:

UD *Feifel G, 1982 a, ret; Koo J, 1982, nok.*

366 Postoperatives Rezidiv: Rezidiv während medikamentöser Langzeittherapie

366.01 H_2-Antagonisten

Ulkus	Medikament	Rz %	Rz n	Pat n	Operations- verfahren	Dosis mg/d	LZT Dauer Monate	Autor, Jahr	Stu dsn
*1	*2	*3							
UD	Cimetidin	19	3	16	Vagotomie	400	9-21	*Clark CG, 1979*	rok
UD	Cimetidin	11	2	19	Versch	400	12	*Koo J, 1982*	nok
nk	Cimetidin	0.0	0	19	Versch	400	5-40	*Bradby GVH, 1980*	ouk
nk	Cimetidin	14	2	14	BII	800	12	*Bianchi Porro G, 1980a*	ouk
nk	Cimetidin	16	3	19	BI/BII	800	12	*Festen HPM, 1979*	ouk
nk	Cimetidin	33	6	18	PGV	400	11	*Berstad A, 1981b*	ouk
nk	Ranitidin	39	9	23	Versch	150	4	*Stage JG, 1983*	ouk

*1, *2 etc.: Kolonnen, nach denen der Inhalt der Tabelle sortiert ist.

Sonstige Arbeiten:

nk *Holtermüller KH, 1981, rok.*

366.02 H_2-Antagonisten, Vergleich mit anderen Ulkustherapeutika

UD **Weniger Rz während Cimetidin-LZT eines postop Rz nach distaler Magenresektion mit BII als während Antazidum-LZT eines postop Rz nach distaler Magenresektion mit BII.** 6 Patienten, Cimetidin 800 mg/d/12 Monate, kein

Rz; 5 Patienten, Antazidum 12 Monate, 2 Rz (40%). *Holtermüller KH, 1981, rok.*

Sonstige Arbeiten:

nk *Holtermüller KH, 1981, rok; Thomsen F, 1980, ret.*

367 Postoperatives Rezidiv: Risikofaktor bezüglich der Heilung

367.01 Säuresekretion bei Therapiebeginn

Zu diesem Schlagwort stehen keine Arbeiten zur Verfügung, deren Inhalt sich aufgrund unserer Beurteilungskriterien für eine ausführliche Wiedergabe eignet.

Sonstige Arbeiten:

nk *Festen HPM, 1979, rdb.*

367.02 Ulkuslokalisation

Zu diesem Schlagwort stehen keine Arbeiten zur Verfügung, deren Inhalt sich aufgrund unserer Beurteilungskriterien für eine ausführliche Wiedergabe eignet.

Sonstige Arbeiten:

nk *Kennedy T, 1978, rdb.*

368 Postoperatives Rezidiv: Risikofaktoren bezüglich des Rezidivs bei medikamentöser Therapie

368.01 Blutgruppe

Zu diesem Schlagwort stehen keine Arbeiten zur Verfügung, deren Inhalt sich aufgrund unserer Beurteilungskriterien für eine ausführliche Wiedergabe eignet.

Sonstige Arbeiten:

nk *Harnoss BM, 1982, ret.*

368.02 Magenentleerungsstörung

Zu diesem Schlagwort stehen keine Arbeiten zur Verfügung, deren Inhalt sich aufgrund unserer Beurteilungskriterien für eine ausführliche Wiedergabe eignet.

Sonstige Arbeiten:

UD *Siim C, 1981, ouk.*

368.03 Säuresekretion bei Therapiebeginn

Zu diesem Schlagwort stehen keine Arbeiten zur Verfügung, deren Inhalt sich aufgrund unserer Beurteilungskriterien für eine ausführliche Wiedergabe eignet.

Sonstige Arbeiten:

UD   *Fawcet AN, 1969, ret.*

368.04 Säuresekretion, postoperativ spät nach Operation

Zu diesem Schlagwort stehen keine Arbeiten zur Verfügung, deren Inhalt sich aufgrund unserer Beurteilungskriterien für eine ausführliche Wiedergabe eignet.

Sonstige Arbeiten:

UD+   *Selking Ö, 1981, rok.*

369 Riesenulkus: Häufigkeit, Erstmanifestation des Ulkusleidens

UD   **32% der Patienten mit Riesenulkus haben keine Ulkusanamnese.** 16 Patienten, 5 ohne Ulkusanamnese. *Klamer TW, 1978, ouk.*

50% der Patienten mit Riesenulkus haben keine Ulkusanamnese. 14 Patienten, 7 ohne Ulkusanamnese. *Mistilis SP, 1963, ret.*

62% der Patienten mit Riesenulkus haben keine Ulkusanamnese. 42 männliche Patienten, 26 ohne Ulkusanamnese. *Morrow CE, 1982, ret.*

56% der Patienten mit Riesenulkus haben keine Ulkusanamnese. 32 Patienten, 18 ohne Ulkusanamnese. *Nussbaum SM, 1985, ret.*

7,6% der Patienten mit Riesenulkus haben keine Ulkusanamnese. 13 schwarze Patienten, 12 mit 1–9jähriger Ulkusanamnese, 1 Patient mit unklarer Anamnese. *Segal I, 1977, ret.*

Sonstige Arbeiten:

Lumsden K, 1970, ret; Rosenquist CJ, 1969, ret.

370 Riesenulkus: Häufigkeit einer gleichzeitig vorliegenden Blutung

UD   **26% der Patienten mit Riesenulkus haben eine Blutung.** 19 Patienten, 5 Blutungen. *Eisenberg RL, 1978, ouk.*

50% der Patienten mit Riesenulkus haben eine Blutung. 16 Patienten, 8 Blutungen. *Klamer TW, 1978, ouk.*

50% der Patienten mit Riesenulkus haben eine Blutung. 42 männliche Patienten, 21 Blutungen. *Morrow CE, 1982, ret.*

72% der Patienten mit Riesenulkus haben eine Blutung. 25 Patienten, 18 Blutungen. *Lumsden K, 1970, ret.*

75% der Patienten mit Riesenulkus haben eine Blutung. 32 Patienten, 24 Blutungen. *Nussbaum SM, 1985, ret.*

86% der Patienten mit Riesenulkus haben eine Blutung. 14 Patienten, 12 Blutungen. *Mistilis SP, 1963, ret.*

nk   **70% der Operationen bei Riesenulkus wegen Blutung.** 50 Operationen bei Riesenulkus, 18 wegen aktiver Blutung (36%), 17 wegen nicht-aktiver Blutung (34%); 404 Operationen bei normal großem Ulkus, 44% wegen Blutung, 81 wegen aktiver Blutung (20%), 96 wegen nicht-aktiver Blutung (24%). *Gustavsson S, 1987 c, ret.*

Sonstige Arbeiten:
Rosenquist CJ, 1965, ret.

371 Riesenulkus: Häufigkeit einer gleichzeitig vorliegenden Magenentleerungsstörung

UD **17% der Patienten mit Riesenulkus haben eine Magenausgangsstenose.** 42 männliche Patienten, 7 Magenausgangsstenosen. *Morrow CE, 1982, ret.*
28% der Patienten mit Riesenulkus haben eine Magenausgangsstenose. 32 Patienten, 9 Magenausgangsstenosen. *Nussbaum SM, 1985, ret.*

nk **18% der Operationen bei Riesenulkus wegen Magenausgangsstenose.** 50 Operationen bei Riesenulkus, 9 wegen Magenausgangsstenose; 404 Operationen bei normal großem Ulkus, 57 wegen Magenausgangsstenose (14%). *Gustavsson S, 1987 c, ret.*

Sonstige Arbeiten:
Lumsden K, 1970. ret; Mistilis SP, 1963, ret.

372 Riesenulkus: Häufigkeit einer gleichzeitig vorliegenden Perforation oder Penetration

UD **10% der Patienten mit Riesenulkus haben eine Perforation.** 42 männliche Patienten, 4 Perforationen. *Morrow CE, 1982, ret.*
85% der Patienten mit Riesenulkus haben eine Penetration. 13 schwarze Patienten, 11 Penetrationen. *Segal I, 1977, ret.*

nk **10% der Operationen bei Riesenulkus wegen Perforation.** 50 Operationen bei Riesenulkus, 5 wegen Perforation; 404 Operationen bei normal großem Ulkus, 73 wegen Perforation (18%). *GustavssonS, 1987 c, ret.*

373 Riesenulkus: Heilung

373.01 Verschiedene Medikamente

UV **33% Heilung während 6wöchiger KT eines Riesenulkus mit Antazidum.** 9 Patienten, Antazidum, 3 geheilt. *Barragry TP, 1986, ret.*
88% Heilung während 6wöchiger KT eines Riesenulkus mit Cimetidin und Antazidum. 25 Patienten, Cimetidin und Antazidum, 22 geheilt. *Barragry TP, 1986, ret.*

Sonstige Arbeiten:

UD *Schultze Kool LJ, 1985, ouk.*

374 Riesenulkus: Klinikskomplikation bei chirurgischer Therapie

374.01 Verschiedene chirurgische Verfahren

UD **43% Klinikskomplikationen bei chir Therapie eines Riesenulkus.** 28 männliche Patienten, TV + D oder TV + distale Magenresektion mit BII, 12 Komplikationen. *Morrow CE, 1982, ret.*

44% Klinikskomplikationen bei chir Therapie eines Riesenulkus. 25 Patienten, TV + distale Magenresektion mit BI oder BII oder TV + D oder Übernähung, 11 Komplikationen. *Nussbaum SM, 1985, ret.*

375 Riesenulkus: Kliniksmortalität bei chirurgischer Therapie

375.01 Verschiedene chirurgische Verfahren

UD **19% Kliniksmortalität bei chir Therapie eines Riesenulkus.** 16 Patienten, verschiedene chir Therapien, 3 Todesfälle. *Lumsden K, 1970, ret.*
11% Kliniksmortalität bei chir Therapie eines Riesenulkus. 28 männliche Patienten, TV + D oder TV + distale Magenresektion mit BII, 3 Todesfälle. *Morrow CE, 1982, ret.*
12% Kliniksmortalität bei chir Therapie eines Riesenulkus. 25 Patienten, TV + distale Magenresektion mit BI oder BII oder TV + D oder Übernähung, 3 Todesfälle. *Nussbaum SM, 1985, ret.*

nk **6,0% Kliniksmortalität bei chir Therapie eines Riesenulkus.** 50 Patienten mit Riesenulkus, verschiedene chir Therapien, 3 Todesfälle; 404 Patienten mit normal großem Ulkus, verschiedene chir Therapien, 12 Todesfälle (3,0%). *Gustavsson S, 1987 c, ret.*

Sonstige Arbeiten:
Eisenberg RL, 1978, ouk.

376 Riesenulkus: Komplikation nach chirurgischer Therapie

376.01 Verschiedene chirurgische Verfahren

UD **8,0% postop Rz innerhalb von 2 (1,5–4) Jahren nach chir Therapie eines Riesenulkus.** 28 männliche Patienten, TV + D oder distale Magenresektion mit BII, 25 nachuntersucht (89%), 2 Anastomosenulcera. *Morrow CE, 1982, ret.*

Sonstige Arbeiten:
Nussbaum SM, 1985, ret.

377 Riesenulkus; Komplikation während oder nach medikamentöser Therapie

377.01 Verschiedene Medikamente

UD **24% persistierende Ulcera innerhalb von 1,5 (1,5–3) Jahren während oder nach med Therapie eines Riesenulkus.** 17 männliche Patienten, Cimetidin und Antazidum, 4 unvollständige Heilungen oder persistierende Symptome. *Morrow CE, 1982, ret.*
83% Ulkusrz oder persistierende Ulcera während oder nach 41monatiger med Therapie eines Riesenulkus. 24 Patienten, Antazidum + Diät 41 Monate, bei 10 Patienten Cimetidin in unklarer Dosierung im Mittel 18 Monate, 20 Rz. *Nussbaum SM, 1985, ret.*

25% symptomatische Rz innerhalb von 2 (1–4) Jahren nach med KT eines Riesenulkus. 12 Patienten, Cimetidin-KT, 3 symptomatische Rz. *Schultze Kool LJ, 1985, ouk.*

378 Riesenulkus: Mortalität

UD **4,0% Mortalität bei Riesenulkus.** 26 Patienten, 1 Todesfall. *Eisenberg RL, 1978, ouk.*

nk **65% Mortalität innerhalb von 15 Jahren nach Operation wegen Riesenulkus.** 50 Operationen wegen Riesenulkus, 65% Mortalität nach Life-Table-Analyse; 404 Operationen wegen normal großem Ulkus, 35% Mortalität nach Life-Table-Analyse. *Gustavsson S, 1987 c, ret.*

379 Riesenulkus: Mortalität während oder nach medikamentöser Therapie

379.01 Verschiedene Medikamente

UD **Keine Mortalität bei med Therapie eines Riesenulkus.** 19 Patienten, med Therapie ohne nähere Angaben, kein Todesfall. *Eisenberg RL, 1978, ouk.*
Keine Mortalität bei med Therapie eines Riesenulkus. 11 Patienten, med Therapie ohne nähere Angaben, kein Todesfall. *Klamer TW, 1978, ouk.*
22% Mortalität bei med Therapie eines Riesenulkus. 9 Patienten, med Therapie in den Jahren 1955–1969, 2 Todesfälle innerhalb von 8 Monaten. *Lumsden K, 1970, ret.*
29% Mortalität bei med Therapie eines Riesenulkus. 17 männliche Patienten, Cimetidin und Antazidum, 5 Todesfälle innerhalb von 2 Wochen. *Morrow CE, 1982, ret.*
17% Mortalität bei med Therapie eines Riesenulkus. 24 Patienten, Antazidum + Diät 41 Monate, bei 10 Patienten Cimetidin in unklarer Dosierung im Mittel 18 Monate, 4 Todesfälle. *Nussbaum SM, 1985, ret.*
Keine Mortalität innerhalb von 2 (1–4) Jahren nach med KT eines Riesenulkus. 12 Patienten, Cimetidin-KT, kein Todesfall. *Schultze Kool LJ, 1985, ouk.*

380 Riesenulkus: Operationshäufigkeit

Ulkus *1	Op % *2	Op n	Pat n	Autor, Jahr	Stu dsn
UD	31	8	26	*Eisenberg RL, 1978*	ouk§
UD	50	8	16	*Klamer TW, 1978*	ouk
UD	64	16	25	*Lumsden K, 1970*	ret
UD	74	31	42	*Morrow CE, 1982*	ret§
UD	78	25	32	*Nussbaum SM, 1985*	ret
UD	85	11	13	*Segal I, 1977*	ret§
UV	43	21	49	*Barragry TP, 1986*	ret§

*1, *2: Kolonnen, nach denen der Inhalt der Tabelle sortiert ist.
§ Nähere Angaben siehe Text.

Die folgenden Angaben ergänzen den Inhalt der Tabelle:

UD   *Eisenberg RL, 1978, ouk:* 31% Operationshäufigkeit bei Riesenulkus. 26 Patienten, 8 Op, davon 2 bei zunächst med behandelten Patienten.
Morrow CE, 1982, ret: 74% Operationshäufigkeit bei Riesenulkus. 42 männliche Patienten, 31 Operationen, davon 3 bei zunächst med behandelten Patienten
Segal I, 1977, ret: 85% Operationshäufigkeit bei Riesenulkus. 13 schwarze Patienten, 11 Operationen, davon 2 bei zunächst med behandelten Patienten.

UV   *Barragry TP, 1986, ret:* 43% Operationshäufigkeit bei Riesenulkus. 49 Patienten (34 mit Antazidum oder Antazidum und Cimetidin behandelt), 21 Operationen, davon 11 bei zunächst med behandelten Patienten.

381   Streßulkus

Das Thema „Streßulkus" wird im Ulkusalmanach nicht behandelt.

382   Therapierefraktäres Ulkus oder Ulkus mit verzögerter Heilung: Häufigkeit einer chirurgischen Therapie

UD   **100% Operationen bei Cimetidin-resistenten Ulcera.** 10 Patienten, nicht geheilt nach Cimetidin 1 600 mg/d/5–25 Monate, alle operiert. *Venables CW, 1980, ouk.*

UV   **89% Operationen bei Cimetidin- oder Caved-S-resistenten Ulcera.** 9 Patienten, nicht geheilt nach Cimetidin 1 000 mg/d/12 Wochen oder Caved-S 12 Wochen, 8 Operationen. *Morgan AG, 1982, (reb).*

Sonstige Arbeiten:
Brunner G, 1982, (ouk).

383   Therapierefraktäres Ulkus oder Ulkus mit verzögerter Heilung: Heilung nach Wechsel auf anderes Medikament

383.01   H$_2$-Antagonisten

UD   **74% Heilung von nach 6 Wochen Cimetidin nicht abgeheilten Ulcera nach Wechsel auf Ranitidin.** 27 Patienten, nicht geheilt nach Cimetidin 1 000 mg/d/6 Wochen, Ranitidin 300 mg/d/4 Wochen, 20 geheilt. *Brunner G, 1982, ouk.*
77% Heilung von nach 8 Wochen Cimetidin nicht abgeheilten Ulcera nach Wechsel auf Ranitidin. 13 Patienten, nicht geheilt nach Cimetidin 8 Wochen, Ranitidin 300 mg/d/4 Wochen, 10 geheilt. *Mazzacca G, 1982, nok.*
81% Heilung von nach 6 Wochen Cimetidin nicht abgeheilten Ulcera nach Wechsel auf Ranitidin. 48 Patienten, nicht geheilt nach Cimetidin 1 000 mg/d/6 Wochen, Ranitidin 300 mg/d/4–10 Wochen: nach 4–5 Wochen 39 geheilt (81%); nach 8–10 Wochen 43 geheilt (90%). *Müller P, 1986, ouk.*
68% Heilung von nach 6 Wochen Cimetidin nicht abgeheilten Ulcera nach Wechsel auf Ranitidin. 19 Patienten, nicht geheilt nach Cimetidin 1 000 mg/d/6 Wochen, Ranitidin 300 mg/d/6 Wochen, 13 geheilt. *Quatrini M, 1984, reb.*

94% Heilung Cimetidin-refraktärer Ulcera nach Wechsel auf Ranitidin. 28 Patienten mit 35 Ulcera, nicht geheilt nach Cimetidin 1000 mg/d/7 Monate, Ranitidin 300 mg/1 Monat, danach Ranitidin 150 mg/d/11 Monate: nach 1 Monat 94% der Ulcera geheilt; nach 12 Monaten alle geheilt. *Schütz E, 1982, ouk.*

UV **56% Heilung von nach 6 Wochen Cimetidin nicht abgeheilten Ulcera nach Wechsel auf Ranitidin.** 16 Patienten, nicht geheilt nach Cimetidin 1000 mg/d/6 Wochen, Ranitidin 300 mg/d/4–10 Wochen: nach 4–5 Wochen 9 geheilt (56%), nach 7 Wochen 10 geheilt (63%). *Müller P, 1986, ouk.*

nk **67% Heilung von nach 6 Wochen Cimetidin nicht abgeheilten kombinierten UV und UD nach Wechsel auf Ranitidin.** 9 Patienten, nicht geheilt nach Cimetidin 1000 mg/d/6 Wochen, Ranitidin 300 mg/d/4–5 Wochen, 6 geheilt. *Müller P, 1986a, ouk.*

Sonstige Arbeiten:

UD *Capria A, 1985, rok; Mazzacca G, 1982, nok*

UV *Sutton DR, 1982, ret.*

nk *Galmiche JP, 1983a, nok; Mitchell KG, 1982, ouk; Witzel L, 1982, ouk.*

383.02 Verschiedene Medikamente

UD **77% Heilung von nach 4 Wochen Cimetidin nicht abgeheilten Ulcera nach Wechsel auf Wismut.** 13 Patienten, Ulkus nicht geheilt oder weniger als 25% kleiner geworden nach Cimetidin 1000 mg/d/4 Wochen, Wismut 4 Wochen, 10 geheilt. *Lam SK, 1984, reb.*

100% Heilung therapierefraktärer Ulcera nach Wechsel auf Omeprazol. 10 Patienten, nicht geheilt nach H_2-Antagonisten (z.T. mit Pirenzepin oder Wismut) 6 Monate, Omeprazol 40 mg/4–8 Wochen, alle geheilt. *Tytgat GNJ, 1985, ouk.*

82% Heilung von nach 8 Wochen Cimetidin oder Ranitidin nicht abgeheilten Ulcera nach Wechsel auf Wismut. 17 Patienten, nicht geheilt nach Cimetidin 1000–2000 mg/d/8 Wochen oder Ranitidin 300 mg/d/8 Wochen, Wismut 4 Wochen, 14 geheilt; 34 Patienten, nicht geheilt nach Cimetidin 1000–2000 mg/d/8 Wochen oder Ranitidin 300 mg/d/8 Wochen, Cimetidin 1200–2000 mg/d/4 Wochen, 14 geheilt (41%). *Bianchi Porro G, 1987a, reb.*

60% Heilung von nach 8 Wochen Cimetidin oder Ranitidin nicht abgeheilten Ulcera nach Wechsel auf Cimetidin + Pirenzepin. 125 Patienten, nicht geheilt nach Cimetidin 800–1000 mg/d/8 Wochen oder Ranitidin 300 mg/d/8 Wochen: 65 Patienten, Cimetidin 800 mg/d + Pirenzepin 100 mg/d/6 Wochen, 39 geheilt (60%); 60 Cimetidin 800 mg/d/6 Wochen, 39 geheilt (65%). *Bardhan KD, 1986d, rok.*

86% Heilung von nach 8 Wochen Cimetidin oder Ranitidin nicht abgeheilten Ulcera nach Wechsel auf Wismut. 14 Patienten, nicht geheilt nach Cimetidin 1200 mg/d oder Ranitidin 300 mg/d/8 Wochen, Wismut 480 mg/d/4 Wochen, 12 geheilt (86%); 29 Patienten, nicht geheilt nach Cimetidin 1200 mg/d oder Ranitidin 300 mg/d/8 Wochen, Cimetidin 1200–2000 mg/d/4 Wochen, 13 geheilt (45%). *Bianchi Porro G, 1986b, rok.*

70% Heilung von nach 8 Wochen Cimetidin oder Ranitidin nicht abgeheilten Ulcera nach Wechsel auf Cimetidin + Pirenzepin. 110 Patienten, nicht geheilt nach Cimetidin 800–1 000 mg/d/8Wochen oder Ranitidin 300 mg/d/8 Wochen: 54 Patienten, Cimetidin 800 mg/d + Pirenzepin 100 mg/d/6 Wochen, 38 geheilt (70%); 56 Patienten, Cimetidin 800 mg/d/6 Wochen, 39 geheilt (70%). *Bardhan KD, 1987 b, rdb.*

Sonstige Arbeiten:

UD   *French cooperative study, 1987, rdb.*

nk   *Tytgat GNJ, 1985, ouk.*

384   Therapierefraktäres Ulkus oder Ulkus mit verzögerter Heilung: Heilung nach Wechsel auf höhere Dosis

384.01   H$_2$-Antagonisten

UD   **56% Heilung therapierefraktärer Ulcera nach Wechsel auf höhere Dosis.** 66 Patienten, nicht geheilt nach Cimetidin 1 000 mg/d/3 Monate oder länger, Cimetidin 2 000–3 000 mg/d, 37 geheilt. *Bardhan KD, 1984, ouk.*
39% Heilung von nach 4 Wochen Cimetidin nicht abgeheilten Ulcera nach Wechsel auf höhere Dosis. 13 Patienten, Ulkus nicht geheilt oder weniger als 25% kleiner geworden nach Cimetidin 1 000 mg/d/4 Wochen, Cimetidin 1 600 mg/d/4 Wochen, 5 geheilt. *Lam SK, 1984, reb.*
43% Heilung nach Cimetidin oder Ranitidin nicht geheilter Ulcera nach Wechsel auf höhere Dosis. 14 Patienten, nicht geheilt nach Cimetidin 1 200 mg/d oder Ranitidin 300 mg/d/8 Wochen, Cimetidin 2 000 mg/d/4 Wochen, 6 geheilt (43%); 15 Patienten, nicht geheilt nach Cimetidin 1 200 mg/d oder Ranitidin 300 mg/d/8 Wochen, Cimetidin 1 200 mg/d/4 Wochen, 7 geheilt (47%). *Bianchi Porro G, 1986 b, rok.*

Sonstige Arbeiten:

UV   *Brunner G, 1982, ouk.*

385   Therapierefraktäres Ulkus oder Ulkus mit verzögerter Heilung: Kliniksmortalität bei chirurgischer Therapie

385.01   Verschiedene chirurgische Verfahren

UD   **Keine Kliniksmortalität bei PGV wegen therapierefraktärem Ulkus.** 39 Patienten, kein Todesfall. *Hansen JH, 1984, ouk.*
Keine Kliniksmortalität bei PGV oder PGV + D wegen therapierefraktärem Ulkus. 22 Patienten, therapierefraktär bei Antazidum oder Cimetidin, PGV oder PGV + Dilatation, kein Todesfall. *Rossi RL, 1981, ret.*
Keine Kliniksmortalität bei PGV wegen therapierefraktärem Ulkus. 57 Patienten, therapierefraktär bei Cimetidin, PGV, kein Todesfall. *Weaver RM, 1985, ouk.*

Sonstige Arbeiten:

UD   *Hollender LF, 1983, ret.*

UV   *Morgan AG, 1982. (reb).*

nk   *Thomsen F, 1980, ret.*

386   Therapierefraktäres Ulkus oder Ulkus mit verzögerter Heilung: Langzeitergebnis nach chirurgischer Therapie

386.01   Verschiedene chirurgische Verfahren

UD   **67% günstige LZergebnisse innerhalb von 1,5–6 Jahren nach PGV wegen therapierefraktärem Ulkus.** 45 Patienten mit nicht geheiltem Ulkus nach Cimetidin 1 000 mg/d/6 Wochen und 400 mg/d/1–12 Wochen, PGV, 39 nachuntersucht (87%), 26 Visick I oder II. *Hansen JH, 1984, ouk.*
85% günstige LZergebnisse innerhalb von im Mittel 2 (1–5) Jahren nach TV + D wegen therapierefraktärem Ulkus. 52 Patienten, 40 nachuntersucht (77%), 34 Visick I oder II. *Pickard WR, 1984, ouk.*
85% günstige LZergebnisse innerhalb von im Mittel 2 (1–4) Jahren nach PGV wegen therapierefraktärem Ulkus. 57 Patienten mit Cimetidin-resistentem Ulkus, PGV, 40 nachuntersucht (70%), 34 Visick I oder II. *Weaver RM, 1985, ouk.*

Sonstige Arbeiten:

UD   *Bardhan KD, 1984, ouk; Gledhill T, 1983 a, nok; Hollender LF, 1983, ret; Rossi RL, 1981, ret.*

387   Therapierefraktäres Ulkus oder Ulkus mit verzögerter Heilung: Rezidiv nach chirurgischer Therapie

387.01   Verschiedene chirurgische Verfahren

UD   **44% postop Rz innerhalb von 1,5–6 Jahren nach PGV wegen therapierefraktärem Ulkus.** 45 Patienten mit nicht geheiltem Ulkus nach Cimetidin 1 000 mg/d/6 Wochen und 400 mg/d/1–12 Wochen, PGV, 39 nachuntersucht (87%), 17 Rz. *Hansen JH, 1984, ouk.*
5,0% postop Rz innerhalb von 2 (1–5) Jahren nach TV + D wegen therapierefraktärem Ulkus. 52 Patienten, 40 nachuntersucht (77%), 2 Rz. *Pickard WR, 1984, ouk.*
18% postop Rz innerhalb von 2 Jahren nach PGV wegen Ulkus mit verzögerter Heilung. 52 Patienten mit verzögert heilendem Ulkus unter KT mit H_2-Antagonisten, 45 nachuntersucht (87%), 8 Rz (18%). *Primrose JN, 1986, nok.*
12% postop Rz innerhalb von 0,5 Jahren nach chir Therapie wegen therapierefraktärem Ulkus. 51 Patienten mit Cimetidin-refraktärem Ulkus, TV + D oder PGV oder TV + Antrektomie, 6 Rz. *Venables CW, 1980, ouk.*

2,5% postop Rz innerhalb von 2 (1–4) Jahren nach PGV wegen therapierefraktärem Ulkus. 57 Patienten mit Cimetidin-resistentem Ulkus, PGV, 40 nachuntersucht (70%), 1 Rz. *Weaver RM, 1985, ouk.*

Sonstige Arbeiten:
Donahue PE, 1987, ret; Hollender LF, 1983, ret; Primrose JN, 1987, ouk.

388 Therapierefraktäres Ulkus oder Ulkus mit verzögerter Heilung: Risikofaktor für das Auftreten

Siehe 2. Teil der Datensammlung 249 (Risikofaktoren bezüglich Heilung des unkomplizierten Ulkus).

389 Zollinger-Ellison-Syndrom

In der Datensammlung werden Studien bei Patienten mit Zollinger-Ellison-Syndrom nur hinsichtlich der Nebenwirkungen bei medikamentöser Therapie berücksichtigt: siehe 2. Teil der Datensammlung 215 (Nebenwirkungen während medikamentöser Langzeittherapie).

Literaturverzeichnis

Aadland E, Berstad A, Semb LS. Inhibition of pentagastrin-stimulated gastric secretion by cimetidine in healthy subjects. In: Burland WL, Sinkins NA (eds) Proc of II. Int Symp Histamin-H2-Antagonists. Excerpta Medica, Amsterdam:87–97 (1977)

Aagaard J, Amdrup E, Aminoff C, Hanberg Sorensen F. A predictor analysis of clinical assessment of outocome among patients operated on for duodenal ulcer. A 1-year prospective study. Scand J Gastroenterol 18:1025–1035 (1983): *116.01*

Äärimaa M. Medical and surgical prophylaxis for duodenal ulcer, the role of sucralfate. Scand J Gastroenterol 22 [suppl] 127:81–85 (1987)

Abernethy DR, Greenblatt DJ, Divoll M, Ameer B, Shader RI. Differential effect of cimetidine on drug oxidation (antipyrine and diazepam) vs. conjugation (acetaminophen and lorazepam): prevention of acetaminophen toxicity by cimetidine. J Pharmacol Exp Ther 224:503–513 (1983a): *208.01*

Abernethy DR, Greenblatt DJ, Diroll M, Moschitto RJ, Harmatz TS, Shader RI. Interaction of cimetidine with the Triazolbentodiazepines Alprazolam and Triazolam. Psychopharmacology 80:275–278 (1983b): *208.01*

Abernethy DR, Greenblatt DJ, Shader RI. Imipramine-cimetidine interaction: impairment of clearance and enhanced absolute bioavailability. J Pharmacol Exp Ther 229:702–705 (1984): *208.01, 208.02*

Achord JL. Gastric pepsin and acid secretion in patients with acute and healed duodenal ulcer. Gastroenterology 81:15–18 (1981): *247.28, 247.34*

Adami HO, Enander LK, Ingvar C, Rydberg B. Clinical results of 229 patients with duodenal ulcer 1–6 years after highly selective vagotomy. Br J Surg 67:29–32 (1980): *107.12, 109.12, 119.13, 125.12, 360.00*

Adami HO, Bjorklund O, Enander LK, Gustavsson S, Lööf L, Nordahl A, Rosen A. Cimetidine or propantheline combined with antacid therapy for short-term treatment of duodenal ulcer. Dig Dis Sci 27:388–393 (1982): *250.28, 254.33*

Adami HO, Enander LK, Enskog L, Ingvar C, Rydberg B. Recurrence 1 to 10 years after highly selective vagotomy in prepyloric and duodenal ulcer disease. Ann Surg 199:393–399 (1984): *118.01, 119.13, 119.23, 121.01, 125.02, 125.10, 125.11, 125.12, 125.16, 125.21, 125.22*

Adler, J, Ingram D., House T. Perforated peptic ulcer – a seasonal disease? Aust NZ J Surg 54:59–61 (1984): *253.07, 344.02, 351.01*

Aeberhard P, Walther M. Results of a controlled randomized trial of proximal gastric vagotomy with and without pyloroplasty. Br J Surg 65:634–636 (1978): *107.12, 109.03, 109.12, 109.19, 119.03, 119.13, 119.21*

Aeberhard P, Speck F, Zurkinden B. Ist Chirurgie von Magen-Duodenal-Ulzera noch notwendig? Ther Umsch 41(9):614–617 (1984)

Aenishänslin W, Bärlocher C, Bernoulli R. Misoprostol und Cimetitin bei der Behandlung des Ulcus duodeni. Eine multizentrische Studie. Schweiz Med Wochenschr 115:1225–1231 (1985): *229.05, 229.08, 229.09, 249,28, 254.02, 254.04, 254.11*

Aenishänslin W, Bergoz R, Capitaine Y, Egger G, Etienne A, Fumagalli I, Güller R, Hammer B, Kobler E, Leuthold E, Mattle W, Meyer FD, Pelloni S, Plancherel P, Seiler H, Stückelberg G, Sieber R, Blum AL. Ranitidintherapie des Ulcus duodeni: Vergleich der zweimaligen und der einmaligen Applikation. Schweiz Med Wochenschr 116(19):637–641 (1986): *249.28*

Agrawal N, Roth S, Mahowald M, Montoya H, Robbins R, Miller S, Nutting E, Woods E, Crager M, Swabb E. Misoprostol coadministration heals aspirin-induced gastric lesions in rhematoid arthritis patients. Gastroenterology 92: 1290 (1987)

Agrawal NM, Saffouri B, Kruss DM, Callison DA, Dajani EZ. Healing of benign gastric ulcer. A placebo-controlled comparison of two dosage regimes of misoprostol, a synthetic analog of prostaglandin E1. Dig Dis Sci 30 [nov Suppl]: 164S–170S (1985)

Aguwa CN, Mittal GC. Study of antiulcer activity of aqueous extract of leaves of pyrenacantha staudii (family icacinaceae) using varous models of experimental gastric ulcer in rats. Eur J Pharmacol 74:215–219 (1981)

Ahmad A. Abolition of postprandial alkaline tide after vagotomy and its use as a screening test in the assessment of vagotomy, Br J Surg 73:917–919 (1986)

Ainley CC, Forgacs IC, Keeling PWN, Thompson RPH. Outpatient endoscopic survey of smoking and peptic ulcer. Gut 27:648–651 (1986): *247.31, 247,32, 247.33*

Aird I, Bentall HH, Mehigan JA, Fraser Roberts JA, The blood in relation to peptic ulceration and carcinoma of colon, rectum, breast, and bronchus. An association between the ABO groups and peptic ulderation. Br Med J: 315–321 (1954)

Aitken C, Cay E. Clinical psychosomatic research. Int J Psychiatr Med 6(1/2): 29–41 (1975): *247.30*

Al Kawas FH, Lenes BA, Sacher RA. Cimetidine and agranulocytosis. Ann Intern Med 90:992–993 (1979): *208.01*

Alexander F. The influence of psychologic factors upon gastro-intestinal disturbances: A symposium. Psychoanal Q 3:501–539 (1934): *247.30*

Algozzine GJ, Stewart RB, Springer PK. Decreased clearance of phenytoin with cimetidine. Ann Intern Med 95:244–245 (1981): *208.01*

Allan R, Dykes P. A study of the factors influencing mortality rates from gastrointestinal haemorrhage. Q J Med 180:533–550 (1976): *248.02, 308.03, 314.03, 321.01*

Allende HD, Collen MJ, Pandol SJ, Raufman J-P, Bissonnette BM, Gillin CJ. Gardner JD, Jensen RT. Cimetidine-induced impotence and gynecomastia: reversal with ranitidine. Gastroenterology 82:1007 (1982a): *215:01*

Allende HD, Bissonnette BM, Raufman JP, Pandol SJ, Collen MJ, McCarthy DM, Gardner JD, Jensen RT. Progressive increase in drug requirement in the longterm medical management of patients with Zollinger-Ellison syndrome (ZES). Gastroenterology 82:1007 (1982b)

Allgöwer M, Harder F, Hollender LF, Peiper HJ. Chirurgische Gastroenterologie Bd. 1. Springer, Berlin Heidelberg New York (1982)

Allibone A, Flint FJ. Bronchitis, aspirin, smoking, and other factors in the aetiology of peptic ulcer. Lancet II: 179–182 (1958): *247.04*

Allonen H, Ziegler G, Klotz U. Midazolam kinetics. Clin Pharmacol Ther 30:653–661 (1981)

Alp MH, Hislop IG, Grant AK. The influece of site on the natural history of gastric ulceration. Surg Gynecol Obstet 134:470–472 (1972): *247.38, 249.36, 254.33*

Alstead EM, Ryan FP, Holdsworth CD, Ashton MG, Moore M. Ranitidine in the prevention of gastric and duodenal ulcer relapse Gut 24:418–420 (1983): *215.06, 237.05, 237.06, 237.07, 237.09, 238.05, 238.06, 238.07, 238.08, 240.07, 240.08, 240.09, 241.09, 241.10, 241.11*

Alsted G. The incidence of peptic ulcer in Denmark. Danish Science Press, Copenhagen (1953): *201.01, 201.03, 247.02, 247.15, 247.23, 248.02, 248.07, 253.06, 257.03*

Ambrose PJ, Harralson AF. Lack of effect of cimetidine on theophylline clearance. Durg Intell Clin Pharm 15:389–390 (1981): *208.01*

Amdrup E, Jensen HE, One hundred patients five years afer selective gastric vagotomy and drainage for duodenal ulcer. Sugery 74:321–325 (1974a): *107.15, 109.15, 119.17, 360.02*

Amdrup E, Jensen HE, Johnston D, Walker BE, Goligher JC. Clinical Results of parietal cell vagotomy (Highly selective vagotomy) two to four years after operation. Ann Surg 180:279–284 (1974b): *106.12, 107.12, 109.12, 119.13*

Amdrup E, Andersen D, Jensen HJ. Parietal cell (highly selective or proximal gastric) vagotomy for peptic ulcer disease. World J Surg 1:19–27 (1977)

Amdrup E, Andersen D, Hostrup H. The Aarhus County Vagotomy Trial. World J Surg 2:85–97 (1978): *107.05, 107.12, 107.13, 107.15, 110.02, 110.03*

Amsterdam JD, Bruinswick DJ, Potter L, Kaplan MJ. Cimetidine-induced alterations in desipramine plasma concentrations. Psychopharmacology 83:373–375 (1984): *208.01*

Andersen BN, Larsen N-E, Rune SJ, Worning H. Development of cimetidine resistance in the Zollinger-Ellison syndrome. Gut 26:1263–1265 (1985): *215.01*

Andersen D. Cost-benefit in surgical treatment of duodenal ulcer. Scand J Gastroenterol [Suppl] 15:177–180 (1979): *257.10, 257.12*

Andersen D, Amdrup E, Hostrup H, Sorensen FH. The Aarhus County Vagotomy Trial: Trends in the problem of recurrent ulcer after parietal cell vagotomy and selective gastric vagotomy with drainage. World J Surg 6:86–92 (1982): *119.13, 119.15, 119.17, 119 23, 125.07, 125.14, 125.16, 125.22*

Andersen D, Amdrup E, Sorensen FH, Jensen KG. Surgery of cimetidine? Comparison of two plans of treatment: operation or cimetidine given as a low maintenance dose. World J Surg 7:378–384 (1983): *215.01, 216.01, 219.01, 229.01, 240.01, 243.01, 244.01*

Andersen D. Prevention of ulcer recurrence – medical vs surgical treatment. The surgeon's view. Scand J Gastroenterol 20 (110):89–92 (1985)

Andersen OK, Bergsäcker J, Halvorsen L, Giercksky KE. Doxepin in the treatment of duodenal ulcer. A double-blind clinical study comparing doxepin and placebo. Scand J Gastroenterol 19:923–925 (1984): *202.02, 212.02, 218.01*

Anderson JR, Poklis A, Slavin RG. Theophylline intoxication. Arch Intern Med 143:559–560 (1983): *208.01*

Anglo Irish Long Term Cimetidine Study Group. Prophylaxis against duodenal ulcer (DU) recurrence using maintenance treatment (MT) with cimetidine (C): 4 year results. Gastroenterology 88: 1307 (1985): *203.01, 215.01, 222.01, 237.01, 238.01, 240.01, 241.02, 243.01, 254.33*

Anon. Lidocaine-cimetidine interaction can be toxic. JAMA 247:3174 (1982): *208-01*

Anon. Two steps forward for ranitidine. MIMS Magazine Nov: 7 (1984a)

Anon. Studies find ranitidine better than cimetidine for long-term use. Pharm J 232:233 (1984b)

Anon. Does drug therapy prevent recurrent bleeding from peptic ulcers?. Drug Ther Bull 22:90–92 (1984c)

Anon. Pirenzepine: a selective anticholinergic for peptic ulcer. Drug Ther Bull 23:29–31 (1985a)

Anon. New drug formulations. GP News 13:6 (1985b)

Antonioli A, Gandolfo M, Rigo GP, Bianchi Poro G, Gheli R, Brancato F, Lazzaroni M, Parodi MC, Maringhini A, Raimondo S, Manenti F. Somatostatin and cimetidine in the control of acute upper gastrointestinal bleeding. A controlled multicenter study. Hepatogastroenterology 33:71–74 (1986):*303.03, 303.04, 303.07*

Arcidiancono R, Benvestito V, Bonomo GM, Bottari M, Buscarini L, Camarri L, Celle G, Coltorti M, Di Matteo S, Dobrilla G, Gatto G, Girola M, Malaguti P, Manno G, Meloni G, Missale G, Montori A, Orlandi F, Rossini FP, Russo A, Granata F, Castelli G, Girelli M. Comparison between ranitidine 150 mg b.d. and ranitidine 300 mg nocte in the treatment of duodenal ulcer. Clin Pharmacol Ther Tox 24:381–384 (1986)

Arlt G, Schumpelick V, Klöppel G. Das Ulcus-Risiko des Roux-Y Magens. Eine tierexperimentelle Studie. Langenbecks Arch Chir 362:43–52 (1984)

Armbrecht U, Bosaeus I, Gillberg R, Seeberg S, Stockbruegger R. Hydrogen (H2) breath test and gastric bacteria in acid-secreting subjects and in achlorhydric and postgastrectomy patients before and after antimicrobial treatment. Scand J Gastroenterol 20:805–813 (1985)

Arnold R. Pathogenese des Ulcus duodeni. In: Blum AL, Siewert JR (Hrsg) Ulcus-Theraphie. Springer, Berlin Heidelberg New York: 47–71 (1982)

Arnold R. Pro konservative Langzeittheraphie des peptischen Ulkus. Z Gastroenterol 22:195–197 (1984)

Arvanitakis C, Nikopoulos A, Giannoulis E, Theoharidis A, Nakos V, Parpoulas S, Tourkantonis Arch. A comparative study of cimetidine and antacids in upper gastrointestinal bleeding. Gastroenterology 80:1102 (1981)

Ashton MG, Holdsworth CD, Ryan FP, Moore M. Healing of gastric ulcers after one, two, and three months of ranitidine. Br Med J 284:467–468 (1982)

Athanasoulis CA, Baum S, Waltman AC, Ring EJ, Imbembo A, Vander Salm TJ. Control of acute gastric mucosal hemorrhage intra-arterial infusion of posterior pituitary extract. N Engl J Med 290:597–603 (1974)

Auer I O. Fortschritte und Perspektiven der Prophylaxe und Theraphie gastrointestinaler Nebenwirkungen der medikamentösen Theraphie mit nichtsteroidalen Antirheumatika. Aktuel Rheumatol 11:210–216 (1986)

Axon ATR. Campylobacter pyloridis: what role in gastritis and peptic ulcer? Br Med J 293:772–773 (1986)

Ayoola EA, Atoba MA, Lewis EA. Ranitidine and cimetidine in duodenal ulcer: comparison in Nigerian patients. Curr Ther Res 37:992–995 (1985): *206.01*

Bader JP, Morin T, Bernier J. Treatment of gastric ulcer by cimetidine. A multicentre trial. In: Burland WL, Simkins MA (eds) Cimetidine-proc. 2nd international symposium on histamine H2-receptor antagonists. Excerpta Medica Amsterdam: 287–292 (1977)

Bader JP, Morin T, Druguet M, Lambert R, Dupuy P, Betourne C. Prévention par la cimetidine des rechutes de la maladie ulcéreuse duodénale: essai contrôlé multicentrique. Gastroenterol Clin Biol 4:188–193 (1980): *203.01, 203.02, 203.03, 215.02, 219.01, 222.01, 222.02, 222.03, 240.01, 240.02, 240.07*

Baglioni A, Barbara L, Bianchi-Porro G, Blasi A, Canelli B, Cheli R, Dal Monte R, Dammann HG, Francavilla A, Hentschel E, Höchter W, Jacob G, Mazella G, Mazzacca G, Miederer SE, Müller P, Paoluzzi P, Reichel W, Schütz E, Schütze W, Seifert E, Simon B, Speranza V, Stadelmann O, Toti F, Vanni V, Verme G. Famotidin versus Plazebo in der Redzidivprophylaxe der Ulcus-duodeni-Erkrankung. Eine Multizenterstudie in Deutschland, Österreich und Italien. 2 Gastroenterol 23:665–669 (1985): *215.07, 240.07, 240.14, 240.15, 241.09, 241.16, 241.17, 254.18*

Baker LR, Ackrill P, Cattell WR, Stamp TC, Watson L. Iatrogenic osteomalacia and myopathy due to phosphate depletion. Br Med J 3:150–152 (1974)

Balanzo J, Sainz S, Such J, Espinos JC, Guarner C, Cusso X, Mones J, Vilardel F. Endoscopic hemostasis by local injection of epinephrine and polidocanol in bleeding ulcer. A prospective randomized trial. Endoscopy 20:289–291 (1988)

Balint JA, Spence MP. Pyloric Stenosis. Br Med J 1:890–894 (1959): *251.04, 332.00*

Ball PAJ, James AH. The histological background to gastric ulcer. Lancet 1:1365–1367 (1961)

Bank S. A rational approach to the medical treatment of peptic ulcer in 1981. Scand J Gastroenterol 17(77–81):87 (1982)

Bank S, Marks IN. Maintenance carbenoxolone sodium in the prevention of gastric ulcer recurrence. In: Baron JH, Sullivan FM (eds) Carbenoxolone sodium. Butterworths, London:103–116 (1970)

Bakarat MH, Menon KN, Badawi AR. Cigarette smoking and duodenal ulcer healing. An endoscopic study of 197 patients. Digestion 29:85–90 (1984): *249.28*

Barbara L, Belasso E, Bianchi Porro G, Blasi A, Caenazzo E, Chierichetti SM, Di Febo G, Di Mario F, Farini R, Giorgi-Conciato M, Grossi E, Mangiameli A, Miglioli M, Naccarato R, Petrillo M. Pirenzepine in duodenal ulcer. Scand J Gastroenterol 14(56):11–15 (1979): *249.28*

Barbara L, Miglioli M, Santini D, Biasco G. Emergencies in peptic ulcer disease. Excerpta Medica, Amsterdam:44–57 (1980)

Barbara L, Corinaldesi R, Bianchi Porro G, Prada A, Carratu R, Paoluzi P, Dobrilla G, De Pretis G, Mazzacca G, Sabbatini F, Scuro LA, Cavallini G, Verme G, Pera A. Confronto tra ranitidina e cimetidina nel trattamento dell'ulcera gastrica. In: Barbara L, Dobrilla G. Ranitidina il nuovo H2-antagonista. Edizione Libreria Cortina, Verona:159–168 (1983)

Barbara L, Corinaldesi R, Bianchi Porro G, Lazzaroni M, Blasi A, Mangiameli A, Carratelli L, Wilkins A, Cheli R, Bovero E, DalMonte PR, D'Imperio N, Francavilla A, Scotto F, Mazzacca G, Sabbatini F, Torsoli A, Paoluzi P, Verme G. Ponti V, Speranza V, Lezoche E, Baglioni A, Carotenuto F, Matarazzo PF, Toti F, Vagni V. Famotidine in the management of duodenal ulcer: experience in Italy. Digestion 32(1):24–31 (1985)

Barbara L, Saggioro A. Olsson J, Cisternino M, Franceschi M (introduced by Barbara L). Omeprazole 20 mg om and ranitidine 150 mg bd in the healing of benign gastric ulcers – an Italian multicentre study. Gut 28:A1341 (1987)

Barberani F, Della Spoletina A, Rossi P, Valentini P, Fatale GP. Long-term treatment and follow-up studies with pirenzepine in duodenal ulcer: a double-blind study. Int J Tiss Reac V (3):309–313 (1983): *215.07, 240.06, 240.15, 241.08, 243.02, 243.03*

Bardhan KD. Intermittent treatment of duodenal ulcer with cimetidine. Br Med J 281:20–22 (1980): *249.20, 254.18, 257.14*

Bardhan KD. Long-term management of duodenal ulcer – a physician's view. In: Baron JH (ed). Cimetidine in the 80's. Churchill Livingstone, Edinburgh:95–112 (1981a)

Bardhan KD. Non-responder to cimetidine treatment, part 2. In: Baron JH (ed). Cimetidine in the 80's. Churchill Livingstone, Edinburgh:42–57 (1981b)

Bardhan KD. Hinchliffe RFC. Effect of cimetidine on surgery for duodenal ulcer. Lancet 2:38 (1981c)

Bardhan KD. Refractory duodenal ulcer. Gut 25:711–717 (1984): *249.02, 249.03, 249.09, 249.11, 249.13, 249.20, 249.28, 249.34, 249.35, 249.37, 384.01, 386.01*

Bardhan KD. Are antacids as effective as cimetidine in preventing duodenal ulcer relapse? A multicenter study. Gastroenterology 90:1336 (1986a): *215.04, 237.01, 237.02, 237.04, 237.05, 237.11, 237.12, 238.01, 238.02, 238.04, 238.05, 238.10, 238.11, 241.01, 241.02, 241.03, 241.09, 241.16, 243.01, 243.03, 243.06, 240.01, 240.02, 240.05, 240.07, 240.14, 240.15 (241.06, 241.17)*

Bardhan KD, Hinchliffe RFC, Bose K. Low dose maintenance treatment with cimetidine in duodenal ulcer: intermediate-term results. Postgrad Med J 62:347–351 (1986b): *215.01, 237.01, 238.01, 240.01, 241.02, 243.01, 254.18, 254.29*

Bardhan KD, Bianchi Porro G, Bose K, Daly M, Hinchliffe RFC, Jonsson E, Lazzaroni M, Naesdal J, Rikner L, Walan A. A comparison of two different doses of omeprazole versus ranitidine in treatment of duodenal ulcers. J Clin Gastroenterol 8(4):408–413 (1986c): *229.08, 226.02, 226.03, 226.04, 227.01, 227.02, 227.03, 229.05, 229.08, 229.09, 230.03, 230.04, 230.08*

Bardhan KD, Thompson M, Bose K, Hinchliffe RFC, Crowe J, Weir D, McCarthy C, Walters J, Thomson TJ, Thompson M, Gait JE, King C. Combined histamine H2 and anti-muscarinic receptor blockade in the treatment of refractory duodenal ulcer. Gut 27:A606 (1986d): *383.02*

Bardhan KD. A comparison of maintenance treatment (MT) with enprostil (E) against ranitidine (R) in preventing duodenal ulcer (DU) relapse (preliminary results). Gastroenterology 92:1306 (1987a): *215.07, 240.05, 240.08, 240.14, 241.06, 241.10, 241.16*

Bardhan KD, Thompson M, Bose K, Hinchliffe RFC, Crowe J, Weir DG, McCarthy C, Walters J, Thompson TJ, Thompson MH, Gait JE, King C, Prudham C. Combined anti-muscarinic and H2 receptor blockade in the healing of refractory duodenal ulcer. A double blind study. Gut 28:1505–1509 (1987b): *249.28, 383.02*

Bardhan KD. Omeprazole treatment of peptic ulcers resistant to cimetidine or ranitidine. International Symposium on Omeprazole. Monte Carlo, Monaco 11–12 Nov., 1988a

Bardhan KD, Saul DM, Edwards JL, Smith PM, Fettes M, Forrest J, Heading RC, Logan RF, Dronfield MW, Langman MJ, Larkworthy W, Haggie SJ, Wyllie JH, Corbett C, Duthie HL, Fussey IV, Holdsworth CD, Balmforth GV, Maruyama T. Comparison of two doses of cimetidine and placebo in the treatment of duodenal ulcer: a multicentre trial. Gut 20:68–74 (1979a): *249.28, 254.12*

Bardhan KD, Saul DM, Edwards JL, Smith PM, Haggie SJ, Wyllie JH, Duthie HL, Fussey IV. Double-blind comparison of cimetidine and placebo in the maintenance of healing of chronic duodenal ulceration. Gut 20:158–162 (1979b): *215.02, 237.01, 237.02, 237.05, 238.01, 238.02, 238.05, 240.01, 240.02, 240.07, 241.02, 241.03, 241.09, 243.01, 243.03, 254.04, 254.12*

Bardhan KD, Cole DS, Hawkins BW, Franks CR. Does treatment with cimetidine extended beyond initial healing of duodenal ulcer reduce the subsequent relapse rate? Br Med J 284:621–623 (1982): *215.02, 235.01, 237.01, 237.05, 238.01, 238.05, 240.01, 240.07, 241.02, 241.09*

Bardhan KD, Bose K, Hinchcliffe RFC, Whittaker L, Morris P, Massey H, Thomson M. Enprostil (E) versus ranitidine (R) in duodenal ulcer (DU). Gut 26(10):A1149 (1985)

Bardhan KD et al. (for the Anglo-Irish Cimetidine Long-Term Study Group). Six years of continuous cimetidine treatment in peptic ulcer disease: efficacy and safety. Aliment Pharmacol Therap 2:395–405 (1988b)

Bardhan KD, Singh S, Morris P, Thompson M, Hinchliff RFC, Gammie M, Blackemore C, Wall R. Intermittent treatment (TT) for chronic duodenal ulcer (DU): colloidal bismuth subcitrate (CBS) versus ranitidine (RAN). BSG Spring Meeting, Bradford 12–14. April 1989. 60, A T86 (1989)

Bardram L, Stadil F. Omeprazole in the Zollinger-Ellison syndrome. Scand J Gastroenterol 21:374–378 (1986): *215.07*

Barer D, Ogilvie A, Henry D, Bronfield M, Coggon D, French S, Ellis S, Atkinson M, Langman M. Cimetidine and tranexamic acid in the treatment of acute upper-gastrointestinal-tract bleeding. N Engl J Med 308:1571–1575 (1983): *303.03, 303.04, 303.06, 303.07, 303.08, 314.02, 315.03, 315.04, 315.06, 315.07, 315.08, 319.02, 319.03, 319.05, 319.06, 319.07*

Baron JH. An assessment of the augmented histamine test in the diagnosis of peptic ulcer. Correlations between gastric secretion, age, and sex of patients, and site and nature of the ulcer. Gut 4:243–253 (1963a)

Baron JH. Studies of basal and peak acid output with an augmented histamine test. Gut 4:136–144 (1963b)

Baron JH. The rationale of the different operation for peptic ulcer. In: Cox A, Alexander-Williams J (eds). Heinemann, London:7–35 (1973)

Baron JH. High fibre good or low fibre bad for duodenal ulcers? Lancet II:980 (1982)

Baron JH, Perrin VL. Gastric ulcer healing with ranitidine and cimetidine a multicentre study. Scand J Gastroenterol 18(7):973–976 (1983): *202.01 218.01*

Barr GD, Paris CH, Middleton WRJ, Piper DW. Comparison of ranitidine and cimetidine in duodenal ulcer healing. Med J Aust 2:83–85 (1982): *206.01, 249.28*

Barr GD, Kang JY, Canalese J, Piper DW. A two-year prospective controlled study of maintenance cimetidine and gastric ulcer. Gastroenterology 85:100–104 (1983): *215.02, 237.01, 237.05, 238.01, 238.05, 240.01, 240.02, 240.04, 241.02, 243.01, 243.03, 254.20, 254.25*

Barragry TP, Blatchford JW, O'Connor Allen MJ. Giant gastric ulcers a review of 49 cases. Ann Surg 203:255–259 (1986): *246.00, 373,01, 380.00*

Barroso FL, Ornellas-Filho A, Saboya CJ, Frota-Pessoa R, Oliveira A, Pires Vaz O, Galvao JB. Duodenoplasty and proximal gastric vagotomy in peptic stenosis Experience with 43 cases. Arch Surg 121:1021–1024 (1986): *106.15, 107.13, 119.14*

Bartle WR, Walker SE, Shapero T. Dose-dependent effect of cimetidine on phenytoin kinetics. Clin Pharmacol Ther 33:649–655 (1983): *208.01*

Bartle WR, Gupta AK, Lazor J. Nonsteroidal anti-inflammatory drugs and gastrointestinal bleeding. A case-control study. Arch Intern Med 146:2365–2367 (1986): *248.10*

Bartlett JG. Campylobacter pylori: fact or fancy? Gastroenterology 94:229–238 (1988)

Basile M, Celi S, Parisi A, Castiglione N, Parisi S. Somatostatin in the treatment of severe gastrointestinal bleeding from peptic origin. A multicentric controlled trial. Ital J Surg Sci 14:31–35 (1984): *303.03, 303.04, 303.07, 304.02, 315.03, 315.04, 315.07, 319.02, 319.03, 319.06*

Basso N, Bagarani M, Materia A, Lunardi P, Fiorani S, Bianchi E, Speranza V. Cimetidine and antacid prophylaxis of acute gastroduodenal mucosal lesions in high risk patients. Gastroenterology 76:A1095 (1979)

Basso N, Bagarani M, Bracci F, Cucchiara G, Gizzonio D, Grassini G, Percoco M, Procacciante F, Toti F. Ranitidine and somatostatin. Their effects on bleeding from the upper gastrointestinal tract. Arch Surg 121:833–835 (1986): *303.03, 303.04, 303.05, 303.06, 303.07, 303.08, 315.03, 315.04, 315.05, 315.06, 315.07, 315.08, 319.02, 319.03, 319.04, 319.05, 319.07*

Batmanghelidj F. A new and natural method of treatment of peptic ulcer disease. J Clin Gastroenterol 5:203–205 (1983)

Battaglia G, Farini R, Di Mario F, Piccoli A, Plebani M, Vianello F, Burlina A, Naccarato R, Rucerrence of duodenal ulcer under continuous antisecretory treatment: an approach to the detection of predictive markers. Am J Gastroenterol 79:831–834 (1984): *254.01, 254.03, 254.07, 254.14, 254.21, 254.25, 254.27*

Battaglia G, Di Mario F, Vianello F, Aggio L, Cannizzaro R, De Lazzari F, Naccarato R. Alcohol consumption in the management of duodenal ulcer disease: a two-year study. Ital J Gastroenterol 17:262–264 (1985a): *249.01*

Battaglia G, Farini R, Di Mario F, Vianello F, Piccoli A, Plebani M, Naccarato R. Is maximal acid output useful in identifying relapsing duodenal ulcer patients? J Clin Gastroenterol 7:375–378 (1985b): *254.27*

Bauer B, Bergmann M. Psychologische Befunde bei Duodenalulcera. Dtsch Z Verdau Stoffwechselkr 41:288–294 (1981): *247.30*

Bauer FE, Hummel M, Merki H, Schulz E, Hampel KE. Long-acting somatostatin analogue SMS 201-995 and Zollinger-Ellison's syndrome: acid and hormone responses. Gastroenterology 92:1311 (1987): *215.07*

Bauer H. Säuresekretion nach selektiver proximaler Vagotomie mit Pyloroplastik beim Ulcus duodeni. Aktuel Gastroenterol 6:43–50 (1977)

Bauer LA, Randolph FP, Blouin RA. Cimetidine-induced decrease in lidocaine metabolism. Am Heart J 108:413–415 (1984): *208.01*

Bauerfeind P, Cilluffo T, Fimmel CJ, Emde C, von Ritter C, Köhler W, Gugler R, Gasser T, Blum AL. Does smoking interfere with the effect of Histamine H_2-receptor antagonists on intragastric acidity in man? Gut 28:549–556 (1987a)

Bauerfeind P, Cillufo T, Emde C, Fimmel CJ, Köhler W, Gasser T, Blum AL. Reduction of intragastric acidity with ranitidine or famotidine: early evening dosage is more effective than late evening dosage. Digestion (1987b) 37:217–223

Bauerfeind P, Koelz HR, Blum AL. Ulcer treatment – Regimens and duration of inhibition of acid secretion: how long to dose. Scand J Gastroenterol 23 [Suppl 153]; 23–34 (1988): *206.02*

Baumann JH, Kimelblatt BJ. Cimetidine as an inhibitor of drug metabolism: therapeutic implications and review of the literature. Drug Intell Clin Pharm 16:380–386 (1982): *208.01*

Bäumer F. Letalität und Morbidität nach chirurgischer Therapie perforierter Gastroduodenalulzera. Zentralbl Chir 112:485–490 (1987): *338.01, 338.02, 341.01, 341.02, 343.01, 349.01, 349.03, 349.05, 352.02*

Bayerdörffer E, Sommer A, Kasper G, Ottenjann R. Campylobacter pylori-Pathogen oder Opportunist bei Ulcera duodeni? Z Gastroenterol 8:423 (1987): *249.07*

Becker HD. Die Perforation des gastroduodenalen Ulcus. In: Häring R (Hrsg) Das komplizierte gastroduodenale Ulcus. Thieme, Stuttgart:72–91 (1978): *340.01, 340.02, 340.03*

Becker HD. Chirurgische Therapie der Ulcusperforation. In: Allgöwer M, Harder F, Hollender LF, Peiper HJ (Hrsg) Chirurgische Gastroenterologie. Springer, Berlin Heidelberg New York:500–516 (1981)

Becker HD, Lehmann L, Löhlein D, Schumpelick V, Troidl H. Selectiv-proximale Vagotomie mit Ulcusexcision oder Billroth I – Resektion beim chronischen Ulcus ventriculi. Eine prospektive randomisierte Multicenter-Studie. Chirurg 53:773–777 (1982): *106.09, 107.06, 107.11, 109.20, 119.11, 119.12, 119.22*

Becker JM, Kelly KA, Haddat AC, Zinsmeister AR: Proximal gastric vagotomy and mucosal antrectomy: A possible operative approach to duodenal ulcer. Surgery 94:58–64 (1983)

Becker U, Faurschou P, Jensen J, Lindorff K, Pedersen PB, Ranlov PJ. Relapse prevention of duodenal ulcers with trimipramine, cimetidine or placebo. Scand J Gastroenterol 19:405–410 (1984): *215.04, 234.04, 234.05, 240.01, 240.02, 240.05, 240.07, 240.14, 240.15, 247.30*

Becker U, Lindorff K, Andersen C, Ranlov PJ. Antacid treatment of duodenal ulcer. Acta Med Scand 221:95–101 (1987): *226.02, 226.03, 226.04, 227.01, 227.02, 227.03, 229.01, 229.05, 229.09, 230.03, 230.04, 230.08*

Beckly DE, Casebow MP. Prediction of rebleeding from peptic ulcer experience with an endoscopic doppler device. Gut 27:96–99 (1986)

Behar J, Roufail W, Thomas E, Keller F, Dernbach W, Tesler M. Efficacy of sucralfate in the prevention of recurrence of duodenal ulcer. Gastroenterology 90:1343 (1986): *215.07, 237.05, 237.09, 237.10, 238.05, 238.08, 238.09, 240.07, 240.11, 240.12, 241.09, 241.13, 243.03, 243.05*

Bekada H, Charikhi M, Haicheur R, Yanes Y, Mentouri B. Bleeding peptic ulcer. 10 years' experience. Am J Surg 147:375–377 (1984): *308.03, 309.01, 310.01, 315.07*

Belgian Peptic Ulcer Study Group. Single blind comparative study of ranitidine and cimetidine in patients with gastric ulcer. Gut 25:999–1002 (1984): *249.01, 249.03, 249.13, 249.28*

Bell JA, Gower AJ, Martin LE, Mills ENC, Smith WP. Interaction of H2-receptor antagonists with drug-metabolizing enzymes. Biochem Soc Trans 9(1):113–114 (1981)

Bendtsen F, Dano P. Ranitidine (Zantac). En ny H2-receptorantagonist. Ugeskr Laeger 145:3681–3682 (1983)

Benedetti G, Paladini G. Stump cancer following partial gastrectomy. An endoscopic study. Int J Tissue React 4:247–251 (1982): *111.02, 214.00*

Beresford J. Cimetidine versus ranitidine. Lancet I:45 (1985)

Berg P, Bär U, Hausamen TU, Lingenberg G, Pfleiderer Th, Raedsch R, Saeger HD, Sailer S, Schwigon CD, Seidel G, Stiehl A. Vergleichende Behandlung gastroduodenaler Blutungen mit Sekretin und Cimetidin. Eine multizentrische Studie. Dtsch Med Wochenschr 107:1831–1836 (1982): *303.03, 303.04, 303.07, 304.02, 315.03, 315.04, 315.07, 319.02, 319.03, 319.06*

Bergemann W, Braun H, Büttner GR, Heidinger HP, Henke F, Heuer Ch, Hofgärtner F, Kertzendorff K, Marowski W, Munck A, Schmid E, Semler P, Strauch R. Multizentrische Langzeit-Doppelblindstudie mit Pirenzepin bei Patienten mit abgeheilten Ulcera duodeni. Medwelt 38:65–68 (1987): *215.07, 241.07, 241.08, 241.09, 241.17*

Bergoz R. Cimetidine et bismuthate dicitratotripotassique (Duosol) dans l'ulcère duodénal chronique. Schweiz Med Wochenschr 115:1024–1025 (1985): *226.02, 226.04, 229.01, 229.05, 229.09, 230.04, 254.25*

Berk SI, Gal P, Baumann JL, Douglas JB, McCue JD, Powell JR. The effect of oral cimetidine on total and unbound serum lidocaine concentrations in patients with suspected myocardial infarction. Int J Cardiol 14:91–94 (1987): *208.01*

Berndt H, Guetz HJ. Ergebnisse in der Rezidivprophylaxe des Ulcus duodeni mit Carbenoxolon. Peptische Läsion im Lichte von Aggresion-Protektion. Witzstrock, Baden-Baden (1978)

Berndt H, Guetz HJ. Versuche zur Langzeittherapie mit Carbenoxolon bei Ulcus duodeni. Dtsch Z Verdau Stoffwechselkr 41:98–102 (1981): *215.07, 219.01, 240.07, 240.14, 240.15, 241.09, 241.16, 241.17, 254.03, 254.14, 254.25*

Berndt V, Konrad RM, Biermann B, Grabensee B, Katamnetische Beurteilung der Übernähung perforierter Magen- und Zwölffingerdarmgeschwüre. Chirurg 41:549–553 (1970): *340.02, 341.02, 347.01, 353.01*

Berstad A, Aadland E, Carlsen E, Myren J, Semb LS, Kurse-Jensen A. Maintenance treatment of duodenal ulcer patients with a single bedtime dose of cimetidine. Scand J Gastroenterol 14:827–831 (1979): *215.02, 219.01, 237.01, 238.01, 238.05, 241.02, 241.03, 241.09, 237.02, 237.05, 238.02, 240.01, 240.02, 240.07*

Berstad A, Kett K, Aaland E, Carlsen E, Frislid K, Saxhaug K, Kruse-Jensen A. Treatment of duodenal ulcer with ranitidine, a new histamine H2-receptor antagonist. Scand J Gastroenterol 15:637–639 (1980)

Berstad A, Aadland E, Bjerke K, Carlsen E. Relapse of duodenal ulcer after treatment with trimipramine-antacids or cimetidine-antacids. Scand J Gastroenterol 16:933–936 (1981a): *213.01, 226.01, 226.03, 226.04, 227.02, 227.03, 229.03, 229.05, 229.09, 230.01, 230.04, 230.08, 231.01*

Berstad A, Aaland E, Bjerke K. Cimetidine treatment of recurrent ulcer after proximal gastric vagotomy. Scand J Gastroenterol 16:891–896 (1981b): *215.01, 354.03, 358.01, 366.01*

Berstad A, Rydning A, Aadland E, Kolstad B, Frislid K, Aaseth J. Controlled clinical trial of duodenal ulcer healing with antacid tablets. Scand J Gastroenterol 17:953–959 (1982): *207.01, 249.02, 249.03, 249.13, 249.28, 249.30*

Berstad A. Antacids, pepsin inhibitors and gastric cooling in the management of massive upper gastrointestinal heamorrhage. Scand J Gastroenterol 22 [Suppl 137]:33–38 (1987)

Bertaccini G, Molina E, Bobbion P. Ranitidine increases lower oesophageal sphincter pressure in man. Ital J Gastroenterol 13:147–150 (1981)

Bertschinger PH, Lacher G, Aenishaenslin W, Baerlocher CH, Bernoulli R, Egger G, Eisner M, Fasel J, Fehr HF, Fumagalli I, Gassmann R, Gueller R, Kobler E, Leuthold E, Nueesch HJ, Pace F, Pelloni S, Plancherel P, Realini S, Seiler P, Stokker H, Vetter D, Schmid P, Simonian B, Vogel E, Blum AL. Presenting characteristics of patients with duodenal ulcer and outcome of medical treatment. Digestion 36:148–161 (1987): *215.07, 240.07, 240.14, 240.15, 249.01, 249.02, 249.03, 249.05, 249.09, 249.13, 249.18, 249.24, 249.28, 249.33, 249.36, 254.01, 254.03, 254.04, 254.06, 254.11, 254.14, 254.17, 254.20, 254.21, 254.25, 254.30, 254.32*

Bianchi Porro G, Burland WL, Hawkins BW, Petrillo M. Long-term treatment of duodenal ulcer with cimetidine: a review. H2-Receptor Antagonists. Excerpta Medica, Amsterdam (1979a)

Bianchi Porro G, Petrillo M. A controlled trial comparing cimetidine with carbenoxolone sodium in gastric ulcer (short- and long-term study). Drugs Exp Clin Res 5:173–176 (1979b): *215.04, 240.01, 240.05, 240.14, 241.02, 241.06, 241.16*

Bianchi Porro G, Petrillo M. Cimetidine treatment for anastomotic ulceration after partial gastrectomy: short-term clinical trial and maintenance study. Br J Clin Pract 34:11–12 (1980a): *366.01*

Bianchi Porro G, Petrillo M, Grossi E, Lazzaroni M. Smoking and duodenal ulcer. Gastroenterology 79:180–181 (1980b): *215.01, 249.28*

Bianchi Porro G, Prada A, Petrillo M, Lazzaroni M. Women and duodenal ulcer (letter). Br Med J 283:235 (1981): *247.15, 249.28, 250.29*

Bianchi Porro G, Petrillo M, Lazzaroni A, Caruso I, Montrone F, Fumagalli M. Ranitidine in the treatment of anti-inflammatory drugs induced gastric lesions. Scand J Gastroenterol 17(78):631 (1982a): *247.26*

Bianchi Porro G, Prada A, Petrillo M, Lazzaroni M. Gastric acid secretion, smoke and duodenal ulcer healing. Gastroenterology 82:394–395 (1982b): *249.28, 250.28, 250.29, 254.25*

Bianchi Porro G, Petrillo M, Lazzaroni M. Ranitidine in short-term treatment of duodenal ulcer: a multicentre endoscopic double blind trial. In: Misiewicz JJ, Wormsley KG (eds) The clinical use of ranitidine. Medicine Publ Foundation, Oxford:136–142 (1982c): *206.03, 215.05*

Bianchi Porro G, Prada A, Lazzaroni M, Petrillo M. Smoking and gastric inhibition by H2 antagonists. Lancet 1:584 (1983a)

Bianchi Porro G. La storia naturale della malttia ulcerosa. Influenza della terapia antiulcera In: Barbara L, DoblillaG. Ranitidina il nuovo H2-antagonista. Edizione Libreria Cortina, Verona:281–296 (1983b)

Bianchi Porro G. Efficacy and safety of long-term cimetidine treatment Proceedings at the 12 Int. Congress of Gastroenterology. 12 Int Congr Gastroenterol Lisboa Sept 20:33–38 (1984a): *215.01, 237.01, 238.01, 240.01, 240.02, 240.07, 241.02, 241.03, 241.09, 243.01*

Bianchi Porro G, Lazzaroni M, Petrillo M, De Nicola C. Relapse rates in duodenal ulcer patients formely treated with bismuth subcitrate or maintained with cimetidine. Lancet 2:698 (1984b): *215.01, 226.04, 227.03, 229.01, 229.05, 229.09, 230.04, 230.08, 231.01, 237.01, 238.01, 241.02, 243.01*

Bianchi Porro G. Famotidine in the treatment of gastric and duodenal ulceration: overview of clinical experience. Digestion 32 (1):62–69 (1985a)

Bianchi Porro G, Barbara L, Cheli R, Dal Monte PR, Mazzacca G. Comparison of tripotassium dicitrato bismuthate (TDB) tablets and ranitidine in healing and relapse of duodenal ulcer. The British Soc of Gastroenterol. Autumn Meeting Sept 18–20 (1985b): *230.04, 241.09*

Bianchi Porro G, Petrillo M, Recchia G. The safety of ranitidine: 1981–83 postmarketing surveillance experience in Italy. Clinical Trials 22(5):441–447 (1985c)

Bianchi Porro G, Petrillo M, Lazzaroni M, Mazzacca G, Sabbatini F, Piai G, Dobrilla G, DePeretris G, Daniotti S. Comparison of pirenzepine and carbenoxolone in the treatment of chronic gastric ulcer. Hepatogastroenterology 32:293–295 (1985d): *250.34*

Bianchi Porro G, Lazzaroni M, Pace F, Petrillo M. Long-term low-dose antacid versus cimetidine therapy in the treatment of duodenal ulcer recurrence. Scand J Gastroenterol 21:1144–1146 (1986a): *215.04, 237.01, 237.04, 237.11, 238.01, 238.04, 238.10, 240.01, 240.05, 240.14, 240.16, 241.02, 241.06, 241.16, 241.18*

Bianchi Porro G, Parente F, Lazzaroni M, Pace F. Colloidal bismuth subcitrate and two different dosages of cimetidine in the treatment of resistant duodenal ulcer. Preliminary results. Scand J Gastroenterol 21 [Suppl 122]:39–41 (1986b): *383.02, 384*

Bianchi Porro G, Parente F, Lazzaroni M, Baroni S, Panza E. Medium-dose antacids versus cimetidine in the short-term treatment of duodenal ulcer. J Clin Gastroenterol 8(2):141–145 (1986c): *249.02, 249.03, 249.09, 249.13, 249.28, 249.29, 249.30*

Bianchi Porro G, Dal Monte PR, Lazzaroni M, Petrillo M, D'Imperio N, Imbimbo BP. Pirenzepine and ranitidine for chronic gastric ulcer: A comparison in short-term and maintenance treatment. Curr Therap Research 39:149–155 (1986d): *215.05, 240.05, 240.06, 240.08, 241.06, 241.07, 241.10*

Bianchi Porro G, Parente F, Lazzaroni M. Tripotassium dicitrato bismuthate (TDB) versus two different dosages of cimetidine in the treatment of resistant duodenal ulcers. Gut 28:907–911 (1987a): *383.02*

Bianchi Porro G, Lazzaroni M, Cortvriendt WRE. Maintenance therapy with colloidal bismuth subcitrate in duodenal ulcer disease. Digestion 37 [Suppl 2]:47–52 (1987b): *215.07, 240.07, 240.14, 240.15, 241.09, 241.16, 241.17*

Bianchi Porro G, Lazzaroni M, Barbara L, Corinaldesi R, Dal Monte PR, D'Imperio N, Mazzacca G, D'Arienzo A, Cheli R, Bovero E. Tripotassium dicitrate bismuthate and ranitidine in duodenal ulcer. Scand J Gastroenterol 23(10):1232–1236 (1988)

Biggs JC, Hugh TB, Dodds AJ. Tranexamic acid and upper gastrointestinal haemorrhage. A double-blind trial. Gut 17:729–734 (1976): *304.04, 315.06, 315.07, 315.08, 319.05, 319.06, 319.07*

Binder HJ, Cocco A, Crossley RJ, Finkelstein W, Font R, Friedmann G, Groarke J, Hughes W, Johnson AF, McGuigan JE, Summers R, Vlahcevic R, Wilson EC, Winship DH. Cimetidine in the treatment of duodenal ulcer. A multicentre double blind study. Gastroenterology 74:380–388 (1978): *249.30*

Biollaz J, Shaheen O, Wood AJJ. Cimetidine inhibition of ethmozine metabolism. Clin Parmacol Ther 37:665–668 (1985): *208.01*

Birchall JD, Chappell JS. Aluminium, chemical physiology and Alzheimer's disease. Lancet II:1008 (1988)

Birger Jensen K, Moellmann KM, Rahbek I, Rash Madsen J, Rune SJ, Wulff HR. Prophylactic effect of cimetidine in gastric ulcer patients. Scand J Gastroenterol 14:175–176 (1979): *215.02, 240.01, 240.07*

Birnie GG, Quigley EMM; Allan G, Goudie BM, Watkinson G, Sugden B. A double-blind randomized trial of cimetidine in acute upper gastrointestinal bleeding. Scand J Gastroenterol 19:885–888 (1984): *303.02, 303.07, 304.03, 304.04, 315.07 315.08, 319.02, 319.04*

Bismuth C, Pontal PG, Baud F, Galliot M, Elkharly M. Prolonged high plasma imipramine levels after acute intoxication. Vet Hum Toxicol 24:69–70 (1982): *208.01*

Bitoun A, Bader JP. Cimetidine and medicinal ulcer. H2-receptor antagonists. Excerpta Medica, Amsterdam (1980)

Bittersohl JH, Hartmann G. Ergebnisse der Behandlung des blutenden gastroduodenalen Ulkus. Zentralbl Chir 112:294–302 (1987): *308.01, 308.03, 314.01, 315.03, 317.00, 322.02*

Bittner R, Bittner B, Berger HG. Glukosehomöostase und Magenresektion. Die Bedeutung der Nahrungspassage durch das Duodenum. Z Gastroenterol 19:698 (1981)

Bittner R, Meves M, Bittner L, Beger HG. Das peptische Ulcus. Dtsch Med Wochenschr 108(4):137–141 (1983): *247.12, 247.34*

Bivins BA, Rogers EL, Rapp RP, Sachatello CR, Hyde GL, Griffen WO. Clinical failures with cimetidine. Surgery 88:417–424 (1980)

Blackett RL, Johnston D. Recurrent ulceration after highly selective vagotomy for duodenal ulcer. Br J Surg 68:705–710 (1981): *102.04, 115.01, 118.01, 119.13, 125.02, 125.03, 125.08, 125.11, 125.12, 125.14, 125.15, 125.16, 125.21, 360.02*

Blackwood WS, Maudgal DF, Borthfield TC. Prevention by bedtime cimetidine of duodenal-ulcer relapse. Lancet 1:626–627 (1978): *215.02, 237.01, 237.02, 237.05, 238.01, 238.02, 238.05, 240.01, 240.02, 240.07, 241.02, 241.03, 241.09, 243.01, 243.03*

Blair III AJ, Feldman M, Barnett C, Walsh JH, Richardson CT. Detailed comparison of basal and food-stimulated gastric acid secretion rates and serum gastrin concentrations in duodenal ulcer patients and normal subjects. J Clin Invest 79:582–587 (1987): *247.12, 247.34*

Blair SD, Greenhalgh RM. Early blood transfusion promotes recurrent gastrointestinal haemorrhage. Gut 28:A1402 (1987)

Blair SD, Janvrin SB, McCollum CN, Greenhalgh RM. Effect of early blood transfusion on gastrointestinal haemorrhage. Br J Surg 73:783–785 (1986): *303.01, 315.01*

Blaser MJ. Gastric Campylobacter-like organisms, gastritis, and peptic ulcer disease. Gastroenterology 93:371–383 (1987)

Blaser MJ. Type B gastritis, aging, and Campylobacter pylori. Arch Intern Med 148:1021–1022 (1988)

Bleger G. Les traitements medicaux au long cours de la maladine ulcéreuse en dehors des poussées. Med Chir Dig 9:453–456 (1980): *215.04, 219.01, 234.05, 240.01, 240.14*

Blower AL, Armstrong CP. Sudden death at home from peptic ulceration – a hitherto unrecognised phenomenon. Gut 27 [Suppl]:A1281 (1986): *257.17, 257.20*

Blum AL. Therapeutic approach to ulcer healing. Am J Med 79(2C):8–14 (1985)

Blum AL. Ziele bei der Therapie der Ulkuskrankheit. Schweiz Med. Wochenschr 114:679–683 (1984a)

Blum AL, Fimmel CJ. Medikamentöse Rezidivprophylaxe des chronischen Ulkusleidens. Therapiewoche 34:597–605 (1984b)

Blum AL, Fimmel C. Therapie des Ulkus ventriculi mit Antazida. Z Gastroenterol (21):59–73 (1983)

Blum AL, Siewert JR, Halter F. Ulkustherapie mit Cimetidin. Dtsch Med Wochenschr 103(4):135–139 (1978)

Blum AL, Siewert JR (eds) Ulcus-Therapie. Springer, Berlin Heidelberg New York (1982)

Blum AL. The role of Campylobacter pylori in gastroduodenal diseases. A "nonbelievers" point of view. Gastroenterol Clin Biol 13:112B–126B (1989)

Blum AL, Bode C, Domschke W, Feurle G, Hackenberg K, Hammer P, Hüttemann, Kachl, Kaess H, Manegold BC, Peter P, Pfleiderer T, Rohner HG, Rasenack U, Sanwald R, Stalder G, Vallotton JJ. Therapie des Ulcus ventriculi mit Sucralfat und Ranitidin. Dtsch Med Wochenschr 111:1910–1915 (1986): *249.36*

Blum AL, Stöltzing H, Bauerfeind P. Decisions in a case of upper gastrointestinal haemorrhage. In: Data analysis for clinical medicine. Thomas C, Chalmers MD (eds) International University Press, Rome, 145–174 (1988)

Blumberg L. Duodenal ulcer, urban stress and the concept of marginal man. S Afr Med J 64:630–632 (1983): *247.23, 247.30, 257.02*

Blumenthal IS. Digestive disease as a national problem. Gastroenterology 54:86–92 (1968): *257.03, 257.05, 257.09, 257.17, 257.20*

Bodemar G, Walan A. Maintenance treatment of recurrent peptic ulcer by cimetidine. Lancet 1:403–407 (1978)

Bodemar G, Walan A. Two-year follow-up after one year's treatment with cimetidine or placebo. Lancet I:38–39 (1980): *217.01, 234.01, 234.03, 234.04*

Bodemar G, Norlander B, Walan A, Larsson R. Short- and long-term treatment with cimetidine in peptic ulcer diesease and the pharmacokinetics of cimetidine. In: Walan A (ed) Peptic ulcer disease and its treatment. Scand J Gastroenterol (55):96–106 (1979): *203.01, 203.02, 203.03, 215.02, 219.01, 237.01, 237.02, 237.05, 238.01, 238.02, 238.05, 240.01, 240.02, 240.07, 241.02, 241.03, 241.09*

Bodemar G, Gotthard R, Ström M, Walan A. Maintenance treatment. Part I – Length of therapy and indications. In: Baron HJH (ed) Cimetidine in the 80's, Churchill Livingstone, Edinburgh:75–84 (1981)

Boeckl O, Lill H. Über das Magenstumpfkarzinom MMW 105:615–618 (1963)

Boero M, Pera A, Andriulli A, Ponti V, Canepa G, Palmas F, Duglio A, Molinaro GC, Toselli M, Riccardino N. Candida overgrowth in gastric juice of peptic ulcer subjects on short- and long-term treatment with H2-receptor antagonists. Digestion 28:158–163 (1983)

Boey J, Lee NW, Koo J, Lam PHM, Wong J, Ong GB. Immediate definitive surgery for perforated duodenal ulcers: a prospective controlled trial. An Surg 196:338–344 (1982a): *340.01, 340.02, 341.01, 341.02, 341.03, 343.01, 343.02*

Boey J, Lee NW, Wong J, Ong GB. Perforations in acute duodenal ulcers. Surg Gynecol Obstet 155:193–196 (1982b): *340.02, 341.02, 349.02, 352.02*

Boey J, Wong J, Ong GB. A prospective study of operative risk factors in perforated duodenal ulcers. Ann Surg 195:265–269 (1982c): *257.09, 338.01, 338.02, 340.01, 340.02, 349.05, 351.00, 351.07*

Boey J, Choi SKY, Alagaratnam TT, Poon A. Risk stratification in perforated duodenal ulcers. Ann Surg: 22–26 (1987a): *338.01, 340.01, 340.02*

Boey J, Wong J. Perforated duodenal ulcers. World J Surg 11:319–324 (1987b): *340.01, 340.02, 341.01, 342.02, 349.02, 352.02, 352.03*

Bohning W. A study to investigate the effects of cimetidine and ranitidine on plasma theophylline in patients with chronic obstructive airways diesease. Eur J Clin Pharmacol (1987): *208.01, 208.02*

Boles RS, Westermann MP. Seasonal incidence and precipitating causes of hemorrhage from peptic ulcer. JAMA 156:1379–1383 (1954): *249.08, 249.12*

Bolin TD. The role of maintenance sucralfate in prevention of duodenal ulcer recurrence. International sucralfate research conference – Maui, Hawaii: 25 (feb 1987): *215.07, 240.07, 240.11, 240.12, 241.09, 241.13, 241.14*

Bolin TD, Billington BP, Davis AE. Comparison of ranitidine and cimetidine as maintenance therapy in the prevention of duodenal ulcer recurrence. Aust N Z J Med 13:440 (1983): *215.03, 240.01, 240.03, 240.05, 241.02, 241.04, 241.10*

Bongiorno A, Rotolo G, Cataldo MG, Salvia A, Di Simone V. Ranitidina nella prevenzione delle recidive di ulcera duodenale. Prime esperienze a medio termine. Min Diet e Gastr 30:251–254 (1984): *215.05, 237.06, 238.06, 240.05, 241.10*

Bonnevie O. The incidence of duodenal ulcer in Copenhagen country. Scand J Gastroenterol 10:385–393 (1975): *248.02, 248.14, 258.03*

Bonnevie O. Causes of death in duodenal and gastric ulcer. Gastroenterology 73:1000–1004 (1977): *248.04, 258.17*

Bonnevie O. Survival in peptic ulcer. Gastroenterology 75:1055–1060 (1978): *258.17*

Booth RAD, Alexander Williams J. Mortality of perforated duodenal ulcer treated by simple suture. Br J Surg 58:42–44 (1971): *338.02*

Borg I, Borgstroem S. Spätergebnisse der Resektionsbehandlung nach Billroth I und Billroth II in der Ulkuschirurgie. Bruns' Beitr Klin Chir 217:481–485 (1970): *107.06, 107.07, 107.09, 119.11 119.22*

Bories P, Michel H, Dulcos B, Beraud JJ, Mirouze J. Use of ranitidine, without mental confusion, in patients with renal failure. Lancet II:755 (1980)

Bornman PC, Theodorou NA, Shuttleworth RD, Essel HP, Marks IN. Importance of hypovalaemic shock and endoscopic signs in predicting recurrent haemorrhage from peptic ulceration: a prospective evaluation. Br J Med 291:245–247 (1985): *303.07, 321.03, 321.06*

Borody T, Cole P, Noonan S, Morgan A, Ossip G, Maysey J, Brandl S. Long-term Campylobacter pylori recurrence post-eradication. Gastroenterology 94:A43 (1988): *249.07*

Borrero E, Bank S, Margolis I, Schulmann ND, Chardavoyne R. Comparison of antacid and sucralfate in the prevention of gastrointestinal bleeding in patients who are critically ill. Am J Med 79(2c):62–64 (1985)

Börsch G. Campylobacter pylori: new and renewed insights into gastritis-associated ulcer disease (GAUD). Hepatogastroenterol 34:191–193 (1987)

Börsch G, Schmidt G, Wegener M. Duodenalstumpf-Endoskopie bei Billroth-II-Resektionsmägen. Med Klin 80(13):341–344 (1985)

Börsch G, Mai U, Müller KM: Monotherapy or polychemotherapy in the treatment of Campylobacter pylori-related gastroduodenal disease. Scand J Gastroenterol. 23 [Suppl 142]:101–106 (1988)

Börsch G, Mai U, Opferkuch W. Oral triple therapy (OTT) may effectively eradicate Campylobacter pylori (C.p.) in man: a pilot study. Gastroenterology 94(5):A44 (1988)

Börsch GMA. In: Ottenjan R, Schmitt W (Hrsg) Campylobacter pylori. Interdisziplinäre Gastroenterologie. Springer, Berlin Heidelberg New York:101–115 (1988)

Börsch GMA. Short- and mediumterm results of oral triple therapy to eradicate Campylobacter pylori. Gastroenterology 96:A56 (1989)

Böttger Th, Schröder D, Ungeheuer E. Ulcus pepticum jejuni. MMW 127:486–488 (1985): *355.01, 356.01, 358.01, 361.01*

Boucekkine T, Meknini B, Bitoun A, Bernier JJ. Treatment of duodenal ulcer – comparison rioprostil versus placebo. Gastroenterology 88(5,2):A1332 (1985)

Boulos PB, Whitfield PF, Hobsley M. Insulin- and histamin-stimulated secretion in relation to recurrence of duodenal ulceration after vagotomy. Br J Surg 71:418–422 (1984): *125.14*

Boumghar M. Récidives ulcéreuses après traitement chirurgical de la maladie ulcéreuse gastro-duodénale. Praxis 71:485–493 (1982): *356.01*

Boyd EJS, Wormsley KG. Natural history of duodenal ulcer. Surv Dig Dis 3:230–239 (1985a)

Boyd EJS, Wormsley KG, Etiology and pathogenesis of peptic ulcer. In: Bockus Gastroenterology, 4th edn. Saunders, Philadelphia:1013–1059 (1985b)

Boyd EJS, Peden NR, Saunders JHB, Wormsley KG. Long-term treatment of duodenal ulceration with renitidine. Gut 21:A922–A923 (1980)

Boyd EJS, Peden NR, Browning MCK, Saunders JHB, Wormsley KG. Clinical and endocrine aspects of treatment with ranitidine. Scand J Gastroenterol (67–70):81–83 (1981a)

Boyd EJS, Wilson JA, Wormsley KG. Failure of maintenance therapy in duodenal ulcer. Gut 22:A880 (1981b)

Boyd EJS, Wilson JA, Peden NR, Wormsley KG. Maintenance treatment of duodenal ulcer with ranitidine. In: Misiewics JJ, Wormsley KG (eds) The clinical use of ranitidine. 5. Oxford Symp. Medicine Publishing Foundation:189–191 (1982a): *215.05, 241.10, 240.05*

Boyd EJS, Wilson JA, Wormsley KG. Effects of smoking on gastric secretion: loss of inhibition by antisecretory drugs. Gut 23:A904 (1982b)

Boyd EJS, Wilson JA, Wormsley KG. Maintenance treatment of duodenal and gastric ulcer with ranitidine. Ranitidine. Excerpta Medica, Amsterdam:102–117 (1982c): *215.03, 237.01, 237.03, 237.06, 238.01, 238.03, 238.06 239.01, 239.02, 240.01, 240.03, 240.07, 240.08, 240.09, 241.02, 241.04, 241.09, 241.10, 241.11, 243.01, 243.03, 243.04, 247.15*

Boyd EJS, Wilson JA, Wormsley KG. Maintenance treatment of duodenal and gastric ulcer with ranitidine. In: Riley AJ, Salmon PR (eds) Ranitidine. Proceedings of an Int Symp held in the context of the VII. World Congress of Gastroenterol Stockholm 17 June 1982. Amsterdam:102–116 (1982d): *254.13*

Boyd EJS, Wilson JA, Wormsley KG. A double-blind comparison of continuous ranitidine with placebo after one year's successful maintenance of duodenal ulcer healing with ranitidine 150 mg nocte. Gastroenterology 84:1113 (1983a)

Boyd EJS, Wilson JA, Wormsley KG. Smoking impairs therapeutic gastric inhibition. Lancet 1:95–97 (1983b): *247.32*

Boyd EJS, Wilson JA, Wormsley KG. Natural history of asymptomatic duodenal ulcers. Gut 24:A470 (1983c)

Boyd EJS, Wilson JA, Wormsley KG, Comparison of continuous maintenance with ranitidine or placebo after one year's successful maintenance treatment of duodenal ulcer with ranitidine. Gut 24:A499 (1983d)

Boyd EJS, Wilson JA, Wormsley KG. Effects of treatment compliance and overnight gastric secretion on outcome of maintenance therapy of duodenal ulcer with ranitidine. Scand J Gastroenterol 18:193–200 (1983e): *215.05, 237.06, 238.06, 240.08, 241.10, 243.04*

Boyd EJS, Wilson JA, Wormsley KG. Recurrent ulcer disease. In: Ranitidine: therapeutic advances. Excerpta Medica, Amsterdam:14–42 (1984a)

Boyd EJS, Wilson JA, Wormsley KG. The fate of asymptomatic recurrence of duodenal ulcer. Scand J Gastroenterol 19:808–812 (1984b): *245.01*

Boyd EJS, Wilson JA, Wormsley KG. Safety of ranitidine maintenance treatment of duodenal ulcer. Scand J Gastroenterol 19:394–400 (1984c): *203.02, 215.05, 237.05, 237.06, 238.05, 238.06, 240.08, 241.09, 241.10, 243.04, 254.25*

Boyd EJS, Penston JG, Johnstone DA, Wormsley KG. What really happens during maintenance therapy of duodenal ulcer? Gut 28:A1341 (1987): *215.05, 237.06, 238.06, 240.08, 241.10*

Boyd EJS, Penston JG, Johnston DA, Wormsley KG. Does maintenance therapy keep duodenal ulcers healed? Lancet I:1324–1327 (1988)

Brackmann HP, Brinkhoff H, Dammann HG, Gierthmuhlen FW, Hüttemann W, Muller P, Panijel M, Rohner HG, Schreiber HJ, Schutz E, Simon B, Steger F, Wunderer A. Acute treatment of duodenal-ulcer-disease with ranitidine. Therapiewoche 34:5232–5237 (1984): *206.04*

Bradby GVH, Hoare AM, Hawkins CF, Alexander-Williams J. Long-term treatment with cimetidine of ulcers recurring after gastric operation. Gut 21:463 (1980): *354.03, 366.01*

Braghetto I, Lazo M, Leiva V, Rebolledo P, Gallardo I, Csendes A, Bardavid A, Diaz A, Bahamonde A. A prospective study of intraoperative histologic antrum and corpus boundary in patients undergoing highly selective vagotomy for duodenal ulcer. Surg Gynecol Obstet 164:213–218 (1987)

Brandstätter B, Solhang JH, Carling L, Glise H, Hallgren T et al. Recurrent ulcer after treatment with cimetidine or sucralfate. Scand J Gastroenterol 22:791–797 (1987)

Brandstaetter G, Kratochvil P. Comparison of two sucralfate dosages (2g twice a day versus 1g four times a day) in duodenal ulcer healing. Am J Med 79(2c):36–38 (1985): *249.28*

Braun L. Früh- und Spätresultate nach einfacher Übernähung des perforierten Ulcus ventriculi und Ulcus duodeni. Schweiz Med Woschenschr 114:716–718 (1984): *340.02, 343.01, 347.01, 349.01, 349.02, 349.05*

Braun L. Das blutende gastroduodenale Ulcus – Klinik, Therapie, Prognose. Chirurg 57:438–443 (1986): *248.02, 322.03, 322.05, 322.07*

Brdiczka IG. Das große Ulcus duodeni im Röntgenbild. Fortschr Geb Röntgenstr 44:177–181 (1931)

Brearley S, Hawker PC, Morris DL, Dykes PW, Keighley MRB. Selection of patients for surgery following peptic ulcer haemorrhage. Br J Surg 74:893–896 (1987a): *314.01, 321.01, 321.03, 321.06, 321.07*

Brearley S, Hawker PC, Dykes PW, Keighley MRB. Per-endoscopic bipolar diathermy coagulation of visible vessels using a 3,2 mm probe – A randomised clinical trial. Endoscopy 19:160–163 (1987b): *302.01, 302.02, 303.03, 307.01, 315.03, 316.01, 316.02, 318.01, 318.02, 319.02*

Brearly S, Morris DL, Hawker PC, Dykes PW, Keighley MRB. Prediction of mortality at endoscopy in bleediing peptic ulcer disease. Endoscopy 17:173–174 (1985): *303.07, 321.03, 324.05, 325.01*

Breen KJ, Bury R, Desmond PV, Mashford ML, Mophett B, Westwood B, Shaw RG. Effect of cimetidine and ranitidine on hepatic drug metabolism. Clin Pharmacol Ther 31:297–300 (1982): *208.01, 208.02, 254.27*

Breen KJ, Harman PJ, Mashford ML, Morphett BJ. Decreased clearance of warfarin after treatment with cimetidine or ranitidine. Clin Exp Pharmacol Physiol 10(6):688–689 (1983)

Brenner LO. Agranulocytosis and ranitidine. Ann Intern Med 104:896–897 (1986)

Bresci G, Capria A, Rindi G, Geloni M, Corsini G. Ranitidine, cimetidine and antacids in the prevention of recurrence after healed duodenal ulcer: one-year experience. Int J Tissue 5:345–348 (1983): *215.03, 231.01, 240.01, 240.02, 240.03, 240.07, 240.08, 240.09, 241.02, 241.03, 241.04, 241.09, 241.10, 241.11, 243.01, 243.03, 243.04*

Bresci G, Federici G, Capria A, Corsini G. A comparison of ranitidine and cimetidine in preventing the recurrence of duodenal ulcers in patients with hepatic cirrhosis. VII Congr Nazionale Aigo Pharma:84 (1984)

Bresci G, Capria A, Federici G, Rindi G, Geloni M. Prevention of relapse with various antiulcer drugs. Scand J Gastroenterol 21(121):58–62 (1986): *215.03, 231.01, 240.06, 240.07, 240.08, 241.02, 241.07, 241.10, 241.16, 243.01, 243.02, 243.04*

Bretzke G. Untersuchungen über die Wirksamkeit von Metoclopramid beim Ulcus ventriculi. Z Gesamte Inn Med 39:457–459 (1984)

Bretzke G. Monat- und jahreszeitliche Verteilung des Ulcus ventriculi et duodeni in einer endoskopischen Untersuchungsgruppe. Z Gesamte Inn Med 10:13, 407–408 (1985): *247.17*

Bright-Asare P, Giannikopoulos ICG, Kogut D, Snape W, Thomas E, Lorber S, Isenberg J, Kaplan L, Lweis J, Mayberry C, Nardi R. Ranitidine 300 mg H.S. and placebo in short-term treatment of duodenal ulcer – a double-blind randomized controlled trial. Gastroenterology 90(5,2):1357 (1986a)

Bright-Asare P, Sontag SJ, Gould RJ, Brand DL, Roufail WM. Efficacy of misoprostol (twice daily dosage) in acute healing of duodenal ulcer. A multicenter double-blind controlled trial. Dig Dis Sci 31 [feb Suppl]:63S–67S (1986b): *249.28*

Bright-Asare P. Treatment of duodenal ulcer with enprostil, a prostaglandin E2 analogue. Am J Med 81 [Suppl 2A]:64–68 (1986c): *249.28*

Briglia R, Impieri M, Calcina G. Short term (6 weeks) treatment of peptic ulcer with cimetidine and ranitidine. Gazz Med Ital 143:717–719 (1984): *206.01*

Brittain RT. Future prospects for histamine H2 antagonists. Digestion 31:152 (1985)

Brittain RT, Harris DM, Martin LE, Poynter D, Price B. Safety of ranitidine. Lancet II:1119 (1981)

Britton ML, Waller ES. Central nervous system toxicity associated with concurrent use of triazolam and cimetidine. Drug Intellig Clin Pharm 19:666–668 (1985): *208.01*

Brodin HF, Hedenbro JL, Liedberg G. Ulcer surgery made less expensive. A cost-development study: 1963, 1973, and 1978. Ann Surg 198:5–8 (1983): *258.15*

Brollo A, Velisig M, Di Bonito L, Bianchi C. Elevato rischio relativo di carcinoma del monocone gastrico in pazienti gastrosecati in giovane età. Minerva Med 72:1921–1924 (1981): *111.02*

Bron BA, Bekhechi R. Expériences acquises avec la ranitidine à Genève dans le traitement de l'ulcère duodénal. Médecine et Hygiène (41):2472–2473 (1983): *250.33*

Brooks JR, Eraklis AJ. Factors affecting the mortality from peptic ulcer. The bleeding ulcer and ulcer in the aged. N Engl J Med 271:803–809 (1964): *107.10, 122.01, 248.02, 308.02, 322.02, 322.08*

Broor SL, Gilhotra R, Kalra OP, Mehta SK, Nanda V, Sharma BK. A comparison of ranitidine with cimetidine in short-term treatment of duodenal ulcer. Ind J Gastroenterol 4(1):11–12 (1985): *206.01*

Brosch R, Tempel G, Schneck H. Bedeutung der oberen gastrointestinalen Blutung bei polytraumatisierten Patienten. Dtsch Med Wochenschr 111:1677–1680 (1986)

Broughton LJ, Rogers HJ. Decreased systemic clearance of caffein due to cimetidine. Br J Clin Pharmacol 12:155–159 (1981): *208.01*

Brown MA, Haight KR, MacKay G. Cimetidine-doxepin interaction. Int J Clin Psychopharmacol 4:245–247 (1985): *208.01*

Brown RC, Langman MJS, Lambert PM. Hospital admissions for peptic ulcer during 1958–72. Br Med J 1:35–37 (1976): *220.02, 220.03, 220.04, 251.01, 253.05, 257.06, 257.07, 257.08*

Brozin IH, Prajapat DK, Blumsohn D. Perforated duodenal ulcer in black patients. S Afr Med J 52:186–188 (1977): *220.04, 340.02*

Bruni H, DeMouy EH, Balart LA, McHardy G. Response of giant duodenal ulcer to medical therapy: report of a case. Am J Dig Dis 14:914–921 (1969)

Brunner G, Loesgen H, Harke U. Ranitidin in der Behandlung cimetidinresistenter Ulcerationen im oberen Gastrointestinaltrakt. Therapiewoche 32:4154–4158 (1982): *212.01, 382.00, 383.01, 384.01*

Brunner G, Creutzfeldt W, Harke U, Lamberts R. Therapy with omeprazole in patients with peptic ulcerations resistant to extended high-dose ranitidine treatment. Digestion 39:80–90 (1988)

Brunner H, Pesendorfer FX, Poetzi R. Ranitidine in the treatment of duodenal and prepyloric ulcer: comparison of two dosage regimens. J Int Res 11:167–172 (1983)

Brunner H, Dittrich H, Kratochvil P. Treatment of duodenal ulcer with pirenzepine and cimetidine. Gut 25:206–210 (1984): *249.30*

Brunner H, Mittermayer H, Regele H. Die Campylobacter-pylori-Besiedelung der Antrumschleimhaut bei Patienten mit chronischen Gastritiden und peptischem Ulkus. Z Gastroenterol 25 [Suppl 4]:20–23 (1987): *247.07*

Buch KL, Weinstein WM, Hill TA, Elashoff JD, Reedy TJ, Ippoliti AF. Sucralfate therapy in patients with symptoms of alkaline reflux gastritis. A randomized, double-blind study. Am J Med 79(2c):49–54 (1985)

Buchman E, Kaung DT, Dolan K, Knapp R. Unrestricted diet in the treatment of duodenal ulcer. Gastroenterology 56:1016–1020 (1969)

Bucknall TE, Wastell C. Surgical treatment in asymptomatic patients with duodenal ulcer as a prophylaxis against haemorrhage. Postgrad Med J 58:30–31 (1982): *309.01*

Bullock WK, Snyder EN. Benign giant duodenal ulcer. Case Reports 20(2):330–336 (1952).

Bulpitt CJ, Rowntree RK, Semmence A. A randomised controlled trial of the effects of screening for ulcer-type dyspepsia. J Epidemiol Community Health 36:172–175 (1982): *254.24*

Bulthuis R, Laing WA. Cost effectiveness of cimetidine (letter). Lancet II:828–829 (1982): *257.15*

Bünte H, Langhans P. Unterschiedliche Auffassungen in der Ulkustherapie. Therapiewoche 35:2824–2830 (1985)

Burge H, Vein JR. Method of testing for complete nerve section during vagotomy. Br Med J I:615–618 (1958)

Burland WL, Hawkins BW, Horton RJ et al. The longer-term treatment of duodenal ulcer with cimetidine. Cimetidine, Churchill Livingstone, Edinburgh (1978)

Burland WL, Hawkins BW, Beresfort J. Cimetidine treatment for the prevention of recurrence of duodenal ulcer: an international collaborative study. Postgrad Med J 56:173–176 (1980): *215.02, 237.01, 237.02, 237.05, 238.01, 238.02, 238.05, 240.01, 240.02, 240.04, 240.07, 241.02, 241.03, 241.05, 241.09, 243.01, 243.03*

Busman DC, Munting JD. Results of highly selective vagotomy in a non-university teaching hospital. Br J Surg 69:620–624 (1982): *106.12, 107.12, 109.12, 119.13, 125.11, 125.12, 125.15, 360.02*

Busman DC, Volovics A, Munting JDK. Recurrence rate after highly selective vagotomy. World J Surg 12:217–223 (1988a)

Busman DC, Munting JDK. Dynamik Visick grading after highly selective vagotomy. World J Surg 12:224–228 (1988b)

Butterfield DJ, Whitfield PF, Hoblsey M. Changes in gastric secretion with time after vagotomy and the relationship to recurrent duodenal ulcer. Gut 23:1055–1059 (1982)

Buzas G, Puscas I, Milas D, Valean S. Maintenance therapy with carbonic anhydrase inhibitors in the prevention of gastric and duodenal ulcer relapses. Gastroenterology 88(5):A1339 (1985): *215.07, 236.01, 240.14, 241.16, 242.03, 243.06*

Byrnes DJ, Lam SK, Surcus W. The relation between functioning parietal cell and gastrin cell masses in two groups of duodenal ulcer patients. Clin Sci Mil Med 50:375–383 (1976): *247.34*

Bytzer P, Lauritsen K, Rask-Madsen J. Symptomatic recurrence of healed duodenal and prepyloric ulcers following treatment with ranitidine or high-dose antacid. A one year follow-up study. Scand J Gastroenterol 113:51 (1985): *228.01, 229.09, 254.33*

Byther P, Lauritsen K, Rask-Madsen J. Symptomatic recurrence of healed duodenal and prepyloric ulcers after treatment with ranitidine or high-dose antacid. A 1-year follow-up study. Scand J Gastroenterol (21):765–768 (1986): *229.05, 229.08, 229.09, 254.33*

Caldwell R, Castell O. Sucralfate treatment of NSAID-induced gastrointestinal symptoms and mucosal damage. Int sucralfate research conference – Maui, Hawaii:19 (feb 1987)

Calonje MA, Ochsner SF. Unusually large duodenal ulcers. South Med J 62:763–766 (1969)

Camarri E, Chirone E, Fanteria G, Zocchi M. Ranitidine induced bradycardia. Lancet II:160 (1982)

Cappel J, Lueders K, Ungeheuer E. Karzinomrisiko nach Magenresektion. Lebensversicherungsmedizin 34:187–190 (1982): *111.04*

Capria A, Bresci G, Polloni A, Rindi G, Geloni M, Del Tacca M. Pirenzepin in long-term therapy for duodenal ulcer. Int J Clin Pharmacol Ther Toxicol 21:422–424 (1983): *237.01, 237.02, 237.05, 237.11 237.12, 238.01, 238.05, 238.10, 240.01, 240.02, 240.06, 240.07, 240.15, 241.02, 241.03, 241.06, 241.07, 241.08, 241.09*

Capria A, Bresci G, Rindi G, Geloni M, Corsini G. Comparison between ranitidine and cimetidine in the short-term treatment of duodenal ulcer. Int J Clin Pharm Res 2:133–135 (1985): *206.01, 207.01, 383.01*

Cargill JM, Peden N, Saunders JHB, Wormsley KG. Very long-term treatment of peptic ulcer with cimetidine. Lancet II:1113–1115 (1978): *230.02, 254.27*

Carling L, Unge P, Almstrom C, Cronstedt J, Ekstrom P, Hägg S, Hansson B. Enprostil and Cimetidine: comparative efficacy and safety in patients with duodenal ulcer. Scand J Gastroenterol 22:325–331 (1987): *249.28*

Carr-Locke D, Wicks AB. A double-blind, endoscopically assessed evaluation of a bismuth subnitrate preparation (Roter) and cimetidine in the treatment of duodenal ulcer. Br J Clin Pract 40:373–375 (1986)

Car-Locke DL, Taverner D, Wicks ACB. Cimetidine therapy does not prevent rebleeding from peptic ulceration. Postgrad Med J 60:400–403 (1984): *303.03, 303.05, 303.07, 315.03, 319.02, 319.04, 319.05, 321.05*

Carratu R. Ranitidine and adverse effects. Ital J Gastroenterol 16:59–60 (1984)

Carson JL, Strom BL, Soper KA, West SL, Lee Morse M. The association of non-steroidal anti-inflammatory drugs with upper gastrointestinal tract bleeding. Arch Intern Med 147:85–88 (1987): *248.10*

Carstensen HE, Bulow S, Hansen OH, Jakobsen H, Krarup T, Pedersen T, Raahave D, Svendsen LB, Backer O. Cimetidine for severe gastroduodenal haemorrhage: a randomized controlled trial. Scand J Gastroenterol 15:103–105 (1980): *315.03, 315.06, 319.02, 319.04, 319.05*

Caruolo JE, Hallenbeck GA, Dockerty MA. A clinicopathologic study of posterior penetrating gastric ulcers. Surg Gynecol Obstet 101:759–762 (1955)

Caruso I, Bianchi Porro G. Gastroscopic evaluation of anti-inflammatory agents. Br Med J 280:75–78 (1980): *247.26, 247.36*

Caspary WF, Schiessel R. Postoperative Folgezustände nach Vagotomie. Springer, Berlin Heidelberg New York:486–493 (1982)

Castro LC, Filho JG, Pessoa N. Effect of normal and ulcer-type diet on the acidity of gastric contents in patients with duodenal ulcer. Digestion 13:241–245 (1975)

Cate EW, Rogers JF, Powell JR. Inhibition of tolbutamide elimination by cimetidine but not ranitidine. J Clin Pharmacol 26(5):372–377 (1986): *208.01, 208.02*

Cattaneo D, Inzirillo A, Ruggiero R, Capasso P. Trattamento a lungo termine dell'ulcera duodenale cicatrizzata con ranitidina. Rassegna Int di Clinica e Therapia 63(24):1666–1668 (1983): *215.05, 240.08, 241.10*

Cavina E, Seccia M, Pagliai E, Rosso R, Paganelli M, Evangelista G. Anti-ulcer drugs and hypergastrinism: utilization in surgery. Int J Tiss React 4:195–198 (1984)

Cayer D, Sohmer MF, Ruffin JM. The effect of prolonged continuous therapy on the course of chronic recurring peptic ulcer. North Car Med J 8:315–317 (1957): *203.03, 203.04, 215.07, 222.03, 240.07, 240.14, 240.15, 241.09, 241.16, 241.17*

Caygill CP, Hill MJ, Hall N, Kirkham JS, Northfield TC. Gastric surgery as a risk factor in human carcinogenesis. Gut 5:553 (1985): *111.02*

Caygill CP, Hill MJ, Kirkham JS, Northfield TC. Mortality from gastric cancer following gastric surgery for peptic ulcer. Lancet I:929–931 (1986): *111.02, 111.03, 124.01, 124.02*

Celle G, Dodero M. Ranitidine and duodenal and gastric peptic ulcer recurrence: a long-term open trial. In: Gastroenterology and ranitidine. Venezia: 75 (1983): *215.05, 237.06, 238.06, 240.08, 241.10, 243.04*

Cerulli MA, Cloud ML, Offen WW, Chernish SM, Matsumoto C. Nizatidine as maintenance therapy of duodenal ulcer disease in remission. Scand J Gastroenterol 22 [Suppl 136]:79–83 (1987): *215.07, 240.07, 241.09, 241.16, 241.17, 254.01, 254.04, 254.13, 254.22, 254.25*

Chambers J, Northfield TC. Towards an optimum drug regimen for bedtime maintenance treatment of duodenal ulcer. Gut 24:A1003 (1983)

Chapman BL, Duggan JM. Aspirin and uncomplicated ulcer. Gut 10:443–450 (1969): *247.26*

Check WA. H2–antagonist: long-term ulcer therapy?. JAMA 248:1683–1685 (1982)

Cheli R, Giacosa A, Molinari F. Efficacy of continuous treatment with cimetidine at low doses for three years. Curr Ther Res Clin Exp 30(6):1039 (1981): *237.01, 238.01, 240.01, 241.02*

Cheli R, Giacosa A, Molinari F. Long term treatment of duodenal ulcer with pirenzepine. Scand J Gastroenterol 17[Suppl]:221–224 (1982): *215.07, 226.05, 226.04, 227.03, 227.04, 229.09, 229.11, 230.08, 230.09, 231.01, 237.05, 237.11, 237.12, 238.05, 238.10, 238.11, 240.07, 240.14, 240.15, 241.07, 241.08, 241.09, 243.02*

Chen R, Giacosa A, Molinari F, Parodi MC. Ranitidina, cimetidina, pirenzepina e placebo: valutazione dell'azione terapeutica nell'ulcera duodenale. In: Barbara L, Dobrilla G (eds) Ranitidina: il nuovo H2-antagonista. Edizioni Libreria Cortina, Verona: 131–137 (1983)

Cheli R, Molinari R. Prevention of duodenal ulcer relapses by pirenzepine and ranitidine. XII Int Congr of Gastroenterol; V Int Congr of gastrointestinal endoscopy. Lisbon Portugal A1285 (1984): *215.06, 240.08*

Chellappa M. Early results of proximal gastric vagotomy in perforated duodenal ulcer. Int Surg 68:227–229 (1983): *340.01, 341.01, 343.01*

Chen PC, Wu CS, Liaw YF. Hemostatic effect of endoscopic local injection with hypertonic saline-epinephrine solution and pure ethanol for digestive tract bleeding. Gastrointest Endosc 32:319–323 (1986): *302.01, 307.01, 316.01, 318.01*

Chew RK, Goh PM. Conservative surgery for bleeding duodenal ulcer – vagotomy and pyloroplasty. Ann Acad Med Singapore 12:555–557 (1983)

Chilovi F, Piazzi I, Dobrilla G. Sucralfate versus H_2-antagonists in DU nonresponders to initial treatment with sucralfate. Gut 29:A1442 (1988) (abstract)

Chinn AB, Weckesser EC. Acute hemorrhage from peptic ulceration: an analysis of 322 cases. Ann Intern Med 34:339–351 (1950): *201.01, 314.03, 324.02*

Choi S, Boey J, Alagaratnam TT, Poon A, Wong J. Procimal gastric vagotomy in emergency peptic ulcer perforation. Surg Gynecol Obstet 163:531–535 (1986): *106.04, 107.04, 109.04, 119.04, 125.12*

Choonara IA, Cholerton PS, Haynes BP, Breckeridge AM, Park BK. Interaction between the Renantiomer of warfarin and cimetidine. Br J Clin Pharmacol 21:271–277 (1986)

Christian CD, Meredith CG, Speeg KV. Cimetidine inhibits renal procainamide clearance. Clin Pharmacol Ther 36:221–227 (1984): *208.01*

Christiansen J, Yotis A. The role of somatostatin and a long-acting analogue, SMS 201–995, in acute bleeding due to peptic ulceration. Scand J Gastroenterol 21 [Suppl 119]:109–114 (1986): *303.07, 319.06*

Christiansen J, Jensen HE, Ejby-Poulsen P, Bardram L, Henriksen FW. Prospective controlled vagotomy trial for duodenal ulcer: primary results, sequelae, acid secretion, and recurrence rates two to five years after operation. Ann Surg 193:49–55 (1981): *102.04, 106.12, 106.14, 106.15, 107.12, 107.14, 107.15, 107.16, 107.18, 109.12, 109.14, 109.15, 109.16, 109.18, 119.13, 119.15, 119.16, 119.17, 119.18, 125.14, 125.22, 360.02*

Christiansen J, Andersen OB, Bonnesen T, Baekgaard N. Perforated duodenal ulcer managed by simple closure versus closure and proximal gastric vagotomy. Br J Surg 74:286–287 (1987): *338.01, 338.02, 340.01, 340.02, 341.01, 341.02, 341.03, 343.01, 343.02, 347.01*

Chung SCS, Leung JWC, Steele RJC, Crofts TJ, Li AKC. Endoscopic injection of adrenaline for actively bleeding ulcers: a randomized trial. Br Med J 296:1631–1633 (1988)

Chuong JJH, Fisher RL, Chuong RLB, Spiro HM. Duodenal ulcer. Incidence, risk factors, and predictive value of plasma pepsinogen. Dig Dis Sci 31:1178–1184 (1986): *247.01, 247.06, 247.09, 247.20, 247,23, 247.25, 247.28, 247.32*

Ciclitira PJ, Machell RJ, Farthing MJG, Dick AP, Hunter JO. Double-blind controlled trial of cimetidine in the healing of gastric ulcer. Gut 20:730–734 (1977)

Cipollini F, Altilia F. Comparison of tri-potassium di-citrato bismuthate (TDB) with ranitidine in healing and relapse of gastric ulcer. Br J Clin Pract 41:707–709 (1987): *226.02, 226.03, 226.04, 227.01, 227.02, 227.03, 229.05, 229.08, 229.09, 230.03, 230.04, 230.08*

Clark CG, Boulos PB, Haggie SJ, McDonald M. H_2-antagonists in the treatment of recurrent ulceration after vagotomy. Br J Surg 66:409–411 (1979): *363.01, 366.01*

Clark CG. Recurrent ulcer. Vagotomy in modern surgical practice. Butterworths, London:305–32 (1981)

Clark CG, Ward MW, McDonald AM, Tovey FI. The incidence of gastric stump cancer. World J Surg 7:236–240 (1983): *111.02, 111.04*

Clark CG, Fresini A, Araujo JGC, Moore F, Boulos PB. Truncal vagotomy and drainage: a comparison of elective emergency operations. Br J Surg 72(2):149–151 (1985): *106.04, 106.15, 107.16, 109.04, 109.16, 117.05, 119.04, 119.18, 306.01, 308.03, 338.01, 340.01, 360.02*

Clark CG, Fresini A, Araujo JGS, Boulos PB. Procimal gastric vagotomy or truncal vagotomy and drainage for chronic duodenal ulcer? Br J Surg 73:298–300 (1986): *106.12, 106.14, 106.15, 107.12, 107.14, 107.16, 109.12, 109.14, 109.16, 119.13, 119.16, 119.18*

Clarke CA, Cowan WK, Edwards JW, Howel-Evans AW, McConnel RB, Woodrow JC. The relationship of the ABO blood groups to duodenal and gastric ulceration. Br Med J 2:643–646 (1955): *247.06, 247.15*

Clarke M, Halil T, Salmon N. Peptic ulceration in men. Epidemiology and medical care. Br J Prev Med 30:115–122 (1976): *247.02, 247.23, 257.03*

Clarke RJ, Lewis DL, Alexandew Williams J. Vagotomy and pyloroplasty for gastric ulcer. Br Med J 2:369–371 (1972): *107.15, 107.16, 109.15, 109.16, 119.21*

Clason AE, Macleod DAD, Elton RA. Clinical factors in the prediction of further haemorrhage or mortality in acute upper gastrointestinal haemorrhage. Br J Surg 73:985–987 (1986): *301.07, 303.03, 315.03, 319.02, 321.01, 321.02, 321.03, 321.06, 324.02, 324.04, 324.05, 324.12*

Classen M, Bethge H, Brunner G, Dirr B, Gabor M, Gail H, Grabner R, Hagenmüller F, Heinkel K, Kaess H, Kerstan E, Kuntzen O, Maier K, Meiderer S, Reichel W, Reissigl H, Schwamberger K, Seifert E, Thaler H, Weiss W, Wördehoff D, Wotzka R. Effect of sucralfate on peptic ulcer recurrence: a controlled double-blind multicentre study. Scand J Gastroenterol 83(83):61–68 (1983a): *215.07, 237.05, 237.09, 237.10, 238.05, 238.08, 238.09, 240.07, 240.11, 240.12, 241.19, 241.13, 254.25, 254.30*

Classen M, Dammann HG, Domschke W, Hüttemann W, Londong W, Rehner M, Schoten T, Simon B, Witzel L. Omeprazole heals duodenal, but not gastric, ulcers more rapidly than ranitidine. Gut 5:558 (1985a)

Classen M, Dammann HG, Domschke W, Hüttemann W, Berger J, Witzel L. Abheilungsraten nach Omeprazol- und Ranitidin-Behandlung des Ulcus ventriculi. Dtsch Med Wochenschr 110:16 628–632 (1985b): *249.28, 249.34, 249.36*

Classen M, Dammann HG, Domschke W, Hengels KJ, Hüttemann W, Londong W, Rehner M, Simon B, Witzel L, Berger J. Kurzzeit-Therapie des Ulcus duodeni mit Omeprazol und Ranitidin. Dtsch Med Wochenschr 110:210–215 (1985c): *249.28*

Cleator IGM, Holubitsky IB, Harrison RC. Perforated anastomotic ulcers. Ann Surg 177:436–440 (1973)

Cleator IGM. Adverse effects of ranitidine therapy. Can Med Assoc J 129:405 (1983)

Clemencon G, Baumgartner R, Leuthold E, Miller G, Neiger A. Das Karzinom des operierten Magens. Dtsch Med Wochenschr 101:1115–1119 (1976)

Clissold STP, Campoli-Richards DM. Omeprazole. An updated review. Drugs 32:15–47 (1986)

Cluxton RJ, Rivera JO, Ritschel WA, Pesce AJ, Hanenson IB. Cimetidine-theophylline interaction. Ann Intern Med 96:684 (1982): *208.01*

Cobb S, Rose RM. Hyptertension, peptic ulcer, and diabetes in air traffic controllers. JAMA 224:489–492 (1973): *247.23*

Cockel R, Dawson J, Jain S. Ranitidine in the long-term treatment of gastric ulcers. In: Misiewicz JJ, Wormsley KG (eds) The clinical use of ranitidine. Medicine Publishing Foundation. Oxford 132–138 (1982a): *215.06, 240.07, 240.08, 240.09, 241.09, 241.10, 241.11, 243.03, 243.04*

Cockel R, Dawson J, Jain S. Ranitidine in gastric ulceration. Scand J Gastroenterol 17(77–81):155 (1982b) *241.09, 241.10, 241.11*

Coe JD, McLaughlin CW, Walker E. Recurrent gastrointestinal bleeding after definitive gastric surgery. Arch Surg 88:888–891 (1964): *309.01*

Coenen C, Börsch G. Komplikationsrate während der Akutbehandlung des Magenulkus: Beeinflussung der Inzidenz durch Verumtherapie in plazebokontrollierten Studien. Z Gastroenterol 25:697–700 (1987): *202.02, 202.03, 202.04, 203.03, 203.04, 221.01, 221.02, 221.03*

Coggon D, Lambert P, Langman MJ. 20 years of hospital admissions for peptic ulcer in England and Wales. Lancet I:1302–1304 (1981): *220.02, 220.03, 257.07, 257.08, 257.18, 257.20*

Coghlan JG, Gilligan D, Humphrys H, McKenna D, Sweeney E, Keane C, O'Morain C. Efficacy of different dosage regimes in duodenal ulcer healing and eradication of campylobacter pylori. Gut 28:A1409 (1987a): *249.07*

Coghlan JG, Gilligan D, Humphries H, McKenna D, Dooley C, Sweeney E, Keane C, O'Morain C. Campylobacter pylori and recurrence of duodenal ulcer. A 12-month follow-up study. Lancet II:1109–1111 (1987b): *229.01, 229.05, 229.09, 230.03, 230.04, 230.08, 254.08*

Cohen IA, Johnson CE, Berardi RR, Hyneck ML, Achem-Karem SR. Effects of age and cimetidine dose on the magnitude of the dimetidine-theophylline drug interaction. Gastroenterology 86:A1050 (1984): *208.01*

Cohen PM. A comparison of the incidence of peptic ulceration for Fenbufen, Indomethacin and Aspirin treated patients compared with the general population. J Int Med Res 14:67 (1986): *247.26*

Cohen S, Booth GH. Gastric acid secretion and lower-esophageal-sphincter pressure in response to coffee and caffeine. N Engl J Med 293:897–899 (1975)

Colavolpe C, Gineyt G, Bussac JJ, Francois G. Etat confusionnel grave lors de l'association theophylline-cimétidine. Ann Fr Anesth Reanim 2:95–96 (1983): *208.01*

Colecchia G, Mancini G, Francomanno F, Ricci M, Belcaro G. Trattamento con cimetidina delle emorragie del tratta gastroenterico superiore. Min Dietol Gastroenterol 27:27–29 (1981)

Coleman JA, Denham MJ. Perforation of the peptic ulceration in the elderly. Age Ageing 9:257–261 (1980): *340.02, 344.02*

Coleman MJ. Is there a place for elective surgery for peptic ulcer?. Med J Aust 143:3 (1985)

Colin Jones DG, Langman MJS. Lawson DH, Vessey M. Cimetidine and gastric cancer: preliminary report from post-marketing surveillance study. Br Med J 285:1311-1313 (1982a): *213.01*

Colin Jones DG. Ranitidine in the treatment of gastric ulcer. Wesdorp ICE (ed) The clinical use of ranitidine. Symposium May 1982, Amsterdam. Guildford Baskerville:13–19 (1982b)

Colin Jones DG, Langman MJS, Lawson DH, Vessey MP. Post-marketing surveillance of the safety of cimetidine: twelve-month morbidity report. Q J Med 54:253–268 (1985a): *215.01, 218.01*

Colin-Jones DG, Langmann MJS, Lawson DH, Vessey MP. Postmarketing surveillance of the safety of cimetidine: mortality during second, third, and fourth years of follow up. Br J Med 291:1084–1088 (1985b): *213.01*

Colgan SM, Faragher EB, Whurwell PJ. Controlled trial of hypnotherapy in relapse prevention of duodenal ulceration. Lancet I:1299–1300 (1988): *225*

Collen MJ, Howard JM, McArthur KE, Raufman JP, Cornelius J, Ciarleglio CA, Gardner JE, Jensen RT. Comparison of ranitidine and cimetidine in the treatment of gastric hypersecretion. Ann Intern Med 100:52–58 (1984)

Collier DSTJ, Pain JA. Non-steroidal anti-inflammatory drugs and peptic ulcer perforation. Gut 26:359–363 (1985): *220.04, 253.09*

Collins JSA, Glasgow JFT, Trouton TG, McFarland RJ. Twenty year review of duodenal ulcer. Arch Dis Child 61:407–108 (1986): *257.16*

Collins R, Langmann M. Treatment with histamine H_2-antagonists in acute upper gastrointestinal hemorrhage. N Engl J Med 313:660–666 (1985): *303.03, 303.5, 303.06, 315.03, 315.05, 315.06, 319.02, 319.04, 319.05*

Compton SA, Cooper NK, Clyde RJ, Collins JSA, Friel M. Perforated peptic ulcer and the civil disturbances in Belfast 1967–1974. Ulster Med J 45:205–209 (1976): *247.30, 253.08*

Condon JR, Tanner NC. Retrospective review of 208 proved cases of anastomotic ulcer. Gut 9:438–441 (1968): *357.10, 362.01*

Conn HO, Blitzer BL. Nonassociation of adrenocorticosteroid therapy and peptic ulcer. N Engl J Med 294:473–479 (1976): *247.36*

Conn HO, Blitzer BL. Nonassociation of adrenocorticosteroid therapy and peptic ulcer. N Engl J Med 9(294):473–478 (1984): *248.15, 253.14*

Connen JJ. Denol, an effectiv drug in the therapy of duodenal ulceration. J Irish Med Assoc 70:206–207 (1970)

Connoly AM, Cannon MJ, Cunningham FO, Given HF, Fitzgerald MP. Simple closure for perforated duodenal ulcer – long term results. Ir Med J 78(5):125–127 (1985): *338.02, 340.02, 343.01, 347.01, 350.02, 350.03, 350.04*

Cook GC. Infective gastroenteritis and its relationship to reduced gastric acidity. Scand J Gastroenterol 20(111):17–23 (1985)

Cooke SAR. Perforated ducdenal ulcer in the black population of Central Johannesburg. Br J Surg 64:791–794 (1977): *211.01, 248.12, 253.11*

Coraggio F, Scarpato P, Spina M, Lombardi S. Somatostatin and ranitidine in the control of iatrogenic haemorrhage of the upper gastrointestinal tract. Br Med J 289:224 (1984): *303.03, 303.04, 303.05, 303.06, 303.07, 303.08, 319.02, 319.03, 319.04, 319.05, 319.06, 319.07*

Corcoran GD, Wara J, Day DW, Sogan RFA, Logan S. Risk of gastric cancer after benign ulcer surgery. The British Society of Gastroenterol. Antrum Meeting Sept18–20:103–104 (1985): *111.02, 111.03, 111.04*

Corinaldesi R, Stanghellini V, Sacco T, Raiti C, Galassi A, Barbara L. Comparative effects of the twice daily oral administration of ranitidine and cimetidine on 24 hour gastric hydrogen ion concentration and pH in duodenal ulcer patients. Curr Ther Res 34:92–97 (1983)

Cormak F, Chakrabarti RR, Jouhar AJ, Fearnley GR. Tranexamin acid in upper gastrointestinal haemorrhage. Lancet I:1207–1208 (1973): *303.06, 303.07, 303.08, 315.06, 315.07, 315.08, 319.05, 319.06, 319.07*

Correa P, Cuello C, Fajardo LF, Haenszel W, Bolanos O, de Ramirez B. Diet and gastric cancer: Nutrition survey in a high-risk area. J Natl Cancer Inst 70:673–678 (1983)

Cortot A, Henry-Amar M, Palacci A, Pappa M, Paris JC. A comparison of ranitidine (150 mg x 2) versus cimetidine (400 mg x 2) in the treatment of acute duodenal ulcer (DU): A French multicentric trial. Gastroenterology 90:1381 (1986)

Cortot A, Henry-Amar M, Pappo M, Paris JC. Efficacite comparee de la ranitidine (150 mg x 2) et de la cimetidine (400 m x 2) dans le traitement de l'ulcere duodenal en poussee. Essai therapeutique controle multicentrique francais Etude cooperative. Gastroenterol Clin Biol 11:136-141 (1987): *206.01, 249.01, 249.13, 249.28,*

Coste Th. Comparison of two sucralfate dosages presented in tablet form (2 g twice a day versus 1 g four times a day) in duodenal ulcer healing. International sucralfate research conference – Maui Hawaii:23 (feb 1987)

Cotton PB, Rosenberg MT, Waldram RPL, Axon ATR. Early endoscopy of oesophagus, stomach, and duodenal bulb in patients with haematemesis and melaena. Br Med J:505–509 (1973): *314.03, 317*

Coughlan G, Gilligan D, Humphries H, McKenna D, Dooley C, Sweeney E, Keane C, O'Morain C. Campylobacter pyloridis and relapse of duodenal ulcers. Gastroenterology 92:1355 (1987): *229.01, 229.09, 230.03, 230.04, 230.08, 249.07, 254.08*

Cowen AE, Pollard EJ, Kemp R, Ward M. A double blind comparison of cimetidine and denol in the treatment of chronic duodenal ulceration. Aust NZ J Med 10:364–365 (1980)

Cox AJ. Gastric mucosal changes in peptic ulcer. Gastroenterology 45:558–561 (1963)

Cremer M, Barbier P, Deltenre M, Devis G, Heller F, Ligny G, Milo R, Van Maercke V. Comparative single-blind study of ranitidine vs. cimetidine in the therapy of duodenal ulcer. Acta Gastroenterol Berg 45:250 (1982): *206.01*

Creutzfeldt W, Lamberts R, Brunner G. Serum gastrin concentrations and gastric endocrine cell population during longterm treatment with omeprazole in man. Gut BSG 28:A1341 (1987)

Crofts TJ, Steele RJC, Chung SCS, Park K, Li AKC. Prospective randomised controlled trial of conservative therapy versus surgery for perforated duodenal ulcer. Gut BSG 28:A1375 (1987): *343.02, 345*

Cuilleret J. Les complications post-opératoires de la vagotomie hyperselective. A propos d'une série de 200 vagotomies hypersélectives. J Chir (Paris) 119:672–673 (1982): *107.12.*

Culyer AJ, Maynrad AK. Cost-effectiveness of duodenal ulcer treatment. Soc Sci Med 15C:3–11 (1981): *257.10*

Currie DJ. Complication of gastroduodenal surgery. Can J Surg 24:107–108 (1981)

Curry SH, De Vane CL, Wolfe MM. Cimetidine interaction with amitriptyline. Gastroenterology 88(5,2):1358 (1985): *208.01*

Cusack BJ, Dawson GW, Mercer G, Vestal RE. Theophylline metabolism but not the inhibitory effect of cimetidine is impaired in the elderly. Clin Res 32:240A (1984): *208.01*

Cuschierri A. Surgical management of severe intractable postvagotomy diarrhoea. Br J Surg 73:981–984 (1986)

Czarnobilski Z, Bem S, Czarnobilski K, Konturek SJ. Carprofen and the therapy of gastroduodenal ulceration by ranitidine. Hepatogastroenterology 32:20–23 (1985): *249.22*

Da Silva EP, Zaterka S. Long-term treatment of gastric ulcer with cimetidine. Clin Ther 4:24–31 (1981): *215.02, 240.01, 240.02, 240.07, 241.02, 241.03, 241.09, 249.28*

Dahm K, Eichen R, Werner B, Kozuschek W. Gastrointestinale Anastomosen und Carcinom im operierten Magen. Chirurg 47:494–495 (1976): *111.04*

Dal Monte PR, Bianchi Porro G, Petrillo M, Giuliani-Piccari G, D'Imperio N, Daniotti S. Long-term treatment of duodenal ulcer with pirenzepine. A double-blind, placebo-controlled trial. Scand J Gastroenterol 17(72):225–228 (1982): *215.07, 237.05, 237.11, 237.12, 238.05, 238.10, 238.11, 240.07, 240.14, 240.15, 241.07, 241.08, 241.09, 243.02, 243.03*

Dal Negro R, Turco P, Zoccatelli O, Trevisan F, Pomarti C. H$_2$-antagonist derangement of the kinetics of sustained-release oral theophylline. Int J Clin Pharmacol Ther Toxicol 23:329–332 (1985): *208.01, 208.02*

Dal Negro RW, Turco P, Zoccatellu O. Effects of orally administered cimetidine, ranitidine and oxmitidine on bronchomotor tone in normal volunteers. Int J Clin Pharmacol Res 4(6):481–482 (1984): *208.01*

Dalton MJ, Powell JR, Messenheimer JA. The influence of cimetidine pharmacokinetics. Epilepsia 26:127–130 (1985): *208.02*

Dalton MJ, Powell JR, Messenheimer JA. The influence of cimetidine on single-dose carbamazepine pharmacokinetics. Epilepsia 26:127–130 (1985a): *208.01, 208.02*

Dammann HG, Friedl W, Müller P, Simon B. Effect of ranitidine and cimetidine twice daily on the 24 hour intragastric acidity in man. Br J Clin Pharamacol 16:461–462 (1983)

Dammann HG, Ergenzinger K, Kistner S, Walter TA, Muller P, Simon B. Effects of histamine H$_2$-receptor antagonists and other agents on intragastric acidity and acid secretion. In: Misiewicz JJ, Wood JR (eds) Ranitidine Therapeutic Advances. Excerpta Medica, Amsterdam:126–139 (1984)

Dammann HG, International Congress: Famotidine – an advance in therapy of acid-conditioned diseases. Famotidine versus ranitidine in the acute treatment of duodenal ulcer. Frosst MSD Group, Berlin März (1985a)

Dammann HG, Barbara L, Bianchi-Porro G, Walter TA, Simon B. Beschleunigte Heilung des Ulcus ventriculi unter einer abendlichen Einzeldosis von Famotidin. Schweiz Med Wochenschr 115(14):484–488 (1985b): *249.02, 249.03, 249.12, 249.13, 249.28, 249.35, 249.39*

Dammann HG, Walter TA, Hentschel E, Müller P, Simon B. Famotidine: nocturnal administration for gastric ulcer healing. Digestion 32(1):45–50 (1985c)

Dammann HG, Walter TA, Müller P, Simon B, Keohane P. Duodenal ulcer healing in five European countries. Gastroenterology 90:1386 (1986a)

Dammann HG, Walter TA, Müller P, Simon B. Night-time rioprostil versus ranitidine in duodenal ulcer healing. Lancet II:335–336 (1986b)

Dammann HG, Hüttemann W, Kalek HD, Rohner HG, Simon B. Comparative clinical trial of enprostil and ranitidine in the treatment of gastric ulcer. Am J Med 81 [Suppl 2A]:80–84 (1986c): *249.28, 249.35*

Daneshmend TK, Homeida MMA, Mountford RA, Brown P, Neumann CS. Clinical trial value of trimipramine versus placebo in duodenal ulcer healing. Gut 22:1045–1047 (1981): *247.30*

Daneshmend TK, Roberts CJC. Reduction in labetalol first pass metabolism following cimetidine. Br J Clin Pharmacol 15:153 (1983): *208.01*

Daneshmend TK, Filipowicz B, Millns P, Hawkey CJ. Gastroduodenal membrane fatty acids (MFA): normal pattern and evidence against linoleic acid deficiency in peptic ulcer. Gastroenterology 96(5):A108 (1989)

Daniele GM, Pomata M, Loi A. Il trattamento chirurgico dell'ulcera gastro-duodenale perforata. Ann Ital Chir 54:357–371 (1982): *336.01, 336.02, 338.01, 341.01*

Danielsson A, Ek B, Steen L. Effect of fifteen months of double-blind treatment with cimetidine and placebo on peptic ulcer recurrence. Eur J Clin Pharmacol 19:335–341 (1981): *215.02, 234.01, 234.03, 234.04, 237.01, 237.02, 237.05, 238.01, 238.02, 238.05, 240.01, 240.02, 240.07, 241.02, 241.03, 241.09, 243.01, 243.03*

Danilewitz M, Ou Tim L, Hirschowitz B. Ranitidine suppression of gastric hypersecretion resistant tc cimetidine. N Engl J Med 306:30–32 (1982)

Darle N. Operative treatment in massive peptic ulcer bleeding. Scand J Gastroenterol 20(110):109–111 (1985): *314.04*

Darle N, Almskog B, Bergegardh S, Falk A, Faxen A, Ivarsson LE, Jivegard L, Karlström L. Treatment of acute massive gastroduodenal haemorrhage with cimetidine in elderly patients. Ann Chir Gynaecol 73:64–68 (1984)

Davies J, Dixon AStJ, Beales JSM. The effect of cimetidine on peptic ulceration in patients receiving anti-inflammatory therapy. In: Wastell C, Lance P (eds) Cimetidine. The Westminster Hospital Symposium. Churchill Livingstone, Edinburgh:275–280 (1978): *249.22*

Davies J. Collins AJ, Dixon AS. The influence of cimetidine on peptic ulcer in patients with arthritis taking anti-inflammatory drugs. Br J Rheumatol 25:54–58 (1986)

Davis Z, Verheyden CN, Van Heerden JA, Judd ES. The surgically treated chronic gastric ulcer: an extended followup. Ann Surg 185:205–209 (1977): *119.11*

Dawson J. Giant duodenal ulcer. Br J Radiol 31:666–668 (1958)

Dawson J, Cockel R. Ranitidine in acute upper gastrointestinal haemorrhage. Scand J Gastroenterol 17(78):843 (1982a) *303.05*

Dawson J,Cockel R. Ranitidine in acute upper gastrointestinal haemorrhage. Br Med J 285:476–477 (1982b): *303.03, 306.06*

Dawson J, Jain S, Cockel R. Effect of ranitidine and cimetidine on gastric ulcer healing and recurrence. Scand J Gastroenterol 19:665–668 (1984): *241.09. 241.10, 241.11, 215.06, 237.05, 237.06, 237.07, 240.07, 240.08, 240.09*

Dayton MT, Kleckner SC, Brown DK. Peptic ulcer perforation associated with steroid use. Arch Surg 122:376–380 (1987): *253.14, 340.01, 340.02, 351.01*

De Dombal FT, Clarke JR, Clamp SE, Malizia G, Kotwal MR, Morgan AG. Prognostic factors in upper G.I. bleeding. Endoscopy 18 [Suppl 2]:6–10 (1986): *314.03, 321.02, 321.07, 324.04, 324.13*

De Heer K. Optimaler Operationszeitpunkt bei Blutung aus peptischen Ulcus. Dtsch Med Wochenschr 110(5):198–199 (1985)

De la Pierre M, Lombardo L, Sategna Guidetti C, Babanco GM. Efficacia della ranitidina a breve e medio termine nell'ulcera duodenale. In: Barbara L, Dobrilla G, (eds) Ranitidina: il nuovo H2 antagonista. Edizioni Libreria Cortina, Verona (1983): *215.06, 240.07, 240.08, 241.09, 241.10, 241.11*

De Miguel J. Late results of proximal gastric vagotomy without drainage for duodenal ulcer: 5–9 year follow-up. Br J Surg 69:7–10 (1982): *107.12, 109.12, 119.13, 360.02*

De Paula Castro L, Filho JG, Pessoa W. Effect of normal and ulcer-type diet on the aciditiy of gastric contents in patients with duodenal ulcer. Digestion 13:241–245 (1975)

De Vries BC, Schattenkerk ME, Smith EEJ, Spencer J, Jackson DS, Alexander-Williams J, Dorricott NJ. Prospective randomized multicentre trial of proximal gastric vagotomy or truncal vagotomy and antrectomy for chronic duodenal ulcer: results after 5–7 years. Br J Surg 70:701–703 (1983): *106.12, 106.14, 106.15, 107.12, 107.16, 109.12, 109.14, 109.16, 119.13, 119.16, 119.18, 360.02*

Deakin M, Ramage JK, Colin-Jones DG, Gray S, Billings J, Williams JG. Does smoking affect the response to cimetidine in duodenal ulcer disease? Gut 5:546 (1985)

Deakin M, Glenny HP, Ramage JK, Mills JG, Burland WL, Williams JG. Large single daily dose of histamine H2 receptor antogonist for duodenal ulcer. How much and when? A clinical pharmacological study. Gut 28:566–572 (1987)

Dean AC, Edwards HC, Munro AI. Late results of antrectomy and vagotomy. Gut 7:677–679 (1966): *107.05, 109.06, 111.01*

DeAngelis C, Walker SE, Bartle WR. Effect of low cimetidine on theophylline metabolism. Clin Pharmacol Ther 85:338–341 (1984): *208.01*

Dekker W, Dal Monte PR, Bianchi Porro G, Van Bentem N. Boekhorst JC, Crowe JP, Robinson TJ, Thys O, Van Driel A. An international multi-clinic study comparing the therapeutic efficacy of colloidal bismuth subcitrate coated tablets with chewing tablets in the treatment of duodenal ulceration. Scand J Gastroenterol 21 [Suppl 122]:46–50 (1986)

Delaney P. Preoperative grading of pyloric stenosis: a long term clinical and radiological follow-up of patients with severe pyloric stenosis treated by highly selective vagotomy and dilatation of the stricture. Br J Surg 65:157–160 (1978): *329.01, 331.01*

Delchier JC, Soule JC, Mignon M, Goldfain D, Cortot A, Travers B, Isal JP, Bader JP. Effectiveness of omeprazole in seven patients with Zollinger-Ellison syndrome resistant to histamine H2-receptor antagonists. Dig Dis Sci 31:693–699 (1986): *215.07*

Delle Fave GF, Paoluzi P, Bergonzi L, de Magistris L, Sparvolli C, Carratu R. Cimetidine and postgastrectomy recurrent ulcer. Rendic Gastroenterol 9:150–151 (1977)

Delle Fave G, Annibale B, Puoti M, Forte A, Giordano E, Iannoni C, Corloto V, Boschero L, Attina D, Torsoli A. Reversible sustained hypergastrinemia in subjects long term treated with H2 antagonists (H2A). Gastroenterology 92:1367 (1987)

DeMatteis RA, Hermann RE. Vagotomy and drainage for obstructing duodenal ulcers. Am J Surg 127:237–240 (1974): *329.01, 331.01*

Demole MJ, Hecker G. Seasonal periodicity of duodenal ulcer. A statistical study. Gastroenterologia 105:82–90 (1966): *247.17*

Desmond PV, Patwardhan RV, Schenker S, Speeg KV. Cimetidine impairs elimination of chlordiazepoxide (Librium) in man. Ann Intern Med 93:266–268 (1980): *208.01*

Desmond PV, Breen KJ, Harman P, Masford ML, Morphett B. No effect of ranitidine on the disposition or elimination of chlormethiazole or indocyanine green (ICG). Scand J Gastroenterol 17:77–81 (1982)

Desmond PV, Mashford ML, Harman PJ, Morphett BJ, Breen KJ, Wang YM. Decreased oral warfarin clearance after ranitidine and cimetidine. Clin Pharmacol Ther 35(3):338–341 (1984): *208.01, 208.02*

Devitt JE, Brown FN, Beattie WG. Fatal bleeding ulcer. Ann Surg 164:840–844 (1966): *324.02, 324.03, 324.04*

De Febo G, Miglioli M, Calo G, Biasco F, Luzza G, Gizzi F, Cipollini A. Candida albicans infection of gastric ulcer frequency and correlation with medical treatment. Dig Dis Sci 30(2):178–181 (1985): *249.05*

Di Mario F, Albano O, Angelini G, Cavallini G, Doronzo F, Farini R, Francavilla A, Naccarato R, Scuto LA, Vianello F. Ranitidine in long term ulcer treatment: a multicentre trial. Digestion 24:260–263 (1982): *215.06, 230.03, 231.01, 237.05, 237.06, 237.07, 238.05, 238.06, 240.07, 240.08, 240.09, 241.09, 241.10, 241.11, 243.04*

Di Mario F, Battaglia G, Farini R, Vianello F, Aggio L, Naccarato R, Plebani M, Burlina A. Combined ranitidine and pirenzepine in the treatment of highly recurrent duodenal ulcer: a preliminary report. Clin Trials J 21:258–264 (1984): *215.06, 240.14, 241.06, 254.01, 254.25*

Dial EJ, Lichtenberger LM. A role for milk phospholipids in protection against gastric acid. Study in adult and suckling rats. Gastroenterology 87:379–385 (1984)

Dicenta C, Cook T, Pierzchala PA. Results of a double-blind multicentric trial with a new H2-antagonist: Famotidine in duodenal ulcer. Gastroenterology 88(5,2):A1365 (1985)

Dick W, Sautter G. Magenresektion and Alkoholismus. Dtsch Med Wochenschr 84:311–316 (1959)

Dick W, Roesch W. Rezidivulcus und -karzinom im operierten Magen. Med Welt 32:611–612 (1981)

Dinbar A, Avigad I, Shafir R, Tulcinsky DB. Long-term results of subtotal gastrectomy for duodenal ulcer. World J Surg 4:625–629 (1980): *102.02, 107.07, 109.10, 119.11, 360.02*

Djorup F. The source of bleeding in acute gastric haemorrhage. Acta Chir Scand:102–112 (1965): *308.02*

Dobrilla G, Barbara L, Bianchi Porro G, Felder M, Mazzacca G, Miglioli L, Pera A, Petrillo M, Sabbatini F, Verme G. Placebo controlled studies with ranitidine in duodenal ulcer. Scand J Gastroenterol 16(69):101–107 (1981): *206.03*

Dobrilla G, Felder M, Chilovi F, de Pretis G. Exacerbation of glaucoma associated with both cimetidine and ranitidine. Lancet I:1112 (1982a)

Dobrilla G, Felder M, Chilovi F, de Pretis G. Ranitidine in the treatment of duodenal ulcer: an Italian study In: Proceedings of the Int Meeting on Pathogenesis, Milan. New York, Ravens Press:151–155 (1982b): *207.01, 249.11*

Dobrilla G. Short-term treatment of duodenal ulcer with a single nocturnal dose of ranitidine: an up-to-date overview of Italian experience. Hepatogastroenterology 32:195–197 (1985): *249.13, 249.28*

Dobrilla G, Vallaperta P, Amplatz S. Influence of ulcer healing agents on ulcer relapse after discontinuation of acute treatment: a pooled estimate of controlled clinical trials. Gut 29:181–187 (1988): *230.04*

Doepfer H, Glaser E, Habs M. Schmerzverlauf bei Patienten mit Ulcus duodeni unter täglicher Einmalgabe von Cimetidin. Therapiewoche 34:3–7 (1984)

Doessel DP, Gammie GJ. Cimetidine and ulcer surgery. Some results for Queensland men and women by ulcer type. Med J Aust 143:16–19 (1985): *257.02*

Doll R. Medical treatment of gastric ulcer. Scot Med J 9:183–196 (1964): *249.21, 240.27*

Doll R, Jones FA, Buckatzsch MM. Occupational factors in the etiology of gastric and duodenal ulcers with an estimate of their incidence in the general population. London: His Majesty's Stationery Office: 1–96 (1951a): *247.23, 247.30*

Doll R, Kellock TD. The separate inheritance of gastric and duodenal ulcers. Ann Eugen 16:231–240 (1951b): *247.09*

Doll R, Pygott F. Factors influencing the rate of healing of gastric ulcers admission to hospital, phenobarbitone, and ascorbic acid. Lancet I:171–175 (1952): *249.14*

Doll R, Friedlander P, Pygott F. Dietetic treatment of peptic ulcer. Lancet I:5–9 (1956a): *249.21*

Doll R, Price AV, Pygott F, Sanderson PH. Continuous intragastric milk drip in treatment of uncomplicated gastric ulcer. Lancet I:70–73 (1956b)

Doll R, Jones FA, Pygott F. Effect of smoking on the production and maintenance of gastric and duodenal ulcers. Lancet I:657–662 (1958): *247.15, 247.32, 247.33, 249.27*

Doll R, Hill ID, Hutton CF. Treatment of gastric ulcer with carbenoxolone sodium and oestrogens. Gut 6:19–24 (1965): *249.27*

Domelloef L, Eriksson S, Janunger KG. Carcinoma and possible precancerous changes of the gastric stump after Billroth II resection. Gastroenterology 73:462–468 (1977): *111.02*

Domschke S, Domschke W. Gastroduodenal damage due to drugs, alcohol and smoking. Clin Gastroenterol 13(2):405–436 (1984)

Donahue PE, Bombeck CT, Condon RE, Nyhus LM. Proximal gastric vagotomy versus selective vagotomy with antrectomy: results of a prospective, randomized clinical trial after four to twelve years. Surgery 96:585–590 (1984a): *119.06, 119.13, 119.19*

Donahue PE, Mobarhan S, Layden TJ, Nyhus LM. Endoscopic control of upper gastrointestinal hemorrhage with a bipolar coagulation device. Surg Gynecol Obstet 159:113–118 (1984b): *302.01, 307.01, 316.01, 318.01*

Donahue PE, Nyhus LM. Endoscopic Congo red test during proximal gastric vagotomy. Am J Surg 153:249–255 (1987a): *125.24, 387.01*

Donahue PE, Yoshida J, Richter HM: Can the use of an endoscopic test decrease the incidence of incomplete proximal gastric vagotomy? Gastrointest. Endosc. 33:427–431 (1987b)

Donahue PE, Yoshida J, Polley EH, Nyhus LM. Preganglionic vagus nerve fibers also enter the greater curvature of the stomach in rats and serrets. Gastroenterology 94:1292–1299 (1988)

Donaldson GA, Jarett F. Perforated gastroduodenal ulcer disease at the Massachusetts General Hospital from 1952 to 1970: Am J Surg 120:306–311 (1970): *340.01, 340.02, 343.01, 343.02, 347.01, 349.05, 351.01*

Donaldson RM. Clinical trends and topics. Factors complicating observed associations between peptic ulcer and other diseases. Gastroenterology 68:1608–1614 (1976)

Donaldson RM, Handy J, Papper S. Five-year follow-up study of patients with bleeding duodenal ulcer with and without surgery. N Engl J Med 259:201–207 (1958): *306.01, 308.02, 309.01, 313.01, 314.03, 319.02, 320.01*

Dooley CP, Cohen H. The clinical significance of Campylobacter pylori. Ann Intern Med 108:70–79 (1988a)

Dooley CP, McKenna D, Humphreys H, Bourke S, Keane CT, Sweeney E, O'Morain C. Histologic gastritis in duodenal ulcer: relationship to Campylobacter pylori and effect of ulcer therapy. Am J Gastroenterol 83:278–282 (1988b)

Dorton HE. Vagotomy, pyloroplasty, and suture for bleeding gastric ulcer. Surg Gynecol Obstet 122:1015–1020 (1966): *308.03, 309.01*

Dougherty SH, Foster CA, Eisenberg MM. Stomach cancer following gastric surgery for benign disease. Arch Surg 117:294–297 (1982): *111.02*

Dowson J, Cocel R. Effect of ranitidine and cimetidine on gastric ulcer healing and recurrence. Scand J Gastroenterol 19:665–668 (1984)

Dragstedt LL. Woodward ER. Gastric stasis: a cause of gastric ulcer. Scand J Gastroenterol 5(16):243–252 (1970)

Dronfield MW, Batchelor AJ, Larkworthy W, Langman MJS. Cimetidine – maintenance treatment and adverse effect. In: Peptische Läsion im Lichte von Aggresion-Protektion. Wiitzstrock, Baden-Baden:95–98 (1978)

Dronfield MW. Effect of different operation policies on mortality from bleeding peptic ulcer. Lancet 1:1126–1128 (1979a): *308.03, 314.03*

Dronfield MW, Batchelor AJ, Larkworthy W, Langman MJS. Controlled trial of maintenance cimetidine treatment in healed duodenal ulcer: short and long-term effects. Gut 20:526–530 (1979b): *215.02, 237.01, 237.05, 238.01, 238.05, 240.01, 240.02, 240.07, 254.04*

Drumm B, Sherman P, Cutz E, Karmali M. Association of campylobacter pylori on the gastric mucosa with antral gastritis in children. N Engl J Med 316:1557–1561 (1987): *247.07*

Du Plessis DJ. Pathogenesis of gastric ulceration. Lancet I:974–978 (1965): *247.13*

Dua KS, Koruth M, Brunt PW, Matheson NA. Is highly selective vagotomy (HSV) a good operation for duodenal ulcer (DU)?. A longer look at the answer. Gut 28:A1374 (1987): *109.12, 109.16, 109.18, 117.05, 119.13*

Dubey P, Nundy S. Mastication and acid secretion. Postgrad Med J 60:272–274 (1984a)

Dubey P, Sundram KR, Nundy S. Effect of tea on gastric acid secretion. Dig Dis Sci 29:202–206 (1984b): *247.34*

Duchin KL, Stern MA, Willard DA, McKinstry DN. Kinetic interactions of nadolol and propranolol with cimetidine. Br J Pharmacol 17:486–487 (1984): *208.01*

Duesberg R. Ulcus ad pylorum und Arbeitspause. Statistische Erhebungen. Med Welt:595–597 (1938): *247.23*

Duggan JM. Aspirin ingestion and perforated peptic ulcer. Gut 13:631–633 (1972)

Duggan JM. Aspirin in chronic gastric ulcer: an Australian experience. Gut 17:378–384 (1976)

Duggan JM, Dobson AJ, Johnson H, Fahey P. Peptic ulcer and non-steroidal anti-inflammatory agents. Gut (27):929–933 (1986a): *247.26*

Duggan JM. Haematemesis patients should be managed in special units. Med J Aust 144:247–250 (1986b): *324.07*

Dunn DC, Thomas WE, Hunter JO. An evaluation of highly selective vagotomy in the treatment of chronic duodenal ulcer. Surg Gynecol Obstet 150:845–849 (1980): *106.14, 107.12, 107.16, 109.12, 109.14, 109.16, 117.05*

Dunn JP, Cobb S. Frequency of peptic ulcer among executives, craftsmen, and foremen. J Occupational Med 4:343–348 (1962a): *247.23*

Dunn JP, Etter LE. Inadequacy of the medical history in the diagnosis of duodenal ulcer. N Engl J Med 266:68–72 (1962b)

Duroux PH, Bauerfeind P, Emde C, Koelz HR, Blum AL. Early dinner reduces nocturnal gastric acidity. Gut 30:1063–1067 (1989)

Duthie HL, Kwong NK. Vagotomy or gastrectomy for gastric ulcer. Br Med J 4:79–81 (1973): *102.04, 106.09, 106.10, 106.15, 107.06, 107.08, 107.16, 109.09, 109.10, 109.16, 111.03, 117.02, 117.05, 119.11, 119.18, 360.02*

Duthie HL, Bransom CJ. Highly selective vagotomy with excision of the ulcer compared with gastrectomy for gastric ulcer in a randomized trial. Br J Surg 66:43–45 (1979): *106.10, 106.11, 106.16, 107.06, 107.11, 107.20, 109.10, 109.11, 109.20, 117.05, 119.11, 119.12, 119.22, 360.02*

Dyck WP, Belsito A, Fleshler B, Liebermann TR, Dickinson PB, Wood JN. Cimetidine and placebo in the treatment of benign gastric ulcer. A multicenter couble blind study. Gastroenterology 74:410–415 (1978)

Dyck WP, Cloud ML, Offen WW, Matsumoto C, Chernish SM. Treatment of duodenal ulceration in the United States. Scand J Gastroenterol 22 [Suppl 136]:47–55 (1987): *249.01, 249.20, 249.28, 249.33, 249.35*

Earlam R. On the origin of duodenal-ulcer pain. Lancet I:973–974 (1985a)

Earlam R, Amerigo J, Kakavoulis T, Pollock DJ. Histological appearances of oesophagus, antrum and duodenum and their correlation with symptoms in patients with a duodenal ulcer. Gut 26:95–100 (1985b)

Eaves ER, Korman MG, Hansky J, Schmidt T. H^2-Receptor antagonists, cigarette smoking and the healing of duodenal ulcer. Aust NZ Med 13:112 (1983): *255.24*

Eberhardt G. Peptic ulcers in twins. A study in personality, heredity, and enviroment. Acta Psychiatr Scand 44(205):4–118 (1968): *247.01, 247.04, 247.06, 247.09, 247.15, 247.22, 247.30, 247.32*

Eberhardt R, Kasper G, Dettmer A, Hochter W, Hagena D. Effect of oral bismuth-subsalicylate on campylobacter pyloridis and on duodenal ulcer. Gastroenterology 92:1379 (1987): *249.07*

Eberhardt R, Kasper G, Dettmer A, Höchter W, Hagena D. Wirkung von Wismut-subsalicylat versus Cimetidine auf Campylobacter pylori, Ulkusheilung und -rezidivrate. Med Klin 83:402–405 (1988)

Eberle VF, Rettenmaier G. Kumulation von Risikofaktoren der gastroduodenalen Blutung: Schmerz-/Rheumamittel. Alkohol und Ulkusanamnese. Z Gastroenterol 23:107–114 (1985): *248.01, 248.03, 248.10*

Eckmann L. Chirugie der Ulkuskrankheit. Schweiz Rundschau Med (Praxis) 71(1):481–484 (1982)

Eichenberger PM, Giger M, Mattle W, Ker L, Pelloni S, Müller-Lissner SA, Gonvers JJ, Birchler R, Blum AL. Rezidivneigung nach Therapie des Ulcus duodeni mit Pirenzepin und Cimetidin. Schweiz Med Wochenschr 111:826 (1981)

Eichenberger PM, Giger M, Mattle W, Pelloni S, Müller-Lissner SA, Gonvers JJ, Bircheler R, Blum AL. Treatment and relapse prophylaxis of duodenal ulcer with pirenzepine and cimetidine. Scand J Gastroenterol (72):197–205 (1982): *215.04, 237.01, 237.05, 237.11, 240.01, 240.06, 240.07, 241.02, 241.03, 241.06, 241.07, 241.08, 241.09, 243.01, 243.02, 243.03*

Eisenberg RL, Margulis AR, Moss AA. Giant duodenal ulcers. Gastrointest Radiol 2:347–353 (1978): *370, 375.01, 378, 379.01, 380*

Elashoff J. Combining results of clinical trials. Gastroenterology 75:1170–1172 (1978)

Elashoff JD, Grossman MI. Trends in hospital admissions and death rates for peptic ulcer in the United States from 1970 to 1978. Gastroenterology 78:280–285 (1980): *201.03, 257.07, 257.08, 257.17, 257.18, 257.20, 314.04, 344.03*

Elashoff JD, Van Deventer G, Reedy TJ, Ippoliti A, Samloff IM, Kurata J, Billings M, Isenberg M. Long-term follow-up of duodenal ulcer patients. J Clin Gastroenterol 5:509–515 (1983): *247.06, 247.12, 247.28, 247.32, 249.17, 251.03, 253.15*

Elder JB, Ganguli PC, Gillespie IE. Cimetidine and gastric cancer. Lancet I:1005–1006 (1979)

Elerding SC, Moore EE, Wolz JR, Norton LW. Outcome of operations for upper gastrointestinal tract bleeding. Arch Surg 115:1473–1477 (1980): *303.07, 308.03, 315.07, 322.02, 322.04*

Elkin WP, Charleston WV. Diagnostic problems in cases of large or giant duodenal ulcer. Radiology 37:748–750 (1941)

Elliot C, Orchard R. A double blind placebo controlled study of sucralfate in the treatment of gastric and duodenal ulcer. Hepatogastroenterology 27(384):384 (1980)

Elliot P, Dundee JW, Elwood RJ, Collier PS. The influence of H_2-receptor antagonists on the plasma concentrations of midazolam and temazepam. Eur J Anaesth 1:245–251 (1985): *208.01*

Ellis A, Woddrow JC. HLA and duodenal ulcer. Gut 20:760–762 (1979): *247.16*

Ellis A. The genetics of peptic ulcer. Scand J Gastroenterol 20(110):25–27 (1985)

Ellis DJ, Kingston RD, Brookes VS, Waterhouse JAH. Gastric carcinoma and previous peptic ulceration. Br J Surg 66:117–119 (1979): *111.04*

Ellis H, Starer F, Venables C, Ware C. Clinical and radiological study of vagotomy and gastric drainage in the treatment of pyloric stenosis due to duodenal ulceration. Gut 7:671–676 (1966): *329.01*

Ellis H. Pyloric stenosis complicating duodenal ulceration. World J Surg 11:315–318 (1987)

Eltringham WK, Thompson MH, Davies PW, Williamson RCN, Johnston D. The Grassi-test and acid secretion In: Baron JH, Alexander-Williams J, Allgöwer M, Muller C, Spencer (eds) Vagotomy in modern surgical practice. Butterworths, London (1982)

Eams S, Hammarberg C. Prospective randomized trial of selective proximal vagotomy with ulcer excision and partial gastrectomy in the treatment of corporeal gastric ulcer. Am J Surg 146:631–633 (1983): *106.10, 106.11, 106.16, 107.06, 107.11, 107.20, 109.10, 109.11, 109.20, 117.02, 117.05, 119.11, 119.12, 119.22*

Emas S, Fernström M. Prospective, randomized trial of selective vagotomy with pyloroplasty and selective proximal vagotomy with and without pyloroplasty in the treatment of duodenal, pyloric, and prepyloric ulcers. Am J Surg 149:236–243 (1985): *106.03, 106.12, 106.15, 107.03, 107.12, 107.13, 107.15, 107.18, 109.03, 109.12, 109.15, 109.19, 119.03, 119.13, 119.17, 119.21*

Emery ES, Monroe RT. Peptic ulcer nature and treatment based on a study of one thousand, four hundred and thirty-five cases. Arch Intern Med 55:271–292 (1935): *201.01, 220.01, 254.06, 254.17, 254.22, 257.17*

England S, Weir DG. Letter to the editor. Ir Med J 76:262 (1983)

Engquist A, Broström O, v. Feilitzen F, Halldin M, Nyström B, öst A, Reichard H, Sandquist S, Törngren S, Wedlund JE. Tranexamic acid in massive haemorrhage from the upper gastrointestinal tract: a double-blind study. Scand J Gastroenterol 14:839–844 (1979): *303.06, 303.07, 303.08, 304.04, 315.06, 315.07, 319.05, 319.06, 319.07*

Enskog L, Rydberg B, Adami HO, Enander LK, Ingvar C. Clinical results 1–10 years after highly selective vagotomy in 306 patients with prepyloric and duodenal ulcer disease. Br J Surg 73:357–360 (1986): *106.12, 107.12, 109.12, 117.05, 119.13, 125.12, 125.22*

Erickson RA, Glick ME. Why have controlled trial failed to demonstrate a benefit of esophagogastroduodenoscopy in acute upper gastrointestinal bleeding? A probability model analysis. Dig Dis Sci 31:760–768 (1986)

Eshelman FN, Holland CE. Protocol design for recent duodenal ulcer maintenance trials. Am J Med 77(5B):30–33 (1984)

Eugenidis N, Kitis G, Triantopoulos J. Ranitidine vs two cimetidine schemes for duodenal ulcer healing. XII Intern Congr of Gastroenterology Lisbon, Portugal A798 (1984): *206.01*

Euler AR, Tytgat G, Berenguer J, Brunner H, Wood DR, Lookabaugh HJL, Phan TD. Failure of a cytoprospective dose of arbaprostil to heal acute duodenal ulcers. Gastroenterology 92:604–607 (1987)

Eustace EI, Fitzgerald O, McMullin JP. Role of cimetidine in relapse prevention of duodenal ulcers healed by cimetidine. Ir J Med Sci 147(8):262 (1978): *241.02, 241.03, 241.09*

Evashwick G, Creek T. Giant benign duodenal ulcer report of a case. Ann Surg 133:417–420 (1951)

Fagniez PL, Hivet M, Lagadec B. Les ulcères anastomotiques. Med Chir Dig 3:203–207 (1974)

Faizallah R, De Haan HA, Krasner N, Walker RJ, Morris AI, Calam MJ, Budgett D. Is there a place in the United Kingdom for intensive antacid treatment for chronic peptic ulceration?. Br Med J 289:869–871 (1984): *202.02*

Falk A, Darle N, Haglund U, Törnquist A. Histamine2-receptor antagonists in gastroduodenal ulcer haemorrhage. Scand J Gastroenterol 20 [Suppl 110]:95–100 (1985): *303.02, 303.03, 380.03, 314.03, 315.02, 315.03, 319.01, 319.02, 321.07, 324.13*

Familiari L, Germanotta G, Maimone P, Pustorino S, Ferrau O. Short-term ranitidine (Ranidil) and cimetidine therapy of duodenal ulcer. A comparative endoscopic investigation. Clin Trial J 20:126–132 (1983): *206.01*

Farber BF, Brody JP. Rapd development of aplastic anamemia after intravenous chloramphenicol and cimetidine therapy. South Med J 74:1257–1258 (1981): *208.01*

Farbrot TO, Farbrot EB. Effects of cimetidine treatment of sick leave and hospitalisation. Tidsskr Nor J Laegeforen 104(8):595–596,605 (1984): *257.11*

Farinati F, Farini G; Leandro G, Di Mario F, Vianello F, Lazzaretto L, Piccoli A. Naccarato R. Changes in the gastric mucosa after ranitidine treatment in duodenal ulcer. Ital J Gastroenterol 14:114–118 (1982)

Farini R, Battaglia G. Combined ranitidine and pirenzepine. XII Int Congr of Gastroenterol; V Int Congr of gastrointestinal endoscopy. Lisbon, Portugal, A1139 (1984)

Farini R, Farinati F, Cardin F, Di Mario F, Vanello F, Pagnini CA, Naccarato R. Evidence of gastric carcinoma during follow-up of apparently benign gastric ulcer. Gut 24:A486 (1983a)

Farini R, Vianello F, Di Mario F, Valentini P, Cannizzaro R, Annicchiarico R, Naccarator R. Pirenzepine and cimetidine in the long-term treatment of duodenal ulcer. Clin Trials J 20:71–76 (1983b). *215.04, 240.10, 240.06, 241.02, 241.06, 241.07, 243.01, 243.02*

Farley A, Levesque D, Pare P, Thomson ABR, Sherbaniuk R, Archambault A, Mahoney K. A comparative trial of ranitidine 300 mg at night with ranitidine 150 mg twice daily in the treatment of duodenal and gastric ulcer. Am J Gastroenterol 80:665–668 (1985): *206.03*

Farrands PA, Blake JRS, Ansell ID, Cotton RE, Hardcastle JD. Endoscopic review of patients who have had gastric surgery. Br Med J 286:755–758 (1983): *109.10, 109.16, 111.02, 111.03*

Farringer JA, MacWay-Hess K, Clementi WA. Cimetidine-quinidine interaction. Clin Pharm 3:81–83 (1984): *208.01*

Farris JM, Smith GN. Appraisal of the long-term result of vagotomy and pyloroplasty in 100 patients with bleeding duodenal ulcer. Ann Surg 166:630–639 (1967):*308.03, 309.01, 320.01*

Farthmann EH, Kirchner R. Ulcusblutung. In: Blum AL, Siewert JR (Hrsg) Ulcus-Therapie. Springer, Berlin Heidelberg New York: 596–605 (1982a)

Farthmann EH, Fritsch WP. Zustände nach totaler Magenresektion. Z Gastroenterol 20(17):17–23 (1982b)

Fawcet AN, Johnston D, Duthie HL. Revagotomy for recurrent ulcer after vagotomy and drainage for duodenal ulcer. Br J Surg 56:111–116 (1969): *119.23, 125.14, 57.01, 359.01, 362.01, 368.03*

Faxen A, Kewenter J, Stockbrügger R. Clinical results of parietal vagotomy and selective vagotomy with pyloroplasty in the treatment of duodenal ulcer. Scand J Gastroenterol 8:741–745 (1978): *119:15*

Fedeli G, Anti M, Rapaccini GL, De Vitis I, Butti A, Civello IM. A controlled study comparing cimetidine treatment to an intensive antacid regimen in the therapy of uncomplicated duodenal ulcer. Dig Dis Sci 24:758–762 (1979)

Federici T, Accadia L, Gabbrielli L, Giorgi-Conciato M, Gabbrielli A. Long-term treatment of duodenal ulcer with pirenzepine; gastric pH values and incidence of relapses: an open pilot study. Int J Tissue React V (4):353–355 (1983): *215.07, 237.11, 238.01, 240.14, 241.07, 254.27*

Fee JPH, Dundee JW, Collier PS, McClean E. Diazepam disposition following cimetidine or ranitidine. Br J Clin Pharmacol 17(5):617–618 (1984): *208.01, 208.02*

Feely J, Wilkinson GR, Wood AJJ. Reduction of liver blood flow and propranolol metabolism by cimetidine. N Engl J Med 304:692–695 (1981): *208.01*

Feely J, Guy E. Ranitidine also reduces liver blood flow. Lancet I:169 (1982a)

Feely J, Wilkinson GR, McAllister CB, Wood AJJ. Increased toxicity and reduced clearance of lidocaine by cimetidine. Ann Intern Med 96:592–594 (1982b)

Feely J, Wood AJJ. Effect of cimetidine on the elimination and action of ethanol. JAMA 247:2819–2821 (1982c): *208.01*

Feely J, Wormsley KG. H$_2$ receptor antagonists-cimetidine and ranitidine. Br Med J 286:695–697 (1983a)

Feely J, Guy E. Lack of effect of ranitidine on the disposition of lignocaine. Br J Clin Pharmacol 15(3):378–379 (1983b): *208.02*

Feely J, Peden NR. Enhanced sulphanylurea-induced hypoglycaemia with cimetidine. Br J Clin Pharmacol 15:607 (1983c): *208.01*

Feifel G, Koller H. Das Ulcusrezidiv nach chirurgischer Therapie des Ulcus duodeni. Chirurg 53:23–28 (1982a): *119.13, 119.21, 357.01, 359.01, 360.02, 362.01, 363.01, 365.00*

Feifel G. Erfolgskontrollen nach chirurgischer Therapie In: Blum AL, Siewert JR (Hrsg) Ulcus-Therapie. Springer, Berlin Heidelberg New York: 629–648 (1982b)

Feldmann EJ. Psychosomatic factors in duodenal ulcer disease. Brain Res Bull 5(1):39–42 (1980)

Feldmann M. Inhibition of gastric acid secretion by selective and nonselective anticholinergics. Gastroenterology 86:361–366 (1984)

Feldmann M, Richardson CT. Total 24-hour gastric acid secretion in patients with duodenal ulcer. Gastroenterology 90:540–544 (1986a): *247.34*

Feldmann M, Walker P, Green JL, Weingarden K. Life events stress and psychosocial factors in men with peptic ulcer disease. A multidimensional case-controlled study. Gastroenterology 91:1370–1379 (1986b): *247.23, 247.30*

Feldmann E, Van Deventer G, Sabovich K, Elashoff J. Psychologic factors and duodenal ulcer disease: relationship to serum pepsinogen I levels. Gastroenterology 88(5):1380 (1985): *247.30*

Fenji PC, Isles AF, Baltodano A, MacLeod SM, Soldir S. Interaction of cimetidine and theophyline in two infants. Can Med Assoc J 126:1178 (1982): *208.01*

Fernandes E, Melewicz FM. Ranitidine and theophylline. Ann Intern Med 100(3):459 (1984): *208.02*

Ferrari M, Angelini GP, Barozzi E, Olivieri M, Penna S, Accardi R. A comparative study of ranitidine and cimetidine effects on theophylline metabolism. Ital J Chest Dis 38(1):31–34 (1984): *208.01, 208.02*

Festen HPM, Lamers CBH, Driessen WMM, Van Tongeren JHM. Cimetidine in anastomotic ulceration after partial gastrectomy. Gastroenterology 76:83–85 (1979): *354.01, 364.01, 366.01, 367.01*

Feurle GE, Becker HD. Ulcus pepticum ventriculi et duodeni – Medikamentöse Rezidivprophylaxe versus Operation. Z Gastroenterol 23(2):22–27 (1985)

Fiasse R. Les me'dicaments re'cents dans lulcere gastro-duode'nal. Louvain Med 103:49–62 (1984)

Fich A, Goldin E, Zimmermann J, Ligumsky M, Rachmilewitz D. Comparison of misoprostol and cimetidine in the treatment of duodenal ulcer. Isr J Med Sci 21(2):102–106 (1985): *249.28*

Fichardt JB. The place of vagotomy and gastrectomy in the treatment of duodenal ulcer. S Afr J Surg 19:93–95 (1980): *106.15, 107.16, 109.16, 119.18*

Fiddian-Green RG, Bank S, Marks IN, Louw JH. Maximum acid output and position of peptic. Lancet II:1370–1373 (1976a)

Fiddian-Green RG, Bank S. Marks IN; Louw JH. Maximum acid output and risk of peptic ulcer. Lancet II:1367–1369 (1976b): *247.34*

Fimmel CJ, Sabbatini F, Pace F, Caradonna P, Blum AL. Neue Ulkustherapeutika. Ist Cimetidine überholt? Ther Umsch 39(1):841–851 (1982)

Fimmel CJ, Etienne A, Cilluffo T, Ritter CV, Gasser T, Rey JP, Caradonna-Moscatelli P, Sabbatini F, Pace F, Buhler HW, Bauerfeind P, Blum AL. Long-term ambulatory gastric pH monitoring: validation of a new method and effect of H_2-antagonists. Gastroenterology 88(6):1842–1851 (1985)

Fine A. Churchill DN. Potentially lethal interaction of cimetidine and morphine. Can Med Assoc J 124:1434–1436 (1981): *208.01*

Fineberg HV. Pearlman LA. Surgical treatment of peptic ulcer in the United States. Lancet I:1305–1306 (1981): *257.02*

Fischer AB, Graem N, Jensen OM. Risk of gastric cancer after Billroth II Resection for duodenal ulcer. Br J Surg 70:552–554 (1983): *111.02, 111.04*

Fiser WP, Wellborn JC, Thompson BW, Read RC. Age and morbidity of vagotomy with antrectomy or pyloroplasty. Am J Surg 144:694–699 (1982): *106.06, 106.13, 106.15, 106.16, 107.05, 107.16, 107.17, 110.02, 117.03, 117.04, 117.05, 119.06, 119.18, 125.02*

Fitzpatrick WJ, Blackwood WS, Northfield TC. Bedtime cimetidine maintenance treatment: optimum dose and effect on subsequent natural history of duodenal ulcer. Gut 23:239–242 (1982): *215.02, 240.01, 240.02, 240.07, 241.02, 241.03, 243.01*

Flament JB, Palot JP, Pire JC, Nsenda J, Ameil M, Rives J. Les hémorragies massives des ulcères chroniques gastro-duodénaux. Analyse des facteurs de risque à propos de 241 observations. Chirurgie 108:835–842 (1982): *303.07, 308.01, 308.02, 314.03, 322.02, 324.06*

Fleischer D. Etiology and prevalence of severe persistent upper gastrointestinal bleeding. Gastroenterology 84:538–543 (1983): *321.03*

Fleischer D. Etiology and prevalence of severe persistent upper gastrointestinal bleeding. Gastroenterology 84:538–543 (1983)

Fleischer D. Endoscopic therapy of upper gastrointestinal bleeding in humans. Gastroenterology 90:217–234 (1986)

Flind AC. Cimetidine and oral anticoagulants. Br Med J 2:1367 (1978): *208.01*

Flind AC, Beresford J. Cimetidine und Ranitidin. Lancet I: 1159 (1985)

Flood CA. Recurrence in duodenal ulcer under medical management. Gastroenterology 10:184–199 (1948): *224.00, 247.17*

Foco A, Garbarini A, Sigaudo G, Vottero G. Double-blind evaluation of cimetidine effect in stopping duodenal haemorrhage. Hepatogastroenterology 27 [Suppl 143]:143 (1980)

Foco A, Serentha U, Garbarini A. Ranitidina, nelle gravi emorragie da ulcera duodenale In: Barbara L ed. Problemi di gastroenterologia e ranitidina. Edizione Libreria Cortina, Verona: (1984)

Fodor O, Vestea S, Urcan S, Popescu S, Sulica L, Iencica R, Goia A, Ilea V. Hydrochloric acid secretion capacity of the stomach as an inherited factor in the pathogenesis of duodenal ulcer. Am J Dig Dis (Dig Dis Sci) 13:260–265 (1968)

Fok KH, George PJM, Vicary FR. Peptic ulcers induced by piroxicam. Br Med J 290:117 (1985): *247.26*

Foldesy RG, Vanderhoof MM, Hahn DW. In vitro and in vivo omparisons of antiandrogenic potencies of two histamine H^2 receptor antagonists, cimetidine and etidine-HCI (42087). Proc Soc Exp Biol Med 179:206–210 (1985)

Fordtran JS. The psychosomatic theory of peptic ulcer In: Gastrointestinal disease. Sleisenger MH (ed) 1st.edn. Saunders, Philadelphia:163–172 (1973)

Forlini A, Spina C, Fentileschi G, Maggi O, Gentileschi E. Proximal gastric vagotomy without drainage and selective gastric vagotomy with drainage for surgical therapy of duodenal ulcer: a retrospective study. Ital J Surg Sci 13:21–24 (1983): *107.12, 107.15, 119.13, 119.15, 119.17*

Forrest JA, Finlayson NDC, Sherman DJC. Endoscopy in gastrointestinal bleeding. Lancet II:394–397 (1974): *321.03*

Foster DN, Milosziewski KJA, Losowsky MS. Stigmata of recent haemorrhage in diagnosis and prognosis of upper gastrointestinal bleeding. Br Med J 1:1173–1177 (1978): *303.04, 303.07, 314.03, 319.05, 321.03, 324.13, 325.01*

Frank WO, Seaman JJ, Peace KE, Myerson RM, Humphries TJ. Lidocaine-cimetidine interaction. Ann Intern Med 99:414-415 (1983): *208.01*

Fraser AG, Brunt PW, Matheson NA. A comparison of highly selective vagotomy with truncal vagotomy and pyloroplasty – one surgeon's results after 5 years. Br J Surg 70–485–488 (1983): *106.12, 106.14, 106.15, 107.12, 107.16, 109.12, 109.14, 109.16, 119.13, 119.16, 119.18*

Frederiksen HJ, Matzen P, Madsen P, Kragelund E, Krag E, Christiansen PM, Bonnevie O. Spontaneous healing of duodenal ulcers. Scand J Gastroenterol 19:417–421 (1984): *201.02, 212.02, 230.06, 249.02, 249.03, 249.13, 249.28, 249.30, 249.35*

Frei J, Fehr HF. Schwere, akute Ulcusblutung: Welche Kriterien sind entscheidend für das therapeutische Vorgehen? Schw Med Wochenschr 116:949–952 (1986): *308.03, 314.03, 317.00*

Freise J, Hofmann R, Gebel M, Huchzermeyer H. Follow up study of chronic gastric erosions. Endoscopy 11:13–17 (1979): *249.11*

Freitas D, Pontes F, Pinho C, Quina M, Moura C, Correia P, Leitao N, Teixeira A, Azevedo C, Ribeiro T, Viana L, Sanguino C. Clinical trial of ranitidine in duodenal ulcer in Portugal. Scand J Gastroenterol 17(78):366 (1982): *206.01*

Freitas D, Donato A, Gouveia Monteiro J. Controlled trial of liquid monopolar electrocoagulation in bleeding peptic ulcers. Am J Gastroenterol 80:853–857 (1985): *302.01, 302.01, 303.02, 307.01, 315.03, 316.01, 316.02, 318.01, 318.02, 319.02*

French cooperative study (introduced by A Cortot). Omeprazole versus ranitidine in duodenal ulcer patients unhealed after six weeks treatment with H^2-receptor antagonists. Gut 28:A1341 (1987): *383.02*

Friebel P, Walter-Sack I, Ukena D, Czechanowski B, De Vries J, Weber E. Influence of a single dose of cimetidine 800 mg and ranitidine 300 mg on oxidative drug transformation (antipyrine clearance). Br J Clin Pharmacol 20(5):546 (1985)

Friedlander ML, Gelfand M. Duodenal ulcer, largely an urban disease in Africans in subtropical Africa. Trop Doct 8:205–206 (1978): *247.23, 247.30*

Friedman GD, Siegelaub AB, Seltzer CC. Cigarettes, alcohol, coffee and peptic ulcer. N Engl J Med 290:469–473 (1974): *247.01, 247.15, 247.20, 247.32*

Frigo GM, Lecchini S, Caravaggi M, Gatti G, Tonini M, D'Angelo L, Perucca E, Crema A. Reduction in phenytoin clearance caused by cimetidine. Eur J Clin Pharmacol 25:135–137 (1983): *208.01*

Fritsch A, Sonnenberg A, Erckenbrecht J. Epidemiologie der Ulkuskrankheit in der Bundesrepublick Deutschland 1952–1978. Z Gastroenterologie 19:493 (1981): *257.08, 257.15, 257.17, 257.20*

Froidevaux A, Buchs JB. Résultats à long terme des ulcéres gastro-duodénaux perforés. Helv Chir Acta 46:693–696 (1980): *340.01, 350.06*

Fromm D. Endoscopic coagulation for gastrointestinal bleeding. N Engl J Med 316:1652–1654 (1987)

Frost F, Rahbek I, Rune SJ, Birger Jensen K, Gudmand-Hoyer E, Krag E, Rask-Madsen J, Wulff HR, Garbol J, Gotlieb Jensen K, Hojlund M, Nissen VR. Cimetidine in patients with gastric ulcer: a multicentre controlled trial. Br Med J 2:795–799 (1977)

Frühmorgen P, Jenny S, Classen M, Bauerle H, Koch H. Anamnese bei Ulkus und Narben im Bulbus duodeni. Dtsch Med Wochenschr 188–193 (1972)

Fry J. Peptic ulcer: a profile. Br Med J 2:809:812 (1964): *201.02, 211.02, 220.01, 247.02, 247.04, 247.15, 247.30, 248.07, 257.03*

Fuchs K-H, Wirth H-J, Schaube H. Die Injektionsmethode zur Blutstillung bei gastroduodenalen Läsionen. Dtsch Med Wochenschr 109:813–816 (1984): *302.01, 307.01, 318.01*

Fullarton CM, Birnie CC, MacDonald A, Murray WR. Controlled study of heater probe (HP) in bleeding peptic ulcers. Gut 29:A701 (1988)

Fullman H, VanDeventer G, Schneidman D, Walsh J, Elashoff J, Weinstein W. Healed duodenal ulcers are histologically ill. Gastroenterol 88:1390 (1985): *254.12*

Fung WP, Karim MM. Effect of 15(R)15-methyl-prostaglandin E2 on the healing of gastric ulcers. Med J Aust 2:127–128 (1976)

Gajo R, Castell E, Puig LaCalle J. Massive upper gastrointestinal bleeding. Data on 369 surgically treated patients. Am J Surg 140–639–641 (1980): *308.03, 317.00, 322.09*

Galeone M, Moise G, Casula PL, Bignamini AA. Eine zweijährige Studie zum Auftreten von Ulcusrezidiven nach Proglumid-Therapie. Eine vergleichende Untersuchung. Med Welt 32:173–175 (1981): *230.03, 230.04, 230.08*

Galeone M, Cacioli D, Toti GL, Giorgi-Conciato M, Stock F. Long-term management of duodenal ulcer with pirenzepine and cimetidine a double-blind controlled clinical trial. Int J Tiss React 4:393–396 (1983): *215.04, 237.01, 237.04, 237.11, 238.01, 238.04, 238.10, 240.01, 240.03, 240.06, 241.02, 241.06, 241.07, 243.01, 243.02*

Galmiche JP, Colin R, Hecketsweiler P, Le Grix A, Metayer P, Le Bihan M, Teniere P, Geffroy Y. Traitement des hémorraghies digestives ulcéreuses par la cimétidine Gastroenterol Clin Biol 2:771–776 (1978): *304.03, 319.02, 319.05*

Galmiche JP, Colin R, Veyrac M. Double-blind controlled trial of cimetidine in bleeding peptic ulcer In: Torsoli A (ed). Further experience with H²-receptor antagonists in peptic ulcer disease and progress in histamine research. Excerpta Medica , Amsterdam:164–171 (1980): *229.01, 229.05, 229.09, 230.03, 230.04, 230.07, 254.25*

Galmiche JP, Desechalliers JP. Denis P, Chevallier B, Colin R. Ranitidine treatment of cimetidine-resistant peptic ulcers: preliminary clinical and 24 hour intragastric acidity results In: Barbara L, Dobrilla G (eds). Ranitidina il nuovo H^2-antagonista. Edizioni Libreria Cortina, Verona:243–250 (1983a): *383.01*

Galmiche JP, Cassigneul J, Faivre J, Tranvouez JL, Ouvry D, Colin R, Pascal JP, Klepping C. Somatostatin in peptic ulcer bleeding. Results of a double-blind controlled trial. Int J Clin Pharmacol Res III:379–387 (1983b): *303.03, 303.04, 303.06, 303.07, 303.08, 315.03, 315.04, 315.06, 315.07, 315.08, 319.02, 319.03, 319.05, 319.06, 319.07*

Ganguli PC, Deen MS. Long-term therapy with carbenoxolone in the prevention of recurrence of gastric ulcer: natural history and evolution of important side-effects and measures to avoid them. Scand J Gastroenterol 15(65):63–71 (1980)

Garb AE, Soule EH, Bartholomew LG, Cain JC. Steroid-induced gastric ulcer. Arch Intern Med 116:899–906 (1965): *249.15*

Garbol J, Jensen KG, Hojlund M, Nissen VR, Olsen PP. Et kontrolleret forsog med cimetidin i behandelingen af ulcus ventriculi. Ugeskr Laeg 141:3301–3303 (1979)

Gardner ME, Pharm D. Ranitidine and Theophylline. Ann Intern Med 3:559 (1985): *208.02*

Gaska JA. A comparison of cimetidine and ranitidine prescribing patters: duration of therapy and cost. Am J Pharm 153:65–70 (1984): *257.14*

Gassmann R, Baumgartner R, Leuhold E, Seiler P, Stocker H. Behandlung des Ulcus duodeni und des Ulcus ventriculi mit Pirenzepin In: Blum AL, Hammer R (Hrsg). Die Behandlung des Ulcus pepticum mit Pirenzepin. Demeter, Gräfelfing:203–206 (1978)

Gavey CJ, Szeto ML, Nwokolo RE, Pounder RE (1988) Does oral tripotassium dicitrato bismethate (TDB) provide a depot preparation of bismuth? Gut 29:A1495 (1988) (abstract)

Gavey CJ, Szeto ML, Nwokolo CU, Sercombe J, Pounder RE. Bismuth accumulates in the body during treatment with tripotassium dicitrato bismuthate. Aliment Pharmacol Therap 3:21–28 (1989)

Gear MWL, Truelove SC, Whitehead R. Gastric ulcer and gastritis. Gut 12:639–645 (1971): *247.13*

Gear MWL. Proximal gastric vagotomy versus long-term maintenance treatment with cimetidine for chronic duodenal ulcer: a prospective randomized trial. Br Med J 286:98–99 (1983): *119.13, 215.01, 235.02, 240.01, 241.02, 244.01*

Geel C. Ruedi T, Kobler E. 17-Jahres-Resultate nach Vagotomie und Pyloroplastik. Schweiz Med Wochenschr 113:570–571 (1983): *109.15, 109.16, 111.03, 119.21*

Geismar P, Mosbech J, Myren J. A double-blind study of the effect of carbenoxolone sodium in the treatment of gastric ulcer. Scand J Gastroenterol: 8:251–256 (1973)

Gerber LH, Rooney PJ, McCarthy M. Healing of peptic ulcers during continuing anti-inflammatory drug therapy in rheumatoid arthritis. J Clin Gastroenterol 3:7–11 (1981): *249.22, 249.32*

Ghabrial H, Desmond PV, Harman PJ. Clin Exp Pharmocol Physiol 9:456 (1982): *208.01*

Ghabrial H, Harman PJ, Desmond PV, Mashford ML, Breen KJ. Use of single doses and rapid sampling to detect interactions with cimetidine. Eur J Clin Pharmacol 27:603–606 (1984): *208.01*

Gheorghiu T, Frotz H, Klein HJ, Hübner G. Das hepatogene Ulkus. Magenschleim und Ulzerogenese. Witzstrock, Baden-Baden (1974): *247.04*

Giarelli L, Melato M, Stanta G, Bucconi S, Manconi R. Gastric resection: a cause of high frequency of gastric carcinoma. Cancer 52:1113–1116 (1983): *111.02*

Gibinski K, Nowak A, Gabryelewicz A. Multicentre double blind clinical trial on ranitidine for gastroduodenal ulcer. Hepatogastroengerology 28:216–217 (1981)

Gibinski K, Lelkova E, Wistuba J. Smoking and peptic ulcer disease. An economic approach to doctor's attitudes. Hepatogastroenterology 29:171–174 (1982a): *247.32*

Gibinski K, Rybicka J. Nowak A, Czarnecka K. Seasonal occurrence of abdominal pain and endoscopic findings in patients with gastric and duodenal ulcer disease. Scand J Gastroenterol 17:481–485 (1982b): *247.17*

Gibinski K, Nowak A, Gabryelewicz A, Szalaj W, Hasik J, Klincewicz H, Pokora J, Radwan P, Kosecki P, Pachlewski J. Ranitidine for gastric and duodenal ulcers in a multicentre double-blind clinical trial. Scand J Gastroenterol 17(78):361 (1982c): *206.03*

Gibinski K. Step by step towards the natural history of peptic ulcer disease. J Clin Gastroenterol 5:299–302 (1983): *247.17*

Gibinski K, Nowak A. Three year treatment for the prevention of peptic ulcer recurrence. XII Int Congr of Gastroenterol; V Int Congr of gastrointestinal endoscopy. Lisbon, Portugal A884 (1984a)

Gibinski K, Nowak A, Gabryelewicz A, Szalay W, Hasik J, Klincewicz H, Butruk E, Kosecki P, Pokora J, Radwan P. Ranitidine in the maintenance therapy of gastroduodenal ulcer disease: polish open multicentre study. Hepatogastroenterol 31:180–182 (1984b): *215.05, 237.06, 238.06, 240.08, 241.10, 241.11, 243.04, 254.25*

Gibinski K, Nowak A, Marlicz K, Depczynska A, Dzieniszewski J, iMiewski B, Gabrylewicz A, Kosidio S. Tripotassium dicitrato bismuthate (TDB) in the treatment of peptic-ulcer, and prevention of ulcer recurrence. Pol Tyg Lek 30:1547–1550 (1984c)

Gibinski K, Nowak A, Butruk E, Dzieniszweski J, Pokora J, Marlicz K. Ranitidine 300 mg at night in the treatment of duodenal ulcer: 2 and 4 week healing rates in Poland. Gastroenerology A 88:1393 (1985): *206.04*

Giercksky KE, Revhaug A, Warloe T, Johnson JA. Is it possible to reduce the incidence of drug related gastrointestinal bleeding? Scand J Gastroenterol 113:13 (1985): *248.10, 253.09*

Giesing D, Lanman R, Runser D. Absorption of sucralfate in man. Gastroeneterology 82:1066 (1982)

Gillies MA, Skyring A. Gastric and duodenal ulcer. The association between aspirin ingestion, smoking and familiy history of ulcer. Med J Aust 3:280–285 (1969): *247.09, 247.16, 247.26, 247.32, 257.03*

Gillespie G, Gray GR, Smith IS, MacKenzie I, Crean GP. Short-term and maintenance cimetidine treatment in severe duodenal ulceration. Excerpta Medica, Amsterdam:241–247 (1977): *207.01*

Gilsanz V, Chantres MT, Paredes JG. Treatment of severe gastrointestinal haemorrhage with cimetidine: a double-blind study. Excerpta Medica, Amsterdam:1239–1240 (1980)

Giorgi-Conciato M, Daniotti S, Ferrari PA, Gaetani M, Petrin G, Sala P, Valentini P. Efficacy and safety of pirenzepine in peptic ulcer and in non ulcerous gastroduodenal diseases. A multicentre controlled clinical trial. Scand J Gastroenterol 17(81):1–41 (1982): *218.01*

Girodet J, Toutounji M, Rougier Ph, Mignon M, Lambert R, Bonfils S. Traitement des ulcères anastomotiques par la cimétidine. Nouv Presse Med 9:3241–3243 (1980): *354.03, 361.01*

Gitlin N, McCullough AJ, Lacey Smith J, Mantell G, Berman R. A multicenterr, double-blind, randomized, placebo-controlled comparison of nocturnal and twice-a-day famotidine in the treatment of active duodenal ulcer disease. Gastroenterology 92:48–53 (1987): *249.28*

Gledhill T, Buck M, Hunt RH. Cimetidine or vagotomy? Comparison of the effect of proximal gastric vagotomy, cimetidine and placebo on nocturnal intragastric acidity and acid secretion in patients with cimetidine resistant duodenal ulcer. Br J Surg 70:704–706 (1983a): *386.01*

Gledhill T, Howard OM, Buch M, Paul A, Hunt RH. Single nocturnal dose of an H_2 receptor antagonist for the treatment of duodenal ulcer. Gut 24:904–908 (1983b)

Gledhill T, Maxine B, Hunt HR. Effect of no treatment, cimetidine 1 g/day and cimetidine combined with atropine on nocturnal gastric secretion in cimetidine nonresponders. Gut 25:1211–1216 (1984)

Gleeson MH. A survey of peptic ulcers associated with NSAIDs. Eur J Rheumatol Inflamm 5(3):308–312 (1982): *247.26*

Gleysteen JJ, Condon RE, Tapper EJ. Prospektive trial of proximal gastric vagotomy. Surgery 94:15–20 (1983): *106.06. 106.12, 107.05, 107.12, 109.06, 109.12, 119.13*

Glickman RM. No acid-no ulcer-but!? Gastroenterology 88(4):1077–82 (1985)

Glise H, Carling L, Hallerbäck B, Kagevi I, Solhaug JH, Svedberg LE, Wählby L, Keighley MR. Short term treatment of acute duodenal ulcer. A comparison of cyto-protection with sucralfate and acid reduction with cimetidine. Gut 5:T28 (1985)

Glise H, Carling L, Hallerbäck B, Kagevi I, Solhaug JH, Svedberg L-E, Wählby L. Treatment of acute duodenal ulcer – a Swedish multicenter study. Scand J Gastroenterol 22 [Suppl 127]:61–66 (1987)

Glupczynski Y, Burette A, Labbe M, Deprez C, De Reuck M, Deltenre M. Campylobacter pylori-associated gastritis: a double-blind placebo-controlled trial with amoxycillin. Am J Gastroenterol 83:365–372 (1988)

Glynn MJ, Kane SP. Benign gastric ulceration in a health district: incidence and presentation. Postgrad Med J 61:695–700 (1985)

Gobbel WG, Shoulders HH. Gastric resection In: Postlethwait RW (ed) Results of surgery for peptic ulcer. Saunders, Philadelphia (1963): *106.06, 106.10, 107.05, 107.06, 107.07, 109.06, 109.10, 308.03, 329.01, 340.01*

Goddman AJ, Carrigan DD, Johnson AG: Effect of preoperative response to H_2-receptor antagonists on the outcome of highly selective vagotomy for duodenal ulcer. Br J Surg 74:897–899 (1987)

Goff JS. Bipolar electrocoagulation versus Nd-YAG laser phtocoagulation for upper gastrointestinal bleeding lesions. Dig Dis Sci 31:906–910 (1986): *302.01, 302.03, 307.01, 316.01, 316.02, 318.01, 318.03*

Goldberg MA. Medical treatment of peptic ulcer disease: is it truely efficacious?. Am J Med 77:589–591 (1984)

Goldberg RJ, Gore JM, Dalen JE, Alpert JS. Long-term anticoagulant therapy after acutemyocardial infarction. Am Heart J 109:616–622 (1985)

Goldfarb JP, Czaja J. A comparison of cimetidine and sucralfate in the treatment of bleeding peptic ulcers. Am J Gastroenterol 80(1):5–7 (1985): *303.03, 303.04, 304.02, 315.04, 315.07, 319.03*

Goldin E, Zimmermann J, Okon E, Rachmilewitz D. Should we worry about gastric cancer in duodenal ulcer patients? J Clin Gastroenterol 6:295–299 (1985): *213.01*

Goligher JC. The comparative results of different operations in the elective treatment of duodenal ulcer. Br J Surg 57:780–783 (1970): *107.08, 107.16, 107.17, 109.16, 109.17, 117.02, 117.04, 117.05, 119.10, 119.19*

Goligher JC, Pulvertaft CN, Irvin TT, Johnston D, Walker Bk, Hall RA, Willson-Pepper J, Matheson TS. Five- to eight-year results of truncal vagotomy and pyloroplasty for duodenal ulcer. Br Med J 1:7–13 (1972): *107.02, 107.08, 107.16, 107.17, 109.02, 109.09, 109.16, 109.17, 117.01, 117.02, 117.04, 117.05, 119.02, 119.18, 119.19, 125.15*

Goligher JC, Hill GI, Kenny TE, Nutter E. Proximal gastric vagotomy without drainage for duodenal ulcer: results after 5–8 years. Br J Surg 65:145–151 (1978): *107.11, 107.12, 109.09, 109.12, 109.14, 109.17, 118.01, 119.10, 119.13, 119.16, 119.19, 360.02*

Goligher JC, Feather DB, Hall R et al. Several standard elective operations for duodenal ulcer: 10–16 year clinical results. Ann Surg 189:18–24 (1979): *109.02, 109.06, 109.10, 109.16, 109.17, 119.02, 119.06, 119.11, 119.18, 119.19*

Gomes AS, Lois JF, McCoy RD. Angiographic treatment of gastrointestinal hemorrhage: comparison of vasopressin infusion and embolization. AJR 146:1031–1037 (1986): *303.07, 303.09, 315.09, 319.06, 319.08*

Gonvers J-J, Realini S, Bretholz A, Voirol M, Arnold J, Birchler R, Ollyo J-B, Buyot J, Capitaine Y. Gastric ulcer: a double-blind comparison of 100 mg pirenzepine plus antacid versus 800 mg cimetidine plus antacid. Scand J Gastroenterol 21:806–808 (1986): *249.28, 249.34, 249.37*

Gonzales EM, Arnau BN, Dupont TC, Andollo JF. Procimal gastric vagotomy. A prospective study of 829 patients with four-year follow-up. Acta Chir Scand 149:69–76 (1983): *106.12, 107.12, 109.12, 119.13, 125.15*

Goodman AJ, Kerrigan DD, Johnson AG. Effect of the pre-operative response to H_2 receptor antagonists on the outcome of highly selective vagotomy for duodenal ulcer. Br J Surg 74:897–899 (1987): *106.12, 107.12, 119.13, 125.18*

Goodwin CS (1988) Duodenal ulcer, Campylobacter pylori, and the leaking roof concept. Lancet II:1467–1469

Goodwin CS, Armstrong JA, Marshall BJ. Campylobacter pyloridis, gastritis, and peptic ulceration. J Clin Pathol 39:353–365 (1986)

Gorey TF, Linnon F, Heffernan SJ. Highly selective vagotomy in duodenal ulceration and its complications. Ann Surg 200:181–184 (1984): *119.13, 309.01, 313.01, 330.01, 331.01, 341.01, 343.01*

Gotthard R, Ström M, Bodemar G, Walan A. Treatment of active prepyloric and duodenal ulcers with antacid/anti-cholinergic, cimetidine and placebo. Scand J Gastroenterol 17(75):86–96 (1982): *207.01, 229.01, 229.05, 229.06, 229.07, 229.09, 229.10, 249.28, 254.29*

Gotthard R, Bodemar G, Tjädermo M, Tobiasson P, Walan A. High gastric bile acid concentration in prepyloric ulcer patients. Scand J Gastroenterol 4:439–446 (1985): *247.10*

Gotthard R, Ström M, Sjödahl R, Walan A: 24-h study of gastric acidity and bile acid concentration after parietal cell vagotomy. Scand J Gastroenterol 21:503–508 (1986)

Goudie BM, Mitchell KG, Birnie GG, Mackay C. Controlled trial of endoscopic bipolar electrocoagulation in the treatment of bleeding peptic ulcers. Gut 25:A1185 (1984) (abstract)

Gough K. Different doses of ranitidine in the long-term treatment of duodenal ulcer: interim analysis In: Misiewicz JJ, Wormsley KG (eds) The clinical use of ranitidine. Medicine Publishing Foundation: 196–200 (1982): *215.06, 240.07, 240.08, 240.09, 241.09, 241.10, 241.11, 241.12*

Gough KR. Ranitidine and cimetidine in long-term maintenance therapy for duodenal ulcer. In: Ranitidine Therapeutic Advances. Curr clin practice. Abstracts of an Int Symp, Glaxo, London (1984a)

Gough KR. Interim analysis of a comparative trial of ranitidine and cimetidine in the prevention of duodenal ulcer. Am J Med 77(5B):39–42 (1984b): *215.03*

Gough KR, Korman MG, Bardhan KD, Lee FI, Crowe JP, Reed PI, Smith RN. Ranitidine and cimetidine in prevention of duodenal ulcer relapse. Lancet II:659–662 (1984c): *241.02, 241.04, 241.10, 243.01, 243.04, 254.27*

Gough KR, Bardhan KD, Crowe JP, Korman MG, Lee FI, Reed PI, Smith RN. Dringing and smoking when taking H_2-antagonists. Lancet I:114–115 (1985)

Gough MJ, Humphrey CS, Giles GR. Does osmotic control of gastric emptying persis after truncal vagotomy? Br J Surg 68:77–80 (1981)

Gough PA, Curry SH, Araujo OE, Robinson JD, Dallman JJ. Influence of cimetidine on oral diazepam elimination with measurement of subsequent cognitive change. Br J Clin Pharmacol 14:739–742 (1982): *208.01*

Goy A. Ranitidine 150 mg b.d. versus 300 mg nocte in duodenal ulcer. Data on file, Glaxo Group Research Limited UK (1986)

Grace WJ, Mitty WF. Does subtotal gastrectomy in bleeding peptic ulcer prevent recurrence of bleeding? Am J Dig Dis 7:69–74 (1962): *309.01, 311.00*

Graem N, Fischer AB, Hastrup N, Povlsen CO. Mucosal changes of the Billroth II resected stomach. A follow-up to gastritis, atypia aud cancer. Acta Pathol Microbiol Scand Sect A 89–227–234 (1981): *111.02*

Graffner H, Gulich T, Oscarson J. The effect of highly selective vagotomy on sicklisting peptic ulcer patients. Scand J Gastroenterol 18:439–441 (1983): *127.01, 257.12*

Graffner H, Lindell G: Increased ulcer relapse rate after parietal cell vagotomy in smokers. World J Surg 12:277–281 (1988)

Graffner HO, Liedberg GF, Oscarson JEA, Recurrence after parietal cell vagotomy for peptic ulcer disease. Am J Surg 150:336-340 (1985): *117.05, 119.13, 125.02, 125.05, 125.12, 125.14, 125.15, 125.16, 125.22, 360.02, 362.01*

Graham DY, Opekun RA, Smith JL, Schwarz JT. Ranitidine and hepatoxicity. Ann Intern Med 102:3 116 (1985a)

Graham DY, Akdamar K, Dyck WP, Englert E, Strickland RG, Achord JL, Belsito AA, Vlahcevic R, Kornfield RN, Long WB, Sontag S, Agrawal NM. Healing of benign gastric ulcer: Comparison of cimetidine and placebo in the United States. Ann Intern Med 102:573–576 (1985b)

Graham DY, Klein PD. Campylobacter pyloridis gastritis: the past, the present, and speculations about the future. Am J Gastroenterol 82:283–286 (1987a)

Graham DY, Klein PD, Opekun AR, Alpert LC, Klish WJ, Evans DJ, Michaletz PA, Yoshimura HH, Adam E, Boutton TW. Epidemiology of campylobacter pyloridis infections. Gastroenterology 92:1411 (1987b): *249.07*

Graham DY, Klein PD, Opekun AR, Alpert LC, Klish WJ, Evans DJ, Evans DJ, Michaletz PA, Yoshimura HH, Adam E, Boutton TW. Epidemiology of campylobacter pyloridis infections. Gastroenterology 92:1411 (1987c) *247.07*

Graham DY, Klein PD, Opekun AR, Boutton TW. Effect of age on the frequency of active Campylobacter pylori infection diagnosed by the (^{13}C)urea breath test in normal subjects and patients with peptic ulcer disease. J Infect Dis 157:777–780 (1988a)

Graham DY, Michaletz PA. Should I search for Campylobacter pylori in my patients? Much ado about not much? Am J Gastroenterol 83:481–483 (1988b)

Graham DY, Agrawal NM, Roth SH. Prevention of NSAID-induced gastric ulcer with misoprostol: multicentre, double-blind, placebo-controlled trial. Lancet II:1277–1280 (1988c) *241.17*

Granata F. Comparison between ranitidine 150 mg and ranitidine 300 mg at bed time in the treatment of duodenal ulcer. Ital J Gastroenterol 17:208–210 (1985): *206.04*

Granata F, Castelli G. Ranitidine versus cimetidine in maitenance therapy for the prevention. VII Congr Nazionale Aigo Pharma:85 (1984)

Granelli P, Angelini GP, Celli L. Unsuccessful cimetidine treatment of peptic ulcer: Analysis of the factors involved. Clin Ther 6(3):294 (1984): *212.01, 228.01, 249.01, 249.11, 249.15, 249.28*

Granziera L, Savarino V. Marugo M, Delitala G, Gismondi C, Bessarione D, Mazzocchi GC, Giusti M. Comportamento nell'uomo di alcuni parametri ormonali durante somministrazione a lungo termine di ranitidina. Progresso Medico, Roma 40:227–232 (1984)

Grassi G. A new test for complete nerve section during vagotomy. Br J Surg 58:187–189 (1971)

Gray GR, Smith IS, McKenzie I, Gillespie G. Long term cimetidine in the management of severe duodenal ulcer dyspepsia. Gastroenterology 74:397–401 (1978): *212.02, 215.02, 219.01, 240.01, 240.02, 240.07*

Gray GR, McWhinnie D, Smith IS, Gillespie G. Five-year study of cimetidine or surgery for severe duodenal ulcer dyspepsia. Lancet I:787–788 (1982): *215.01, 219.01, 232.01, 233.01, 234.01, 244.01*

Green AW, Ebling WF. Gardner MJ, Jusko WJ. Cimetidine-methylprednisolone-theophylline metabolic interaction. Am J Med 77:1115–1118 (1984): *208.01*

Green SB, Gail MH, Byar DP. Steroids and peptic ulcer. N Engl J Med 294(23):1291–1293 (1976)

Greenall MJ, Frcs ChM. Lehnert T. Vagotomy or gastrectomy for elective treatment of benign gastric ulceration? Dig Dis Sci 30:4 353–361 (1985)

Greenberg DI. Epidemiology of peptic ulcer disease among U.S. military patients compared to internationel trends. Gastroenterology 88(5,2):1140 (1985a): *257.08*

Greenberg DI. Cimetidine survey II – pattern among military doctors in prescribing cimetidine for outpatients. Gastroenterology 88(5):1404 (1985b): *257.09*

Greenblatt DJ, Abernethy DR, Morse DS, Harmatz JS, Shader RI. Clinical importance of the interaction of diazepam and cimetidine. N Engl J Med 310(25):1639–1643 (1984a): *208.01*

Greenblatt DJ, Abernethy DR, Koepke HH, Shader RI. Interaction of cimetidine with oxazepam, lorazepam and flurazepam. J Clin Pharmacol 24:187–193 (1984b): *208.01*

Greenblatt DJ, Locniskar A, Scavone JM, Blyden GT, Ochs HR, Harmatz JS, Shader RI. Absence of interaction of cimetidine and ranitidine with intravenous and oral midazolam. Anesth Analg 65:176–180 (1986): *208.02*

Greibe J, Bugge P, Gjorup T, Lauritzen T, Bonnevie O, Wulff HR. Long-term prognosis of duodenal ulcer: follow-up study and survey of doctors' estimates. Br Med J 2:1572–1574 (1977): *201.01, 257.01, 257.17*

Griesser G, Schmidt H. Statistische Erhebungen über die Häufigkeit des Karzinoms nach Magenoperation wegen eines Geschwürleidens. Med Welt 35:1836–1840 (1964): *111.02, 111.04, 124.02, 213.01, 214.00*

Griffin GE, Organ CH. The natural history of the perforated duodenal ulcer treated by suture plication. Ann Surg 183:382–385 (1976): *309.01, 338.01, 338.02, 340.01, 340.02, 341.02, 347.01*

Griffin JW. H_2-blocker update. Hospital Formulary 19(11):1132–1038 (1984a)

Griffin JW, May JR, DiPiro JT. Drug interactions: theory versus practice. Am J Med 77(5B):85–89 (1984b)

Griffith CA. Long-term results of selective vagotomy plus pyloroplasty. 12 to 17 year follow-up. Am J Surg 139:608–615 (1980)

Griffith WJ, Neumann DA, Welsh JD. The visible vessel as an indicator of uncontrolled or recurrent gastrointestinal haemorrhage. N Engl J Med 300:1411–1413 (1979): *321.03*

Griffiths WJ, Neumann DA, Welsh JD. The visible vessel as an indicator of uncontrolled or recurrent gastrointestinal hemorrhage. N Engl J Med 300:1411–1413 (1979): *321.03, 324.05, 325.01*

Grigoleit HG, Hajdu P, Hundt HKL, Koeppen D, Malerczyk V, Meyer BH, Muller FO, Witte PU. Pharmacokinetic aspects of the interaction between clobazam and cimetidine. Eur J Pharmacol 25:139–142 (1983): *208.01*

Grossman MI. Abnormalities of acid secretion in patients with duodenal ulcer. Gastroenterology 75:324–326 (1978)

Grygiel JJ, Miners JO, Drew R, Birkett DJ. Differential effects of cimetidine on theophylline metabolic pathways. Eur J Clin Pharmacol 26:335–340 (1984): *208.01*

Guay DRP, Meatherall RC, Chalmers JL, Grahame GR. Cimetidine alters pethidine disposition in man. Br J Clin Pharmacol 18:907–914 (1984): *208.01*

Guay DRP, Meatherall RC, Chalmers JL, Grahame GR, Hudson RJ. Ranitidine does not alter pethidine disposition in man. Br J Clin Pharmacol 20:55–59 (1985): *208.02*

Gudmand-Hoyer E, Birger Jensen K, Krag E, Rask-Madsen J, Rahbek I, Rune SJ, Wulff HR. Prophylactic effect of cimetidine in duodenal ulcer disease. Br Med J 1:1095–1097 (1978): *215.02, 234.01, 234.03, 234.04, 240.01, 240.02, 240.07*

Guemes Diaz F. Short-and long-term effects of trithiozine and cimetidine in duodenal ulcer. Curr Ther Res Clin Exp 29(6):853 (1983)

Guetz HJ, Berndt H. Nebenwirkungen bei der Langzeittherapie des Ulcus duodeni und des Ulcus ventriculi mit Carbenoxolon. Peptische Läsion in Lichte von Aggression-Protektoin. Witzstrock, Baden-Baden:172–176 (1978)

Gugler R, Jensen JC. Does magaldrat influence the bioavailability of cimetidine and ranitidine? N Engl J Med 309:1518–1519 (1983)

Gugler R, Lindstaedt H, Miederer S, Möckel W, Rohner HG, Schmitz H, Szekessy T. Cimetidine for anastomotic ulcers after partial gastrectomy. A randomized controlled trial. N Engl J Med 301:1077–1080 (1979): *354.02, 354.03, 355.01*

Gugler R, Rohner HG, Kratochvil P, Brandstätter G, Schmitz H. Effect of smoking on duodenal ulcer healing with cimetidine and oxmetidine. Gut 23:866–871 (1982): *249.28*

Gugler R, Wolf M, Hansen HH, Jensen JC. The inhibition of drug metabolism by cimetidine in patients with liver cirrhosis. Klin Wochenschr 62:1126–1131 (1983): *208.01*

Gugler R, Jensen JC, Rohner HG, Reimnitz, Somogyi A. Factors predicting the therapeutic outcome of duodenal ulcer treatment with H_2-receptor antagonists.

Klin Wochenschr 63:1152–1159 (1985): *249.01, 249.03, 249.09, 249.13, 249.17, 249.20, 249.30, 249.35, 249.36*

Guldahl M. The effect of trimipramine (Surmontil) on masked depression in patients with duodenal ulcer. A double-blind study. Scand J Gastroenterol 12(43):27–31 (1977): *247.30*

Gundert-Remy U, Hildebrandt R, Weber E. Cimetidine-theophylline interaction: impairment of renal clearance in addition to metabolic clearance. Br J Clin Pharmacol 15:608 (1983)

Guslandi M, Cambielli M, Tittobello A. Carbenoxolone maintenance in cimetidine-healed patients. Scand J Gastroenterol 15:369–371 (1980): *232.01, 232.02, 232.03, 233.01, 234.01, 234.05, 235.02, 235.03, 235.04, 237.01, 237.04, 237.11, 238.01, 238.04, 238.10, 240.01, 240.14*

Guslandi M, Bierti L, Ballarin E, Comin U, Fertitta AM, Tittobello A. Silent ulcer recurrences during maintenance treatment with H2-blockers. Gastroenterology 84:1178 (1983a): *237.01, 238.01, 238.06*

Guslandi M, Masci E, Testoni PA, Ballarin E. Comparison of cimetidine and ranitidine in long-term treatment of duodenal ulcer. Clin Trials J 20:67–70 (1983b): *237.01, 237.03, 237.06, 238.01, 238.03, 238.06, 241.02, 241.07, 241.10, 240.01, 240.03, 240.08*

Guslandi M, Ballarin E, Tittobello A. Sucralfat bei Cimetidin- und Ranitidin-resistenten Duodenalgeschwüren. Therapiewoche 34:653–654 (1984)

Gustavsson S, Adami HO, Lööf L, Nyberg A, Nyren O. Symptomatic cimetidine treatment of duodenal and prepiloric ulcers. Dig Dis Sci 31(1):2–6 (1986): *206.02*

Gustavsson S, Melton LJ, Kelly KA. Changing patterns of peptic ulcer surgery. Scand J Gastroenterol 22 [Suppl 135]:13 (1987a) *257.02*

Gustavsson S, Nyren O, Adami H-O, Forhaug K, Knutsson L, Lööf L, Nyberg A, Wollert S. Omeprazole heals duodenal and prepyloric ulcers faster than cimetidine – a single-center trial.
Gastroenterology 92:1420 (1987b)

Gustavsson S, Kelly KA, Hench VS, Melton LJ. Giant gastric and duodenal ulcers: a population-based study with a comparison to nongiant ulcers. World J Surg 11:333–338 (1987c): *257.02, 370.00, 372.00 375.01, 378.00, 258.02, 369.00, 371.00, 374.01, 377.00*

Gustavsson S, Phillips SF, Malagelada JR, Rosenblatt JE. Assessment of campylobacter-like organisms in the postoperative stomach, iatrogenic gastritis, and chronic gastroduodenal diseases: Preliminary observations. Mayo Clin Proc 62:265–268 (1987d): *247.07*

Gustavsson S, Kelly KA, Melton J, Zinsmeister AR. Trend in peptic ulcer surgery. A population-based study in Rochester, Minnesota, 1956–1985. Gastroenterology 94:688–694 (1988)

Gyorffy A, Nagy IP. Comparative pharmacodynamical trial of ranitidine. Off Bull Hung Soc Gastroenterol 4:57–68 (1984)

Gyr K, Kayasseh L, Stadler GA, Prestele H. Somatostatin: budget buster only, or effective anti-bleeding drug? Lancet II:155–156 (1895)

Haaland A, Osnes M, Eidsaunet W, Larsen S. Can subjective symptoms predict the gastrointestinal effect-changes by NSAID? Scand J Gastroenterol 113:34 (1985)

Habal FM, Soldin SJ, Greenberg GR. Cimetidine-resistant Zollinger-Ellison syndrome: successful management with ranitidine. Can Med Assoc J 129:256–258 (1983): *215.01*

Haddad W, Kestenbaum DJ, Hansen SW. Effect of cimetidine on healing and surgical treatment of gastric ulcers. Am J Surg 149(5):665–667 (1985): *216.01, 229.09*

Haegerty AM, Donovan MA, Casteleden CM, Pohl JEF, Patel L. The influence of histamine (H2) antagonists on propranolol pharmacokinetics. Int J Clin Pharm Res II:203–205 (1982)

Haenszel W, Kurihara M, Segi M, Lee RKC. Stomach cancer among Japanese in Hawaii: J Natl Canc Inst 49:969–988 (1972)

Hafter E. Praktische Gastroenterologie. Thieme, Stuttgart (1956)

Hafter E. Ist der periodische Verlauf des gastro-duodenalen Ulcus saisongebunden? Gastroenterologia (Basel) 89:51–55 (1958): *248.16*

Hafter E. Frühjahrs- und Herbstgipfel von Ulcusschüben ? Dtsch Med Wochenschr 95:1408–1409 (1970): *247.17*

Hagenmüller F. Klinische Erfahrungen mit Sucralfat: Rezidivprophylaxe. Swiss Med 5:28–32 (1983)

Hagnell O. Wretmark G. Peptic ulcer and alcoholism. A statistical study in frequency, behaviour, personality traits, and family occurrence. J Psychosomatic Res 2:35–44 (1957): *247.01*

Hajdu I, Balogh I, Forgacs S. Gastroduodenales Altersulcus. Klinik- und Röntgenbild. MMW 114:532–537 (1972): *211.01, 247.02, 247.15, 248.02, 253.01, 257.17, 351.01*

Hakan FT, Brodin T, Hedenbro JL. Ulcer surgery made less expensive. A cost-development study: 1963, 1973, and 1978. Ann Surg 198:5–8 (1983): *257.09, 257.13*

Hakanson R, Sandler F, Carlsson E, Mattsson H, Larsson H. Proliferation of enterochromaffinelike (ECL) cells in the rat stomach following omeprazol treatment. Hepatogastroenterology 32:48–49 (1985)

Hall WH, Read RC, Wesard L, Lee LE, Robinette CD. The calendar and duodenal ulcer. Gastroenterology 62:1120–1124 (1972)

Hallerbäck B, Anker-Hansen O, Carling L, Glise H, Solhaug J, Svedberg LE, Wählby I, Keighley MR. Short term treatment of gastric ulcer – a comparison of sucralfate and cimetidine. Gut 5:T29 (1985)

Hallerbäck B, Anker-Hansen O, Carling L, Glise H, Solhaug JH, Svedberg LE, Wählby L. Short term treatment of gastric ulcer: a comparison of sucralfate and cimetidine. Gut 27:778–783 (1986)

Halparin LS. Adverse effects of ranitidine therapy. Can Med Assoc J 130:668–669 (1984)

Halter F. Pathogenese des Ulcus ventriculi In: Blum AL, Siewert JR (Hrsg) Ulcus-Therapie. Springer, Berlin Heidelberg New York:23–40 (1982)

Halter F, Eigenmann. Is it really more difficult to treat prepyloric ulcers? Aliment Pharmacol Therap 1:433S–438S (1987)

Hamborg B, Kittang E, Schjonsby H. The effect of ranitidine on the absorption of foof cobalamins. Scand J Gastroenterol 20:756–758 (1985)

Hamel JF. Giant begnign ulcerations of the duodenum. Case reports, Can Med Assoc J 67:665–666 (1952)

Hamilton I, O'Connor HJ, Wood NC, Atraxon. Comparison of tripotassium dicitrato bismuthate (TDB) tablets and cimetidine in the healing and long term relapse of duodenal ulcer. Gut 24:A1139 (1984): *229.01, 229.05, 229.09, 230.03, 230.04, 230.08*

Hamilton I, O'Connor HJ, Wood NC, Bradbury I, Axon TR. Healing and recurrence of duodenal ulcer after treatment with tripotassium dicitrato bismuthate (TDB) tablets or cimetidine. Gut 27(1):106–110 (1986): *202.01, 218.01, 226.02, 226.03, 226.04, 227.01, 227.02, 227.03, 229.01, 229.08, 229.09, 230.03, 230.04, 230.08, 249.28, 254.03, 254.04, 254.14, 254.25*

Hansen JH, Knigge U. Failure of proximal gastric vagotomy for duodenal ulcer resistant to cimetidine. Lancet II:84–86 (1984): *125.15, 385.01, 386.01, 387.01*

Hansky J, Korman MG. Long-term cimetidine in duodenal ulcer disease. Dig Dis Sci 24:465–467 (1979): *215.02, 237.01, 237.02, 237.05, 238.01, 238.02, 238.05, 241.02, 241.03, 241.09*

Hanslip JI, Gidden D, Boyd EJS, Marks IN, Wormsley KG. Effects of 'mucosal protective' and antisecretory drugs on assimilation of food bound vitamin B12. Gut BSG 28:A1341 (1987)

Hansten PD. Drug interactions of ranitidine vs cimetidine. Drug Interactions Newsletter 3(7):31–34 (1985)

Hardy BG, Zador IT, Golden M, Lalka D, Schentag JJ. Effect of cimetidine on the pharmacokinetics and pharmacodynamics of quinidine. Am J Cardiol 52:172–175 (1983): *208.01*

Harling H, Balslev I, Bentzen E. Parietal cell vagotomy or cimetidine maintenance therapy for duodenal ulcer? Scand J Gastroenterol 20:747–750 (1985): *106.12, 107.12, 109.12, 119.13, 215.01, 217.01, 218.01. 219.01, 234.01, 240.01, 244.01, 360.02*

Harnoss BM, Hirer A, Haring R. Das Rezidivulcus nach Magenresektion – seine operative Therapie unter Berücksichtigung von Ätiologie und Pathogenese. Zentralbl Chir 107:1214–1221 (1982): *356.01, 357.01, 368.01*

Harrison A, Elashoff J, Grossman MI. Smoking and ulcer. Gastroenterology 75:1188–1193 (1978)

Harrison A, Elashoff J, Grossmann MI. Peptic ulcer disease In: Smoking and health (Cigarette smoking and ulcer disease. A report of surgeon general DHEW Publication). Maryland, US Dept of Health, Ed and Welf Nr. 79–50066:9.3–9.26 (1979): *247.32, 249.28, 254.25*

Harvey RF, Langman JS. The late results of medical and surgical treatment for bleeding duodenal ulcer. Q J Med 39:539–547 (1970): *248.07, 311.00, 314.03, 317.00, 319.02*

Harvey VJ, Slevin ML, Dilloway MR, Clark PI, Johnston A, Lant AF. The influence of cimetidine on the pharmacokinetics of 5-fluorouracil. Br J Clin Pharmacol 18:421–430 (1984): *208.01*

Hasan M, Sircus W. The factors determining success or failure of cimetidine treatment of peptic ulcer. J Clin Gastroenterol 3:225–229 (1981): *249.01, 249.03, 249.09, 249.18, 249.28, 249.30*

Hasik VJ. Zur diätetischenBehandlung der Ulkuskrankheit. Z Inn Med 30:649–652 (1975)

Hassan MA, Hobsley M. The accurate assessment of maximal gastric secretion in control subjects and patients with duodenal ulcer. Br J Surg 58:171–179 (1971): *247.34*

Haukland H, Johnson JS. Gastric cancer after vagotomy and excision for gastric ulcer. Eur Surg Res 13:371–375 (1981): *111.03, 124.02*

Hawker PC, Muscroft TJ, Keighley MR. Gastric cancer after cimetidine in patient with two negative pretreatment biopsies (letter). Lancet 1:709–710 (1980): *213.01*

Hawkey CJ, Walt RP. Prostaglandins for peptic ulcer: a promise unfulfilled. Lancet I:1084–1087 (1986)

Hayakawa A. Effects of ranitidine on endocrine functions-mainly prolactin. J Med Pharmaceutical Science 10:1721–1726 (1983)

Hazell SL, Lee A. Campylobacter pyloridis, urease, hydrogen ion back diffusion, and gastric ulcers. Lancet II:15–16 (1986a)

Hazell SL, Lee A. Campylobacter pyloridis, urease, and gastric ulcers. Lancet II:626 (1986b)

Heagerty AM, Castleden CM, Patel L. Failure of ranitidine to interact with propranolol. Br Med J 284:1304 (1982): *208.01, 208.02*

Heberer G, Feifel G. Reintervention beim Ulcusrezidiv. Langenbecks Arch Chir 345:237–244 (1977): *125.09, 357.01, 359.01*

Heberer G, Teichmann RK. Recurrence after proximal gastric vagotomy for gastric, pyloric, and prepyloric ulcers. World J Surg 11:283–288 (1987)

Heberer G, Feifel G, Zumtobel V, Wagner S. Operations-technisch bedingte Mißerfolge bei der Behandlung des Ulcus duodeni durch Vagotomieverfahren. Acta Chir Aus Suppl:95–99 (1976): *106.15, 107.12, 107.13, 107.15, 107.16, 119.13, 119.17, 119.18, 119.21, 308.03, 340.01, 360.02*

Hedenstedt S, Lundquist G, Moberg S. Selective proximal vagotomy (SPV) in the treatment of duodenal ulcer. Acta Chir Scand 138:391–596 (1972): *107.12, 110.03, 115.01, 117.05, 118.01, 119.13, 360.02*

Hedenstedt S, Schayah N, Moberg S. Selective proximal vagotomy without drainage in the treatment of duodenal ulcer. The results after a standardization of the surgical technique. Acta Chir Scand 146:31–34 (1980): *106.12, 107.12, 109.12, 118.01, 119.13, 360.02*

Hegarty J. Treatment of acid-related disorders with ranitidine. Off Bull Hung Soc Gastroenterol 4:32–36 (1984)

Hegarty JE. Summers K, Cone AM, Jenkins DR, Wood JR. Effect of 800 mg cimetidine and 300 mg ranitidine on serum prolactin. Gastroenterology 88(5,2):1415 (1985)

Heinrich P, Hille M. Die Perforation des peptischen Ulcus. Bruns' Breitr Klin Chir 216:431–441 (1968): *253.02, 253.03, 253.06, 336.01, 338.02, 339.00, 340.01, 340.02, 344.02, 349.05*

Hellier MD, Gent AE, Walker J, Britten D. Hutchison, Gough KR. Ranitidine in the treatment of gastric ulcers: healing and maintenance. Scand J Gastroenterol 17(78):134 (1982): *215.06, 240.07, 240.08, 240.09, 241.10, 241.12*

Henauer SA, Hollister LE. Cimetidine interaction with imipramine and nortriptyline. Clin Pharmacol Ther 35:183–187 (1984): *208.01*

Hendeles L, Weinberger M, Smith G, Milavetz G. The interaction of cimetidine and theophylline. Drug Intell Clin Pharm 15:808–809 (1981)

Henrion C, Laemont P. Ulcère duodénal. Vagotomie-antrectomie ou vagotomie pyloroplastie. Comparaison après 10 ans. J Chir 118:155–160 (1981): *102.01, 102.03, 102.04, 117.04, 117.05, 119.06, 119.18, 119.19, 360.01, 360.02*

Henrion C, Bloquiaux W. Cent cas de vagotomie supersélective sans pyloroplastie pour ulcère duodénal suivis quatre à huit ans. Acta Chir Belg 2:85–89 (1982): *107.12, 118.01, 119.13, 360.02*

Henry DA, Langman MJS. Adverse effects of anti-ulcer drugs. Drugs 21:444–459 (1981)

Henry DA, MacDonald IA, Kitchingman G, Bell GD, Langman MJS. Cimetidine and ranitidine: comparison of effects on hepatic drug metabolism. Br Med J 2(6243):775–777 (1980)

Hentschel E, Schütze K, Weiss W, Rüdiger E, Judmair G, Reichel W, Kerstan E, Horton J. Effect of cimetidine treatment in the prevention of gastric ulcer relapse: a one year double blind multicentre study. Gut 24:853–856 (1983): *215.02, 237.01, 237.02, 237.05, 238.01, 238.02, 238.05, 239.01, 240.01, 240.02, 240.07, 241.02, 241.03, 241.09, 243.01, 243.03*

Hentschel E, Schütze K, Dufek W. Relapse rates of duodenal ulcer healed with concentrated antacid or cimetidine. Hepatogastroenterology 31:266–268 (1984a): *212.01, 226.02, 226.03, 226.04, 227.01, 227.02, 227.03, 230.03, 230.04, 230.08, 231.01*

Hentschel E, Schütze K, Dufek W. Rezidive des Ulcus duodeni nach Therapie mit Sucralfat oder Cimetidin. Wien Klin Wochenschr 96:153–156 (1984b): *227.02, 230.03, 230.04, 230.07, 231.01*

Hentschel E, Schütze K, Dufek W. Rezidive des chronischen Ulcus duodeni nach initialer Therapie mit Pirenzepin oder Cimetidin. Gastroenterol 23(1):14–17 (1985): *226.02, 226.03, 226.04, 227.01, 227.02, 227.03, 229.01, 229.05, 229.09, 230.03, 230.04, 230.08*

Hentschel E, Brandstätter G, Judmaier G, Kerstan E, Kratochvil P, Reichel W, Rüdiger E, Schütze K, Weiss W. Dreijährige Langzeittherapie des rezidivierenden Ulcus duodeni mit 400 mg Cimetidin nocte. Wien Med Wochenschr 9:184–187 (1987): *203.01, 215.01, 219.01, 241.02*

Hermier M, Descos B, Foasso MF. Les ulcères gastro-duodénaux primaires de l'enfant. Etude multi-centrique de 58 cas de diagnostic endoscopique ou chirurgical. Arch Fr Pediatr 40:681–687 (1983)

Herrinton JL Jr, Scott HW Jr, Sawyers JL. Experience with vagotomy – antrectomy and Roux-en-Y gastrojejunostomy in surgical treatment of duodenal, gastric, and stomal ulcers. Ann Surg 199:590–597 (1984): *106.06, 107.05, 109.06, 123.08, 357.01, 359.01*

Herrinton JL Jr, Davidson J, Shumway SJ. Proximal gastric vagotomy. Follow-up of 109 patients for 6–13 years. Ann Surg 204:108–113 (1986): *107.12, 109.12, 117.05, 119.13, 123.04*

Herrmann RP, Piper DW. Factors influencing the healing rate of chronic gastric ulcer. Am J Dig Dis 1:1–6 (1973) *249.02, 249.03, 249.09, 249.13, 249.14, 249.22, 249.28*

Herrmann SF. Giant duodenal ulcer. West J Surg 65:239–240 (1957)

Herting RL, Clay GA. Overview of clinical safety with misoprostol. Dig Dis Sci 30 [Suppl]:185–193 (1985) *215.07*

Hess H, Würsch ThG, Killer-Walser R, Koelz-H-R, Pelloni S, Brändli H, Sonnenberg A, Blum AL. How often does peptic ulcer produce 'typical' ulcer symptoms? Heptogastroenterology 27:57–61 (1980)

Hetzel DJ, Hansky J, Shearman DJC, Korman MG, Hecker R, Taggart GJ, Jackson R, Gabb BW. Cimetidine treatment of duodenal ulceration short term clinical trial and maintenance study. Gastroenterology 74:389–392 (1978): *229.01, 229.06, 229.07, 240.01, 240.05, 240.07, 249.01, 249.28, 249.30*

Hetzel DK, Birkett D, Miners J. Cimetidine interaction with warfarin. Lancet II:639 (1979): *208.01*

Hetzel DJ, Hecker R, Sherman DJ. Long-term treatment of duodenal ulcer with cimetidine. Intermittent or continuous therapy? Med J Aust 2:612–614 (1980): *215.01, 237.01, 237.02, 237.05, 238.01, 238.02, 238.05, 240.01, 240.02, 240.07, 241.02, 241.03, 241.09*

Hetzel DJ, Bochner F, Hallpike JF, Shearman DJC, Hann CS. Cimetidine interaction with phenytoin. Br Med J 282:1512 (1981): *208.01*

Hetzel DJ, Korman MG, Hansky J, Shearman DJ, Eaves ER, Schmidt GT, Hecker R, Fitch RJ. The influence of smoking on the healing of duodenal ulcer treated with oxmetidine or cimetidine. Aust NZ J Med 13:587–590 (1983): *249.01, 249.13, 249.28*

Hetzel DJ, Shearman DJC, Korman MG, Hansky J, Piper D, Ellard K, Goulston K, Smith CI. Famotidine (MK 208) in the treatment of duodenal ulcer (DU). Short term multicentre studies and a maintenance trial. Aust N2 J Med 15:547 (1985): *215.07, 240.07, 240.14, 240.15, 249.09, 241.16, 241.17*

Heuman R, Larsson J, Norrby S. Perforated duodenal ulcer – long-term results following simple closure. Acta Chir Scand 149:77–81 (1983): *253.06, 253.12, 338.02, 340.02, 343.01, 347.01, 348.01, 348.03, 349.01, 349.05, 350.03, 353.01*

Hewson EG, Angus PW, Yeomans ND, Shulkes A, Iliadis E, Sewell RB, Smallwood RA. Effect of 'weekend therapy' with omeprazole on acid secretion and fasting plasma gastrin in duodenal ulcer patients. Gastroenterology 92:1434 (1987)

Heyden WF, Read RC. A comparative study of the Heinecke-Mikulicz and Finney pyloroplasty. Am J Surg 116:755–758 (1968): *106.02, 107.02, 107.16, 110.01*

Hiesse C, Cantarovich M, Santelli C, Francais P, Charpentier B, Fries D. Ranitidine hepatoxicity in renal transplant patient. Lancet I:1280 (1985)

Higbee MD, Wood JS, Mead RA. Procainamide-cimetidine interaction: a potential toxic interaction in the elderly. J Am Geriat Soc 32:162–164 (1984): *208.01*

Hilbe G, Salzer GM, Hussl H, Kutschera H. Die Karcinomgefährdung des Resektionsmagens. Langenbecks Arch Chir 323:142–153 (1968): *111.02*

Hill M. Normal and pathological microbial flora of the upper gastrointestinal tract. Scand J Gastroenterol 20(111):1–5 (1985)

Hirschl A, Pötzi R, Stanek G, Wende L, Rotter M, Gangl A, Holzner JH. Occurrence of campylobacter pyloridis in patients from Vienna with gastritis and peptic ulcers. Infection 14:275–278 (1986): *247.07*

Hirschowitz BI. Lessons from the US multicentre trial of ranitidine treatment for duodenal ulcer. J Clin Gastroenterol 5(1):115–122 (1983a): *206.03, 249.03, 249.28*

Hirschowitz BI. Natural history of duodenal ulcer (editorial). Gastroenterology 85(4):967–970 (1983b)

Hoare AM, Jones EL, Hawkins CF. Cimetidine for ulcers recurring after surgery. Br Med J 1:1325–1326 (1978): *354.03*

Hoare AM, Bradby GVH, Hawkins CF. Cimetidine in bleeding peptic ulcer. Lancet I:671–673 (1979): *303.03, 303.06, 308.03, 319.02, 319.04, 319.05*

Hoff GS, Ruud TE, Tonder M, Holter O. Doxepin in the treatment of duodenal ulcer. An open clinical and endoscopic study comparing doxepin and cimetidine. Scand J Gastroenterol 16:1041–1042 (1981): *247.30*

Hoffmann J, Meisner S, Jensen HE. Antrectomy for recurrent ulcer after parietal cell vagotomy. Br J Surg 70:120–121 (1983): *356.01, 357.01, 359.01, 360.02, 362.01*

Hoffmann J, Jensen HE, Schulze S, Poulsen PE, Christiansen J. Prospective controlled vagotomy trial for duodenal ulcer: results after five years. Br J Surg 71:582–585 (1984): *107.12, 107.15, 107.16, 109.12, 109.14, 109.15, 109.16, 109.18, 119.13, 119.15, 119.16, 119.17, 119.18, 119.20*

Hoffmann J, Hosein Shokouh-Amiri M, Klarskov P, Guldberg Madsen O, Jensen H-E. Gastrectomy for recurrent ulcer after vagotomy: Five-to nineteen-year follow up. Surgery 99:517–522 (1986): *356.01, 357.01, 359.01, 362.01*

Hoffmann J, Olesen A, Jensen HE: Prospective 14-18 year follow-up study after parietal cell vagotomy. Br J Surg 74:1056–1059 (1987)

Hofgärtner F, Allmendinger G, Blaich E, Schmid E. Endoskopische Befunde am operierten Magen. Rezidivulkus und Stumpfkarzinom. Med Welt 34:565–568 (1983) *111.02, 111.04, 119.11, 360.02*

Hoftiezer JW. Silvoso GR, Burks M, Ivey KJ. Comparison of the effects of regular and enteric-coated aspirin on gastroduodenal mucosa of man. Lancet II:609–612 (1980)

Hogan RB, Hamilton JK, Polter DE. Preliminary experience with hydrostatic ballon dilation of gastric outlet obstruction. Gastrointest Endoscopy 32:71–74 (1986)

Högström H, Haglund U. A technique for endoscopic balloon dilatation of pyloric stenoses. Endoscopy 17:224–225 (1985)

Hojlund B, Madsen P. The clinical results of selective vagotomy and pyloroplasty six to nine years later. Dan Med Bull 27:164–167 (1980): *107.15, 109.15, 118.02, 119.17 125.03, 125.14, 125.16, 308.03*

Hole DJ, Quigley EMM, Gillis CR, Watkinson G. Peptic ulcer and cancer: An examination of the relationship between chronic peptic ulcer and gastric carcinoma. Scand J Gastroenterol 22:17–23 (1987): *213.01*

Hollander D, Harlan J. Antacids vs placebos in peptic ulcer therapy. A controlled double-blind investigation. JAMA 226:1181–1185 (1973)

Hollander D, Tarnawski A. Dietary essential fatty acids and the decline in peptic ulcer disease – a hypothesis. Gut 27:239–242 (1986): *247.25*

Holle F, Holle GE. Vagotomy and pyloroplasty. Springer, Berlin Heidelberg New York (1980)

Holle F. Adequate selective proximal vagotomy with pyloroplasty as nonresective surgery for peptic ulcer disease: a 20 year review. Int Surg 68:295–286 (1983): *109.19, 119.21, 125.22*

Hollender LF, Meyer C, Rivas Diez B, Aguinaga A, Keller D. Analytical study and long-term results of 230 highly selective vagotomies for chronic duodenal ulcer. Int Surg 68:317–321 (1983): *106.12, 107.12, 119.13, 359.02, 384.01, 385.01, 386.01*

Hollinshead JW, Smith RC, Gillett DJ. Parietal cell vagotomy: experience with 114 patients with prepyloric or duodenal ulcer. World J Surg 6:596–602 (1982): *106.12, 107.12, 109.12, 119.13, 123.08*

Hölscher AH, Siewert JR. Benigne Magenausgangsstenose In: Blum AL, Siewert JR (Hrsg) Ulcus-Therapie. Springer, Berlin Heidelberg New York:606–619 (1982)

Hölscher AH. Intragastrale Langzeit-pH-Metrie zur Identifizierung einer Risikogruppe für Rezidivulcera nach PGV. Z Gastroenterol 23:448 (1985)

Hölscher AH. Experience with the long-term intragastric pH-monitoring as a test after proximal gastric vagotomy. Dig Surg (1988) (in press)

Holst-Christensen J; Hart Hansen O, Pedersen T, Kronborg O, Recurrent ulcer after proximal gastric vagotomy for duodenal and pre-pyloric ulcer. Br J Surg 64:42–46 (1977): *119.13*

Holtermüller KH, Weis H, Herzog P, Rothmund M, Gröninger J. Medical therapy of ulcer disease after gastric resection. Excerpta Medica, Amsterdam:347–356 (1981): *354.01, 354.03, 366.01, 366.02*

Holtermüller KH. Was ist gesichert in der konservativen Ulcustherapie? Internist 23:653–679 (1982)

Honmou A, Maeda H, Nojima Y. Post marketing surveillance on Tagamet in clinical use. Analysis of the Tagamet clinical case reports. Med Consult New Remedies 22:269–283 (1985): *215.01*

Hooks VH, Bowden TA, Mansberger AR, Sisley JS. Highly selective vagotomy with dilatation for duodenoplasty. Ann Surg 203(5):545–550 (1986)

Horisberger B. A review of the epidemiological development of peptic ulcers and an evaluation of duodenal ulcers in the Federal Republic of Germany before and after cimetidine In: Culyer AJ, Horisberger G (eds) Economic and medical evaluation of health care technologies. Springer, New York:213–236 (1983): *257.15*

Horisberger B. Kosten-Nutzen-Analyse der Ulcustherapie. Schweiz Med Wochenschr 114:699–706 (1984): *257.09, 257.15*

Horn J, Herfarth Ch. Das Gastarbeiterulkus. Med Klin 73:1417–1421 (1978): *247.23*

Hornick RB. Peptic ulcer disease: a bacterial infection? N Engl J Med 316:1598–1600 (1987)

Horntrich J, Keuntje H. Behandlungsergebnisse der Chirurgie des Gastroduodenalulcus. Zentralbl Chir 108:65–76 (1983): *106.10, 106.15, 107.06, 107.07, 107.12, 107.13, 201.01, 248.18, 253.16, 306.01, 308.03, 338.01, 340.01*

Hostein J, Fournet J, Meullenet J, Bonnet-Eymard J. Hémorragies digestives d'origine ulcereuse: effets de la neutralisation à pH 7 de la sécretion gastrique par un anti-acide. Résultats comparatifs d'une étude contrôlée avec la cimétidine. Gastroenterol Clin Biol 6:638–645 (1982)

Houtzagers JJR, Streurman O, Regardh CG. The effect of pretreatment with cimetidine on the bioavailability and disposition of atenolol and metoprolol. Br J Clin Pharmac 14:67–72 (1982)

Hovdenak N, Johansen J, Lange O, Skjolingstad R, Qvigstad T, Odegaard. Ranitidine in the treatment and prophylaxis of duodenal ulcer. Scand J Gastroenterol 113:32 (1985): *215.06, 240.07, 240.08, 240.09, 241.09, 241.10, 241.11, 243.03, 243.04*

Hovendal CP, Andersen D, Amdrup E, Hanberg-Sorensen F, Hostrup H. Recurrence rates after 12 years suggest pyloric/prepyloric ulcer to be a separate entity. Scand J Gastroenterol 22 [Suppl 135]:13 (1987): *125.22*

Howden CW, Jones DB, Hunt RH. Nocturnal doses of H2 receptor antagonists for duodenal ulcer. Lancet I:647 (1985a)

Howden CW, Jones DB, Hunt RH. Efficacy of H2 receptor antagonists (H2RA) in gastric ulcer (GU) is independent of antisecretory effect. Gut 26(10):A1116 (1985b): *249.30*

Howden CW, Derodra JK, Burget DW, Hunt RH. Effects of low dose omeprazole on gastric secretion and plasma gastrin in patients with healed duodenal ulcer. Hepatogastroenterology 33:267–270 (1986)

Howden CW, Jones DB, Peace KE, Burget DW, Hunt RH. The treatment of gastric ulcer with antisecretory drugs. Relationship of pharmacological effect to healing rates. Dig Dis Sci 33:619–624 (1988)

Howes CA, Pullar T, Sourindhrin I, Mistra PC, Capel H, Lawson DH, Tilstone WJ. Reduced steady-state plasma concentrations of chlorpromazine and indomethacin in patients receiving cimetidine. Eur J Clin Pharmacol 24:99–102 (1983): *208.01*

Hsu K, Garton A, Sproule BJ, Tam YK, Legatt D, Herbert FA. The influence of orally administered cimetidine and theophylline on the elimination of each drug in patients with chronic airways obstruction. Am Rev Respir Dis 130:740–743 (1984): *208.01*

Huai-Yu Z, Guozhen L, Jundong G, Zhi Y, Shaowu S, Linsheng L. Furazolidone in peptic ulcer. Lancet II:276 (1985)

Huber O, Houriet M, Kobel T, Rohner A. Chirurgie en urgence de l'ulcère gastroduodénal compliqué. facteurs de risque et résultats. Schweiz Med Wochenschr 115:1019–1021 (1985): *306.01, 308.03, 322.02, 322.03, 338.01, 340.01, 348.01, 349.01, 349.02*

Huber U, Dotzer F, Mehrl J. Moderne Ulkus-Therapie. Erkenntnisse aus der RUDER-Studie. Fortschr Med 106 (Monogr 2):1–15 (1988)

Hubert JP, Kiernan PD, Beahrs OH, ReMine WH. Truncal vagotomy and resection in the treatment of duodenal ulcer. Mayo Clin Proc 55:19–24 (1980): *106.06, 107.05, 109.06, 119.11, 119.22*

Hugh TB. Peptic ulcer surgery, 1985. Med J Aust 143:37–39 (1985)

Hugh TB, Coleman MJ, McNamara ME, Norman JR, Howell C. Epidemiology of peptic ulcer in Australia. A study based on government statistics in four states. Med J Aust 141(2):81–85 (1984): *257.03, 257.17, 258.19*

Hui WM, Ho J, Lam SK et al. Natural history of chronic antral gastritis in duodenal ulcer and its response to treatment with prostaglandin E1 (misoprostol). Br Soc of Gastroenterol Autumn Meeting, Sept 18–20 abstr F 15 (1985): *249.11*

Hui WM, Lam SK, Ho J, Chau PY, Lui I, Lai CL, Lok A, Ng MMT. Campylobacter-like organisms (CLO) do not affect the healing of gastric ulcers (GU). Gastroenterology 90:1468 (1986a): *247.07, 249.07*

Hui WM, Lam SK, Ho J, Ng MMT, Lui I, Lai CL, Lok ASF, Lau WY, Poon GP, Choi S, Choi TK. Chronic antral gastritis in duodenal ulcer. Natural history and treatment with prostaglandin E1. Gastroenterology 91:1095–1101 (1986b): *247.13, 249.11*

Hui WM, Lam SK, Lau WY, Branicki FG, Lai CL, Lok ASF, Ng MMT, Poon KP, Fok PJ. Omeprazole (OME) vs ranitidine (RAN) for duodenal ulcer (DU) – one-week, low-dose regimens and factors affecting healing. Gastroenterology 92:1443 (1987a): *249.03, 249.28, 249.30*

Hui WM, Lam SK, Ho J, Lai CL, Lok ASF, Ng MMT, Lui I. Sucralfate vs cimetidine for the treatment of duodenal ulcer associated antral gastritis. Gastroenterology 92:1442 (1987b)

Hui WM, Lam SK. Multiple duodenal ulcer: natural history and pathophysiology. Gut 28:1134–1141 (1987c): *249.39*

Hull DH, Beale PJ. Cigarette smoking and duodenal ulcer. Gut 26:1333-1337 (1985): *249.27, 254.24*

Humphries H, Dooley C, O'Leany, Bourke S, McKenna D, Power B, Keane C, Sweeney E, O'Morain C. Campylobacter pyloridis can predict treatment outcome in peptic disease. Gastroenterology 90:1470 (1986): *249.07*

Hunt PS. Bleeding gastroduodenal ulcers: selection of patients for surgery. World J Surg 11:289–294 (1987): *303.07, 308.03, 314.03, 317.00 319.06, 321.03, 321.06, 321.07, 324.05, 324.12, 324.13, 325.01, 325.02, 325.03*

Hunt PS, Surgical management of bleeding chronic peptic ulcer: a 10-year prospective study. Ann Surg 199:44–50 (1984): *306.01, 308.02, 308.03, 314.03, 315.07, 317.00 324.07*

Hunt PS, Hansky J, Korman MG. Mortality in patients with haematemesis and melaena: a prospective study. Br Med J 1:1238–1240 (1979a): *308.03, 314.03, 317.00, 322.09, 324.13*

Hunt PS, Korman MG, Hansky J, Marshall RD, Peck GS, McCann WJ. Bleeding duodenal ulcer: reduction in mortality with a planned approach. Br J Surg 66:633–635 (1979b): *308.03, 308.04, 309.01, 313.01, 315.06, 317.00, 319.05*

Hunt PS, Hansky J, Korman Mg, Francis JK, Masshall RD, McCann W. The management of bleeding gastric ulcer: a prospective study. Aust NZ J Surg 50:41–44 1980a): *248.07, 308.02, 308.03, 309.01, 313.01, 313.02, 315.07, 317.00*

Hunt PS, Korman MG, Hansky J, Schmidt GT, Hillman HS. Acute gastric ulceration – a prospective study of incidence and results of management. Aust NZ J Med 10:305–308 (1980b): *248.01, 248.10, 308.03, 310.01, 314.03, 315.07, 317.00*

Hunt RH. Non-responders to cimetidine treatment, part 1, Baron JH. Cimetidine in the 80s. Churchill Livingstone, Edinburgh:34–41 (1981)

Hunt RH, Milton-Thompson GJ. The epidemiology and pathogenesis of gastric ulcer. Front gastrointest Res 6:57–70 (1980c)

Hunt RH, Walt RP, Trotman IF, Colley S, Bewar EP, Frost RA, Shepherd TH, Golding PL, Colin-Jones DG, Miseiwicz JJ, Milton-Thompson GJ. Comparison of ranitidine, 150 mg nocte, with cimetidine, 400 mg nocte, in the maintenance treatment of duodenal ulcer. In: Misiewicz JJ, Wormsley KG (eds) The clinical use of ranitidine. Medicine Publishing Foundation, Oxford:192–195 (1982): *237.01, 237.03, 237.06, 238.01, 238.03, 238.06, 239.01, 240.01, 240.03, 240.08, 241.02, 241.04, 241.10, 243.01, 243.04*

Hunt RH, Howden CW, Jones DB, Burget DW, Kerr GD. The correlation between acid suppression and peptic ulcer healing. Scand J Gastroenterol [Suppl 125]12:22–31 (1987)

Hunter JG, Bowers JH, Burt RW, Sullivan JJ, Stevens SL, Dixon JA. Lasers in endoscopic gastrointestinal surgery. Am J Surg 148:736–741 (1984): *302.01, 307.01, 316.01, 318.01*

Hunter JO, Crowe J, Gillies RR, Gough KR, Lorber S, Walker RJ. A double blind randomised multicentre study comparing Maalox TC tablets and ranitidine in the healing of duodenal ulcer. Gut BSG 28:A1337 (1987)

Hüscher C, Magni G, Salmi A, Bossini S, Felini C, Besozzi F, de Leo D. Ranitidine versus ranitidine and prazepam in the short-term treatment of duodenal ulcer – a double-blind controlled trial. Eur J Clin Pharmacol 28:177–180 (1985)

Hüttemann W. Therapie des Ulcus duodeni mit H2-Blockern. Fortschr Med 101:139–141 (1983): *206.01*

Hüttemann W, Rohner HG, duBosque G, Rehner M, Hebbeln H, Martens W, Horstkotte W, Dammann HG. 20 versus 30mg omeprazole once daily: effect on healing rates in 115 duodenal ulcer patients. Digestion 33:117–120 (1986): *249.28*

Ibba F, Foco A, Garbarini A, Gallingani R, Sanfelici G, Viglione GC, Bertoldo U, Serentha U, Passarelli E, Buniato E, Morachioli N, Sigaudo G, Risultati a distanza della resezione gastrica con ricostruzinone secondo Billroth I. Minerva Chir 35:15–31 (1980): *109.10, 119.11, 360.02*

Iglesias MC, Dourdourekas C, Adomavicius J, Villa F, Shobassy N, Steigmann F. Prompt endoscopic diagnosis or upper gastrointestinal hemorrhage: Its value for specific diagnosis and management. Ann Surg 189:90–95 (1979)

Ihre JE, Müller R. Gastric and duodenal ulcer. Study of 1193 cases collected during 1930 to 1940 in Stockholm. Acta Med Scand 116:33–57 (1943): *247.23*

Ilett KF, Nation RL, Tjokrosetio R, Oh TE, Thompson W. Pharmacokinetics, gastric aspirate pH and cardiovascular function after intravenous ranitidine in critically ill patients. ASCEP abstr 169:128 (1983)

Ilett KF, Nation RL, Tjokrosetio R, Oh TE, Thompson W. Pharmacokinetics, gastric aspirate pH and cardiovascular function after intravenous ranitidine in critically ill patients. Clin Exp Pharmacol 11(8):128 (1984)

Ippoliti AF. Antacid therapy for duodenal and gastric ulcer: the experience in the United States, Scand J Gastroenterol 75:82–85 (1982)

Ippoliti A, Elashoff J, Cooney C, Sturdevant R, Isenberg J. Duodenal ulcer relapse after cimetidine withdrawal. Gastroenterology 74(4–6):A1047 (1978a)

Ippoliti AF, Sturdevant RAL, Isenberg JI, Binder M, Camacho R, Cano R, Cooney C, Kline MM, Koretz RL, Meyer JH, Samloff IM, Schwabe AD, Strom EA, Valenzuela JE, Wintroub RH. Cimetidine versus intensive antacid therapy for duodenal ulcer. A multicentric trial. Gastroenterology 74:393–395 (1978b): *207.01, 249.30, 250.29*

Ippoliti A, Elashoff J, Valenzuela J, Cano R, Frankl H, Samloff M, Koretz R. Recurrent ulcer after successful treatment with cimetidine or antacid. Gastroenterology 85:875–880 (1983): *226.02, 226.03, 226.04, 227.01, 227.02, 227.03, 229.01, 229.05, 229.09, 230.03, 230.04, 230.08, 231.01, 249.03, 249.13, 249.28, 249.30, 254.04, 254.27*

Ippoliti AF, Maxwell V, Isenberg JI. The effect of varous forms of milk on gastricacid secretion. Studies in patients with duodenal ulcer and normal subjects. Ann Intern Med 84:286–289 (1976)

Ireland A, Gear P, Colin-Jones DG, Golding PL, Ramage JK, Williams JG. Comparison of ranitidine 150 mg twice daily with ranitidine 300 mg as a single evening dose in the treatment of duodenal ulcer. Lancet II:274–275 (1984): *206.03, 249.28*

Isenberg JI. Peptic ulcer: epidemiology, nutritional aspects, drugs, smoking, alcohol, and diet. Curr Concepts Nutr 9:141–151 (1980a)

Isenberg JI. Long-term management of duodenal ulcer. Hosp Pract Jan 63–81 (1980b)

Isenberg JI, Elashoff J, Sandersfield M, Peterson W. Double-blind comparisons of cimetidine and low-dose antacid versus placebo in the healing of benigh gastric ulcer. Gastroenterol 82:1090 (1982)

Isenberg JI, Peterson WL, Elashoff JD, Sandersfeld MA, Reedy TJ, Ippoliti AF, Van Deventer GM, Frankli H, Longstreth GF, Anderson DS. Healing of benign gastric ulcer with low-dose antacid or cimetidine. A double-blind, randomized, placebo-controlled trial. N Engl J Med 308:1319–1324 (1983): *207.01*

Isenberg JI, Selling JA, Hogan DL, Koss MA. Impaired proximal duodenal mucosal bicarbonate secretion in patients with duodenal ulcer. N Engl J Med 316:374–379 (1987): *247.05*

Ishimori A, Kawamura T. Epidemiology of peptic ulcer disease in Japan. In: Fisher RS (ed) Peptic ulcer disease: an update. Biomedical Information, New York:153–164 (1979)

Ishimori A. A multi-center, double-blind, placebo-controlled study of sucralfate in treatment of peptic ulcer in Japan. Hepatogastroenterol 27(abstH9.9):384 (1980)

Ishimori A. Safety experience with sucralfate in Japan. J Clin Gastroenterol 3(2):169–173 (1981)

Iteogu MO, Murphy JE, Shleifer N, Davis R. Effect of cimetidine of single-dose phenytoin kinetics. Clin Pharm 2:302–303 (1983): *208.01*

Iversen J, Kvist E, Luke M, Clausen B. A single daily dose of pirenzepine in the treatment of acute duodenal ulcer. A double-blind, randomized study. Scand J Gastroenterol 22[Suppl 135]:26 (1987)

Ivey KJ. Drugs, gastritis, and peptic ulcer. J Clin Gastroenterol 3(2):29–34 (1981)

Ivey KJ. Gastrointestinal effects of antipyretic analgesics. Am J Med 75:53–64 (1983)

Ivy AC. The problem of peptic ulcer. JAMA 132:1053–1059 (1946)

Iwakoshi K, Oka H, Abe K, Asada S, Ohshiba S. Histamine H2-receptor antagonist and recurrence of peptic ulcer. Stomach Intestine 19(5):515–520 (1984)

Jack D, Richards DA, Granata F. Side-effects of ranitidine. Lancet II:264–2659 (1982a)

Jack D, Smith RN, Richards DA. Histamin H2 antagonists and the heart. Lancet II:1281 (1982b)

Jack D, Mitchard M, Smith RN. Influence of ranitidine on plasma metoprolol concentrations. Br Med J 286:2064 (1983a): *208.02*

Jack D, Smith RN. Hepatitis associated with ranitidine. JAMA 252:3253–3254 (1984a)

Jack D, Smith RN. Ranitidine and cimetidine. Ann Intern Med 100:768–769 (1984b)

Jack D, Poynter D, Smith RN. Antisecretory drugs and gastric cancer. Br Med J 291:675 (1985)

Jacocks MA, Cannon JP. Early and late results of duodenal ulcer disease treated by vagotomy-pyloroplasty and vagotomy-antrectomy. J Okla State Med Assoc 73:27–31 (1980): *106.13, 107.05, 107.16, 119.06, 119.19*

Jaffin BW, Michel D, Kaye D. The prognosis of gastric outlet obstruction. Ann Surg 201(2):176–179 (1985): *211.01, 328.01, 329.01, 332.00*

Jallad NS, Sanda M, Salom IL, Perdomo CS, Garg DC, Mullane JF, Weidler DJ. Gastrointestinal blood loss in arthritic patients receiving chronic dosing with etodolac and piroxicam. Am J Med Scien 292:272–276 (1986): *248.10*

Jayaraj AP, Tovey FI, Clark CG. The possibility of dietary protective factors in duodenal ulcer. An investigation into the effect of pre-feeding with different diets and of instillation of foodstuffs into the stomach on the incidence of ulcer in pylorus-ligated rats. Postgrad Med J 52:640–644 (1976)

Jenkins D, Goodall A, Gillet FR, Scott BB. Defining duodenitis: quantitative histological study of mucosal responses and their correlations. J Clin Pathol. 38:1119–1126 (1985)

Jennison J. Observations made on a group of employees with duodenal ulcer. Am J Med Sci 196:654–662 (1938): *247.23, 257.03*

Jensen DM. Health and economic aspects of peptic ulcer disease. Am J Med 77(15B):8–14 (1984a): *257.09, 257.12*

Jensen DM, Machicado GA, Tapia JI, Elashoff J (1984d). Controlled trial of endoscopic argon laser for severe ulcer hemorrhage. Gastroenterology 86:1125 (1984d) (abstract)

Jensen DM, Machicado GA, Silpa M, Van Deventer G, Sue M, Kovacs T, English S, Reedy T, Elashoff J. BICAP vs. heater probe for hemostasis of severe ulcer bleeding. Am Gastroenterol Assoc: Abstract 682 (1986): *302.01, 302.03, 307.01, 316.03, 318.03*

Jensen HE, Kjaergaard J, Meisner S. Ulcer recurrence two to twelve years after parietal cell vagotomy for duodenal ulcer. Surgery 94:802–806 (1983a): *107.12, 119.13, 125.02, 125.08, 125.11, 125.15, 125.16, 125.22, 360.02*

Jensen DM, Machicado GA, Kovacs TOG, Van Deventer G, Randall GM, Reedy T, Silpa M, Sue M (1988). Controlled, randomized study of heater probe and bicap for hemostasis of severe ulcer bleeding. Gastroenterology 94:A208 (1988) (abstract)

Jensen H-E, Hoffmann J, Wille-Jorgensen P. High gastric ulcer. World J Surg 11:325–332 (1987): *107.04*

Jensen RT. Ranitidine and cimetidine in the treatment of gastric hypersecretory. In: Ranitidine therapeutic advances. Curr clin practice. Abstracts of an Int Symp. Glaxo, London (1984b)

Jensen RT, Collen MJ, Pandol SJ, Allende HD, Raufman JP, Bissonnette BM, Duncan WC, Durgin PL, Gillin JC, Gardner JD. Cimetidine-induced impotence and breast changes in patients with gastric hypersecretory states. N Engl J Med 308:883–887 (1983b): *215.01*

Jensen RT, Collen MJ, McArthur KE, Howard JM, Maton PN, Cherner JA, Gardner JD. Comparison of the effetiveness of ranitidine and cimetidine in inhibiting acid secretion in patients with gastric hypersecretory states. Am J Med 77(5B):90–105 (1984c)

Jenssen TG, Hvidsten D, Burhol PG, Bolle R, Jorde R. Release of gastrointestinal regulatory peptides in exercise-induced asthma. Scand J Gastroenterol 113:13 (1985)

Jiang SJ, Liu WZ, Zahng DZ, Shi Y, Xiao SD, Zhang ZH, Lu DY. Campylobacter-like organisms in chronic gastritis, peptic ulcer and gastric carcinoma. Scand J Gastroenterol 22:553–558 (1987): *247.07*

Jick SS, Walker AM, Perera DR, Jick H. Non-steroidal anti-inflammatory drugs and hospital admission for perforated peptic ulcer. Lancet II:380–382 (1987a): *254.09*

Jick SS, Perera DR, Walker AM, Jick H. Non-steroidal anti-inflammatory drugs and perforated peptic ulcer. Lancet II:968 (1987b): *253.01*

Joensson B. The social cost of peptic ulcer in Sweden. Scand J Gastroenterol (15):181–191 (1979): *257.09*

Joffe SN, Primrose JN. A prospective study evaluating preoperative gastric secretion and choice of an operation for duodenal ulcer. Surgery 152(4):421–423 (1985): *125.16*

Johannssen T, Kristensen P, Fjosne U, Hafstad PE, Kleveland PM, Loge I, Sandbakken P, Petersen H. 1-and 4-week cimetidine treatment for duodenal ulcer. Scand J Gastroenterol 21:701–704 (1986): *206.02*

Johansson C, Barany F. A retrospective study on the outcome of massive bleeding from peptic ulceration. Scand J Gastroenterol 8:113–118 (1973): *308.03, 309.01, 310.01, 310.02, 314.03, 317.00*

Johnson DA, Boyd EJS, Wormsley KG. Altered drug pharmacokinetics in smokers – an effect of smoking on gastric emptying. The British Society of Gastroenterol Autumn Meeting Sept 18–20 (1985)

Johnson HD, Love AGH, Rogers NC, Wyatt AP. Gastric ulcers, blood groups, and acid secretion. Gut 5:402–411 (1964a): *247.06*

Johnson HD. Gastric ulcer: classification, blood group characteristics, secretion patterns and pathogenesis. Ann Surg 162:996–1004 (1964b): *247.06, 247.34*

Johnson JA, Giercksky KE. Gastric ulcer treated with ulcerectomy, vagotomy, and drainage. World J Surg 4:463–470 (1980): *107.04, 107.11, 109.19, 117.05, 119.21, 257.20, 308.03, 360.02*

Johnston BJ, Reed PI, Ali MH. The effect of vagotomy on campylobacter pylori. Gut BSG 28:A1410 (1987): *247.07*

Johnston BI, Reed PI, Ali MH. Prevalence of Campylobacter pylori in duodenal and gastric mucosa-relationship of inflammation. Scand J Gastroenterol 23 [Suppl 142]:69–75 (1988)

Johnston D. Progress report. Highly selective vagotomy. Gut 15:748–757 (1974)

Johnston D. Operative mortality and postoperative morbidity of highly selective vagotomy. Br Med J 4:545–547 (1975a): *107.12*

Johnston D. Highly selective vagotomy. Prog Surg 14:1–45 (1975b)

Johnston D. Rationale and results of highly selective vagotomy without a drainage procedure, plus excision of the ulcer, in the treatment of gastric ulcer. Ulcus ventriculi. Thieme, Stuttgart: 54–61 (1977): *107.11, 109.09, 119.12*

Johnston D, Lyndon PJ, Smith RB, Humphrey CS. Highly selective vagotomy without a drainage procedure in the treatment of haemorrhage, perforation, and pyloric stenosis due to peptic ulcer. Br J Surg 60:790–797 (1973): *306.01, 308.03, 313.01, 328.01, 329.01, 331.01, 338.01, 340.01, 343.01*

Johnston JH, Sones JQ, Long BW, Posey EL. Comparison of heater probe and YAG laser in endoscopic treatment of major bleeding from peptic ulcers. Gastrointest Endosc 31:175–180 (1985): *302.01, 302.02, 307.01, 316.01, 316.02, 318.01, 318.03*

Jönsson B, Silverberg R. Variations between and within countries in hospital care for peptic ulcer. Scand J Soc Med 10:63–69 (1982)

Jönsson KA, Ström M, Bodemar G, Norrby K, Walan A. Parietal-cell vagotomy (PCV) but not maintenance treatment with cimetidine increases body gastritis in patients with juxtapyloric ulcer disease. Scand J Gastroenterol 113:30 (1985)

Jolobe OMP. Comparison of surgical and medical management of bleeding peptic ulcers. Br Med J 284:1332-1333 (1982)

Jones DB, Hanson RG, Milhaly GW, Johnson RD, Louis WJ, Yeomans ND, Smallwood RA. Double-blind controlled trial of ranitidine versus cimetidine in the treatment of duodenal ulceration. Aust NZ J Med 12:547–549 (1982a): *206.01*

Jones DB, Rose JDR, Smith PM, Calcraft BJ. Treatment of peptic ulcer with ranitidine – a clinical trial In: Misiewicz JJ, Wormsley KG (eds) The clinical use of ranitidine. Medicine Publishing Foundation, Oxford 185–188 (1982b): *206.02*

Jones DB, Howden CW, Burget DW, Siletti C, Hunt RH. Alteration of H2 receptor sensivity during maintenance ranitidine treatment. Gut 27:1255 (1986)

Jones DB, Howden CW, Burget DW, Keer GD, Hunt RH. Acid suppression in duodenal ulcer: A meta-analysis to define optimal dosing with antisecretory drugs. Gut 28:1120–1127 (1987): *206.01, 249.31, 250.30*

Jones DGC, Langman MJS, Lawson DH, Vessey MP. Post-marketing surveillance of the safety of cimetidine: twelve-months morbidity report. Q J Med 54:253–268 (1985)

Jones FA, Haematemesis and melaena. With special reference to bleeding peptic ulcer. Br Med J:441–446 (1947): *304.06, 314.03, 324.02, 324.06, 324.13, 344.02*

Jones PF, Johnston SJ, McEwan AB, Kyle J, Needham CD. Further haemorrhage after admission to hospital for gastrointestinal haemorrhage. Br Med J 3:660–664 (1973): *306.06, 308.03, 314.03, 317.00, 321.07, 324.02, 324.08, 324.11*

Jonnston DA, Wormsley KG. Food is bad for ulcers. Gut BSG 28:A1407 (1987)

Joossens JV. Stroke, stomach cancer and salt. A possible clue to the prevention of hypertension In: Kesteloof H, Joossens JV (eds) Epidemiology of arterial blood pressure. Martinus Nijhoff, The Hague:489–508 (1980a)

Joossens JV. Dietary salt restriction – the case in favour In: Robertson JIS, Pickering GW, Caldwell ADS (eds) The therapeutics of hypertension. Royal Soc of Med Series No 26. Academic Press, London:243–250 (1980b)

Joossens JV, Kesteloot H. Salt intake and mortality from stroke. N Engl J Med 300:1396 (1979)

Joossens JV, Geboers J. Nutrition and gastric cancer. Nutr Cancer 2:250–261 (1981)

Jordan GL, DeBakey ME, Duncan JM. Surgical management of perforated peptic ulcer. Ann Surg 179:628–633 (1974): *338.01, 338.02, 340.01, 340.02, 340.03, 341.01, 341.02, 341.03, 343.01, 349.10*

Jordan PH. A follow-up report of a prospective evaluation of vagotomy-pyloroplasty and vagotomy-antrectomy for treatment for duodenal ulcer. Ann Surg 180(3):259–264 (1974): *107.05, 107.06, 107.07, 107.16, 109.10, 109.16, 109.17, 119.10, 119.11, 119.18*

Jordan PH, Hedenstedt S, Korompai FL, Lundquist G. Vagotomy of the fundic gland area of the stomach without drainage. A definitive treatment for perforated duodenal ulcer. Am J Surg 131:523–526 (1976): *338.01, 340.01, 341.01, 343.01, 347.02*

Jordan PH. An interim report on parietal cell vagotomy versus selective vagotomy and antrectomy for treatment of duodenal ulcer. Ann Surg 189:643–653 (1979a): *106.06, 106.12, 106.13, 107.05, 107.12, 107.17, 109.06, 109.12, 109.17, 110.04, 119.06, 119.13*

Jordan PH. Our first 35 patients studied five years after parietal cell vagotomy. Arch Surg 114:528–535 (1979b): *107.12, 109.12, 119.13, 360.02*

Jordan PH. Proximal gastric vagotomy without drainage for treatment of perforated duodenal ulcer. Gastroenterology 83:179–183 (1982): *338.01, 340.01, 340.02, 341.01*

Jordan PH Jr. Perforated peptic ulcer. Surg Clin North Am 68:315–329 (1988)

Jordan PH, Condon RE. A prospective evaluation of vagotomy-pyloroplasty and vagotomy-antrectomy for treatment of duodenal ulcer. Ann Surg 172:547–563 (1970): *106.06, 106.15, 107.05, 107.16, 109.06, 109.16, 109.17, 119.06, 119.18, 119.19, 308.03, 315.07*

Jordan PH, Thornby J. Should it be parietal cell vagotomy or selective vagotomy-antrectomy for treatment of duodenal ulcer. Ann Surg 205(5):572–590 (1987)

Jorde R, Bostad L, Burhol PG. Asymptomatic gastric ulcer: a follow-up study in patients with previous gastric ulcer disease. Lancet I:119–121 (1986a) *237.05, 238.05, 240.07, 241,09, 254.04, 254.25*

Jorde R, Burhol PG. Ranitidine in the long-term treatment of gastric ulcer. Scand J Gastroenterol 21 [Suppl 120]:63 (1986b) *215.06, 240.07, 240.08, 240.09, 241.09, 241.10, 241.11, 254.25, 254.29*

Jorde R, Burhol PJ, Hansen T. Ranitidine 150 mg at night in the prevention of gastric ulcer relapse. Gut 28:460–463 (1987): *215.06, 240.07, 240.08, 240.09, 243.04, 254.25, 254.27*

Jorgensen TG, Gyntelberg T. Occurrence of peptic ulcer disease in Copenhagen males age 40–59. Dan Med Bull 23:23–28 (1976): *247.02, 247.04, 247.26, 247.32, 257.03*

Junge B. Decline in mortality in Japan, USA, and the Federal Republic of Germany – the contribution of the specific causes of death. Klin Wochenschr 63:793–801 (1985)

Junginger T. Die intraoperative Vagotomiekontrolle. In: Schweiberer H, Eitel F (Hrsg) 20 Jahre nichtresezierende Ulcuschirurgie. Zuckschwerdt, München:178–184 (1985)

Junginger T, Raab M, Pichlmaier H. Der Elektrosimulationstest zur intraoperativen Vagotomiekontrolle. Chirurg 52:519–524 (1981)

Junginger Th, Pichlmaier H. Ergebnisse nach selektiver proximaler Vagotomie wegen Gastroduodenalulcus. Dtsch Med Wochenschr 104:127–132 (1979): *107.12, 107.13, 109.12, 119.03, 119.13, 119.21, 119.22, 360.02*

Junginger Th. Stützer H. Lebenserwartungen nach Magenresektion wegen gastroduodenalem Ulcus. Dtsch Med Wochenschr 111:447–452 (1986): *112.01*

Kagevi I, Anker-Hansen O, Carling L, Glise H, Hallerbäck B, Solhaug J-H, Svedberg L-E, Wåhlby L. Swedish multicenter study on prepyloric and gastric ulcer. Scand J Gastroenterol 22 [Suppl 127]:67–76 (1987): *249.37, 250.36*

Kang JY, Piper DW. Cimetidine and colloidal bismuth in treatment of chronic duodenal ulcer. Comparison of initial healing and recurrence after healing. Digestion 23:73–79 (1982): *226.02, 226.03, 226.04, 227.02, 227.03, 229.01, 229.05, 229.09, 230.03, 230.04, 230.08, 231.01, 249.01, 249.22, 249.28*

Kania U, Haering R, Tung LC, Konradt J. Gastroduodenale Chirurgie bei Patienten über 80 Jahre. Zentralbl Chir 108:1382–1390 (1983): *308.03, 338.01*

Kapzan B, Neumann P, Heilmann KL. Alkoholkonsum und chronische Gastritis. Leber Magen Darm 19(1):14–18 (1985)

Karlquist PA, Anderberg B, Olaison G, Sjödahl R. Early and late results after antrectomy, selective vagotomy and roux-en-y reconstruction for severe peptic ulcer disease. Acta Chir Scand 152:357–361 (1986): *106.06, 107.05, 109.06, 110.02, 119.06*

Karlström L, Darle N. Cimetidinebehandling vid akut massiv gastroduodenal blödning. Opusc Med 26:21–24 (1981)

Karvonen AL, Keyriläinen O, Uusitalo A, Salaspuro M, Tarpila S, Andren K, Helander HF. Effects of omeprazole in duodenal ulcer patients. Scand J Gastroenterol 21:449–454 (1986)

Kassier ZA. Endoscopic controlled trial of four drug regimens in the treatment of chronic duodenal ulceration. Irish Med J 78(6):153–155 (1985): *218.01, 229.01, 229.05, 229.09, 229.11*

Katschinski B, Logan RFA, Edmond M, Langman MJS. Rohfaser- und Zuckerkonsum in der Ätiologie des Duodenalulkus. Z Gastroenterol:497 (1987): *247.25*

Kawai K, Ida K, Misaki F, Akasaka Y, Kohli Y. Comparative study for duodenal ulcer by radiology and endoscopy. Endoscopy 5:7–13 (1973)

Kawai K, Shirakawa K, Misaki F, Hayashi K, Watanabe Y. Natural history and epidemiologic studies of peptic ulcer disease in Japan. Gastroenterology 96:581–585 (1989)

Kay PH, Moore KTH, Clark RG. The treatment of perforated duodenal ulcer. Br J Surg 65:801–803 (1978): *337.00, 338.01, 338.02, 339.00 340.01, 340.02, 342.00 343.01, 344.02, 345.00 347.01, 347.02, 348.02, 350.03, 353.01*

Kayasseh L, Gyr K, Keller U. Stalder GA, Wall M. Somatostatin and cimetidine in peptic-ulcer haemorrhage. Lancet II:844-(46 (1980): *303.03, 303.04*

Keelow JE, Barr GD, Cowen AE, Ward M, Wood L, Piper DW. Comparison of ranitidine and cimetidine in the treatment of chronic gastric ulcer. A double-blind trial. Digestion 27:105–110 (1983a): *249.01, 249.28, 249.37, 250.36*

Kellow JE, Barr GD, Middleton WR, Piper DW. Comparison of colloidal bismuth subcitrate tablets and liquid in duodenal ulcer healing. J Clin Gastroenterol 5:417–420 (1983b): *249.22, 249.28*

Kelly HW, Powell JR, Donohue JF. Ranitidine at very large doses does not inhibit theophylline elimination. Clin Parm Ther 39:577–581 (1986): *208.01, 208.02*

Kelly JG, Salem SAM, Kinney CD, Shanks RG, McDevitt DG. Effects of ranitidine on the disposition of metoprolol. Br J Clin Pharmacol 19:219–224 (1985): *208.02*

Kelly-KA, Malagelada JR. Medical and surgical treatment of chronic gastric ulcer. Clin Gastroenterol 13(2):621–634 (1984)

Kempf M, Kaufmann D, Walt RP, Heim J, Mappes A, Röhmel J, Merki H. TV snacks are bad for H2 receptor-blockade. Gastroenterology 95(5):A222 (1988)

Kendall MJ, Laugher SJ, Wilkins MR. Ranitidine, cimetidine and metoprolol – a pharmacokinetic interaction study. The American Gastroenterological Assoc annual meeting. May 17–23, 1986. San Francisco, California. Gastroenterology 90(5):1490 (1986a): *208.02*

Kendall MJ, Lobo J, Wilkins MR. Ranitidine, cimetidine and nifedipine – a pharmacokinetic interaction study. Gastroenterology 90(5):1490 (1986b): *208.01, 208.02*

Kennedy T, Kelly JM, George JD. Vagotomy for gastric ulcer. Br Med J 2:371–373 (1972): *107.19, 109.12, 109.19, 119.21, 125.08, 125.22*

Kennedy T. Duodenoplasty with proximal gastric vagotomy. Ann R Coll Surg Engl 58:144–146 (1976): *329.01, 331.01*

Kennedy T. Modern operations for duodenal ulcer. Int Surg 65:295–296 (1980a): *118.02, 119.21*

Kennedy T, Green WE. Stomal and recurrent ulceration: medical or surgical management? Am J Surg 139:18–21 (1980b): *354.03, 357.01, 360.02, 361.01, 362.01, 362.02*

Kennedy T, Spencer A. Cimetidine for recurrent ulcer after vagotomy or gastrectomy: a randomised controlled trial. Br Med J 1:1242–1243 (1978): *354.02, 354.03, 367.02*

Kennedy T, Spencer A. The long-term results of proximal gastric vagotomy. Int Surg 68:315–316 (1983): *107.12, 109.12, 117.05, 119.13, 357.01, 360.02*

Kennedy T, Connell AM, Love AHG, MacRae KD, Spencer EFA. Selective or truncal vagotomy? Five-year results of a double-blind, randomized, controlled trial. Brit J Surg 60:944–948 (1973): *107.15, 107.16, 107.18, 109.15, 109.16, 109.18, 119.17, 119.18, 119.20*

Kernohan RM, Anderson JR, McKelvey STD, Kennedy TL. A controlled trial of bipolar electrocoagulation in patients with upper gastrointestinal bleeding. Br J Surg 71:889–891 (1984)

Kerrigan DD, Read NW, Taylor ME, Houghton LA, Johnson AG. Duodenal bulb acidity and the natural history of duodenal ulceration. Lancet II:61–62 (1989)

Keuppens F, Willems G, De Graef J, Woussen-Colle MC. Antral gastrin cell hyperplasia in patients with peptic ulcer. Ann Surg 191:276–281 (1980)

Kieninger G, Breucha G. Ergebnisse der thorakalen Vagotomie bei Billroth I-Anastomosenulcus. Langenbecks Arch Chir 356:181–189 (1982): *356.01, 359.01, 362.01*

Kikendall JW, Evaul J, Johnson LF. Effect of cigarette smoking on gastrointestinal physiology and non-neoplastic digestive disease. J Clin Gastroenterol 6:65–78 (1984)

Kildebo S, Aronsen O, Bernersen B, Breckan R, Gjellestad A, Johnsen K, Sandvik A. Cimetidine, 800 mg at night, in the treatment of duodenal ulcers. Scand J Gastroenterol 20:1147–1150 (1985)

Kim U, Dreiling DA, Kark AE, Rudick J. Factors influencing mortality in surgical treatment for massive gastroduodenal hemorrhage. Am J Gastroenterol:24–35 (1974): *308.03, 322.01, 322.07, 322.09*

Kirch W, Köhler H, Spahn H, Mutschler E. Interaction of cimetidine with metoprolol, propranolol or atenolol. Lancet II:531–532 (1981)

Kirch W, Spahn H, Köhler H. Ohnhaus EE, Mutschler E. Interaction of metoprolol, propanolol and atenolol with concurrent administration of cimetidine. Klin Wochenschr 60:1401–1407 (1982): *208.01, 208.02*

Kirch W, Janisch HD, Heidermann H, Ramsch K. Ohnhaus EE. Effect of cimetidine and ranitidine on the pharmacokinetics and the antihypertensive action of nifedipine. Dtsch Med Wochenschr 108:1575–1861 (1983): *208.02*

Kirch W, Halabi A, Linde M, Santos JR, Ohnhaus EE. Negative effects of famotidine on cardiac performance assessed by noninvasive hemodynamic measurements. Gastroenterology: 96:1388–1392 (1989)

Kirk RM. Mucosal antrectomy with vagotomy in the treatment of duodenal ulcer. Br J Surg 52:604–606 (1965): *107.10*

Kirk, RM. Mucosal antrectomy in the treatment of peptic ulcer. Proc Roy Soc Med 59:571–575 (1966): *107.10*

Kirk RM. The size of the pyloroduodenal canal: its relation to the cause and treatment of peptic ulcer. Proc Roy Soc Med 63:46–48 (1970): *247.24*

Kirk RM. Factors determining the site of chronic gastroduodenal ulcers. Hepatogastroenterol 29:75–85 (1982)

Kirk RM. Could chronic peptic ulcers be localised areas of acid susceptibility generated by autoimmunity? Lancet I:772–774 (1986)

Kirsh IE, Brendel T. The importance of giant duodenal ulcer. Radiology 91:14–19 (1968)

Kjaergard J, Esbensen KH, Meisner S, Jensen HE. Ulcer recurrence after parietal vagotomy for duodenal ulcer. A multivariate pattern recognition study. Scand J Gastroenterol 19:255–259 (1984): *125.15, 125.16*

Klamer TW, Mahr MM. Giant duodenal ulcer: a dangerous variant of a common illness. Am J Surg 135:760–762 (1978): *369.00, 370.00, 379.01, 380.00*

Klein KB, Spiegel D. Modulation of gastric acid secretion by hypnosis. Gastroenterology 96:1383–1387 (1989)

Klinger J, Maggiolo P, Coie A. Ranitidina, cimetidina y placebo en el tratamiento a corto y mediano plazo de la ulcera duodenal. Rev Med Chile 112:337–341 (1984): *206.01, 215.03, 237.01, 237.02, 237.03, 237.05, 237.06, 237.07, 238.01, 238.02, 238.03, 238.05, 238.06, 238.07, 240.01, 240.02, 240.03, 240.07, 240.08, 240.09, 241.02, 241.03, 241.04, 241.09, 241.10, 241.11, 243.01, 243.03, 243.04*

Klotz U, Reimann I. Delayed clearance of diazepam duo to cimetidine. N Engl J Med 302:1012–1014 (1980a): *208.01*

Klotz U, Reimann IW. Influence of cimetidine on the pharmacokinetics of desmethyl-diazepam and oxazepam. Eur J Clin Pharmacol 18:517–520 (1980b):*208.01*

Klotz U, Reimann IW, Ohnhaus EE. Effect of ranitidine on the steady state pharmacokinetics of diazepam. Eur J Clin Pharmacol 24:357–356 (1983): *208.02*

Klotz U, Arvella P, Rosenkranz B, Fisher M. Once daily administration of cimetidine and ranitidine. Does it affect the disposition of midazolam? Ann J Gastroenterol 80(10):A144 (1985): *208.02*

Klotz U, Arvella P, Rosenkranz B. Effect of single doses of cimetidine and ranitidine on the steady-state plasma levels of midazolam. Clin Pharmacol Ther 38(6):652–655 (1986)

Knapp AB, Maguire M, Keren G, Karmen A. Levitt B, Miura DS, Somberg JC. The cimetidine-lidocaine interaction. Ann Intern Med 98:174–177 (1983): *208.01*

Knight CD, Van Heerden JA, Kelly KA. Proximal gastric vagotomy. Ann Surg 197:22–26 (1983): *107.12, 119.13*

Knipping J, Beyer I. Selektiv proximale Vagotomie zur Behandlung des unkomplizierten Ulcus duodeni – Bericht aus einem Krankenhaus. Z Ärztl Fortbild 74:479–481 (1980): *107.13, 109.12, 109.19, 119.21*

Knodell RG, Holtzman JL, Crankshaw DL, Steele NM, Stanley LN. Drug metabolism by rat and human hepatic microsomes in response to interaction with H2-receptor antagonists. Gastroenterology 82:84–88 (1982)

Knüchel M, Ochs HR, Verburg-Ochs B, Labedzki L, Greenblatt DJ. Interaktion von Ranitidin und Cimetidin mit Midazolam bei intravenöser und oraler Gabe. Med Welt 38:244–248 (1987): *208.01, 208.02*

Kobel T, Rohner A. La vagotomie supra-sélective: résultats à Genève. Rev Med Suisse Romande 104:191–191 (1984): *106.12, 107.12, 109.12, 119.13, 125.12, 125.16, 340.01*

Koch GG, McCanless I, Ward JF. Interpretation of statistical methodology associated with maintenance trials. Am J Med 77(5B):43–50 (1984)

Koelz HR, Malinowska DH, Müller-Lissner SA. The stomach and duodenum. Int: Kern F, Blum AL (eds) The Gastroneterology Annual/2. Elsevier, Amsterdam:31–91 (1984)

Koelz HR, Halter F, Ulcer Study Group. Sucralfate and ranitidine in the treatment of acute duodenal ulcer: healing and relapse. Am J Med (in press) (1989)

Koffman CG, Hay DJ, Ganguli PC, Elder JB, Gillespie IE, Mantoudis SM, Tweedle DEF, Schofield PF, Palmer M. A prospective randomized trial of vagotomy in chronic duodenal ulceration: 4-year follow-up. Br J Surg 70:342–345 (1983): *107.12, 107.14, 107.16, 109.12, 109.14, 109.16, 119.13, 119.16, 119.18, 359.01, 360.02*

Kolb KW, Garnett WR, Small RE, Vetrovec GW, Kline BJ, Fox T. Effect of cimetidine on quinidine clearance. Ther Drug Monitor 6:306–312 (1984): *208.01*

Klotz U, Ziegler G. Physiologic and temporal variation in hepatic elimination of midazolam. Clin Pharmacol Ther 32:107–112 (1982)

Kondo T, Oka S, Wada M, Mishima H, Endo A, Ina A, Oosawa Y, Taniguchi K, Kashitani M, Okamura S, Kohno N, Katsumi M. Gastric ulceration after selective proximal vagotomy with or without pyloroplasty. Nippon Geka Hokan 49:353–358 (1980): *119.13, 360.02*

Koo J, Lam SK. Individual prediction of ulcer recurrence after vagotomy for chronic duodenal ulcer by discriminant analysis. Gastroenterology 85:413–419 (1983a): *119.13, 119.16, 119.18, 125.01, 125.02, 125.03, 125.04, 125.05, 125.06, 125.08, 125.13, 125.14, 125.16, 125.19, 125.20, 125.21, 125.23*

Koo J, Lam SK, Chan P, Lee NW, Lam P, Wong J, Ong GB. Proximal gastric vagotomy, truncal vagotomy with drainage and prospective, randomized controlled trial. Ann Surg 197:265–271 (1983b): *106.06, 106.12, 106.13, 106.14, 106.15, 107.05, 107.12, 107.14, 107.16, 107.17, 109.06, 109.12, 109.14, 109.16, 109.17, 118.01, 119.06, 119.13, 119.16, 119.19*

Koo J, Lam SK, Ong GB. Cimetidine versus surgery for recurrent ulcer after gastric surgery. Ann Surg 195:406–412 (1982): *125.01, 125.13, 354.03, 356.01, 357.01, 359.01, 362.01, 364.01, 365.00, 366.01*

Kootz F. Das Stumpfkarzinom nach Operation eines benignen Magenleidens. Brun's Beitr Klin Chir 215:275–294 (1967)

Korman MG, Hetzel DJ, Hansky J, Shearman DJC, Don G. Relapse rate of duodenal ulcer after cessation of long-term cimetidine treatment. A double-blind controlled study. Dig Dis Sci 25:88–91 (1980): *215.01, 215.02, 240.01, 240.02, 240.04*

Korman MG, Shaw RG, Hansky J, Schmidt GT. Influence of smoking on healing rate of duodenal ulcer in response to cimetidine or high-dose antacid. Gastroenterology 80:1451–1453 (1981): *206.03, 249.28*

Korman MG, Hansky J, Eaves ER, Schmidt GT. Cigarette smoking and the healing of duodenal ulcer. Gastroenterology 82:1104 (1982a)

Korman MG, Hansky J, Merrett AC, Schmidt GT. Ranitidine in duodenal ulcer: incidence of healing and effect of smoking. Dig Dis Sci 27:712–715 (1982b): *229.08, 249.28*

Korman MG, Hansky J, Eaves ER, Schmidt GT. Influence of cigarette smoking on healing and relapse in duodenal ulcer disease. Gastroenterology 85:871–874 (1983): *249.13, 249.28, 254.25*

Kot T, Vare D. Ranitidine and warfarin interaction. Aust J Hosp Pharm 14(4):190–191 (1984): *208.02*

Kozarek R, Berenson M, Berkowitz J, Bright-Asare P, DeLuca V, Font R, Griffin J, King J, Lorber S, McCray R, Thomas E. Maintenance therapy with ranitidine following healing of acute duodenal ulcer. Curr Ther Res 38:341–351 (1985): *215.06, 240.07, 240.08, 240.09, 241.09, 241.10, 241.11, 243.03, 243.04*

Kozoll DD, Meyer KA. Obstructing gastroduodenal ulcers: general factors influencing incidence and mortality. Arch Surg 88:793–799 (1964: *211.01, 251.01, 251.02, 251.04*

Kraft RO. Long-term results of vagotomy and pyloroplasty in the treatment of gastric ulcer disease. Surgery 95:460–466 (1984): *106.15, 107.15, 107.16, 119.21, 125.02, 125.08, 125.22, 308.03, 309.01 324.02*

Krag E. Long-term prognosis in medically treated peptic ulcer. A clinical, radiographic and statistical follow-up study. Acta Med Scand 180:657–670 (1966): *201.01, 220.01, 222.04, 247.02, 247.15, 248.17, 248.18, 257.01*

Krag E. The pseudo-ulcer syndrome. A clinical, radiographic and statistical follow-up study of patients with ulcer symptoms but no demonstrable ulcer in the stomach or duodenum. Den Med Bull 16:6–9 (1969)

Kratochvil P, Brandstatter G. Results of two-year long-term prophylactic administration of cimetidine in duodenal ulcer. Med Welt 34:1380–1382 (1983): *215.01, 229.01, 240.01, 241.02, 241.03, 254.25*

Kratzsch KH, Fürstenau M, Zimmermann S. Ulcusanamnese und gastroduodenoskopischer Befund – Ein Beitrag zur Symptomatologie des gastroduodenal Ulcus. Z Ges Inn Med 34:530–534 (1979): *247.38*

Krause U. Late prognosis after partial gastrectomy for ulcers. A follow-up study of 361 patients operated upon from 1905 to 1933. Acta Chir Scand 114:341–354 (1957): *111.02, 112.01, 126.*

Krause U. Longterm results of medical and surgical treatment of peptic ulcer. A follow-up investigation of patients initialy treated conservatively between 1925–34. Acta Chir Scand [Suppl]310:1–111 (1963): *107.06, 107.07, 112.01, 119.11, 125.02, 247.02, 247.15, 257.01, 257.04, 257.16, 257.17, 257.19, 310.01, 314.03, 315.06, 319.02, 324.02, 360.02*

Kreel L, Ellis H. Pyloric stenosis in adults: a clinical and radiological study of 100 consecutive patients. Gut 6:235–261 (1965)

Krejs GJ, Little KH, Westergaard H, Hamilton JK, Polter DE. Laser photocoagulation for the treatment of acute peptic ulcer bleeding: a randomized controlled clinical trial. Gastroenterology 88:1457 (1985): *302.01, 318.01*

Krejs GJ, Little KH, Westergaard H, Hamitlon JK, Spady DK, Polter DE. Laser photocoagulation for the treatment of acute peptic-ulcer bleeding. A randomized controlled clinical trial. N Engl J Med 316:1618–1621 (1987): *302.01, 302.02, 303.07, 307.01, 315.03, 316.01, 316.02, 318.01, 318.02, 319.02*

Kreuning J, Bosman FT, Kuiper G, van der Wal AM, Lindeman J. Gastric and duodenal mucosa in 'healthy' individuals. J Clin Pathol 31:69–77 (1978)

Kristensen ES. Conservative treatment of 155 cases of perforated peptic ulcer. Acta Chir Scand 146:189–193 (1980): *337.00, 339.00, 342.00, 346.00, 351.01, 351.05*

Kroeker EJ, Leon AS. The association of diffuse obstructive pulmonary emphysema and chronic gastroduodenal ulceration. Dis Chest 42:413–421 (1962): *247.04*

Kronborg O. Truncal vagotomy and drainage in 500 patients with duodenal ulcer. Scand J Gastroenterol 6:501–509 (1971): *106.15, 107.16, 118.02, 119.02, 119.18, 360.02*

Kronborg O, Madsen P. A controlled, randomized trial of highly selective vagotomy versus selective vagotomy and pyloroplasty in the treatment of duodenal ulcer. Gut 16:268–271 (1975): *106.12, 106.14, 106.15, 107.12, 107.15, 107.18, 109.12, 109.15, 109.18, 119.13, 119.15, 119.17, 125.14, 360.02*

Kronborg O, Joergensen PM, Holst-Christensen J. Influence of different technic of proximal gastric vagotomy upon risk of recurrent duodenal ulcer and gastric acid secretion. Acta Chir Scand 143:53–56 (1977): *119.13, 119.20, 125.14, 125.16, 125.24*

Kubickova Z, Vesely KT. The value of investigations of the incidence of peptic ulcer in the families of patients with duodenal ulcer. J Med Genet 9:38–42 (1972): *247.06, 247.09*

Kühlmayer R, Rokitansky P. Das Magenstumpfkarzinom als Spätproblem der Ulkustherapie. Langenbecks Arch Chir 278:361–375 (1954)

Kujat R, Löhlein D, Pichlmayr R. Verfahrenswahl und Langzeitergebnisse der Therapie komplizierter Ulcera ventriculi. Zentralbl Chir 108:1350–1357 (1983): *253.16, 306.01, 308.03, 309.01, 313.01, 313.02, 324.13, 338.02, 340.02, 341,02, 343.01, 349.10*

Kumar N, Vij JC, Anand BS. Comparison of tablet and liquid antacid in the treatment of duodenal ulcer. Indian J Gastroenterol 5:101–102 (1986a)

Kumar N. Effect of milk on patients with duodenal ulcer. Br Med J 293:666 (1986b). *249.21*

Kummer D, Bustamante I. Bickel W, Fritz B. Früh- und Spätergebnisse der operativen Therapie beim Ulcus duodeni. Med Welt 33:165–171 (1982): *107.05, 107.06, 107.12, 107.15, 107.19, 109.06, 109.10, 109.12, 109.15, 119.06, 119.11, 119.21, 308.02, 308.03, 329.01, 340.01, 340.02*

Kunert H. Kontrollierte klinische Studie über Pirenzepintherapie bei Ulcus ventriculi. In: Blum AL, Hammer R (Hrsg). Die Behandlung des Ulcus pepticum mit Pirenzepin. Demeter, Gräfelfing:228–230 (1978)

Kurata JH, Honda GD, Frankl H. Hospitalization and mortality rates for peptic ulcers: a comparison of a large health maintenance organization and United States data. Gastroenterology 83:1008–1016 (1982): *201.02, 220.04, 248.18, 257.06, 257.08, 257.17, 257.20*

Kurata JH, Haile BM, Elashoff JD. Sex differences in peptic ulcer disease. Gastroenterology 88:96–100 (1985): *257.07*

Kurowski von M, Reim HG. Metabolic interaction of cimetidine, ranitidine and amitriptyline/chloralazepoxide. Z Gastroenterol 10:624–634 (1986): *208.01, 208.02*

Kuzin MI, Postolov PM. Selective proximal vagotomy in the treatment of duodenal ulcer. World J Surg 4:347–352 (1980): *107.05, 107.10, 107.17, 107.19, 119.21*

Kwasny O, Starlinger M, Schiessel R. Die chirurgische Therapie des stenosierenden Ulcus duodeni – Ergebnis einer unkontrollierten Vergleichsstudie. Langenbecks Arch Chir 368:233-239 (1986): *328.01, 329.01, 329.02, 330.01, 330.02, 331.02*

Kyo A, Okamoto E, Kuwata K, Sugawara I, Toyosaka A, Hida H, Ueki S, Shu A, Tanaka N, Yoden Y. The follow-up study of the surgical treatment for duodenal ulcer – gastric secretion and postsurgical syndrome. Nippon Shokakibyo Gakkai Zasshi 77:885–893 (1980)

La Brooy SJ. Medical management of gastric ulcer. Ann Med Singapore 12:548–554 (1983)

La Brooy SJ, Misiewicz JJ, Edwards J, Smith PM, Haggie SJ, Libman L, Sarner M, Wyllie JH, Croker J, Cotton P. Controlled trial of cimetidine in upper gastrointestinal haemorrhage. Gut 20:892–895 (1979)

La Brooy SJ, Taylor RH, Ayrton C, Golding PL, Colin-Jones DG, Hunt RH, Milton-Thompson GJ, Misiewicz JJ. Cimetidine in the maintenance treatment of gastric ulceration (GU). Hepatogastroenterology [Suppl] Juni:205 (1980): *237.01, 237.02, 237.05, 240.01, 240.02, 240.04, 241.02, 241.03, 241.09*

Lagache G, Proye C, Patoir A. Vagotomie supra-sélective – 68 observations première appréciation des résultats pour ulcère duodénal. IARC Med 2:729–731 (1982): *106.12, 107.12, 119.13, 119.23*

Laine L. A controlled trial of multipolar electrocoagulation in the treatment of upper gastrointestinal haemorrhage. Gastroenterology 90:1508 (1986): *302.01, 316.01, 318.01*

Laine L. Multipolar electrocoagulation (MPEC) in the treatment of ulcers with non-bleeding visible vessels (VV): a prospective, controlled trial. Gut 28:A1342 (1987a): *302.01, 302.02, 304.05, 307.01, 315.07, 316.01, 316.02, 318.01, 318.02, 319.06*

Laine L. Multipolar electrocoagulation in the treatment of active upper gastrointestinal tract hemorrhage. A prospective controlled trial. N Engl J Med 316:1613–1617 (1987b): *302.01, 302.02, 307.01, 315.07, 316.01, 316.02, 318.01, 318.02*

Lalonde RL, Koob RA, McLean WM, Balsys AJ. The effects of cimetidine on theophylline pharmacokinetics at steady state. Chest 83:221–224 (1983): *208.01*

Lam AM, Clement JL. Effect on cimetidine premedication on morphine-induced ventilatory depression. Can Anaesth Soc J 31(1):36-43 (1984): *208.01*

Lam KT, Lai ST, Kan YS, Chan AYT. Sucralfate compared with ranitidine in short-term healing of duodenal ulcer. J Int Med Res 13:338-341 (1985d): *249.13, 249.28*

Lam SK. Use of cytoprotective agents in the treatment of gastric ulcers. Med J Aust 142:521–523 (1985a)

Lam SK, Lai CL, Ng M, Fok KH, Hui WM. Duodenal ulcer healing by separate reduction of postprandial and nocturnal acid secretions have different pathophysiology. Gut 26:1038–1044 (1985b)

Lam SK, Lau WY, Lai CL, Lee NW, Poon GP, Yu HC, Fok KH, Ng MMT, Lok ASF. Efficacy of sucralfate in corpus, prepyloric, and duodenal ulcer-associated gastric ulcers. A double-blind, placebo-controlled study. Am J Med 79(2c):24–31 (1985c): *249.03, 249.28, 249.30, 249.35, 250.29, 250.34*

Lam SK. Antacids: the past, the present, and the future. Baillière's Clin Gastroenterol 2:641–654 (1988)

Lam SK, Koo J. Accurate prediction of duodenal-ulcer healing rate by discriminant analysis. Gastroenterology 85:403–412 (1983a): *249.09, 249.28, 249.30, 249.37*

Lam SK, Koo J, Sircus W. Early-and late-onset duodenal ulcers in Chinese and Scots. Scand J Gastroenterol 18(5):651–658 (1983b): *248.02, 248.05, 248.06, 248.14*

Lam SK, Ong GB. Duodenal ulcers: early and late onset. Gut 17:169–179 (1976): *253.01, 254.01*

Lam SK, Sircus W. Studies on duodenal ulcer. Q J Med 174:369–387 (1975): *248.14, 253.13*

Lam SK, Lam KC, Lai CL, Yeung CK, Yam LYC, Wong WS. Treatment of duodenal ulcer with antacid and sulpiride. A double-blind controlled study. Gastroenterology 76:315–322 (1979): *249.02, 249.03, 249.06, 249.09, 249.28, 249.36*

Lam SK, Hasan M, Sircus W, Wong J, Ong GB, Prescott RJ. Comparison of maximal acid output and gastrin response to meals in Chinese and Scottish normal and duodenal ulcer subjects. Gut 21:324–328 (1980a): *247.12, 247.34*

Lam SK, Lee NW, Koo L, Hui WM, Fok KH, NG M. Randomised crossover trial of tripotassium dicitrato bismuthate versus high dose cimetidine for duodenal ulcers resistant to standard dose of cimetidine. Gut 25:703–706 (1984): *383.02, 384.01*

Lam SK, Ong GB. Identification of two subgroups of familial early-onset duodenal ulcers. Ann Intern Med 93(4):540–544 (1980b)

Lam SK, Lau Wy, Choi TK, Lai CL, Lok ASF, Hui WM, Ng MMT, Choi SKY. Prostaglandin E1 (misoprostol) overcomes the adverse effect of chronic cigarette smoking on duodenal ulcer healing. Dig Dis Sci 31 [feb Suppl]:86S–74S (1986): *249.27, 249.28, 249.30, 249.35, 249.38*

Lam SK, Hui WM, Lau WY, Branicki FJ, Lai CL, Lok ASF, Ng MMT, Fok PJ, Poon GP, Choi TK. Sucralfate overcomes adverse effect of cigarette smoking on duodenal ulcer healing and prolongs subsequent remission. Gastroenterology 92:1193–1201 (1987): *215.05, 226.02, 226.03, 226.04, 227.01, 227.02, 227.03, 229.01, 229.05, 229.09, 230.03, 230.04, 230.07, 249.01, 249,27, 249.28, 249.29, 249.30, 2249.35, 254.04, 254.24, 254.25, 254.26, 254.35*

Lambert JR, Borromeo M, Korman MG, Hansky J, Eaves ER. Effect of colloidal bismuth (DE-Nol) on healing and relapse of duodenal ulcers – role of campylobacter pyloridis. Gastroenterology 92:1489 (1987a): *229.09, 230.08, 247.07, 249.07, 254.08*

Lambert JR, Borromeo M, Turner H, Korman MG, Hansky J. Colonization of gnotobiotic piglets with campylobacter pyloridis. Gastroenterology 92:1489 (1987b)

Lamers CBH, Lind T, Moberg S, Jansen JBM, Olbe L. Omeprazole in Zollinger-Ellison syndrome. N Engl J Med 310:758–761 (1984): *215.07*

Landolfo K, Low DE, Rogers AG. Cimetidine-induced fever. Can Med Assoc J 130:1580 (1984)

Lane MR, Lee SP. Recurrence of duodenal ulcer after medical management. Lancet I:1147–1149 (1988: *231.01, 230.09, 230.05, 230.04, 230.08*

Langhans P. Das Operationsfolge-Karzinom des Magens. Med Klin 77(23):22–26 (1982)

Langman MJS. Gastric ulcer:natural history and treatment. Aust NZ J Med 6(1):22–25 (1976a): *201.03, 220.03, 257.08*

Langman MJS, Cooke RA. Gastric and duodenal ulcer and their associated diseases. Lancet I:680–683 (1976b)

Langman MJS. Antisecretory drugs and gastric cancer. Br Med J 290:1850–1852 (1985a)

Langman MJS. Upper gastrointestinal bleeding: the trials of trials. Gut 26:217–220 (1985b)

Langman MJS, Somerville KW. Somatostatin for gastrointestinal haemorrhage. Lancet II:394 (1985c)

Lanza FL, Royer GL, Nelson RS, Chen TT, Seckman CE, Rack MF. The effects of Ibuprofen, Indomethacin, Aspirin, Naproxen, and placebo on the gastric mucosa of normal volunteers. Dig Dis Sci 24:823–828 (1979)

Lanza FL, Rack MF, Wagner GS, Balm TK. Reduction in gastric mucosal haemorrhage and ulceration with chronic high-level dosing of enteric-coated aspirin granules two and four times a day. Dig Dis Sci 30(6):509–512 (1985): *247.26*

Largiader F. Proximal selective vagotomy without pyloroplasty. Eur Surg Res 8:4–11 (1976): *107.03, 107.12, 107.13, 109.03, 109.12, 119.03, 119.13*

Larson NE, Cain JC, Bartholomew LLG. Prognosis of the medically treated small gastric ulcer. Comparison of follow-up data in two series. N Engl J Med 264:119–123 (1961): *213.01, 257.01*

Larsson H, Carlsson E, Mattsson H, Lundell L, Sandler F, Sunndell G, Wallmark B, Watanabe T, Hakanson R. Plasma gastrin and gastric enterochromaffinlike cell activation and proliferation. Gastroenterology 90:391–399 (1986)

Lasagna L, Laties VG, Dohan JL. Further studies on the pharmacology of placebo administration. J Clin Invest 37:533-537 (1958)

Lataste J, Albou JC. Les ulcères anastomotiques gastriques. J Chir 103:135–142 (1972)

Lauritsen K, Rask-Madsen J. Prostaglandin analogues. Baillière's Clin Gastroenterol 2:621–628 (1988)

Lauritsen K, Bytzer P, Hansen J, Bekker C, Rask-Madsen J. Comparison of ranitidine and high-dose antacid in the treatment of prepyloric or duodenal ulcer. Scand J Gastroenterol 20(1):123–128 (1985a): *207.01, 249.37*

Lauritsen K, Simon J, Rune J, Bytzer P, Kelbaek H, Jensen KG, Rask-Madsen J, Bendtsen F, Linde J, Hojland M, Harrestrup Andersen H, Mollmann KM, Nissen VR, Ovesen L, Schlichting P, Tage-Jensen U, Wulff HR. Effect of omeprazole and cimetidine on duodenal ulcer. A double-blind comparative trial. N Engl J Med 312(15): 958–961 (1985b): *226.02, 226.03, 226.04, 227.01, 227.02, 227.03, 229.01, 229.05, 229.09, 230.03, 230.04, 230.08, 249.28, 249.35*

Lauritsen K, Laursen LS, Havelund T, Bytzer P, Rask-Madsen J. Controlled trial of arbaprostil in bleeding peptic ulcer. Br Med J 291:1093 (1985c): *303.06, 303.07, 303.08, 315.06, 315.07, 315.08, 319.05, 319.07*

Lauritsen K, Laursen LS, Havelund T, Bytzer P, Svendsen LB, Rask-Madsen J. Enprostil and ranitidine in duodenal ulcer healing: Double-blind comparative trial. Br Med J 292:864–866 (1986): *249.02, 249.28, 249.35*

Lauritsen K, Rune SG, Wulff HR, Olsen JH, Laursen LS, Havelund T, Astrup L, Bendtsen F, Linde J, Bytzer P, Tage-Jensen U, Gluud C, Andersen HH, Schlichting P, Skovbjerg H, Hertz-Nielsen A, Rask-Madsen J. Effect of omeprazole and cimetidine on prepyloric gastric ulcer: A double-blind comparative trial. Gastroenterology 92:1494 (1987a)

Lauritsen K, Havelund T, Laursen LS, Bytzer P, Kjaergaard J, Rask-Madsen J. Does 'cytoprotection' matter in the prevention of duodenal ulcer recurrence? Failure of enprostil in double-blind comparison with ranitidine. Scand J Gastroenterol 22[Suppl 135]:28 (1987b): *240.08, 240.14, 241.06, 241.10, 241.16*

Lauritsen K, Andersen BN, Laursen LS, Hansen J, Havelund T, Eriksen J, Kjaergaard J, Rask-Madsen J. Week-end administration of omeprazole in the prevention of duodenal ulcer relapse: a double-blind comparative trial. Gastroenterology 96(4):A289 (1989): *241.15, 241.17, 242.02*

Laverdant C. A multicentre international comparative trial of ranitidine and cimetidine in the short term treatment of duodenal ulcer. Gastroenterol Clin Biol 7:480–486 (1983): *206.01, 208.01*

Lazzaroni M, Parente F, Prada A, Bianchi Porro G. Colloidal bismuth subcitrate as coated tablets. Four times versus twice daily dosage in duodenal ulcer. Scand J Gastroenterol 21 [Suppl 122]:51–53 (1986)

Le Bodic MF, Barre P, Freland C, Cerbelaud P, Bruley Des Varannes S, Lavignolle A, Drugeon H, Le Bodic L, Galmiche JP. 'Campylobacter pylori' et muqueuse gastrique: étude histologique, bactériologique et résultats préliminaires d'une enquête épidémiologique dans la région nantaise. Gastroenterol Clin Biol 11:543–549 (1987): *247.07*

Lee FI, Costello FT, Fielding JD. Ranitidine compared with placebo in the short term healing of duodenal ulcer In: Misiewicz JJ, Wormsley KG (eds) The clinical use of ranitidine. Medicine Publishing Foundation, Oxford 131–135 (1982): *206.03*

Lee FI, Fielding JD, Costello FT. Ranitidine compared with cimetidine in the short-term healing of duodenal ulcer. Postgrad Med J 59(688):88–92 (1983): *206.01, 249.03, 249.13, 249.28*

Lee FI, Fielding JD, Holmes GK, Hine KR, Gibson JA, Lochee-Bayne E, Mackay C, Mitchell KG, Pickard WR, Orchard RT, Stone WD. Ranitidine: prophylaxis of duodenal ulcer recurrence. Hepatogastroenterology 31:85–87 (1984): *215.05, 237.06, 238.06, 240.08, 241.10, 243.04, 254.14, 254,24*

Lee FI, Samloff MI, Hardmann M. Comparison of tri-potassium di-citrato bismuthate tablets with ranitidine in healing and relapse of duodenal ulcer. Lancet II:1299–1302 (1985a): *226.02, 226.03, 226.04, 227.01, 227.02, 227.03, 229.05, 229.08, 229.09, 230.03, 230.04, 230.08, 231.01, 254.25*

Lee FI. Duodenitis and ulcer relapse. Lancet II:277 (1985b): *247.13*

Lee FI, Fielding JD, Costello FT. Acute treatment of duodenal ulcer. A multicentre study to compare ranitidine 150 mg twice daily with ranitidine 300 mg once at night. Gut 27:1091–1095 (1986): *206.04*

Lee HR, Gandolfi AJ, Sipes IG, Bentley J. Effect of histamine H2-receptors on fentanyl metabolism. Pharmacologist 24(3):145 (1982)

Lee SP. Rising female predominance in incidence of gastric ulcer. Br Med J 285:853–854 (1982): *247.14*

Lehmann L, Klein HD, Kern E. Ergebnisse der selektiven proximalen Vagotomie mit Pyloroplastik an 464 Patienten. Langenbecks Arch Chir 340:179–190 (1976): *106.15, 107.13, 109.19, 117.05, 119.21, 360.02*

Lehmann L, Düsel W, Franke S, Kerscher P. Ergebnisse der chirurgischen Behandlung blutender gastroduodenaler Ulcera. Langenbecks Arch Chir 357:283–293 (1982): *308.02, 308.03, 308.04, 309.01, 320.01*

Lehmann L, Düsel W, Pfeiffer H, Franke S. Prognose des perforierten Gastroduodenalulcus: Einfache Ulcusübernähung oder definitive Ulcusoperation? Leber Magen Darm 13:15–20 (1983): *340.01, 340.02, 340.03, 341.01, 343.01, 343.02, 347.01, 347.02, 347.03, 349.01, 349.03, 349.05, 349.06, 349.09, 352.02, 352.05, 352.07*

Lehr L, Pichlmayr R. Die Behandlung des Rezidivulcus nach Magenresektion durch thorakale Vagotomie. Chirurg 52:247–253 (1981): *356.01, 357.01, 359.01, 362.01*

Lemaire A, Blanchon P, Emerit J, Yean YK. Tavernier C, Giorgi H. Ulcère géant du bulbe duodénal: A propos de deux observations. Presse Med 74:1233–1236 (1966)

Lenz HJ, Ferrari-Taylor J, Isenberg JI. Wine and five percent ethanol are potent stimulants of gastric secretion in humans. Gastroenterology 85:1082–1087 (1983)

Leopolder-Ochsendorf A, Holtermüller KH. Nebenwirkungen der Antacida. Dtsch Med Wochenschr 110:1216-1219 (1985)

Leung JWC, Chung SCS, Steele RJC, Crofts TJ. Randomised controlled assessment of endoscopic adrenaline injection for actively bleeding ulcers. Gut BSG 28:A1402 (1987a): *302.01, 302.02, 307.01, 315.03, 316.01, 316.02, 318.01, 318.02, 319.02*

Leung JWC, Chung SCS. Endoscopic injection of adrenalin in bleeding peptic ulcers. Gastrointest Endosc 33:73–75 (1987b): *302.01, 307.01, 316.01*

Levendoglu H, Mehta B, Wait C, Reddy G, Hatcher C. Nizatidine: A new histamine receptor blocker in the treatment of active duodenal ulcers. Am J Gastroenterol 81:1167–1170 (1986)

Leverdant C. Efficacité comparée de la ranitidine et de la cimetidine dans le traitement de l'ulcère duodénal en poussée évolutive. Gastroenterol Clin Biol 7:480–486 (1983): *247.15, 249.01, 249.13, 249.28*

Levin A, Katzeff IE, Schlebusch L, Moshal MG, Schlemmer L, Goolam-Hoosen I, Naidoo NK. A psychophysiological hypothesis on the aetiology of duodenal ulceration. Med Hypotheses 6:987–995 (1980): *247.30*

Levine BA, Sirinek R, Harold V, Gaskill III. Topical prostaglandin E2 in the treatment of acute upper gastrointestinal tract haemorrhage. Arch Surg 120:600–604 (1985): *303.06, 303.07, 303.08, 304.04, 315.06, 315.07, 315.08, 319.05, 319.06, 319.07*

Levy M. Aspirin use in patients with major upper gastrointestinal bleeding and peptic-ulcer disease. N Engl J Med 290:1158–1162 (1974): *247.26*

Lewis JH, Woods M. Gastric carcinoma in patients with unoperated duodenal ulcer disease. Am J Gastroenterol 77:368–373 (1982): *213.01*

Liavag L, Roland M. A seven-year follow up of proximal gastric vagotomy. Clinical results. Scand J Gastroenterol 14:49–56 (1979: *106.12, 107.12, 109.12, 118.01, 119.13, 125.08, 328.01, 329.01, 330.01, 331.01, 360.02*

Libeskind M. Maintenance treatment of patients with healed peptic ulcer with sucralfate, placebo and cimetidine. Scand J Gastroenterol 83(83):69–73 (1983): *215.04, 240.01, 240.02, 240.05, 240.07, 240.11, 240.12, 241.02, 241.03, 241.06, 241.09, 241.13, 241.14, 243.01, 243.03, 243.05*

Liedberg G, Davies HJ, Enskog L, Eriksson S, Frederiksen B, Graffner H, Hradsky M, Oscarson J, Rydberg B, Simert G, Stenquist B. Ulcer healing and relapse prevention by ranitidine in peptic ulcer disease. Scand J Gastroenterol 20:941–944 (1985): *215.06, 237.05, 237.06, 238.05, 238.06, 240.07, 240.08, 240.09, 241.02, 241.03, 241.06, 241.09, 241.10, 241.11, 241.12, 243.03, 243.04*

Lim CC, Forster JK, Jackson JL, Robinson WD, Tracey LE. Ranitidine in duodenal ulcer; an international collaborative study. Am J Gastroenterol 76(2):183 (1981): *206.02*

Linder MM, Lack EG, Mennicken C. Der Rezidivulcuspatient nach selektiv-proximaler Vagotomie beim Zwölffingerdarmgeschwür. Langenbecks Arch Chir 356:175–180 (1982): *118.02, 119.03, 119.21, 125.13, 125.14, 125.16, 360.02*

Linder MM, Permann Ch, Arens B. Standardisierte Ulcus-Chirurgie. Dtsch Med Wochenschr 719–720 (1985): *107.04, 107.19, 109.10, 109.19, 119.11, 119.21, 257.02*

Lindor KD, Ott BJ, Hughes RW. Balloon dilatation of upper digestive tract strictures. Gastroenterology 89:545–548 (1985)

Lindskov J, Amdrup E, Christiansen P, Fenger C, Jensen HE, Nielsen J, Damgaard Nielsen SA. Sequelae and symptoms in surgically and non-surgically treated patients with benign gastric ulcer. A comparative study. Scand J Gastroenterol 7:137–143 (1972)

Lindskov J, Nielsen J, Amdrup E, Christiansen P, Fenger C, Jensen HE, Damgard Nielsen SA. Causes of death in patients with gastric ulcers. Acta Chir Scand 141:670–675 (1975): *257.17*

Lips U, Zenz M, Tryba M. Unerwartete zerebrale Nebenwirkungen von Ranitidin. Dtsch Med Wochenschr 110(36):1392–1393 (1985)

Lishman AH, Record CO. The use of ranitidine in the management of duodenal ulcer: control and open comparison with cimetidine in 59 patients. J Clin Gastroenterol 4:421–424 (1982): *206.01*

Littman A (ed), Alsobrook WL, Bernstein LM, Boyle JD, Brandborg LL, Buchman E, Fruin RC, Gott JR, Hanscom DH, Kalser MH, Kirsh IE, Rogers AI, Roth HP, Rumball JM, Skouge OT, Spellman FA, Stempien SJ, Sun DCH, Texter EC, Thompson JB, Wenger J. The veterans administration cooperative study on gastric ulcer. Gastroenterology 61:567–654 (1971): *213.01, 229.09, 230.08, 231.01, 239.03, 249.02, 249.16, 249.26, 249.35, 254.16, 254.23, 254.29*

Litton A, Murdoch WR, Peptic ulcer in south-west Scotland. Gut 4:360–366 (1963): *247.23, 248.07, 248.09, 253.06, 253.08, 257.03, 314.03, 317.00*

Lloyd-Davies KA, Rutgersson K, Sölvell L. Omeprazole in Zollinger-Ellison syndrome: four-year international study. Gastroenterology 90:1523 (1986): *215.07*

Lockard OO, Ivey KJ, Butt JH, Silvoso GR, Sisk C, Holt S. The prevalence of duodenal lesions in patients with rheumatic diseases on chronic aspirin therapy. Gastrointest Endosc 26:5–7 (1980): *247.26*

Lofgren RP, Gilbertson RA. Cimetidine and theophylline. Ann Intern Med 96:378–379 (1982): *208.01*

Loi CM, Dukes GE, Rollins DE, Peat MA. The effect of multiple-dose cimetidine on the pharmacokinetics of verapamil. Drug Intell Clin Pharm 18:494 (1984): *208.01*

LoIudice TA, Saleem T, Lang GA. Cimetidine in the treatment of gastric ulcer induced by steroidal and nonsteroidal anti-inflammatory agents. Am J Gastroenterol 75:104–110 (1981): *215.04, 249.22*

Lomba V. Probable case of impotence due to ranitidine. Lancet II:635–636 (1983)

Lombardo L. Reversible amenorrhoea after ranitidine treatment. Lancet I:224 (1982)

Lombardo L, Babando GM, De La Pierre M, Masoero G, Sategna-Guidetti C, Imarisio P, Di Napoli A. Long-term treatment of duodenal ulcer with ranitidine: an endoscopic biochemical and clinical trial. Panminerva Med 25(2):105–108 (1983a): *215.05, 237.06, 238.06, 240.08, 241.10, 243.04, 254.04, 254.25*

Lombardo L, Babando GM, De La Pierre M, Masoero G, Sategna-Guidetti C, Imarisio P, Di Napoli A. Long-term ranitidine treatment for the maintenance of duodenal ulcer healing. Int J Tissue React 5:323–328 (1983b): *254.03*

Londong W. Anticholinergics for peptic ulcer – a renaissance? Hepatogastroenterology 29:40–46 (1982)

Londong W, Hasford J, Sander R. Prevention of recurrent bleeding from gastroduodenal ulcers by combined application of cimetidine and pirenzapine: a double-blind randomized and multicentre trial. In: Dotevall G (ed) Advances in gastroenterol. with the selective anti-muscarinic compound pirenzapine. Excerpta Medica, Amsterdam:152–153 (1982)

Long JP, Smyth PPA, Culliton M, Cunningham S, O'Donoghue DP, Fitzgerald O, McKenna TJ. Prolactin and the hypothalamic-pituitary-testicular axis in cimetidine-treated men. Ir Med J 78:48–51 (1985)

Loo TL, Yaps BS, Lu K, Savaraj N. Effects of cimetidine on the clinical pharmacokinetics of 2,5-diaziri dinyl-3,6-bis(carboethoxyamino)-1,4-benzoquinone (AZQ,NSC-182986). Int Clin Pharmacol Ther 31:245 (1982): *208.01*

Lumsden K, MacLarnon JC, Dawson J. Giant duodenal ulcer. Gut 11:592–599 (1970): *369.00, 370.00, 371.00, 375.01, 380.00*

Lunde OC, Liavag I, Roland M. Recurrent ulceration after proximal gastric vagotomy for duodenal ulcer. World J Surg 7:751–756 (1983): *118.01, 119.13, 125.02, 125.08, 125.14, 125.15, 125.16, 357.01, 360.01, 360.02*

Lunde OC, Liavag I, Roland M. Proximal gastric vagotomy and pyloroplasty for duodenal ulcer with pyloric stenosis: a thirteen-year experience. World J Surg 9:165–170 (1985): *329.01, 330.01*

Lupano F, Sategna-Guidetti C. Endoscopic follow-up of patients with gastric ulcer. A prospective study. J Clin Gastroenterol 8:430–434 (1986): *231.01, 234.05, 235.04, 257.01, 257.17*

Lux G. Ulkustherapie – effektiver, patientenfreundlicher, kostengünstiger. Fortsch Med 102:14–15 (1984)

Lux G, Hentschel H, Rohner HG, Brunner H, Schütze K, Lederer PC, Rösch W. Treatment of duodenal ulcer with low-dose antacids. Scand J Gastroenterol 21:1063–1068 (1986): *249.02, 249.13, 249.32, 249.34, 249.36*

Lygidakis NJ. Gastric stump carcinoma after surgery for gastroduodenal ulcer. Ann R Coll Surg Engl 63:203–205 (1981): *111.02, 124.02*

Lygidakis NJ. Posterior truncal vagotomy and anterior curve superficial seromyotomy as an alternative for the surgical management of chronic ulcer of the duodenum. Surg Gynecol Obstet 158:251–254 (1984a): *109.19, 119.21*

Lygidakis NJ. Early reoperations after surgery for duodenal ulcer. Am Surg 50:366–369 (1984b): *106.06, 106.10, 106.12, 106.15*

Lyon DT. Efficacy and safety of famotidine in the management of benign gastric ulcers. Am J Med 81 [Suppl 4B]:33–41 (1986): *215.07*

Maaroos HI, Salupere V, Uibo R, Kekki M, Sipponen P. Seven-year follow-up study of chronic gastritis in gastric ulcer patients. Scand J Gastroenterol 20:198–204 (1985)

Machell RJ, Ciclitira PJ, Farthing MJ, Dick AP, Hunter JO. Cimetidine in the prevention of gastric ulcer relapse. Postgrad Med J 55:393–395 (1979): *215.02, 240.01, 240.02, 240.07, 241.02, 241.03, 241.09, 243.01, 243.03*

MacKay C. Prevalence of peptic ulcer and its complications. Scot Med J 22:288–289 (1977): *220.02, 220.04, 253.16*

MacKay C, Mohammed R, Lee FI, Fielding JD, Homes GKT, Hine K. The effect of ranitidine, a new histamine H2 receptor antagonist on the healing rate of duodenal ulceration. Gastroenterology 80(5,2):1219 (1981): *206.02*

MacKay HP, Pickard WR, Mitchell KG, Crean GP. A double-blind study of trimipramine in the treatment of active duodenal ulceration. Scand J Gastroenterol 19:190–193 (1984): *247.30*

MacKercher PA, Ivey KJ, Baskin WN, Krause WJ. Protective effect of cimetidine on aspirin-induced gastric mucosal damage. Ann Intern Med 87:676–679 (1977)

Macklon AF, Roberts SH, James O. Cimetidine in bleeding peptic ulcer. Lancet II:1135–1136 (1979)

MacLeod IA, Mills PR. Factors identifying the probability of further haemorrhage after acute upper gastrointestinal haemorrhage. Br J Surg 69:256–258 (1982): *303.07, 321.01, 321.03*

MacLeod IA, Mills PR, MacKenzie JF, Joffe SN, Russel RI et al. Neodymium yttrium aluminum garnet laser photocoagulation for major haemorrhage from peptic ulcers and single vessels: a single blind controlled study. Br Med J 286:345–348 (1983)

MacMillan JI, Dover MR, White D. Proximal gastric vagotomy: a 7-year review. Can J Surg 26:220–222 (1983): *106.12, 107.12, 109.12, 119.13*

Macphee GJA, Thompson GG, Scobie G, Agnew E, Park BK, Murray T, McColl KEL, Brodie MJ. Effects of cimetidine on carbamazepine auto- and hetero-induction in man. Br J Clin Pharmacol 18:411–419 (1984)

Madsen OG. A follow-up study of patients after treatment for bleeding duodenal ulcers by selective vagotomy and drainage (4–8 years observation time): Acta Chir Scand 143:115–119 (1977): *309.01, 313.01, 320.01*

Madsen P, Kronborg O. Recurrent ulcer 5 1/2–8 years after highly selective vagotomy without drainage and selective vagotomy with pyloroplasty. Scand J Gastroenterol 15:193–199 (1980): *118.01, 119.13, 119.15, 119.17, 125.03, 125.07, 125.11, 125.14, 125.16, 360.02*

Madsen P, Schousen P. Long-term results of truncal vagotomy and pyloroplasty for gastric ulcer. Br J Surg 69:651–654 (1982): *107.16, 109.16, 111.03, 119.18, 125.16, 125.22*

Madsen P, Kronborg O, Hart Hansen O, Pedersen T. Billroth I gastric resection versus truncal vagotomy and pyloroplasty in the treatment of gastric ulcer. Acta Chir Scand 142:151–153 (1976): *119.11*

Magni G, Salmi A, Paterlini A, Merlo A. Psychological distress in the duodenal ulcer and acute gastro-duodenitis. A controlled study. Dig Dis Sci 27:1081–1084 (1982): *248.28*

Magni G, Di Mario F, Lazzaretto R. Rizzardo, Aggio L, Naccarato R. Gastric emptying and anxiety in chronic duodenal ulcer. Ital J Gastroenterol 17:46–47 (1985):

Magnusson I, Ihre T, Johansson C, Seligson U, Törngren S, Uvnäs K. Randomised double blind trial of somatostatin in the treatment of massive upper gastrointestinal haemorrhage. Gut 26:221–226 (1985): *303.06, 303.07, 303.08, 304.04, 315.06, 315.07, 315.08, 319.05, 319.06, 319.07*

Makalinao AU, Zano FM. Ranitidine in the treatment of peptic ulcer. Clin Therapeut 6:185–192 (1984): *206.03*

Malagelada JR, Phillips SF, Shorter RG, Higgins JA, Magrina C, van Heerden JA, Adson MA. Postoperative reflux gastritis: pathophysiology and long-term outcome after Roux-en-Y diversion. Ann Intern Med 103:178–183 (1985)

Malchow H, Sewing KF, Albinus M, Horn B, Schomerus H, Dölle W. Cimetidin in der stationären Behandlung des peptischen Ulkus. Dtsch Med Wochenschr 103:149–152 (1979)

Malchow-Moller A. Treatment of peptic ulcer induced by non-steroidal anti-inflammatory drugs. Scand J Gastroenterol 22[Suppl 127]:87–91 (1987)

Malchow-Moller A, Manniche C, Andersen JR, Pedersen C, Hansen TM, Jess P, Helleberg L, Rasmussen SN, Tage-Jensen U, Nielsen SE. Does cessation of NSAID-therapy influence the healing of peptic ulcer in rheumatic patients? Scand J Gastroenterol 113:53 (1985): *249.22*

Malfertheiner P, Bode G, Vanek E, Stanescu A, Lutz E, Blessing J, Ditschuneit H. Campylobacter pylori – besteht ein Zusammenhang mit der peptischen Ulcuskrankheit? Dtsch Med Wochenschr 112:493–497 (1987a): *247.07*

Malfertheiner P, Bode G, Ditschunheit H. Campylobacter pyloridis (CPo) in duodenal mucosa of patients with duodenal peptic ulcer disease. Gastroenterology 92:1515 (1987b): *247.07*

Malhotra SL. A comparison of unrefined wheat and rice diets in the management of duodenal ulcer. Postgrad Med J 54:6–9 (1978): *224.00*

Mallory A, Schaefer JW, Cohen JK, Holt SA, Norton LW. Selective intra-arterial vasopressin infusion for upper gastrointestinal tract hemorrhage. A controlled trial. Arch Surg 115:30–32 (1980)

Mangiameli A, Monaco S, Catalano F, Blasi A. Ranitidine in short term treatment of duodenal ulcer. Ital J Gastroenterol 14:5–6 (1982a): *206.03*

Mangiameli A, Monaco S, Blasi A. Ranitidine in prevention of duodenal ulcer relapses: a 12 month follow-up. Ital J Gastroenterol 14:250–251 (1982b): *215.05, 237.06, 238.06, 240.08, 241.10, 243.04*

Mangla JC, Lee CS, Guarasci G. Mechanism of bile salt injury in peptic ulcer disease. Role of mucosal pepsinogens. Gastroenterology 88(5):1677 (1985)

Mann JA. Histamine H2-receptor antagonists In: Yetiv JZ, Bianchine JR (eds) Recent advance in clinic therapeutics. Grune and Stratton, New York:161–185 (1983)

Manniche C, Malchow-Moller A, Andersen JR, Pedersen C, Hansen TM, Jess P, Helleberg L, Rasmussen SN, Tage-Jensen U, Nielsen SE. Randomised study of the influence of non steroidal anti-inflammatory drugs on the treatment of peptic ulcer in patients with rheumatic disease. Gut 28:226–228 (1987): *229.09, 249.22*

Manson RR, MacMahon B. Peptic ulcer in Massachusetts physicians. N Engl J Med 281:11–15 (1969): *257.03*

Mantero F. Ranitidine and gynaecomastia. Ital J Gastroenterol 17:114–115 (1985)

Mantz J. Comparaison de la ranitidine et de la cimétidine dans le traitement de l'hypersécrétion acide gastrique. La Presse Médicale 16:972 (1984)

Marcos A, Souza Lima MD. Ranitidine and the liver. Ann Intern Med 102:2 (1985)

Marini U, Spotti D, Visconti G, Geniram A. La prevenzione delle recidive dell'ulcera duodenale con la cimetidina a dose di manteninmento. Clin Ter 94:149–157 (1980): *215.02, 219.01, 237.01, 237.02, 237.05, 238.01, 238.02, 238.05, 240.01, 240.02, 240.07, 241.02, 241.03, 241.09, 243.01, 243.03*

Markewicz A, Hartleb M, Lelek A, Beldys H, Nowak A. The effect of treatment with cimetidine and ranitidine on bioavailability and circulatory response to propanolol. Zentralbl Pharm Pharmacother Labordiagn 123:516–518 (1984): *208.01, 208.02*

Markiewicz K, Cholewa M, Lukin M. Gastric and basal secretion during exercise and restitution in patients with chronic duodenal ulcer. Hepatogastroenterology 26:160–165 (1979)

Marks IN. Nocturnal dosage regimen of sucralfate in maintenance treatment of gastric ulcer. International sucralfate research conference – Maui; Hawaii: 28 (feb 1987): *215.07, 237.05, 237.09, 237.10, 238.05, 238.08, 238.09, 240.07, 240.11, 240.12, 241.09, 241.13, 241.14*

Marks IN: Clinical summary of the symposium (2nd International Sucralfat Symposium). Scand J Gastroenterol 18(83):75–77 (1983a)

Marks IN, Girdwood AH. Maintenance sucralfate and duodenal ulcer relapse – an interim report. Scand J Gastroenterol 18(83):71–73 (1983b): *215.07, 222.03, 237.10, 238.05, 238.08, 238.09, 240.07, 240.11, 240.12, 241.09, 241.13, 243.03, 243.05*

Marks IN, Lucke W, Wright JP, Girdwood AH. Ulcer healing and relapse rates after initial treatment with cimetidine or sucralfate. J Clin Gastroenterol 3(83):163–165 (1983c): *256.01*

Marks IN, Boyd E. Mucosal protective agents in the long-term management of gastric ulcer. Med J Aust 142:523–525 (1985a)

Marks IN, Girdwood AH. Recurrence of duodenal ulceration in patients of maintenance sucralfate. A 12-month follow-up study. S Afr Med J 67:626–628 (1985b): *210.17, 222.03, 226.04, 227.03, 230.08, 237.05, 237.09, 237.10, 238.05, 238.08, 240.07, 240.11, 240.12, 240.13, 241.09, 241.14, 241.15, 243.03, 243.05, 254.25*

Marks IN, Wright JP, Girdwood AH, Glinsky NH, Lucke W. Maintenance therapy with sucralfate reduces rate of gastric ulcer recurrence. Am J Med 79(2c):32–35 (1985c): *237.05, 237.09, 237.08, 238.10, 238.08, 238.09, 239.03, 240.07, 240.11, 240.12, 241.09, 241.13, 241.14*

Marks IN, Wright JP, Denyer M, Garisch JA, Lucke W. Comparison of sucralfate with cimetidine in the short-term treatment of chronic peptic ulcers. S Afr Med J 57:567–573 (1980): *207.01, 247.26, 249.28*

Marks IN, Wright JP, Denyer M, Hatfield A, Girdwood AH. Ranitidine heals duodenal ulcers. S Afr Med J 61:152–154 (1982a): *206.02, 249.28*

Marks IN, Wright JP, Lucke W, Girdwood AH. Relapse rates after initial ulcer healing with sucralfate and cimetidine. Scand J Gastroenterol 17:429–432 (1982b): *210.16, 226.02, 226.04, 227.01, 227.03, 229.01, 229.09, 230.03, 230.04, 230.07, 231.01*

Marks IN, Wright JP, Girdwood AH, Lucke W. Recurrence of duodenal ulceration in patients on maintenance ranitidine. S Afr Med J 65:1010–1011 (1984): *215.05, 240.08, 241.10, 243.04*

Marks IN, Wright JP, Bank L, Girdwood AH, Kalvaria I, Gilinski NH, O'Keefe SJ, Lucke W. Comparison of pirenzepine with cimetidine in duodenal ulcer disease. S Afr Med J 70:27–30 (1986a): *215.04, 240.01, 240.05, 240.06, 241.02, 241.06, 241.07*

Marks IN, Wright JP, Gilinsky NH, Girdwood AH, Tobias R, Boyd E, Kalvaria I, O'Keefe SJ, Newton K, Lucke W. A comparison of sucralfate dosage schedule in duodenal ulcer healing. Two grams twice a day versus one gram four times a day. J Clin Gastroenterol 8(4):419–423 (1986b): *207.01, 249.28, 249.35*

Marsch-Ziegler U, Palme G, Schiller S, Riecken EO. Zellkinetische Untersuchungen am Epithel von Dünn- und Dickdarm nach Cholezystektomie. Z Gastroenterol 9(23):482 (1985)

Marshak RH, Maklansky D. Giant benign duodenal ulcers. Am J Dig Dis 8:305–310 (1963)

Marshall BJ. Campylobacter pyloridis and gastritis. J Infect Dis 153:650–657 (1986)

Marshall BJ, Warren JR. Unidentified curved bacilli in the stomach of patients with gastritis and peptic ulceration. Lancet I:1311–1314 (1984): *247.07*

Marshall BJ, Armstrong JA, Francis GJ, Nokes NT, Wee SH. Antibacterial action of bismuth in relation to Campylobacter pyloridis colonization and gastritis. Digestion 37 [Suppl 2]:16–30 (1987a)

Marshall BJ, Goodwin CS, Warren JR, Murray R, Blincow E, Blackbourn S, Phillips M, Waters T, Sanderson C. Long term healing of gastritis and low duodenal ulcer relapse after eradication of campylobacter pyloridis: a prospective double-blind study. Gastroenterology 92:A1518 (1987b): *249.07, 249.11, 254.08*

Marshall BJ. Peptic ulcer: an infectious disease? Hosp Pract Aug 15:87–96 (1987c)

Marshall BJ, Goodwin CS, Warren JR, Murray R, Blincow ED, Blackbourn SJ, Phillips M, Waters TE, Sanderson CR. Prospective double-blind trial of duodenal ulcer relapse after eradication of Campylobacter pylori. Lancet II:1437–1441 (1988): *230.04, 230.08, 249.07, 253.08*

Martin D, Miller JP. Cimetidine and course of peptic ulcer disease. Lancet I:307–308 (1980)

Martin DF, Hollanders D, May SJ, Ravenscroft MM, Tweedle DE, Miller JP. Difference in relapse rates of duodenal ulcer after healing with cimetidine or tripotassium dicitrato bismuthate. Lancet I:7–10 (1981): *207.01, 226.02, 226.03, 226.04, 227.01, 227.02, 227.03, 229.01, 229.05, 229.09, 230.03, 230.04, 230.08, 231.01, 256.01*

Martin DF, Montgomery E, Dobek AS, Patrissi GA, Peura DA. Rule out peptic ulcer disease with a question and a blood test. Gastroenterology 94:A285 (1988)

Martin F, Farley A, Gagnon M, Poitras P. Short-term treatment with sucralfate or cimetidine in gastric ulcer: preliminary results of a controlled randomized trial. Scand J Gastroenterol 18 [Suppl 83]:37–41 (1983)

Martin GI, Primrose JN, Axon ATR, Johnston D. One hundred recurrent ulcers after highly selective vagotomy for duodenal ulcer: mortality, complications, and response to treatment. Abstr. BSG, Dublin (1989)

Mashford ML, Harman PJ, Morphett BJ, Breen KJ, Desmond PV. Ranitidine does not affect chlormethiazole or indocyanine green disposition. Clin Pharmacol Ther 34(2):231–233 (1983): *208.02*

Mason JB, Moshal MG, Naidoo V, Schlemmer L. The effect of stressful life situations on the healing of duodenal ulceration. S Afr Med J 60:734–737 (1981): *249.01, 249.24, 254.22*

Mason JB, Clark PM, Schlemmer L, Spitaels J.-M. Stressful life situations and perception of stress in black and Indian duodenal ulcer patients. S Afr Med J 70:24–26 (1986): *247.23, 247.30*

Massarrat S, Eisenmann A. Factors affecting the healing rate of duodenal and pyloric ulcers with low-dose antacid treatment. Gut 22:97–102 (1981): *207.01, 249.02, 249.03, 249.11, 249.13, 249.28, 249.34, 249.38*

Massarrat S, Eisenmann A, Janzen R, Holle R. Prediction of a possibility of healing duodenal ulcers. Gastroenterology 76:1195 (1979)

Massarrat S, Heuser E, Hausmann L, Schubotz R. Langzeitprophylaxe des Ulcus duodeni mit Cimetidin. Einfluß von Einnahmerhythmus und Medikamenten-Compliance auf die Rezidivhäufigkeit. Dtsch Med Wochenschr 107:1085–1088 (1982): *215.02, 237.01, 238.01, 240.01, 240.02, 240.07, 241.02, 241.03, 241.05, 241.09, 243.01, 254.25*

Massarrat S, Dincer C, Jamoussi M. Soziologisch-genetischer Beitrag zur Ätiologie des Ulcus duodeni bei türkischen Gastarbeitern in der BRD. Z Gastroenterol 9(2):482 (1985): *247.06, 247.23*

Massarrat S, Müller HG, Schmitz-Moormann P. Risk factor for healing of duodenal ulcer under antacid treatment: do ulcer patients need individual treatment? Gut 29:291–297 (1988)

Materia A, Jaffe B, Money SR, Rossi P, De Marco M, Basso N. Prostaglandins in commercial milk preparations. Their effect in the prevention of stress-induced gastric ulcer. Arch Surg 119:290–292 (1984)

Maton P, McArthur K, Wank S, Slaff J, Vinayek R, Jensen R, Gardner JD. Long-term efficacy and safety of omeprazole in patients with Zollinger-Ellison syndrome (ZES). Gastroenterology 90:1537 (1986): *215.07*

Matthewson K, Pughi S, Northfield TC. Which ulcer patients are likely to present with bleeding? Gut 27:1281 (1986): *248.01, 248.07, 248.10, 248.13, 248.16, 248.18, 248.19*

Matthewson K, Swain CP, Bland M, Kirkham JS, Brown SG, Northfield TC. Randomised comparison of Nd YAG laser (L), heater probe (HP) and no endoscopic therapy (C) for bleeding peptic ulcer. Gut 28:A1342 (1987): *302.01, 302.02, 302.03, 307.01, 316.01, 316.02, 316.03*

Mättig H, Schneider G, Wiesenhaken U, Wohlgemuth B, Goerl R. Ergebnisse nach refluxfreier Magenresektion mit Y-Roux-Anastomose beim Gastroduodenalulkus. Zentralbl Chir 112:303–311 (1987): *107.10, 109.10, 119.11*

Mattingly SS, Grifen WO Jr. Factors influencing morbidity and mortality in perforated duodenal ulcer. Am Surg 46:61–66 (1980): *338.01, 338.03, 340.01, 340.02, 340.03, 348.03, 349.01, 349.05*

Maull KI, Reath DB. Pneumogastrography in the diagnosis of perforated peptic ulcer. Am J Surg 148:340–345 (1984)

Mavier P, Preaux AM, Delchier JC, Beauchant M, Dhumeaux D. Comparative effects of cimetidine and ranitidine on liver microsomal drug-metabolizing enzyme system studied in vivo and in vitro in the rat (French). Gastroenterol Clin Biol 7(3):244–245 (1983)

Mayberry JF, Williams RA, Rhodes J, Lawrie BW. A controlled clinical trial of sucralfate in the treatment of gastric ulcer. Br J Clin Pract 32:291–293 (1978)

Maxberry JF, Penny WJ, Counsell BR, Rhodes J. Mortality in acute upper gastrointestinal haemorrhage: a six-year survey from the University Hospital of Wales. Postgrad Med J 57:627–632 (1981): *248.18, 314.03, 324.13*

Mazzacca G. Peptic ulcer – long-term therapy problems of recurrence in chronic forms. Baratta P: Peptic Ulcer Quad Corr Med 24(11):22–23 (1984)

Mazzacca G, D'Agostino L, D'Arienzo A, Piai G, Sabbatini F, Verre C. Cimetidine or ranitidine non-responder patients: treatment of duodenal ulcers resistant to one H2-blocker with the other. Scand J Gastroenterol 17:103 (1982): *383.01*

Mazzacca G, Sabbatini F, Barbara L, Miglioli M, Bianchi-Porro G, Lazzaroni M, Dobrilla G, Chilovi F, Verme G, Pera A. Trattamento dell'ulcera duodenale con ranitidina: studio a lungo termine. In: Barbara L, Dobrilla G. Ranitidina il nuovo H2-antagonista. Edizione Libreria Cortina Verona 183–190 (1983): *215.05, 237.06, 238.06, 241.10, 243.04, 240.08, 254.04, 254.25, 254.32, 254.36*

McArthur K, Hogan D, Isenberg JI. Relative stimulatory effects of commonly ingested beverages on gastric acid secretion in humans. Gastroenterology 83:199–203 (1982)

McCarthy CF, Walters JM, Crean P, Kelly D, Cahill P, Cole DS. Long-term treatment of duodenal ulcer in Irland. In: H2-receptor antagonists. Excerpta Medica Amsterdam:87–90 (1979): *215.02, 240.01, 240.02, 240.07*

McCarthy DM. Report on the United States experience with cimetidine in Zollinger-Ellison syndrome and other hypersecretory states. Gastroenterology 74:453–458 (1978)

McCarthy DM. Ranitidine and cimetidine. Ann Intern Med 99(4):551–553 (1983)

McColl KE, Fullarton GM, El Nujumi AM, MacDonald AM, Brown IL, Hilditch TE. Lowered gastrin and gastric acidity after eradication of Campylobacter pylori in duodenal ulcer. Lancet II:499–500 (1989)

McConnell RB. Gastric and duodenal ulcer. In: The genetics of gastro-intestinal disorders. Oxford Univ Press: 76–111 (1966)

McCracken JD, Davenport LO. Carcinoid of the stomach with giant duodenal ulcer. Am J Surg 110:776–779 (1965)

McCullough A, Petrozza J, Roufail WM, Graham DY, Berman RS, Root JK, Worley WE, Humphries TJ. Famotidine 40 mg once daily in the treatment of acute gastric ulcer: A U.S. multicenter placebo-controlled trial. Gastroenterology 92:1525 (1987)

McCullough AJ. A multicenter, randomised, double-blind study comparing famotidine with ranitidine in the treatment of active duodenal ulcer disease. Am J Med 81 [Suppl 4B]:17–24 (1986)

McDermott FT. Mortality from bleeding peptic ulcer. Alfred Hospital, Melbourne, 1976–1980. Med J Aust 124:11–14 (1985): *308.03, 314.03, 315.07, 317.00, 322.09, 324.02, 324.13*

McDonald JWD, Bondy DC, Ghent CN, Valberg LS, Wanklin JM. Case control study of use of aspirin and other nonsteroidal antiinflammatory drugs in gastric ulcer. Gastroenterology 88A:1496 (1985): *247.26*

McEwen J, Moreland TA, McMurdo ME. Influence of pretreatment with 300 mg/day ranitidine, 800 mg/day cimetidine and placebo on the pharmacokinetics of oral theophylline in healthy subjects. Gastroenterology 90(5,2):1542 (1986): *208.01, 208.02*

McGee GS, Sawyers JL. Perforated gastric ulcers. A plea for management by primary gastric resection. Arch Surg 122:555–561 (1987): *340.01, 340.02, 344.02, 349.01, 349.02, 349.04, 349.05, 349.08*

McGuigan JE. A consideration of the adverse effect of cimetidine. Gastroenterology 80:180–192 (1981)

McGuire HH. Ulcer recurrence after surgery for peptic ulcer. Gastroenterology A:88(5):1497 (1985): *125.22*

McGuire HH, Horsley III SJ, Emergency operations for gastric and duodenal ulcers in high risk patients. Ann Surg 203:551–557 (1986): *107.05, 107.12, 257.02, 340.02*

McHardy GG. A multicentre, double-blind trial of sucralfate and placebo in duodenal ulcer. J Clin Gastroenterol 3(2):147–152 (1981)

McIntosh JH, Nasiry RW, Frydman M, Waller SL, Piper DW. The personality pattern of patients with chronic peptic ulcer. Scand J Gastroenterol 18:945–950 (1983): *247.30, 247.36*

McIntosh JH, Nasiry RW, McNeil D, Coates C, Mitchell H, Piper DW. Perception of life event stress in patients with chronic duodenal ulcer: A comparison of the rating of life events by duodenal ulcer patients and community controls. Scand J Gastroenterol 20:563–568 (1985a)

McIntosh JH, Byth K, Piper DW. Environmental factors in aetiology of chronic gastric ulcer: a case control study of exposure variables before the first symptoms. Gut 26:789–798 (1985b): *247.01, 247.26, 247.32*

McIsaac RL. Basic and clinical pharmacology of ranitidine. Off Bull Hungarian Soc Gastroenterol 4:10–20 (1984)

McIsaac RL, McCanless I, Summers K, Wood JR. Ranitidine and cimetidine in the healing of duodenal ulcer: meta-analysis of comparative clinical trials. Aliment Pharmacol Therap 1:369–381 (1987): *206.01*

McKenna D, Humphreys H, Dooley C, Bourke S, Keane C, Sweeney E, O'Morain C. Campylobacter pyloridis and histological gastritis in duodenal ulcer: A controlled prospective randomized trial. Gastroenterology 92:1528 (1987): *247.07, 249.07, 254.12*

McKeown KC. A prospective study of the immediate and long-term results of polya-gastrectomy for duodenal ulcer. Br J Surg 59:849–868 (1972): *107.07, 109.10, 117.05, 119.11, 125.08, 308.02, 360.02*

McLean AJ, Harrison PM, Ioannides-Demos LL, Byrne AJ, McCarthy P, Dudley FJ. Microbes, peptic ulcer, and relapse rates with different drugs. Lancet II:525–526 (1984)

McLean AJ, McCarthy P, Dudley FJ. Cytoprotective agents and ulcer relapse. Med J Aust 142:525–528 (1985)

McLean Ross AG, Smith MA, Anderson JR, Small WP. Late mortality after surgery for peptic ulcer. N Engl J Med 309:519–522 (1982): *112.01*

McMahon FG, Ryan JR, Akdamar K, Ertan A. Upper gastrointestinal lesions after potassium chloride supplements: a controlled clinical trial. Lancet II:1059 (1982): *247.18*

McMahon MJ, Greenall MJ, Johnston D, Goligher JC. Highly selective vagotomy plus dilatation of the stenosis compared with truncal vagotomy and drainage in the treatment of pyloric stenosis secondary to duodenal ulceration. Gut 17:471–476 (1976): *329.01, 329.02, 330.01, 330.02, 331.01, 331.02*

McMillan DE, Freeman RB. The milk-alkali syndrome: a study of the acute disorder with comments on the development of the chronic condition. Medicine 44:485–501 (1965)

McNulty CAM, Gearty JC, Crump B, Davis M, Donovan IA, Melikian V, Lister DM, Wise R. Campylobacter pyloridis and associated gastritis: investigator blind, placebo controlled trial of bismuth salicylate and erythromycin ethylsuccinate. Br Med J 293:645–649 (1986)

Medina LA, Palacios A, Fuster F, Avendano S. Ranitidine and cimetidine in two dai-ly doses in the short term treatment of duodenal ulcers. Rev Med Chile 112:457–462 (1984): *206.01*

Meier J, Huber M, Regli J, Schmid M. Endoskopische Sklerotherapie arteriell bluten-der Läsionen im oberen Gastrointestinaltrakt. Schweiz Rundsch Med Prax 76:10–12 (1987): *302.01, 307.01, 316.01, 318.01*

Meier RF, Sieber R, Bauerfeind P, Blum AL. Endoscopy as final arbiter in controlled clinical trials in peptic disorders. Clin Gastroenterol 15:377–387 (1986)

Meisner S, Nannestad-Jorgensen L, Jensen HE. The Kaplan and Meir and the Nelson estimate for the probability of ulcer recurrence ten and fifteen years after parietal cell vagotomy. Ann Surg 207(1):1–3 (1988)

Mekel RCPM. Long-term treatment with cimetidine. S Afr Med J 54:1089–1091 (1978): *215.02, 240.01, 240.02, 240.07, 241.03, 241.09*

Mekel RCPM. Two years maintenance treatment with cimetidine for duodenal ul-cers. S Afr Med J 57:293 (1980): *234.01, 235.02*

Mekel RCPM, Den Boer D. Prevention of duodenal ulcer relapse with ranitidine. S Afr Med J 68:385–386 (1985): *215.06, 237.05, 237.06, 237.07, 238.05, 238.06, 238.07, 240.07, 240.08, 241.09, 241.10, 241.11, 243.03, 243.04*

Mellem H, Stave R, Myren J, Osnes M, Hanssen LE, Mosvold J, Hebnes K. A mask-ing effect by non steroid antiinflammatory drugs (NSAID) on symptoms in pa-tients with ulcer and hematemesis and or melena? Scand J Gastroenterol 113:15 (1985a): *248.10*

Mellem H, Stave R, Myren J, Osnes M, Hanssen LE, Mosvold J, Hebnes K. Symp-toms in patients with peptic ulcer and hematemesis and/or melena related to the use of non-steroid anti-inflammatory drugs. Scand J Gastroenterol 20:1246–1248 (1985b): *248.10*

Mellstrom D, Rundgren A. Long-term effects after partial gastrectomy in elderly men. A longitudinal population study of men between 70 and 75 years of age. Scand J Gastroenterol 17:433–439 (1982): *123.02*

Mendeloff AI. What has been happening to duodenal ulcer? Gastroenterology 67(1):1020–1022 (1974)

Menge H, Warrelmann M, Loy V, Schmidt H, Gregor M, Skubis R, Hahn H, Rieken E-O. Erste prospektiv erhobene Befunde zum Vorkommen von Campylobacter pyloridis in der menschlichen Antrumschleimhaut in der Bundesrepublik Deutschland. Med Klin 82:23–35 (1987): *247.07*

Meredith CG, Kennedy MC, Wade ND, Sweeten MV, Byrnes DJ, Frommer DJ, Hennessy WB. Cimetidine and acute upper gastrointestinal bleeding: A double-blind controlled trial. Aust N2 J Med 10:611–614 (1980)

Merki H, Witzel L, Hüttemann W, Ansari A, Paniel M, Harre K, Scheurle E, Rohmel J. Single dose (SD) with H2 receptor antagonists. A comparison of an early evening dose vs bedtime administration of ranitidine (R) in the treatment of duodenal ulcers. Gastroenterology 90(5,2):1550 (1986)

Merki H, Witzel L, Hüttemann W, Ansari A, Panijel M, Harre K, Heim J, Wolbergs E, Neumann HJ, Röhmel J. Early evening Ranitidine administration promotes faster duodenal ulcer healing. Am J Gastroenterol 83:362–364 (1988)

Merrett AC, Hansky J, Korman MG, Schmidt GT. Ranitidine in duodenal ulcer: healing rate and effect of smoking. Aust NZ J Med 12:107 (1982)

Mervyn A. Causes of peptic ulcer. A selective epidemiologic review. J Chron Dis 20:435–456 (1967)

Meryn S, Pötzi R, Brunner H, Pesendorfer FX, Pamperl H. Nebenwirkungen und Sicherheit des neuen Histamin-H2-Rezeptor-Antagonisten Ranitidin in der Langzeitbehandlung von Patienten mit Ulcus duodeni. Wiener Klin Wochenschr 95:310–312 (1983): *215.05*

Messer J, Reitman D, Sacks HS, Smith H Jr, Chalmers TC. Association of adreno-corticosteroid therapy and peptic-ulcer disease. N Engl J Med 309:21–24 (1983): *247.36, 248.15*

Meyrick Thomas J, Misiewicz JJ, Trotman IF, Boyd EJS, Wilson JA. Wormsley KG, Pounder RE, Sharma BK, Collier N, Spencer J, Thompson J, Baron JH, Bush A, Cope L, Daly MJ, Howe AL. Omeprazole in duodenal ulceration: acid inhibition, symptom relief, endoscopic healing, and recurrence. Br Med J 289:525–528 (1984): *229.11*

Meyrick Thomas J, Misiewicz JJ, Schaub N, Hui Wai Mo, Cook A, Hill MJ, Gooding C, Smith PL, Walters CL, Martin LE, Forster JK. Woodings DF. Effect of treatment for one year with ranitidine (Ran) and of truncal vagotomy and pyloroplasty (TV) on intragastric pH, total and nitrate-reducing bacteria (TB NRB), and nitrite and N-nitroso compounds in patient with peptic ulcer. Gut 5:A547 (1985): *215.06*

Miettinen P, Anttonen V, Aukee S, Tammela T, Pääkönen M, Poikolainen E. Ranitidine versus anticholinegic/antacid for duodenal ulcer. A randominized, endoscopically controlled, single-blind multicentre trial. Scand J Gastroenterol 20:701–705 (1985): *249.37*

Mignon M, Berrezag R. Le traitement d'entretien de la maladie ulcéreuse duodénale par référence à l'histoire naturelle de la maladie. Chirurgie 107:527–532 (1981)

Mignon M, Bonfils S. Diagnosis and treatment of Zollinger-Ellison syndrome. Baillière's Clin Gastroenterology 2:677–698 (1988)

Mignon M, Vallot T. Ranitidine versus cimetidine in the management of Zollinger-Ellison-Syndrome. In: Riley AJ, Salmon PR (eds) Ranitidine, Proceedings of an Int Symposium VII World Congr of Gastroenterol. Stockholm 1982, Amsterdam: 169–177 (1982a)

Mignon M, Valot T, Bonfils S. Gynaecomastia and histamine-2 antagonists. Lancet II:499 (1982b)

Mignon M, Vallot T, Bonfils S. Use of ranitidine in the management of Zollinger-Ellison syndrome In: Misiewicz JJ, Wormsley (eds) The clinical use of ranitidine. The Second International Symposium on Ranitidine. Medicine Pub Found, Oxford:281–282 (1982c)

Mignon M, Vallot T. Le traitement de la maladie ulcéreuse par les antagonistes des récépteurs H2 à l'histamine: les problémes de la poussée aigue, de la prévention des récidives et des échecs. Médecine et Hygiène 41(1524):9–14 (1983)

Mignon M, Lethy T, Bonnefond A, Ruszniewski P, Labeille D, Bonfils S. Development of gastric argyrophil carcinoid tumors in a case of Zollinger-Ellison syndrome with primary hyperparathyroidism during long-term antisecretory treatment. Gastroenterology 90:1552 (1986): *205.00*

Miller DD, Sawyer JB, Duffy JP. Cimetidine's effect on steady-state serum nortriptyline concentrations. Drug Intell Clin Parm 17:904–905 (1983a): *208.01*

Miller DD, Macklin M. Cimetidine-imipramine interaction: a case report. Am J Psychiatry 140:351–352 (1983b): *208.01*

Miller JP, Faragher EB. Relapse of duodenal ulcer: does is matter which drug is used in initial treatment? Br Med J 293:1117–1118 (1986)

Miller JP, Hollanders D, Ravenscroft MM, Tweedle DE, Martin DF. Likelihood of relapse of duodenal ulcer after initial treatment with cimetidine or colloidal bismuth subcitrate. Scand J Gastroenterol (17):39–42 (1982)

Miller SR, Swabb EA, Searle GD. Effects of misoprostol coadministered with aspirin on platelet aggregation and bleeding time in healthy subjects. Gastroenterology 92:1535 (1987)

Miller TA. Emergencies in acid-peptic disease. Gastroenterol Clin North Am 17:303–315 (1988)

Mills JG, Clancy A, Bond B, Burland WL, Bradbrook I, Morrison P. A comparison of the effects of cimetidine, ranitidine, oxmitidine and placebo on the metabolism and clearance of racemic warfarin. Br J Clin Pharmacol 21(5):566–567 (1986): *208.02*

Miners JO, Grygiel JJ. Drew R, Birkett DJ. Interaction between cimetidine and theophylline in smokers and non-smokers. Clin Exp Pharmacol Physiol 8:633–634 (1981): *208.01*

Minoli G, Terruzzi V, Ferrara A, Casiraghi A, Prada A, Porro A, Della Monica A, Trotti R. Comparison of cimetidine 400 mg twice daily and cimetidine 800 mg once daily at different times on duodenal ulcer healing. Curr Therap Research 40:893–897 (1986)

Miranda M, Defilippi C, Valenzuela JE. Abnormalities of interdigestive molity complex and increased duodenogastric reflux in gastric ulcer patients. Dig Dis Sci 30:16–21 (1985): *247.10*

Mirsky IA. Physiologic, psychologic, and social determinants in the etiology of duodenal ulcer. AM J Dig Dis 3:285–314 (1958): *247.28*

Misaki F, Hayashi K, Watanabe Y, Kawai K. An epidemiological study on risk factors to peptic ulcer. Nippon Shokakibyo Gakkai Zasshi 80:2504–2511 (1983): *247.01, 247.20, 247.25, 247.32*

Misiewicz JJ, Non-H2 blockers in the treatment of duodenal and gastric ulcers. Int Symp Ranitidine – the new H2-antagonist. Glaxo Cefalu Okt 1981:315–321 (1983)

Misiewicz JJ. Medical management of peptic ulcer. Postgrad Med J 60:751–759 (1984a)

Misiewicz JJ, Bradbury JE. Review of trials of maintenance treatment for the prevention of the duodenal ulcer. In: Misiewicz JJ, Wood JR (eds) Ranitidine therapeutic advances. Excerpta Medica, Amsterdam:43–88 (1984b)

Mistilis SP, Wiot JF, Nedelman SH. Giant duodenal ulcer. Ann Intern Med 59:155–164 (1963): *369.00, 370.00, 371.00*

Mitchell KG, Mohammed R, Pickard WR, MacKay C. Treatment of cimetidine resistant peptic ulcer by ranitidine hydrochloride. Scand J Gastroenterol 17(78):367 (1982): *383.01*

Mittleman B, Wolff HG. Emotions and gastroduodenal function. Experimental studies on patients with gastritis, duodenitis and peptic ulcer. Psychosom Med 4:5–62 (1942): *247.30*

Miyake T, Ariyoshi J, Suzaki T, Oishi M, Sakai M, Ueda S. Endoscopic evaluation of the effect of sucralfate therapy and other clinical parameters on the recurrence rate of gastric ulcers. Dig Dis Sci 25:1–7 (1980): *215.07, 217.01, 219.01, 234.05, 234.06, 235.04, 235.05, 239.03, 240.14, 240.16, 241.16, 241.18, 243.05, 243.06, 254.03, 254.14, 254.29, 254.30, 254.31, 254.34, 254.36*

Moebius UM. Ranitidine side-effects. Lancet II:1053–1054 (1982)

Möhlen K, Brähler E, Rohde H, Overbeck G. Zur Psychosomatik des operierten Ulkuskranken – eine 4-Jahres-Katamnese. Psychoter Med Psychol 32:19–26 (1982): *109.15, 110.03, 118.02, 119.17, 123.05*

Monson RR. Cigarette smoking and body form in peptic ulcer. Gastroenterology 58:337–344 (1970): *247.22, 247.32*

Montgomery RD, Richardson BP. Gastric ulcer and cancer. Q J Med 44:591–599 (1975)

Mooney P, McLoughlin D, Walters J, ODonnell J, McCarthey CF. The effects of cimetidine and ranitidine on cyclic AMP levels in human gastric mucosa. Clin Sci 37(11):37 (1985)

Moore SW, Fuller FW. Multiple simultaneous complications of peptic ulcer. Am J Surg 97:184–190 (1959): *334.00, 335.00*

Morelli A. Treatment of gastric and duodenal ulcer with pirenzepine In: Blum AL, Hammer R (Hrsg). Die Behandlung des Ulcus pepticum mit Pirenzepin. Demeter, Gräfelfing:196–202 (1978)

Morelli A, Narducci F, Pelli MA, Farroni F, Daniotti S, Del Soldato P. Seasonal prophylactic treatment with pirenzepine to prevent duodenal ulcer recurrence. Lancet II:1157 (1984): *236.01*

Moreto M, Zaballa M, Ibanez S, Setien F, Figa M. Efficacy of monopolar electrocoagulation in the treatment of bleeding gastric ulcer: a controlled trial. Endoscopy 19:54–56 (1987): *302.01, 302.02, 304.05, 307.01, 315.07, 316.01, 316.02, 318.01, 318.02, 319.06*

Morgan AG, McAdam WA, Pacsoo C, Simmons AV. Cimetidine: an advance in gastric ulcer treatment? Br Med J 2:1323–1326 (1978): *218.01, 226.02, 226.04, 227.01, 227.03, 229.01, 229.05, 229.09, 230.03, 230.08, 254.03, 254.04, 254.14, 254.25, 254.27, 254.29, 254.31, 254.33*

Morgan AG, McAdam WA. Pacsoo C, Darnborough A. Comparison between cimetidine and Caved-S in the treatment of gastric ulceration, and subsequent maintenance therapy. Gut 23:545–551 (1982): *215.04, 240.01, 240.05, 240.14, 241.02, 241.16, 249.01, 249.02, 249.03, 249.13, 249.22, 249.28, 249.35, 249.37, 256.01, 382.00, 385.01*

Morgan AG, McAdam WAF, Pacsoo C. Comparison between endoprostil and ranitidine in the treatment of gastric ulceration and subsequent follow up (interim report). The British Soc of Gastroenterol Autumn-Meeting Sept 18–20 (1985a)

Morgan AG, Pacsoo C, McAdam WAF. Comparison between ranitidine and ranitidine plus Caved-S in treatment of gastric ulceration. Gut 26:1377–1379 (1985b) *248.10*

Morgan AG, Pacsoo C, McAdam WAF. Maintenance therapy: a two year comparison between Caved-S and cimetidine treatment in the prevention of symptomatic gastric ulcer recurrence. Gut 26:599–602 (1985c): *234.01, 234.02, 234.05*

Morgan AG, Pacsoo C, Taylor P, McAdam WAF. Enprostil – An advance in gastric ulcer therapy? Gut 28:A1336 (1987)

Morise K, Hayashi N, Inagaki T, Kusugami K, Tsunekawa H. Long term follow-up of bleeding gastric ulcer. Gastroenterology 92:1540 (1987): *320.01, 321.01, 399.01*

Morris A, Brown P, Ali MR, Lane M, Palmer R. Treatment of Campylobacter pylori gastritis: a pilot study using pirenzepine dihydrochloride (Gatrozepin) and three formulations of colloidal bismuth subcitrate (De-Nol). N Z Med J 101(856):651–654 (1988)

Morris DL, Hawker PC, Brearley S, Simms M, Dykes PW. Keighley MR. Optimal timing of operation for bleeding peptic ulcer: prospective randomized trial. Br Med J 288:1277–1280 (1984): *305.01, 308.03, 314.03, 319.02, 322.02, 324.07*

Morrow CE, Mulholland MW, Dunn DH, Schwartz ML, Sutherland DER, Goodale RL, Humphrey E, Najarian JS. Giant duodenal ulcer. Am J Surg 144:330–331 (1982): *324.07, 369.00, 370.00, 371.00, 372.00, 374.01, 375.01, 376.01, 377.01, 379.01, 380.00*

Moshal MG. A double-blind gastroscopic study of a bismuth-peptice complex in gastric ulceration S Afr Med J 48:1610–1611 (1974)

Moshal MG. The treatment of duodenal ulcers with TDB: a duodenoscopic double-blind cross-over investigation. Postgrad Med J 51(5):36–40 (1975)

Moshal MG, Khan F. Trimipramine in the treatment of active duodenal ulceration. Scand J Gastroenterol 16:295–298 (1981a)

Moshal MG, Spitaels JM, Khan F. Tri-potassium di-citrato bismuthate chewing tablets and cimetidine tablets in the treatment of duodenal ulcers. S Afr Med J 60:420–423 (1981b): *249.23*

Moshal MG, Spitaels JM, Khan F. Short- and long-term studies of duodenal ulcer with sucralfate. J Clin Gastroenterol (3):159–161 (1981c)

Moshal MG, Spitaels JM, Robbs JV, MacLeod IN, Good CJ. Eight-year experience with 3392 endoscopically proven duodenal ulcers in Durban, 1972–1979. Rise and fall of duodenal ulcers and a theory of changing dietary and social factors. Gut 22:327–331 (1981d): *247.23*

Moshal MG, Spitaels JM, Khan F. Ranitidine in uncomplicated duodenal ulceration. S Afr Med J 60:393–394 (1981e): *206.03*

Moshal MG, Spitaels JM, Bhoola R. Treatment of duodenal ulcers with cimetidine. S Afr Med J 52:760–763 (1977)

Moshal MG, Schlemmer L, Maidoo NK. Social mobility in African patients with duodenal ulcers. Br Med J 2:1788 (1978): *248.22*

Moshal MG, Schlemmer L, Mason J, Naidoo NK. A study of occupational status, responsibility and authority in patients with duodenal ulcers, other gastrointestinal disease and controls. Scand J Gastroenterol 14(54):31–37 (1979). *247.23*

Moshal MG, Spitaels JM, Khan F. Sucralfate in the treatment of duodendal ulcers. A double-blind endoscopically controlled trial. S Afr Med J 57:742–744 (1980): *207.01*

Moshal MG, Spitaels JM, Bhoola R, Van Leenhoff H, Khan F. Bicitropeptide powder and placebo in the treatment of duodenal ulcers. S Afr Med J 61:234–235 (1982a)

Moshal MG, Spitaels JM, Khan F. Manion GL. Pirenzepine, cimetidine and placebo in the long-term treatment of duodenal ulceration. A comparitive study. S Afr Med J 62:12–14 (1982b): *213.01, 215.04, 237.01, 237.02, 237.04, 237.05, 237.11, 237.12, 238.01, 238.02, 238.04, 238.05, 238.10, 238.11, 240.01, 240.02, 240.03, 240.05, 240.07, 240.15, 241.02, 241.03, 241.06, 241.07, 241,08, 241,09, 243.01, 243.02, 243.03*

Moshal MG, Spitaels JM, Khan F, Mason J, Naidoo V. Factors affecting duodenal ulcer healing. Four double-blind trials in 193 patients. S Afr Med J 61:202–206 (1982c): *250.01, 250.02, 250.03, 250.13, 250.28*

Moshal MG, Spitaels JM, Manion GL. Double-blind placebo-controlled evaluation of one year therapy with sucralfate in healed duodenal ulcer. Scand J Gastroenterol 18(83):57–59 (1983): *215.07, 240.07, 240.11, 240.12, 241.09, 241,13, 241.14, 243.03, 243.05*

Mosimann F, Sorgi M, Donovan IA, Alexander-Williams J. La maladie ulcéreuse récidivante postopératoire. Schweiz Rundschau Med (Praxis) 73(35):1055–1057 (1984): *119.06, 359.01, 360.02, 361.01*

Mountain RD, Neff TA. Oral theophylline intoxication. A serious error of patient and physician understanding. Arch Intern Med 144:724–727 (1984): *208.01*

Mountford RA, Brown P, Salmon PR, Alvarenga C, Neumann CS, Read AE. Gastric cancer detection in gastric ulcer disease. Gut 21:9–17 (1980): *213.01*

Mühe E, Rösch W. Eigene Ergebnisse mit der Vagotomie in der Behandlung des Ulcus ventriculi In: Becker HD, Peiper HJ (Hrsg) Ulcus ventriculi. Thieme Stuttgart: 140–145 (1977)

Mühe E, Muller C, Martinoli S, Schacht U, Fiedler L, Engelke B, Zumtobel V, Marrie A. Five-years' results of a prospective multicentre trial of proximal gastric vagotomy In: Vagotomy in modern surgical practice. Butterworth, London: 176–188 (1982): *106.12, 107.12, 109.12, 119.13, 125.15, 125.16, 360.02*

Mulholland M, Morrow C, Dunn DH, Schwartz ML, Humphrey EW. Surgical treatment of duodenal ulcer: a prospective randomized study. Arch Surg 117:393–397 (1982): *106.06, 106.13, 106.15, 107.05, 107.16, 107.17, 109.06, 109.16, 109.17, 119.06, 119.18, 119.19, 125.01, 125.02, 360.02*

Muller C, Martinoli S. Die proximal-selektive Vagotomie in der Behandlung der gastroduodenalen Ulkuskrankheit. Springer, Berlin Heidelberg New York Tokyo: 1–267 (1985): *106.12, 107.12, 110.03, 111.03, 117.05, 118.01, 119.13, 119.22, 119.23, 125.08, 125.15, 125.16, 125.24, 306.01, 308.03, 309.01, 336.01, 340.01, 341.01, 343.01, 354.03, 360.02*

Muller C, Allgöwer M. Die Vagotomie in der Behandlung des blutenden Gastroduodenalulcus. Das komplizierte gastroduodenale Ulcus. Thieme, Stuttgart:39–47 (1978): *240.01, 240.02, 240.07, 306.01, 308.03, 309.01, 321.01*

Muller C. Postoperative Störungen und Rezidive nach proximal-selektiver Vagotomie. Ther Umsch 37:693–699 (1980)

Muller C, Stalder GA, Allgöwer M. Die proximal-selektive Vagotomie beim Ulcus ventriculi. Selektiv proximale Vagotomie, Thieme, Stuttgart (1979): *109.12, 119.13, 123.07, 125.22, 360.02*

Muller C, Engelke B, Fiedler L, Marrie A, Mühe E, Schmitz-Harbauer W, Zumtobel V. How do clinical results after proximal gastric vagotomy compare with the Visick grade pattern of healthy controls? World J Surg 7:610–615 (1983)

Muller C, Martinoli S, Allgöwer M. Die Wirksamkeit der proximal-selektiven Vagotomie beim Gastroducdenal-Ulkus. Schweiz Med Wochenschr 114:760–763 (1984a)

Muller C, Liebermann-Meffert D, Allgöwer M. The different outcome of duodenal and pyloric channel ulcers after proximal gastric vagotomy. Scand J Gastroenterol 19(92):210–214 (1984b)

Muller D, Liebermann-Meffert D, Allgöwer M. Pyloric and prepyloric ulcers. World J Surg 11:339-344 (1987): *125.22*

Müller P, Dammann HG, Simon B. Langzeittherapie der peptischen Ulkus-Erkrankung. Münch Med Wochenschr 124(44):61–62 (1982)

Müller P, Schütz, Brunner G, Frenzel H, Dammann HG, Simon B. Behandlung Cimetidin-resistenter peptischer Ulzera-Abheilung unter Ranitidin. Therapiewoche 36:383–387 (1986a): *383.01*

Müller p, Dammann HG, Hentschel E, Höchter W, Jacob G, Miederer SE, Reichel W, Schütz E, Schütze W, Seifert E, Simon B, Stadelmann O. Famotidine versus placebo in prevention of duodenal ulcer relapse. Gastroenterol 90:1559 (1986b)

Müller VP, Dammann HG, Simon B. Mehrwöchige Gabe von Ranitidin einmal am Abend: Einfluß auf Säureverhalten und basale Hormonspiegel bei gesunden Probanden. Azneim-Forsch/Drug Res 35:1472–1474 (1985)

Müller-Lissner SA. Symptomatik des peptischen Ulcus In: Blum AL, Siewert JR (Hrsg) Ulcus-Therapie. Springer, Berlin Heidelberg New York: 113-122 (1982)

Müller-Lissner SA, Fimmel CJ, Sonnenberg A, Will N, Müller-Duysing W, Heinzel F, Müller R. Blum AL. Novel approach to quantify duodenogastric reflux in healthy volunteers and in patients with type I gastric ulcer. Gut 24:510–518 (1983): *247.10*

Mullersman G, Gotz VP, Russel WL, Derendorf H. In vitro and in vivo interactions between ranitidine and sucralfate. Drug Intell Clin Pharm 20:452(6) (1986): *208.02*

Murray WR, Laferla G, Cooper G, Archibald M. Duodenal ulcer healing after presentation with haemorrhage. Gut 27:1387–1389 (1986): *206.03*

Murray WR, Cooper G, Laferla G, Rogers P, Archibald M. Maintenance ranitidine treatment after haemorrhage from a duodenal ulcer. A 3-year study. Scand J Gastroenterol 23:183–187 (1988): *203.01, 203.02, 203.03, 235.02, 312.01*

Murthy SNS, Dinoso VP, Clearfiled HR, Chey WY. Serial pH changes in the duodenal bulb during smoking. Gastroenterology 75:1–4 (1978)

Muscroft TJ. Taylor EW, Deane SA, Alexander-Williams J. Reoperation for recurrent peptic ulceration. Br J Surg 68:75–76 (1981): *357.01, 359.01, 362.01*

Muttarini L. A functional view of cost/benefit analysis in peptic ulcer disease. Excerpta Medica, Amsterdam:70–82 (1980)

Mwakyusa DH. The efficacy of pirenzepine in duodenal ulcer healing. East Afr Med J:542–545 (1986)

Naccarato R, Albano O, Angelini GP, Bovo P, Caradonna Moscatelli P, Cavallini G, DiMario F, Doronzc F, Farini R, Francavilla A, Piccoli A, Scuro LA, Vanello F. Studio policentrico randomizzato sul trattamento a lungo termine con rantidina dell'ulcera duodenal In: Barbara L, Dobrilla G. Ranitidina: il nuovo H2-antagonista. Edizioni Liberia Cortina Verona: 195–197 (1983): *215.06, 240.07, 240.08, 240.09, 241.09, 241.10, 241.11, 243.03, 243.04*

Naccarato R, Cremer M, DammannHG, Keohane PP, Mulder H, Sarles H, Simon B. Nizatidine versus ranitidine in gastric ulcer disease. A European multicentre trial. Scand J Gastroenterol 22 [Suppl 136]: 71–78 (1987): *249.28*

Nagashima R. Mechanisms of action of sucralfate. J Clin Gastroenterol 3(2):117–127 (1981)

Naik KS, Logopoulos M, Primrose JN, Blackett RL, Johnston D. Basal and stimulated plasma gastrin in duodenal ulceration (DU): correlation with failure of H_2-receptor antagonists (H2RA) and with recurrent ulceration (RU) after highly selective vagotomy (HSV). Gut 28:A1374 (1987a): *125.07, 125.16, 249.10, 249.30*

Naik KS, Lagopoulos M, Primrose JN, Johnston D. The 'acid antrum' as a possible cause of recurrent ulceration after highly selective vagotomy (HSV): a histological study. Gut 28:A1411 (1987b)

Nair SS, Kaiser N, Johnson M, Geraci K. A study comparing cimetidine with nasogastric suction in the management of acute upper gastrointestinal hemorrhage. Am J Gastroenterol 72:340–341 (1979)

Nakajima T. Studies on factors affecting healing of gastric ulcer. A prospective co-operative study in Japan. Am J Gastroenterol 66:150–154 (1976): *249.02, 249.34, 249.36*

Nakamura K. Effects of H_2-receptor antagonists on hepatic clearance. Jpn J Clin Pharmacol 16:137–138 (1985a): *208.01, 208.02*

Nakamura K, Einosuke T. Effects of H_2-receptor antagonists on hepatic drug metabolising capacity and hepatic blood flow. Comparison of cimetidine, ranitidine and famotidine (Japanese). Ton J Clin Pharmacol 16:137–138 (1985b): *208.01, 208.02*

Nanivadekar SA, Tandon NH, Kuloor PL, Govindani NF, Sahu CP, Chougule UK. Clinical trial of new drug – treatment of duodenal ulcer with ranitidine – a new, highly selective H_2-receptor antagonist. A controlled, randomised study versus cimetidine in endoscopically proved cases. Indian Practitioner 36:456–467 (1983): *206.01*

Nargund SB, Narjarajinah H, Daneshbabu GS, Dhanlal K. Highly selective vagotomy in the treatment of chronic duodenal ulcer. Int Surg 67(4):467–468 (1982): *107.12, 107.14, 107.16, 109.12, 109.14, 109.16, 119.13, 119.16, 119.18*

Nasiry R, Piper DW. Social aspects of chronic duodenal ulcer. A case control study. Digestion 27:196–202 (1983): *247.23, 247.29*

Nasiry RW, McIntosh JH, Byth K, Piper DW. Prognosis of chronic duodenal ulcer: A prospective study of the effects of demographic and environmental factors and ulcer healing. Gut 28:533–540 (1987): *229.09, 254.01, 254.03, 254.14, 254.20, 254.22, 254.25, 256.00*

Naujoks S. Die Epidemiolgie des Duodenalulkus. Internist 21(8):425–429 (1980)

Neeman A, Shoenfeld Y, Kadish U. Does duodenal ulcer lead to an early diagnosis of gastric cancer? J Clin Gastroenterol 9:37–39 (1987): *213.01*

Nelis GF. Controlled trial with ranitidine in the treatment of peptic ulcer. Neth J Med 24:224–228 (1981): *215.05, 240.07, 240.08, 240.09, 241.09, 241.10, 241.11*

Nelis GF. Experience with ranitidine in peptic ulceration and reflux-oesophagitis. In: Tytgat (GN (ed) Ranitidine the selective new H2-receptor antagonist. Proceedings of Glaxo Int Sympt Amsterdam 1982: Guildford Theracom: 25–32 (1982a)

Nelis GF. Controlled trial with the treatment of peptic ulcer. Scan J Gastroenterol (77–81):92 (1982b): *207.01*

Nelis GF, Lamers CB, Pals G. RP 40749 in the treatment of duodenal ulcer and its influence on serum gastrin, serum pepsinogen I and gastrin content of the antral mucosa. Br Soc Gastroenterol Antrum Meeting Sept. 18–20 (1985)

Nemanich GJ, Nicoloff DM. Perforated duodenal ulcer: long-term follow-up. Surgery 67:727–734 (1970): *334.00, 338.01, 339.00, 340.02, 341.02, 344.02, 349.05, 351.01, 351.03, 351.08, 351.09*

Nesland AA, Berstad A. Erosive prepyloric changes in persons with and without dyspepsia. Scand J Gastroenterol 20:222–228 (1985): *247.13*

Neuvonen PJ, Tokola RA, Kaste M. Cimetidine-phenytoin interaction: effect on serum phenytoin concentration and antipyrine test. Eur J Clin Pharmacol 21:215–220 (1981): *208.01*

Nicholson PA. A multicenter international controlled comparison of two dosage regimes of misoprostol and cimetidine in the treatment of duodenal ulcer in outpatients. Dig Dis Sci 30 [nov Suppl]:171S–177S (1985): *249.01, 249.28*

Nicolai JJ, van de Stadt J, Tytgat GNJ. Double-blind crossover trial of prostaglandin E2 in postgastrectomy reflux gastritis. Dig Dis Sci 31:1281–1286 (1986)

Nilsell K. Five to nine years' results of selective proximal vagotomy with and without pyloroplasty for duodenal ulcer. Acta Chir Scand 145:251–255 (1979): *109.03, 109.12, 109.19, 119.03, 119.13, 119.21*

Nishioka NS, Richter JM. Endoscopic therapy of bleeding peptic ulcers: a cost-benefit analysis. Gastrointest Endosc 33:277–283 (1987): *257.10*

Noordijk JA. Perforated peptic ulcer. The results of treatment in the Netherlands (1934–1950). An analysis of 2551 cases. Arch Chir Neerl 5:262–271 (1953): *253.06, 340.01, 340.03, 343.01, 343.02, 349.01, 349.04, 349.05, 349.10*

Norberg PB. Results of the surgical treatment of perforated peptic ulcer. Acta Chir Scand 249:3–128 (1959): *220.04, 253.01, 253.06, 253.16, 340.01, 340.02, 341.02, 347.01, 349.01, 349.05, 349.10, 352.01, 352.04, 352.06, 352.07, 353.02, 353.03, 357.01*

Norbye E. Ulcer statistics from Drammen Hospital 1936–1945. Acta Med Scand 143:50–62 (1952): *249.18, 313.03*

Norris JR, Haubrich WS. The incidence and clinical features of penetration in peptic ulceration. JAMA 178:386–389 (1961)

Northfield TC. Factors predisposing to recurrent haemorrhage after acute gastrointestinal bleeding. Br Med J 1:26–28 (1971): *303.07, 321.07*

Northfield TC, Matthewson K, Swain CP, Bland M, Kirkham JS, Bown SG. Randomized comparison of Nd YAG laser, heater probe and no endoscopic therapy for bleeding peptic ulcer. Ital J Gastroenterol 19 [Suppl 3]:49 (1987) (abstract)

Norton JA, Collen MJ, Gardner JD, Doppman JL, Harmon JW, Jensen RT, Maton PN. Prospective study of gastrinoma localization and resection in patients with Zollinger-Ellison syndrome. Ann Surg 204:468–479 (1986)

Nowak A, Sadlinski Cz, Gorka Z, Nowakowska E, Rudzki J, Gibinski K. Ranitidine in the treatment of acute upper gastrointestinal haemorrhage – A comparative study. Preliminary report. Hepatogastroenterology 28:267–269 (1981: *303.03, 303.05, 303.06, 315.03, 315.08, 319.02, 319.04, 319.05*

Nowak A, Gibinski K. Dosage and efficacy of cimetidine and ranitidine in the treatment of duodenal ulcer. Polsk Tyg Lek 39:789–790 (1984): *206.01*

Noya G, Dettori G, Antoma C, Niolu P, Muscas A, Marongiu G, Biglioli P. La ranitidina nel trattamento dell'ulcera duodenale. Prime esperienze cliniche su 33 pazienti. Minn Med 74:691–693 (1983): *203.01, 215.01 237.06, 238.06, 240.08, 241.10, 243.04*

Noya G, Dettori G, Muscas A, Spirito R, Niolu P, Alamanni F, Biglioli P. Confronto cimetidina-ranitidina nel trattamento dell'ulcera duodenale. Min Diet e Gast 30:401–403 (1984)

Nudel J, Guarena J, Milman PJ, Grant D, Cecchetti C, Falkenstein DB, Zimmmon DS. Endoscopic diagnosis of active bleeding: a prognostic sign in upper gastrointestinal haemorrhage. Gastroenterology 23:237 (1977): *324.05, 325.01*

Nussbaum SM, Schusterman MA. Management of giant duodenal ulcer. Am J Surg 149:357–361 (1985): *369.00, 370.00, 371.00, 374.01, 375.01, 376.01, 377.01, 378.01 379.01, 380.00*

Nwokolo CU, Gavey CJ, Smith JTL, Pounder RE. The absorption of bismuth from oral doses of tripotassium dicitrato bismuthate. Aliment Pharmacol Therap 3:29–39 (1989)

Nylamo EI. Relationship between gastric acid secretion and clinical outcome after parietal cell vagotomy. Acta Chir Scand 153:33–36 (1987): *125.14*

O'Brien JD, Burnham WR. Bleeding from peptic ulcers and use of non-steroidal anti-inflammatory drugs in the Romford area. Br Med J 291:1609–1910 (1985): *248.10*

O'Brien JD, Day JS, Burnham WR. Controlled trial of small bipolar probe in bleeding peptic ulcers. Lancet I:464–467 (1986): *302.01, 302.02, 303.03, 307.01, 316.01, 316.02, 318.01*

O'Connor HJ, Wyatt JI, Dixon MF, Axon ATR. Campylobacter like organisms and reflux gastritis. J Clin Pathol 39:531–534 (1986): *247.07*

O'Keefe SJD. Ulcer recurrence. S Afr Med J 67:483–484 (1985a): *215.05, 240.08, 241.10*

O'Keefe SJD, Spitaels JM, Mannion G, Maiker N. Misoprostol, a synthetic prostaglandin E1 analogue, in the treatment of duodenal ulcer. S Afr Med J 67:321–324 (1985b): *226.02, 226.03, 226.04, 227.01, 227.03, 229.01, 229.05, 229.06, 230.03, 230.04, 230.08, 249.30*

O'Laughlin JC, Silvoso GR, Ivey KJ. Healing of aspirin-associated peptic ulcer disease despite continued salicylate ingestion. Arch Intern Med 141:781–783 (1981)

O'Laughlin JC, Silvoso GK, Ivey KJ. Resistance to medical therapy of gastric ulcers in theumatic disease patients taking aspirin. A double-blind study with cimetidine and follow-up. Dig Dis Sci 27:976–980 (1982): *249.22*

O'Reilly RA. Comparative interaction of cimetidine and ranitidine with racemic warfarin in man. Arch Intern Med 144(5):989–991 (1984): *208.01, 208.02*

O'Rourke IC. Elective surgery for peptic ulcer: a five-year review. Med J Aust 143:13–16 (1985): *107.12, 109.12, 119.13, 123.04, 125.08, 249.37*

Ochs HR, Greenblatt DJ, Gugler R, Müntefering G, Locniskar A, Abernethy DR. Cimetidine impairs nitrazepam clearance. Clin Pharmacol Ther 34(2):2227–230 (1983): *208.01*

Oderba G, Holton J, Altare F, Vaira D, Ainley C, Ansaldi N. Amoxycillin plus tinidazole for Campylobacter pylori gastritis in children: assessment by serum IgG antibody, pepsinogen I, and gastrin levels. Lancet I:690–692 (1989)

Ohmann C, Thon K, Stölzing H, Yang Q, Lorenz W. Upper gastrointestinal tract bleeding: Assessing the diagnostic contributions of the history and clinical findings. Med Decis Making 6:208–215 (1986)

Oi M, Ito Y, Kumagai F, Yoshida K, Tanaka Y, Yoshikawa K, Miho O, Kijima M. A possible dual control mechanism in the origin of peptic ulcer. A study on ulcer location as affected by mucosa and musculature. Gastroenterology 57:280–293 (1969)

Okabe H, Inoue K, Okabe K, Omata S, Saigenji K, Sajima Y, Sugata F, Miwa T, Yao T, Yoshida T. A study of maintenance therapy with cimetidine on gastric ulcer relapse. Curr Ther Res 41:478–491 (1987): *215.04, 240.01, 240.05, 240.14, 241.02, 241.06, 241.16, 243.01, 243.06, 254.18, 254.29, 254.30, 254.33*

Okada M, Yao T, Fuchigami T, Imamura K, Omae T. Factors influencing the healing rate of gastric ulcer in hospitalised subjects. Gut 25:881–885 (1984): *249.01, 249.02, 249.03, 249.09, 249.13, 249.28, 249.34, 249.35, 249.37, 249.38, 249.39*

Okada M, Fuchigami T, Iida M, Omae T, Akagi K, Onoyama K. Adrenocorticosteroid therapy and gastroduodenal lesions. Gastrointest Endoscop 3(3):188–190 (1985)

Oktedalen O, Guldvog I, Opstad PK, Berstad A. The effect of physical stress on gastric secretion and pancreatic polypeptide levels in man. Scand J Gastroenterol 19:770–778 (1984)

Oostvogel HJM, Froonhoven TJMV. Anterior lesser curve seromyotomy with posterior truncal vagotomy versus proximal gastric vagotomy. Br J Surg 74:121–124 (1988)

Orlando RI, Welch JP. Carcinoma of the stomach after gastric operation. AmJ Surg 141:487–490 (1981): *111.02, 111.04*

Ornsholt J, Amdrp E, Andersen D, Hostrup H. Aarhus County vagotomy trial: gastric secretory alterations during the first year after selective gastric and parietal cell vagotomy. Scand J Gastroenterol 18:455–463 (1983a)

Ornsholt J, Amdrup E, Andersen D, Hostrup H. Aarhus county vagotomy trial: ulcer recurrence rate related to alteration in gastric acid secretion after gastric and parietal cell vagotomy. Scand J Gastroenterol 18:456–472 (1983b): *125.02, 125.03, 125.14, 125.16*

Ornsholt J, Amdrup E, Andersen D, Hostrup H. Aarhus county vagotomy trial: acid secretory patterns in patients with prepyloric, pyloric, and duodenal ulcer. Digestion 26:146–152 (1983c)

Osborn GR. The pathology of gastric arteries, with special reference to fatal haemorrhage from peptic ulcer. Br J Surg:585–594 (1954): *248.04, 249.04, 324.01*

Oshima H. Das Magenulkus in Japan und Deutschland. Verdauungskrankheiten 4(1):S22–26 (1986)

Oscarson J. Long term treatment with ranitidine in the prevention of the peptic ulcer recurrence. Scand J Gastroneterol 17(78):12 (1982): *215.06, 240.07, 240.08, 240.09, 241.09, 241.10, 241.11*

Oshita Y, Okazaki Y, Takemoto T, Kawai K. What are the signs of recent haemorrhage, and what do they mean? Criteria for massive bleeding. Endoscopy 18:11–14 (1986): *318.01, 321.03*

Ostensen H, Burhol PG, Bonnevie O, Bolz KD. Changes in the pattern of peptic ulcer disease in the northern part of Norway between 1946 and 1981. Scand J Gastroenterol 17:1073–1076 (1982): *247.15, 257.03, 257.05*

Ostensen H, Burhol PG, Stromer J, Bonnevie O. The incidence of peptic ulcer diesease related to occupation in the northern part of Norway. Scand J Gastroenterol 2:79–82 (1985a): *247.23*

Ostensen H, Gudmundsen TE, Ostensen P, Burhol PG, Bonnevie O. Smoking, alcohol, coffee, and familial factors: any association with peptic ulcer disease? A clinically and radiologically prospective study. Scand J Gastroenterol 20:1227–1235 (1985b)

Ostensen H, Burhol PG, Bonnevie O. Seasonal variations in the pattern of peptic ulcer disease in the northern part of Norway in the period between 1980–1983. Scand J Gastroenterol 113:49 (1985c): *247.17*

Ostensen H, Ostensen M, Burhol PG, Bonnevie O. Peptic ulcer disease and the use of tobacco, consumption of alcohol and coffee and familial accumulation of peptic ulcer. A prospective study in North Norway. Scand J Gastroenterol 113:76 (1985d): *247.01, 247.09, 247.20, 247.32*

Ostensen H, Gudmundsen TE, Burhol PG, Bonnevie O. Seasonal periodicity of peptic ulcer disease. A prospective radiologic study. Scand J Gastroenterol 20:1281–1284 (1985e): *247.17*

Otten G, Heymann H, Menne HJ, Jung D, Makosch U. Das perforierte Gastroduodenalulkus. Übernähung oder primär endgültige Versorgung. Med Welt 33:130–134 (1982): *340.02, 341.02, 343.01, 347.01*

Ottenjann R, Kunert H. Praktische Erfolge in der stationären Therapie des peptischen Ulcus mit H₂–Rezeptorblockern. In: Peptische Läsion im Lichte von Aggression/Protektion. Witzstrock, Baden-Baden:88–93 (1978)

Ovaska JT, Havia TV, Kujari HP. Risk of gastric stump carcinoma after gastric resection for benign ulcer disease. Ann Chir Gynecol 75:192–195 (1986): *111.02, 111.04, 124.01, 124.02*

Ovedoff DL. Cimetidine and warfarin. Med J Aust 3:96 (1979): *208.01*

Overgaard Nielsen H, Bekker C, Kronborg O, Andersen D. Gastric acid response to sham feeding and pentagastrin before and after parietal cell vagotomy in patients with duodenal ulcer. Scand J Gastroenterol 17:133–136 (1982): *125.14, 125.16, 125.17*

Pace F, Bröker HJ, Caspary W, Domschke W, Feuerle C, Fimmel CJ, Hackenberg K, Hammer B, Holtermüller KH, Hotz J, Kaess H, Oehlert W, Peter P, Pfleiderer T, Rasenack U, Reichlin B, Sanwald R, Sommer H, Sonnenberg A, Zentgraf R, Blum AL. Therapie des Ulcus ventriculi mit niedrig dosiertem Antacidumgel und Cimetidin. Dtsch Med Wochenschr 110:283–287 (1985)

Paerregaard A, Hendel L, Schulz-Larsen K, Tobiasen K, Mosbech J. Treatment of gastroduodenal ulcers with cimetidine in combination with low-dose propantheline. Acta Med Scand 213:195–198 (1983): *215.04, 240.01, 241.02, 241.07, 241.16*

Paffenbarger RS Jr, Wing AL, Hyde RT. Chronic disease in former college students. AM J Epidemiol 100:307–315 (1974): *247.20, 247.23, 247.25, 247.32*

Paimela H, Ahonen J, Höckerstedt K, Knorring JV, Lalla M, Scheinin TM. Five-year results of proximal gastric vagotomy. Ann Chir Gynecol 72:3–8 (1983): *102.04, 106.12, 107.12, 109.12, 110.03, 115.01, 118.01, 119.13, 125.02, 125.08, 360.02*

Paimela H, Hallikainen D, Ahonen J, Höckerstedt K, Palmu A, Scheinin TM. The prognostic significance of radiologically determined gastric emptying time before proximal gastric vagotomy. Acta Chir Scand 152:611–615 (1986): *123.05, 125.11*

Palmas F, Andriulli A, Verme G. Seasonal treatment with ranitidine. Lancet II:698–699 (1984a): *215.05, 236.01, 242.01, 243.04, 257.14*

Palmas F, Andriulli A, Canepa G, Gardino L, Boero M, Rocca G, Verme G. Monthly flucations of active duodenal ulcers. Dig Dis Sci 29:11 983–987 (1984b): *247.17*

Panes J, Vivier J, Forne M, Garcia-Olivares E, Marco C, Garau J. Controlled trial of endoscopic sclerosis in bleeding peptic ulcer. Lancet II:1292–1294 (1987): *302.01, 302.02, 303.03, 307.01, 315.03, 316.01, 316.02, 318.02, 319.02*

Paoluzi P, Capurso L, Agnello M, Proietti F, Caracchiolo F. Magaldrate versus cimetidine in the short-term treatment of duodenal ulcer. Gastroenterology A 88(5):1520 (1985a)

Paoluzi P, Pallone F, Zaccardelli E, Ripoli F, Marcheggiano A, Carratu R. Outcome of ulcer-associated duodenitis after short-term medical treatment. Dig Dis Sci 30(7):624–629 (1985b): *249.11*

Paoluzi P, Ricotta G, Ripoli F, Proietti F, Zaccardelli E, Carratu R, Torsoli A. Incompletely and completely healed duodenal ulcers' outcome in maintenance treatment: a double blind controlled study. Gut 26:1080–1085 (1985c): *237.01, 237.02, 237.05, 238.01, 238.02, 238.05, 240.01, 240.02, 240.07, 241.02, 241.03, 241.09, 254.29*

Paoluzi P, Torsoli A, Bianchi Porro G, Lazzaroni M, Barbara L, Corinaldesi R, Blasi A, Mangiameli A, Carratelli L, Cheli R, Bovero E, DalMonte PR, D'Imperio N, Francavilla A, Doronzo F, Mazzacca G, Sabbatini F, Verme G, Ponti V, Speranza V, Lezoche E, Baglioni A, Carotenuto F, Matarazzo PF. Famotidine (MK-208) in the treatment of gastric ulcer. Digestion 32(1):38–44 (1985d)

Papp JP. Endoscopic electrocoagulation in the management of upper gastrointestinal tract bleeding. Surg Clin North Am 62:797–806 (1982)

Papp P, Lengyel G. Comparison of ranitidine and sucralfat in the treatment of peptic ulcer. Off Bull Hung Soc Gastroenterol 4:27–31 (1984)

Papp JP. Heat probe versus BICAP probe in the treatment of upper gastrointestinal bleeding. Am J Gastroenterol 82:619–621 (1987)

Pare P, Levesque D, Archambaoult A, Farley A, Gosselin D, Leroux P, Pilon G, Sherbaniuk R, Trautman A, Thomson ABR. Effect of ranitidine on healing of peptic ulcer. In: Misiewicz JJ, Wormsley KG (eds) The clinical use of ranitidine Medicine Publishing Foundation:180–184 (1982): *206.03*

Parente F, Lazzaroni M, Sangaletti O, Baroni S, Bianchi Porro G. Cigarette smoking, gastric acid secretion, and serum pepsinogen I concentrations in duodenal ulcer patients. Gut 26:1327–1332 (1985): *247.28, 247.34*

Parente F, Lazzaroni M, Petrillo M, Bianchi Porro G. Colloidal bismuth subcitrate and ranitidine in the short-term treatment of benign gastric ulcer. An endoscopically controlled trial. Scand J Gastroenterol 21 [Suppl 122]:42–45 (1986)

Parke Davis N, Alexander Williams J. Duodenal ulcer stenosis with gastric dilatation. Am J Surg 121:260–262 (1971): *329.01, 330.01, 331.01*

Parker WA, MacLachlan RA. Prolonged hypnotic response to triazolam-cimetidine combination in an elderly patient. Drug Intell Clin Pharm 18:980 (1984): *208.01*

Parry DJ, Wood PHN. Relationship between aspirin taking and gastroduodenl haemorrhage. Gut 8:301–307 (1967): *248.10*

Patel L, Weerasuriya K. Effect of cimetidine and raniditine on propranolol clearance. Br J Clin Pharmacol 15:152 (1983): *208.01, 208.02*

Patwardhan RV, Johnson RF, Sinchlair AP, Schenker S, Speeg KV. Lack of tolerance and rapid recovery of cimetidine-inhibited chlordiazepoxide (librium) elimination. Gastroenterology 81:547–551 (1981): *208.01*

Paul F, Strache H. Treatment and prevention of duodenal ulcer with ranitidine. In: Dammann HG, Simon B (eds) Ranitidin – Pharmakologisches und klinisches Profil des neuen H2-Rezeptor-Antagonisten. Pharmazeut. Verlagsgessellschaft, München:48–53 (1982)

Paul F, Stracke H. Kamenisch, Leimenstroll G, Bleyl H. Behandlung und Prophylaxe des Ulcus duodeni mit Ranitidin, einem neuen Histamin-H_2-Rezeptorantagonisten. Z Gastroenterol 19:595–596 (1981): *215.05, 240.08, 249.35*

Paul F, Neuhaus H, Homann J, Kamenisch W, Eimiller A. Dosisvergleichsstudie mit Ranitidin zur Therapie und Prophylaxe des Ulcus duodeni. Z Gastroenterol 24:141–148 (1986): *215.05, 237.06, 237.08, 238.06, 240.08, 240.10, 241.10, 241.12, 243.04, 249.03, 249.28*

Peden NR, Boyd EJ, Wormsley KG. Women and duodenal ulcer. Br Med J 282:869 (1980): *247.32, 249.13*

Peden NR, Boyd EJS, Saunders JHB, Wormsley KG. Ranitidine in the treatment of duodenal ulceration. Scand J Gastroenterol 16:325–329 (1981): *206.01*

Peden NR, Wormsley KG. Effect of cimetidine on gonadal function in man. Br J Clin Pharmacol 14:565 (1982)

Pedersen T, Hancke AB, Lauritzen K. Bleeding gastric and duodenal ulcer treated by vagotomy and a drainage procedure. Scand J Gastroenterol [Suppl 27] 9:12–13 (1974) *308.03, 309.01, 320.01, 322.01, 322.04, 322.09*

Peitsch W. Das Gastroduodenaulkus – Veränderungen der chirurgischen Therapie durch medikamentöse Langzeitbehandlung. Zentralbl Chir 111:1433–1440 (1986): *257.02*

Pemberton JH, van Heerden JA. Vagotomy and pyloroplasty in the treatment of duodenal ulceration. Long-term results. Mayo Clin Proc 55:14–18 (1980): *106.15, 107.16, 109.16, 119.18, 119.23, 360.02*

Pemberton RE, Strand LJ. A review of upper-gastrointestinal effects of the newer nonsteroidal antiinflammatory agents. Dig Dis Sci 24:53–64 (1979)

Penston J, Wormsley KG. Adverse reactions and interactions with H_2-receptor antagonists. Med Toxicol 1:192–216 (1986): *208.01*

Penston J, Wormsley KG. Achlorhydria: hypergastrinaemia: carcinoids – a flawed hypothesis? Gut 28:488–505 (1987a)

Penston J, Wormsley KG. Efficacy & safety of long-term maintenance therapy of duodenal ulcers. Scand J Gastroenterol 1989, 24, 1145–1152

Penston J, Carter D, Wormsley KG. Recurrence of duodenal ulcers during maintenance treatment. Gut 28:A1375 (1987b): *215.05, 237.06, 240.08, 241.10, 241.12*

Penston JG, Wormsley KG Ranitidine maintenance treatment of non-steroidal antiinflammatory drug-induce duodenal ulceration. Aliment Pharmacol Therap 1989, 3, 499–503

Peoples JB. Peptic ulcer disease and the nonsteroidal anti-inflammatory drugs. Am Surg 51:358–362 (1985): *248.10*

Permutt RP, Cello JP. Duodenal ulcer disease in the hospitalized elderly patient. Dig Dis Sci 27:1–6 (1982): *247.02, 247.15, 319.02, 321.01*

Perrin VL. Safety evaluation of ranitidine. In: Wesdorp ICE (ed) The clinical use of ranitidine. Symposium May 1982, Amsterdam. Guildford Baskerville Publ:48–54 (1982)

Peter P, Kiene K, Gonvers JJ, Pelloni S, Weber K, Sonnenberg A, Schmitz H, Richter O, Hofstetter JR, Blum AL, Strohmeyer G. Cimetidin in der Behandlung des Ulcus duodeni. Ergebnisse einer Doppelblindstudie bei ambulant behandelten Patienten. Dtsch Med Wochenschr 103:1163–1166 (1978)

Peter MN, Richardson CT. Stressful life events, acid hypersecretion, and ulcer disease, Gastroenterology 84:114–119 (1983). *247.30*

Petersen GM, Lam SK, Samloff IM; Jing J, Rotter JI. Genetic factors predict duodenal ulcer healing. Gastroenterol 88(5,2):1348 (1985): *249.02, 249.03, 249.28, 249.35*

Peterson WL, Sturdevant RA, Frankl HD, Richardson CT, Isenberg JI, Elashoff JD, Sones JQ, Gross RA, McCallum RW, Fordtran JS. Healing of duodenal ulcer with an antacid regimen. N Engl J Med 297:341–345 (1977): *207.01, 249.28*

Petitti DB, Friedman GD, Kahn W. Peptic ulcer disease and the tar and nicotine yield of currently smoked cigarettes. J Chronic Dis 35:503–507 (1982): *247.02, 247.15, 247.32, 247.33*

Petrillo M, Bianchi-Porro G. Maintenance treatment of recurrent duodenal ulceration with pirenzepine. Hepatogastroenterology 27:369–371 (1980): *215.07, 237.05, 237.11, 237.12, 238.05, 238.10, 238.11, 240.06, 240.07, 240.15, 241.07, 241.08, 241.09, 243.02, 243.03*

Petropoulos PC. Transgastric highly selective vagotomy (HSTRV) without drainage. Langenbecks Archiv Chir 350:95–101 (1979): *107.19, 119.21*

Pettross CW, Cohen H, Appleman MD, Valenzuela JE, Chandrasoma P. Campylobacter pyloridis (CP): relationship to peptic disease, gastric inflammation and other conditions. Gastroenterology 90:1585 (1986): *247.07*

Pfaffenbarger RS, Wing AL, Hyde RT. Chronic disease in former college students. XIII. Early percursors of peptic ulcer. Am J Epidemiol 100:307–315 (1974)

Pfeiffer CJ, Fodor J, Geizerova H. An epidemiologic study of the relationship of peptic ulcer disease in 50–54 year old, urban males with physical, health and smoking factors. J Chron Dis 26:291–302 (1973): *247.02, 247.04, 247.30, 257.03*

Phillips P, Hansky J. Phenytoin toxicity secondary to cimetidine administration. Med J Ast 140:602 (1984): *208.01*

Picardo M, Santucci B. Urticaria from ranitidine. Contact Dermatosis 9:317 (1983)

Pickard RG, Sanderson I, South M, Kirkham JS, Northfield TC. Controlled trial of cimetidine in acute upper gastrointestinal bleeding. Br Med J 1:661–662 (1979)

Pickard WR, MacKay C. Early results of surgery in patients considered cimetidine failures. Br J Surg 71:67–68 (1984): *109.16, 119.18, 123.07, 125.18, 386.01, 387.01*

Pickford IR, Craven JL, Hall R, Thomas G, Stone WD. Endoscopic examination of the gastric remnant 31–39 years after subtotal gastrectomy for peptic ulcer. Gut 25:393–397 (1984): *111.02*

Pieper JA, Wells BG, Self TH, Steward CF, Lentey SL, Warner C, Bobo L. Different effects of cimetidine on imipramine metabolic pathways. Clin Pharm Therap 39:219 (1986): *208.01*

Pierandozzi JS, Hinshaw DB, Stafford CE. Vagotomy and pyloroplasty for acute perforated duodenal ulcer. Am J Surg 100:245–250 (1960)

Pierson RN, Holt PR, Watson RM Keating RP. Aspirin and gastrointestinal bleeding. Am J Med 31:259–265 (1961)

Pietri P, Gabrielli F, Pellis G. Reoperation for recurrent peptic ulcer. Int Surg 68:301–305 (1983): *357.01, 359.01, 362.01*

Pimpl W, Boeckl O, Waclawiczek HW, Heinerman M. Estimation of the mortality rate of patients with severe gastroduodenal hemorrhage with the aid of a new scoring system. Endoscopy 19:101–106 (1987): *314.03, 324.04, 324.05*

Pinck RL, Held BT. Giant ulcers or walled-off perforations of the duodenum. N Engl J Med 264:541–543 (1961)

Piper DW. Cimetidine and cancer. Med J Aust 2:327 (1981a)

Piper DV, IcIntosh JH, Ariotti DE, Fenton BH, MacLennan R. Analgesic ingestion and chronic peptic ulcer. Gastroenterology 80:427–432 (1981b): *247.26*

Piper DW, McIntosh JH, Ariotti DE, Calogiuri JV, Brown RW, Shy CM. Life events and chronic duodenal ulcer: a case control study. Gut 22:1011–1017 (1981c): *247.30*

Piper DW. Drugs for the prevention of peptic ulcer recurrence. Curr Ther 25(2):77–85 (1984a)

Piper DW, Nasiry J, McIntosh C, Pierce J. Smoking, alcohol, analgesics, and chronic duodenal ulcer. Scand J Gastroenterol 19:1015–1021 (1984b): *247.01, 247.26, 247.32*

Piper DW, Greig M, Coupland GAE, Hobbin E, Shinners J. Factors relevant to the prognosis of chronic gastric ulcer. Gut 16:714–718 (1975): *254.03, 254.14, 254.20, 254.25, 254.29, 254.31*

Piper DW, Greig M, Landecker KD, Shinners J, Waller S, Canalese J. Analgesic intace and chronic gastric ulcer. Acute upper gastro-intestinal haemorrhage, personality traits and social class. Proc Roy Soc Med 70:11–15 (1977a): *247.26, 248.10*

Piper DW, Greig M, Thomas J, Shinners J. Personality pattern of patients with chronic gastric ulcer. Gastroenterology 73:444–446 (1977b): *247.30*

Piper DW, Greig M, Shinners J, Thomas J, Crawford J. Chronic gastric ulcer and stress: A comparison of an ulcer population with a control population regarding stressful events of a lifetime. Digestion 18:303–309 (1978a): *247.30*

Piper DW, Shinners J, Greig M, Thomas J, Waller SL. Effect of ulcer healing on the prognosis of chronic gastric ulcer. Four year follow-up. Gut 19:419–424 (1978b): *254.01, 254.03, 254.13, 254.20, 254.29, 254.31*

Piper DW, Hunt J, Heap TR. The healing rate of chronic gastric ulcer in patients admitted to hospital. Scand J Gastroenterol 15:113–117 (1980): *249.02, 249.13, 249.14, 249.34*

Piper DW, McIntosh JH, Greig M, Shy CM. Environmental factors and chronic gastric ulcer. A case control study of the association of smoking, alcohol, and heavy analgesic ingestion with the exacerbation of chronic gastric ulcer. Scand J Gastroenterol 17:721–729 (1982): *247.26, 247.32*

Piper DW, McIntosh JH, Hudson HM. Factors relevant to the prognosis of chronic duodenal ulcer. Digestion 31:9–16 (1985): *254.01, 254.14, 254.20, 254.25*

Piper DW, Pym BM, Toy S, Gellatly R, Byth K, Seville P. The effect of maintenance cimetidine therapy on the medical, social and economic aspects of patients with chronic gastric ulcers. A placebo-controlled prospective study. Med J Aust 145:400–403 (1986): *240.01, 240.05, 240.07*

Poleski MH, Martin F, Reilly PA, Kazim F, Meunier P, Williams CN. Fctors affecting acute healing of duodenal ulcer. Gastroenterology 88(5):1541 (1985): *249.01, 249.02, 249.09, 249.11, 249.13, 249.15, 249.28, 249.33, 249.35, 249.39*

Pop P. Assessment of ranitidine in reflux oesophagitis. In: Wesdorp ICE (ed) The clinical use of ranitidine symposium May 1982, Amsterdam. Guildford Baskerville Publ:35–41 (1982)

Porter JB, Jick H, Perea DR, Ylvisaker T, Hunter JR. Long-term follow-up study of cimetidine. Pharmacotherapy 4:381–384 (1984): *213.01, 215.01*

Pospai D, Oproiu A, Clej P, Oproiu C. No difference between duodenal ulcer relapses after healing obtained with De-Nol (TDB) and ranitidine (R). Endoscopy 20(89)[Suppl 2] (1988)

Postlethwait RW. Five year follow-up results of operations for duodenal ulcer. Surgery 137:387–391 (1973): *107.05, 107.06, 107.08, 107.10, 107.16, 107.17, 107.20, 109.06, 109.09, 109.10, 109.16, 109.17, 109.20, 119.02, 119.06, 119.09, 119.10, 119.11, 119.18, 119.19, 119.22*

Potzi R, Meryn S, Pesendorfer FX, Brunner H. Treatment of duodenal and prepyloric ulcer and prophylaxis of ulcer recurrence with ranitidine. Scand J Gastroenterol 17(78):87 (1982): *215.05, 240.08, 241.10*

Pounder RE. Model of medical treatment for duodenal ulcer. Lancet I:29–30 (1981)

Pounder RE. Approaches to the long-term treatment of duodenal ulceration. In: Misiewicz JJ, Wood JR (eds) Ranitidine Therapeutic Advances. Amsterdam. Excerpta Medica:1–13 (1984a)

Pounder RE. Duodenal ulcers that will not heal. Gut 25:697–702 (1984b)

Pounder RE. What is an intractable duodenal ulcer and how should it be managed? Aliment Pharmacol Therap 1:439S-446S (1987)

Pourbaix S, Desager JP, Holhoven R, Snith RB, Harvengt C. Pharmacokinetic consequences of long term coadministration of cimetidine and triazolobenzodiazepines, alprazolam and triazolam in healthy subjects. Int J Clin Pharmacol Ther Toxicol 23:447–451 (1985): *208.01*

Powell JR, Donn KH. Histmanine H2-antagonist drug interactions in perspective: mechanistic concepts and clinical implications. Am J Med 77(5B):57–84 (1984a)

Powell JR, Rogers JF, Wargin WA. Inhibition of theophylline clearance by cimetidine but not ranitidine. Arch Intern Med 144:484–486 (1984b): *208.01, 208.02*

Powell JR, Foster DJ, Patterson H, Wargin W, Cross R. Single dose and steady state lidocaine disposition during oral and intravenous cimetidine administration. Clin Pharmacol Ther 35:267 (1984c): *208.01*

Poxon V, Hogg B, Youngs D, Morris DL, Keighley MRB. Incidence of bile reflux in gastric ulcer and after partial gastrectomy. Br J Surg 73:295–297 (1986): *247.10, 247.34*

Poynard T, Pignon JP. Duodenal ulcer. Analyses of 293 randomized clinical trials. Poynard T, Pignon JP (ed) John Libbey Eurtext, London (1989)

Prescott RJ, Lam SK, Hasan M, Surcus W, Wong J, Ong GB. Relationship between indices of body stature and gastric acid secretion in normal controls and duodenal ulcer subjects in two ethnic groups. Ital J Gastroenterol 12:167–170 (1980)

Preshaw RM. Sex differences in morbidity and mortality from peptic ulcer in Canada 1950–1981: Clin Invest Med 8(1):62–67 (1985): *257.06, 257.07, 257.08, 257.17, 257.18, 257.20, 314.02, 314.03, 314.04, 344.01, 344.02, 344.03*

Price AB, Levi J, Dolby JM, Dunscombe PL, Smith A, Clark J, Stephenson ML. Campylobacter pyloridis in peptic ulcer disease: microbiology, pathology, and scanning electron microscopy. Gut 26:1183–1188 (1985): *247.07*

Price AH, Brogden RN. Nizatidine. A preliminary review of its pharmacodynamic and pharmacokinetic properties and its therapeutic use in peptic ulcer disease. Drugs 36:521–539 (1988)

Prichard PJ, Kerr GD. Duodenitis and ulcer relapse. Lancet II:102 (1985a): *255.11*

Prichard PJ, Robinstein D, Jones FJ, Smallwood RA, Louis WJ. Double blind comparative study of omeprazole 10 mg and 30 mg daily for healing duodenal ulcer. Br Med J 290:601–603 (1985b): *249.28*

Prichard PJ, Yeomans ND, Louis WJ, Smallwood RA. Inhibition of acid secretion by ranitidine decreases during maintenance therapy. Gastroenterol Soc Aust 14:306 (1984)

Prichard PJ, Jones DB, Yeomans ND, Mihaly GW, Smallwood RA, Louis WJ. The effectiveness of ranitidine in reducing gastric acid secretion decreases with continued therapy. Br J Clin Pharmacol 22:663–668 (1986)

Prichard PJ, Somerville KW, Faulkner G, Langman MJS. Aspirin and bleeding peptic ulcer. Gut 28:A1401 (1987): *248.10*

Primrose JN, Johnston D. Is highly selective vagotomy (HSV) effective for the duodenal ulcer (DU) which fails to heal on H2 receptor antagonists (H2RA)? Gastroenterology 92:1580 (1987): *125.18, 387.01*

Primrose JN, Axon ATR, Johnston D. Highly selective vagotomy (HSV) and duodenal ulcers resistant to H2-blockers. Gut 27:1282 (1986): *125.18, 387.01*

Primrose JN, Axon ATR, Johnston D. Highly selective vagotomy and duodenal ulcers that fail to respond to H$_2$-receptor antagonists. Br Med J 296:1031–1035 (1988)

Pringle R, Irving AD, Longrigg JN, Wisbey M. Randomized trial of truncal vagotomy with either pyloroplasty or pyloric dilatation in the surgical management of chronic duodenal ulcer. Br J Surg 70:482–484 (1983): *106.02, 106.15, 107.16, 109.02, 109.16, 110.01, 117.05, 119.02, 119.18*

Publig W, Zandl Ch. Der Einfluß der endoskopischen Blutstillung mit der Elektrohydrothermosonde auf den Krankheitsverlauf der blutenden Ulcera ventriculi und duodeni. Wien Med Wochenschr 21/22:580–583 (1986: *302.01, 307.01, 315.03, 316.01, 316.02, 318.01, 318.02, 319.02*

Pulvertaft CN. Peptic ulcer in town and country. Br J Prev Soc Med 13:131–138 (1959: *247.02, 247.15, 247.23, 257.03*

Pulvertaft CN. Comments on the incidence and natural history of gastric and duodenal ulcer. Postgrad Med J 44:597–602 (1968): *201.01, 220.01, 247.23, 248.02, 248.07, 253.01, 253.06*

Quaquish I, Burkhardt HU, Heilmann KL. Magenerkrankungen bei ausländischen Arbeitnehmern in der Bundesrepublik Deutschland. Münch Med Wochenschr 121:1563–1565 (1979): *247.23*

Quatrini M, Basilisco G, Bianchi PA. Treatment of 'cimetidine-resistant' chronic duodenal ulcers with ranitidine or cimetidine: a randomised multicentre study. Gut 25:1113–1117 (1984): *249.01, 249.02, 249.03, 249.09, 249.10, 249.15, 249.23, 249.27, 249.28, 249.30, 249.35, 383.01*

Rachmilewitz D, Chapman JW, Nicholson PA. A multicenter international controlled comparison of two dosage regimens of misoprostol with cimetidine in treatment of gastric ulcer in outpatients. Dig Dis Sci 31 [feb Suppl]:75S–80S (1986): *249.01, 249.13, 249.28*

Raedsch R, Sieg A, Pasch B, Stiehl A, Kommerell B. Prospektiv randomisierte Studie zum Einfluß von Wismutsubsalizylat und Ranitidin auf CLO-Befall des Magens und Ulkusheilung. Z Gastroenterol:542 (1987): *247.07, 249.07, 254.08*

Rainsdorf KD. An analysis of the gastro-intestinal side-effects of non-steroidal anti-inflammatory drugs, with particular reference to comparative studies in man and laboratory species. Rheumatology 2:1–10 (1982)

Ramage JK, Denton A, Williams JG. Inhibition of food stimulated acid secretion by misoprostol, an orally active synthetic E1 analogue prostaglandin. Br J Clin Pharmac 19:9–12 (1985)

Ramalho R, Segal I, Lerios M. Comparison of ranitidine 150 mg twice daily with ranitidine 300 mg in one evening dose in the treatment of duodenal ulcer. S Afr J Med 68:526 (1985): *206.04*

Raskov H, Lanng C, Gaarslev K, Fischer Hansen B, Hauch O. Screening for campylobacter pyloridis in patients with upper dyspepsia and the relation to inflammation of the human gastric antrum. Scand J Gastroenterol 22:568–572 (1987): *247.07*

Rathbone BJ, Wyatt JI, Heatley RV. Campylobyter pyloridis - a new factor in peptic ulcer disease. Gut 27:635–641 (1986a)

Rathbone BJ, Wyatt JI, Worsley BW, Shires SE, Trejdosiewicz LK, Heatley RV, Losowsky MS. Systemic and local antibody responses to gastric campylobacter pyloridis in non-ulcer dyspepsia. Gut 27:642–647 (1986b)

Rathbone BJ, Wyatt J, Tompkins D, Heatley RV, Losowsky MS. Diagnostic IgG ELISA for gastric Campylobacter pyloridis infection using serum samples. Gut 27:A607 (1986c)

Rathbone BJ, West AP, Wyatt JI, Johnson AW, Tompkins DS, Heatley RV. Campylobacter pyloridis, urease, and gastric ulcers. Lancet II:400–401 (1986d)

Rauws EAJ, Langenberg W, Houthoff HJ, Zanen HC, Tytgat GNJ. Campylobacter pyloridis-associated chronic active antral gastritis. A prospective study of its prevalence and the effects of antibacterial and antiulcer treatment. Gastroenterology 94:33–40 (1988)

Rauws EAJ. Therapeutic attempts of eradication of Campylobacter pylori. Eur J Gastroenterol, Hepatol 1:34–41 (1989)

Read RC, Huebl HC, Thal AP. Randomized study of massive bleeding from peptic ulceration. Ann Surgery 162(4):561–577 (1965): *308.03, 314.03, 319.05, 323.01, 324.07*

Recchia G. Ranitidine and adverse effects. Ital J Gastroenterol 17:115 (1985)

Record CO. Maintenance treatment with ranitidine in peptic ulceration. In: Tygat GN (ed) Ranitidine, the selective new H2-receptor antagonist. Proceedings of Glaxo Int Symp Amsterdam, 17–18 Sept 1982. Guildford Theracom 20–24 (1982): *215.06, 240.01, 240.07, 240.08, 241.02, 241.03, 241.04, 241.09, 241.10, 241.11*

Reed PI, Vincent-Brown A, Cook PJ, Colaco CB, Perks S, Baron JH, Jewell DP. Comparative study of carbenoxolone and cimetidine in the management of duodenal ulcer. Acta Gastroenterol Belg 46:459–468 (1983): *230.03, 230.04, 230.08*

Rees JR, Thorbjarnson B. Perforated gastric ulcer. Am J Surg 126:93–97 (1973): *340.01, 340.02, 341.02, 347.01, 349.02*

Rehnberg O. Antrectomy and gastroduodenostomy with or without vagotomy in peptic ulcer disease. A prospective study with a 5-year follow-up. Acta Chir Scand (515):1–63 (1983): *106.06, 106.10, 107.05, 107.06, 109.06, 119.06, 119.09, 119.11, 123.01, 125.14, 125.15, 125.22*

Rehnberg O, Haglund U. Gallstone disease following antrectomy and gastroduodenostomy with or without vagotomy. Ann Surg 201(3):315–318 (1985): *127.01*

Reid DA, Duthie HL, Branson CJ, Johnson AG. Late follow-up of highly selective vagotomy with excision of the ulcer compared with Billroth I gastrectomy for treatment of benign gastric ulcer. Br J Surg 69:605–609 (1982): *107.06, 107.11, 107.20, 109.10, 109.20, 119.11, 119.12, 119.22, 360.02*

Reiman IW, Klotz U, Siems B, Fröhlich JC. Cimetidine increase steady state plasma levels of propranolol. Br J Clin Pharmacol 12:785–790 (1981): *208.01*

Reimann IW, Klotz U, Fröhlich JC. Effects of cimetidine and ranitidine on steady-state propranolol kinetics and dynamics. Clin Pharmacol Ther 32(6):749–758 (1982): *208.02*

Reimann WI, Klotz U, Fröhlich JC. Effects of cimetidine and ranitidine on steady-state propranolol kinetics and dynamics. Clin Pharmacol Ther 32:749–757 (1982)

Reimers J. Perforating gastric and duodenal ulcers. Primary resection versus suture: an analysis of two 15-years series. Acta Chir Scand 133:381–391 (1967): *340.01, 340.02, 340.03*

Reis HE, Korsten FW. A modified sclerosing needle for the sclerotherapy of upper gastrointestinal bleeding. Endoscopy 17:221–223 (1985): *302.01, 316.01, 318.01*

Reitberg DP, Bernhard H, Schentag JJ. Alteration of theophylline clearance and half-life by cimetidine in normal volunteers. Ann Intern Med 95:582–585 (1981): *208.01*

Reynders UJL, Holtsma HFW, Meijer S, van Kij GL. Surgical treatment of perforated duodenal ulcer in The Netherlands. Dig Surg 3:311–316 (1986): *253.09, 340.01, 340.02, 347.01, 347.02, 349.01, 349.03*

Rheault MJ, Leandri R, Lapointe A. Cancer du moignon gastrique après chirurgie pour uldére bénign. Union Med Can 111:1016–1019 (1982): *111.04*

Rhodes J. Side effects of antacid treatment. In: Halter F (ed) Antacids in the eighties. München, Urban d Schwarzenberg:99–102 (1982): *215.07*

Rhodes J, Mayberry JF, Williams R, Lawrie BW. Eine kontrollierte klinische prüfung mit Sucralfat bei der Behandlung des Ulcus ventriculi. In: Caspary WF (Hrsg) Sucralfat – Eine neue therapeutische Konzeption. Urban d Schwarzenberg, München:109–112 (1980)

Ricardo-Campbell R, Eisman MM, Wardell WM, Crossley R. Preliminary methodology for controlled cost-benefit study of drug impact: the effect of cimetidine on days of work lost in a short-term trial in duodenal ulcer. J Clin Gastroenterol 2:37–41 (1980): *257.14*

Richardson CT. Gastric ulcer. In: Sleisinger MM, Fordtran JS (eds) Gastrointestinal disease 3rd, edn. Saunders, Philadelphia:672–693 (1983)

Rickenbacher U, Schlatter C. Toxikologie und Verbreitung von Aluminium-Verbindungen. Naturwissenschaften 70:303–304 (1983)

Rider RF. Giant duodenal ulceration. JAMA 209(3):408–409 (1969)

Rietschel E. Magen-Zwölffingerdarmgeschwüre und Arbeitswelt (Felduntersuchung in einem Großbetrieb). Arbeitsmed Präventivmed Sozialmed 13:197–201 (1978): *247.23, 247.32*

Rimmer E. Are divided dosages really necessary? MIMS Magazine May 15:15 (1985)

Robbs JV, Moshal MG. Duodenal ulceration in Indians and Blacks in Durban. S Afr Med J 35:39–42 (1979): *247.30*

Robbs JV, Moshal MG, Baker LW. Duodenal perforation – a prospektive analysis. S Afr J Surg 15:1 (1977): *341.02, 347.01*

Roberts DM. Ulcustherapie. Behandlung der peptischen Ulcuserkrankung mit Ranitidin. Der Kassenarzt 33:3912–3916 (1982a)

Roberts DM, Wilson JA, Ratcliffe GE, Waring AJ, Reilly MJ, LLoyd JS. Clinical trial of ranitidine in the treatment of peptic ulcer. Br J Clin Prac 36:9–12 (1982b): *249.01, 249.02, 249.28*

Roberts RK, Grice J, Wood L, Pertroff V, McGuffie C. Cimetidine impairs the elimination of theophylline and antipyrine. Gastroenterology 81:19–21 (1981): *208.01*

Roberts RK, Grice J, McGuffie C. Cimetidine-theophylline interaction in patients with chronic obstructive airways disease. Med Aust J 150:279–280 (1984): *208.01*

Robinson M. Review of peptic ulcer maintenance trials. Am J Med 77(5B):23–29 (1984)

Robson RA, Wing LM; Miners JO, Lilywhite KJ, Birkett DJ. The effect of ranitidine on the disposition of lignocaine. Br J Clin Pharmacol 20:170–173 (1985): *208.02*

Rocci ML, Vlasses PH, Andress E. Clin Pharmacol Ther 22(4):214–215 (1986): *208.02*

Rodgers JB, Malamood HS, Bochenek WJ. Comparison of treatment of upper gastrointestinal bleeding with antacid vs. 15(R)-15 methyl prostaglandin E2. Gastroenterology 92:1598 (1987) (abstract)

Rodrigo M, Berenguer J. Sucralfate and cimetidine in the prevention of duodenal ulcer relapses, with maintenance treatment. International sucralfate research conference-Maui, Hawaii:26 (feb 1987): *215.04, 240.01, 240.03, 240.11, 241.06, 241.13*

Rofe SB, Duggan JM, Smith ER, Thursby CJ. Conservative treatment of gastrointestinal haemorrhage. Gut 26:481–484 (1985): *308.03, 315.03, 315.07, 319.06, 324.07*

Rogers FA. Factors affecting the mortality from acute gastroduodenal perforation. Surg Gynecol Obstet 111:771–778 (1960): *253.16, 340.01, 342.02, 349.04, 351.03, 351.04, 351.06, 351.08*

Rogers M, Johnston D, Primrose JN, Ward DC, Blackett RL, McMahon MJ. Highly selective vagotomy (HSV) in the treatment of acute complications of peptic ulcer. Gut 28:A1404 (1987): *308.03, 340.01*

Rogers M, Holmfield J, Primrose J, Levill T, Johnston T. Is seppression of nocturnal acid important for the healing of duodenal ulcers? Gut 29:A710 (1988)

Röher HD, Thon K. Impact of early operation on the mortality from bleeding peptic ulcer. Dig Surg 1:32–36 (1984): *308.03, 314.01, 315.03*

Rohner HG, Wienbeck M, Feyerabend H, Backwinkel KP, Pelz W, Piatauer H, Bock H, Mares A, Weiss W, Beckenbach HP, Beckenbach A, Lohmann H, Pohle W, Neiss A. Zwei oder vier Tagesdosen Cimetidin zur Behandlung des Ulcus ventriculi. Z Gasstroenterol 22:382–387 (1984): *249.01, 249.02, 249.03, 249.13, 249.28, 249.35, 249.37*

Rohner HG. Long term cimetidine therapy for the prevention of recurring peptic ulcer. A multicenter study. Z Gastroenterol 23(8):403–411 (1985): *215.01, 238.01, 240.01, 241.02, 241.03, 243.01, 254.03, 254.24, 256.01, 354.03*

Rokkas T, Pursey C, Simmons NA, Filipe MI, Sladen GE. Non-ulcer dyspepsia and colloidal bismuth subcitrate therapy: The role of campylobacter pyloridis. Gastroenterology 92:1599 (1987)

Rollag A, Jacobsen CD. Gastric ulcer and risk of cancer. Acta Med Scand 216:105–109 (1984)

Romeo G, Giovinetto A, Sanfilippo G, Cali R, Catania G, Basile F. Follow-up study in 402 patients after parietal cell vagotomy for duodenal ulcer. Int Surg 66:303–306 (1981): *107.12, 109.12, 119.13, 119.20, 125.14*

Rösch W, Kinzler E, Demling L. Das Ulcusrezidiv – Langzeitbeobachtungen. In: Das peptische Ulcus. Schattauer, Stuttgart:89–103 (1973): *228.01, 247.15, 254.12*

Rösch VW. Moderne Ulkuschirurgie aus der Sicht des Internisten. Vagotomie versus Resektion. Fortschr Med 30:1851–1854 (1977)

Rösch VW. Langzeitbehandlung des peptischen Ulkus. Fortsch Med 102:688–691 (1984a)

Rösch VW. Konservative Langzeittherapie des peptischen Ulkus – Pro und Contra. Z Gastroenterol 22:194–200 (1984b)

Rosenquist CJ. Clinical and radiographic features of giant duodenal ulcer. Clin Radiol 20:324–328 (1969): *369.00, 370.00*

Rossi RL, Braasch JW, Cady B, Sedgwick CE. Parietal cell vagotomy for intractable and obstructing duodenal ulcer. Am J Surg 141:482–486 (1981): *308.03, 329.01, 330.01, 331.01, 385.01, 386.01*

Roth SA, Bennett RE, Mitchell CS, Hartmann RJ. Cimetidine therapy in nonsteroidal anti-inflammatory drug gastropathy. Arch Intern Med 147:1798–1801 (1987)

Rothmund M, Wagner PK. Wirkung von Cimetidin und Sekretin bei akuten Blutungen aus gastroduodenalen Ulzera und Erosionen. Dtsch Med Wochenschr 107:245-248 (1982)

Rothmund M, Pitsch WJ, Schicketanz KH. Hospitalisations- und Operationsfrequenz wegen Ulkuskrankheit 1970–1981. Dtsch Med Wochenschr 108:891–895 (1983): *257.08*

Rotter JI, Grossman MI. Genetic aspects of ulcer disease. Experta Medica, Amsterdam:7–26 (1980)

Rotter JI, Rimoin DL. Peptic Ulcer disease – a heterogeneous group of disorders? Gastroenterology 73:604–607 (1977a)

Rotter JI, Rimoin DL, Gursky JM, Terasaki P, Sturdevant RA. HLA-B5 associated with duodenal ulcer. Gastroenterology 73:438–440 (1977b): *247.16*

Rotter JI, Rimoin DL, Samloff IM. Genetic heterogenity in peptic ulcer. Lancet I:1088–1089 (1979a)

Rotter JI, Sones JQ, Samloff IM, Richardson CT, Gursky JM, Walsh JH, Rimoin DL. Duodenal-ulcer disease associated with elevated serum pepsinogen I. An inherited autosomal dominant disorder. N Engl J Med 300:63–66 (1979b)

Ruddell WSJ. Gastric cancer in patients who have taken cimetidine. Lancet I:1234 (1979)

Ruff F. Drug interactions with theophylline. Lack of theophylline-ranitidine interaction (French). Nouv Presse Med 11:3512 (1982): *208.02*

Rumpf P, Hoffmann E, Jacobs G, Kremer K. Operationsindikation bei der akuten massiven Gastrointestinalblutung mit besonderer Berücksichtigung der Magen-Duodenalblutung. Zbl Chir 98:1531–1539 (1973): *314.03*

Rune SJ, Greibe J, Mollman K-M, Rask Madsen J, Rahbek I. Recurrence of duodenal ulcer pain after treatment with cimetidine for four and eight weeks. Gut 21:151–153 (1980a): *229.04*

Rune SJ, Mollman KM, Rahbek I. Frequency of relapses in duodenal ulcer patients treated with cimetidine during symptomatic periods. Scand J Gastroenterol (14):85–92 (1980b): *216.01, 229.01, 252.01, 254.04, 254.27*

Russel RM, Golner BB, Krasinski SD. Impairment of folic acid absorption by post prandial antacid in elderly subjects. Gastroenterol 88(5,2):1563 (1985)

Ruszniewski Ph, Elouaer-Blanc L, Mignon M, Bonfils S. Long term treatment of Zollinger-Ellison Syndrome (ZES) with long acting somatostatin: efficacy on gastric acid and gastrin secretions. Gastroenterology 92:1606 (1987): *215.07*

Rutgeerts P, Vantrappen G, Broeckaert L, Janssens J, Coremans G, Geboes K, Schurmans P. Controlled trial of YAG laser treatment of upper digestive haemorrhage. Gastroenterology 83:410–416 (1982): *302.01, 302.02, 303.03, 307.01, 315.03, 316.01, 316.02, 318.01, 318.02, 319.02*

Rutgeerts P, Vantrappen G, Brassine A, Van Maercke Y, Pen J. Prevention of duodenal ulcer by pirenzepine 50 mg b.i.d. Gastroenterology 88(5):A1563 (1985): *215.07, 237.05, 237.11, 237.12, 240.07, 240.14, 240.15, 241.07, 241.08, 241.09, 243.02, 243.03*

Rutgeerts P, Vantrappen G, Van Hootegem Ph, Broeckaert L, Janssens J, Coremans G. Randomised trial of Bicap electrocoagulation and neodymium-YAG photocoagulation for hemostasis of severely bleeding ulcers. Am Gastroenterol 681 (1986) (abstract)

Rutgeerts P, Vantrappen G, Van Hootegem Ph, Broeckaert L, Janssens J. Coremans G, Geboes K. Neodymium-YAG laser photocoagulation versus multipolar electrocoagulation for the treatment of severely bleeding ulcers: a randomized comparison. Gastrointest Endosc 33:199–202 (1987a): *302.01, 316.01, 316.03, 318.01, 318.03*

Rutgeerts P, Broeckaert L, Coremans G, Janssens J, VanIsveldt J et al. Randomized comparison of three hemostasis modalities for severly bleeding peptic ulcers: epinephrin 1 ‰ injection alone, epinephrin + polidocanol 1 % injection, epinephrin injection followed by YAG laser. Dig Dis Week Chicago, May 11–13, 852 (1987b) (abstract)

Ryan FP, Jorde R, Ehsanullah RSB, Summers K, Wood JR. A single night time dose of ranitidine in the acute treatment of gastric ulcer: a European multicentre trial. Gut 27:784–788 (1986): *249.01, 249.13, 249.28*

Rydning A, Berstad A. Dietary aspects of peptic ulcer disease. Scand JGastroenterol 20(110):29–33 (1985a)

Rydning A, Berstad A. Fibre diet and antacids in the short-term treatment of duodenal ulcer. Scand J Gastroenterol 20:1078–1082 (1985b)

Rydning A, Berstad A. Intragastric bile acid concentrations in healthy subjects and in patients with gastric and duodenal ulcer and the influence of fiber-enriched wheat bran in patients with gastric ulcer. Scand J Gastroenterol 20:801–804 (1985c): *247.10*

Rydning A, Berstad A, Aadland E, Odegaard B. Prophylactic effect of dietary fibre in duodenal ulcer disease. Lancet II:736–739 (1982): *224.00, 254.03, 254.14, 254.25, 254.27*

Rydning A, Weberg R, Lange O, Berstad A. Healing of benign gastric ulcer with low-dose antacids and fiber diet. Gastroenterology 91:56–61 (1986): *249.21*

Sabate-Salvia I, Rodriguez-Sanchon G, Barragon-Rastello F, Frey-Gonzalez E, Escarrabill-Sanglas I. Interaction between theophylline and cimetidine. Effect of cimetidine on the serum clearance of theophylline. Med Clin 83:286–288 (1984): *208.01*

Safrany L, Schott B, Portocarrero G, Krause S, Neuhaus B. Zur Frage der Frühjahrs- und Herbstdisposition des gastroduodenalen Ulcus. Dtsch Med Wochenschr 107:685–687 (1982): *247.17*

Saik RP, Greenburg AG, Peskin GW. Pros and cons of parietal cell versus truncal vagotomy. Am J Surg 148:93–98 (1984): *107.12, 107.13, 107.16, 107.18, 109.12, 109.16, 109.18, 109.19, 119.13, 119.18, 119.20, 119.21*

Salam IMA, Doorly T, Hegarty JH, McMullin JP. Highly selective vagotomy versus truncal vagotomy and drainage for chronic duodenal ulceration: a ten year retrospective study (1972–1982): Ir J Med Sci 153:60–64 (1984): *106.12, 106.15, 107.12, 107.14, 107.16, 109.12, 109.14, 109.16, 118.01, 119.13, 119.16, 119.18, 119.23, 125.08, 125.12, 360.02*

Salem RB, Breland BD, Mishra SK, Jordan JE. Effect of cimetidine on phenytoin serum levels. Epilepsia 24:284–288 (1983): *208.01*

Sallström T. Regarding occupational factors in gastric ulcer und duodenal ulcer. Acta Med Scand 120:340–348 (1945): *247.23*

Salmon PR. Combination treatment: Colloidal bismuth subcitrate with H_2-antagonists. Digestion 37 [Suppl 2]:42–46 (1987)

Samloff IM, Liebman WM, Panitch NM. Serum group I pepsinogens by radioimmunoassay in control subjects and patients with peptic ulcer. Gastroenterology 69:83–90 (1975): *247.28*

Samloff IM, Stemmermann GN, Heilbrun LK, Numura A. Elevated serum pepsinogen I and II levels differ as risk factors for duodenal ulcer and gastric ulcer. Gastroenterology 90:570–575 (1986): *247.28*

Sanchez G, Axelsson C, Kjaer K, Karstoft E, Gotieb K, Hojlund M, Nissen VR. Ranitidine compared with cimetidine in the short term treatment of duodenal ulcer. Scand J Gastroenterol 18(86):70 (1983): *206.01*

Sander R, Pösl H. Endoskopische Lasertherapie. Leber Magen Darm 15:234–240 (1985)

Sanders MG, Schimmel EM. The relationship between granulomatous bowel disease and duodenal ulcer. Dig Dis Sci 17:1100–1108 (1972): *247.04*

Sandweiss DJ. The Sippy treatment for peptic ulcer – fifty years later. Am J Dig Dis 6:926–937 (1961): *224.00*

Santana IA, Sharma BK, Pounder RE, Wood EC, Masters S, Talbot M. 24-hour intragastric acidity during maintenance treatment with ranitidine. Br Med J 289:6456 (1984)

Santhiswaroop V, Garg AK, Naik SR. Efficacy of ranitidine vs cimetidine in duodenal and gastric ulcers. Indian J Gastroenterol 4:53–54 (1985): *206.01*

Santos JEC, Bremner CG, Allen C, Warman B, Fortheringham G, Chleboun JO. Ranitidine in the control of acute upper gastrointestinal haemorrhage. A prospective randomized trial. S Afr Med J 65:1005–1006 (1984): *303.03*

Saperas E, Pique JM, Peres Ayuso R, Bordas JM, Teres J, Pera C. Conservative management of bleeding duodenal ulcer without a visible vessel: prospective randomized trial. Br J Surg 74:784–786 (1987): *308.03, 314.03, 315,07, 319.02, 324.07*

Sasaki H, Nagulesparan M, Samloff M, Straus E, Sievers ML, Dubois A. Low acid output in Pima Indians. A possible cause for their rarity of duodenal ulcer in this population. Dig Dis Sci 29:785–789 (1984)

Sato T, Fukuyama T, Suzuki T, Takayanagi J. Studies of the causation of gastric cancer. The relation between gastric cancer mortality rate and salted food intake in several places in Japan. Bull Inst Public Health 8:187–198 (1959)

Saubier EC, Gouillat S. Caractéristiques et facteurs prévisionnels des récidives ulcéreuse après vagotomie supra-sélective pur ulcère duodénal. A propos de 95 V.S.S. suivies plus de 5 ans. Chirurgie 109:31–38 (1983): *119.13, 125.01, 125.02, 125.03, 125.08, 125.13, 125.14, 125.16, 125.21*

Saubier EC, Gouillat C, Partensky C. Récidives après vagotomie hypersélective pour ulcère duodénal. J Chir (Paris) 119:674–675 (1980): *117.05*

Sawyer D, Conner S, Scalley R. Cimetidine: adverse reactions and acute toxicity. Am J Hosp Pharm 38:Feb (1981)

Sawyers JL, Herrington JL. Perforated duodenal ulcer managed by proximal gastric vagotomy and suture plication. Ann Surg 185:656–660 (1977a): *338.01, 340.01, 341.01, 343.01*

Sawyers JL, Herrington JL, Burney DP. Proximal gastric vagotomy compared with vaogotmy and antrectomy and selective gastric vagotomy and pyloroplasty. Ann Surg 186:510–517 (1977b): *106.06, 106.12, 106.13, 106.14, 106.15, 107.05, 107.12, 107.15, 107.17, 107.18, 109.06, 109.12, 109.15, 109.17, 109.18, 117.05, 118.01, 118.02, 119.06, 119.13, 119.15, 119.17, 119.19*

Sawyers JL, Scott HW. Selective gastric vagotomy with antrectomy or pyloroplasty. Ann Surg 174:541–547 (1971): *107.05, 107.15, 107.17, 109.06, 109.15, 109.17, 119.06, 119.17, 119.19, 125.14, 360.02*

Sawyers JL, Scott HW. Selective gastric vagotomy randomized with antrectomy and pyloroplasty. A prospective study. Bull Suc Int Chir 33:426–430 (1974): *107.06, 107.15, 109.06, 109.15, 109.17, 119.06, 119.17, 119.19, 125.14, 360.02*

Sawyers JL, Herrington JL, Mulherin JL Jr, Whitehead WA, Mody B, Marsh J. Acute perforated duodenal ulcer. Arch Surg 110:527–530 (1975)

Sazie E, Jaffe JP. Severe granulocytopenia with cimetidine and phenytoin. Ann Intern Med 93(1):151–152 (1980): *208.01*

Schafer LW, Larson DE, Melton LJ, Higgins JA, Ilstrup DM. The risk of gastric carcinoma after surgical treatment for benign ulcer disease. N Engl J Med 309:1210–1213 (1983): *111.02*

Schein M, Saadia R, Decker GAG. Perforated peptic ulcer at the J.G. Strijdom Hospital. A retrospective study of 99 patients. S Afr Med J 70:21–23 (1986): *340.01, 340.02, 344.02, 349.03, 349.05, 349.07, 351.09*

Schellong. Die Häufigkeit der Magengeschwürserkrankung bei den (ostpr) Bauarbeitern und ihre soziale Bedeutung. Z Ärztl Fortb 34:245–251 (1937): *247.23*

Schenk J, Schmack B, Rösch W, Domschke W. Controlled trial of carbenoxolone sodium vs. cimetidine in duodenal ulcer. Scand J Gastroenterol (15):103–107 (1980): *229.01, 229.05, 229.09, 230.03, 231.01*

Schentag JJ, Cerra FB, Caller G, DeGlopper E, Rose JQ, Bernhard H. Pharmacokinetic and clinical studies in patients with cimetidine-associated mental confusion. Lancet I:177–181 (1979)

Scheurer U, Witzel L, Halter F, Keller HM, Huber R, Galezzi R. Gastric and duodenal ulcer healing under placebo treatment. Gastroenterology 72:838–841 (1977): *249.35, 249.37*

Schiessel R. Langzeittherapie des Ulcus duodeni. Wien Klin Wochenschr 96(4):131–132 (1985)

Schiller KFR. Short term treatment of duodenal ulcer. Comparisons of ranitidine with cimetidine: UK data In: Misiewicz JJ, Wormsley KG (eds) The clinical use of ranitidine. Medicine Publishing Foundation, Oxford 157–162 (1982): *206.01*

Schiller KFR, Truelove SC, Williams DG. Haematemesis and melaena, with special reference to factors influencing the outcome. Br Med J 2:7–14 (1970): *308.02, 308.03, 324.02, 324.03, 324.09, 324.10*

Schiller LR, Fordtran JS. Ulcer complications during short-term therapy of duodenal ulcer with active agents and placebo. Gastroenterology 90:478–481 (1986): *202.02, 202.03, 212.02, 212.03, 221.01, 221.02*

Schlebusch L, Levin A, Moshal MG. The role of intelligence and depression in Indian and Black duodenal ulcer patients in South Africa. S Afr Med J 60:613–614 (1981): *247.30*

Schlesinger PK, Donahue PE, Mobarhan S, Layden TJ. Bipolar electrocoagulation of the nonbleeding visible vessel. Dig Surg 2:205–208 (1985): *302.01, 307.01, 316.01, 318.01*

Scholtyssek S, Allmendinger G, Blaich E, Schmid E. Jahreszeitliche Häufung von Ulcera duodeni – ein Mythos? Z Gastroenterol 24:175–178 (1986): *247.17*

Schmid E. Epidemiologie, Pahtophysiologie und Therapie des peptischen Geschwürs – neue Erkenntnisse. Aktuel Gerontol 10:51–58 (1980): *247.02, 247.15*

Schmid E, Vollerm K, Allmendinger G, Blaich E, Hofgärtner F. Epidemiologische Resultate der endoskopischen Untersuchungen beim Ulcus ventriculi und Ulcus duodeni. Medwelt 35:281–285 (1984): *247.23*

Schmidt K, Mosbech J, Banke L. Morbidity of peptic ulcer. Scand J Gastroenterol 19:849–852 (1984)

Schreiber HW, de Heer K, Soehendra N. Belastbarkeit des Kranken mit Blutung aus einem Ulcus ventriculi sive duodeni. Langenbecks Arch Chir 364:125–130 (1984): *314.03*

Schröder H, Presselt N, Klauke A-S, Klauke M. Verhalten der Säuresekretion und klinische Ergebnisse nach SPV beim unkomplizierten Ulcus duodeni. Zentralbl Chir 112:285–293 (1987): *107.12, 109.12, 119.13*

Schulthess HK, Häcki WH. Antacida – Gel oder Tabletten. Schweiz Med Wochenschr 115:1016–1019 (1985)

Schultze Kool LJ, Kuijpers TJA, Shaw PC. Giant duodenal ulcer. A report of 12 cases with radiologic and endoscopic correlation. ROFO 143:449–452 (1985): *373.01, 377.01, 379.01*

Schulze AS, Poulsen PE, Christiansen J. Parietalcellevagotomi for Ulcus Duodeni. Ugeskr-Laeger 144(10):710–713 (1985): *106.12, 107.12, 109.12, 117.05, 119.13, 125.14*

Schumpelick V, Massarwa O, Schreiber HW. Prognostische Kriterien der Ulcusübernähung. Langenbecks Arch Chir 357:93–103 (1982): *253.01, 253.02, 253.04, 253.06, 253.16, 338.02, 340.02, 343.01, 347.01, 349.01, 349.02, 349.04, 349.05, 349.09, 350.01, 350.02, 350.03*

Schumpelick V, Henne-Bruns D. Gastrointestinale Blutung – Indikation zur operativen Therapie. Z Gastroenterol 22:109–116 (1984): *308.03, 314.01, 314.03, 315.07, 317.00, 324.02*

Schütz E. Behandlung cimetidinresistenter Ulcera duodeni mit neuem H2-Rezeptor-Antagonisten Ranitin. Therapiewoche 32:2077–2078 (1982): *215.05, 383.01*

Schütz E. Ist bei einer Langzeitanwendung von Ranitidin mit antiandrogenen Eigenschaften zu rechnen? Therapiewoche 33:6188–6194 (1983a): *215.05, 240.08*

Schütz E. Langzeiterfahrungen mit dem neuen H2-Blocker Ranitidin bei Patienten mit chronischer Ulcus-duodeni-Erkrankung. Der Kassenarzt 23:46 (1983b): *215.05, 240.08*

Schütze K, Hentschel E, Weiss W, Kratochvil P, Brandstätter G, Menthe W, Okulski G. Therapie des Ulcus duodeni und Ulcus ad pylorum mit cimetidin 800 mg nocte. Wien Klin Wochenschr 98(8):237–239 (1986)

Schwamberger K, Reissigl H. Carbenoxolone patients with gastric ulcers. A double-blind trial. Scand J Gastroenterol 15 [Suppl 65]:59–60 (1980)

Schwartz JI, Bachmann KA, Bond LW, Mahajan VK. Impact of cimetidine on the pharmacokinetics of theophylline. Clin Pharm 1:534–538 (1982): *208.01*

Schwartz K. Über penetrierte Magen- und Jejunalgeschwüre. Bruns Beitr Klin Chir 67:96–128 (1910)

Schweizer W, Muller C. Einfache Übernähung oder definitive Operation beim perforierten Gastroduodenalulkus? Acta Chir Helv 53:163–165 (1986): *340.03*

Scobie BA. Gastric ulcer treatment with carbenoxolone sodium. NZ Med J 65:308–309 (1966)

Scott JT, Porter IH, Lewis SM, Dixon AStJ. Studies of gastrointestinal bleeding caused by corticosteroids, salicylates, and other analgesics. Q J Med 30:167–188 (1961): *248.10, 248.15*

Segal I, Solomon A, Ou Tim L, Lawson HH, Sottomayer CG. The giant duodenal ulcer syndrome. S Afr Med J 52:724 (1977): *369.00, 372.00, 380.00*

Segal I, Dubb AA, Ou Tim L, Solomon A, Sottomayor CG, Zwane EM. Duodenal ulcer and working-class mobility in an African population in South Africa. Br Med J 1:469–472 (1978): *247.02, 247.15, 247.23, 247.30, 247.35*

Segawa K, Nakazawa S, Tsukamoto Y, Kurita Y, Goto H, Fukui A, Takano K. Peptic ulcer is prevalent among shift workers. Dig Dis Sci 32:449–453 (1987): *247.23*

Segger JS, Barzilay M, Schey G. Ranitidine does not ordinarily affect theophylline levels. Ann Allergy 55:502 (1985): *208.02*

Segi M, Fujisaku S, Kurihara M. Mortality for gastric and duodenal ulcer in countries and its geographical correlation on mortality for gastric and intestinal cancer. Schweiz Z Pathol Bakt 22:777–782 (1959)

Seidel W, Troidl H, Lorenz W, Rohde H, Richter H, Drews H, Hamelmann H. Eine prospektive, kontrollierte Studie zur selektiven Vagotomie beim chronischen Duodenalulcus: Frühergebnisse mit einer standardisierten Operationsauswahl und Operationstechnik. Klin Wochenschr 51:477–486 (1973): *106.06, 106.15, 107.05, 109.06, 109.15, 119.06, 119.11, 119.17, 125.15, 360.02*

Seitz HK, Bosche J, Czygan P, Veith S, Simon B, Kommerell B. Increased blood ethanol levels following cimetidine but not ranitidine. Lancet I:760 (1983): *208.02*

Seitz W, Rothmund M, Kraushaar G. Die chirurgische Behandlung des Gastroduodenalulcus beim alten Menschen. Langenbecks Arch Chir 356:95–103 (1982): *107.07, 122.01, 308.03, 329.01, 340.01, 340.02*

Selking Ö, Krause U, Nilsson F, Thoren L. Parietal cell vagotomy and truncal vagotomy as treatment of duodenal ulcer. Acta Chir Scand 147:561–567 (1981): *106.12, 106.15, 107.12, 107.16, 109.12, 109.14, 109.16, 117.05, 119.13, 119.16, 119.18, 125.14, 360.02, 368.01*

Serlin MJ, Sibeon RG, Mossman S, Breckenridge AM, Williams JRB, Atwood JL, Willoughby JMT. Cimetidine: interaction with oral anticoagulants in man. Lancet II:317–319 (1979): *208.01*

Serlin MJ, Sibeon RG, Breckenridge AM. Lack of effect of ranitidine on warfarin action. Br J Clin Pharmacol 12(6):791–794 (1981): *208.01, 208.02*

Sewing KF, Malchow H, Albinus M, Horn B, Schomerus H, Dölle W. Cimetidin in der stationären Behandlung des peptischen Ulkus. Dtsch Med Wochenschr 103:152–154 (1979): *202.02, 221.01*

Seydl G, Matzkait G, Klütz W. Das Magen- und Zwölffingerdarmgeschwür nach dem Kriege. Ein statistischer Überblick über 5 Jahre. Ärztl Wochenschr 10:629–631 (1955): *247.23*

Shapiro PA. Cimetidine-imipramine interaction: case report and comments. Am J Psychiatry 141(1):152 (1984): *208.01*

Shaw G, Bury RW, Mashford ML, Breen KJ, Desmond PV. Cimetidine impairs the elimination of chlormethiazole. Eur J Clin Pharmacol 21:83–85 (1981): *208.01*

Sheers R, McKay JS, Hughes S. Ranitidine and duodenal ulceration: a short-term and maintenance study. J R Soc Med 75:323–326 (1982): *215.05, 237.06, 238.06, 240.08, 241.10, 243.04*

Sherbaniuk RW, Wensel RH, Bailey RJ, Kirdeikis P, Fisher D, Thomson AB. Comparison study of cimetidine and mylanta II in the 6-week treatment of gastric ulcer. J Clin Gastroenterol 7(3):211–215 (1985)

Sherman RA, Hwang ER, Walker JA, Eisinger RP. Reduction in serum phosphorus due to sucralfate. Am J Gastroenterol 78:210–211 (1983)

Shield MJ. Interim results of multicenter international comparison of misoprostol and cimetidine in the treatment of out-patients with benign gastric ulcers. Dig Dis Sci 30(11):178–184 (1985): *249.01, 249.13, 249.28*

Shields LI, Files JA, Doli DC, Greenberg BR. Ranitidine and agranolocytosis. Ann Intern Med 104:128 (1986)

Schreeve DR, Klass HJ, Jones PE. Comparison of cimetidine and tripotassium dicitrato bismuthate in healing and relapse of duodenal ulcers. Digestion 28:96–101 (1983): *226.04, 227.03, 229.01, 229.05, 229.09, 230.03, 230.04, 230.08, 231.01, 249.01, 249.02, 249.03, 249.15, 249.28*

Shrivastava RK, Siegel H. The role of tricyclics and benzodiazepine compounds in the treatment of irritable gut syndrome and peptic ulcer disease. Psychopharmacology Bull 20:616–621 (1984)

Shushan E, Novis B, Pomeranz I. Clinical and ost benefit study of cimetidine for duodenal ulcer. Harefuah 104:51–53 (1983): *257.15*

Siddiqi SMZA, Tildesley G, Pickens PT, McNay RA. Cimetidine in acute upper gastrointestinal bleeding. Br Med J 1:954–955 (1979)

Siewert JR. Kontra medikamentöse Langzeittherapie beim Ulcus duodeni. Z Gastroenterol 22(4):198–200 (1984a)

Siewert JR, Hölscher AH, Blum AL. Ulcuskomplikationen In: Demling L, Domschke S (Hrsg) Klinische Gastroenterologie. Thieme, Stuttgart:367–378 (1984b)

Siewert JR, Muller C. Proximal-gastrische Vagotomie – Eine Zwischenbilanz. Chirurg 52:511–518 (1981)

Siewert JR, Bauer H. Therapeutisches Prinzip – Vagotomie. In: Blum AL, Siewert JR (Hrsg) Ulcus-Therapie. Springer, Berlin Heidelberg New York:355–397 (1982)

Siewert JR, Hölscher AH. 20 Jahre Vagotomie: Indikation und Verfahrenswahl – Ulcus duodeni. Zentralbl Chir 111:953–966 (1986a)

Siewert JR, Hölscher AH. Billroth I gastrectomy. In: Nyhus LM, Wastell C (eds) Surgery of the stomach and duodenum. Little, Brown, Boston:263–290 (1986b)

Siwert JR, Hölscher AH, Ultsch B. Chirurgische Therapie des blutenden gastroduodenalen Ulcus. Zentralbl Chir 110:1033–1042 (1985): *302.01*

Siewert JR, Bumm R, Hölscher AH, Dittler HJ. Obere gastrointestinale Ulcusblutung – Letalitätssenkung durch früh-elektive chirurgische Therapie von Risikopatienten. Dtsch Med Wochenschr 114:447–452 (1989)

Siim C, Lublin HK, Jensen HE. Selective gastric vagotomy and drainage for duodenal ulcer: a 10–13-year follow-up study. Ann Surg 194:687–691 (1981): *107.15, 109.15, 110.03, 111.03, 118.02, 119.02, 119.17, 119.23, 360.02, 368.02*

Silen W. Pathogenetic factors in erosive gastritis. Am J Med 79(2C):45–48 (1985)

Silver BA, Bell WR. Cimetidine potentiation of the hypothrombinemic effect of warfarin. Ann Intern Med 90:348–349 (1979): *208.01*

Silvis SE, Final report on the United States multicenter trial comparing ranitidine to cimetidine as maintenance therapy following healing of duodenal ulcer. J Clin Gastroenterol 7(6):482–487 (1985): *215.03, 237.01, 237.03, 237.06, 238.01, 238.03, 238.06, 240.01, 240.03, 240.08, 241.02, 241.04, 241.10, 241.11, 243.01, 243.04*

Silvoso GR, Ivey KJ, Butt JH, Lockard OO, Holt SD, Sisk C, Baskin NW, Mackercher PA, Hewett J. Incidence of gastric lesions in patients with rheumatic disease on chronic aspirin therapy. Ann Int Med 91:517–520 (1979): *247.26*

Simon B, Müller P, Dammann HG. Ranitidin versus Cimetidin. Therapiewoche 32:2991–2993 (1982a)

Simon B, Müller P. Safety profile of ranitidine. In: Riley AJ, Salmon PR (eds) Ranitidine. Proc Int Symp, VII World Congr of Gastroenterol. Stockholm 1982, Amsterdam:181–189 (1982b)

Simon B, Müller P. Ranitidin bei sogenannter Cimetidin-Resistenz. Dtsch Med Wochenschr 107(4):478 (1982c)

Simon B, Müller P, Dammann HG. Safety profile of ranitidine. Scand J Gastroenterol 17(78):90 (1982d)

Simon B, Dammann HG, Jakob G, Miederer SE, Müller P, Ottenjann R, Paul F, Scholten T, Schütz E, Seifert E, Stadelmann O. Famotidine versus ranitidine for the short-term treatment of duodenal ulcer. Digestion 32(1):32–37 (1985a)

Simon B, Dammann HG, Jacob G, Miederer SE, Müller P, Ottenjann R, Paul F, Scholten TH, Schütz E, Seifert E, Stadelmann O. Famotidin versus Ranitidin in der Akutbehandlung der Ulcus-duodeni-Erkrankung. Eine Multizenter-Vergleichsstudie in Deutschland. Z Gastroenterol 23:47–51 (1985b)

Simon B, Bianchi Porro G, Cremer M, Dobrilla G, Haglund U, Dunn SL, Summers K. A single nighttime dose of ranitidine 300 mg versus ranitidine 150 mg twice daily in the acute treatment of duodenal ulcer: a European multicenter trial. J Clin Gastroenterol 8:367–370 (1986): *206.01, 206.03*

Simon B, Cremer M, Dammann HG, Hentschel E, Keohane PP, Mulder H, Müller P, Sarles H. 300 mg nizatidine at night versus 300 mg ranitidine at night in patients with duodenal ulcer. A multicentre trial in Europe. Scand J Gastroenterol 22

[Suppl 136]:61–70 (1987): *249.01, 249.02, 249.09, 249.11, 249.13, 249.28, 249.29, 249.35*

Simon L. Comparison of ranitidine and cimetidine in short-term treatment of duodenal ulcer. Off Bull Hung Soc Gastroenterol 4:69–74 (1984)

Simpson CJ, Lamont G, McSonald I, Smith IS. Does cimetidine alter the prognosis after perforated duodenal ulcer? The British Soc Gastroenterol. Antrum Meeting. Sept. P62:18–20 (1985): *341 02, 344.02, 347.01*

Sippy BW. Gastric and uodenal ulcer. Medical cure by an efficient removal of gastric juide corrosion. JAMA 64:1625–1630 (1915)

Sirinek KR, Levine BA, Schwesinger WH, Aust JB. Simple closure of perforated peptic ulcer: still an effective procedure for patients with delay in treatment. Arch Surg 116:591–596 (1981): *338.02, 340.02, 347.01, 349.02, 349.04*

Sirinek KR, O'Dorisio TM. Elevated levels of fasting and glucose-stimulated pancreatic polypeptide in patients with duodenal ulcer. Am J Surg 151:679–683 (1986): *247.27*

Sitges-Serra A, Cabrol J, Gibern JM, Simo J. A randomized trial of gastric decompression after truncal vagotomy and anterior pyloroectomy. Surg Gynacol Obstet 158:557–560 (1984)

Sjodin I. Psychotherapy in peptic ulcer disease. A controlled outcome study. Acta Psychiatr Scand 307:1–90 (1983): *249.25*

Skarstein A. Partial gastrectomy for peptic ulcer by the Krönlein method. Long-term health condition and working capacity. Scand J Gastroenterol 15:1–7 (1980): *106.10, 107.07, 109.10, 119.11, 123.02, 123.03, 123.04, 123.08*

Skarstein A, Hoisaeter PA. Perforated peptic ulcer: comparison of long term results following partial gastric resection or simple closure. Br J Surg 63:700–703 (1976): *338.01, 338.02, 338.03, 340.01, 340.02, 340.03, 341.01, 341.02, 341.03, 343.02, 347.01, 347.02, 347.03*

Skellenger ME, Jordan PH. Complications of vagotomy and pyloroplasty. Surg Clin North Am 63(6):1167–1180 (1983)

Small WP. The results of surgery for duodenal ulcer. Scott Med J 25:281–286 (1980)

Smart HL, Langman JS. Late outcome of bleeding gastric ulcers. Gut 27:926–928 (1986): *310.01, 310.02, 321.01, 321.04*

Smith AC, Price AB, Borriello P, Levi AJ. A comparison of ranitidine and tripotassium dicitrato-bismuth (TDB.) in relapse rates of duodenal ulcer. The role of campylobacter pylori (CP). Gastroenterology 94(5):A431 (1988)

Smith G, Irving AD. Age at operation and the results of truncal vagotomy and gastrectomy for chronic duodenal ulcer. Surg Gynecol Obstet 152:153–155 (1981): *102.04, 107.16, 109.16, 119.18, 123.02, 125.02*

Smith MP. Decline in duodenal ulcer surgery. JAMA 237:987–988 (1977): *220.03*

Smith MS, Benyunes MC, Bjornsson TD, Shand DG, Pritchett LC. Influence of cimetidine on verapamil kinetics and dynamics. Clin Pharmacol Ther 36:551–554 (1984): *208.01*

Smith PM, Edwards JL, Aubrey DA. Gastric secretory studies and cimetidine treatments in gastric ulcers In: Castell C, Lance P (eds) Cimetidine – The Westminster Hospital Symposium 1978. Churchill Livingstone, Edinburgh:258–272 (1978)

Smith RN. Ranitidine and cimetidine in long-term maintenance therapy for duodenal ulcer prevention: design of trials. In: Ranitidine therapeutic advances. Abstracts of an Int Symp, Glaxo, London (1984)

Smith RN, Elsdon-Dew RW. Alleged impotence with ranitidine. Lancet II:798 (1983)

Söderlund C. Vasopressin and glypressin in upper gastrointestinal bleeding. Scand J Gastroenterol 22 [Suppl 137]:50–55 (1987)

Soehendra N. Injektionsmethode zur Blutstillung im Gastrointestinaltrakt. Z Gastroenterol 21:259–262 (1983)

Soehendra N, Dohmoto M, Eckmann B. Endoskopische Injektionsbehandlung. Leber Magen Darm 15:241–246 (1985): *302.01, 316.01*

Solhaug JH, Garling L, Glise H, Hallerbäck B, Hallgren T, Kagevi I, Svedberg LE, Wählby L. Ulcer recurrences following initial ulcer healing with Sucralfate or Cimetidine. Scand J Gastroenterol 22 [Suppl 127]:77–80 (1987): *226.02, 226.03, 226.04, 227.01, 227.02, 227.03, 228.01, 229.01, 229.05, 229.09, 230.03, 230.04, 230.07, 231.01, 254,17, 254,20, 254,25 254,33*

Soll AH, Isenberg JI. Duodenal ulcer disease. In: Sleisinger MH (ed) Gastrointestinal disease, 3rd edn. Saunders, Philadelphia:625–672 (1983)

Somerville K, Faulkner G, Langman M. Non-steroidal anti-inflammatory drugs and bleeding peptic ulcer. Lancet I:462–464 (1986): *248.10*

Somerville KW. Somatostatin in treatment of haematemesis and melaena. Lancet I:130–132 (1985): *303.06, 303.07, 303.08, 315.06, 315.07, 315.08, 319.05, 319.06, 319.07*

Somogyi A, Heinzow B. Cimetidine reduces procainamide elimination. N Engl J Med 307:1080 (1982a)

Somogyi A, McLean A, Heinzow B. Cimetidine-procainamide pharmacokinetic interaction in man: evidence of competition for tubular secretion of basic drugs. Eur J Clin Pharmacol 25:339–345 (1983): *208.01*

Somogyi A, Bochner F. Dose and concentration dependent effect of ranitidine on procainamide disposition and renal clearance in man. Br J Clin Pharmacol 18:175–181 (1984): *208.02*

Sonnenberg A. Changes in physician visits for gastric and duodenal ulcer in the United States during 1958–1984 as shown by National Disease and Therapeutic Index (NDTI). Dig Dis Sci 32:1–7 (1987): *257.02, 257.08*

Sonnenberg A. Endoscopic screening for gastric stump cancer-would it be beneficial? Gastroenterology 87:489–495 (1984a)

Sonnenberg A. Occurrence of a cohort phenomenon in peptic ulcer mortality from Switzerland. Gastroenterology 86:398–401 (1984b): *247.21, 257.17, 257.18, 257.20*

Sonnenberg A, Müller H. Cohort and period effects in peptic ulcer mortality from Japan. J Chron Dis 37:699–704 (1984c): *247.23, 257.20*

Sonnenberg A, Müller H, Pace F. Birth-cohort analysis of peptic ulcer mortality in Europe. J Chron Dis 38:309–317 (1984d): *247.21*

Sonnenberg A. Comparison of different strategies for treatment of duodenal ulcer. Br Med J 290:1185–1187 (1985a)

Sonnenberg A. Geographic and temporal variations in the occurrence of peptic ulcer disease. Scand J Gastroenterology 20(110):11–24 (1985b): *249.12, 257.04*

Sonnenberg A. Smoking is not responsible for the birth-cohort patterns of peptic ulcer mortality in the United Kingdom. Gastroenterology 88(5):1594 (1985c): *247.32*

Sonnenberg A. Disability pensions due to peptic ulcer in Germany between 1953 and 1983. Am J Epidemiol 122:106–111 (1985d): *247.23, 257.12*

Sonnenberg A. Folgeerkrankungen resezierender Ulkuschirurgie. Verdauungskrankheiten 4:201–207 (1985e)

Sonnenberg A, Fritsch A. Changing mortality of peptic ulcer disease in Germany. Gastroenterology 84:1553–1557 (1983a)

Sonnenberg A, Schmid P, Müller-Lissner SA, Vogel E, Blum AL. Welche Faktoren begünstigen die Heilung und die Rezidiventstehung beim Duodenalulcus. Schweiz Med Wochenschr 111, 22:823–824 (1983b)

Sonnenberg A, Haas J. The joint effect of occupation and nationality on the prevalance of peptic ulcer in German workers. Br J Ind Med 43(7):490–493 (1986a): *247.23*

Sonnenberg A. Dietary salt and gastric ulcer. Gut 27:1138–1142 (1986b): *247.25*

Sonnenberg A, Sonnenberg GS. Occupational factors in disability pensions for gastric and duodenal ulcer. J Occup Med 28:87–90 (1986c): *247.23*

Sonnennerg A, Sonnenberg GS. Occupational mortality from gastric and duodenal ulcer. Br J Ind Med 43:50–55 (1986d): *247.03, 247.23*

Sonnenberg A, Webersinke R. The costs of medical and surgical treatment of duodenal ulcer disease. Gastroenterology 90(2):A 1643 (1986e): *257.10*

Sonnenberg A. Smoking and mortality from peptic ulcer in the United Kingdom. Gut 27:1369–1372 (1986f): *247.32*

Sonnenberg A, Hefti ML. Kosten der postoperativen Syndrome – Eine Kostenanalyse am Beispiel des Ulcus duodeni. Postoperative Syndrome. Springer, Berlin Heidelberg New York: 3–18 (1980): *258.10*

Sonnenberg A, Kiene K, Weber KB, Pelloni S, Peter P, Wienbeck M, Strohmeyer G, Blum AL. Rezidivprophylaxe des Ulcus duodeni mit Cimetidin. Dtsch Med Wochenschr 104:725–730 (1979): *215.02, 239.01, 240.01, 240.02, 240.07, 249.02, 249.03, 249.13, 249.34, 254.01, 254.03, 254.04, 254.14, 254.25, 254,29, 254,31*

Sonnenberg A, Müller-Lissner SA, Vogel E, Schmid P, Gonvers JJ, Peter P, Strohmeyer G, Blum AL. Predictors of duodenal ulcer healing and relapse. Gastroenterology 81:1061–1067 (1981): *215.02, 240.01, 240.02, 240.05, 240.07, 240.14, 240.15, 241.02, 241.03, 241.06, 241.07, 241.08, 241.09, 249.01, 249.02, 249.03, 249.05, 249.09, 249.13 249.18, 249.28, 249.35, 254.01, 254.03, 254.04, 254.06, 254.11, 254.14, 254.17, 254.25, 254.29, 254.31*

Sonnenberg A, Arnold R, Fritsch A. Epidemiologie und Genetik der Ulcuskrankheit In: Blum AL, Siewert JR (Hrsg) Ulcus-Therapie. Springer, Berlin Heidelberg New York: 3–22 (1982)

Sonnenberg A. Concordant occurrence of gastric and hypertensive diseases. Gastroenterology 95:42–48 (1988)

Sonnenberg A. Costs of medical and surgical treatment of duodenal ulcer. Gastroenterology 96:1445–1452 (1989)

Sontag S, Graham DY, Belsito A, Weiss J, Farley A, Grunt R, Cohen N, Kinnear D, Davis W. Archambault A, Achord J, Thayer W, Gillies R, Sidorov J, Sabesin SM, Dyck W, Fleshler B, Cleator I, Wenger J, Opekun A. Cimetidine, cigarette smoking, and recurrence of duodenal ulcer. N Engl J Med 311:689–693 (1984): *215.02, 237.01, 237.02, 237.05, 238.01, 238.05, 241.02, 241.03, 241.05, 241.09, 243.01, 243.03, 255.03, 255.04, 255.13, 255.24, 255.25, 240.01, 240.02*

Sontag S, Vlahcevic ZR, Orr W, McCallum RW, Zimmermann T, Behar J, Begun J, Tiffany D, GERD Study Group, Hines VA, Hines IL. Ranitidine versus placebo in long-term treatment of gastroesophageal reflux (GERD). Gastroenterology 88:A 1595 (1985)

Sontag SJ, Mazure PA, Pontes JF, Beker SG, Dajani EZ. Misoprostol in the treatment of duodenal ulcer. A multicenter double-blind placebo-controlled study. Dig Dis Sci 30 [Nov Suppl]:159S–163S (1985): *249.28*

Sorkin EM, Darvey DL. Review of cimetidine drug interactions. Drug Intell Clin Pharm 17:110–120 (1983a)

Sorkin EM, Ogawa GS. Cimetidine potentiation of narcotic action. Drug Intell Clin Pharm 17:60–61 (1983b): *208.01*

Souza-Lima MA. Ranitidine and the liver. Ann Intern Med 102(2):273–274 (1985)

Spahn H, Mutschler E, Kirch W, Hoensch H, Ohnhaus EE, Janisch HD. Influence of ranitidine on plasma metoprolol concentrations. Br Med J 287:838 (1983a)

Spahn H, Mutschler E, Kirch W, Ohnhaus EE, Janisch HD. Influence of ranitidine on plasma metoprolol and atenolol concentrations. Br Med J 286:1546–1547 (1983b)

Speeg KV, Patwardhan RV, Avant GR, Mitchell MC, Schenker S. Inhibition of microsomal drug metabolism by histamine H2-receptor antagonists studied in vivo and in vitro in rodents. Gastroenterology 82(1):89–96 (1982)

Spence RW, Celestin LR. Gynaecomastia associated with cimetidine. Gut 20:154–157 (1979)

Speranza V, Basso N, Lezoche E, Materia A, Bagarani M, Paduos A. Management and long-term results in patient with two-thirds gastrectomy and stomal ulcer. Am J Surg 141:105–110 (1981): *356.01, 357.01, 359.01, 360.02*

Spicer CC, Stewart DN, Winser DM. Perforated peptic ulcer during the period of heavy air raids. Lancet I:14 (1944): *247.30, 253.08*

Spickett GP. Ranitidine and the heart. Lancet II:616 (1982)

Spiro H. Camp Ylobacter – Colorado 1987. J Clin Gastroenterol 10:7–9 (1988)

Spychal RT, Wickham NWR. Thrombocytopenia associated with ranitidine. Br Med J 291:1687 (1985): *215.05*

Stabile BE, Passaro E. Recurrent peptic ulcer. Gastroenterology 70:124–135 (1976)

Stabile BE, Ippoliti AF, Walsh JH, Passaro E. Failure of histamine H2-antagonist therapy in Zollinger-Ellison syndrome. Am J Surg 145:17–23 (1983): *215.01*

Stabile BE, Tzu-Ming C, Hiatt JR, Passaro E Jr. Peptic ulcer complications in high-risk patients. World J Surg 11:345–349 (1987)

Stacher G, Bauerfeind A, Blum AL. Psyche, zentrales Nervensystem und Gastrointestinaltrakt. Einleitung und Physiologie. Dtsch Med Wochenschr 111:791–795 (1986a)

Stacher G, Blum AL. Psyche, zentrales Nervensystem und Gastrointestinaltrakt. Pathophysiologie. Dtsch Med Wochenschr 111:828–833 (1986b)

Stadelmann O, Elster K, Stolte M, Miederer SE, Deyhle P, Demling L, Siegenthaler W. The peptic gastric ulcer – histotopography and functional investigations. Scand J Gastroenterol 4:613–623 (1971)

Stael von Holstein C, Graffner H, Oscarson J. One hundred patients ten years after parietal cell vagotomy. Br J Surg 74:101–103 (1987a): *109.12, 118.01, 119.13, 125.22*

Stael von Holstein CCS, Eriksson SBS, Källen R. Tranexamic acid as an aid to reducing blood transfusion requirements in gastric and duodenal bleeding. Br Med J 294:7–10 (1987b): *303.06, 303.07, 303.08, 319.05, 319.06, 319.07*

Stage JG, Henriksen FW, Kehlet H. Cimetidine treatment of recurrent ulcer. Scand J Gastroenterol 14:977–979 (1979): *353.03, 360.01, 362.01, 354.03, 361.01, 363.01*

Stage JG, Friis J, Nielsen OV. Ranitidine treatment of postoperative recurrent ulcers. Scand J Gastroenterol 18(86):80 (1983): *354.03, 361.01, 366.01*

Starlinger M, Skodler WD, Kwasny O, Hofbauer F, Schiessel R. Langzeitergebnisse der selektiv-proximalen Vagotomie. Wien Klin Wochenschr 96:144–149 (1984): *106.12, 107.12, 109.12, 119.13, 306.01, 308.03, 309.01, 313.01, 330.01, 331.01, 338.01, 340.01, 341.01, 343.01, 360.02*

Statistical Bulletin Apr-Jun 1982. Mortality from peptic ulcers in the United States. Stat Bull Metrop Life Found 63:7–9 (1982): *257.03, 257.17, 257.18*

Steen J. Acid and cholinergic inhibition of gastrin release in normal subjects and duodenal ulcer patients. Scand J Gastroenterol 18(86):80 (1983)

Steer HW. The gastro-duodenal epithelium in peptic ulceration. J Pathol 146:355–362 (1985): *247.07*

Steer HW, Hawtin P, Newell DG. The effect of surgical treatment of chronic duodenal ulceration on Campylobacter pylori colonisation of the stomach. Workshop: Gastroduodenal pathology and Campylobacter pylori, Bordeaux (1988) (abstract)

Steigmann F, Shulman B. The time of healing of gastric ulcers: implications as to therapy. Gastroenterol 20:20–26 (1952): *112.01, 249.02, 249.35*

Steinberg WM, Lewis JH, Katz DM. Antacids inhibit the absorption of cimetidine. N Engl J Med 307:400–404 (1982)

Steinberg WM, Lewis JH, Katz DM. Transient cimetidine resistance. J Clin Gastroenterol 6:355–359 (1984)

Steinheber FC. Aging and the stomach. Clin Gastroenterol 14:657–688 (1985)

Stemmermann G, Haenszel W, Locke F. Epidemiologic pathology of gastric ulcer and gastric carcinoma among Japanese in Hawaii. J Natl Cancer Inst 58:77–80 (1977): *247.04, 247.06, 247.23, 247.25, 247.32*

Stemmermann GN, Marcus EB, Buist AS, MacLean CJ. Relative impact of smoking and reduced pulmonary function on peptic ulcer risk. Gastroenterology 96:1419–1924 (1989)

Stewart DN, Winser R. Incidence of perforated peptic ulcer. Effect of heavy air-raids. Lancet I:259–261 (1942): *253.08*

Stiel D. Should patients on corticosteroids receive ulcer prophylacxis? Curr Ther 25:12–13 (1984a)

Stiel D, Barnes PR, Ruppin DC, Byth K, Heap TR. Cimetidine reduces the risk of rebleeding from duodenal ulcer displaying signs of recent haemorrhage. Scand J Gastroenterol 19:798–801 (1984b): *303.03, 303.06, 304.03, 315.03, 315.06, 319.02, 319.05*

Stille M. Ulkusrezidiv-Prophylaxe durch Psychotherapie? MMW 127(22):583–585 (1985): *225.00*

Stockley I, Kiff ES. Gastric carcinoma arising during five years treatment with cimetidine for duodenal ulceration. Br J Clin Pract 41:578–579 (1987): *213.01*

Stoddard CJ, Johnson AG, Duthie HL. The four to eight year results of the Sheffield trial of elective duodenal ulcer surgery – highly selective or truncal vagotomy? Br J Surg 71:779–782 (1984): *106.12, 106.15, 107.12, 107.14, 107.16, 109.12, 109.14, 109.16, 119.13, 119.16, 119.18*

Storey DW, Boulos PB, Ward MW, Clark CG. Proximal gastric vagotomy after five years. Gut 22:702–704 (1981a): *107.12, 110.03, 117.05, 118.01, 119.13, 360.02*

Storey DW, Bown SG, Swain CP, Salmon PR, Kirkham JS, Northfield TG. Endoscopic prediction of recurrent bleeding in peptic ulcers. N Engl J Med 305:915–916 (1981b): *303.07, 317.00, 321.03, 324.05, 325.01*

Stosiek P, Borchert G, Ebermann W, Kluge W. Morphologische und klinische Untersuchungen zur Ätiologie des Magenstumpfkarzinoms. Z Klin Med 40(8):563 (1985)

Ström M, Gotthard R, Bodemar G. Antacid-anticholinergic, cimetidine and placebo in treatment of active peptic ulcers. Scand J Gastroenterol 16:593–602 (1981): *202.04, 207.01, 229.01, 229.02, 229.05, 229.07, 229.09, 230.06, 249.28, 254.29*

Ström M, Bodemar G, Norlander B, Walan A. The predictive value of cimetidine-induced inhibition of gastric acid secretion on the outcome of treatment in peptic ulcer disease. Scand J Gastroenterol 19:639–642 (1984a)

Ström M, Bodemar G, Lindhagen J, Sjödahl R, Walan A. Cimetidine or parietal-cell vagotomy in patients with juxtapyloric ulcers. Lancet II:894–897 (1984b): *106.12, 107.12, 119.13, 215.01, 240.01, 241.02, 244.01, 254.33*

Ström M, Berstad A, Bodemar G, Walan A. Results of short- and long-term cimetidine treatment in patients with juxtapyloric ulcers, with special reference to gastric acid and pepsin secretion. Scand J Gastroenterol 21:521–530 (1986a): *215.01, 241.02, 243.01, 249.23, 249.30, 246.36, 249.37, 254.18, 254.29, 254.31*

Ström M, Bodemar G, Gotthard R, Walan A. Duodenal, prepyloric, and combined duodenal/prepyloric ulcer disease: Three distinct entities of juxtapyloric ulcer disease? Scand J Gastroenterol 21:1105–1110 (1986b): *125.22*

Sturdevant RAL. Epidemiology of peptic ulcer. Report of a conference. Am J Epidemiol 104(1):9–14 (1976)

Sturdevant RAL, Isenberg JI, Secrist D, Ansfield J. Antacid and placebo produced similar pain relief in duodenal ulcer patients. Off Publication of the Am Gastroenterol Assec 72:1–5 (1977)

Sturniolo G, Carditello A, Bartolotta M, Bonavita G, Saitta E. Actualité de la vagotomie double tronculaire avec antrectomie dans le traitement chirurgical de l'ulcère duodénal. Ann Chir 37:360–363 (1983): *107.05, 119.06, 119.11, 119.13, 119.18*

Sugawa C, Fujita Y, Ikeda T, Walt AJ. Endoscopic hemostasis of bleeding of the upper gastrointestinal tract by local injection of ninety-eight per cent dehydrated ethanol. Surg Gynecol Obstet 162:159–163 (1986): *302.01, 307.01, 316.01, 318.01*

Susser M. Causes of peptic ulcer. A selective epidemiologic review. J Chron Dis 20:435–456 (1967)

Susser M. Period effects, generation effects and age effects in peptic ulcer mortality. J Chron Dis 35:29–40 (1982): *247.21, 247.23*

Susser M, Stein Z. Civilization and peptic ulcer. Lancet I:115–119 (1962): *247.21*

Sutton DR. Gastric ulcer healing with tripotassium dicitrato bismuthate and subsequent relapse. Gut 23:621–624 (1982): *216.01, 229.09, 254.29, 383.01*

Svanes C, Salvesen H, Stangeland L, Soreide O, Svanes K. Efficiency in the treatment of perforated peptic ulcer. Scand J Gastroenterol 22 [Suppl 135]:15 (1987)

Svedberg LE, Carling L, Glise H, Hallerbäck B, Kagevi I, Solhaug JH, Wählby L. Short-term treatment of prepyloric ulcer. Comparison of sucralfate and cimetidine. Dig Dis Sci 32:225–231 (1987): *249.28*

Svedlund J, Sjödin I. A psychosomatic approach to treatment in the irritable bowel syndrome and peptic ulcer disease with aspects of the design of clinical trials. Scand J Gastroenterol 20(109):147–151 (1985): *225.00*

Svendsen LB, Christiansen PM, Bonnevie O. Gastric ulcer therapy with a pepsin-inactivating peptide, pepstatin: a double-blind randomized clinical trial. Scand J Gastroenterol 14:929–932 (1979)

Swain CP. When and why do ulcers bleed and what can be done about it? Aliment Pharmacol Therap 1:455S–467S (1987)

Swain CP, Bown SG, Storey DW, Kirkham JS, Northfield TC, Salmon PR. Controlled trial of argon laser photocoagulation in bleeding peptic ulcers. Lancet II:1313–1316 (1981): *302.01, 302.02, 303.03, 307.01, 315.03, 316.01, 316.02, 318.01, 318.02, 319.02, 321.02*

Swain CP, Bown SG, Salmon PR, Kirkham JS, Northfield TC. Controlled trial of Nd YAG laser photocoagulation in bleeding peptic ulcer. Gastroenterology 84:1327 (1983): *302.01, 302.02, 303.07, 307.01, 315.02, 316.01, 316.02, 318.01, 318.02, 319.06*

Swain CP, Storey DW, Brown SG, Heath J, Mills TN, Salmon PR, Northfield TC, Kirkham JS, O'Sullivan JP. Nature of bleeding vessel in recurrently bleeding ulcers. Gastroenterology 90:595–608 (1986a): *303.07, 315.07, 319.06, 321.02, 324.05, 325.01*

Swain CP, Kirkham JS, Salmon PR, Bown SG, Northfield TC. Controlled trial of Nd-YAG laser photocoagulation in bleeding peptic ulcer. Lancet I:1113–1117 (1986b): *302.01, 302.02, 303.03, 307.01, 315.03, 316.01, 316.02, 318.01, 318.02*

Szabo S. Biology of disease. Pathogenesis of duodenal ulcer disease. Lab Invest 51:121–147 (1984)

Szabo S, Reynolds ES, Moslen MT. Chemical factors in aetiology of duodenal ulcer. Lancet II: 73 (1975)

Taller LS. The cost of gastrointestinal endoscopy. Ann Intern Med March: 415 (1985)

Talley NJ. Campylobacter pylori-associated gastritis. Is antibiotic therapy now justified? J Clin Gastroenterol 10:10–12 (1988)

Tandon RK, Tsapogas MJ. Bleeding peptic ulcer. NY State J Med: 35–38 (1975): *226.02, 226.03, 226.04, 227.01, 227.02, 227.03, 229.01, 229.05, 229.09, 230.03, 230.04, 230.08, 254.26, 254.01, 254.03, 254.04, 254.14, 254.20, 254.25, 254.31, 314.03, 317.00, 324.01, 324.02, 324.04*

Tanner AR, Cowlishaw JL, Cowen AE, Ward M. Efficacy of cimetidine and tripotassium di-citrato bismuthate (de-nol) in chronic gastric ulceration: a comparative study. Med J Austr 1:1–2 (1979): *218.01, 249.28*

Tanner NC. The diagnosis and management of massive haematemesis. Br J Surg 51:754–756 (1964): *308.03, 324.02*

Tarnok F, Patty I, Deak G, Nagy L, Javor T. Comparison between ranitidine, cimetidine, and small doses of cimetidine plus atropine in the short-term treatment of duodenal ulcer. Digestion 1(3):152–153 (1985)

Tatsuta M, Okuda S. Age-related changes in the acid-secreting area in patients with duodenal ulcer. Endoscopy 15:243–245 (1983): *247.34*

Tatsuta M, Okuda S. Location, healing, and recurrence of gastric ulcers in relation to fundal gastritis. Gastroenterology 69:897–902 (1975): *249.11*

Tatsuta M, Itoh T, Okuda S, Tamura H, Baba M, Yamamura H. Inhibition of gastric secretion by pirenzepine (LS 519) in treatment of gastric ulcer. Scand J Gastroenterol 16:269–271 (1981)

Tatsuta M, Okuda S, Tamura H. Healing and recurrence of duodenal ulcers in relation to the acid-secretion area. Endoscopy 14:11–13 (1982)

Tatsuta M, Iishi H. Okuda S. Location of peptic ulcers in relation to antral and fundal gastritis by chromoendoscopic follow-up examininations. Dig Dis Sci 31:7–11 (1986): *247.13*

Tatsuta M, Hshi H, Okuda S. Deduction of duodenal ulcer recurrence by healing with cimetidine plus sulpiride. Gut 27:1512–1515 (1987)

Tatsuta M, Iishi H, Okuda S. Effects of cigarette smoking on the location, healing and recurrence of gastric ulcer. Hepatogastroenterol 34:223–228 (1987): *247.32, 249.27, 249.28, 254.24, 254.25*

Taylor DE, Hargreaves JA, Ng LK, Sherbaniuk RW, Jewell LD. Isolation and characterization of campylobacter pyloridis from gastric biopsies. Am J Clin Pathol 87:49–54 (1987): *247.07*

Taylor H. Guest lecture: the non-surgical treatment of perforated peptic ulcer. Gastroenterology 33:358–368 (1957): *339.00, 342.00, 351.01, 351.02, 351.09, 352.02*

Taylor JA, Gatchel RJ, Korman M. Psychophysiological and cognitive characteristics of ulcers and rheumatoid arthritis patients. J Behav Med 5:173–188 (1982): *247.30*

Taylor RH, Menzies-Gow N, Lovell D, LaBrooy SJ, Misiewicz JJ. Misleading response of malignant gastric ulcers to cimetidine. Lancet II:686–687 (1978): *213.01*

Taylor TV. Lesser curve superficial seromyotomy – an operation for chronic duodenal ulcer. Br J Surg 71:733 (1984)

Taylor TV. Deaths from peptic ulceration. Br Med J 291:653–654 (1985a)

Taylor TV, Gunn AA, MacLeod DAD, Van Vroonhoven ThJMV, Bornman PC, Terblanche J. Thomson JWW, Lythgoe JP, MacFarland JB, Salem RJ, Gnarowski H. Mortality and morbidity after anterior lesser curve seromyotomy with posterior truncal vagotomy for duodenal ulcer. Br J Surg 72:950–951 (1985b): *107.19*

Taylor TV. Parietal cell vagotomy: Long-term follow-up studies. Br J Surg 74:971–972 (1987a)

Taylor TV, Blower AL. Isolated duodenal tamponade in the treatment of bleeding duodenal ulcer. Gut 28:A 1373 (1987b): *302.02*

Teichmann RK, Cappeller WA, Krämling HJ, Pratschke E. 10-Jahres-Ergebnisse nach proximal selektiver Vagotomie beim Ulcus duodeni-Leiden. Chirurg 56(8):515–521 (1985): *107.12, 109.12, 118.01, 119.13, 125.15, 125.16, 354.03, 360.02*

Teichmann RK, Muller C, Verreet T, Husemann B, Fiedler L, Engelke B. Das postoperative gastroduodenale Rezidivulcus. Pathogenese – Reinterventionen – Ergebnisse. Langenbecks Arch Chir 372:181–188 (1987)

Teres J, Bordas JM, Rimola A, Bru C, Rodes J. Cimetidine in acute gastric mucosal bleeding. Results of a double-blind randomized trial. Dig Dis Sci 2:92–96 (1980)

Texter EC Jr, Navab F, Mantell G, Berman R. Maintenance therapy of duodenal ulcer with famotidine. A multicenter united states study. Am J Med 81:25–32 (1986): *215.07, 240.07, 240.14, 240.18, 241.09, 241,16, 241.17*

Thaler W, Riedler L, Stoss F, Aigner F. Untersuchungsergebnisse von 165 Patienten nach selektiver proximaler Vagotomie. Zentralbl Chir 111:967–974 (1986): *106.12, 107.12, 109.12, 119.13, 125.08*

Theodoropoulos G, Tzivras M, Archimandritis A, Dimitriou P, Damoulakis G. Short-term ranitidine treatment of gastric and duodenal ulcer in a Greek population. Ital J Gastroenterol 16:255 (1984): *206.02*

Thirlby RC, Feldman M. Transthoracic vagotomy for postoperative peptic ulcer. Effect on basal sham feeding, and pentagastrin-stimulated acid secretion, and on clinical outcome. Ann Surg May 648–655 (1985): *356.01, 357.01, 362.01*

Thomas J, Greig M, McIntosh J, Hunt J, McNeil D, Piper DW. The location of chronic gastric ulcer. A study of the relevance of ulcer size, age, alcohol, analgesic intake and smoking. Digestion 20:79–84 (1980a): *254.33*

Thomas J, Greig M, Piper DW. Chronic gastric ulcer and life events. Gastroenterology 78:905–911 (1980b): *247.30*

Thomas JM, Misiewicz G. Histamine H2-receptor antagonists in the short- and long-term treatment of duodenal ulcer. Clin Gastroenterol 13:501–541 (1984a)

Thomas JM, Poynter D, Gooding C, Woodings DF, Selway S, Cook AR, Hill MJ, Misiewicz JJ. Gastric spiral bacteria. Lancet II:100 (1984b)

Thomas M, Michael M, Chilton A, Fowler P, Maconochie JG, Wood J. Effect of higher doses of ranitidine on antipyrine metabolism in man. Br J Clin Pharmacol 19(4):543–544 (1985)

Thomas WE, Thompson MH, Williamson RC. The long-term outcome of Billroth I partial gastrectomy for benign gastric ulcer. Ann Surg 195:189–195 (1982): *107.06, 109.10, 111.02, 119.11, 360.02*

Thompson JC, Wiener I. Evaluation of surgical treatment of duodenal ulcer: short- and long-term effects. Clin Gastroenterol 13:569–600 (1984)

Thompson MR. Indomethacin and perforated duodenal ulcer. Br Med J 280:448 (1980): *253.09*

Thompson WG. Gastrointestinal symptoms in the irritable bowel compared with peptic ulcer and inflammatory bowel disease. Gut 25:1089–1092 (1984)

Thomsen F, Kjaergaard J, Jensen HE. Cimetidine treatment of recurrent ulcer after vagotomy. Acta Chir Scand 146:35–39 (1980): *125.14, 354.03, 355.01, 357.01, 359.01, 363.01, 366.02, 385.01*

Thomson AB, Brust R, Dwyer JM, Wensel R, Sherbaniuk R, Walker K. Cimetidine for recurrent ulcer after gastric surgery. J Clin Gastroenterol 5:117–121 (1983): *354.03, 358.01, 363.01*

Thomson AB, Maguire T, Wensel RH, Sherbaniuk RW, Bailey RJ, Kirdeikis P. Ranitidine versus cimetidine in the management of acute upper gastro-intestinal tract bleeding. J Clin Gastroenterol 6:295–299 (1984): *303.02, 303.03, 304.01, 315.02, 315.03, 319.01, 319.02*

Thomson JD, Galloway JBW. Vagotomy and pyloric dilatation in chronic duodenal ulceration. Brit Med J 1:1453–1455 (1979): *107.16, 117.05, 119.18, 360.02*

Tokudome S, Kono S, Ikeda M, Kuratsune M, Sano C, Inokuchi K, Kodama Y, Ichimiya H, Nakayama F, Kaibara N, Koga S, Yamada H, Ikerjiri T, Oka N, Tsurumaru H. A prospective study on primary gastric stump cancer following partial gastrectomy for benign gastroduodenal diseases. Cancer Res 44:2208–2212 (1984): *111.02, 124.01*

Toon S, Hopkins KJ, Garstang FM, Rowland M. Comparative effects of ranitidine and cimetidine on warfarin in man. Br J Clin Pharmacol 21(5):565–566 (1986a): *208.01, 208.02*

Toon S, Hopkins KJ, Garstang FM, Diquet B, Gill TS, Rowland M. The warfarin-cimetidine interaction: stereochemical considerations. Br J Clin Pharmacol 21:245–246 (1986b): *208.01*

Torre V, Santoro CM. Influence of ranitidine on serum gastrin. Rassegna Internat di Clinica e Terapia 63 (20):1400–1403 (1983a)

Torre V, Santoro CM. Effects of ranitidine on acid secretion. Rassegna Internat di Clinica e Terapia 63(20):1395–1399 (1983b)

Torres AJ, Landa I, Hernandez F, Jover JM, Suarez A, Arias J, Cuberes R, Santoyo J, Fernandez R, Calleja J, Nisa E, Rodriguez JL, Moreno E, Balibrea JL. Somato-statin in the treatment of severe upper gastrointestinal bleeding: a multicenter controlled trial. Br J Surg 73:786–789 (1986): *303.07, 303.09, 315.07, 315.09, 319.06, 319.08*

Toshimitsu Y, Nishimura M, Fujiwara H, Kudo M. Effects of ranitidine, a new histamine H2-receptor antagonist, on various experimental gastric-duodenal ulcers and gastric haemorrhage. Pharmacometrics 28:1085–1094 (1984)

Tosi S, Cagnoli M. Painful gynecomastia with ranitidine. Lancet II:160 (1982

Tötterman K, Kupari M, Paakkari I, Nieminen MS. Acute cardiovascular effects of intravenous cimetidine. Acta Med Scand 217:277–280 (1985)

Toukan AU, Kamal MF, Amr SS, Arnaout MA, Abu-Romiyeh AS. Gastroduodenal inflammation in patients with nonulcer dyspepsia. Dig Dis Sci 30(4):313–320 (1985)

Toussaint J, Boyazis M, Cremer M. Etude en double aveugle de la cimetidine dans l'ulcere anastomotique. 2nd NatlSym on Cimetidine, Brussels:1–4 (1979) Excerpta Medica, Amsterdam (1980)

Tovee EB. Late results of surgery in perforated duodenal ulcer. Arch Surg 63:408–412 (1951): *340.02, 341.02, 343.01, 347.01, 350.05*

Tovey FA. Aetiology of duodenal ulcer: an investigation into the buffering action and effect on pepsin of bran and unrefined carbohydrate foods. Postgrad Med J 50:683–688 (1974): *247.25*

Tovey FI, Tunstall M. Duodenal ulcer in black populations in Africa south of the Sahara. Gut 16:564–576 (1975): *247.02, 247.15*

Tovey FI. Geographical aspects of peptic ulcer surgery. World J Surg 1:47–53 (1977)

Tovey FI. Peptic ulcer in India and Bangladesh. Gut 20:329–347 (1979): *247.15, 247.25*

Townsend CM, Singh P, Thompson JC. Gastrointestinal hormones and gastrointestinal and pancreatic carcinomas. Gastroenterology 91:1002–1006 (1986)

Trout HH. Ulcer recurrence, morbidity, and mortality after operations for duodenal ulcer. Am J Surg 144:570–572 (1982)

Truelove SC. Stilboestrol, phenobarbitone, and diet in chronic duodenal ulcer. A factorial therapeutic trial. Br Med J 2:559–566 (1960): *249.03*

Tsuru M. Clinical study on drug interaction between ranitidine and diazepam. Jap J Clin Pharmacol 14(1):125–126 (1983): *208.01, 208.02*

Tulassay Z, Papp J, Lengyel G, Szathmari M. Saisonale Disposition des gastroduodenalen Ulkus – Legende oder Realität? Wien Med Wochenschr 137(4):76–78 (1987): *217.17, 248.08*

Tullio CJ, Roberts MA. Cimetidine-induced alopecia. Clin Pharm 4:145 (1985)

Tuomilehto J, Geboers J, Joossens JV, Salonen JT, Tanskanen T. Trends in stomach cancer and stroke in Finland. Comparison to Northwest Europe and USA. Stroke 15:823–828 (1984)

Turpie AGG, Thomson TJ. Carbenoxolone sodium in the treatment of gastric ulcer with special reference to side-effects. Gut 5:591–594 (1965)

Tytgat GN, van Bentem N, van Olffen G, Dekker W, Rutgeerts L, De Boer J. Controlled trial comparing colloidal bismuth subcitrate tablets, cimetidine and placebo in the treatment of gastric ulceration. Scand J Gastroenterol 80:31–38 (1982): *218.01, 229.09*

Tytgat GN, Lamers CBHW, Wilson JA, Hameeteman W, Wormsley KG. 100 % healing with omeprazole of peptic ulcers resistant to histamine H2-receptor antagonists. Gastroenterology 88:A 1620 (1985): *383.02*

Tytgat GNJ. Colloidal bismuth subcitrate in peptic ulcer disease. S Afr Med J 70:31–33 (1986)

Tytgat GNJ, Lamers CBH, Hameeteman W, Jansen JMBJ, Wilson JA. Omeprazole in peptic ulcers resistant to histamine H2-receptor antagonists. Aliment Pharmacol Therap 1:31–38 (1987a)

Tytgat GNJ. Colloidal bismuth subcitrate in peptic ulcer – a review. Digestion 37 [Suppl 2]:31–41 (1987b)

Tytgat GNJ, Rauws EAJ, Langenberg W, Houthoff HJ. Significance of Campylobacter pyloridis. In: Bianchi Porro G (ed) Topics in digestive disease: 1. Cortina International, Verona; Raven Press, New York:59–71 (1988)

Ulaszek KM, Seabloom KD, Sampliner RD et al. Appropriateness of long-term cimetidine prescribing. Drug Intell Clin Pharm 18:623–625 (1984)

Unge P, Olsson J, Gad A, Gnarpe H. Does omeprazole, 40 mg o.m., improve antimicrobial therapy directed towards gastric Campylobacter pylori in patients with antral gastritis? Int Symp on Omeprazole. Monte Carlo, Monaco, 11–12 November
1988

Uzzan D, Uzzan B, Bernhard N, Canbarrer I. Drug interaction between cimetidine
and theophylline. Nouv Fresse Med 11:1950 (1982): *208.01*

Vallejo EA. Las ulceras gigantes del estomago y del duodeno. Clinica de la perfora-
cion cronica. Rev Esp Enferm Apar Dig 14:21–26 (1955)

Vallon AG, Cotton PB, Laurence BH, Armengol Miro JR, Salord Oses JC. Randomized trial of endoscopic argon laser photocoagulation in bleeding peptic ulcers.
Gut 22:228–233 (1981): *302.01, 303.02, 303.03, 307.01, 315.03, 316.01, 316.03,
318.01, 318.02, 321.03, 319.02, 325.01*

Valnes K, Myren J, Wetterhus S, Larsen S, Dyb S, Ellekjaer EF, Halvorsen L, Hovdenak N. Long-term treatment of duodenal ulcer with trimipramine. A double-
blind study. Scand J Gastroenterol 17:1003–1007 (1982): *203.03, 215.07, 237.05,
237.11, 237.12, 238.05, 238.10, 238.11, 240.07, 247.14, 241.09, 241.16, 247.30,
254.04, 254.25, 254.27*

Van Deventer GM. Approaches to the long-term treatment of duodenal ulcer disease.
Am J Med 77(5B):15–22 (1984)

Van Deventer GM, Fullman H, Schneidman D, Walsh J. Predictors of delayed ulcer
healing in an efficacy trial of sucralfate and cimetidine alone and in combination
for treatment of active duodenal ulcer (DU): Gastroenterol 88(5):A1623 (1985a):
249.02, 249.28

Van Deventer GM, Schneidman D, Walsh JH. Sucralfate and cimetidine as single
agents and in combination for treatment of active duodenal ulcers. A double-
blind, placebo-controlled trial. Am J Med 79 [Suppl 2C]:39–43 (1985b): *249.01,
249.09, 249.10, 249.11, 249.15, 249.23, 249.28, 249.33, 249.35, 249.37, 249.38,
250.36, 250.37*

Van Deventer GM, Elashoff JD, Reedy TJ, Schneidmann D, Walsh JH. A randomized study of maintenance therapy with Ranitidine to prevent the recurrence of
duodenal ulcer. N Engl J Med 320:1113–1119 (1989)

Van Dommelen CKV, Stadler FH, Bökhorst JC. Comparison of ranitidine with cimetidine in the treatment of duodenal ulcer In: Wesdorp ICE (ed) The clinical use of
ranitidine. A Glaxo Int Symp, Amsterdam: 10–12 (1982): *206.01, 215.03, 237.01,
237.03, 237.06, 240.01, 240.03, 240.08, 241.02, 241.04, 241.10*

Van Hee R. Results of simple suture for perforated peptic ulcer. Acta Chir Belg
84:97–102 (1984): *338.02, 340.02, 341.02, 347.01, 349.01, 349.05, 349.10*

Van Heerden JA, Kelly KA, Dozis RR, Adson MA, Edis AJ, McIlrath DC, Beart
RW, Welch JS. Proximal gastric vagotomy. Initial experience. Mayo Clin Proc
55:10–13 (1980): *106.03, 106.12, 106.15, 107.03, 107.12, 107.13, 117.05, 118.01,
119.03, 119.13, 119.21, 260.02*

Van Steenbergen W, Vanstapel MJ, Desmet V, De Grotte J, Fevery J. Cimetidine-
induced liver injury. Report of three cases. J Hepatol 1:359–368 (1985)

Vantini I, Piubello W, Ederle A, Formentini G, Baroni C, Sembenini C, Pederzoli P,
Micciolo R, Guiotto MG, Cavallini G, Scuro A. Somatostatin in acute upper
gastrointestinal bleeding: A controlled trial versus cimetidine. Cur Therap Research 41:163–172 (1987): *303.03, 303.04, 303.07, 319.02, 319.03, 319.06*

Vantrappen G, Rutgeerts P, Broeckaert L, Janssens J. Randomized open controlled trial of colloidal bismuth subcitrate tablets and cimetidine in the treatment of duodenal ulcer. Gut:21:329–333 (1980)

Vantrappen G, Schuurmans P, Rutgeerts P, Janssens J. A comparative study of colloidal bismuth subcitrate and cimetidine on the healing and recurrence of duodenal ulcer. Scand J Gastroenterol 80:23–30 (1982): *216.01, 229.01, 229.05, 229.09*

Vastweber KH, Troidl H, Vestweber AM, Hamelmann H. Therapieversager als Beurteilungsgrundlage für 3 chirurgisch-therapeutische Konzepte zur Behandlung des chronischen Ulcus duodeni. Langenbecks Arch Chir 357:41–51 (1982)

Vellacott KD, Dronfield MW, Atkinson M, Langman MJ. Comparison of surgical and medical management of bleeding peptic ulcers. Br Med J 284:548–550 (1982): *308.02, 308.03, 314.01, 315.07, 317.00*

Venables CW. Indications for surgery in duodenal ulcer nonresponders to cimetidine. Excerpta Medica, Amsterdam: 16–23 (1980): *219.01, 249.30, 382.00, 387.01*

Vesely KT, Kubickova Z, Dvorakova M, Zvolankova K. Clinical data and characteristics differentiating types of peptic ulcer. Gut 9:57–68 (1968): *247.06*

Vestal RE, Thummel KE, Musser B, Mercer GD. Cimetidine inhibits theophylline clearance in patients with chronic obstructive pulmonary disease: a study using stable isotope methodology during multiple oral dose administration. Br J Clin Pharmacol 15:411–418 (1983): *208.01*

Villeneuve JP, Warner HA. Cimetidine hepatitis. Gastroenterology 77:143–144 (1979)

Visconti GP, Spotti D, Grasso GA, et al. Long-term trial of pirenzepine, cimetidine and placebo in the management of duodenal ulcer. Curr Ther Res Clin Exp 34(5):853 (1983): *240.01, 240.06, 240.07, 241.02, 241.03, 241.07, 241.08, 241.09*

Viste A, Eide GE, Glattre E, Soreide O. Cancer of the gastric stump: analyses of 819 patients and comparison with other stomach cancer patients. World J Surg 10:454–461 (1986): *111.04, 124.01*

Vlahcevi JR, Cocco AE, McGuigan JC, Friedman G, Winship DH, Hirschowitz BI, Summers R, Patterson M, Font RG, Dobbins T, Respess TC. The efficacy and safety of cimetidine in the prevention of duodenal ulcer. Gastroenterology 80:1310 (1981): *240.01, 240.02, 240.07*

Vogt TM, Johnson RE. Recent changes in the incidence of duodenal and gastric ulcer. Am J Epidemiol 111:713–720 (1980): *248.14, 258.03, 258.05, 258.06, 258.07, 258.08, 247.15, 257.03, 257.05, 257.06, 257.07, 257.08*

Volkin RL, Shadduck RK, Winkelstein A, Zeigler ZR, Selker RG. Potentiation of carmustine-cranial irradiation-induced myelosuppression by cimetidine. Arch Intern Med 142:243–245 (1982): *208.01*

Von Holstein Ch S, Eriksson S, Källen R. Tranexamic acid as an adjuvant treatment for patients with upper gastrointestinal bleeding. Scand J Gastroenterol 113:16 (1985): *303.07, 304.04, 319.02, 319.06*

Wade AG, Jaberoo D, Wallace A. A long term evaluation of cimetidine. Practitioner 227:642–645 (1983)

Wagner PK, Rothmund M. Effekt von Cimetidin und Sekretin bei akuten Blutungen aus Magen und Duodenum – Ergebnisse einer prospektiven alternierende Studie. Z Gastroenterol 18:337–341 (1980): *303.03, 303.04, 303.07, 304.02, 319.02, 319.03, 319.06*

Wagner PK, Rothmund M, Grönniger J. Sekretin versus Somatostatin bei akuter Blutung aus gastroduodenalen Ulcera und Erosionen, eine randomisierte Studie. Klin Wochenschr 61:285–289 (1983): *303.07, 303.09, 308.03, 319.06, 319.08*

Walan A. Omeprazole. Baillière's Clin Gastroenterol 2:629–640 (1988)

Walan A, Bardhan KD, Bianchi Porro G, Bose K, Hinchliffe RFC. A comparison of two different doses of omeprazole versus ranitidine in duodenal ulcer (DU) healing. Gastroenterology 88:A 1625 (1985a): *226.04, 227.03, 229.05, 229.08, 229.09, 230.03, 230.04, 230.08*

Walan A, Bianchi Porro G, Hentschel E. Maintenance cimetidin for up to three years. Lancet I:115–116 (1985b): *235.02, 237.01, 238.01, 240.01, 241.02, 241.03, 241.09, 257.11*

Walan A, Ström M. Prevention of ulcer recurrence-medical vs surgical treatment. The physician's view. Scand J Gastroenterol 20(110):83–88 (1985c)

Walan A, Bianchi Porro G, Hentschel E, Bardhan KD, Delattre M. Maintenance treatment with cimetidine in peptic ulcer disease for up to four years. Scand J Gastroenterol 22:397–405 (1987): *203.01, 213.01, 215.01, 222.01, 240.01, 240.05, 240.07, 241.03, 241.09, 243.01, 254.01, 254.03, 254.04, 254.14, 254.25*

Walan A, Bader JP, Classen M, Lamers CBHW, Piper DW, Rutgersson K, Eriksson S. Effect of omeprazole and ranitidine on ulcer healing and relapse rates in patients with benign gastric ulcer. N Engl J Med 320(2):69–75 (1989): *249.22*

Walker AJ, Dewar EP. Emergency peptic ulcer surgery – an association with NSAIDs. The British Society of Gastroenterol Autumn Meeting Sept 18–20:52–53 (1985): *249.10, 254.09*

Walker C. Complications of peptic ulcer disease and indications for surgery In: Sleisinger MH, Fordtran JS (Hrsg) Gastrointestinal disease . 3edn Saunders, Philadelphia: 625–672 (1983)

Wallensten S. Results of the surgical treatment of peptic ulcer by partial gastrectomy according to Billroth I and II methods. Acta Chir Scand [Suppl 191]:5–161 (1954): *107.06, 107.07, 107.09, 119 11, 122.01, 122.02*

Wallin BA, Jacknowitz A, Raich PC. Cimetidine and effect of warfarin. Ann Intern Med 90:993 (1979): *208.01*

Walt R, Katschinski B, Logan R, Ashley J, Langman M. Rising frequency of ulcer perforation in elderly people in the United Kingdom. Lancet I:489–492 (1986): *220.03*

Walt RP, LaBrooy SJ, Avgerinos A, Oehr, Riley A, Misiewicz JJ. Investigations on the penetration of ranitidine into the cerebrospinal fluid and a comparison of the effects of ranitidine and cimetidine on male sex hormones. Scand J Gastroenterol 16(69):19–23 (1981a)

Walt RP, Male PJ, Rawlings J, Hunt RH, Milton-Thompson GJ, Misiewicz JJ. Comparison of the effects of ranitidine, cimetidine and placebo on the 24 hour intragastric acidity and nocturnal acid secretion in patients with duodenal ulcer. Gut 22:49–54 (1981b): *206.01*

Walt RP, Trotman IF, Frost R, Golding PL, Shepherd TH, Rawlings J, Hunt RH, Colin-Jones D, Milton-Thompson GJ, Misiewicz JJ. Comparison of twice-daily ranitidine with standard cimetidine treatment of duodenal ulcer. Gut 22:319–322 (1981c)

Walt RP, Hunt RH, Misiewicz JJ, Trotman I, Milton-Thompson GJ. Comparison of ranitidine and cimetidine maintenance treatment of duodenal ulcer. Scand J Gastroenterol 19:1045–1047 (1984): *215.03, 237.01, 237.03, 237.06, 238.01, 238.03, 238.06, 240.01, 240.03, 240.08, 241.02, 241.04, 241.10, 243.01, 243.04*

Walt RP, Long RG, Logan RFA, Somerville KW, Langman MJS, Hawkey CJ. Double-blind clinical trial comparing nocte enprostil with ranitidine in duodenal ulcer. Gastroenterology 90(5,2):1683 (1986)

Walters JM, Crean P, Kelly D, Cahill P, Cole DS, Whelton M, Weir D, McCarthy CF. Cimetidine and duodenal ulcer: a study of initial and low dosage maintenance treatment in Ireland. Ir J Med Sci 149:270–274 (1980): *215.02, 219.01, 237.01, 237.02, 237.05, 238.01, 238.02, 238.05, 239.02, 241.02, 241.03, 241.09, 243.01, 243.03*

Wang C, Lai CL, Lam KC, Yeung KK. Effect of cimetidine on gonadal function in man. Br J Clin Pharmac 13:791–794 (1982)

Wang C, Wong KL, Lam KC, Lai CL. Ranitidine does not affect gonadal function in man. Br J Clin Pharmacol 16:430–432 (1983): *215.06*

Wara P. Endoscopic prediction of major rebleeding – a prospective study of stigmata of haemorrhage in bleeding ulcer. Gastroenterology 88:1209–1214 (1985a): *303.07, 321.03*

Wara P, Host V, Stodkilde H. Clinical factors predisposing to major ulcer bleeding. Acta Chir Scand 151:349–354 (1985b): *248.04, 248.11, 248.17*

Wara P, Stodkilde H. Bleeding pattern before admission as guideline for emergency endoscopy. Scand J Gastroenterol 20:72–78 (1985c)

Wara P, Berg V, Amdrup E. Factors influencing mortality in patients with bleeding duodenal ulcer. Review of 7 years' experience proceeding therapeutic endoscopy. Acta Chir Scand 149:775–785 (1983a): *308.03, 315.07, 322.04, 324.02*

Wara P, Kristensen ES, Sorensen FH, Bone J, Skovgaard S, Amdrump E. The value of parietal cell vagotomy compared to simple closure in a selective approach to perforated duodenal ulcer. Operative morbidity and recurrence rate. Acta Chir Scand 149:585–589 (1983b)

Warburton S, Opie LH, Kennelly BM, Müller FO. Does cimetidine alter the cardiac response to exercise and propranolol? S Afr Med J 55:1125–1127 (1979)

Ward M. Efficacy of prophylactic ranitidine. Curr Ther 25:68 (1984)

Ward M, Pollard EJ, Cowen A. Double blind trial of cimetidine vs. tri-potassium di-citrato bismuthate in chronic duodenal ulceration. Med J Aust 1:363–364 (1981): *249.28*

Warloe T, Revhaug A, Giercksky KE, Johnson JA. Results of surgical treatment for upper G-1 haemorrhage. Scand J Gastroenterol 22 [Suppl 135]:14 (1987): *306.01, 308.03*

Warren I. Cimetidine and ranitidine. Curr Ther Jan:11–12 (1983)

Wastell C, Colin J, Wilson T, Walker E, Gleeson J, Zeegen R. Prospectively random-ised trial of proximal gastric vagotomy either with or without pyloroplasty in treatment of uncomplicated duodenal ulcer. Br Med J 2:851–853 (1977): *107.03, 107.12, 107.13, 109.03, 109.12, 109.19, 119.03, 119.21, 125.02, 125.16*

Wastell C, McGregor GP, Hale J. Treatment of recurrent duodenal ulcer after vagotomy with cimetidine. Br J Surg (65):367 (1978): *354.03*

Wasunna AEO, Kennedy F, Gillespie IE, Kay AW. Combined gastric and duodenal ulcers managed by vagotomy and drainage. Lancet I:722–723 (1971)

Watkins RM, Dennison AR, Collin J. What has happened to perforated peptic ulcer? Br J Surg 71:774–776 (1984)

Watt PC, Patterson CC, Kennedy TL. Late mortality after vagotomy and drainage for duodenal ulcer. Br Med J 288:1335–1338 (1984): *112.01*

Watts RW, Hetzel DJ, Bochner F, Hallpike JF, Hann CS, Shearman DJ. Lack of in-teraction between ranitidine and phenytoin. Br J Clin Pharmacol 15:499–500 (1983): *208.01, 208.02*

Weaver RM, Temple JG. Proximal gastric vagotomy in patients resistant to cimeti-dine. Br J Surg 72:177–178 (1985): *385.01, 386.01, 387.01*

Weber JM, Gregg LA. The coincidence of benign gastric ulcer and chronic pulmonary disease. Ann Intern Med 42:1026–1030 (1955): *247.04*

Weber PM. Die Stammvagotomie in der operativen Behandlung des blutenden gastroduodenalen Ulcus beim älteren Patienten. Z Ärztl Fortbild 76:783–786 (1982): *248.02, 308.03, 322.02, 322.06*

Weber PM, Schramm H. Frühe Ergebnisse nach 2/3-Resektion des Magens bei elektiver Operation wegen Ulcus ventriculi und Ulcus duodeni – Ein Vergleich der Leistungen bei Billroth I und Billroth II. Z Ärztl Fortbild 77:725–727 (1983): *106.10, 106.16, 107.06, 107.07, 107.09, 117.05*

Webster LK, Mihaly GW, Jones DB, Smallwood RA, Phillips JA, Vajda FJ. Effect of cimetidine and ranitidine on carbamazepine and sodium valproate pharmacokinetics. Eur J Pharmacol 27:341–343 (1984): *208.01*

Webster LK, Jones DB, Smallwood RA. Influence of cimetidine and ranitidine on ethanol pharmacokinetics. Aust NZ J 15:359–360 (1985)

Weiland D, Dunn DH, Humphrey EW, Schwartz ML. Gastric outlet obstruction in peptic ulcer disease: an indication for surgery. Am J Surg 143:90–93 (1982): *328.01, 329.01, 330.01*

Weinberg JA, Stempien SJ, Movius HJ, Dagradi AE. Vagotomy and pyloroplasty in the treatment of duodenal ulcer. Am J Surg 92:202–207 (1956): *109.16, 119.18*

Weinberger MM, Smith G, Milavetz G, Hendeles L. Decreased theophylline clearance due to cimetidine. N Engl J Med 304:672 (1981): *208.01*

Weiner H, Thaler M, Reiser MF, Mirsky IA. Etiology of duodenal ulcer. Relation of specific psychological characteristics to rate of gastric secretion (serum pepsinogen). Psychosom Med 19:1–10 (1957): *215.05, 247.28, 247.30*

Weinstein WM. Treating peptic ulcers: are you using your options? Mod Med 53:44–47, 50–51, 55–58 (1985)

Well BG, Pieper JA, Self TH, Steward CF, Waldon SL, Bobo L, Warner C. The effect of ranitidine and cimetidine on imipramine disposition. Clin Pharm Therap 31:285–290 (1986): *208.01, 208.02*

Weller MP. Neuropsychiatric symptoms following bismuth intoxication. Post Grad Med J 64:308–310 (1988)

Welsh JD. Diet therapy of peptic ulcer disease. Gastroenterology 72:740–745 (1977)

Wershil BK, Mekori YA, Galli JS. Cimetidine and common variable hypogammaglobulinemia. N Engl J Med 313(4):264–265 (1985)

Westlund K. Mortality of peptic ulcer patients. Acta Med Scand 174(402):1–110 (1963): *111.02, 112.01, 213.01, 247.04, 257.04, 257.17*

White MC, Gore M, Jewell DP. Long-term endocrine function on cimetidine In: Peptische Läsion im Lichte von Aggression-Protektion. Witzstrock, Baden-Baden: 99–101 (1978)

Wieck HH. Zur Psychosomatik der peptischen Läsion In: Peptische Läsion im Lichte von Aggression-Protektion. Witzstrock, Baden-Baden:49–53 (1978)

Wilkinson MI, O'Driscoll R, Kiernan TJ. Cimetidine and pancreatitis. Lancet I:610–611 (1981)

Wille-Jorgensen P, Jensen HE. Selective gastric vagotomy and drainage in the treatment of duodenal ulcer with pyloric stenosis 5–13 year's follow-up. Dan Med Bull 26:346–349 (1979): *328.01, 329.01, 330.01, 331.01, 333.01*

Willoughby JMT, Essigman WK, Weber JCP. Pinerua RF. Smoking and peptic ulcer in rheumatoid arthritis. Clin Exp Rheumatol 4:31–35 (1986): *247.26, 247.32*

Wilson JA. Effect of cimetidine and ranitidine on high density lipoprotein cholesterol concentrations. Br Med J 290:807–808 (1985a)

Wilson JA, Boyd EJS, Wormsley KG. Effects of some polycyclic drugs on gastric secretion and on the healing of duodenal ulcers. Acta Psychiatr Scand 72(320):93–97 (1985b): *247.30*

Wilson-Macdonald J, Mortensen C, Williamson RCN. Perforated gastric ulcer. Postgrad Med J 61:217–220 (1985): *338.01, 340.01, 340.02, 341.01, 344.02, 347.01, 347.02*

Wing LMH, Miners JO, Birkett DJ, Foenander T, Lillywhite K, Wanwimolruk S. Lidocaine disposition – sex differences and effects of cimetidine. Clin Pharmacol Ther 35:695–701 (1984): *208.01*

Winship LC, McKennedy JM, Wright JI, Wood JH, Goodman RP. The effect of ranitidine and cimetidine on single-dose diltiazem pharmacokinetics. Pharmacotherapy 5:16–19 (1985): *208.01, 208.02*

Winters L. Comparison of enprostil and cimetidine in active duodenal ulcer disease. Summary of pooled European studies. Am J Med 81 [Suppl 2A]:69–74 (1986): *249.01, 249.02, 249.28, 249.35*

Witzel L, Wolbergs E. Peptic ulcer healing with ranitidine in cimetidine resistance. Lancet II:1224 (1982): *215.05, 230.03, 240.08, 241.10, 383.01*

Wood L, Grice J, Petroff V, McGuffie C, Roberts RK. Effect of cimetidine on the disposition of theophylline (abstract). Aus NZ J Med 10:586 (1980): *208.01*

Wörmann B, Kutz K, Ottenjann R. Treatment of relapsing bleeding peptic ulcers with somatostatin analogue SMS 201–995 in a patient with Zollinger-Ellison syndrome. Hepatogastroenterology 32:152–153 (1985)

Wormsley KG. Smoking and duodenal ulcer. Gastroenterology 75:139–142 (1978)

Wormsley KG. Problems in the treatment of peptic ulcer. Scand J Gastroenterol 17(80):43–48 (1982a)

Wormsley KG. Problems in the treatment of duodenal ulcer. In: Wesdorf ICE (ed) The clinical use of ranitidine. Symposium May 1982, Amsterdam. Guildford Baskerville Publ:8–9 (1982b): *208.02*

Wormsley KG. Long term treatment of duodenal ulcer. S Afr Med J 65:1001–1004 (1984a)

Wormsley KG. Assesing the safety of drugs for the long-term treatment of peptic ulcers. Gut 25:1416–1423 (1984b)

Wormsley KG. The current status of H2 receptor antagonists. Update 29:851–858 (1984c)

Wormsley KG. Preventing ulcer recurrence. MIMS Magazine 1:40–45 (1985)

Wright JP. Kahanovitz C, Marks IN. Gastric ulceration – a follow-up study. SA Mediese Tydskrif 611–612 (1981): *216.01*

Wright JP, Marks IN, Mee AS, Girdwood AH, Bornman PC, Gilinsky NH, Tobias P, Lucke W. Ranitidine in the treatment of gastric ulceration. S Afr Med J 61:155–158 (1982): *207.01, 249.01, 249.22, 249.28, 249.35, 249.37*

Würsch TG, Hess H, Walser R, Koelz HR, Pelloni S, Vogel E, Schmid P, Blum AL. Die Epidemiologie des Ulcus duodeni. Untersuchungen an 1105 Patienten in Zürich. Dtsch Med Wochenschr 103:613–619 (1978): *247.15, 247.17, 247.23, 247.32*

Wyatt JI, Rathbone BJ, Dixon MF, Heatley RV. Campylobacter pyloridis and acid induced gastric metaplasia in the pathogenesis of duodenitis. J Clin Pathol 40:841–848 (1987)

Wyatt JI, Rathbone BJ, Heatley RV, Losowsky MS. Campylobacter pylori and history of dyspepsia in healthy blood donors. Gut 29:A706–A707 (1988)

Wychulis AR, Priestley JT, Foulk WT. A study of 360 patients with gastrojejunal ulceration. Surg Gynecol Obstet 122:89–99 (1966): *357.01, 359.01*

Wyllie JH, Clark CG, Alexander-Williams J, Bell PR, Kennedy TL, Kirk RM, MacKay C. Effect of cimetidine on surgery for duodenal ulcer. Lancet I: 1307–1308 (1981): *257.02*

Yeoh EK. Ranitidine versus cimetidine in duodenal ulcer. Data on file, Glaxo Group Research Limited, UK (1984): *206.01*

Yeomans ND. Bacteria in ulcer pathogenesis. Baillière's Clin Gastroenterol 2:573–591 (1988)

Yodfat Y. A population study of peptic ulcer. Its relation to various ethnic and socio-economic factors. Isr J Med Sci 8:1680–1684 (1972): *248.14, 248.22, 258.03*

Young GP, James D, St John B. Smoking and ulcer healing. Gastroenterology 82:163 (1982)

Yudkin J. Eating and ulcers. Br Med J 41:483–484 (1980)

Zasly L, Baum GL, Rumball JM. The incidence of peptic ulceration in chronic obstructive pulmonary emphysema. A statistical study. Dis Chest 37:400–405 (1960): *247.04*

Zatta P, Giordano R, Corain B, Bombi GG. Alzheimer dementia and the aluminium hypothesis. Med Hypotheses 26:139–142 (1988)

Zhi-Tian Z, Zheng-Ying W, Ya-Xian CH, Yi-Nung Li, Qiong-Fang L. Double-blind short-term trial of furazolidone in peptic ulcer. Lancet I:1048 (1985): *229.09, 230.08*

Zillessen E, Knapp U, Franke D. Wie beeinflußt die notfallmäßige endoskopische Blutstillung den klinischen Verlauf der akuten oberen Blutung? Z Gastroenterol:592 (1987): *302.02, 316.02, 318.02*

Zimmermann TW. Problems associated with medical treatment of peptic ulcer disease. Am J Med 77:51–56 (1984)

Zimmermann TW, Hussey BK. Treatment of acute duodenal ulcer with ranitidine 200 mg HS. Gastroenterology 88:A 1643 (1985): *221.01*

Zinsser E. Prognose der verzögerten Ulcus ventriculi-Abheilung. Z Klin Med 42:653–657 (1987): *249.05, 249.13, 249.16, 249.17, 249.18, 249.22, 249.24, 249.28, 249.35*

Zuckerman G, Welch R, Douglas A, Troxell R, Cohen S, Lorber S, Melnyk C, Bliss C, Chistiansen P, Kern F. Controlled trial of medical therapy for active upper gastrointestinal bleeding and prevention of rebleeding. Am J Med 76:361–366 (1984)

Zumtobel V, Engelke B, Marrie A, Mühe E. Proximale selektive Vagotomie. Langenbecks Arch Chir 345:223–227 (1977): *106.12, 107.12, 109.12, 110.03, 117.05, 118.01, 119.13, 125.15, 360.02*

Sachverzeichnis

Abkürzungen

Ulkuslokalisation

UD	Ulcus duodeni
UD+	Ulcus duodeni, bei 10–30% der Patienten Ulcus ventriculi oder Ulcus ad pylorum
UP	Ulcus ad pylorum
UV	Ulcus ventriculi
UV+	Ulcus ventriculi, bei 10–30% der Patienten Ulcus duodeni oder Ulcus ad pylorum
nk	Mischung von Patientengruppen mit verschiedenen Ulkusarten

Studiendesign

neb	nicht randomisiert einfachblind mit Kontrollgruppe
nok	nicht randomisiert offen mit Kontrollgruppe
rdb	randomisiert doppelblind mit Kontrollgruppe
reb	randomisiert einfachblind mit Kontrollgruppe
rok	randomisiert offen mit Kontrollgruppe
ouk	offen unkontrolliert (ohne Kontrollgruppe)

(neb, nok, rdb, reb, rok, ouk: prospektive Studien)

( )	retrograde, im ursprünglichen Studienprotokoll nicht enthaltene Fragestellung im Rahmen einer prospektiven Studie mit dem in der Klammer spezifizierten Studiendesign
ret	retrospektiv
met	Metaanalyse

Therapie und Epidemiologie

as	asymptomatisch
BI	distale Magenresektion mit Billroth-I-Anastomose
BII	distale Magenresektion mit Billroth-II-Anastomose
Cim	Cimetidin
chir	chirurgisch/e
D	Drainage
dist Magenres	distale Magenresektion
geh	geheilt
KT	Kurativtherapie
Komp	Komplikation
LZT	Langzeittherapie
LZergebnis	Langzeitergebnis nach chirurgischer Therapie
med	medikamentös/e
nachu	nachuntersucht
ngeh	nicht geheilt
mittl	mittlere
Op	Operation/s, operativ
PGV	proximal-gastrische Vagotomie
Pat	Patient
Plaz	Plazebo
postop	postoperativ
Polya	Polya-Gastrektomie
Ran	Ranitidin
Rz	Rezidiv/e
Studsn	Studiendesign
SV	selektive Vagotomie
Ther	Therapiedauer
TV	trunkuläre Vagotomie
Übern	Übernähung
Visick I+II	Patienten mit einem Langzeitergebnis Visick-Grad I und II
%	prozentualer Anteil an Patienten mit dem im Schlagwort angegebenen Therapieergebnis (Berechnung s. „Definitionen")